Gross / Fischer / Knoth

Medikationsmanagement im Krankenhaus

AF896030

Gross / Fischer / Knoth

Medikationsmanagement im Krankenhaus

Ein Arbeitsbuch für Stationsapotheker

Herausgegeben von Dr. Insa Gross, Andreas Fischer und Dr. Holger Knoth

Mit 38 Abbildungen und 34 Tabellen

Mit Beiträgen von
Dr. med. Jakob Peter Armann | Dr. med. Jörg Berthel | Michael Bata | Dr. med. Felix Berlth | Julian Brandes | Dr. med. David Brandt | Dr. med. Moritz Brandt | Maria Buchelt | Nanna Christiansen MSc MBA FFRPS | PD Dr. med. Maximilian Christopeit | Dr. med. Malte Depping | Olga Efimov | Andreas Fischer MSc | Nadine Frerk | Christian Gfrerer | Kim Green | Prof. Dr. med. Peter Grimminger | Dr. rer. nat. Insa Gross | Dr. med. Frederike Hagebölling | Dr. rer. nat. Katrin Heinitz | PD Dr. rer. nat. Carina Hohmann | Michael Höckel | Almuth Kaune | Dr. rer. nat. Dirk Keiner | Dr. rer. nat. Nora Kessemeier | PD Dr. med. Christian Kleber | Dr. rer. nat. Holger Knoth | Prof. Dr. rer. nat. Irene Krämer | PD Dr. rer. medic. Claudia Langebrake | Juliane Lorber | Dr. med. Sebastian Martini | Assoc. Prof. PD Dr. Eva Katharina Masel MSc | Dr. rer. nat. Damaris Meyn | Prof. Dr. med. Ralf Muellenbach, MHBA | Dr. med. Johannes Münch | Dr. med. Christian Pfrepper | Dr. rer. biol. hum. Gesine Picksak | Dr. Yvonne M. Pudritz MSc | Dr. Donald Ranft | Dr. rer. biol. hum. Constanze Rémi MSc | Dr. med. Christian Reyher | PD Dr. med. univ. Caroline-Barbara Rolfes | Prof. Dr. med. Andreas Roth | Dr. med. Jessica Rüddel | Dorle Scharlemann-Mönks | Katrin Semmling | Dr. med. Martin Smitka | Dr. med. Dirk Sommer | Dr. med. Andreas Sommermeier | PD Dr. med. Dr. phil. Maik Stiehler | Dr. med. Bernhard Vieregge | Alina Walter | Wencke Walter | Dr. med. Kristin Wiefel | Dr. rer. nat. Michael Willenborg | Dr. rer. nat. Jutta Zwicker MSc

Peer Review durch
Dr. Yvonne M. Pudritz | Dr. Pamela Reißner

Deutscher Apotheker Verlag

Zuschriften an
lektorat@dav-medien.de

Anschriften der Herausgeber

Dr. Insa Gross
Kiebitzweg 25
30880 Laatzen Grasdorf

Andreas Fischer
Fährgäßchen 2
01309 Dresden

Dr. Holger Knoth
Pillnitzer Landstraße 4
01326 Dresden

Hinweis
Um die Lesbarkeit des Buches zu verbessern, verzichten wir auf die Nennung männlicher und weiblicher Sprachformen. Alle personenbezogenen Begriffe beziehen sich unterschiedslos auf Menschen jeden Geschlechts.

Alle Angaben in diesem Werk wurden sorgfältig geprüft. Dennoch können die Herausgeber, Autoren und der Verlag keine Gewähr für deren Richtigkeit übernehmen. Es können weder die Herausgeber noch die Autoren oder der Verlag zur Verantwortung gezogen werden für Fehler, Missinterpretationen oder eventuelle Konsequenzen, die sich durch Nutzung der Informationen dieses Buches ergeben könnten.

Ein Markenzeichen kann markenrechtlich geschützt sein, auch wenn ein Hinweis auf etwa bestehende Schutzrechte fehlt.

Bibliografische Information der Deutschen Nationalbibliothek
Die Deutsche Nationalbibliothek verzeichnet diese Publikation in der Deutschen Nationalbibliografie; detaillierte bibliografische Daten sind im Internet unter http://dnb.d-nb.de abrufbar.
Jede Verwertung des Werkes außerhalb der Grenzen des Urheberrechtsgesetzes ist unzulässig und strafbar. Das gilt insbesondere für Übersetzungen, Nachdrucke, Mikroverfilmungen oder vergleichbare Verfahren sowie für die Speicherung in Datenverarbeitungsanlagen.

1. Auflage 2021
ISBN 978-3-7692-7521-6 (Print)
ISBN 978-3-7692-7850-7 (E-Book, PDF)

© 2021 Deutscher Apotheker Verlag
Birkenwaldstraße 44, 70191 Stuttgart
www.deutscher-apotheker-verlag.de

Printed in Germany

Satz: abavo GmbH, Buchloe
Druck und Bindung: Aumüller Druck, Regensburg
Umschlagabbildung: Blue Planet Studio/shutterstock.com
Umschlaggestaltung: deblik, Berlin

MIX
Papier aus verantwortungsvollen Quellen
FSC® C017373
www.fsc.org

klimaneutral gedruckt
www.klima-druck.de
ID-Nr. 21108996
bvdm.

Inhaltsverzeichnis

Abkürzungsverzeichnis ... XV
Grußwort ... XX
Vorwort ... XXI

TEIL A
GRUNDLAGEN DES MEDIKATIONSMANAGEMENTS IM KRANKENHAUS

1 Einführung in das Medikationsmanagement ... 3

1.1 Ziel der Arzneimitteltherapie ... 3

1.2 Risiken der Arzneimitteltherapie ... 4

1.3 Klassifikation arzneimittelbezogener Probleme ... 6

1.4 Der Medikationsprozess im Krankenhaus ... 7
1.4.1 Aufgaben des Arztes und des Apothekers im Medikationsmanagement ... 9
1.4.2 Erfahrung und Spezialisierung des Apothekers ... 12
1.4.3 Kommunikation zwischen Apothekern, Pflege und Ärzten ... 13

1.5 Verbesserung der Arzneimitteltherapiesicherheit ... 15

2 Arzneimittelanamnese ... 19

2.1 Einführung, Begriffe ... 19

2.2 Wer sollte die Arzneimittelanamnese erheben? ... 20

2.3 Wann und für welche Patienten sollte eine Arzneimittelanamnese durchgeführt werden? ... 21

2.4 Durchführung der Arzneimittelanamnese als Best possible Medication History (BPMH) ... 22
2.4.1 Informationsquellen ... 22
2.4.2 Interviewleitfäden ... 22
2.4.3 Dokumentation ... 24
2.4.4 Übernahme der Empfehlung und Verordnung der Klinikmedikation ... 24

3 Medikationsanalyse im stationären Umfeld ... 26

3.1 Datensammlung ... 26
3.1.1 Papierbasierte Verordnung ... 27
3.1.2 Elektronische Verordnung ... 29

3.2 Inhalte der Medikationsanalyse: Analyse und Bewertung ... 29

3.3 Fallbesprechung und Empfehlung ... 31

3.3.1 Methoden der Fallbesprechung ... 31

3.3.2 Kommunikation ... 34

3.4 Sichere Dokumentation der Empfehlung ... 35

4 Therapieüberwachung, Dokumentation und Kennzahlen ... 38

4.1 Hochrisikopatienten, Parameter ... 38

4.2 Intervalle für die pharmazeutische Überwachung ... 40

4.3 Dokumentation von Kennzahlen und Qualitätsindikatoren ... 40

4.3.1 Dokumentation von AMTS-Daten ... 41

4.3.2 Dokumentation des Aufwands und der Reichweite der klinischen Dienstleistungen ... 43

4.3.3 Interpretation der Kennzahlen von Aufwand und Nutzen ... 43

5 Entlassmanagement ... 46

5.1 Gesetzlicher Rahmen ... 46

5.2 Sicherstellung der Versorgung mit Arzneimitteln ... 47

5.3 Die Rolle des Apothekers ... 47

5.4 Anforderungen an den Entlassbrief und den Medikationsplan ... 48

5.4.1 Erstellung des Medikationsplans und Medication Reconciliation bei Entlassung 49

5.5 Besondere Patientengruppen ... 50

6 Umgang mit UAW und Medikationsfehlern ... 54

6.1 Tools für die Kausalitätsbewertung: TRIP- Konzept und WHO-UMC-System ... 55

6.2 Informationsquellen zum Thema Unerwünschte Arzneimittelwirkung ... 57

6.3 Management von Unerwünschten Arzneimittelwirkungen ... 58

6.4 Meldepflicht: UAW und Medikationsfehler ... 59

7 Rechtliche Grundlagen der Arzneimittelauswahl im Krankenhaus .. 61

7.1 Zugelassene Arzneimitteltherapie und Kostenerstattung ... 62

7.2 Off-Label-Use ... 63

7.3 Import-Arzneimittel nach § 73 Abs. 3 AMG ... 63

7.4 Individueller Heilversuch (Named-Patient) und Härtefallprogramme (Compassionate Use Program/Expanded Access Program) 64

7.5 Arzneimittelanwendung bei Kindern 64

7.6 Arzneimittel zur Behandlung seltener Erkrankungen (Orphan Drugs) 66

8 Intravenöse Therapien 67

8.1 Sichere Verordnung von Arzneimitteln zur intravenösen Therapie 67

8.2 Regeln für die erlaubnisfreie Herstellung auf der Station 68

8.3 Sichere Kennzeichnung der Arzneimittel 68

8.4 Intravenöse Zugänge 70

8.5 Der Problemfall Inkompatibilität 72

8.5.1 Physikalische Inkompatibilitäten 72

8.5.2 Chemische Inkompatibilitäten 72

8.5.3 Arten von Arzneistoff-Lösungen 73

8.6 Infusionskonzepte für den intensivmedizinischen Bereich 73

8.7 Datenquellen für die Recherche bei Kompatibilitätsfragen 76

8.8 Patientenindividuelle Anfragen zur Kompatibilität 80

TEIL B
FALLSTUDIEN

Die Fallbeispiele – wie Sie dieses Buch nutzen 85

9 Kardiologie 87

9.1 Herzinfarkt 87

9.1.1 Fallvorstellung 87

9.1.2 Medikation und Laborwerte 88

9.1.3 Fragen zum Fall 89

9.1.4 Empfehlungen des Apothekers 90

9.2 Herzinsuffizienz 92

9.2.1 Fallvorstellung 92

9.2.2 Medikation und Laborwerte 93

9.2.3 Fragen zum Fall 94

9.2.4 Empfehlungen des Apothekers 95

9.3 Vorhofflimmern 98

9.3.1 Fallvorstellung 98

9.3.2 Medikation und Laborwerte 99

9.3.3 Fragen zum Fall ... 99
9.3.4 Empfehlungen des Apothekers ... 104

10 Pneumologie ... 107

10.1 COPD ... 107
10.1.1 Fallvorstellung ... 107
10.1.2 Medikation und Laborwerte ... 108
10.1.3 Fragen zum Fall ... 109
10.1.4 Empfehlungen des Apothekers ... 112

10.2 Asthma bronchiale ... 114
10.2.1 Fallvorstellung ... 114
10.2.2 Medikation und Laborwerte ... 115
10.2.3 Fragen zum Fall ... 116
10.2.4 Empfehlungen des Apothekers ... 120

11 Gastroenterologie ... 123

11.1 Hepatitis B mit Leberzirrhose ... 123
11.1.1 Fallvorstellung ... 123
11.1.2 Medikation und Laborwerte ... 124
11.1.3 Fragen zum Fall ... 125
11.1.4 Empfehlungen des Apothekers ... 127

11.2 Chronisch-entzündliche Darmerkrankungen (Morbus Crohn) ... 129
11.2.1 Fallvorstellung ... 129
11.2.2 Medikation und Laborwerte ... 130
11.2.3 Fragen zum Fall ... 132
11.2.4 Empfehlungen des Apothekers ... 134

11.3 Gastroösophageale Refluxkrankheit (GERD) ... 136
11.3.1 Fallvorstellung ... 136
11.3.2 Medikation und Laborwerte ... 137
11.3.3 Fragen zum Fall ... 137
11.3.4 Empfehlungen des Apothekers ... 139

12 Endokrinologie ... 142

12.1 Diabetes mellitus Typ 1 nach Pankreastumorresektion ... 142
12.1.1 Fallvorstellung ... 142
12.1.2 Medikation und Laborwerte ... 142
12.1.3 Fragen zum Fall ... 143
12.1.4 Empfehlungen des Apothekers ... 145

12.2 Erstdiagnose Diabetes mellitus Typ 2 . . . 147
12.2.1 Fallvorstellung . . . 147
12.2.2 Medikation und Laborwerte . . . 147
12.2.3 Fragen zum Fall . . . 149
12.2.4 Empfehlungen des Apothekers . . . 151

12.3 Diabetes mellitus Typ 2 und basal gestützte orale Therapie . . . 153
12.3.1 Fallvorstellung . . . 153
12.3.2 Medikation und Laborwerte . . . 153
12.3.3 Fragen zum Fall . . . 154
12.3.4 Empfehlungen des Apothekers . . . 158

12.4 Diabetes mellitus Typ 2 und Herzinsuffizienz . . . 160
12.4.1 Fallvorstellung . . . 160
12.4.2 Medikation und Laborwerte . . . 160
12.4.3 Fragen zum Fall . . . 162
12.4.4 Empfehlungen des Apothekers . . . 165

13 Nephrologie . . . 169

13.1 Akutes Nierenversagen – Hypochlorämische metabolische Alkalose . . . 169
13.1.1 Fallvorstellung . . . 169
13.1.2 Medikation und Laborwerte . . . 169
13.1.3 Fragen zum Fall . . . 170
13.1.4 Empfehlungen des Apothekers . . . 173

13.2 Chronische Niereninsuffizienz mit Hypocalcämie und Hypomagnesiämie . . . 176
13.2.1 Fallvorstellung . . . 176
13.2.2 Medikation und Laborwerte . . . 177
13.2.3 Fragen zum Fall . . . 178
13.2.4 Empfehlungen des Apothekers . . . 182

13.3 Nierentransplantation . . . 187
13.3.1 Fallvorstellung . . . 187
13.3.2 Medikation und Laborwerte . . . 187
13.3.3 Fragen zum Fall . . . 188
13.3.4 Empfehlungen des Apothekers . . . 192

14 Rheumatologie und Gicht . . . 195

14.1 Rheumatoide Arthritis (RA) . . . 195
14.1.1 Fallvorstellung . . . 195
14.1.2 Medikation und Laborwerte . . . 196
14.1.3 Fragen zum Fall . . . 197
14.1.4 Empfehlungen des Apothekers . . . 200

14.2 Gicht . . . **202**
14.2.1 Fallvorstellung . . . 202
14.2.2 Medikation und Laborwerte . . . 203
14.2.3 Fragen zum Fall . . . 204
14.2.4 Empfehlungen des Apothekers . . . 207

15 Neurologie . . . **210**

15.1 Ischämischer Schlaganfall . . . **210**
15.1.1 Fallvorstellung . . . 210
15.1.2 Medikation und Laborwerte . . . 211
15.1.3 Fragen zum Fall . . . 211
15.1.4 Empfehlungen des Apothekers . . . 215

15.2 Morbus Parkinson . . . **217**
15.2.1 Fallvorstellung . . . 217
15.2.2 Medikation und Laborwerte . . . 217
15.2.3 Fragen zum Fall . . . 218
15.2.4 Empfehlungen des Apothekers . . . 221

15.3 Epilepsie . . . **223**
15.3.1 Fallvorstellung . . . 223
15.3.2 Medikation und Laborwerte . . . 223
15.3.3 Fragen zum Fall . . . 224
15.3.4 Empfehlungen des Apothekers . . . 226

16 Psychiatrie . . . **228**

16.1 Unipolare Depression . . . **228**
16.1.1 Fallvorstellung . . . 228
16.1.2 Medikation und Laborwerte . . . 228
16.1.3 Fragen zum Fall . . . 229
16.1.4 Empfehlungen des Apothekers . . . 230

16.2 Bipolare affektive Störung . . . **232**
16.2.1 Fallvorstellung . . . 232
16.2.2 Medikation und Laborwerte . . . 232
16.2.3 Fragen zum Fall . . . 233
16.2.4 Empfehlungen des Apothekers . . . 235

16.3 Schizophrener Formenkreis . . . **237**
16.3.1 Fallvorstellung . . . 237
16.3.2 Medikation und Laborwerte . . . 237
16.3.3 Fragen zum Fall . . . 238
16.3.4 Empfehlungen des Apothekers . . . 239

17 Onkologie 242

17.1 Chemotherapie bei Bronchialkarzinom 242
17.1.1 Fallvorstellung 242
17.1.2 Medikation und Laborwerte 242
17.1.3 Fragen zum Fall 243
17.1.4 Empfehlungen des Apothekers 245

17.2 Infekt unter oraler Tumortherapie 247
17.2.1 Fallvorstellung 247
17.2.2 Medikation und Laborwerte 247
17.2.3 Fragen zum Fall 248
17.2.4 Empfehlungen des Apothekers 249

18 Palliativmedizin 251

18.1 Maligne intestinale Obstruktion 251
18.1.1 Fallvorstellung 251
18.1.2 Medikation und Laborwerte 252
18.1.3 Fragen zum Fall 252
18.1.4 Empfehlungen des Apothekers 255

18.2 Schmerztherapie in der palliativen Situation 257
18.2.1 Fallvorstellung 257
18.2.2 Medikation und Laborwerte 258
18.2.3 Fragen zum Fall 259
18.2.4 Empfehlungen des Apothekers 262

19 Geriatrie 264

19.1 Deprescribing und Anwendung von Tools 264
19.1.1 Fallvorstellung 264
19.1.2 Medikation und Laborwerte 265
19.1.3 Fragen zum Fall 266
19.1.4 Empfehlungen des Apothekers 268

19.2 Demenzielles Syndrom 272
19.2.1 Fallvorstellung 272
19.2.2 Medikation und Laborwerte 272
19.2.3 Fragen zum Fall 273
19.2.4 Empfehlungen des Apothekers 279

20 Pädiatrie 283

20.1 Antibiotikatherapie bei gedeckt perforierter Appendizitis 283
20.1.1 Fallvorstellung 283
20.1.2 Medikation und Laborwerte 284

20.1.3 Fragen zum Fall . . . 285
20.1.4 Empfehlungen des Apothekers . . . 289

20.2 Perioperatives Mangement bei einem pädiatrischem Patienten mit Epilepsie . . . 290
20.2.1 Fallvorstellung . . . 290
20.2.2 Medikation und Laborwerte . . . 291
20.2.3 Fragen zum Fall . . . 292
20.2.4 Empfehlungen des Apothekers . . . 295

20.3 Akute Exazerbation eines pädiatrischen Asthmas unter Pneumonie . . . 297
20.3.1 Fallvorstellung . . . 297
20.3.2 Medikation und Laborwerte . . . 298
20.3.3 Fragen zum Fall . . . 299
20.3.4 Empfehlungen des Apothekers . . . 303

21 Infektiologie . . . 307

21.1 Nosokomiale (HAP) und beatmungsassoziierte (VAP) Pneumonie . . . 307
21.1.1 Fallvorstellung . . . 307
21.1.2 Medikation und Laborwerte . . . 308
21.1.3 Fragen zum Fall . . . 310
21.1.4 Empfehlungen des Apothekers . . . 315

21.2 Endokarditis . . . 317
21.2.1 Fallvorstellung . . . 317
21.2.2 Medikation und Laborwerte . . . 317
21.2.3 Fragen zum Fall . . . 319
21.2.4 Empfehlungen des Apothekers . . . 323

21.3 Perioperatives Medikationsmanagement eines Patienten mit neu diagnostizierter extrapulmonaler Tuberkulose . . . 325
21.3.1 Fallvorstellung . . . 325
21.3.2 Medikation und Laborwerte . . . 325
21.3.3 Fragen zum Fall . . . 327
21.3.4 Empfehlungen des Apothekers . . . 330

22 Akutmanagement . . . 333

22.1 Sepsis . . . 333
22.1.1 Fallvorstellung . . . 333
22.1.2 Medikation und Laborwerte . . . 334
22.1.3 Fragen zum Fall . . . 334
22.1.4 Empfehlungen des Apothekers . . . 338

22.2 Polytrauma **340**
22.2.1 Fallvorstellung 340
22.2.2 Medikation und Laborwerte 341
22.2.3 Fragen zum Fall 342
22.2.4 Empfehlungen des Apothekers 343

22.3 Delir in der Geriatrie **346**
22.3.1 Fallvorstellung 346
22.3.2 Medikation und Laborwerte 346
22.3.3 Fragen zum Fall 347
22.3.4 Empfehlungen des Apothekers 350

22.4 Delir auf der Intensivstation **353**
22.4.1 Fallvorstellung 353
22.4.2 Medikation und Laborwerte 353
22.4.3 Fragen zum Fall 355
22.4.4 Empfehlungen des Apothekers 359

22.5 Status epilepticus **360**
22.5.1 Fallvorstellung 360
22.5.2 Medikation und Laborwerte 361
22.5.3 Fragen zum Fall 362
22.5.4 Empfehlungen des Apothekers 364

23 Chirurgie und perioperative Versorgung **366**

23.1 Perioperative Antikoagulation **366**
23.1.1 Fallvorstellung 366
23.1.2 Medikation und Laborwete 366
23.1.3 Fragen zum Fall 367
23.1.4 Empfehlungen des Apothekers 370

23.2 Prothesen und postoperative Komplikationen **372**
23.2.1 Fallvorstellung 372
23.2.2 Medikation und Laborwerte 372
23.2.3 Fragen zum Fall 374
23.2.4 Empfehlungen des Apothekers 376

23.3 Unfallchirurgie: Femurfraktur **379**
23.3.1 Fallvorstellung 379
23.3.2 Medikation und Laborwerte 379
23.3.3 Fragen zum Fall 381
23.3.4 Empfehlungen des Apothekers 383

23.4 Allgemeinchirurgie: Magenresektion **385**
23.4.1 Fallvorstellung 385
23.4.2 Medikation und Laborwerte 385

23.4.3 Fragen zum Fall 386
23.4.4 Empfehlungen des Apothekers 392

24 Häufige UAW (unerwünschte Arzneimittelwirkungen) 395

24.1 Heparininduzierte Thrombozytopenie Typ II 395
24.1.1 Fallvorstellung 395
24.1.2 Medikation und Laborwerte 395
24.1.3 Fragen zum Fall 396
24.1.4 Empfehlungen des Apothekers 399

24.2 Thrombozytopenie 401
24.2.1 Fallvorstellung 401
24.2.2 Medikation und Laborwerte 402
24.2.3 Fragen zum Fall 403
24.2.4 Empfehlungen des Apothekers 403

24.3 Rhabdomyolyse 406
24.3.1 Fallvorstellung 406
24.3.2 Medikation und Laborwerte 406
24.3.3 Fragen zum Fall 407
24.3.4 Empfehlungen des Apothekers 410

24.4 Serotonin-Syndrom 411
24.4.1 Fallvorstellung 411
24.4.2 Medikation und Laborwerte 412
24.4.3 Fragen zum Fall 412
24.4.4 Empfehlungen des Apothekers 414

24.5 QT-Zeit-Verlängerung unter Neuroleptikatherapie 416
24.5.1 Fallvorstellung 416
24.5.2 Medikation und Laborwerte 418
24.5.3 Fragen zum Fall 418
24.5.4 Empfehlungen des Apothekers 420

Sachregister 424
Die Herausgeber 451
Die Autoren 453

Abkürzungsverzeichnis

A

ABP	arzneimittelbezogenes Problem (*engl. DRP: drug-related problem*)
ACB	anticholinerge Belastung (*engl. anti-cholinergic burden*)
ACE	*Angiotensin Converting Enzyme*
ACS	akutes Koronarsyndrom (*engl. acute coronary syndrome*)
ADH	antidiuretisches Hormon
ALT	Alanin-Aminotransferase
AMTS	Arzneimitteltherapiesicherheit
ANV	akutes Nierenversagen
AP	Alkalische Phosphatase
aPTT	aktivierte partielle Thromboplastinzeit (*engl. activated partial thromboplastin time*)
AST	Aspartat-Aminotransferase

B

BGA	Blutgasanalyse
BMI	Body-Mass-Index
BMP	bundeseinheitlicher Medikationsplan
BNP	B-Typ natriuretisches Peptid
BPH	benigne Prostatahyperplasie
BPMH	bestmögliche Arzneimittelanamnese (*engl. best possible medication history*)
BZ	Blutzucker

C

cCT	craniale Computertomografie
CDI	*Clostridioides-difficile*-Infektion
CDSS	Clinical Decision Support System
CED	chronisch entzündliche Darmerkrankung
CIRS	Berichtssystem über kritische Vorkommnisse (*engl. critical incident reporting system*)
CK	Kreatinkinase (*engl. creatine kinase*)
CK-MB	Isoenzym der Kreatinkinase vom MB Typ (*engl. Muscle-Brain type CK*)
CKD	chronische Nierenerkrankung (*engl. chronic kidney disease*)
CMR	cancerogen, mutagen und reproduktionstoxisch
cMRT	craniale Magnetresonanztomografie
CMV	Zytomegalievirus
COX	Cyclooxygenase
CPOE	Computerized Physician Order Entry
CRP	C-reaktives Protein
CSE	Cholesterinsyntheseenzym
CT	Computertomografie

D

DM	Diabetes mellitus
DMARD	Disease Modifying Anti-Rheumatic Drug
DOAK	direktes orales Antikoagulans
DPP-4	Dipeptidyl-Peptidase 4
DRG	Diagnosis Related Group

E

EEG	Elektroenzephalografie
EF	Auswurffraktion (*engl. ejection fraction*)
eGFR	geschätzte glomeruläre Filtrationsrate (*engl. estimated glomerular filtration rate*)
eGFR CKD-EPI [ml/min/1,73m2]	geschätzte glomeruläre Filtrationsrate (*engl. estimated glomerular filtration rate*) nach Chronic Kidney Disease Epidemiology Collaboration
eGFR MDRD [ml/min/1,73m2]	geschätzte glomeruläre Filtrationsrate (*engl. estimated glomerular filtration rate*) nach Modification of Diet in Renal Disease (MDRD)
EKG	Elektrokardiogramm
EPMA	Electronic Prescribing and Medicines Administration
ERCP	endoskopisch retrograde Cholangio-Pankreatikografie
ESA	Erythropoiesis-stimulating agents

F

FEV_1	Einsekundenkapazität (*engl. forced expiratory volume in 1 second*)
FI	Fertiginhalat
fT_3	freies Trijodthyronin
fT_4	freies Thyroxin

G

GCS	Glasgow Coma Scale
gGT	Gamma-Glutamyltransferase
GIB	gastrointestinale Blutung
GLP-1	Glucagon-like Peptide 1
GPt/l	Giga-Partikel pro Liter

H

Hb	Hämoglobin
HbA1c	glykosyliertes Hämoglobin
HBV	Hepatitis-B-Virus
HBV-DNA	Hepatitis-B-Virus-DNA
HCV	Hepatitis-C-Virus
HDL	HDL-Cholesterol (*engl. high density lipoprotein*)
HfmrEF	Herzinsuffizienz mit mittlerer linksvenrikulärer Auswurffraktion (*engl. Heart failure with medium-range ejection fraction*)
HfpEF	Herzinsuffizienz mit erhaltener linksvenrikulärer Auswurffraktion (*engl. Heart failure with preserved ejection fraction*)
HfrEF	Herzinsuffizienz mit verminderter linksvenrikulärer Auswurffraktion (*engl. Heart failure with reduced ejection fraction*)

HIT	heparininduzierte Thrombozytopenie
HIV	humanes Immundefizienz-Virus
Hkt	Hämatokrit
hsTroponin T	High-Sensitivity Troponin T
HWZ	Halbwertszeit

I

ICS	inhalatives Corticosteroid
ICT	intensivierte Insulintherapie
IgE	Immunglobulin E
IL	Interleukin
INR	International Normalized Ratio
ITS	Intensivstation

K

KDIGO	Kidney Disease: Improving Global Outcomes
KHK	koronare Herzkranheit
KIS	Krankenhausinformationssystem
KOF	Körperoberfläche
KTEP	Knie-Totalendoprothese
kU/l	Kilo-Units pro Liter

L

LABA	langwirksames β_2-Sympathomimetikum (*engl. Long acting β_2 agonist*)
LAMA	langwirksames Anticholinergikum (*engl. Long acting muscarinic antagonist*)
LDH	Laktat-Dehydrogenase
LDL	LDL-Cholesterol (*engl. low density lipoprotein*)
LIN	Lithiumnephropathie

M

MAO	Monoaminooxidase
MCH	mittlerer Hämoglobingehalt pro Erythrozyt (*engl. mean corpuscular hemoglobin*)
MCV	mittleres Erythrozytenvolumen (*engl. mean corpuscular volume*)
MedRec	Medikationsabgleich (*engl. medication reconciliation*)
MHK	minimale Hemm-Konzentration
MRSA	methicillinresistenter Staphylococcus aureus
MSSA	methicillinsensibler Staphylococcus aureus

N

NET	neuroendokriner Tumor
NMH	niedermolekulares Heparin
NRS	numerische Ratingskala
NSAR	nichtsteroidale Antirheumatika
NSTEMI	Nicht-ST-Hebungsinfarkt (*engl. Non-ST-segment-elevation myocardial infarction*)
NT-proBNP	N-terminales Bruchstück von B-Typ natriuretischem Peptid

O

OAD	orale Antidiabetika
OAK	orale Antikoagulanzien

P

PAP	perioperative Antibiotikaprophylaxe
pAVK	periphere arterielle Verschlusskrankheit
PCA	patientenkontrollierte Schmerztherapie (*engl. patient controlled analgesia*)
PCI	perkutane Koronarintervention (*engl. Percutaneous coronary intervention*)
PCNE	Pharmaceutical Care Network Europe
PCR	Polymerase-Kettenreaktion (*engl. polymerase chain reaction*)
PCT	Procalcitonin
PEG	perkutane endoskopische Gastrostomie
PIM	potenziell inadäquate Medikamente
PJP	Pneumocystis-jirovecii-Pneumonie
PPI	Protonenpumpen-Inhibitoren
PTA	perkutane transluminale Angioplastie

R

RA	rheumatoide Arthritis
RDW	Erythrozytenverteilungsbreite (*engl. red cell distribution width*)
RF	Rheumafaktoren
RR	Blutdruck (nach Mediziner Riva-Rocci)

S

SABA	kurzwirksames β_2-Sympathomimetikum (*engl. short acting* β_2 *agonist*)
SAMA	kurzwirksames Anticholinergikum (*engl. short acting muscarinic antagonist*)
SAPV	spezialisierte ambulante Palliativversorgung
SrCr	Serum Kreatinin
SGLT-2	Natrium-Glucose-Cotransporter 2 (*engl. sodium-glucose linked transporter*)
SiADH	Syndrom der inadäquaten ADH-Sekretion
SNRI	Serotonin-Noradrenalin-Wiederaufnahme-Inhibitoren (*engl. serotonin noradrenalin reuptake inhibitor*)
SOFA	Sequential Organ Failure Assessment
SOP	Standard Operating Procedure
SSI	postoperative Wundinfektionen (*engl. surgical site infection*)
SSRI	selektiver Seretoninrezeptor-Inhibitor
STEMI	ST-Hebungsinfarkt (*engl. ST-elevation myocardial infarction*)

T

TAH	Thrombozytenaggregationshemmer
TDM	therapeutisches Drug Monitoring
TIA	transitorische ischämische Attacke
TNF	Tumornekrosefaktor
TPt/l	Tera-Partikel pro Liter
TS	Trockensaft
TSH	Thyreoidea-stimulierendes Hormon

U

UAE	unerwünschte Arzneimittelereignisse (*engl. ADE: adverse drug event*)
UAW	unerwünschte Arzneimittelwirkung (*engl. ADR: adverse drug reaction*)
UFH	unfraktioniertes Heparin

V

V. a.	Verdacht auf
VAS	visuelle Analogskala
VHF	Vorhofflimmern
VKA	Vitamin-K-Antagonist
VTE	venöse Thromboembolie

Z

Z. n.	Zustand nach
ZNA	Zentrale Notaufnahme
ZVK	zentraler Venenkatheter

Grußwort

Grußwort des Bundesverbandes Deutscher Krankenhausapotheker ADKA e. V.

Liebe Leserinnen und Leser,
würden Sie ein Auto ohne Airbag kaufen, wenn Sie dafür einige Euro sparen könnten? Wahrscheinlich nicht. Die damit gewonnene Sicherheit ist uns diese Investition wert. Airbags retten Leben.

In einem anderen, gut untersuchten Hochrisikoprozess ist das optimale Sicherheitskonzept bisher in Deutschland nicht ausreichend etabliert. Gemeint ist die Arzneimitteltherapie im Krankenhaus. Dabei fehlt es nicht an Erkenntnissen und Fakten. Uns ist bekannt, dass jede dritte Verordnung ein arzneimittelbezogenes Problem aufweist. In Deutschland versterben jährlich mehr Patienten an vermeidbaren unerwünschten Arzneimittelwirkungen als im Straßenverkehr. Wo ist hier der Airbag?

Erfreulicherweise gewinnt das Thema Arzneimitteltherapiesicherheit auch hierzulande an Bedeutung. Neben der elektronischen Arzneimittelverordnung und der patientenindividuellen Arzneimittellogistik ist es vor allem der zunehmende Einsatz von Stationsapothekern, der für eine hohe Sicherheit der Arzneimitteltherapie sorgt. Die Ärzte geben dabei den Weg vor, sind für die Diagnose und Therapie verantwortlich. Die Stationsapotheker fungieren als Airbag und sichern die Arzneimitteltherapie qualitativ ab – damit der Patient in seinem Fahrzeug namens Arzneimitteltherapie sicher vorwärtskommt.

Diese enge Verzahnung der Tätigkeiten von Ärzten und Apothekern im stationären Medikationsprozess spiegelt sich im Konzept des vorliegenden Arbeitsbuches wider. Alle vorgestellten, authentischen Patientenfälle wurden durch ein Arzt-Apotheker-Duo mit medizinischem und pharmazeutischem Sachverstand bewertet. Aus der hohen Komplexität der Fälle wurden die patientenindividuell relevanten Anforderungen an die medikamentöse Therapie herausgearbeitet. Lösungen werden dargestellt und deren Auswirkungen und Grenzen erläutert. Praxistipps, Checklisten, Kommentare und Hinweise für die praktische Tätigkeit im stationären Umfeld runden die einzelnen Kapitel ab.

Das Werk richtet sich an Studierende der Pharmazie und Stationsapotheker, die am Beginn ihrer klinisch-pharmazeutischen Tätigkeit stehen. Aber auch für erfahrene Kollegen lohnt sich ein Blick, um eigenes Wissen zu reflektieren und zu erweitern.

Das Herausgeberteam aus Dr. Insa Gross, Andreas Fischer und Dr. Holger Knoth besteht aus erfahrenen Krankenhausapothekern, die sich über viele Jahre hinweg sehr erfolgreich mit der Etablierung klinisch-pharmazeutischer Dienstleistungen im Krankenhaus beschäftigt haben. Ihnen ist es gelungen, ebenso ausgewiesene Autoren für die einzelnen Kapitel zu finden. Die Herausgeber haben dabei darauf geachtet, dass alle im Krankenhaus relevanten Erkrankungsbilder, die einer Arzneimitteltherapie bedürfen, berücksichtigt sind.

Das vorliegende Buch wurde durch das vorbildliche Engagement der Herausgeber und Autoren möglich. Ihnen sei dafür herzlich und aufrichtig gedankt! Als Ergebnis entstand das erste Werk, das die Komplexität der Arzneimitteltherapie im Krankenhaus anhand konkreter Patientenfälle umfassend darstellt und mögliche Lösungen aufzeigt. Es ergänzt damit alle Bemühungen zur Verbesserung der Qualität klinisch-pharmazeutischer

Dienstleistungen im stationären Setting – damit der pharmazeutische Airbag voll wirksam werden kann.

In der Hoffnung auf breite Verwendung sei diesem hervorragenden Buch bester Erfolg gewünscht.

Dr. Thomas Vorwerk
Präsident Bundesverband Deutscher Krankenhausapotheker

Vorwort

Die traditionellen Aufgaben des Apothekers im Bereich der Bereitstellung und Herstellung von Arzneimitteln sind als wichtiger Bestandteil der pharmazeutischen Versorgung von Patienten im Krankenhaus etabliert. In den letzten Jahren hat sich zunehmend die Beratung der Patienten, Ärzte- und Pflegeschaft als wichtiger Baustein für den Heilerfolg erwiesen. Eine gezielte, aber auch umfassende naturwissenschaftliche Ausbildung ist dafür ebenso Voraussetzung wie die stetige Fort- und Weiterbildung.

Im Jahr 1999 wurde durch die neue Approbationsordnung für Apotheker das Fach Klinische Pharmazie als 5. Staatsexamensfach aufgenommen. Viele Kollegen sowohl im stationären als auch im ambulanten Bereich haben mit ihren praktischen Erfahrungen einen wesentlichen Beitrag zur Etablierung der Klinischen Pharmazie in Deutschland geleistet. Mit dem zunehmend in den Fokus gelangenden Thema Arzneimitteltherapiesicherheit in Deutschland stieg die Wahrnehmung des Apothekers als Fachmann auf diesem Gebiet. Apotheker nehmen diese Verantwortung gerne wahr. Erfahrungen aus Ländern mit umfassendem klinisch-pharmazeutischen Service und der Beitrag von Kollegen mit Auslandserfahrung halfen bei der positiven Entwicklung der letzten Jahre. Ein weiterer Meilenstein und wesentlicher Anstoß für dieses Buch war die 2019 eingeführte Bereichsweiterbildung Medikationsmanagement im Krankenhaus durch die Bundesapothekerkammer.

Natürlich richtet sich dieses Buch nicht nur an Kollegen, die in Krankenhäusern arbeiten. In vielen öffentlichen Apotheken wird ebenso eine hervorragende klinisch pharmazeutische Tätigkeit erbracht! Apotheker sind aufgrund ihrer naturwissenschaftlichen Ausbildung mit umfangreichem Wissen über Arzneistoffe und pharmakologischen Kenntnissen ausgestattet. Dieses im klinischen Umfeld adäquat anzuwenden, fällt jedoch nicht immer leicht. Das Lernen an Fallbeispielen bietet aus unserer Sicht einen optimalen Ansatz hierzu.

Grundlage für eine hohe Qualität der Arzneimitteltherapie ist und bleibt das gemeinsame Arbeiten verschiedener Berufsgruppen am Patienten. Aus diesem Grund haben wir bei der Gestaltung des Buches den Blickwinkel der ärztlichen Kolleginnen und Kollegen entsprechend einfließen lassen. Neben der Arzneimitteltherapie umfasst die ärztliche Tätigkeit viele weitere Aspekte, Apotheker haben einen klaren Fokus auf die Medikation. Das erlaubt dem Apotheker, die Therapie zu bewerten und Ärzte und Pflegekräfte in ihren Aufgaben zu unterstützen. Dieses Buch zeigt eine Auswahl häufiger Fragen der Arzneimitteltherapie im Krankenhaus. Es ist in dem Sinne kein klassisches Lehrbuch der klinischen Pharmazie, sondern soll helfen, anhand von ausgewählten Fallbeispielen den Fokus des Apothekers auf bestimmte Charakteristika verschiedener Krankheitsbilder und deren Behandlung mit Arzneimitteln zu lenken.

Wir möchten uns ausdrücklich bei allen Beteiligten bedanken, die dieses Buch mitgeschaffen haben. Neben der täglichen Routine als Arzt und Apotheker Fälle aufzuarbeiten und die im Stationsalltag und in öffentlichen Apotheken wichtigen Fragestellungen anderen zugänglich zu machen, kostet Zeit und Engagement. Die Herausgeber freuen sich, dass so viele Kolleginnen und Kollegen diese investiert haben, um zeigen zu können: die Zusammenarbeit von Arzt und Apotheker bringt etwas zum Wohle der Patienten!

Herbst, 2021

Dr. Insa Gross
Andreas Fischer
Dr. Holger Knoth

Teil A
Grundlagen des Medikationsmanagements im Krankenhaus

1 Einführung in das Medikationsmanagement

Dr. rer. nat. Insa Gross, Andreas Fischer MSc

Ziel der Arzneimitteltherapie ... 3 | Risiken der Arzneimitteltherapie ... 4 | Klassifikation arzneimittelbezogener Probleme ... 6 | Der Medikationsprozess im Krankenhaus ... 7 | Verbesserung der Arzneimitteltherapiesicherheit ... 15

1.1 Ziel der Arzneimitteltherapie

Ziel der medikamentösen Therapie ist es, Krankheiten zu heilen, Beschwerden zu lindern oder zu verhindern, dass Krankheiten oder Beschwerden auftreten. In Deutschland stehen den Patienten hierfür etwa 2750 Wirkstoffe in über 100 000 Arzneimitteln zur Verfügung, von denen 500 Wirkstoffe häufig verwendet werden [1, 2].

Mit den wachsenden Möglichkeiten, Krankheiten durch eine Arzneimitteltherapie zu beeinflussen, ändern sich auch die Krankheitsverläufe. Erkrankungen, die noch vor kurzem eine sehr schlechte Prognose hatten, wandeln sich zu chronischen Erkrankungen, die dann eine lebenslange Arzneimitteltherapie benötigen. So hat zum Beispiel die Anzahl an tödlichen Schlaganfällen und kardiovaskulären Ereignissen über die letzten Jahrzehnte stark abgenommen. Ähnliches gilt für die Behandlung von Krebserkrankungen. Durch die Entwicklung neuer Therapiemöglichkeiten leben die Patienten deutlich länger als noch vor einem Jahrzehnt. Hinzu kommt die verstärkte Etablierung der personalisierten Medizin [3] und damit einem gezielteren Einsatz von Arzneimitteln [4].

Im Zuge der demografischen Entwicklung der Bevölkerung nimmt die Anzahl der Menschen über 67 Jahre weiter zu. Man geht davon aus, dass in den nächsten 20 Jahren die Anzahl dieser Gruppe von 16 Millionen um weitere 5–6 Millionen ansteigen wird [5]. Damit steigt auch der Anteil von Patienten mit chronischen Erkrankungen und Polypharmazie in der Bevölkerung. In der Patientengruppe zwischen 60 und 70 Jahren nehmen schon heute etwa 30 % der Frauen und 40 % der Männer 5 und mehr Arzneimittel täglich zu sich, was der Definition für Polypharmazie entspricht [6]. Die Anzahl steigt in der Gruppe der über 70-Jährigen auf fast 50 % an, wobei sich dann auch der Unterschied zwischen Frauen und Männern reduziert [7]. Auch im Krankenhaus verschiebt sich die Altersverteilung; die Anzahl von Patienten mit chronischen Erkrankungen und Polypharmazie steigt, und damit verbunden nehmen die Risiken der Arzneimitteltherapie zu. Es ist bekannt, dass Polypharmazie sowohl mit einer erhöhten Rate von UAW als auch erhöhten Krankenhauseinweisungen verbunden ist.

Neben dem Lebensalter der Patienten und der Komplexität der Fälle nimmt auch die Akuität im Krankenhaus zu. Durch die 2003 in Deutschland eingeführte Abrechnung nach Fallgruppen (Diagnosis Related Groups, DRG-System) hat sich die Liegedauer in den letzten Jahren deutlich reduziert. Im gleichen Zuge stiegen die Fallzahlen, und der

Schweregrad der Erkrankungen hat zugenommen. Dies hat Auswirkungen auf die Arzneimitteltherapie, ebenso wie der von der Politik vertretene Grundsatz „ambulant vor stationär", der zu einer Zunahme ambulanter Eingriffe führt. Mit steigender Akuität nimmt auch die Anzahl parenteral verabreichter Medikamente zu, und die Betreuung von kritisch kranken Patienten im intensivmedizinischen Bereich spielt eine immer wichtigere Rolle. Unter den Gesichtspunkten des steigenden Lebensalters der Patienten, steigender Akuität und der kürzer werdenden Liegedauer sind gerade die Schnittstellen zwischen ambulantem und stationärem Bereich kritisch für die kontinuierliche Versorgung der Patienten. Es ist bekannt, dass es gerade an den Schnittstellen zu Fehlern und zur Unterbrechung der Arzneimitteltherapie kommt.

Die Komplexität des Medikationsprozesses setzt sich im ambulanten Bereich weiter fort. In der Regel erfolgt die Entscheidung über die Arzneimitteltherapie nicht nur vom Hausarzt, sondern auch Fachärzte sind maßgeblich in die Therapie involviert.

1.2 Risiken der Arzneimitteltherapie

Dass bei der zunehmenden Komplexität der Therapien Fehler passieren, ist nicht überraschend. Medikationsfehler nehmen in Studien zu unerwünschten Ereignissen (*Adverse Events*, AE) einen unrühmlichen Spitzenplatz ein. In der im Jahre 1984 durchgeführten Harvard Medical Practice Study (HMPS) machten Medikationsfehler im Krankenhaus fast 20 % der identifizierten AE aus. Damit waren Medikationsfehler die häufigste Ursache für einen Patientenschaden in dieser Studie [8, 9]. Die Studie zeigte auch, dass etwa 1/3 dieser AE durch „fahrlässiges Verhalten" verursacht wurden und damit vermeidbar gewesen wären. Mit dem Bericht „To Err Is Human" des Institute of Medicine, der sich auf die Ergebnisse der HMPS bezieht, bekam die Thematik weite öffentliche Aufmerksamkeit. Neben weitreichenden Empfehlungen zu Sicherheitskultur und Umgang mit Fehlern wurde auch auf die Rolle des Apothekers zur Verbesserung der Patientensicherheit und Arzneimitteltherapiesicherheit (AMTS) als ein wesentlicher Bestandteil hingewiesen [10].

Internationale Daten von Critical Incident Reporting Systemen (CIRS) zeigen, dass Medikationsfehler ein hohes Risiko für die Patientensicherheit darstellen. Allerdings haben weit unter 1 % der berichteten CIRS-Meldungen einen schweren oder tödlichen Ausgang [11]. Der geringe prozentuale Anteil führt jedoch dazu, dass das Risiko im Allgemeinen unterschätzt wird. Aufgrund der hohen Ereignisrate sollte dies jedoch nicht vernachlässigt werden. Internationale Studien haben gezeigt, dass diese Ereignisse zu erheblichen Patientenschäden und zusätzlichen Kosten im Gesundheitswesen führen [12]. Ein kurzer Blick in die Fallberichte des CIRSmedical® zeigt, dass auch in Deutschland Medikationsfehler zum Alltag gehören [13]. Dass diese Fallberichte nur einen sehr kleinen Teil der in Kliniken auftretenden Fehler und Probleme darstellen, ist jedem bewusst, der mit Patienten im klinischen Alltag arbeitet. Die in Deutschland übliche anonymisierte Meldung von Ereignissen (CIRS) erlaubt keine tiefgehende Analyse, da Rücksprache mit den Beteiligten und deren Schilderung der Ereignisse in der Auswertung fehlen. Diese Betrachtung ist für die Bewertung und Lösungsfindung jedoch entscheidend [14].

Durch Studien belegte verlässliche Zahlen zu Medikationsfehlern gibt es für Deutschland aktuell leider nicht. Häufig für Deutschland zitierte Quellen [12] beziehen sich auf internationalen Landmarkstudien, die zu diesem Thema herangezogen werden. Zahlen für Unerwünschte Arzneimittelereignisse (UAE) in deutschen Notaufnahmen zeigen, dass auch in Deutschland diese eine erhebliche Rolle spielen [15]. In Anlehnung an internationale Studien ist davon auszugehen, dass davon ein erheblicher Anteil vermeidbar ist [16, 17].

Ereignisse oder Umstände, die zu einer suboptimalen Arzneimitteltherapie führen und damit das angestrebte Therapieziel verhindern, werden als Arzneimittelbezogene Probleme (ABP) bezeichnet. Beispiele für ABP sind u. a. keine oder eine unzureichende Wirksamkeit, unerwünschte Arzneimittelwirkungen oder auch eine unzureichende Kosteneffektivität. Die Ursachen für ABP sind multifaktoriell und können sowohl im Medikationsprozess als auch in patientenindividuellen Faktoren begründet sein. ◘ Tab. 1.1 gibt einen Überblick über die Klassifikation der ABP und ihre Ursachen.

In vielen Ländern ist der Apotheker in die Betreuung ambulanter und stationärer Patienten integriert und hilft als essenzieller Bestandteil des interprofessionellen Teams, die Arzneimitteltherapie zu optimieren und die AMTS zu verbessern. Durch die Gesetzesinitiative zur verpflichtenden Verankerung der Tätigkeit eines Stationsapothekers in Niedersachsen ist in Deutschland der gesetzliche Rahmen erstmals definiert worden. Dem Personalaufwand und den daraus resultierenden Kosten stehen Einsparungen durch die Vermeidung von UAE, der Optimierung der Therapie und dem rationalen Einsatz von Arzneimitteln gegenüber. Der flächendeckende Einsatz der Stationsapotheker in Deutschland wird erschwert, da die Vergütung der Leistungen des Apothekers im DRG-System nicht vorgesehen ist. Nichtsdestotrotz gibt es eine ganze Reihe von Kliniken, bei denen Apotheker in den Medikationsprozess direkt einbezogen werden [18].

Doch selbst wenn der Medikationsprozess fehlerfrei abläuft, kann eine Arzneimitteltherapie mit erheblichen Risiken verbunden sein. In den letzten Jahren hat der Einsatz biotechnologisch hergestellter Arzneimittel durch vermehrte Forschung und Entwicklung in diesem Gebiet stark zugenommen. Die Entwicklung potenterer Wirkstoffe führt bei den Patienten zum Teil zu erheblichen Nebenwirkungen. Dass nicht alle Patienten in gleichem Maße von Therapien profitieren, wird ebenfalls deutlich: Unterschiede in Geschlecht, Herkunft und genetischer Prädisposition des Patienten spielen eine zunehmende Rolle bei der Auswahl der Medikation in einer **personalisierten Arzneimitteltherapie** [3]. Die Auswahl des richtigen Arzneimittels, die Überwachung der Therapie, das Management von UAW und die Optimierung des Medikationsprozesses benötigt daher eine interprofessionelle Expertise, um Ärzte gezielt zu unterstützen. An der Stelle zeigt sich, dass der Apotheker eine wichtige Ergänzung innerhalb des Teams ist, um die Arzneimitteltherapie für den Patienten zu optimieren und die Sicherheit zu verbessern.

1.3 Klassifikation arzneimittelbezogener Probleme

Tab. 1.1 Klassifikation und Ursachen arzneimittelbezogener Probleme (ABP). Modifiziert nach Pharmaceutical Care Networks Europe (PCNE) [19]

Arzneimittelbezogene Probleme	
Wirksamkeit	▪ Keine Wirksamkeit der Arzneimitteltherapie ▪ Keine optimale Wirksamkeit der Arzneimitteltherapie ▪ Unbehandeltes Symptom oder Indikation
Arzneimittel-therapiesicherheit	▪ Unerwünschte Arzneimittelwirkung (bei normaler Dosis oder Toxizität)
Andere	▪ Kosteneffektivität der Arzneimitteltherapie ▪ Arzneimitteltherapie nicht erforderlich ▪ Unklares Problem
Ursachen für ABP	
Arzneimittelauswahl	▪ Ungeeignete Arzneimittelauswahl (Evidenz) ▪ Ungeeignete Arzneimittelauswahl (Kontraindikation, Allergie) ▪ Arzneimittelinteraktion (auch pflanzlicher Arzneimittel) ▪ Doppelverordnung ▪ Indikation ohne Arzneimittel ▪ Mehrfachverordnung
Arzneiform	▪ Ungeeignete Darreichungsform
Dosierung	▪ Dosis ▪ Dosierungsintervall ▪ Falscher Einnahmezeitpunkt (unklar oder fehlend)
Therapiedauer	▪ Unklar ▪ Zu kurz ▪ Zu lang
Arzneimittelabgabe	▪ Verordnung nicht verfügbar ▪ Notwendige Informationen fehlen ▪ Falsches Arzneimittel, Stärke oder empfohlene Dosierung (nicht apothekenpflichtig) ▪ Falsches Arzneimittel, falsche Stärke
Arzneimittelzubereitung und Arzneimittelapplikation	▪ Ungeeigneter Arzneimittelapplikationszeitpunkt und/oder Dosierintervall ▪ Applikationshäufigkeit ▪ Fehlende Applikation ▪ Falscher Applikationsweg ▪ Falsches Arzneimittel

Tab. 1.1 Klassifikation und Ursachen arzneimittelbezogener Probleme (ABP). Modifiziert nach Pharmaceutical Care Networks Europe (PCNE) [19]

Arzneimittelbezogene Probleme	
Patient	▪ Non-Adhärenz ▪ Übergebrauch ▪ Missbrauch ▪ Einnahme ohne Indikation ▪ Nahrungsmittelinteraktion ▪ Unsachgemäße Lagerung ▪ Ungeeignete Einnahme oder Dosisintervall ▪ Falscher Applikationsweg ▪ Arzneimittel oder Arzneiformeinnahme nicht möglich

1.4 Der Medikationsprozess im Krankenhaus

Der Medikationsprozess in der Klinik ist komplex und unterscheidet sich in wesentlichen Prozessschritten zum Medikationsprozess im ambulanten Bereich (Abb. 1.1). Im häuslichen Umfeld hat der Patient selbst weitestgehend die Kontrolle über seine Medikation und ist für die Umsetzung der Prozessschritte verantwortlich. Er ist bis auf wenige Ausnahmen bei bestimmten Krankheitsbildern oder Einschränkungen von der Verschreibung des Arztes über das Einlösen des Rezeptes bis zur Einnahme der Arzneimittel am Prozess direkt beteiligt.

Im stationären Bereich hat der Patient weniger Kontrolle und Überblick über den Medikationsprozess und ist in einer **passiven Rolle** (Abb. 1.2). Die Verordnung der Medikation erfolgt nach Arzneimittelanamnese durch den Arzt. Anschließend folgt die Umstellung der hausärztlichen Medikation auf die klinikeigenen Präparate. Zusätzlich werden ggf. Änderungen in der Arzneimitteltherapie während des stationären Aufenthaltes durch das ärztliche Team vorgenommen. Diese sollten im Idealfall während der Visite oder im Gespräch mit den Patienten besprochen werden. Häufig ist dies aus den verschiedensten Gründen nicht möglich oder kommt im Klinikalltag zu kurz.

Die Bereitstellung der oralen Medikation erfolgt meistens durch die Pflege („Stellen der Medikation") und der Patient bekommt seine Medikation in einer kleinen Dose oder Blister mit einer kurzen Erklärung durch die Pflegekraft ans Bett. Für den Patienten ist es nur schwer nachzuvollziehen, welche Medikamente er zu diesem Zeitpunkt zu sich nimmt. Alternativ erfolgt in manchen Kliniken die Bereitstellung der Medikation durch eine patientenindividuelle Fertigung (z. B. Unit-Dose) in der Apotheke, die dann den Patienten durch die Pflege übergeben wird [20]. Dabei werden die Informationen zum Arzneimittel (Einnahmehinweise, Zeitpunkt der Applikation, Inhaltsstoff und Stärke) als Hinweis auf die Verpackung aufgebracht und sind für den Patienten zugänglich. Die Bereitstellung der Medikation durch eine patientenindividuelle Arzneimittellogistik ist ein von der ADKA favorisierter Prozess zur Arzneimittelversorgung durch die Krankenhausapotheke [21]. Trotzdem fehlen weitere Informationen wie z. B. zur Indikation. Eine vollständige Übersicht über die Arzneimitteltherapie ist aber prinzipiell nur bedingt möglich, da parenterale Arzneimittel von der Pflege oder Ärzten direkt zubereitet und appliziert werden. Die Durchführung der intravenösen Gabe obliegt in Deutschland dem Arzt,

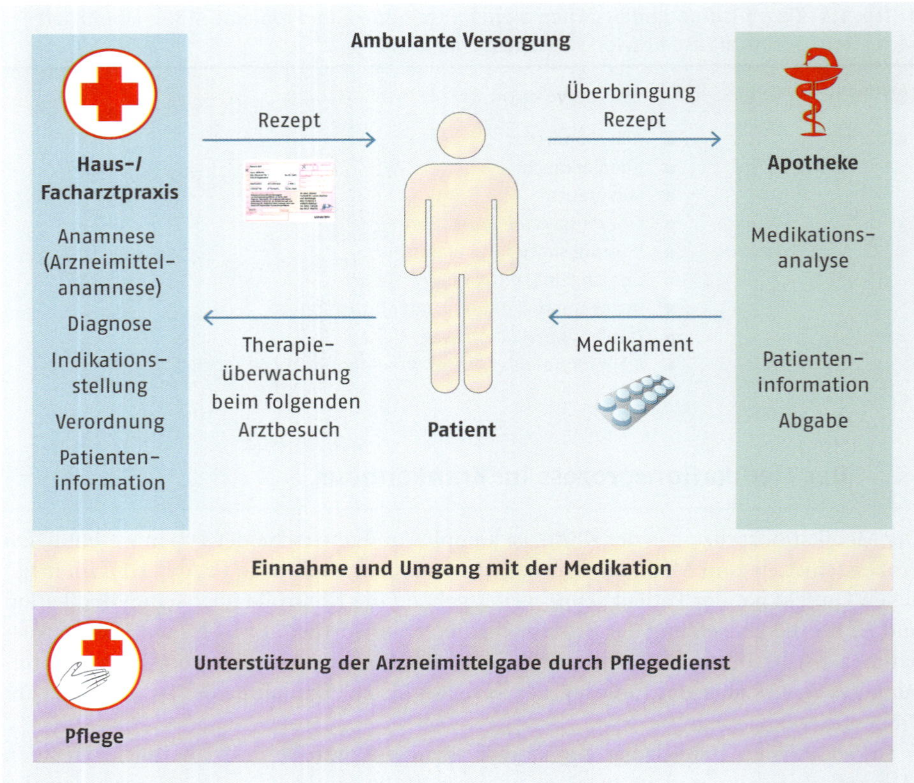

Abb. 1.1 Ambulante Versorgung [36]

kann aber für die meisten parenteralen Arzneimittel an die Pflege delegiert werden. Die intravenöse Gabe von Blutprodukten, Erstgaben von bestimmten Arzneimitteln (z. B. Antikörper) sind hiervon ausgeschlossen und müssen zwingend von einem Arzt verabreicht werden [22].

Wichtige Informationen zu seiner Arzneimitteltherapie sind für die Patienten in den meisten Krankenhäusern nicht ohne weiteres zugänglich. Die Information erfolgt meist mündlich im Rahmen der Aufklärung, während der Gabe und auf direkte Nachfrage. So kann es während des Aufenthalts zu einem Wissens- und Kompetenzverlust des Patienten kommen.

Der zweite wesentliche Unterschied im stationären Medikationsprozess ist die Rolle des Apothekers bei der Abgabe von Arzneimitteln. Traditionell hat der Krankenhausapotheker die Aufgabe, das Krankenhaus mit Arzneimitteln zu versorgen und Ärzte über Arzneimittel zu informieren und zu beraten (§ 27 Abs. 2 ApBetrO). Das zur Verfügung stehende Spektrum an Arzneimitteln wird in Krankenhäusern durch die jeweilige Arzneimittelkommission (AMK) festgelegt.

Die beratende Funktion des Apothekers beschränkte sich früher häufig auf Informationen zu Arzneimitteln und kaufmännische Fragestellungen. Mit Einbeziehung des Apothekers in die individuelle Beratung zur Arzneimitteltherapie, der Teilnahme an Visiten oder auch speziellen Recherchen zu Arzneimitteltherapien hat sich das Spektrum deut-

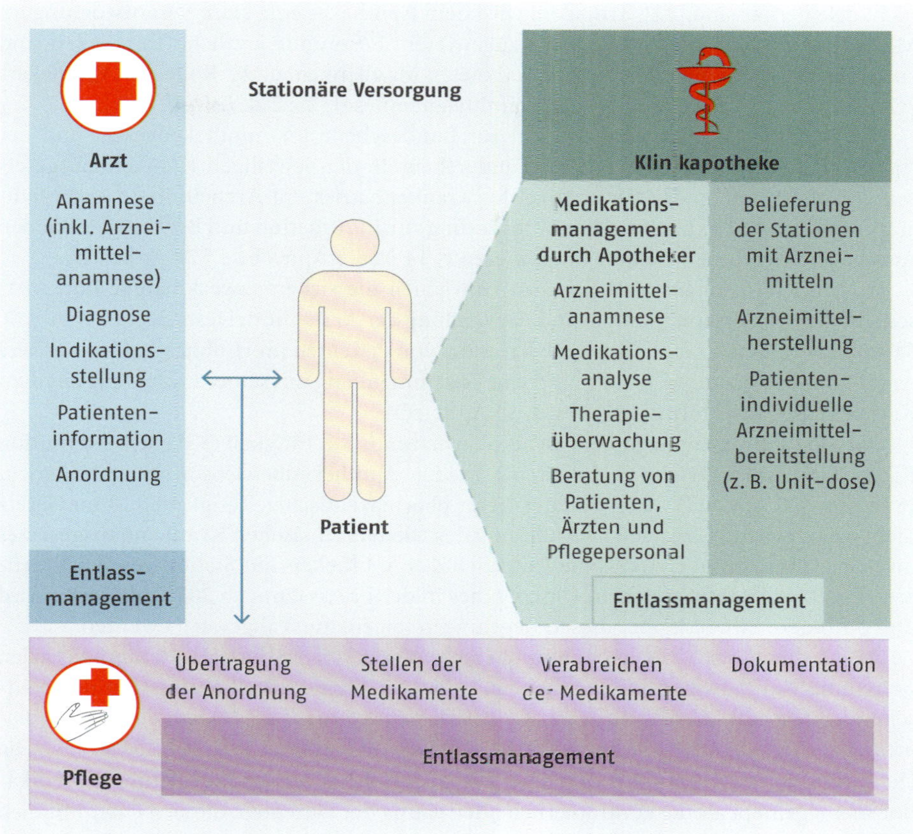

Abb. 1.2 Stationäre Versorgung [36]

lich erweitert. Im klinischen Setting kann der Apotheker dabei eine zentrale Rolle in der Versorgung des Patienten einnehmen, die Arzneimitteltherapie optimieren, sowie Ärzte, Pflege und Patienten über die gewählte Arzneimitteltherapie aufklären und damit die Arzneimitteltherapiesicherheit verbessern.

Der Einsatz elektronischer Anordnungs- und Dokumentationssysteme (*Electronic Prescribing and Medicines Administration; EPMA*) und computergestützter Entscheidungssysteme (*Clinical Decision Support System; CDSS*) führen unumstritten zu einer Verbesserung der AMTS, und Ziel sollte die umfassende Einführung sein [23]. Sie sind jedoch kein Ersatz für den Apotheker am Krankenbett [24]. In den USA, wo EPMA-Systeme flächendeckend verfügbar sind, ist der Apotheker weiterhin essenzieller Bestandteil des Teams und sein Arbeitsspektrum hat sich durch EPMA- und CDS-Systeme eher erweitert.

1.4.1 Aufgaben des Arztes und des Apothekers im Medikationsmanagement

Die Verantwortung der Behandlung eines Patienten, die sogenannte „Therapiehoheit“, obliegt in Deutschland dem Arzt. Insbesondere die Anamnese, Festlegung der Therapie und Anordnung der Medikation sind ärztliche Tätigkeiten, die im gesetzlichen Rahmen nicht delegierbar sind [22]. Trotzdem wird dem Apotheker eine klare **Verantwortung** im Medikationsprozess im Krankenhaus zugewiesen. Bestimmte ärztliche Tätigkeiten sind zu seiner Unterstützung delegierbar und bieten Möglichkeiten, die Rolle des Apothekers zu erweitern (z. B. Erhebung der Arzneimittelanamnese) [25, 26].

Die Aufgaben des Apothekers sind auf Bundesebene im Apothekengesetz und der Apothekenbetriebsordnung und auf Länderebene in den jeweiligen Krankenhausgesetzen verankert. Neben der Versorgung des Krankenhauses mit Arzneimitteln und Medizinprodukten wird explizit auf die Anforderung zur Information und Beratung durch den Apotheker über diese Produkte hingewiesen (§ 14 Abs. 5 ApoG und § 20 ApBetrO).

Für die Krankenhausapotheke wird zum einen die sichere, zweckmäßige und wirtschaftliche Arzneimitteltherapie und Anwendung der Arzneimittel festgelegt (§ 27 Abs. 2, 3a ApBetrO). Zum anderen wird die Beratung von Patienten im Hinblick auf eine sichere Arzneimittelanwendung, insbesondere in Zusammenhang mit seiner Entlassung aus dem Krankenhaus, ausgeführt (§ 27 Abs. 2, 3b ApBetrO).

Das **Medikationsmanagement** ist als pharmazeutische Tätigkeit (▸ Kasten „Definition Klinisch-pharmazeutische Tätigkeiten") in der Apothekenbetriebsordnung hinterlegt (§ 1a Abs. 3, 6 ApBetrO). Der Umfang dieser pharmazeutischen Tätigkeiten ist im Gesetz nicht weitergehend geregelt. Die Änderung des **Niedersächsischen Krankenhausgesetzes** im Jahr 2018 hat nun erstmals die Aufgaben des Apothekers auf Station gesetzlich definiert (§ 19 NKHG). In welchem Umfang dies in der Praxis dann ab 2022 umgesetzt wird und ob andere Bundesländer diesen Regelungen folgen, muss abgewartet werden.

Das Medikationsmanagement nimmt eine zentrale Rolle in der patientenindividuellen Betreuung von Patienten im Krankenhaus ein. Die **Arzneimittelkommission der deutschen Ärzteschaft (AkdÄ)** *definiert Medikationsmanagement als das koordinierte Zusammenwirken der am Medikationsprozess Beteiligten zur Gewährleistung der AMTS* [27]. Die Definition der ADKA/PCNE geht über diese Definition hinaus und definiert Medikationsmanagement als die kontinuierliche Betreuung der Patienten, die sich einer initialen Medikationsanalyse anschließt [28]. Für den stationären Bereich umfasst dies den gesamten Medikationsprozess von der Aufnahme (Aufnahmemanagement) über die Betreuung während des Aufenthalts bis hin zur Entlassung (Entlassmanagement). Das Medikationsmanagement geht somit weit über eine einmal durchgeführte Medikationsanalyse hinaus [28]. Auf die konkreten Aufgaben und Verantwortung des Apothekers in diesen Prozessschritten wird in den nächsten Kapiteln ausführlich eingegangen (▸ Kap. 3).

Das Pharmaceutical Care Network Europe (PCNE) definiert unterschiedliche Arten der Medikationsanalyse, die im *Grundsatzpapier zur Medikationsanalyse und zum Medikationsmanagement* der ABDA übernommen wurden [28]. Art, Umfang und Häufigkeit der Medikationsanalyse für einen Patienten hängt von den verfügbaren Personalressourcen ab. Unterschiede bestehen nicht nur zwischen einzelnen Krankenhäusern, auch innerhalb eines Krankenhauses können die Bedingungen sehr stark variieren. Ein Ziel während der stationären Behandlung sollte eine umfassende Medikationsanalyse bei Aufnahme mit anschließender Betreuung während des Aufenthalts bis hin zur Entlassung und Übergabe der notwendigen Information an den Hausarzt und die betreuende Apotheke für alle Patienten sein. Da dies bei eingeschränkten Ressourcen nur selten vollumfänglich möglich ist, sollten Prioritäten gesetzt werden.

Die Durchführung der Arzneimittelanamnese bzw. Medication Reconciliation bei Aufnahme sollte dabei Priorität haben, da diese die Grundlage für eine sichere Arzneimitteltherapie in der Klinik ist. Nach einer Umfrage der ADKA im Jahr 2017 wird das

Aufnahmemanagement in über 50 % und die Betreuung während des Aufenthalts durch Apotheker in 75 % der beteiligten Kliniken als Service angeboten, allerdings aus Kapazitätsgründen nicht für alle Patienten [18].

Definition Klinisch-pharmazeutische Tätigkeiten [27, 28, 35]

Arzneimittelanamnese
Sie ist Teil der Anamnese, die in Erfahrung bringt, welche Medikamente der Patient aktuell einnimmt bzw. eingenommen hat. Je nach klinischer Situation reicht diese von der Auflistung der Arzneimittel bzw. Wirkstoffnamen bis hin zu einer Bestmöglichen Medikamentenanamnese (▸Kasten „Definition BPMH").

Medication Reconcilliation (MedRec)
MedRec (▸Kap. 2) ist ein formales Verfahren, durch das mit den Mitarbeitern des Gesundheitswesens in Zusammenarbeit mit den Patienten die Übertragung richtiger und vollständiger Angaben zur Medikation an Versorgungsschnittstellen sichergestellt werden soll (◘Abb. 2.1)
... umfasst die systematische Erstellung einer bestmöglichen Medikamentenanamnese (*Best Possible Medication History*, BPMH), welche eine richtige und vollständige Liste aller vor der Aufnahme ins Krankenhaus eingenommenen Medikamente enthält.
...Abgleich zur Verordneten Medikation

Bestmögliche Medikamentenanamnese
Bei der Bestmöglichen Medikamentenanamnese (BPMH) handelt es sich um eine Aufstellung der aktuellen Medikation des Patienten einschließlich des Medikamentennamens, der Dosierung (Menge und Häufigkeit) und des Applikationsweges durch einen klinischen Mitarbeiter. Dies beinhaltet eine gründliche Erfassung aller regelmäßig eingenommenen (verordneten und nicht verordneten) Medikamente auf Grundlage verschiedener Informationsquellen. Es handelt sich um eine „Momentaufnahme" der aktuellen Medikationsliste des Patienten, auch wenn sich diese von den verordneten Medikamenten unterscheidet.

Medikationsanalyse
Die Medikationsanalyse ist eine strukturierte Analyse der aktuellen Gesamtmedikation eines Patienten. Sie umfasst die vier Hauptschritte Identifikation von Datenquellen und Zusammentragen der Informationen, Evaluation und Dokumentation von manifesten und potenziellen arzneimittelbezogenen Problemen, Erarbeitung möglicher Lösungen sowie Vereinbarung von Maßnahmen mit dem Patienten und gegebenenfalls mit dem/den behandelnden Arzt/Ärzten. Ziele sind die Erhöhung der Effektivität der Arzneimitteltherapie und die Minimierung von Arzneimittelrisiken. Die Medikationsanalyse dient als Grundlage zur Erstellung eines (konsolidierten) Medikationsplans und des Medikationsmanagements.

Medikationsmanagement
Laut **Arzneimittelkommission der deutschen Ärzteschaft** ist das Medikationsmanagement ein koordiniertes Zusammenwirken der am Medikationsprozess Beteiligten zur Gewährleistung der AMTS.

Definition Medikationsmanagement nach ADKA

Ein Medikationsmanagement baut auf einer Medikationsanalyse auf, an die sich eine kontinuierliche Betreuung des Patienten durch ein multidisziplinäres Team anschließt. Mit der kontinuierlichen Betreuung werden vereinbarte Maßnahmen zu detektierten arzneimittelbezogenen Problemen und deren Ergebnis nachverfolgt sowie gegebenenfalls angepasst. Neu auftretende, manifeste und potenzielle arzneimittelbezogene Probleme werden erkannt, gelöst oder vermieden. Ziele sind die fortlaufende und nachhaltige Erhöhung der Effektivität der Arzneimitteltherapie sowie die fortlaufende und nachhaltige Minimierung von Arzneimittelrisiken.

Definition nach Apothekenbetriebsordnung § 1a (3)

Pharmazeutische Tätigkeit [...], mit de[r] die gesamte Medikation des Patienten, einschließlich der Selbstmedikation, wiederholt analysiert wird mit den Zielen, die Arzneimitteltherapiesicherheit und die Therapietreue zu verbessern, indem arzneimittelbezogene Probleme erkannt und gelöst werden.

Arzneimitteltherapiesicherheit

Die AMTS ist die Gesamtheit der Maßnahmen zur Gewährleistung eines optimalen Medikationsprozesses mit dem Ziel, Medikationsfehler und damit vermeidbare Risiken für den Patienten bei der Arzneimitteltherapie zu verringern.

1.4.2 Erfahrung und Spezialisierung des Apothekers

Trotz stetiger Entwicklung in den letzten Jahren muss der Apotheker seine Rolle in Deutschland im klinischen Alltag noch finden. Was in den USA, Australien, Niederlande oder auch Großbritannien zum Standard gehört, ist in Deutschland noch in der Entwicklung [18]. Der angebotene klinisch-pharmazeutische Service der Kliniken in Deutschland ist im Hinblick auf Häufigkeit und Tiefe der Spezialisierung noch sehr unterschiedlich entwickelt. Um die Ausbildung von zukünftigen Apothekern auf Station zu unterstützen, wurde die Bereichsweiterbildung Medikationsmanagement im Krankenhaus zusätzlich zur Gebietsweiterbildung Klinische Pharmazie eingeführt und vermittelt nun die Inhalte, um das notwendige Verständnis für die Krankheitsbilder und Therapieleitlinien zu entwickeln und dies in der Praxis anzuwenden.

Die grundlegende Aufgabe des Apothekers innerhalb des interprofessionellen Teams in der Patientenversorgung/im stationären Bereich ist die Sicherstellung einer **sicheren, wirksamen und kosteneffektiven Arzneimitteltherapie**. Neben einem breiten Wissen zu verschiedenen Aspekten der Arzneimitteltherapie muss der Apotheker fach- bzw. klinikspezifische Fragestellungen beantworten können. So ist zum Beispiel der perioperative Zeitraum bei chirurgischen Patienten kritisch. Der Umfang sowie die Komplexität des Eingriffs hat einen maßgeblichen Einfluss auf die sich anschließende Arzneimitteltherapie. Akute Probleme wie z. B. die Schmerztherapie, Delir, postoperative Einstellung von Diabetikern oder Thromboseprophylaxe spielen genauso eine Rolle wie die Fortsetzung der Arzneimitteltherapie für die chronischen Erkrankungen der Patienten. Hinzu kommen weitere pharmazeutische Problemstellungen wie die parenterale Arzneimittelgabe oder die Arzneimittelgabe über Ernährungssonden.

Die Verlegung auf und von einer Intensivstation stellt eine kritische **Schnittstelle** dar, da sich hier die Arzneimitteltherapie aus klinischen Gründen sehr stark ändern kann. Gerade in diesen Bereichen ist, wie in zahlreichen Studien belegt, die pharmazeutische Expertise zur Optimierung der Arzneimitteltherapie extrem wichtig [29, 30].

Des Weiteren gibt es Patientengruppen, die durch ihre speziellen Anforderungen an die Arzneimitteltherapie besonders von einem Medikationsmanagement profitieren, wie z. B. geriatrische oder pädiatrische Patienten. In der Pädiatrie ist vor allem auf die große Variabilität der Patienten in Bezug auf Alter, Gewicht, Körperoberfläche als auch die sich entwickelnden Organfunktionen und die dadurch veränderte pharmakokinetische Charakteristik der Arzneimittel zu achten.

In der **Geriatrie** spielen pharmakokinetische Sachverhalte ebenso eine Rolle, da sich auch hier die Organfunktion mit zunehmendem Alter stark ändern kann. Gerade diese Patientengruppe ist sehr heterogen und Definitionen für Altersgrenzen variieren. Selbst innerhalb der Altersgruppen gibt es große funktionale Unterschiede zwischen den Patienten. Mit steigender Anzahl chronischer Erkrankungen steigt das Risiko einer Polypharmazie [31]. Wichtig für diese Patienten ist eine individuelle Festlegung der Therapieziele. Neben Sicherstellung einer ausreichenden medizinischen Versorgung, Anpassung der Therapie an Organfunktionen und Risiken für UAW, sind ebenso Aspekte des Deprescribing zu berücksichtigen [32].

Auch die **Palliativmedizin** kann vom Input des Apothekers stark profitieren. Neben der klinischen Expertise in der Behandlung von Symptomen, einer sinnvollen und gezielten Anpassung der Arzneimitteltherapie an die Therapieziele, kommen hier auch pharmazeutischen Inhalten wie der Darreichungsform, der parenteralen Gabe und der Schmerztherapie eine zentrale Bedeutung zu [33]. Häufig werden Arzneimittel off label in der Palliativmedizin angewendet; hier hat der Apotheker eine wichtige Funktion zur Recherche, Information und Beschaffung.

1.4.3 Kommunikation zwischen Apothekern, Pflege und Ärzten

Das Thema der Kommunikation ist sehr vielschichtig. Die verschiedenen Strategien und Methoden zu beschreiben, soll nicht Inhalt dieses Buches sein. Daher sei an dieser Stelle auf weiterführende Literatur und Fortbildungsmaßnahmen verwiesen. Die Bereichsweiterbildung Medikationsmanagement widmet diesem wichtigen Aspekt einen separaten Seminarteil. Auf Station tätige Apotheker sollten sich in diesem Bereich qualifizieren und ihr tägliches Kommunikationsverhalten regelmäßig selbstkritisch prüfen.

Um arzneimittelbezogene Probleme richtig zu adressieren und Lösungen innerhalb des Teams umzusetzen, ist die Kommunikation eine der wichtigsten Faktoren für die erfolgreiche Arbeit des Apothekers. Dazu gehört die Kommunikation innerhalb des Teams mit Ärzten und Pflege, sowie die mit Patienten und deren Familien oder Betreuern.

Vor allem die persönlichen Gespräche mit den Patienten können ein umfassendes Bild über deren Status, über persönliche Erwartungen an die Arzneimitteltherapie, Informationen über die Hausmedikation, Allergien und Unverträglichkeiten liefern und aufzeigen, ob Adhärenzprobleme vorliegen. Gerade bei ungewöhnlich anmutenden Dosierungen, Einnahmezeitpunkten oder auch Indikationen, lohnt sich das Gespräch mit dem Patienten zur Abklärung. Im weiteren Klinikaufenthalt verschiebt sich der Fokus des Patientengesprächs hin zur Weitergabe von Informationen an den Patienten. Gerade das

1

Entlassgespräch ist hier hervorzuheben, da hier der Patient wichtige Information zu seiner geänderten Medikation bekommt.

In der Kommunikation mit Patienten empfiehlt sich für den stationären Bereich zum Beispiel die **WWSZ-Methode**. WWSZ ist ein Akronym für vier Gesprächstechniken in der **patientenzentrierten Gesprächsführung**. WWSZ steht dabei für Warten, Wiederholen, Spiegeln und Zusammenfassen [34].

In der Kommunikation mit Ärzten spielen nicht nur inhaltliche Aspekte eine wichtige Rolle. Neben einem klaren Verständnis, was man gerne kommunizieren möchte, ist es wichtig, eine Gesprächsbereitschaft zu erkennen und eine klare Priorisierung der zu besprechenden ABP vorzunehmen. Je nach Situation wird man als Apotheker als Unterbrechung der ärztlichen oder pflegerischen Routine wahrgenommen. Hilfreich ist es, feste Zeitpunkte zur Besprechung von ABP im Stationsalltag festzulegen.

Im hektischen Stationsalltag entwickelt sich oft das Gefühl, Dinge schnell kommunizieren zu müssen. Um im Gespräch keine wichtigen Punkte zu vergessen oder von einem Aspekt zum nächsten zu springen, ist ein strukturierter Gesprächsaufbau für Sender und Empfänger sehr hilfreich. Ein gutes Kommunikationstool, das auch international sehr erfolgreich in interprofessionellen Teams eingesetzt wird, ist SBAR oder ISBAR (▸ Kap. 3.3.2). Mit ISBAR erfolgt z. B. die Übergabe von Patienten nach einer bestimmten Struktur, so dass alle Beteiligten Wissen, was zu erwarten ist und wie die Informationen einzuordnen sind, und es erfolgt eine Vergabe und Annahme von Verantwortung und Zuständigkeit.

Manchmal gehen trotz bester Intention und aller Bemühungen in der mündlichen Kommunikation Informationen verloren, oder besprochene Interventionen werden aus anderen Gründen (Notfall, andere Prioritäten) nicht umgesetzt. In Ergänzung zum persönlichen Gespräch sollte die Dokumentation der ABP in den Krankenakten dokumentiert werden (▸ Kap. 3.4).

Weitere Hilfestellungen zur Teamkommunikation sind meistens im klinischen Alltag etabliert. Dazu gehören Patientenlisten der Ärzte oder Pflege, Stationsübersichten und auch Übergabedokumentation bei Schichtwechsel (Handover-Dokumentation). Zu Beginn einer Schicht treffen sich meist alle Mitarbeiter auf Station und besprechen die wichtigsten Eckdaten für die Schicht. Hier lohnt sich der Einsatz von stationsspezifischen Checklisten, um die wichtigsten Eckpunkte festzuhalten, z. B. wie viele Ärzte/Pflegefachkräfte vorhanden sind, wie viele Patientenbetten belegt sind, ob es gesperrte Betten gibt, ob Patienten in Isolation/Umkehrisolation sind, auf welche wichtige Punkte während der Schicht (z. B. Audit, Bestellung bei Apotheke etc., geplante Transporte, Übernahmen) verwiesen werden muss. Die Übergabeprozesse und der Einsatz von Checklisten für die Teambesprechung unterscheiden sich je nach Einsatzort und Zweck. Für den Apotheker ist es wichtig, sich mit der Teamkommunikation seiner Station oder seines Bereichs vertraut zu machen, um effektiv an der Kommunikation innerhalb des Teams teilzunehmen.

Dass die Kommunikation ein wichtiger Erfolgsindikator für die Zusammenarbeit von Arzt und Apotheker ist, zeigt eine systematische Analyse aus dem Jahr 2018 von Projekten in Deutschland, in denen es um eine Zusammenarbeit von Arzt und Apotheker ging. Von den sechs Faktoren, die eine erfolgreiche Zusammenarbeit im ambulanten Versorgungssektor begünstigen und sicher auch für die Arbeit in der Klinik zutreffen, wird das gegenseitige Kennenlernen, die Kenntnis der Kompetenzen des anderen und ein offenes Miteinander als Grundvoraussetzung gesehen und in der Realität als kritisch angesehen.

1.5 Verbesserung der Arzneimitteltherapiesicherheit

Hinter vielen identifizierten ABP in der individuellen Betreuung von Patienten liegen grundlegende Probleme und Schwachstellen im Medikationsprozess der Klinik. Die Rolle des Apothekers im Medikationsmanagement geht somit weit über die individuelle Betreuung der Patienten auf Station hinaus. Ziel des Medikationsmanagements muss es demzufolge sein, die grundlegenden Prozesse zu verbessern und damit einen wesentlichen Beitrag zur AMTS im Krankenhaus zu leisten. Da der Apotheker auf Station in die stationären Prozesse integriert ist, hat er ein tiefes Verständnis über die wirklichen Abläufe im Stationsalltag. So kann er zwischen Krankenhausapotheke und den Stationen vermitteln, fehlerhafte Prozessschritte erkennen und durch eine Zusammenarbeit mit allen Beteiligten diese verbessern.

Die **Standardisierung der Arzneimitteltherapie** ist dabei ein wichtiger Ansatz bei der Verbesserung der AMTS. Standardisierung steht nicht im Gegensatz zu einer individuellen Arzneimitteltherapie der Patienten. Sie führt zu einer Reduzierung unnötiger Prozessvariabilität und erlaubt den Beteiligten Abweichungen zu erkennen und die Gründe für eine Änderung der Therapie zu bewerten. Ein Beispiel für eine Standardisierung liegt im Einsatz moderner Infusionssysteme (SMART-Pumps) zur parenteralen Therapie mit definierten Konzentrationen, sodass auf eine Vielzahl von Konzentrationen verzichtet werden kann (▸ Kap. 4) Dies reduziert die Verwechslungsgefahr und Fehler bei der Applikation und zieht sich durch den ganzen Medikationsprozess von der Konfiguration des CPOE-Systems und SMART-Pumps über die Verschreibung durch den Arzt und die Vorbereitung der Medikation bis hin zur Applikation durch die Pflege.

Die Entwicklung und Mitarbeit an **Behandlungsstandards und Therapieleitlinien** ist ein weiterer Aspekt, in dem der Apotheker zu einer Verbesserung beitragen kann. Dazu gehören einfache Übersichten zur Applikation von z. B. Antiinfektiva, der Sondengabe von Arzneimitteln, Austauschlisten für die Umstellung der Hausmedikation bis hin zu komplexen Therapieprotokollen in der Onkologie oder der Intensivtherapie. Die Umsetzung dieser Standards in CPOE-Systeme, SMART-Pumps oder Informationssysteme gehören zu den neuen Aufgabenbereichen, in denen der Apotheker Pflege und Ärzte unterstützen und durchaus auch eine Führungsrolle einnehmen kann.

Die Durchführung von Fort- und Weiterbildungen für Ärzte und Pflegepersonal ist eine weitere zentrale Aufgabe des Apothekers in der Klinik. Zum einen müssen erarbeitete Standards und Protokolle im Alltag umgesetzt werden und die betreffenden Mitarbeiter entsprechend geschult werden. Zum anderen ergeben sich aus häufigen ABP und Interventionen Fragestellungen, die in Schulungen vom Apotheker thematisiert werden können und vor allem jüngere Ärzte und Pflegepersonal in Ihrer klinischen Fachausbildung unterstützt.

Definition zu Risiken der Arzneimitteltherapie [27]

Arzneimittelbezogene Probleme
ABP sind Ereignisse oder Umstände bei der Arzneimitteltherapie, die tatsächlich oder potenziell das Erreichen angestrebter Therapieziele verhindern. Arzneimittelbezogene Probleme beinhalten unter anderem die Kategorien Medikationsfehler, unerwünschtes Arzneimittelereignis (UAE) und unerwünschte Arzneimittelwirkung (UAW).

Medikationsfehler
Ein Medikationsfehler ist ein Abweichen von dem für den Patienten optimalen Medikationsprozess, welches zu einer grundsätzlich vermeidbaren Schädigung des Patienten führt oder führen könnte.

Unerwünschtes Arzneimittelereignis
Ein UAE (engl. *adverse drug event*) ist ein schädliches Ereignis, das in einem zeitlichen Zusammenhang mit einer Arzneimittelanwendung auftritt. In Zusammenhang mit Medikationsfehlern wird in der Literatur zwischen potenziellen UAE und vermeidbaren UAE unterschieden.

Unerwünschte Arzneimittelwirkung
Eine UAW ist eine Nebenwirkung (engl. *adverse drug reaction*), die bei sachgemäßer Anwendung von Arzneimitteln, die zur Anwendung beim Menschen bestimmt sind, eine schädliche und unbeabsichtigte Reaktion auf das Arzneimittel auslöst.

Literatur

[1] BfArM. Zugelassene Medikamente in Deutschland nach Zulassungsverfahren statista 2019. www.de.statista.com/statistik/daten/studie/526807/umfrage/zugelassene-medikamente-in-deutschland-nach-zulassungsverfahren/
[2] VfA. Wie viele Arzneimittel gibt es? www.vfa.de (Zugriff 08/2020)
[3] Schleidgen S, Klingler C, Bertram T et al. What is personalized medicine: sharpening a vague term based on a systematic literature review. BMC Med Ethics; 14: 55, 2013
[4] Lee VHL. Personalized medicine: transforming drug development and healthcare. Ther Deliv, 1 (5): 615–619, 2010
[5] BPB. Bevölkerungsentwicklung und Altersstruktur: Bundeszentrale für Politische Bildung. www.bpb.de/nachschlagen/zahlen-und-fakten/soziale-situation-in-deutschland/61541/altersstruktur (Zugriff 19.09.2019)
[6] Masnoon N, Shakib S, Kalisch-Ellett L, What is polypharmacy? A systematic review of definitions. BMC Geriatrics; 17 (1), 2017
[7] Knopf H, Grams D. Arzneimittelanwendung von Erwachsenen in Deutschland. Bundesgesundheitsblatt-Gesundheitsforschung-Gesundheitsschutz; 56 (5–6): 868–877, 2013
[8] Brennan TA, Leape LL. Adverse events, negligence in hospitalized patients: results from the Harvard Medical Practice Study. Perspect Healthc Risk Manage; 11 (2): 2–8, 1991
[9] Leape LL, Brennan TA, Laird N, et al. The Nature of Adverse Events in Hospitalized Patients. N Engl J Med; 324 (6): 377–384, 1991
[10] Kohn LT, Corrigan JM, Donaldson MS, editors. Institute_of_Medicine. To Err Is Human: Building a Safer Health System. Washington, DC: The National Academies Press; 312 p, 2000

[11] Cousins DH, Gerrett D, Warner B. A review of medication incidents reported to the National Reporting and Learning System in England and Wales over 6 years (2005–2010). Br J Clin Pharm, 74 (4): 597–604, 2012

[12] Schnurrer JU, Frölich JC. Zur Häufigkeit und Vermeidbarkeit von tödlichen unerwünschten Arzneimittelwirkungen. Der Internist; 44 (7): 889–895, 2003

[13] CIRSmedical(R). CIRSmedical.de-Plus – Krankenhaus-CIRS-Netz Deutschalnd www.cirsmedical.ch/DeutschlandPlus/m_files/cirs.php?seitennr=AEZQ

[14] Dekker S. The Field Guide to Understanding 'Human Error'. 3rd Edition ed: CRC Press 248 p, 2014

[15] Schurig AM, Böhme M, Just KS et al. Adverse drug reactions (ADR) and emergencies. Deutsches Aerzteblatt Online, 2018

[16] Dartnell JG, Anderson RP, Chohan V et al. Hospitalisation for adverse events related to drug therapy: incidence, avoidability and costs. Med J Aust, 164 (11): 659–662, 1996

[17] Pirmohamed M, James S, Meakin S, Green C, Scott AK, Walley TJ, et al. Adverse drug reactions as cause of admission to hospital: prospective analysis of 18 820 patients. BMJ, 329 (7456): 15–19, 2004

[18] Schulz C, Fischer A, Vogt W et al. Clinical pharmacy services in Germany: a national survey. Eur J of Hosp Pharm, ejhpharm-2019–001973, 2019

[19] Blassmann U, Morath B, Fischer A, Knoth H, Arzneimitteltherapiesicherheit im Krankenhaus. Bundesgesundheitsblatt – Gesundheitsforschung – Gesundheitsschutz, 61 (9): 1103–1110, 2018

[20] Baehr M, Melzer S. Closed Loop Medication Managment : Arzneimitteltherapiesicherheit im Krankenhaus: Medizinisch Wissenschaftliche Verlagsgesellschaft, 2017

[21] Dörje F, Haber M, Baehr M. Closed Loop Medication Management – ein Muss für die Klinik. 4.0. Management und Krankenhaus. (9), 2018

[22] Kirschner MH, Nebendahl M, Russo SG. Rechtliche Stellung nichtärztlichen Personals im Krankenhaus, 62 (5): 396–404, 2013

[23] Poon EG, Keohane CA, Yoon CS et al. Effect of Bar-Code Technology on the Safety of Medication Administration. N Engl J Med, 362 (18): 1698–707, 2010

[24] Zaal RJ, Jansen MMPM, Duisenberg-Van Essenberg M, Tijssen CC, Roukema JA, Van Den Bemt PMLA. Identification of drug-related problems by a clinical pharmacist in addition to computerized alerts. Int J of Clin Pharm 35 (5): 753–762, 2013

[25] Bundesärztekammer, Kassenärztliche_Bundesvereinigung. Persönliche Leistungserbringung – Möglichkeiten und Grenzen der Delegation ärztlicher Leistungen, 2008

[26] ADKA. Krankenhausapotheker unterstützen Klinikärzte. Krankenhauspharmazie, 29 (6): 203–204, 2008

[27] Aly A-F. Definitionen zu Pharmakovigilanz und Arzneimitteltherapiesicherheit (AMTS). Arzneiverordnung in der Praxis, 42 (3): 99–104, 2015

[28] ABDA. Grundsatzpapier zur Medikationsanalyse und zum Medikationsmanagement. Bundesvereinigung Deutscher Apothekerverbände, p. 28, 2014

[29] Shulman R, McKenzie CA, Landa J et al. Pharmacist's review and outcomes: Treatment-enhancing contributions tallied, evaluated, and documented (PROTECTED-UK). J of Crit Care, 30 (4): 808–813, 2015

[30] Leape LL, Cullen DJ, Clapp MD et al. Pharmacist participation on physician rounds and adverse drug events in the intensive care unit. JAMA, 282 (3): 267–270, 1999

[31] ABDA. Faktenblatt – Polymedikation. www.abda.de/aktuelles-und-presse/faktenblaetter, 2019

[32] Schuler J. Der Umgang mit Polypharmazie und die Rolle der Hausärzte-Online ZFA, 4 (935): 14, 04.2018

[33] Herndon CM, Nee D, Atayee RS et al. ASHP Guidelines on the Pharmacist's Role in Palliative and Hospice Care. American Journal of Health-System Pharmacy, 73 (17): 1351–1367, 2016
[34] SAMW. Kommunikation im medizinischen Alltag – Ein Leitfaden für die Praxis. 2nd ed: Schweizerische Akademie der Medizinischen Wissenschaften, 2019
[35] Huckels-Baumgart S, Manser T, Berning D et al. Implementierungshandbuch „Handlungsempfehlung zu Medication Reconciliation". Bonn: Institut für Patientensicherheit (IfPS). Ärztl Zent für Qualität in der Medizin (ÄZQ), p. 1–66, 2015

2 Arzneimittelanamnese

Dr. rer. nat. Insa Gross, Andreas Fischer MSc

Einführung, Begriffe ... 19 | Wer sollte die Arzneimittelanamnese erheben? ... 20 | Wann und für welche Patienten sollte eine Arzneimittelanamnese durchgeführt werden? ... 21 | Durchführung der Arzneimittelanamnese als Best possible Medication History (BPMH) ... 22

2.1 Einführung, Begriffe

Der Arzneimittelanamnese kommt im Medikationsprozess eine zentrale Rolle zu. Idealerweise wird sie direkt beim Eintritt des Patienten ins Krankenhaus erhoben und bildet damit die Basis für die stationäre Arzneimitteltherapie. Es handelt sich hierbei um eine komplexe Aufgabe, die als Fehlerquelle häufig unterschätzt wird. Sie kann als mehrschrittiger Prozess mit unterschiedlicher Tiefe verstanden werden und wird z. Z. in der Praxis von verschiedenen Berufsgruppen – Ärzten, Pflegepersonal, Apothekern und z. T. auch PTA durchgeführt. Häufig ist der Prozess jedoch nicht ausreichend strukturiert, was zu einer stark variierenden Ergebnisqualität führen kann [1].

Die Arzneimittelanamnese sollte im Sinne einer **Bestmöglichen Arzneimittelanamnese** (▸ Kap. 2.4) erhoben werden. Diese Form ermöglicht eine umfassende Erfassung und Bewertung möglicher arzneimittelbezogener Probleme (ABP) bei Aufnahme ins Krankenhaus. Wichtige Elemente der BPMH sind das direkte Gespräch mit dem Patienten selbst oder einer Betreuungsperson, die Verwendung weiterer Quellen und die Nutzung eines strukturierten Interviewleitfadens.

Im nächsten Schritt wird gemäß dem auch in Deutschland empfohlenen „Medication Reconciliation" („MedRec")-Verfahren der WHO [1] ein Abgleich mit der Kliniktherapie vorgenommen und die Umstellung auf die Hausliste unterstützt. Diskrepanzen sollten in Rücksprache mit dem verordnenden Arzt geklärt werden.

Obgleich im MedRec-Verfahren noch keine detaillierte Medikationsanalyse, beispielsweise auf mögliche Wechselwirkungen, Dosierungsprobleme oder Angemessenheit der Therapie enthalten ist, hat es einen in Studien belegten Nutzen zur Verringerung von Medikationsfehlern und potenziellen UAE [2]. Die Umstellung auf die Hausliste in diesem Rahmen unterstützt eine Optimierung der Arzneimitteltherapiekosten im Krankenhaus. Insgesamt ist die Anwendung des Verfahrens kosteneffektiv [3].

Eine von Apothekern durchgeführte Arzneimittelanamnese sollte nach Möglichkeit zusätzlich bereits die Grundzüge einer Medikationsanalyse (▸ Kap. 3) und erste Hinweise auf vorhandene oder absehbare ABP enthalten.

2.2 Wer sollte die Arzneimittelanamnese erheben?

Die Arzneimittelanamnese an deutschen Universitätskliniken wird initial überwiegend von Ärzten, Pflegekräften oder anderem Personal durchgeführt [4]. Auf die nicht-universitären Einrichtungen trifft dies ebenfalls zu.

Die geringere Kenntnis des Arzneimittelmarktes dieser Berufsgruppen sowie die häufig unstrukturiert vorgenommene Befragung bergen jedoch jeweils Risiken für Übertragungsfehler. Die internationale Literatur zeigt, dass von Apothekern erhobene Arzneimittelanamnesen richtiger und vollständiger sind als die anderer Berufsgruppen [5, 11]. Für den Apotheker liegt der Fokus auf der Arzneimitteltherapie, wohingegen Ärzte und Pflegepersonal in der Aufnahmesituation weitere medizinische, pflegerische und soziale Aspekte erfragen müssen. Auch können Befragungen in Notfallsituationen unter Zeitdruck fehlerhaft sein, sodass eine spätere Nachprüfung durch einen Apotheker zu einem besseren Ergebnis führt.

Die Befragung der Patienten anhand des strukturierten Interviewleitfadens bei sorgfältiger Dokumentation kann auch Aufgabe von geschulten PTA sein, ebenso wie die Umsetzung auf die Hausliste nach festgelegten Vorgaben. Die anschließende Analyse und Bewertung der Medikationsdaten ist jedoch gem. § 1a ApBetrO Aufgabe des Apothekers.

Wird die Arzneimittelanamnese von Apothekern oder PTA durchgeführt, resultieren mit höherer Wahrscheinlichkeit vollständige und korrekte Angaben zur Medikation des Patienten [5]. Bewährt haben sich Konzepte in Aufnahmestationen und Rettungsstellen mit stationären Betten sowie in der prästationären Elektivaufnahme [6, 7, 12].

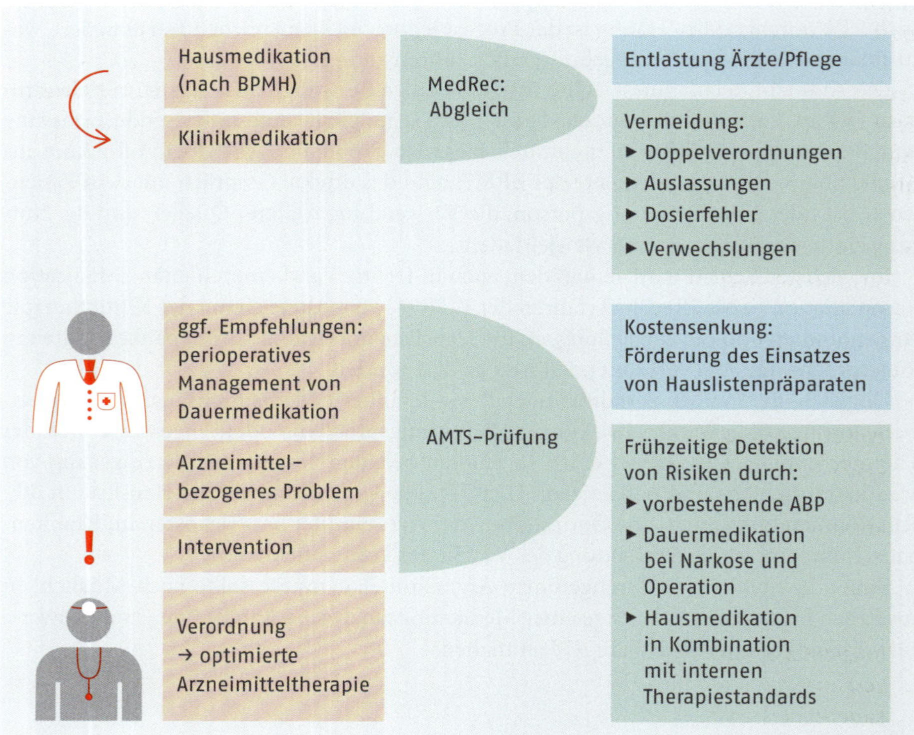

Abb. 2.1 Möglicher Zusatznutzen der Arzneimittelanamnese durch Apotheker. Nach [1]

Des Weiteren ermöglichen es die pharmazeutischen Fachkenntnisse des Apothekers, bereits zu diesem Zeitpunkt erste Teilaspekte einer Medikationsanalyse (▸ Kap. 3) mit einfließen zu lassen. So kann u. a. je nach verfügbarer Zeit ein Interaktionscheck erfolgen und Dosierungsprobleme identifiziert und ggf. bereits abgeklärt werden. Auch darüber hinaus kann das Spektrum noch erweitert werden: Der Apotheker kann je nach Absprache mit den Kliniken bereits Angaben zum Prä-OP-Management von Dauermedikation hinterlegen. Hausinterne Standards z. B. zur Schmerzbehandlung oder perioperativen Antibiotikaprophylaxe sollten ebenfalls mit bedacht werden [13]. So kann der Apotheker frühzeitig auf eventuelle Risiken im Zusammenhang mit dem hauseigenen Therapieregime aufmerksam machen und risikoärmere Alternativen empfehlen (○ Abb. 2.1).

2.3 Wann und für welche Patienten sollte eine Arzneimittelanamnese durchgeführt werden?

Grundsätzlich muss für jeden Patienten mit Medikation bei der Krankenhausaufnahme eine Arzneimittelanamnese durchgeführt werden. Idealerweise erfolgt dies innerhalb von 24 Stunden nach Aufnahme. Wenn das nicht möglich ist, sollte sie schnellstmöglich nachgeholt werden. Besonders vulnerabel gegenüber Medikationsfehlern sind multimorbide Patienten mit Polymedikation, insbesondere im höheren Alter. Als höheres Alter betrachtet man in diesem Kontext ein Alter über 65 Jahre.

Zwischen 3–9 % aller Krankenhauseinweisungen sind arzneimittelbedingt [8]. In einem solchen Fall ist es wichtig, arzneimittelbedingte Einweisungen schnell zu identifizieren und Empfehlungen zur Optimierung der Arzneimitteltherapie zu geben.

Die Medikation des Patienten muss dabei vorher nicht pesr se ungeeignet gewesen sein. Änderungen im Gesundheitszustand wie z. B. Infektionen oder neu aufgetretene Erkrankungen können die bisherige Therapie jedoch inadäquat werden lassen oder zum Auftreten von UAW führen, sodass eine Anpassung notwendig wird. Fehlende Therapieüberwachung oder unzureichende Kommunikation können weitere Ursachen sein.

■ **MERKE** Stationsapotheker sind bekanntermaßen in deutschen Krankenhäusern noch nicht so zahlreich etabliert, dass sie die Arzneimittelanamnese flächendeckend für alle Patienten anbieten könnten.

Bei der Planung im eigenen Haus empfiehlt es sich, auch organisatorische Aspekte zu berücksichtigen. So sollte darauf geachtet werden, dass die Arbeitszeit des Apothekers am Einsatzort möglichst unterbrechungsfrei genutzt werden kann. Längere Wartezeiten zwischen den Patientengesprächen sind nicht vertretbar.

Die Fokussierung auf Patientengruppen mit bevorzugtem Bedarf ist sinnvoll. Dies kann z. B. über die interne Festlegung von Kriterien für die Durchführung der Arzneimittelanamnese durch den Apotheker erfolgen, beispielweise über die Anzahl der verordneten Medikamente oder bestimmte Vorerkrankungen.

Wenn die Zahl der Aufnahmen die Kapazitäten erheblich übersteigen, kann der Apotheker übergangsweise andere Verbesserungsmaßnahmen anstoßen. Hier bieten sich Schulungen für das ärztliche Personal zur Durchführung einer BPMH an, gekoppelt mit einem Verfahren für die Kennzeichnung von Fällen, für die im Anschluss bevorzugt eine Medikationsanalyse vom Apotheker durchgeführt werden soll.

2.4 Durchführung der Arzneimittelanamnese als Best possible Medication History (BPMH)

2.4.1 Informationsquellen

In der SOP Medication Reconciliation der WHO (engl. *Standard Operating Procedure* = SOP) wird gefordert, bei Aufnahme das Anamnesegespräch bevorzugt mit dem Patienten selbst oder einem Angehörigen bzw. einer Betreuungsperson zu führen. Weitere Informationsquellen wie die u. g. sollen dabei zur Unterstützung herangezogen werden [9].

Praxistipp

Informationsquellen nach Leitfaden Arzneimittelanamnese des ÄZQ

- Falls vorhanden eine Medikationsliste, z. B. in Form des Bundeseinheitlichen Medikationsplans (BMP).
- Mitgebrachte Arzneimittelverpackungen („Brown Bag"-Methode).
- Arztbriefe: Beachtung des Datums, Hinweise auf fachärztliche Behandlung.
- Bei Heimbewohnern: Pflegedokumentation.
- Dokumentation eines vorherigen Krankenhausaufenthaltes, z. B. Entlassbrief.
- Rücksprache mit Haus- oder Fachärzten, der Stammapotheke, dem Pflegedienst oder dem Pflegeheim.

Wichtig hierbei ist, die beschriebenen Informationsquellen möglichst zu hinterfragen, da sie häufig nicht aktuell oder unvollständig sein können oder der Patient aus eigener Entscheidung davon abweicht. Bei Arztbriefen sollte insbesondere auf das Datum und Hinweise auf weitere fachärztliche Behandlungen geachtet werden.

2.4.2 Interviewleitfäden

Ziel der BPMH ist die Sammlung konkreter Medikationsdaten; das Ergebnis soll ein mit Hinblick auf die Menge der tatsächlich eingenommenen Medikamente vollständiger Plan mit korrekten Angaben zum Arzneimittelnamen mit Darreichungsform, der Stärke und dem Dosierungsintervall sein. Damit dies gelingt, sollte ein strukturierter Interviewleitfaden genutzt werden, wie z. B. der Leitfaden des Ärztlichen Zentrums für Qualität in der Medizin (ÄZQ). Dieser beinhaltet zusätzlich zu den abzufragenden Inhalten Beispielformulierungen, die die Kommunikation mit den Patienten sehr gut unterstützen (o Abb. 2.2).

Hinweis

Das ärztliche Zentrum für Qualität in der Medizin (ÄZQ) bietet auf seiner Website in einer Toolbox zahlreiche Hilfsmittel für die Einführung von Medication Reconciliation zum Download an [5]. Hier finden sich u. a. der genannte Interviewleitfaden, Formulare für die Dokumentation sowie eine Präsentation, die eine Faktensammlung zum Verfahren enthält und als Unterstützung bei der Einführung genutzt werden kann.

Krankenhaus-Logo

Krankenhaus XY

Befragungsleitfaden für die bestmögliche Arzneimittelanamnese

Informationssammlung

Sammeln und dokumentieren Sie für **jedes Medikament das der Patient einnimmt** Informationen über
→ **Einzeldosisstärke**
→ **Applikationsform**
→ **Dosierungsschema**.
Falls der Patient die Medikation nicht so einnimmt wie vom Arzt verordnet, **notieren Sie den Unterschied** zur ärztlichen Verordnung.

Einleitung

Stellen Sie sich und Ihre Tätigkeit vor. Bitten Sie den Patienten sich vorzustellen / Namen zu sagen.

- ○ Ich möchte mit Ihnen kurz über die Medikamente sprechen, die Sie zu Hause einnehmen.
- ○ Ich habe hier eine Medikationsliste und möchte sicherstellen, dass diese Liste aktuell ist.
- ○ Wäre es möglich, jetzt mit Ihnen (oder einem Familienmitglied) über Ihre Medikation zu sprechen?
- ○ Gibt es ein Familienmitglied, das Ihre Medikation kennt und deshalb bei unserem Gespräch anwesend sein sollte?

Fragen zur Medikation

- ○ Haben Sie eine **Liste Ihrer Medikamente oder Verpackungen** bei sich?
- ○ Können Sie mir **Medikamente nennen**, die Sie einnehmen?

Wenn der Patient Medikamente nennt oder bei sich hat, zeigen Sie ggf. jedes und fragen zu jedem einzelnen:

→ In **welcher Stärke? Wie oft? Wann** nehmen Sie XY ein? Wann war die letzte Einnahme?

- ○ Gibt es Medikamente, die Sie nur bei Bedarf einnehmen?
- ○ Gibt es verschriebene Medikamente, die Sie (oder Ihr Arzt) kürzlich abgesetzt oder geändert haben?
  → Was war der Grund für diese Änderung?

Weitere zu erfragende Präparate, die evtl. nicht auf der Liste stehen

Antibiotika

- ○ Haben Sie in den letzten 3 Monaten **Antibiotika** eingenommen?
  → Wenn ja, welche Antibiotika waren das?

Rezeptfreie (nicht verschreibungspflichtige) Medikamente

- ○ Nehmen Sie Medikamente ein, die Sie **ohne ein Rezept des Arztes in der Apotheke** kaufen (z.B. Aspirin, Abführmittel, Mittel gegen Sodbrennen)?
  → Wenn ja, in welcher Stärke? Wie oft? Wann nehmen Sie XY ein? Wann war die letzte Einnahme?
- ○ Gibt es rezeptfreie Medikamente, die Sie nur bei Bedarf einnehmen?

Augen- / Ohren- / Nasentropfen

- ○ Verwenden Sie **Augentropfen**? **Ohrentropfen**? **Nasentropfen / Nasensprays**?
  → Wenn ja, wie viele Tropfen von XY? Wie oft? In welches Auge / Ohr?

Nahrungsergänzungsmittel / pflanzliche Präparate

- ○ Nehmen Sie **pflanzliche Präparate** (z.B. Johanniskraut) ein?
  → Wenn ja, wie oft und wann nehmen Sie XY ein?
- ○ Nehmen Sie **Vitaminpräparate** (z.B. Multivitamin), **Mineralstoffe** (z.B. Kalzium, Eisen) ein?
  → Wenn ja, wie oft und wann nehmen Sie XY ein?

Inhalatoren / Pflaster / Cremes / Salben / Suppositorien / injizierbare Medikamente / Muster

Verwenden Sie:

- ○ **Inhalatoren, Dosieraerosole,**
- ○ **medizinische Pflaster,**
- ○ **medizinische Cremes oder Salben,**
- ○ **Suppositorien** (z.B. Vaginaltabletten)
- ○ **injizierbare Medikamente** (z.B. Insulin)?
  → Wenn ja, in welcher Stärke? Wie oft? Wann nehmen Sie XY ein bzw. wenden es an?
- ○ Hat Ihnen Ihr Arzt in den letzten Monaten **Proben von Medikamenten** zum Testen gegeben?
  → Wenn ja, welche Medikamente waren das?

Alkohol, Nikotin, sonstige Drogen

- ○ Rauchen Sie? Wie viele Zigaretten pro Tag?
- ○ Trinken Sie Alkohol? Welcher Art? Wie oft pro Woche, täglich?
- ○ Konsumieren Sie sonstige Drogen?

(Arzneimittel-) Allergien

- ○ Haben Sie jemals auf ein **Medikament allergisch** reagiert – z.B. mit einem Hautausschlag, Schwellung oder Atemnot?
  → Wenn ja, wie äußert sich dies?
- ○ Haben Sie andere **Allergien**? Auf was reagieren Sie allergisch? Nehmen Sie dafür Medikamente ein?

Hausarzt / behandelnder Arzt

- ○ Dürfen wir Ihren Hausarzt anrufen, um Ihre Medikation zu klären, falls dies erforderlich werden sollte?
- ○ Wie lautet der Name Ihres Hausarztes?
- ○ Wo hat Ihr Hausarzt seine Praxis?

Abschluss

- ○ Damit ist unser Gespräch beendet. Vielen Dank, dass Sie sich die Zeit dafür genommen haben. Haben Sie noch Fragen?
- ○ Sollte Ihnen nach dem Gespräch noch etwas einfallen, so kontaktieren Sie mich bitte, damit ich die Informationen aktualisieren kann.

Übersetzt und modifiziert durch ÄZQ, Original aus High 5s-Getting Started Kit (mit Genehmigung des University Health Network, ISMP Canada)

Abb. 2.2 Befragungsleitfaden für die BPMH (mit freundlicher Genehmigung des ÄZQ) [1]

2.4.3 Dokumentation

Bei der Wahl des Dokumentationsverfahrens für die Arzneimittelanamnese muss die vorherrschende Arbeitsweise der Klinik berücksichtigt werden. Wenn möglich sollte die Erfassung der Daten mithilfe einer Softwarelösung angestrebt werden. Optimal ist in diesem Zusammenhang das entsprechende Tool einer eventuell von der Klinik genutzten Verordnungssoftware. So entfallen weitere Übertragungsschritte und die hierdurch verursachten Medikationsfehler werden vermieden. Auch bieten die Systeme z. T. bereits Tools für die AMTS-Prüfung an, was einen wesentlichen Mehrwert zu diesem frühen Zeitpunkt im Medikationsprozess bedeutet.

Laut Krankenhausbarometer 2016 gaben in Deutschland allerdings nur 4 % der Krankenhäuser an, vollständig elektronisch zu verordnen. Knapp die Hälfte hingegen verschreibt nur auf Papier [10]. In einem solchen Setting sollte der Apotheker zunächst genau den Grad der Elektronifizierung vor Ort analysieren und ggf. auch Kontakt zum hauseigenen Bereich Informationstechnologie aufnehmen. Je nach verwendetem KIS (Krankenhausinformationssystem) sind Möglichkeiten denkbar, Daten auch ohne Anbindung einer Verordnungssoftware in die Patientendokumentation zu übertragen. Dies kann beispielsweise in Form von angepassten Dokumenten des KIS geschehen, aber auch Verknüpfungen von Microsoft Office Dateien mit den Anamnesedaten sind denkbar. Vom handschriftlichen Ausfüllen von Formularen sei an dieser Stelle aus Gründen der Leserlichkeit ausdrücklich abgeraten!

- **CAVE Das Ziel sollte sein, die fertige Arzneimittelanamnese an einem definierten, für die anderen Berufsgruppen leicht auffindbaren Ort zu hinterlegen und die Anzahl von weiteren Übertragungsschritten zu minimieren.**

Vorlagen für die Dokumentation sind ebenfalls verschiedentlich publiziert, auch hier kann z. B. von den genannten Publikationen des ÄZQ Gebrauch gemacht werden.

2.4.4 Übernahme der Empfehlung und Verordnung der Klinikmedikation

Im Anschluss an die Arzneimittelanamnese folgt die ärztliche Verordnung der Klinikmedikation.

Folgende Optionen kommen dabei für jedes einzelne Arzneimittel in Frage:

- Weiterverordnung, ggf. nach aut-idem-Austausch gegen ein Hauslistenpräparat
- Weiterverordnung nach aut-simile-Austausch gegen ein Hauslistenpräparat
- Weiterverordnung unter Kennzeichnung als Sonderanforderung, falls das benötigte Präparat nicht in der Hausliste enthalten ist
- Pausieren (mit Zeitangabe)
- Beenden der Verordnung (mit Begründung)

- **CAVE Jede zusätzliche Information an dieser Stelle erhöht die Wahrscheinlichkeit einer wunschgemäßen Umsetzung und unterstützt bereits an dieser Stelle den späteren Entlassungsprozess!**

In der Zusammenarbeit zwischen Arzt und Apotheker sind dabei verschiedene Konstellationen denkbar.

Führt der aufnehmende Arzt das Interview selbst durch, kann er beide Prozessschritte – Anamnese und Verordnung – gemeinsam abarbeiten.

Im Fall einer Anamnese durch Apotheker muss geklärt werden, wie im gegebenen Setting die Verordnung der Klinikmedikation durch den Arzt abgebildet werden kann. Die Entscheidung über die Therapie obliegt ausschließlich der ärztlichen Verantwortung. In einer Verordnungssoftware muss der Apotheker als Berufsgruppe hinterlegt sein, bei anderen Dokumentenarten kann z. B. eine ärztliche Unterschrift auf dem ausgedruckten Dokumentationsbogen diesen Zweck erfüllen.

Ist bereits eine Anamnese durch den Arzt erfolgt, die nachträglich durch den Apotheker unter BPMH-Bedingungen verifiziert wird, muss ein Verfahren für das Vorgehen bei empfohlenen Änderungen festgelegt sein.

Literatur

[1] Ärztliches Zentrum für Qualität in der Medizin GbR. Internationales High 5 s-Projekt: SOP Medication Reconciliation (MedRec) bei Aufnahme. www.äzq.de (Zugriff 31.08.2019)
[2] Kwan JL et al. Medication Reconciliation During Transitions of Care as a Patient Safety Strategy. A Systematic Review. Ann Intern Med, 158: 397–403, 2013
[3] Etchells E et al. Comparative economic analysis of Patient Safety Improvement Strategies in Acute Care. A Systematic Review. BMJ Qual Saf, 221 (6): 448–456, 2012
[4] Panning J, Dörje F. Strategien zur Verbesserung der Arzneimitteltherapiesicherheit. Krankenhauspharmazie, 39: 81–88, 2018
[5] De Winter S et al. Pharmacist-versus physician-acquired medication history: a prospective study at the emergency department. Qual Saf Health Care, 19 (5): 371–375, 2010
[6] ASHP Guidelines on Emergency Medicine Pharmacist Services, Developed through the ASHP Section of Clinical Specialists and Scientists Advisory Group on Emergency Care and approved by the ASHP Board of Directors on July 8, 2011
[7] Fact Sheet Medication assessment at pre-admission for elective surgery. www.shpa.org.au, 2012
[8] ABDA Bundesvereinigung Deutscher Apothekerverbände (Hrsg.). Grundsatzpapier zur Medikationsanalyse und zum Medikationsmanagement. Stand: 24.06.2014
[9] Ärztliches Zentrum für Qualität in der Medizin (ÄZQ) in Zusammenarbeit mit dem Institut für Patientensicherheit und den Projektkrankenhäusern, 2013 Leitfaden Arzneimittelanamnese. www.aezq.de (Zugriff 31.08.2019)
[10] Langer S. Runde Sache?! Der Closed-Loop-Medikationsprozess – Aktueller Stand und Nutzen. Krankenhauspharmazie, 40: 345–347, 2019
[11] Cornu P et al. Effect of medication reconciliation at hospital admission on medication discrepancies during hospitalization and at discharge for geriatric patients. Ann Pharmacother, 46 (4): 484–494, 2012
[12] Kwan Y et al. Pharmacist medication assessments in a surgical preadmission clinic. Arch Intern Med, 167 (10): 1034–1040, 2007
[13] Kantelhardt P. Entwicklung eines Konzeptes für die sektorenübergreifende Versorgung neurochirurgischer Patienten mit Stabilisierung der Wirbelsäule: Dissertation zur Erlangung des Doktorgrades, Mainz Univ, 2014

3 Medikationsanalyse im stationären Umfeld

Dr. rer. nat. Insa Gross, Andreas Fischer MSc

Datensammlung ... 26 | Inhalte der Medikationsanalyse: Analyse und Bewertung ... 29 | Fallbesprechung und Empfehlung ... 31 | Sichere Dokumentation der Empfehlung ... 34

Es ist Aufgabe des Apothekers im Gesundheitswesen und somit auch im Krankenhaus, die Qualität von Arzneimitteltherapien zu optimieren und unbeabsichtigte Schäden durch Arzneimittel vom Patienten abzuwenden [1]. Für die Sicherheit und Behandlungsqualität des einzelnen Patienten kann der Apotheker hier im Rahmen von Fallbesprechungen einen wesentlichen Beitrag leisten.

In Vorbereitung zur **interprofessionellen Falldiskussion** muss sich der Apotheker zunächst die relevanten Informationen verschaffen. Für die Medikationsanalyse im Krankenhaus existieren dafür bislang keine anerkannten deutschen Leitlinien oder SOP. Jedoch gibt es Publikationen, die die essenziellen Parameter anführen und die genutzt werden können, um eine eigene strukturierte Herangehensweise für den Arbeitsalltag zu entwickeln [2].

Unter Qualitätsaspekten empfiehlt sich das Arbeiten mit Checklisten. Diese helfen, eine Routine zu entwickeln und das Augenmerk auf die wesentlichen Punkte zu lenken.

Anders als bei der Medikationsanalyse im ambulanten Umfeld in einer öffentlichen Apotheke gilt es zu berücksichtigen, dass der Klinikaufenthalt für den Patienten eine vom Alltag abweichende Situation darstellt. Insofern müssen Apotheker über die Medikations- und Labordaten hinaus auch immer den aktuellen Kontext beachten und einschätzen, was in der jeweiligen Situation Priorität für den Patienten hat.

Hat der Apotheker alle wichtigen Aspekte erfasst und bewertet, folgt in Abstimmung mit dem verantwortlichen Arzt, der Pflegekraft und dem Patienten die Empfehlung für das weitere Vorgehen. Ein wichtiger Punkt dabei ist die Überprüfung, ob die Empfehlung im aktuellen Kontext tatsächlich risikoärmer ist als die ursprüngliche Therapie.

Die effektive Kommunikation der Empfehlungen sollte einer festgelegten Struktur folgen [3], bestimmte Rahmeninformationen enthalten und an das Gegenüber angepasst sein.

3.1 Datensammlung

Die Zusammenstellung der notwendigen Hintergrundinformationen für die Medikationsanalyse im stationären Umfeld kann je nach Grad der Digitalisierung in der Klinik unterschiedlich aufwändig sein (▸ Kap. 2).

Dies bedeutet, dass der Apotheker möglicherweise in verschiedenen Systemen **recherchieren** muss – z. B. kann der Zugriff auf Laborwerte, Diagnosen und Vordiagnosen und den Einweisungsgrund im KIS (Krankenhausinformationssystem) verfügbar sein, für die Verordnungsdaten ist aber der Blick in die Papierakte nötig. Hier sind die verschiedensten Konstellationen möglich. In erster Linie bedeutet dies einen unterschiedlich hohen Zeitaufwand für die Vorbereitung, beinhaltet aber auch Fehlerquellen, wenn etwa relevante Daten nur schwer zugänglich sind. Benötigt werden Daten zum Patienten und zur Medikation (▸ Kasten „Daten für die Medkationsalanyse").

Daten für die Medikationsanalyse

Die folgenden Daten sind wichtig als Grundlage der Medikationsanalyse (adaptiert nach [2]):

Informationen zum Patienten

- Name, Alter, Geschlecht, ethnische Zugehörigkeit
- Aufnahmegrund und aktuelle Beschwerden inklusive ggf. vorheriger Krankenhausaufnahme aus demselben Grund
- Vordiagnosen, insb. chronische Erkrankungen oder stattgehabte Ereignisse
- Relevante Ereignisse seit Aufnahme
- Laborwerte
- Weitere Befunde, sofern relevant für die Medikation (z. B. Blutdruckwerte)
- Gewohnheiten: Rauchen, Alkohol, Drogen, Abhängigkeit, Ernährung (z. B. Vegetarier)
- Allergien, Unverträglichkeiten von Arzneimitteln

Informationen zur Medikation

- Hausmedikation, generiert als BPMH (▸ Kap. 2)
- Arzneimitteltherapie in der Klinik:
  - Dauermedikation
  - Bedarfsmedikation inklusive Häufigkeit der Abfrage durch den Patienten

3.1.1 Papierbasierte Verordnung

Papierakten gibt es von verschiedenen Anbietern, die Begrifflichkeiten sind hier nicht einheitlich. Im Sprachgebrauch begegnen dem Apotheker demnach verschiedene Bezeichnungen wie z. B. „Fieberkurve", „Planette" oder „Kardex". Die Bögen sind in der Regel in Abschnitte unterteilt, die Angaben zu den Vitalparametern des Patienten, zu ärztlichen Verordnungen und zur Medikation enthalten. Informationen zu Änderungen an andere Berufsgruppen können durch Indexsysteme mit Signalstreifen für Ereignisse wie z. B. geänderte Medikation übermittelt werden. Patientenindividuelle Verordnungen komplexerer Art wie z. B. eigene Insulinschemata oder Chemotherapiepläne sind zumeist auf weiteren Bögen vermerkt.

Somit ist ein vollständiger Überblick über die Gesamtmedikation des Patienten bisweilen stark erschwert.

Für das Ausfüllen der Papierakte existieren keine allgemeingültigen Regeln, dies erfolgt zumeist nach hausinternen Vorgaben. Es gibt z. B. Regelungen über die Befugnisse und Aufgaben der Berufsgruppen oder zur farblichen Kennzeichnung parenteraler Medikation. Ein Beispiel für eine Papierakte zeigt ○ Abb. 3.1.

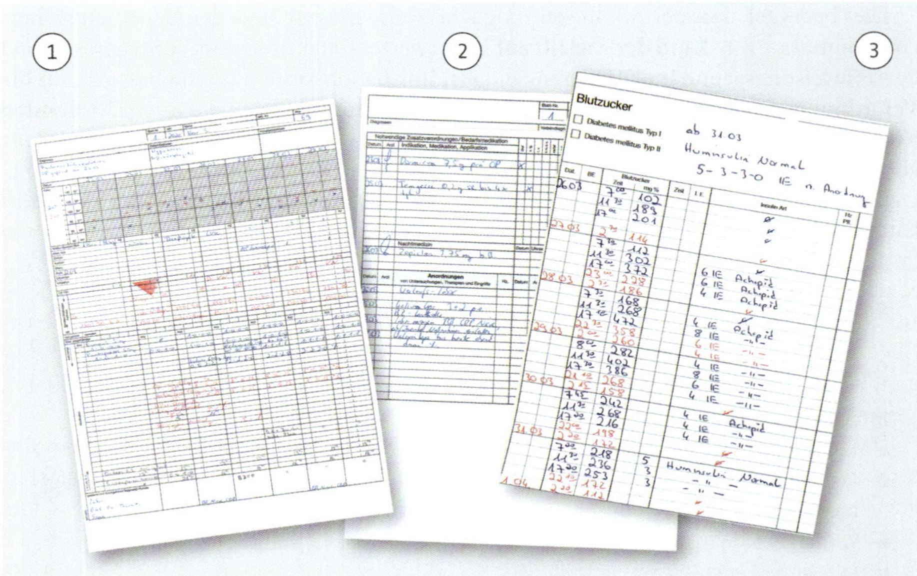

Abb. 3.1 Beispiel für eine papiergestützte Verordnung. Daten zu Verordnungen und Vitalparametern bzw. Messwerten können in der Patientenakte an verschiedenen Stellen hinterlegt sein [13].
① Fieberkurve mit fest verordneten Arzneimitteln und farblicher Kennzeichnung: orale Medikation in blau, intravenöse Medikation rot, subkutane Medikation in schwarz. ② Bedarfsmedikation mit Dokumentation der Abfrage durch den Patienten; Änderungen der Verordnungen durch den Arzt. ③ BZ-Werte und Insulingaben. Die Reichweite eines Dokumentationsblatts umfasst üblicherweise eine Woche. Die händische Übertragung auf das nächste Blatt bei längerem Aufenthalt ist naturgemäß fehleranfällig und sollte sorgfältig geprüft werden. Nicht dargestellt: Handzeichen des Ausführenden

Praxistipp

Tipps für Prüfschritte bei papiergestützter Verordnung

Machen Sie sich gründlich mit den in Ihrem Haus genutzten Systemen und den internen Regeln vertraut. Für den Einzelfall gilt: Je unübersichtlicher die Akte, umso genauer sollte die Prüfung erfolgen!

- Lesbarkeit bei handschriftlicher Eintragung.
- Bei Polymedikation mit vielfacher Anpassung: Unübersichtlichkeit!
- Übertragungsvorgänge:
  - zwischen der ärztlichen Verordnung und der Medikationsliste,
  - bei längerem Aufenthalt: auf das nächste Blatt,
  - Verlegungsberichte.
- Vorder- und Rückseite: z. B. Darstellung der fest angeordneten Medikamente auf der Vorderseite, Verordnung der Bedarfsmedikation auf der Rückseite.
- Weitere Bögen mit Arzneimitteln, z. B. Insulinschemata, Chemotherapiepläne, Dialysepläne.

3.1.2 Elektronische Verordnung

Gegenüber der papiergestützten Verordnung bietet die elektronische Verordnung selbst bei fehlender Anbindung an Datenbanken mit Prüfmöglichkeiten den Vorteil der Lesbarkeit und des Zugriffs auf die Daten zu jedem Zeitpunkt und verschiedenen Orten, unabhängig vom tatsächlichen Aufenthalt des Patienten (z. B. zu einer Untersuchung) oder der Nutzung der Akte durch andere Personen.

Das Verordnungstool kann dabei ein reines CPOE-System sein (engl. *Computerized Physician Order Entry*), aber auch über integrierte CDSS (engl. *Clinical Decision Support System*) verfügen. CPOE im engeren Sinne ermöglichen lediglich die elektronische Erfassung der Medikation, verfügen jedoch über keine Prüffunktionen. Sie verbessern daher zunächst nur die Lesbarkeit und den Zugriff auf die Daten. Bei Nutzung eines integrierten CDSS stehen zusätzlich Datenbanken für die fallbezogene Plausibilitätsprüfung zur Verfügung [4]. Je nach System werden aktiv Warnhinweise im Moment der Verordnung angezeigt oder es ist ein Zugriff auf weitere Informationen im Bedarfsfall möglich.

Damit sind jedoch nicht alle Risiken aus dem Weg geräumt – die elektronische Verordnung bringt eigene, neue Fehlerarten mit sich [5]. Apotheker sollten solche Fehlerquellen erfassen, bewerten und in Zusammenarbeit mit der hauseigenen IT-Abteilung und dem Softwareanbieter nach Lösungen suchen.

Aufgrund der unterschiedlichen Anforderungen werden für Intensivstationen in der Regel andere Softwarelösungen genutzt als für Normalstationen.

3

Praxistipp

Tipps für das Arbeiten mit elektronischen Verordnungsdaten

- Eigene Systeme: unvollständige Angaben zur Verordnung dennoch möglich, i. d. R. kein umfassendes CDSS enthalten.
- Professionelle Lösungen: Softwarespezifisch gibt es weitere Fehlermöglichkeiten, genaue Unterweisung ins System zwingend erforderlich.
- Unübersichtlichkeit auch hier möglich.
- Apotheker sollten bei aktiver Beteiligung wie z. B. der Hinterlegung von Empfehlungen an den verordnenden Arzt als eigene Berufsgruppe identifiziert sein. Dies erfordert eine Abbildung der Berufsgruppe der Apotheker im Berechtigungskonzept.
- Datenschutzgerechter Zugriff: Vorgaben der Bundesdatenschutzverordnung [6] beachten; Apotheker sind dort nicht genannt, daher separates Berechtigungskonzept notwendig.
- Falls die Software ein Medizinprodukt ist: Medizinproduktebetreiberverordnung (MPBetreibV) beachten, es besteht Unterweisungspflicht.

3.2 Inhalte der Medikationsanalyse: Analyse und Bewertung

Die Medikationsanalyse für Klinikpatienten sollte in jedem Fall die im Grundsatzpapier der ABDA genannten Elemente Prüfung auf Übertragungsfehler, Dosierungsfehler, Wechselwirkungen, Doppelverordnungen und Kontraindikationen enthalten.

■ **MERKE** Wenn der Apotheker mit seinem persönlichen Erfahrungsschatz noch am Anfang steht, ist es angemessen und statthaft, sich zunächst auf diese Aspekte zu beschränken und erst mit zunehmender Kenntnis in therapeutische Entscheidungen einzugreifen. Es gilt der Grundsatz „Safety first!"

Checkliste Medikationsanalyse Normalstation

LABORWERTE auffällig			ja/nein
☐ S-Krea/GFR	☐ Alkal. Phosph./γ-GT/ AST/ALT	☐ Elektrolyte Na^+/K^+	☐ TDM
☐ Quick/INR/aPTT	☐ Bilirubin	☐ CRP ☐ PCT	

ORGANINSUFFIZIENZ/RISIKOFAKTOREN		ja/nein
☐ Nieren-$Q_{0\text{-Werte}}$ AM ☐ Leber-Labor	☐ Herz-ggf. EKG/Echo ☐ Lungen-ggf. LUFU	☐ ZNS-Apoplex, Demenz ☐ Diabetes-BZ/$HbA1_c$

PLAUSIBILITÄTSCHECK	
☐ jedes AM hat eine Indikation/jede Indikation ein AM ☐ Indikation PPI? ☐ Indikation TVT-Prophylaxe? ☐ leitliniengerecht einzeln/in Kombination	☐ Doppelverordnung ☐ Einzeldosis-Kumulativdosis ☐ Dosierungsintervalle ☐ Anwendungsdauer

INTERAKTIONEN/KONTRAINDIKATIONEN/UAW	ja/nein
☐ Interaktionscheck	☐ relative KI ☐ absolute KI

ANTIBIOTIKA (CAVE: Besondere Regeln der Onkologie!)		ja/nein
☐ entsprechend Leitlinien ☐ Antibiogramm vorliegend ☐ Oralisierung	☐ Therapiedauer angemessen ☐ Alternative möglich (Kosten, Resistenz)	☐ TDM Aminoglykoside/ Glycopeptide/andere

GERINNUNG		ja/nein
☐ Heparin	Prophylaxe/Therapie	☐ ADP-Rezeptor Antagonist Clopidogrel/Prasugrel/Ticagrelor
☐ NMH	Prophylaxe/Therapie	☐ TAH ASS/NSAR/Ticlopidin/Cilostazol
☐ VKA	Phenprocoumon/Warfarin	☐ Vitamin K
☐ DOAK	Dabigatran, Rivaroxaban, Apixaban, Edoxaban	

ANALGETIKA	ja/nein
☐ NSAR ☐ Opioide ☐ Management UAWs (Obstipation, etc.) ☐ Co-Analgetika/neuropathischer Schmerz Antidepressivum/Antikonvulsivum ☐ Kombinationen sinnvoll?	☐ Applikationsform für Patienten geeignet ☐ Patient nicht schmerzfrei ☐ Dauerschmerz/Durchbruchschmerz ☐ Dosierung, Dosierungsintervall, AM-Auswahl, Applikationsart Kombination ☐ Schmerzkonsil

Abb. 3.2 Checkliste Medikationsanalyse Normalstation. Nach [14]

Jedoch sind im stationären Umfeld bestimmte Behandlungskonzepte für nahezu alle Patienten relevant und sollten daher immer überprüft werden, wie z. B. die Thromboseprophylaxe. Die Fehlermöglichkeiten hierbei sind vielfältig und können schwerwiegende Folgen haben (▸ Kap. 23.2). Auch die Schmerztherapie ist für viele Patienten relevant.

Prüfung auf korrekte Thromboseprophylaxe [nach 7, 8]

- Mobilität des Patienten?
- Korrekte Dosis? Chirurgie/Innere Medizin?
- Indikation zur oralen Antikoagulation? Doppelverordnung?
- Weitere gerinnungshemmende Medikation, z. B. Thrombozytenaggregationshemmer?
- Eingeschränkte Nierenfunktion?
- Extremes Über- oder Untergewicht?

Für die Überprüfung von Therapien häufiger Erkrankungen und Symptome kommt wiederum die systematische Prüfung anhand einer internen Checkliste in Frage. Ein Beispiel für eine solche Checkliste als Arbeitsgrundlage auf einer Normalstation ist in ◘ Abb. 3.2 dargestellt. Für die Arbeit in Fachkliniken sollte ggf. eine weitere Spezifizierung erfolgen.

Die Recherche der auftretenden Fragestellungen zum jeweiligen Fall entspricht vom Grundsatz her einer Arzneimittelinformation und sollte evidenzbasiert erfolgen [8]. Zu berücksichtigen sind hausinterne Behandlungsempfehlungen und Standards. Wo solche nicht existieren, werden bei gegebener Qualität nationale Leitlinien, aktuelle Studien und internationale Leitlinien zur Bewertung herangezogen.

3.3 Fallbesprechung und Empfehlung

3.3.1 Methoden der Fallbesprechung

Für ein bestmögliches Ergebnis der Stationsapothekertätigkeit ist es wünschenswert, immer alle Beteiligten mit einzubeziehen. Dies wird z. B. dadurch erreicht, wenn der Apotheker die Patientenvisite eines interprofessionellen Teams aus Ärzten und Pflegekräften begleitet. Aus zeitlichen und organisatorischen Gründen ist das jedoch nicht immer möglich, sodass je nach Gesprächskonstellation unterschiedliche Informationsdefizite auftreten. Die Wahl der Methode limitiert demnach den erreichbaren Optimierungsgrad der Arzneimitteltherapie (◘ Tab. 3.1).

Das PCNE (Pharmaceutical Care Network Europe) hat die Medikationsanalyse (dort: engl. *Medication Review*) anhand der verfügbaren Informationen zum Zeitpunkt der Durchführung in drei Stufen klassifiziert [9]. Diese Klassifizierung stellt die vorhandenen und fehlenden Informationen eindeutig dar, macht jedoch keine Angaben zur durchführenden Person. Im Krankenhaus ist dies jedoch ein wichtiger Punkt, da Arzt und Apotheker und ggf. auch die Pflegekraft hier gemeinsam ihre ergänzenden professionellen Blickwinkel zur Medikation beisteuern.

◘ Tab. 3.1 zeigt übliche Methoden von Apothekern in unterschiedlichen Konstellationen der Beteiligten, adaptiert anhand der verfügbaren Informationen an die Definitionen der PCNE.

Tab. 3.1 Medikationsanalyse im stationären Umfeld

Type of MR lt. PCNE [8]		**Verfügbare Informationen**			**Beteiligte**
		Medikations-daten	Patienten-interwiev	Klinische Daten	
Simple	Type 1	+			■ Apotheker
Intermediate	Type 2a	+	+		■ Apotheker ■ Patient
	Type 2b	+		+	■ Apotheker
Advanced	Type 3	+	+	+	■ Apotheker ■ Patient ■ Arzt (Pflege, Fachärzte...)

Methode	Vor- und Nachteile
Keine	Eine Medikationsprüfung ohne klinische Daten sollte im Krankenhaus nicht erfolgen!
Anamnese	**Vorteil** ■ Informationen direkt vom Patienten, z. B. zu UAW, Compliance, Kompetenzen hins. der Einnahme u. a. **Nachteil** ■ Die Kommunikation von Arzt und Patient zur Medikation ist entkoppelt. Hohes Vertrauen in der Zusammenarbeit ist wichtig.
VOS: Validierung, z. B. im Kontext der Unit-Dose-Versorgung	**Vorteil** ■ Hohe Fallzahlen möglich, somit Sicherung einer Basisqualität für viele Patienten **Nachteil** ■ Evtl. geringe Relevanz. Bei ausschließlicher Kommunikation über die VOS: geringere Akzeptanz der Empfehlungen ■ Bei engem Zeitfenster nur oberflächliche Betrachtung möglich
Kurvenvisite ohne Arzt (Papierakte)	**Vorteil** ■ Bei Verhinderung des Arztes allein durchführbar ■ Entdeckung bzw. Verhinderung schwerwiegender ABP möglich **Nachteil** ■ Evtl. geringe Relevanz, geringere Akzeptanz der Empfehlungen
Kurvenvisite mit dem Arzt	**Vorteil** ■ Ärztliche Einschätzung der Situation des Patienten kann berücksichtigt werden. ■ Zeitlich flexibler planbar als interdisziplinäre Visiten. **Nachteil** ■ Beurteilung der Situation des Patienten über Dritte
Visitenbegleitung	**Vorteil** ■ Im interdisziplinären Team bestmögliche Bewertung und Entscheidungsfindung unter Beteiligung des Patienten möglich **Nachteil** ■ Hoher Zeitaufwand

3

Ausgehend von den verschiedenen Typen der Medikationsanalyse lt. PCNE wurden hier die Beteiligten im Krankenhaus weiter in Berufsgruppen spezifiziert. Beispiele für Methoden der Stationsapothekertätigkeit wurden entsprechend korreliert, um die Vor- und Nachteile und möglichen Limitationen der einzelnen Methoden zu verdeutlichen. Das Krankenhausumfeld bietet die Möglichkeit, über die Medikationsdaten hinaus weitere Daten zu berücksichtigen. Daher sollte nach Meinung der Herausgeber die Stufe „Simple" im Krankenhaus keine regulär durchgeführte Methode sein.

Häufig kommt es vor, dass die gemeinsame Falldiskussion zu anderen Schlüssen führt, als die Vorbereitung vermuten ließ. Eine Neubewertung der Situation kann notwendig werden und zu anderen als den antizipierten Empfehlungen führen. Dazu kann eine neue Recherche notwendig werden.

Praxistipp

Komplexere Fragestellungen sollte der Apotheker intensiver recherchieren und seine Empfehlung im Anschluss daran geben. Dies ist kein Zeichen mangelnden Wissens, sondern vielmehr von besonderer Sorgfalt!

3.3.2 Kommunikation

Eine erfolgreiche mündliche Faktenpräsentation durch den Apotheker ermöglicht dem Arzt, effizient die richtigen Schlüsse für die weitere Behandlung aus den Hinweisen des Apothekers zu ziehen [10].

Nach Möglichkeit sollte die Vorbereitung ebenso wie die Informationsweitergabe strukturiert erfolgen. Das **SBAR-Konzept** (◘ Tab. 3.2) wird von der WHO zur Erhöhung der Patientensicherheit empfohlen [3] und ist heute in vielen Kliniken gebräuchlich. Der Apotheker wird sich im Rahmen einer Fallbesprechung überwiegend auf Medikationsaspekte fokussieren. Wenn er aber vertraut ist mit dem üblichen Ablauf einer Fallbesprechung, kann er sich zum richtigen Zeitpunkt in die Diskussion einbringen und einen wertvollen Beitrag leisten, ohne den Ablauf der Visite grundsätzlich zu stören. Die Effizienz des SBAR-Konzepts resultiert daraus, dass die Anwender die für den Fall relevanten Informationen transportieren. Es kann zur gezielten Übergabe, für die kollegiale Beratung im Einzelfall und zur Fortbildung beispielsweise in Form regelmäßiger Fallbesprechungen genutzt werden.

◘ **Tab. 3.2** Effiziente Kommunikation von ABP: das SBAR-Konzept. Nach [3, 10]

Abkürzung	Bedeutung	Beschreibung
S	Situation	Name, Alter, Geschlecht, Anlass des Aufenthalts, ggf. Angaben zu Organinsuffizienzen
B	Background (Hintergrund)	Medikation, Allergien, Laborwerte, Gewohnheiten (Alkohol, Nikotin, Drogen), weitere Befunde
A	Assessment (Beurteilung)	Benennung der relevanten ABP
R	Recommendation (Empfehlung)	Vorschläge zur Lösung der ABP, ggf. inkl. Empfehlungen zum Entlassmanagement

Die Fallvorstellungen im Teil B dieses Buches orientieren sich in der Darstellung am SBAR-Konzept.

Vergleichbar mit dem SBAR-Konzept ist das SOAP-Schema. Das Akronym steht für die Parameter **S**ubjektiv (z. B. aktuelle Beschwerden), **O**bjektiv (z. B. Medikationsdaten, Laborwerte, Diagnosen), **A**nalyse/Assessment (Bewertung aller Angaben), **P**lan (Empfehlung).

3.4 Sichere Dokumentation der Empfehlung

Der Apotheker sollte darauf achten, dass der gefundene Konsens zur weiteren Arzneimitteltherapie des Patienten gut dokumentiert wird und keine Informationen wieder verloren gehen.

Zur Orientierung können Empfehlungen aus Ländern mit etabliertem klinisch-pharmazeutischem Service herangezogen werden ▸ Kasten „Praxistipp“ [11, 12].

Wichtige Informationen zu Änderungen sollten schriftlich hinterlegt und für alle am Behandlungsprozess beteiligten Personen einsehbar sein. Der Apotheker sollte dabei dasselbe Medium nutzen wie Ärzte und Pflege. Dies kann z. B. ein Verlaufsbericht zum Fall des Patienten im KIS sein, oder auch ein Konsildokument, wie es von Fachärzten anderer Disziplinen genutzt wird. Von Insellösungen der Apotheker in Form von eigenen Formblättern ist abzuraten: sie stehen selten im Fokus des ärztlichen Alltags.

3

Praxistipp

Empfehlungen für die Dokumentation in der Patientenakte

Folgend werden Empfehlungen für die Dokumentation in der Patientenakte aus Ländern mit etabliertem klinisch-pharmazeutischem Service dargestellt [11,12]. Entsprechende Empfehlungen für Deutschland fehlen bislang. Die dargestellten Grundprinzipien bieten jedoch bereits gute Anhaltspunkte.

Form der Dokumentation

- Kennzeichnung als pharmazeutische Empfehlung,
- Name, Kontaktdaten des Apothekers,
- Zusammenfassung von Fakten und Empfehlung gem. SBAR- oder SOAP-Schema,
- falls zutreffend Name des (ärztlichen) Ansprechpartners, mit dem das Problem besprochen wurde,
- sachliche, nicht beschuldigende Formulierungen verwenden.

Situationen, die eine Dokumentation erfordern

- Bei Vorliegen von Kontraindikationen, Verdacht auf UAW oder Allergien,
- bei schwerwiegender Interaktion, inkl. Empfehlung zum Management,
- zur sicheren Hinterlegung mündlich gemachter Angaben bei komplexen Sachverhalten (z. B. Antikoagulation, Antiinfektivatherapie),
- nach Empfehlungen zur Auswahl von Therapien oder Arzneiformen,
- Informationen oder Empfehlung von Off-Label-Use,
- wenn eine wichtige Intervention nicht akzeptiert wurde.

Wenn der Arzt die Empfehlung des Apothekers akzeptiert und die Verordnung direkt ändert, sollte bei grundlegenden Änderungen zur Vormedikation die Begründung nachvollziehbar hinterlegt werden. Andernfalls besteht die Gefahr, dass sinnvolle Optimierungen von anderen Behandlern aufgrund fehlender Nachvollziehbarkeit wieder rückgängig gemacht werden und das behobene Problem erneut auftritt.

Fehlende Nachvollziehbarkeit von Medikationsänderungen durch den Hausarzt kann im ungünstigsten Fall dazu führen, dass die Änderungen rückgängig gemacht werden. In der Folge können die ursprünglichen Symptome wieder auftreten und zu einer erneuten Krankenhausaufnahme führen!

Die Nutzung eines elektronischen Formates für die Dokumentation hat diesbezüglich den zusätzlichen Vorteil, dass die Begründung einfach und schnell vom Arzt in den Entlassbrief übernommen werden kann. Wenn der Apotheker bei der Formulierung des Eintrags bereits an die kommende Entlassung denkt, kann dies eine gute Unterstützung im Rahmen des Entlassmanagements sein (▸ Kap. 5).

Auf die Sicherung von Empfehlungen zur Therapieüberwachung wird in (▸ Kap. 4) näher eingegangen.

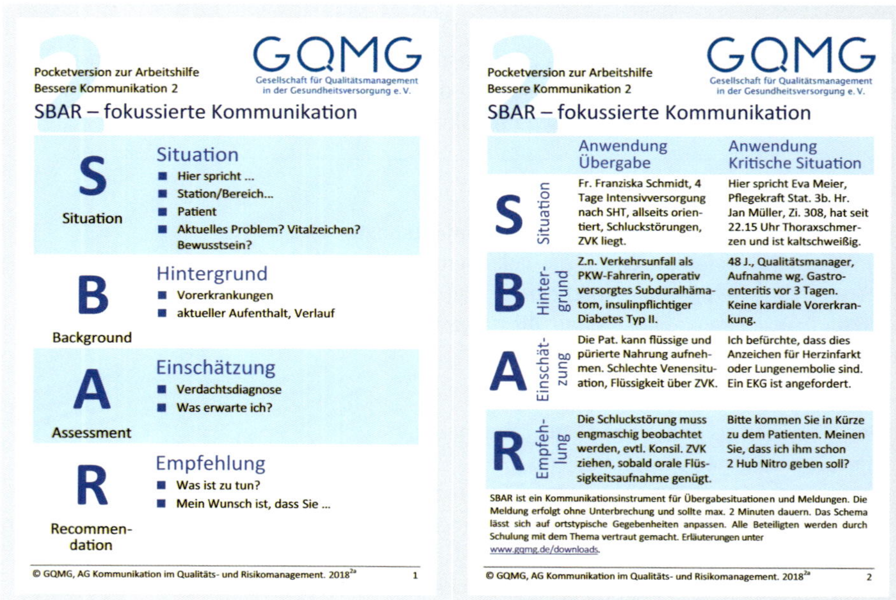
Pocketversion zur Arbeitshilfe
Bessere Kommunikation 2
GQMG
Gesellschaft für Qualitätsmanagement in der Gesundheitsversorgung e. V.
SBAR – fokussierte Kommunikation
S
Situation
Situation
Hier spricht ...
Station/Bereich...
Patient
Aktuelles Problem? Vitalzeichen? Bewusstsein?
B
Background
Hintergrund
Vorerkrankungen
aktueller Aufenthalt, Verlauf
A
Assessment
Einschätzung
Verdachtsdiagnose
Was erwarte ich?
R
Recommen-dation
Empfehlung
Was ist zu tun?
Mein Wunsch ist, dass Sie ...
© GQMG, AG Kommunikation im Qualitäts- und Risikomanagement. 2018 2a
1
Pocketversion zur Arbeitshilfe
Bessere Kommunikation 2
GQMG
Gesellschaft für Qualitätsmanagement in der Gesundheitsversorgung e. V.
SBAR – fokussierte Kommunikation
Anwendung Übergabe
Anwendung Kritische Situation
S Situation
Fr. Franziska Schmidt, 4 Tage Intensivversorgung nach SHT, allseits orientiert, Schluckstörungen, ZVK liegt.
Hier spricht Eva Meier, Pflegekraft Stat. 3b. Hr. Jan Müller, Zi. 308, hat seit 22.15 Uhr Thoraxschmerzen und ist kaltschweißig.
B Hintergrund
Z.n. Verkehrsunfall als PKW-Fahrerin, operativ versorgtes Subduralhämatom, insulinpflichtiger Diabetes Typ II.
48 J., Qualitätsmanager, Aufnahme wg. Gastroenteritis vor 3 Tagen. Keine kardiale Vorerkrankung.
A Einschätzung
Die Pat. kann flüssige und pürierte Nahrung aufnehmen. Schlechte Venensituation, Flüssigkeit über ZVK.
Ich befürchte, dass dies Anzeichen für Herzinfarkt oder Lungenembolie sind. Ein EKG ist angefordert.
R Empfehlung
Die Schluckstörung muss engmaschig beobachtet werden, evtl. Konsil. ZVK ziehen, sobald orale Flüssigkeitsaufnahme genügt.
Bitte kommen Sie in Kürze zu dem Patienten. Meinen Sie, dass ich ihm schon 2 Hub Nitro geben soll?
SBAR ist ein Kommunikationsinstrument für Übergabesituationen und Meldungen. Die Meldung erfolgt ohne Unterbrechung und sollte max. 2 Minuten dauern. Das Schema lässt sich auf ortstypische Gegebenheiten anpassen. Alle Beteiligten werden durch Schulung mit dem Thema vertraut gemacht. Erläuterungen unter www.gqmg.de/downloads.
© GQMG, AG Kommunikation im Qualitäts- und Risikomanagement. 2018 2a
2

○ Abb. 3.3 Pocketversion zur „Arbeitshilfe Bessere Kommunikation 2" der Gesellschaft für Qualitätsmanagement in der Gesundheitsversorgung [15]

Literatur

[1] World Health Organisation. Joint FIP/WHO guidelines on good pharmacy practice: standards for quality of pharmacy services. WHO Technical Report Series, No. 961, 2011

[2] ABDA Bundesvereinigung Deutscher Apothekerverbände (Hrsg.). Grundsatzpapier zur Medikationsanalyse und zum Medikationsmanagement. Stand: 24.06.2014

[3] WHO Collaborating Centre for Patient Safety Solutions. WHO Patient Safety Solutions, Volume 1, Solution 3, 2007

[4] Haefeli WE, Seidling HM. Elektronische Entscheidungsunterstützung zur Annäherung an eine sichere Arzneimitteltherapie. Bundesgesundheitsblatt – Gesundheitsforschung – Gesundheitsschutz, 61: 271–277, 2018

[5] Computerized Prescriber Order Entry Medication Safety (CPOEMS). www.fda.com (Zugriff 24.08.2020)

[6] Arbeitskreise Gesundheit und Soziales sowie Technische und organisatorische Datenschutzfragen der Konferenz der Datenschutzbeauftragten des Bundes und der Länder: Orientierungshilfe Krankenhausinformationssysteme Version 2, 2014

[7] Prophylaxe der venösen Thromboembolie (VTE) (S3-Leitlinie). AWMF-Register-Nr. 003–001, Stand 15.10.2015, gültig bis: 14.10.2020

[8] Arzneimittelinformation aus der Krankenhausapotheke, Leitlinie der ADKA zur Qualitätssicherung, Stand (letzte Änderung): 14.03.2014, KHPharm, 35: 230–237, 2014

[9] Griese-Mammen N et al. PCNE definition of medication review: reaching agreement, Int J Clin Pharm, 40(5): 1199–1208. epub 02. August, 2018

[10] Grant A, deVal J, How to make an oral case presentation to healthcare colleagues, The Pharm J, Vol 296, No 7887, 2016

[11] Good Practice Guidance for Pharmacists writing in Patients' Clinical Case Notes within NHS Scotland, 2014

[12] ASHP Guidelines on Documenting Pharmaceutical Care in Patient Medical Records, Am J Health Syst Pharm, 60 (7): 707–707, 2003

[13] @Deutscher Apotheker Verlag. Insa Gross, Stuttgart 2021

[14] ©KRH Klinikum Region Hannover

[15] Gesellschaft für Qualitätsmanagement in der Gesundheitsversorgung e. V.

4 Therapieüberwachung, Dokumentation und Kennzahlen

Dr. rer. nat. Insa Gross, Andreas Fischer MSc

Hochrisikopatienten, Parameter ... 38 | Intervalle für die pharmazeutische Überwachung ... 40 | Dokumentation von Kennzahlen und Qualitätsindikatoren ... 40

In vielen Fällen ergibt die Medikationsanalyse zum Zeitpunkt der ersten Bewertung bereits Hinweise auf das Vorliegen arzneimittelbezogener Probleme. In der Literatur sind verschiedene Häufigkeiten für direkt erkennbare ABP bei erster Durchsicht genannt, die auf eine Größenordnung von ca. 30 % hindeuten [1, 3].

Im Verlauf eines Krankenhausaufenthalts ergeben sich – indiziert oder aufgrund von Umstellungsprozessen – häufig Änderungen der Medikation. Diese können im Einzelfall umfangreiche Konsequenzen haben [4]. Als Beispiele seien hier Patienten mit komplexen Begleiterkrankungen genannt, deren Herz-Kreislauf-Therapie neu eingestellt wird, oder Traumapatienten, die nach einer Operation über einen Aufenthalt auf der Intensivstation mit möglicherweise schwerwiegenden Komplikationen auf die Normalstation verlegt werden. Langwierige Behandlungsverläufe wie z. B. in der Onkologie oder Neonatologie unterliegen ebenfalls häufigen Änderungen.

Bei knappen zeitlichen Ressourcen sollten bevorzugt Patienten mit erhöhten Risiken für UAW nach der ersten Medikationsanalyse weiterhin überwacht werden [2].

4.1 Hochrisikopatienten, Parameter

Im nachfolgenden Kasten sind Risikokonstellationen dargestellt, die durch den Stationsapotheker aufmerksam begleitet und überwacht werden sollten.

Risikokonstellationen

Risikokonstellationen mit erweitertem Begleitungs- und Überwachungsbedarf (erweitert nach [21,22])

- Aufnahme des Patienten als Notfall
- Intensivmedizinische Behandlung
- Interne Verlegung, z. B. von der Intensivstation auf die Normalstation
- Patienten mit besonderen Risiken (◘ Tab. 4.1)
- Arzneimittel mit besonderen Risiken (◘ Tab. 4.1)
- Lange Behandlungsverläufe
- Kognitiv eingeschränkte Patienten

Das Auffinden der Patienten, die besonders überwacht werden sollten, kann durch digitale Patientenakten inklusive der Verordnungsdaten sehr erleichtert werden. Ein vielversprechender Ansatz aus den Niederlanden ist die Programmierung sog. Clinical Rules [7, 8]. Dazu werden in der Software Risikofaktoren einzeln oder kombiniert als feste Suchabfragen programmiert. Das ermöglicht bei knappen Zeitressourcen eine Priorisierung von Patienten mit erhöhtem Risiko in der Arzneimitteltherapie.

◻ Tab. 4.1 zeigt Beispiele für Risikoparameter, die eine engmaschigere Begleitung und Überwachung nahelegen, adaptiert und erweitert nach [1, 4, 5]. Hier dargestellt ist eine Auswahl möglicher Suchkriterien in einer digitalen Patientenakte für die Auffindung von

◻ **Tab. 4.1** Beispiele für Risikoparameter, die eine engmaschigere Begleitung und Überwachung nahelegen. Nach [2, 7, 8]

Wirkstoff	Patient
TDM empfohlen	**Nierenfunktion**
■ Digitalisglykoside ■ Gentamicin/Aminoglykoside ■ Vancomycin ■ Voriconazol, Immunsuppressiva	■ GFR < 50 ml/min ■ GFR < 30 ml/min ■ GFR < 15 ml/min
Hohes Interaktionspotenzial	**Leberfunktion**
■ Amiodaron ■ Rifampicin ■ Valproat ■ Azole ■ Makrolide ■ Johanniskraut ■ Verapamil ■ Tamoxifen	■ Bilirubin > 5,8 mg/dl ■ gGT > 300 U/l
Einfluss auf die Blutgerinnung	**Alter**
■ Phenprocoumon ■ DOAK ■ Clopidogrel ■ Prasugrel ■ Ticagrelor	■ Früh-/Neugeborene ■ Alter > 70 Jahre ■ Alter > 80 Jahre
(Reserve)-Antiinfektiva	**Gewicht Erwachsene**
■ Moxifloxacin ■ Fosfomycin ■ Tigecyclin ■ Daptomycin	■ Gewicht > 120 kg ■ Gewicht < 50 kg
Andere Risiken	**Andere Werte**
■ Methotrexat ■ Levodopa ■ Alendronat	■ CRP > 100 mg/l ■ Kalium > 5,2 mmol/l ■ CK > 800 U/ml
	Belegungsdaten aus dem KIS
	■ Notfallaufnahme ■ Interne Verlegung

Risikokonstellationen. Ziel einer solchen individuell festzulegenden Auswahl von Kriterien ist die Möglichkeit, bei knappen zeitlichen Ressourcen mit digitaler Unterstützung gezielt nach ABP zu suchen und zu priorisieren. Die Festlegung von Alarmgrenzen ist daher in diesem Kontext nicht streng fachlich zu bewerten, sondern bildet vielmehr die vorhandenen Ressourcen ab. In einigen Fällen kann auch die Suche nach dem ATC-Code anstelle von Wirkstoffen sinnvoll sein (z. B. DOAK, Antiinfektiva)

Viele Kliniken haben bei der Digitalisierung jedoch erheblichen Nachholbedarf. Das betrifft in Deutschland vor allem kleinere Häuser mit unter 200 Betten [5, 6]. Aber auch ein geringer Digitalisierungsgrad bietet Ansatzmöglichkeiten für eine standardisierte Suche nach besonders gefährdeten Patienten. So können beispielsweise Labordaten bereits digital verfügbar sein. Eine Zusammenarbeit mit dem Labor und Vereinbarungen über Zugriffsrechte der Apotheker auf bestimmte Daten oder Auswertungsfunktionen des LIS (Labor-Informationssystem) können beispielweise die Suche nach Patienten mit eingeschränkter Nierenfunktion ermöglichen. Über das KIS (Krankenhausinformationssystem) sind Verlegungsdaten verfügbar, die die Betreuung an internen Schnittstellen unterstützen können.

Somit sind einige der in ◘ Tab. 4.1 dargestellte Parameter zur Detektion von Risikokonstellationen auch ohne eine vollständig digitale Patientenakte nutzbar.

4.2 Intervalle für die pharmazeutische Überwachung

Die Festlegung von Intervallen für die Therapieüberwachung hängt von verschiedenen Faktoren ab. Zum einen ist die klinische Situation des Patienten und das Risikopotenzial der jeweiligen Arzneimitteltherapie entscheidend, zum anderen der erwartete Behandlungsverlauf. Insbesondere auf Intensivstationen können kritische Situationen wegen Zustandsänderung (patho-)physiologischer Parameter des Patienten grundsätzlich jederzeit auftreten. Dies legt insbesondere für die Intensivmedizin kürzere Überwachungsintervalle nahe. Es sollten frühzeitig Empfehlungen für das Monitoring der Therapie und die zu treffenden Maßnahmen ausgesprochen und definierte Zeitpunkte festgelegt werden. In ◘ Tab. 4.2 sind einige Beispiele dazu genannt.

4.3 Dokumentation von Kennzahlen und Qualitätsindikatoren

Auf die Dokumentation der Empfehlungen des Apothekers in der Patientenakte mit dem Ziel der Ergebnissicherung wurde bereits im ▸ Kap. 3.4 eingegangen.

Ein weiterer Aspekt der Stationsapothekertätigkeit ist die Dokumentation von Kennzahlen bzw. Qualitätsindikatoren [19] zu den pharmazeutischen Interventionen.

Es empfiehlt sich eine Dokumentation auf zwei Ebenen, nämlich auf der Ebene der Arzneimitteltherapiesicherheit mit Beschreibung des ABP und der Intervention sowie auf der Ebene zur Darstellung der Dienstleistung unter Management-Aspekten. Dazu können Datenbanken wie z. B. DokuPIK® [9], falls vorhanden ein Tool in der Verordnungssoftware oder auch individuelle eigene Lösungen genutzt werden. Solange keine rechtlich verbindlichen Vorgaben zu erfüllen sind, ist die Verwendung von bzw. Anpassung an publizierte und validierte Systematiken ratsam. Dieses Vorgehen sichert die Qualität der Dokumentation und ermöglicht die Vergleichbarkeit mit anderen.

Tab. 4.2 Pharmazeutische Überwachung – Auslöser und Intervalle für die pharmazeutische Überwachung mit Beispiel, unabhängig von patientenindividuellen Parametern

Auslöser	Beispiel
Verordnung von Arzneimitteln mit der Empfehlung für ein TDM (Therapeutisches Drug Monitoring)	Bei Vorliegen neuer Spiegel (z. B. Vancomycin: Zeitpunkt für die Bestimmung des Talspiegels
Antibiotikatherapie	Zeitpunkt für die Reevaluation festlegen (z. B. Pneumonie: an Tag 5)
An- und Absetzen von Wirkstoffen mit hohem Interaktionspotenzial	Abhängig von der Kinetik des zugrundeliegenden Interaktionsmechanismus (z. B. Rifampicin-Verordnung bei Phenprocoumon-Dauertherapie, Dauer der Enzyminduktion)
Absehbare Interaktionen bei Therapieänderungen	Empfehlung eines Konsils des Stationsapothekers bei notwendigen Änderungen (z. B. HIV-Patienten unter Protease-Inhibitoren-Therapie)
Neu verordnete Wirkstoffe mit hohem UAW-Potenzial	Orientierungen an t_{max} und Halbwertszeit (z. B. nach Neuverordnung eines Arzneimittels mit lebertoxischem Potenzial: Zeitpunkt der Bestimmung der relevanten Laborwerte)
Prüfung auf adäquate Übernahme der Vortherapie und häuslichen Therapie	Nach Verlegung von der Intensivstation auf die Normalstation

In der Praxis schwierig ist dabei die Gratwanderung zwischen angemessener und zu zeitintensiver Dokumentation. Künftige Weiterentwicklungen von Softwarelösungen sollten individuelle Entscheidungen zur gewünschten Tiefe der Dokumentation erlauben und im Stationsalltag schnell und intuitiv in der Handhabung und Auswertung sein.

4.3.1 Dokumentation von AMTS-Daten

Eine Arbeitsgruppe der PCNE hat erstmals 1999 ein Schema zur Klassifikation arzneimittelbezogener Probleme erarbeitet. Seither wurde dieses Klassifikationsschema mehrfach angepasst, zuletzt 2019 [10]. Es enthält zahlreiche einzelne Parameter, die gruppiert sind nach ABP, deren Ursachen, den erfolgten Interventionen und deren Umsetzung.

Praxistipp

AMTS-Kennzahlen (Auswahl, angelehnt an [9, 10])

Die hier angeführten Kennzahlen sind nach den Erfahrungen der Herausgeber bei der Nutzendarstellung gegenüber den internen Entscheidern eine gute Diskussionsgrundlage:

- Art und Menge der detektierten ABP (z. B. Erhöhung der Effektivität der Arzneimitteltherapie, Erhöhung der Sicherheit bzw. Medikationsfehler).
- Art und Menge der Interventionen (z. B. Empfehlung einer Dosisänderung, Rücksprache mit dem Hausarzt).

- Ursachen der ABP auf der Ebene des Medikationsprozesses (z. B. Verordnung, Applikation).
- Menge und Schweregrad detektierter Medikationsfehler, z. B. nach NCCMERP (National Coordinating Council for Medication Error Reporting and Prevention [11]).
- Akzeptanz der Interventionen (z. B. akzeptiert) in Prozent.
- Status der ABP nach der Intervention (z. B. gelöst, nicht gelöst) in Prozent.

Das Klassifikationssystem der PCNE ist jedoch nicht primär auf die Bedürfnisse im Krankenhaus ausgerichtet. Daher wurde von der Arbeitsgemeinschaft Deutscher Krankenhausapotheker (ADKA) das Tool DokuPIK entwickelt [16, 17]. Dieses ist speziell auf die Beschreibung von ABP und Medikationsfehlern im Krankenhaus zugeschnitten und ermöglicht eine standardisierte digitale Dokumentation. Die beiden Abschnitte Intervention und Medikationsfehler sind miteinander verlinkt, sodass eine Datenübernahme innerhalb des Systems leicht möglich ist.

Der Nutzer kann eigene Daten in Form eines Reports herunterladen. Durch die Nutzung des Systems trägt er zudem dazu bei, dass Daten zu pharmazeutischen Interventionen auf nationaler Ebene anonymisiert ausgewertet und publiziert werden können (o Abb. 4.1) [18].

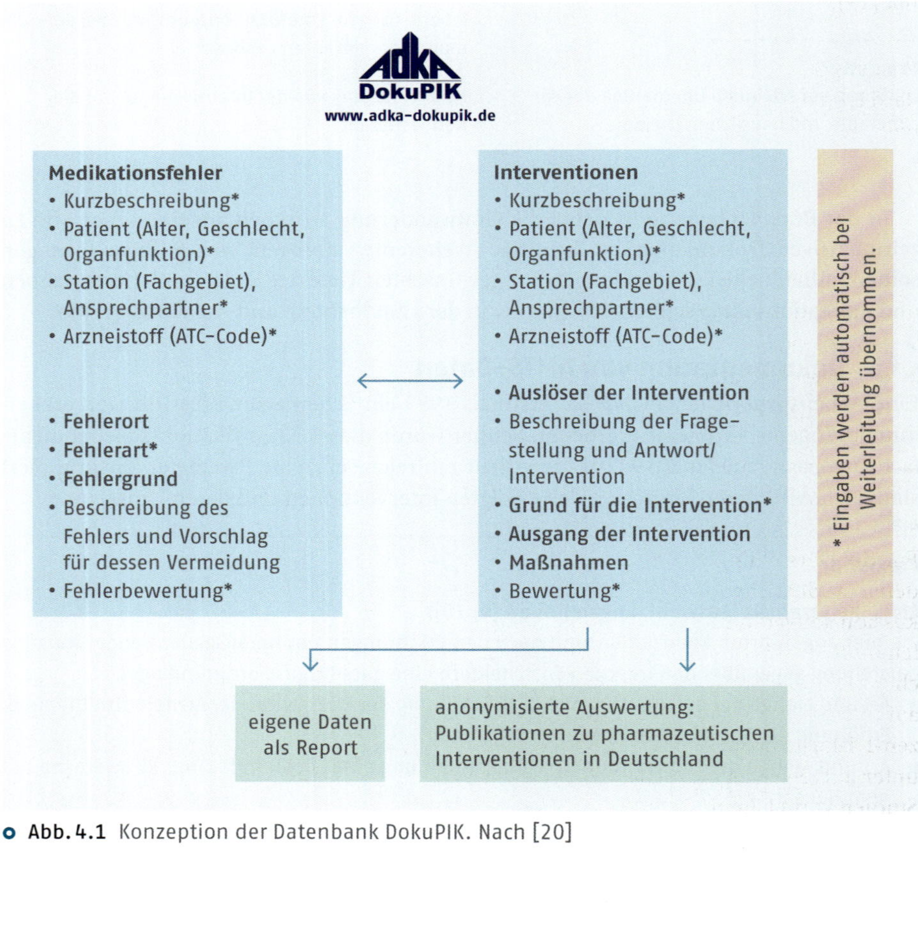

o **Abb. 4.1** Konzeption der Datenbank DokuPIK. Nach [20]

Für die aussagekräftige Beschreibung spezieller Interventionen kann es notwendig werden, weitere Parameter zu definieren. Interventionen im Bereich der antiinfektiven Therapie umfassen beispielsweise Maßnahmen wie Deeskalation oder Eskalation der Therapie anhand neuer Laborbefunde oder Hinweise zur angemessenen Therapiedauer. Eine gute Dokumentation dieser Interventionen kann helfen, den Beitrag des Stationsapothekers im ABS-Team (Antibiotic Stewardship) darzustellen [13, 14, 15].

4.3.2 Dokumentation des Aufwands und der Reichweite der klinischen Dienstleistungen

Leistungsdaten spielen im Gesundheitswesen aufgrund des Kostendrucks eine erhebliche Rolle und betreffen selbstverständlich auch pharmazeutische Dienstleistungen. Aussagekräftige Kennzahlen zu Nutzen und Aufwand können helfen, eine angemessene personelle Besetzung gegenüber den Entscheidungsträgern zu argumentieren. Es sollten geeignete Bezugsgrößen gewählt werden, da sich unterschiedliche Verfahren ebenso wie die Fachdisziplin und Akuität der Versorgung (z. B. Intensivstation vs. Psychiatrie) hinsichtlich des zeitlichen Aufwands unterscheiden.

Die aktuelle Leitlinie „Versorgung der Krankenhauspatienten durch Krankenhausapotheken“ enthält in Anlage 1 einen definierten Vorschlag für Qualitätsindikatoren zur Reichweite der pharmazeutischen Betreuung innerhalb des Krankenhauses bzw. der Klinik [19].

Praxistipp

Nach Erfahrungen der Herausgeber sind die genannten Kennzahlen von besonderem Interesse und mit überschaubarem Aufwand zu erheben (Auswahl, nach [19]):

- Anzahl der Pharmazeutischen Dienstleistungen:
  - Anzahl der Arzneimittelanamnesen,
  - Anzahl der Medikationsanalysen (als Kurvenvisite oder Visitenbegleitung),
  - Anzahl pharmazeutischer Konsile,
  - Anzahl der Unterstützungsmaßnahmen im Entlassmanagement,
  - Anzahl der resultierenden Interventionen.
- Bezugsgrößen:
  - Ort der Dienstleistung (Fachklinik, Intensivstation oder Normalstation),
  - Fallzahl der Klinik (Anfrage an das Medizincontrolling!),
  - Zeitbedarf (z. B. Stunden oder Werktage).

4.3.3 Interpretation der Kennzahlen von Aufwand und Nutzen

Für die Darstellung der Kennzahlen vor Entscheidungsträgern sollte sich der Apotheker deren tatsächliche Aussagekraft, aber auch die Limitationen bewusst machen, um die Diskussion souverän führen zu können. Die Erhebung von AMTS- und Aufwandskennzahlen im Rahmen einer Routinetätigkeit kann sicher überwiegend keine aus wissenschaftlicher Sicht haltbaren Daten zu Fragestellungen wie etwa den Einfluss auf Verweildauern auf Intensivstationen u. ä. liefern – auch wenn solche Fragen im Rahmen von Kosten-Nutzen-Diskussionen bei einer geplanten Einführung der Stationsapothekereinführung mitunter aufgeworfen werden. Die Beantwortung solcher Fragestellungen bleibt klinischen Studien vorbehalten.

Dokumentationsdaten zur Stationsapothekertätigkeit sind zudem in mehrerlei Hinsicht interpretationsbedürftig. Selbst scheinbar objektive Daten, die mithilfe validierter Scores wie z. B. des NCCMERP zur Einschätzung des Schweregrades von Medikationsfehlern erhoben wurden, unterliegen gewissen Verzerrungen. Eine Studie von Bourne et al. zur Einstufung des Schweregrades von Medikationsfehlern hat beispielweise gezeigt, dass auch bei Nutzung validierter Scores verschiedene Berufsgruppen zu unterschiedlichen Einschätzungen der Bedeutung eines ABP kommen [13]. Dabei stuften Apotheker eine Auswahl von ABP als schwerwiegender ein als Ärzte. Das muss nicht bedeuten, dass die eine Berufsgruppe hier zu einer korrekteren Einschätzung kommt als die andere, sondern betont die Notwendigkeit der interdisziplinären Zusammenarbeit. Auch detektieren erfahrenere Krankenhausapotheker schwerwiegendere Probleme, als solche mit weniger Erfahrung [12]. Methodik und Einsatzort spielen ebenfalls eine Rolle, vergleicht man etwa den Schweregrad von Medikationsfehlern, die im Rahmen der Arzneimittelanamnese für Elektivpatienten gefunden werden, mit Medikationsanalysen bei internistischen Patienten nach Aufnahme als Notfall. Hier kann die Darstellung im Kontext mit den Bezugsgrößen ein klareres Bild schaffen.

Real existierende Risiken der Arzneimitteltherapie im eigenen Haus können jedoch sichtbar gemacht werden, ebenso wie die Maßnahmen zum Umgang mit ihnen. Perspektivisch ist die Nutzung einheitlicher Dokumentationssysteme durch die Stationsapotheker in Deutschland wünschenswert, um auf nationaler Ebene eine Datenbasis zur Bewertung des Nutzens pharmazeutischer Interventionen für Krankenhauspatienten zu erhalten.

Literatur

[1] Grandt D, Verbesserung der Arzneimitteltherapiesicherheit, Bundesgesetzblatt, 2009

[2] Suggett E, Marriott J. Risk Factors Associated with the Requirement for Pharmaceutical Intervention in the Hospital Setting: A Systematic Review of the Literature. Drugs – Real World Outcomes, 3: 241–263, 2016

[3] Arzneimitteltherapiesicherheit im Krankenhaus. Bundesgesundheitsblatt-Gesundheitsforschung-Gesundheitsschutz, Ausgabe 09, 2018

[4] Perren A et al. Omitted and unjustified medications in the discharge summary. Qual Saf Health Care, 18 (3): 205–208, 2009

[5] Krankenhausreport. Das digitale Krankenhaus, Springer Open Access, 2019

[6] Langer S. Runde Sache?! Der Closed-Loop-Medikationsprozess – Aktueller Stand und Nutzen. Krankenhauspharmazie, 40: 345–347, 2019

[7] Zaal RJ et al. Identification of drug-related problems by a clinical pharmacist in addition to computerized alerts. Int J Clin Pharm, 35: 753–762, 2013

[8] Rommers MK et al. A Computerized Adverse Drug Event Alerting System Using Clinical Rules. Drug Saf, 34 (3): 233–242, 2011

[9] www.dokupik.de (Zugriff 04/2020)

[10] www.pcne.org/upload/files/334_PCNE_classification_V9-0.pdf (Zugriff 08/2020)

[11] www.nccmerp.org (Zugriff 01/2020)

[12] Shulman et al. Pharmacist's review and outcomes: Treatment-enhancing contributions tallied, evaluated, and documented (PROTECTED-UK), J Crit Care, 30 (4): 808–813, 2015

[13] Bourne et al. Reliability of clinical impact grading by healthcare professionals of common prescribing error and optimisation cases in critical care patients. Int J Qual Health Care, 29 (2): 250–255, 2017

[14] Wilke K et al. Dokumentation von ABS- Interventionen im Krankenhaus, KHPharm 37: 9–17, 2016

[15] Fritsch A et al. Wie kann geleistete klinisch- pharmazeutische Betreuung im Alltag einfach dokumentiert und ausgewertet werden? KHPharm, 37: 346–352, 2016

[16] Kantelhardt P, Langebrake C. DokuPik: Ein Dokumentationssystem für Medikationsfehler und Interventionen, Teil I Medikationsfehler, KHPharm, 30: 63–68, 2009

[17] Langebrake C, Kantelhardt P. DokuPik: Ein Dokumentationssystem für Medikationsfehler und Interventionen, Teil II Interventionen. KHPharm, 30: 149–155, 2009

[18] Langebrake C et al. Nationwide Evaluation of Day-to-Day Clinical Pharmacists' Interventions in German Hospitals, Pharmacotherapy, 35 (4): 370–379, 2015

[19] Versorgung der Krankenhauspatienten durch Krankenhausapotheker, Leitlinie der ADKA, KHPharm, 40: 464–480, 2019

[20] Bundesverband Deutscher Krankenhausapotheker e. V. (ADKA)

[21] Tong EY, Roman C, Mitra B et al. Partnered pharmacist charting on admission in the General Medical and Emergency Short-stay Unit - a cluster-randomised controlled trial in patients with complex medication regimens, J Clin Pharm Ther, 41 (4): 414–418, 2016

[22] Jaehde U, Radziwill R, Kloft C et al. Klinische Pharmazie, Grundlagen und Anwendung. 4. Aufl., Wissenschaftliche Verlagsgesellschaft, Stuttgart 2017

5 Entlassmanagement

Dr. rer. nat. Insa Gross, Andreas Fischer MSc

Gesetzlicher Rahmen … 46 | Sicherstellung der Versorgung mit Arzneimitteln … 47 | Die Rolle des Apothekers … 47 | Anforderungen an den Entlassbrief und den Medikationsplan … 48 | Besondere Patientengruppen … 50

5.1 Gesetzlicher Rahmen

Die Versorgung von Patienten mit Arzneimitteln nach dem stationären Aufenthalt und Weitergabe relevanter Informationen ist ein kritischer Schritt für die AMTS. Die Änderungen des § 39 SGB V und dem dazugehörigen Rahmenvertrag im Oktober 2017 hat die Möglichkeiten im Krankenhaus erweitert, die Aufgaben aller Beteiligten klar definiert und den rechtlichen Anspruch der Patienten geregelt [1]. Die Inhalte und zugrundeliegenden Konzepte bei Entlassung haben bereits vor der Gesetzesänderung eine zentrale Rolle gespielt, und haben infolge der Festlegungen im Rahmenvertrag eine stärkere Gewichtung bekommen. Besonderer Wert wird im Rahmenvertrag auf eine patientenindividuelle und multidisziplinäre Betreuung vor allem von Patienten mit komplexem Versorgungsbedarf gelegt. Der rechtliche Anspruch gilt für alle gesetzlich versicherten Patienten.

Mit dem Inkrafttreten des Rahmenvertrages besteht für alle gesetzlich versicherten Patienten ein rechtlicher Anspruch auf eine bedarfsgerechte und kontinuierliche Versorgung im Anschluss an die Krankenhausbehandlung. Ziel ist es, Versorgungslücken durch mangelnde oder unkoordinierte Anschlussbehandlung zu vermeiden [2]. Im Rahmen eines definierten Entlassmanagements werden die Versorgung mit Arznei-, Verband-, Heil- und Hilfsmitteln sowie die Verordnung von häuslicher Krankenpflege und Soziotherapie geregelt. Neben der Versorgung wird auch die **„strukturierte und sichere Weitergabe von versorgungsrelevanten Informationen“** definiert [1].

Das Entlassmanagement beginnt bereits bei der Aufnahme des Patienten ins Krankenhaus und setzt sich dann über den gesamten Behandlungszeitraum fort. Ziel ist es, Patienten frühzeitig zu identifizieren die zusätzliche Unterstützung benötigen und deren individuellen Bedarf für einen reibungslosen Übergang in die ambulante Versorgung am Entlassungstag festzustellen.

Insbesondere Patienten mit komplexem Versorgungsbedarf (z. B. eingeschränkter Mobilität und Selbstversorgung) sollen von den Regelungen des Entlassmanagements profitieren. Ihre Bedürfnisse und benötigten Leistungen werden in einem Entlassplan dokumentiert. Dazu gehören unter anderem Haushaltshilfen, häusliche Krankenpflege, Rehabilitation, Hilfsmittelversorgung, häusliche Versorgung und auch Übergangsversorgung (Kurzzeitpflege). Da ein Teil der Leistungen genehmigungspflichtig ist, erfolgt die

Abstimmung mit der jeweiligen Krankenkasse oder Pflegekasse. Das Zusammenspiel verschiedener Berufsgruppen ist wichtig, um eine optimale Versorgung sicher zu stellen. Zur Verbesserung der Abläufe hat sich an dieser Stelle das Fall- oder Case-Management etabliert. Eine enge Zusammenarbeit des Apothekers und des Case-Managers tragen zum reibungslosen Ablauf am Entlassungstag bei.

Die Arzneimitteltherapie nimmt im Entlassmanagement einen zentralen Platz ein. Dabei geht es vorrangig um die Weitergabe versorgungsrelevanter Informationen, die Sicherstellung der Anschlussversorgung mit Arzneimitteln und ggf. zusätzlich benötigte Hilfe und Unterstützung bei der Medikamenteneinnahme bzw. -applikation. In welchem Umfang der Patient eigenständig in der Lage ist, sich um die Einnahme zu kümmern oder Familie und/oder Freunde oder Sozialdienst bzw. häusliche Krankenpflege benötigt werden, ist mit der Pflege oder dem Case-Manager auf Station zu besprechen.

5.2 Sicherstellung der Versorgung mit Arzneimitteln

Grundsätzlich gilt für die Versorgung mit Arzneimitteln das Prinzip "**ambulant** vor **stationär**" (§ 39 Abs. 1 SGB V) sowie das **Wirtschaftlichkeitsgebot** (§ 12 SGB V). Das heißt, dass die Versorgung durch den Hausarzt bzw. Facharzt oder in Pflegeheimen durch den Arzt und die Apotheke der jeweiligen Einrichtung zu erfolgen hat. Dies ist in den ersten Tagen nach der Entlassung nicht immer möglich, z. B. bei Entlassung am Wochenende. Dem Krankenhaus stehen zur Versorgung im Anschluss an den stationären Aufenthalt zwei Möglichkeiten zur Verfügung. Je nach Situation ist zum einen die Mitgabe von Arzneimitteln (inkl. Betäubungsmittel) möglich, „wenn im unmittelbaren Anschluss an die Behandlung ein Wochenende oder ein Feiertag folgt" (§ 14 Abs. 7 ApoG). Die Mitgabe von Arzneimitteln ist bei häuslicher Krankenpflege für bis zu 3 Tage gestattet. Damit ist den Pflegenden Zeit gegeben, sich um ein Rezept zu kümmern, wenn sich der Patient nicht selbständig versorgen kann.

Als zweite Möglichkeit kann mittels Entlassrezept die Versorgung des Patienten bis zu 7 Tage sichergestellt werden. Das Entlassrezept wird am Entlassungstag ausgestellt, hat eine Gültigkeit von 3 Werktagen (inklusive Entlasstag) und wird über die öffentliche Apotheke beliefert. Neben der Packungsgrößenverordnung sind die gesetzlichen Regelungen im ambulanten Bereich auch für die Verordnung auf Entlassrezepten gültig. Die Arzneimittel-Richtlinie regelt umfassend die bedarfsgerechte und wirtschaftliche Versorgung [3]; Zuzahlungsregelungen und Rabattverträge spielen ebenso eine Rolle (**o** Abb. 5.1).

5.3 Die Rolle des Apothekers

Der Apotheker im Krankenhaus kann das ärztliche Team, die Pflege und das Case-Management bei der Durchführung des Entlassmanagements bei allen Aspekten rund um Arzneimittel unterstützen. Dazu zählen die Erstellung eines Medikationsplanes für den Patienten, die Aktualisierung der Medikation im Arztbrief oder auch ein Gespräch mit dem Patienten zu seiner geänderten Medikation. In Deutschland spielen diese Aufgaben bislang noch eine untergeordnete Rolle. Nur etwa 10 % der Klinik-Apotheken stellten bisher überhaupt ein **Entlassmanagement** als Service zur Verfügung [4]. Dies ist sicherlich

5

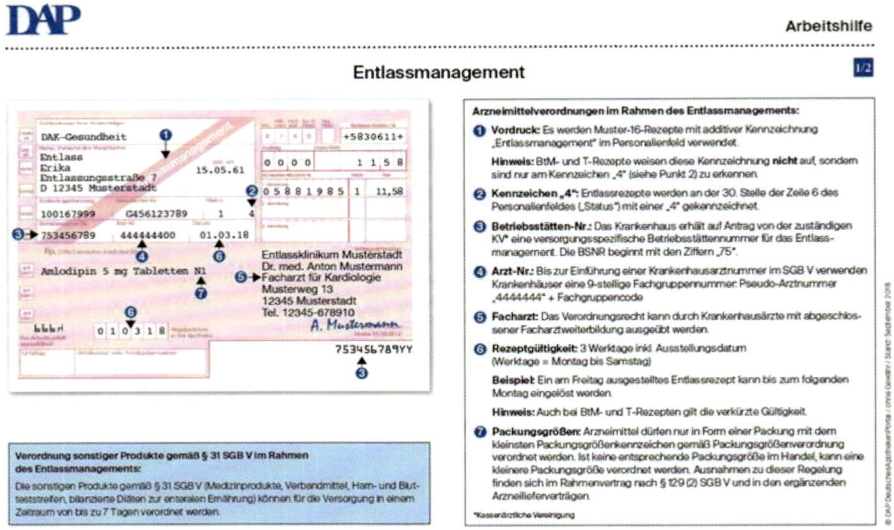

DAP

Arbeitshilfe

Entlassmanagement

1/2

Arzneimittelverordnungen im Rahmen des Entlassmanagements:

1. **Vordruck:** Es werden Muster-16-Rezepte mit additiver Kennzeichnung „Entlassmanagement" im Personalienfeld verwendet.

   Hinweis: BtM- und T-Rezepte weisen diese Kennzeichnung **nicht** auf, sondern sind nur am Kennzeichen „4" (siehe Punkt 2) zu erkennen.
2. **Kennzeichen „4":** Entlassrezepte werden an der 30. Stelle der Zeile 6 des Personalienfeldes („Status") mit einer „4" gekennzeichnet.
3. **Betriebsstätten-Nr.:** Das Krankenhaus erhält auf Antrag von der zuständigen KV* eine versorgungsspezifische Betriebsstättennummer für das Entlassmanagement. Die BSNR beginnt mit den Ziffern „75".
4. **Arzt-Nr.:** Bis zur Einführung einer Krankenhausarztnummer im SGB V verwenden Krankenhäuser eine 9-stellige Fachgruppennummer: Pseudo-Arztnummer „4444444" + Fachgruppencode
5. **Facharzt:** Das Verordnungsrecht kann durch Krankenhausärzte mit abgeschlossener Facharztweiterbildung ausgeübt werden.
6. **Rezeptgültigkeit:** 3 Werktage inkl. Ausstellungsdatum (Werktage = Montag bis Samstag)

   Beispiel: Ein am Freitag ausgestelltes Entlassrezept kann bis zum folgenden Montag eingelöst werden.

   Hinweis: Auch bei BtM- und T-Rezepten gilt die verkürzte Gültigkeit.
7. **Packungsgrößen:** Arzneimittel dürfen nur in Form einer Packung mit dem kleinsten Packungsgrößenkennzeichen gemäß Packungsgrößenverordnung verordnet werden. Ist keine entsprechende Packungsgröße im Handel, kann eine kleinere Packungsgröße verordnet werden. Ausnahmen zu dieser Regelung finden sich im Rahmenvertrag nach § 129 (2) SGB V und in den ergänzenden Arzneilieferverträgen.

*Kassenärztliche Vereinigung

Verordnung sonstiger Produkte gemäß § 31 SGB V im Rahmen des Entlassmanagements:

Die sonstigen Produkte gemäß § 31 SGB V (Medizinprodukte, Verbandmittel, Harn- und Blutteststreifen, bilanzierte Diäten zur enteralen Ernährung) können für die Versorgung in einem Zeitraum von bis zu 7 Tagen verordnet werden.

© DAP Deutsches Apothekenportal / ohne Gewähr / Stand: September 2018

Abb. 5.1 Anforderungen an ein Entlassrezept [9]

durch die unzureichenden Personalressourcen der Klinik-Apotheken für einen solchen Service begründet.

Somit ist es wichtig zu priorisieren und jene Patienten zu identifizieren, die besonders von einem Aufklärungsgespräch zu ihrer Medikation profitieren, um langfristig deren Adhärenz zu verbessern. Vor allem Patienten mit neu diagnostizierten Erkrankungen und damit einhergehenden Änderungen haben einen zusätzlichen Informationsbedarf, insbesondere bei neu verordneten Präparaten oder geänderten Dosierungen. Ein Patient nach einem ersten Myokardinfarkt wird z. B. mit 4–5 neuen Medikamenten entlassen. Das gleiche gilt auch für Patienten mit Zustand nach Schlaganfall. Einige Patienten benötigen zusätzliche Informationen zur richtigen Anwendung der unterschiedlichen Darreichungsformen wie z. B. Inhalatoren oder Spritzen zur Thromboseprophylaxe. Schulungen zur korrekten Anwendung dieser Darreichungsformen, Aufklärungen zu Nebenwirkungen von neu angesetzten Arzneimitteln und Umgang mit Bedarfsmedikation sind deswegen häufige Aspekte, bei denen Patienten zusätzlichen Informationsbedarf haben. Die Durchführung dieser Patientengespräche können vom Apotheker übernommen werden. Eine Schulung von Ärzten und Pflegekräften durch den Apotheker kann hier ebenfalls zielführend sein, da nicht jeder Patient vom Apotheker am Entlassungstag gesehen werden kann.

5.4 Anforderungen an den Entlassbrief und den Medikationsplan

Die Anforderungen an den Entlassbrief und den Medikationsplan sind im o. g. Rahmenvertrag geregelt. Ausdrücklich wird im Rahmenvertrag darauf hingewiesen, dass der Medikationsplan den Entlassbrief nicht ersetzt. In der Praxis stellt der Medikationsplan die Informationsgrundlage für die Weiterführung der Therapie dar.

Im Entlassbrief und im Medikationsplan sind die folgenden Informationen zur Medikation zu hinterlegen [1]:

- Arzneimittel mit ihrer Wirkstoffbezeichnung/-stärke
- Darreichungsform inkl. Erläuterung bei besonderen Darreichungsformen
- Dosierung bei Aufnahme/Entlassung mit Therapiedauer
- Erläuterung bei Veränderungen
- Bekannte Arzneimittelunverträglichkeiten

Es wird darauf hingewiesen, dass die Empfehlungen zu Arzneimitteln nach § 115c SGB V, Fortsetzung der Arzneimitteltherapie nach Krankenhausbehandlung, erfolgen müssen. Das heißt, dass die Information zur Therapie unter Verwendung der Wirkstoffbezeichnungen zu erfolgen hat, auf preisgünstige Alternativen hingewiesen werden muss und so gestaltet sein sollte, dass eine zweckmäßige und wirtschaftliche Therapie nach Entlassung in der vertragsärztlichen Versorgung möglich ist.

5.4.1 Erstellung des Medikationsplans und Medication Reconciliation bei Entlassung

Erläuterungen zu **Medikationsänderungen** im Vergleich zur Medikation bei Aufnahme und eventuell auch die während des Aufenthaltes im Krankenhaus im Entlassbrief sind sehr wichtige Informationen sowohl für den weiterbehandelnden Arzt als auch für den Patienten. Für letzteren ist vor allem der Medikationsplan das probate Mittel zur Informationsweitergabe. Die Vorgaben des Entlassbriefs gelten nicht zwingend für den Medikationsplan des Patienten. Die Information sollten im Medikationsplan jeweils in einer für den Patienten verständlichen Sprache aufgeführt werden.

Die **Umstellung** der Klinikmedikation auf die Hausmedikation ist ein kritischer Schritt für die kontinuierliche Versorgung und Weiterführung der Arzneimitteltherapie. So kann die Umstellung der Medikation an stationären Schnittstellen beim Patienten zu einem Wissensverlust über seine Medikation führen. Darüber hinaus erfolgt die Umstellung zurück auf die Hausmedikation mitunter nur unvollständig oder überhaupt nicht (▸ Kap. 2.4.4 Übernahme der Empfehlung und Verordnung der Klinikmedikation). Gerade dieser letzte Prozessschritt im stationären Medikationsmanagement ist problematisch und stößt bei dem weiterbehandelnden Arzt nicht selten auf Unverständnis, wenn Änderungen nicht eindeutig kommuniziert werden oder nicht nachvollziehbar sind.

An den Sektorengrenzen würde man erwarten, dass die Informationsweitergabe barriere- und fehlerfrei funktioniert. Gerade hier gibt es in Deutschland noch große Probleme bei der Datenübermittlung. Zum einen fehlt eine vollumfängliche elektronische Patientenakte inkl. der angeordneten Arzneimittel in vielen Kliniken, zum anderen sind technische Standards zur Datenübertragung von Arzneimittelinformationen noch nicht etabliert.

In der Abwesenheit von digitalen Lösungen (Gesundheitskarte, elektronische Patientenakte) stellt der bundeseinheitliche Medikationsplan (BMP) (○ Abb. 5.2) die aktuelle Lösung zur digitalen Kommunikation der Medikation bei Entlassung dar. Im Rahmenvertrag ist die Ausfertigung eines Medikationsplans vorgeschrieben, der den Anforderungen des BMP entsprechen soll. Damit sind die Krankenhäuser nicht daran gebunden, einen BMP auszustellen. Mit der Verbesserung der Telematikinfrastruktur in Arztpraxen, Apotheken und Krankenhäusern sollten die Grundlagen zur digitalen Weitergabe von Informationen der Arzneimitteltherapie in den nächsten Jahren geschaffen sein.

5

In Bezug auf die fortzuführende Arzneimitteltherapie ist ein Gespräch zur Erklärung der Medikation für den Patienten wichtig. Optimal ist, wenn im Gespräch Bezug auf den Medikationsplan genommen wird. Da diese Gespräche mit einem erheblichen Zeitaufwand verbunden sind, steht ein Apotheker jedoch nur wenigen Patienten für ein ausführliches Entlassgespräch zur Verfügung. Daher wird dieser Service nur selten in deutschen Kliniken angeboten [4].

5.5 Besondere Patientengruppen

Ein verlängerter Klinikaufenthalt, eine Aufnahme auf die Intensivstation oder postoperative Komplikationen sind nur einige Gründe, weswegen Patienten zusätzliche Unterstützung und Beratung bei der Entlassung benötigen. Besondere Patientengruppen, die von einem komplexen Entlassmanagement profitieren, sind zum Beispiel geriatrische und pädiatrische Patienten sowie multimorbide Patienten.

Die bedingt durch den demografischen Wandel stetig wachsende Gruppe der **Patienten ab 65 Jahren** ist die bedeutendste Zielgruppe der Pharmakotherapie. Im Alter ändern sich viele pharmakokinetische und -dynamische Faktoren, die die Pharmakotherapie beeinflussen. Die Arzneimitteltherapie muss an die speziellen Bedürfnisse der geriatrischen Patienten angepasst werden, um unerwünschte Arzneimittelwirkungen (UAW) zu vermeiden. Dabei ist Altern ein sehr individueller Prozess – es gibt sowohl Patienten ohne funktionelle Defizite oder chronische Erkrankungen sowie multimorbide Gleichaltrige, die ihre Selbstständigkeit bereits weitestgehend verloren haben. Diese Heterogenität in Funktionseinschränkungen, Kompensationsmöglichkeiten und Begleiterkrankungen erschwert die Standardisierung der Prozesse im Krankenhausalltag und verdeutlicht den enormen Stellenwert einer intensiven Betreuung im interdisziplinären Team zur Verbesserung des Entlassmanagements. Häufig sind die Angehörigen/Betreuungspersonen einzubinden, um den (vorübergehend) erhöhten pflegerischen Unterstützungsbedarf im häuslichen Umfeld bzw. eine notwendige Veränderung der Wohn-/Betreuungssituation zu organisieren. Die korrekte und verständliche Übermittlung von notwendigen, z. T. komplexen Medikationsänderungen nach Krankenausaufenthalt und die Sicherstellung der richtigen Einnahme der Arzneimittel ist in dieser Situation eine enorme Herausforderung, insbesondere bei Patienten mit Demenz oder neurologischen/psychiatrischen Krankheitsbildern, die zusätzlich noch kognitiv stark eingeschränkt sind. Hier sollte der Apotheker auf die jeweilige Situation des Patienten individuell eingehen.

Patienten, die eine **Palliativversorgung** benötigen, sollten während ihres Krankenhausaufenthaltes und im Entlassmanagement eine besondere Beachtung bekommen. Dabei liegt der Fokus auf der Linderung von Leiden, Symptomen und Besserung der Lebensqualität (▸ Kap. 18). Neben der Betreuung auf einer Palliativ-Station oder in einem Hospiz kann der Patient auf Wunsch in das gewohnte häusliche Umfeld entlassen werden. Palliativpatienten benötigen hier oft eine Versorgung mit Betäubungsmitteln. Zusätzlich spielt die Versorgung von Arzneimitteln über parenterale Applikationswege bzw. der Off-Label-Einsatz von Arzneimitteln eine Rolle. Neben der Beratung zu den Arzneimitteln ist die Sicherstellung der Versorgung mit Arzneimitteln ein wichtiger Aspekt im Entlassmanagement für diese Patienten. Dazu kann auch gehören, dass der Apotheker einen Kontakt zwischen Patient, der öffentlichen Apotheke und dem zuständigen **Spezialisierten Ambulanten Palliativversorgungs**-Team (SAPV-Team) vermittelt.

Medikationsplan
Seite 1 von 1

für Jürgen Wemersen — geb. am: 24.03.1940

ausgedruckt von:
Praxis Dr. Michael Müller
Schloßstr. 22, 10555 Berlin
Tel: 030-1234567
E-Mail: dr.mueller@kbv-net.de

ausgedruckt: 01.07.2018 12:00

Wirkstoff	Handelsname	Stärke	Form	mor-gens	mit-tags	abends	zur Nacht	Einheit	Hinweise	Grund
Metoprolol succinat	METOPROLOL SUCCINA T 1A 95MG	95 mg	RetTabl	1	0	0	0	Stück		Herz/ Blutdruck
Ramipril	RAMIPRIL RATIOPHARM 5MG	5 mg	Tabl	1	0	0	0	Stück		Blutdruck
Insulin aspart	NOVORAPID PENFILL ZYLINAMP	100 E/ml	Amp	20	0	20	0	IE	Wechseln der Injektionsstellen, unmittelbar vor einer Mahlzeit spritzen	Diabetes
Simvastatin	SIMVA ARISTO 40MG	40 mg	Tabl	0	0	1	0	Stück		Blutfette

zu besonderen Zeiten anzuwendende Medikamente

Fentanyl	FENTANYL ABZ 75UG/H	0,075 mg/h	Pflast	alle drei Tage 1				Stück	auf wechselnde Stellen aufkleben	Schmerzen

Selbstmedikation

Johanniskraut-Trockenextrakt	LAIF 900 Balance	900 mg	Tabl	1	0	0	0	Stück		Stimmung

Abb. 5.2 Bundeseinheitlicher Medikationsplan der KBV. Nach [8]

In der **Pädiatrie** übernehmen entweder die Sorgeberechtigten der Kinder oder jugendliche Patienten oft auch selbständig in der Häuslichkeit die Verabreichung von Arzneimitteln. Hier ist die detaillierte Aufklärung über die richtige Anwendung der Arzneimittel von einer exakten Dosierung über eine sichere galenische Manipulation bis hin zur problemlosen Beschaffung der Arzneimittel, insbesondere Individualrezepturen, von Bedeutung und sollte frühzeitig während des stationären Aufenthaltes organisiert werden. Dieses gilt insbesondere für Patienten mit chronischen Erkrankungen wie Mukoviszidose, Diabetes oder Epilepsie, bei denen Probleme in der exakten Dosierung und sicheren Arzneimittelzubereitung und -applikation signifikante Auswirkungen auf den Therapierfolg und die Sicherheit des Patienten haben kann. Die Aufklärung über Dosierung und ordnungsgemäße Applikation der Medikation durch den Apotheker ist hier hilfreich.

Eine besondere Patientengruppe stellen Erkrankte dar, die für die Behandlung von **orthopädischen Protheseninfektionen, Endokarditis, Mukoviszidose** oder **anderen Infektionskrankheiten** eine prolongierte parenterale Antibiotikatherapie benötigen. Da eine parenterale Applikation nur in den seltensten Fällen eigenständig im häuslichen Umfeld möglich ist, bleiben diese Patienten länger stationär. Die Fortführung der parenteralen Therapie stellt häufig den einzigen Grund für den weiteren Krankenhausaufenthalt dar. Die **ambulante parenterale Antibiotikatherapie (Outpatient Parenteral Antibiotic Treatment; OPAT)** stellt in Deutschland dazu ein relativ neues Therapiekonzept dar und ermöglicht die Entlassung in das häusliche Umfeld [5]. Die parenterale Therapie wird dabei ambulant weitergeführt. Die Planung benötigt die Koordination von vielen Beteiligten: Neben dem ärztlichen Team und dem Apotheker werden häufig die Klinische Infektiologie, der Sozialdienst und das Case-Management im Krankenhaus hinzugezogen [6]. Hausarzt, Facharzt, Sozialdienst, ambulanter Pflegedienst und versorgende Apotheke werden von ambulanter Seite benötigt, um eine sichere Weiterführung der Therapie zu gewährleisten. Das Therapiekonzept ist in einigen Ländern schon etabliert und bekommt zunehmend auch in Deutschland Beachtung [5]. Dem Apotheker kommt hier eine wichtige Rolle bei der Sicherstellung der Versorgung und unterstützend bei der Auswahl der Therapie zu [7].

Erweitertes Entlassmanagement

Sozialdienst (§ 112 SGB V)

Der Sozialdienst ist der Ansprechpartner für Patienten in allen sozialen und sozialrechtlichen Fragen, die sich im Zusammenhang mit deren Erkrankung, Behinderung oder nach einem Unfall ergeben. Er organisiert die Sicherung der Nachsorge und berät im Hinblick auf die Entlassung zu Möglichkeiten der häuslichen oder stationären Pflege, sowie diversen Unterstützungsmöglichkeiten. Er informiert zu den Ansprüchen auf medizinische Rehabilitation und unterstützt deren Beantragung bei Kranken- und Pflegekassen.

Case-Management/Versorgungsmanagement (§ 11 Abs 4, SGB V)

Der Case-Manager nimmt eine zentrale Rolle bei der Einschätzung der Hilfsbedürftigkeit der Patienten und der Planung, Sicherstellung und Bereitstellung der benötigten sozialen sowie medizinischen Leistungen ein. Beim Entlassmanagement ist er an der Erstellung und Umsetzung des Entlassplans maßgeblich beteiligt.

Kurzzeitpflege (§ 42 SGV XI)
Pflegebedürftigen, die eine vollstationäre Pflege im Anschluss an einen Krankenhausaufenthalt benötigen, steht die Kurzzeitpflege zur Verfügung; zum Beispiel zur Überbrückung, wenn der Übergang in die häusliche Pflege geregelt werden muss. Die Kurzzeitpflege erfolgt in vollstationären Einrichtungen (z. B. auch in stationären Vorsorge- oder Rehabilitationseinrichtungen), die Kosten werden von den Pflegekassen getragen.

Häusliche Krankenpflege/ambulanter Pflegedienst (§ 37 SGB V)
Die häusliche Krankenpflege umfasst die Grund- und Behandlungspflege sowie die hauswirtschaftliche Versorgung im häuslichen Umfeld. Dazu gehört auch die Hilfe bei Arzneimitteleinnahme oder parenterale Applikation (z. B. Insulin). Sie wird je nach Situation von Pflegekassen oder Krankenkassen getragen. Im Rahmen des Entlassmanagements besteht die Möglichkeit, die häusliche Krankenpflege durch den behandelnden Arzt des Krankenhauses bis zu 3 Tagen zu verordnen. In diesem Rahmen ist auch die Mitgabe der Medikation bei Entlassung gestattet.

Rehabilitation (§ 40 SGB V)
Ziel der Rehabilitation nach einem Krankenhausaufenthalt ist es, die Leistungsfähigkeit des Patienten wiederherzustellen, sodass er im Alltagsleben so gut wie möglich selbstständig zurechtkommt. Neben frühzeitiger und regelmäßiger Behandlung können gezielte Ernährung, individuelle Bewegungstherapie und Entspannungsübungen den Krankheitsverlauf verbessern und somit mögliche Langzeitfolgen abmildern, Rückfälle vermeiden oder Verschlechterung des Gesamtzustands verhindern.

Literatur

[1] Rahmenvertrag über ein Entlassmanagement beim Übergang in die Versorgung nach Krankenhausbehandlung nach § 39 Abs. 1a S. 9 SGB V, 2018

[2] Gesundheit Bf. Entlassmanagement. www.bundesgesundheitsministerium.de/service/begriffe-von-a-z/e/entlassmanagement.html (Zugriff 23.03.2020)

[3] G-BA. Richtlinie des Gemeinsamen Bundesausschusses über die Verordnung von Arzneimitteln in der vertragsärztlichen Versorgung – Arzneimittel Richtlinie, 2020

[4] Schulz C, Fischer A, Vogt W, Leichenberg K, Warnke U, Liekweg A, et al. Clinical pharmacy services in Germany: a national survey. European Journal of Hospital Pharmacy; ejhpharm-2019–001973, 2019

[5] Stegemann M, Hagel S, Lehmann C. Antibiotikatherapie (2): Ambulante parenterale Gabe. Dtsch Arztebl International; 116(29–30): 14, 2019

[6] n Norris AH, Shrestha NK, Allison GM, Keller SC, Bhavan KP, Zurlo JJ, et al. 2018 Infectious Diseases Society of America Clinical Practice Guideline for the Management of Outpatient Parenteral Antimicrobial Therapya. Clinical Infectious Diseases; 68(1):e1-e35, 2019

[7] Chung EK, Beeler CB, Muloma EW, Osterholzer D, Damer KM, Erdman SM. Development and implementation of a pharmacist-managed outpatient parenteral antimicrobial therapy program. American Journal of Health-System Pharmacy; 73(1):e24-e33, 2016

[8] Kassenärztliche Bundesvereinigung. Information für Patienten – Muster des BMP 2018. www.kbv.de/html/medikationsplan.php. Stand: 01.07.2018

[9] ©DAP Deutsches Apotheken Portal, Arbeitshilfe Entlassmanagement

6 Umgang mit UAW und Medikationsfehlern

Dr. rer. nat. Insa Gross, Andreas Fischer MSc

Tools für die Kausalitätsbewertung: TRIP- Konzept und WHO-UMC-System ... 55 | Informationsquellen zum Thema Unerwünschte Arzneimittelwirkung ... 57 | Management von Unerwünschten Arzneimittelwirkungen ... 58 | Meldepflicht: UAW und Medikationsfehler ... 59

Etwa 6,5–11,6 % der Vorstellungen von Patienten in Notaufnahmen sind UAW-bedingt, häufig folgt insbesondere bei älteren Patienten eine stationäre Weiterbehandlung [1]. Aber auch im Laufe einer stationären Behandlung spielen UAW eine Rolle. Stationsapotheker sind häufig Ansprechpartner, wenn medikamentöse Ursachen für eine Symptomatik gesucht werden.

Die besondere Schwierigkeit bei der Bewertung von UAW besteht darin, Krankheitssymptome von UAW-bedingten Symptomen zu unterscheiden. Viele UAW äußern sich unspezifisch, z. B. durch Übelkeit oder Schwindel. Somit besteht das Risiko einer Fehldeutung in beide Richtungen. Die Kausalitätsbewertung sollte anhand eines etablierten Assessment-Tools wie dem WHO-UMC-System erfolgen (▸ Kap. 6.1) [7].

Definition Nebenwirkung

Nebenwirkungen, syn. **unerwünschte Arzneimittelwirkungen** (UAW) [4], sind bei Arzneimitteln, die zur Anwendung beim Menschen bestimmt sind, schädliche und unbeabsichtigte Reaktionen auf das Arzneimittel. Dabei ist zwischen folgenden Nebenwirkungen zu unterscheiden:

- Bei bestimmungsgemäßem Gebrauch,
- in Folge eines Medikationsfehlers,
- in Folge von Missbrauch oder beruflicher Exposition.

Diese Definition entspricht inhaltlich der Richtlinie 2001/83/EG, dem deutschen AMG und den von der EMA verwendeten Begriffen „adverse reaction", „adverse drug reaction" (ADR) und [...] „adverse effect".

Die Häufigkeit des Auftretens bekannter UAW wird EU-einheitlich in Kategorien sowohl in Worten als auch Zahlen angegeben (▸ Kasten „Kategorien zur Darstellung der Häufigkeit von UAW"). Diese Kategorien sind Grundlage der Angaben in den Beipackzetteln, Fachinformationen und der Literatur. Die Angabe „nicht bekannt" kann, insbesondere von Laien, bei der Interpretation von Gebrauchsinformationen dahingehend fehlinterpretiert werden, dass diese UAW nicht auftreten.

Kategorien zur Darstellung der Häufigkeit von UAW. Nach [3]

sehr häufig:	kann mehr als 1 von 10 Behandelten betreffen
häufig:	kann bis zu 1 von 10 Behandelten betreffen
gelegentlich:	kann bis zu 1 von 100 Behandelten betreffen
selten:	kann bis zu 1 von 1 000 Behandelten betreffen
sehr selten:	kann bis zu 1 von 10 000 Behandelten betreffen
nicht bekannt:	Häufigkeit auf Grundlage der verfügbaren Daten nicht abschätzbar

Bei neu zugelassenen Arzneimitteln ist die Datenlage sowohl zur Art als auch zur Wahrscheinlichkeit des Eintretens der UAW noch unvollständig. Die Faustregel „Rule of Three" besagt, dass zur Detektion einer UAW hinsichtlich ihrer Häufigkeit die dreifache Anzahl von Patienten behandelt werden muss [2]. Durch UAW-Meldungen nach der Zulassung werden Angaben zur Häufigkeit durch Anpassung an die Datenlage zunehmend aussagekräftiger. Dies betont die Wichtigkeit der Meldung von UAW an die zuständigen Stellen (▸ Kap. 6.4).

§ 4 Absatz 13 des AMG formuliert, welche UAW als schwerwiegend einzustufen sind: „Schwerwiegende Nebenwirkungen sind Nebenwirkungen, die tödlich oder lebensbedrohend sind, eine stationäre Behandlung oder Verlängerung einer stationären Behandlung erforderlich machen, zu bleibender oder schwerwiegender Behinderung, Invalidität, kongenitalen Anomalien oder Geburtsfehlern führen."

Stationsapotheker können im Klinikalltag helfen, UAW als solche zu identifizieren und Hilfestellung für das Management geben. In den Notfallaufnahmen können sie das Bewusstsein für den möglichen Zusammenhang von Symptomen und Arzneimitteleinnahme schärfen und auf eine zeitnahe Erhebung der Arzneimittelanamnese hinwirken bzw. diese selbst durchführen.

6.1 Tools für die Kausalitätsbewertung: TRIP- Konzept und WHO-UMC-System

Wird eine UAW vermutet, ist zunächst eine genaue Abklärung der Arzneimitteleinnahme und der korrekten Anwendung notwendig. Viele Nebenwirkungen sind dosisabhängig oder können bei falscher Anwendung auftreten wie z. B. das Red-Man-Syndrom bei der zu schnellen Infusion von Vancomycin. Wichtig sind außerdem eine genaue Beschreibung der Symptome, der zeitliche Zusammenhang zur Arzneimitteleinnahme, aussagekräftige Laborwerte und die Frage nach der weiteren Medikation einschließlich Selbstmedikation des Patienten (▸ Kap. 2).

In der Theorie werden UAW nach verschiedenen Gesichtspunkten weiter unterteilt, z. B. Vorhersehbarkeit aufgrund der pharmakodynamischen Wirkung, Dosisabhängigkeit oder individuellem, nicht vorhersehbarem Auftreten. Dazu sei an dieser Stelle auf die Lehrbücher der Pharmakologie verwiesen.

Zur Erfassung der relevanten Parameter eines UAW-Verdachtsfalls kann das in Großbritannien gebräuchliche TRIP-System genutzt werden [5] (◘ Tab. 6.1).

Tab. 6.1 TRIP-System zur Erfassung der relevanten Informationen für die Kausalitätsbewertung. Nach [1, 5]

	Parameter	Fragen zur Erfassung
T	Timing	▪ Wann wurde das Arzneimittel (erstmalig) eingenommen? Wann sind die Symptome aufgetreten und legt der Zeitpunkt einen Zusammenhang nahe? ▪ Manche Symptome (z. B. Anaphylaxie) treten unmittelbar auf, andere erst nach längerer Zeit (z. B. extrapyramidalmotorische Störungen nach längerer Einnahme von Neuroleptika).
R	Recovery (Erholung)	▪ Wurde das Arzneimittel in Folge der Symptomatik abgesetzt? Seit Wann? Hat sich die Symptomatik daraufhin verbessert und, falls ja, nach welcher Zeitspanne (engl. *de-challenge*)? ▪ Eine plausible zeitliche Abfolge stärkt die Annahme einer Kausalität. ▪ Wurden die Symptome behandelt, und war die Behandlung wirksam? ▪ Beispiel: Besserung extrapyramidalmotorischer Störungen durch Einnahme von Metoclopramid unter symptomatischer Behandlung mit Biperiden.
I	Independent Evidence (unabhängige Evidenz)	▪ Gibt es veränderte Laborwerte (z. B. eGFR, gGT, AST, ALT [1])? ▪ Wurde eine Plasmaspiegelbestimmung durchgeführt? ▪ Sind andere Ursachen für die Symptomatik denkbar? ▪ Wurde das Arzneimittel erneut appliziert und trat daraufhin die Symptomatik wieder auf (engl. *re-challenge*)? ▪ Ein erneutes Auftreten nach re-challenge ist ein starker Hinweis auf eine Kausalität, kann jedoch ggf. aus ethischen Gründen problematisch sein.
P	Predictability (Vorhersehbarkeit)	▪ Ist die Symptomatik für das betreffende Arzneimittel bekannt? Daten dazu finden sich in der Fachinformation und in weiteren Quellen (Tab. 6.2).

Je nachdem, wie diese Fragen beantwortet werden, kann der Kausalzusammenhang gemäß der WHO-UMC-Methode als sicher, wahrscheinlich, möglich, unwahrscheinlich oder nicht klassifizierbar eingestuft werden. Um den Zusammenhang als „sicher" einstufen zu können, müssen viele Kriterien zutreffen:

- abweichendes Labor- oder Testergebnis mit plausiblem zeitlichem Zusammenhang zur Einnahme vorhanden,
- fehlende Erklärungsmöglichkeit durch eine Erkrankung oder andere Medikamente,
- plausible Reaktion auf das Absetzen (de-challenge) und, wenn notwendig, das erneute Ansetzen (re-challenge),
- Ereignis definitiv pharmakologisch oder phänomenologisch erklärbar.

In der Praxis kommt es am häufigsten zur Einstufung in die Kategorien „wahrscheinlich" und „möglich". Ein standardisiertes Kausalitäts-Assessment kann somit zu einer besseren Übereinstimmung der Bewertung durch die Beteiligten führen, kann aber letztlich keinen abschließenden Beweis liefern [7].

6.2 Informationsquellen zum Thema Unerwünschte Arzneimittelwirkung

Ausgangspunkt einer Recherche zu UAW ist in der Regel die Fachinformation. Dabei sollte nicht nur der Abschnitt 4.8 Nebenwirkungen betrachtet werden – auch in den Abschnitten 4.3 Gegenanzeigen und 4.4 Besondere Warnhinweise und Vorsichtsmaßnahmen für die Anwendung können relevante Informationen enthalten sein.

Die Recherche in weiteren Quellen ist zu empfehlen, insbesondere bei neu zugelassenen Arzneimitteln und solchen, die unter besonderer Überwachung stehen (▼ „schwarzes Dreieck"). Eine Auswahl von Quellen ist in ◘ Tab. 6.2 dargestellt.

Zu manchen der als Klasseneffekte bekannten Nebenwirkungen stehen in den o. g. Quellen vergleichende Übersichten zur Verfügung. Solche Tabellen erleichtern die Wirkstoffauswahl, wenn die Therapie mit einer Substanz dieser Wirkstoffklasse aus therapeutischer Sicht nicht verzichtbar ist, eine bestimmte Nebenwirkung für den individuellen Patienten aber problematisch ist. Ein Beispiel wäre hier die Auswahl eines atypischen Neuroleptikums mit möglichst gering ausgeprägter Gewichtszunahme bei einem Diabetespatienten.

◘ **Tab. 6.2** Datenquellen und Printmedien zur Recherche unerwünschter Arzneimittelwirkungen (Auswahl). Sofern nicht anders gekennzeichnet, sind die Quellen kostenpflichtig.

Quelle	Herausgeber, Kommentar
ABDA-Artikelstamm Arzneimittelinformationssystem der Klinikapotheke	ABDATA, Modul Wirkstoffdossiers
AHFS Clinical Drug Information www.ahfsdruginformation.com/	ASHP (American Society of Hospital Pharmacists)
Arzneitelegramm-Datenbank www.arzneitelegramm.de	A. T. I. Arzneimittelinformation Berlin GmbH, Login erforderlich, Daten der Fachinformationen, aus dem Meldewesen und eigenen Recherchen
Clinicalpharmacology www.clinicalpharmacology.com	Elsevier-Verlag, Monografiedatenbank
DrugInformer www.druginformer.com	US-Datenbank (kostenlos), enthält FDA-Meldungen und Berichte aus sozialen Medien (z. B. Facebook, Twitter)
EMA www.adrreports.eu/de/	EudraVigilance, europaweite Übersicht der den Behörden gemeldeten Verdachtsfälle (kostenlos)
Lexicomp® www.lexi.com	Wolters Kluwer-Verlag, kostenpflichtige Monografiedatenbank
Micromedex® www.micromedexsolutions.com	IBM, kostenpflichtige Monografiedatenbank
Pubmed/Medline www.ncbi.nlm.nih.gov/pubmed/	Suche nach Fallberichten (kostenlos)

Tab. 6.2 Datenquellen und Printmedien zur Recherche unerwünschter Arzneimittelwirkungen (Auswahl). Sofern nicht anders gekennzeichnet, sind die Quellen kostenpflichtig.

Quelle	Herausgeber, Kommentar
UpToDate www.uptodate.com	Wolters Kluwer-Verlag, inkl. Basisversion Lexicomp, kostenpflichtige Sekundärliteraturquelle
Auch im Printformat verfügbare Datenquellen	
Drug Facts and Comparisons	Lippincott Williams & Wilkins Verlag: Vergleichende Übersichten diverser Daten zu Wirkstoffklassen, auch zu UAW
AHFS Drug Information	ASHP (American Society of Hospital Pharmacists)
Martindale: The Complete Drug Reference	Brayfield A, Verlag Pharmaceutical Press

6.3 Management von Unerwünschten Arzneimittelwirkungen

Hat sich der Verdacht auf eine UAW bestätigt, stellt sich im Folgenden die Frage des adäquaten Managements. Es kommen verschiedene Maßnahmen in Frage:

Handelt es sich um ein verzichtbares AM? Das Arzneimittel wird abgesetzt bzw. nicht wieder angesetzt. Die UAW sollte dokumentiert werden und der Patient informiert werden, sodass eine erneute Einnahme zukünftig vermieden werden kann.

Ist eine Dosisreduktion oder ein vorrübergehendes Pausieren mit Re-Challenge möglich? Wie bereits erwähnt, sind UAW häufig dosisabhängig. Ist die Therapie zwingend erforderlich, kann die erneute Verordnung in reduzierter Dosis versucht werden, z. B. bei Schwindel und Hypotonie infolge einer zu hohen Dosierung von Blutdrucksenkern. Bei Elektrolytstörungen unter Diuretikatherapie werden diese häufig zunächst pausiert und in der Folge reevaluiert.

Gibt es ein alternatives Arzneimittel? Besonders bei Reizhusten unter Anwendung von ACE-Hemmern kann beispielsweise auf Angiotensinrezeptor-Antagonisten als alternatives Arzenimittel zurückgegriffen werden.

Ist eine Prophylaxe bei absehbaren UAW möglich? Der Patient sollte eingehend aufgeklärt werden über mögliche Stand-By-Therapien, bzw. bei welchen Symptomen eine unmittelbare Vorstellung bei einem Arzt oder im Krankenhaus erforderlich ist (Bsp. Fieber, Schüttelfrost, Halsschmerzen, Schluckbeschwerden unter Einnahme von Metamizol, schwere Durchfälle bei Kinase-Inhibitoren).

Gibt es eine Begleittherapie zur Symptomvermeidung oder -linderung? Wenn das Arzneimittel unverzichtbar ist, sollte eine adäquate Begleittherapie verordnet werden. Für viele Chemotherapeutika sind solche Begleittherapien fester Bestandteil der Behandlungsregime bzw. der Zulassung. Eine Unterlassung wäre in diesem Fall ein Medikationsfehler.

Dokumentation von UAW

- In der Patientenakte,
- im Bundeseinheitlichen Medikationsplan (BMP),
- im Entlassbrief,
- bei Allergien: Allergiepass anlegen bzw. ergänzen.

Darüber hinaus ist für eine ausreichende Dokumentation zu sorgen.

6.4 Meldepflicht: UAW und Medikationsfehler

Sowohl Ärzte als auch Apotheker sind gem. Berufsordnung zur Meldung von UAW verpflichtet, die Spontanmelderate ist jedoch gering [8]. Dafür sind verschiedenste Ursachen denkbar – Zeitmangel ist sicherlich einer davon – oder die Annahme, dass Meldungen zu bereits bekannten UAW nicht mehr notwendig sind [8]. Ziel der UAW-Berichte sind jedoch neben der Identifikation von neu aufgetretenen UAW auch die regelmäßige Neubewertung der Häufigkeit einer bereits bekannten UAW. Erst Neubewertungen können zur Einleitung von Risikobewertungsverfahren mit der möglichen Folge der Änderung von Fachinformationen und Beipackzetteln, des Ruhens oder der Rücknahme von Zulassungen führen. Beispiele hierfür sind die Auflage zur Ergänzung der Fachinformationen schöllkrauthaltiger Arzneimittel um Hinweise zur Lebertoxizität und das Ruhen der Zulassung von Tetrazepam-haltigen Arzneimitteln [9].

Gemeldet werden sollten insbesondere [6]

- Nebenwirkungen, die nicht in der Produktinformation aufgeführt sind oder die in ihrer Schwere oder Häufigkeit die Angaben der Produktinformation übertreffen,
- schwerwiegende UAW (s. o.) und
- UAW von mit dem schwarzen Dreieck gekennzeichneten Arzneimitteln.

Der Bericht von Nebenwirkungen z. B. über www.abda.de an die Arzneimittelkommission der deutschen Apotheker (AMK) ist ein integraler Bestandteil des Pharmakovigilanzsystems. Apotheker sollten sich dieser Aufgabe besonders verpflichtet fühlen.

Literatur

[1] Schurig AM et al. Adverse drug reactions (ADR) and emergencies – the prevalence of suspected ADR in four emergency departments in Germany. Dtsch Arztebl Int, 115: 251–258, 2018

[2] Freigofas J. Pharmakovigilanz – erhöhte Aufmerksamkeit auf dem Arzneimittelmarkt. PZ Prisma, 24: 138–144, 2016

[3] Bekanntmachung von Empfehlungen zur Gestaltung von Packungsbeilagen nach § 11 des Arzneimittelgesetzes (AMG) für Humanarzneimittel (gemäß § 77 Abs. 1 AMG) und zu den Anforderungen von § 22 Absatz 7 Satz 2 AMG (Überprüfung der Verständlichkeit von Packungsbeilagen), BfArM vom 14. April, 2015

[4] Aly AF. Arzneiverordnung in der Praxis, Themenheft Arzneimitteltherapiesicherheit (42) 3: 99–103, 2015

[5] www.medicineslearningportal.org/2015/07/assessing-causality.html (Zugriff 03.04.2020)

[6] Nebenwirkungen melden – Ein Leitfaden für Ärzte. www.akdae.de (Zugriff 05.02.2020)

6

[7] The use of the WHO-UMC system for standardised case causality assessment. www.who-umc.org (Zugriff 27.11.2019)

[8] Bulletin zur Arzneimittelsicherheit Ausgabe Nr. 4 (2018): Weltweiter Aufruf zur Meldung von Verdachtsfällen von Nebenwirkungen. www.bfarm.de (Zugriff 02.04.2020)

[9] www.bfarm.de/DE/Arzneimittel/Pharmakovigilanz/Risikoinformationen/Risikobewertungsverfahren (Zugriff 04.03.2020)

7 Rechtliche Grundlagen der Arzneimittelauswahl im Krankenhaus

Dr. rer. nat. Insa Gross, Andreas Fischer MSc

Zugelassene Arzneimitteltherapie und Kostenerstattung ... 62 | Off-Label-Use ... 63 | Import-Arzneimittel nach §73 Abs. 3 AMG ... 63 | Individueller Heilversuch (Named-Patient) und Härtefallprogramme (Compassionate Use Program/Expanded Access Program) ... 64 | Arzneimittelanwendung bei Kindern ... 64 | Arzneimittel zur Behandlung seltener Erkrankungen (Orphan Drugs) ... 66

Die Auswahl der Arzneimittel im Krankenhaus erfolgt primär evidenz-basiert und sekundär nach wirtschaftlichen Gesichtspunkten. In der **Hausliste** des Krankenhauses wird festgelegt, welche Arzneimittel eingesetzt und vorrätig gehalten werden. Dabei ist entscheidend, ob ein Arzneimittel für eine Indikation zugelassen ist. Die Zulassung umfasst dabei auch die Dosierung, Applikationsart und Kontraindikationen sowie die Beschränkung auf bestimmte Personengruppen. Diese Informationen sind in der Fachinformation zusammengefasst und im Zulassungsverfahren durch die European Medicine Agency (EMA) oder das Bundesinstitut für Arzneimittel und Medizinprodukte (BfArM) konsentiert.

Für häufige Erkrankungen steht eine große Anzahl dafür zugelassener Arzneimittel zur Verfügung, während die Auswahl für eine ganze Reihe seltener Erkrankungen deutlich eingeschränkt ist. Klinische Studien in diesen Gebieten führen dabei nicht automatisch zu einer Erweiterung der Zulassung. Das gleiche gilt auch für bestimmte Patientengruppen. Insbesondere für Kinder ist die Arzneimittelauswahl deutlich schwieriger, da für viele Indikationen umfassende Studien und damit auch zugelassene Arzneimittel fehlen.

Ein beachtenswerter Aspekt bei der Auswahl der Arzneimitteltherapie ergibt sich aus den Ausschlusskriterien in klinischen Studien, die sich dann in der Zulassung wiederfinden. Stringente Einschlusskriterien für Studien sind sinnvoll, um eine klare Wirkung des Arzneimittels zu zeigen. Sie führen nach der Zulassung jedoch zu Schwierigkeiten, wenn bestimmte Patientengruppen formell durch eine Kontraindikation ausgeschlossen sind. Gerade Patienten mit stark eingeschränkter Nieren- oder Leberfunktion sind in Studien häufig nicht eingeschlossen, und Nutzen und Risiko für diese Patienten wird meistens erst einige Jahre nach Markeinführung sichtbar. Eine besondere Patientengruppe, die in klinischen Studien nicht erfasst wird, sind Schwangere und Stillende. Daten zu neuen Arzneimitteln in diesen Patientengruppen entstehen nur sehr langsam und werden im Rahmen der Zulassung nicht erfasst.

Die Grundlage bei der Auswahl von Arzneimitteln bilden zunächst die Zulassungsdaten, deren Umfang allerdings mitunter bei weitem nicht zur umfassenden klinisch-pharmazeutischen Betreuung von Patienten ausreicht. Für Apotheker sind neben der Zulassung und der klinischen Evidenz auch rechtliche Kenntnisse, Erstattungsaspekte und die Notwendigkeit der Patientenaufklärung bei der Anwendung von Arzneimitteln außerhalb der Zulassung Gegenstand der täglichen Arbeit.

7.1 Zugelassene Arzneimitteltherapie und Kostenerstattung

Die Erstattung der Arzneimitteltherapie erfolgt im Krankenhaus im Rahmen der Diagnosis Related Groups (DRG). Die Kosten für die Arzneimitteltherapie sind in den Fallpauschalen der DRG enthalten, und nur in Ausnahmefällen können zusätzliche Kosten geltend gemacht werden. Besonders kostenintensive oder neue, noch nicht im DRG-System berücksichtigte Leistungen (Arzneimittel und Prozeduren) sind als **Zusatzentgelte (ZE)** und **Neue Untersuchungs- und Behandlungsmethoden (NUB)** abgebildet. Bei den ZE unterscheidet man zwischen bewerteten und krankenhaus-individuell zu verhandelnden ZE. Die Vergütung der bewerteten ZE wird vom Institut für das Entgeltsystem im Krankenhaus (InEK) jährlich festgelegt, währenddessen bei den krankenhausindividuellen ZE die Vergütung mit den Kostenträgern vereinbart wird.

NUB müssen jedes Jahr neu beim InEK beantragt werden. Je nach Prüfergebnis erfolgt durch das InEK eine Einteilung in vier Kategorien (Status 1–4). Mit Status 1 bezeichnete NUB erfüllen die notwendigen Voraussetzungen, um ein krankenhausindividuelles Entgelt vereinbaren zu können.

Bei Status 2 sind die Kriterien für eine NUB-Vereinbarung nicht erfüllt. Der Status 3 wird vergeben, wenn der Antrag nicht innerhalb der festgesetzten Frist bearbeitet werden konnte. Mit Status 4 werden solche NUB gekennzeichnet, bei denen Informationen unplausibel oder nicht nachvollziehbar waren; diese sind damit auch nicht verhandelbar. Prinzipiell sind nur in Deutschland zugelassene Therapien als NUB verhandel- und damit auch erstattbar.

Nach der Zulassung durch die EMA oder das BfArM erfolgt die Nutzenbewertung (§ 35a SGB V) von neuen Arzneimitteln durch den Gemeinsamen Bundesausschuss (G-BA). Dabei erfolgt eine Abwägung des medizinischen Zusatznutzens im Verhältnis zu zweckmäßigen Vergleichstherapien als auch der Therapiekosten. Eine Bewertung findet innerhalb der ersten 3 Monate nach Markteinführung statt, wobei festgelegt wird, ob ein quantifizierbarer Zusatznutzen zu etablierten Therapien besteht und damit eine Kostenübernahme durch die gesetzliche Krankenversicherung (GKV) empfohlen wird. Der G-BA kann für die Nutzenbewertung das Institut für Qualität und Wirtschaftlichkeit im Gesundheitswesen (IQWIG) oder Dritte beauftragen [1].

Damit im ambulanten Bereich die Arzneimittelkosten von den Kassen übernommen werden, müssen sie der Zulassung entsprechend angewendet werden. Vordergründig sind in der stationären Versorgung die rechtlichen Grundlagen für eine Verschreibung im ambulanten Bereich kein Kriterium für die Auswahl der Arzneimittel. Jedoch sollten die gesetzlichen Vorgaben für die Verordnung im ambulanten Bereich bei der Auswahl mitberücksichtigt werden, um eine nahtlose Fortführung der Therapie nach Entlassung zu gewährleisten. Hier gilt nach § 12 SGB V das Wirtschaftlichkeitsgebot, das festlegt, dass die Leistungen und damit auch die Arzneimitteltherapie ausreichend, zweckmäßig und wirtschaftlich sein müssen. Es gilt auch § 115c SGB V, der die Fortsetzung der Arzneimitteltherapie nach Krankenhausbehandlung regelt und ebenfalls die Verpflichtung zur zweckmäßigen und wirtschaftlichen Verordnung bei Entlassung enthält.

7.2 Off-Label-Use

Die Nutzung eines zugelassenen Arzneimittels außerhalb der genehmigten Anwendungsgebiete wird als **Off-Label-Use** bezeichnet [2]. Dazu gehören neben der Indikation auch die Patientengruppe und die Art der Anwendung. Die zulassungsüberschreitende Anwendung von Arzneimitteln (§ 35c SGB V) außerhalb klinischer Studien ist unter bestimmten Umständen möglich. Ärzte müssen dabei entscheiden, in welchem Rahmen eine nicht zugelassene Arzneimitteltherapie vertretbar ist. Neben der klinischen Nutzen-Risiko-Abwägung ist auch die Aufklärung des Patienten zwingend notwendig, die für Off-Label-Use in den Krankenakten dokumentiert werden sollte.

Ein möglicher Anlass für einen Off-Label-Use kann auch die verzögerte Aktualisierung der Zulassung nach neuen wissenschaftlichen Erkenntnissen und Studienergebnissen sein. Die Entscheidung eines pharmazeutischen Unternehmens, eine Zulassungserweiterung zu beantragen, wird meist nach betriebswirtschaftlichen Erwägungen getroffen und erfolgt somit nicht in jedem Fall.

Eine Kostenerstattung im Rahmen eines Off-Label-Use durch die Krankenkassen erfolgt nur in Einzelfällen. Da diese Problematik in den letzten Jahren zugenommen hat, hat das Bundesministerium für Gesundheit (BMG) hierfür eine **Expertengruppe Off-Label** einberufen (§ 35c Abs. 1 SGB V). Diese bewertet die Arzneimittel und den Umfang der Anwendung entsprechend. Eine positive Bewertung ist in der Anlage VI der Arzneimittelrichtlinie hinterlegt und erlaubt die Verordnung und Kostenerstattung durch die GKV [3].

Neben dem Aspekt der Kostenerstattung gehen auch haftungsrechtliche Fragen bei Auftreten eines Schadens, der möglicherweise durch eine Arzneimitteltherapie verursacht wurde, in die Entscheidung zur Off-Label-Anwendung mit ein. Entsteht ein Schaden bei der Anwendung innerhalb der Zulassung, liegt das Haftungsrecht bei dem pharmazeutischen Unternehmen. Wird das Arzneimittel außerhalb der Zulassung angewendet, geht die Haftung auf den behandelnden Arzt und das Krankenhaus über. Die Aufklärung des Patienten zum Off-Label-Use hat somit eine weitreichende Bedeutung.

7.3 Import-Arzneimittel nach § 73 Abs. 3 AMG

Die Anwendung eines **Import-Arzneimittels** nach § 73 Abs. 3 AMG ist zulässig, wenn kein im Geltungsbereich zugelassenes Arzneimittel zur Verfügung steht und die Notwendigkeit für eine Therapie besteht. Die Anwendung eines nicht zugelassenen Arzneimittels wird auch als „unlicensed use“ in Abgrenzung zum „Off-Label-Use“ bezeichnet. Dies kann zum Beispiel der Fall sein, wenn ein neuer Wirkstoff eine Zulassung außerhalb Europas bekommt, das Zulassungsverfahren der europäischen oder nationalen Behörden aber noch nicht abgeschlossen ist. Dabei kann es durchaus zu unterschiedlichen Anforderungen der Behörden im Rahmen des Verfahrens und damit zu größeren zeitlichen Unterschieden kommen. Strategische und kommerzielle Aspekte spielen bei den pharmazeutischen Unternehmen auch hier eine wesentliche Rolle. Bei innovativen Arzneimitteln ist der Import damit meistens zeitlich begrenzt, bei Arzneimitteln ohne kommerzielles Potenzial kann der Import eine dauerhafte Lösung sein. Bei Lieferschwierigkeiten von in Deutschland zugelassenen Arzneimitteln kann der Import nötig sein, wenn aktuell keine Produkte verfügbar sind.

Die Anwendung von Importarzneimitteln nach § 73 Abs. 3 AMG ist in jedem Fall eine Einzelfallentscheidung durch den anordnenden oder verschreibenden Arzt. Neben der Aufklärung zur Anwendung des Import-Arzneimittels sollte im Vorfeld die Kostenübernahme durch die Krankenkasse geklärt werden, da es sich gerade bei innovativen Arzneimitteln meist um sehr teure Arzneimittel handelt.

7.4 Individueller Heilversuch (Named-Patient) und Härtefallprogramme (Compassionate Use Program/Expanded Access Program)

Für Patienten, die an Erkrankungen leiden, für die es keine zugelassenen Arzneimittel gibt oder die verfügbaren Therapien keine Behandlungsoption darstellen, kann der Einschluss in eine klinische Studie eine Möglichkeit zur Versorgung der Patienten sein. Weiterhin kann man versuchen, Patienten im Rahmen eines individuellen Heilversuchs (Named-Patient) oder eines Härtefallprogramms zu behandeln.

Die Entscheidung zu einem **individuellen Heilversuch** obliegt dem Arzt im Rahmen seiner Therapiefreiheit [4]. Nach sorgfältiger Nutzen-Risiko-Abwägung und Aufklärung des Patienten kann der Heilversuch unternommen werden, explizite gesetzliche Regelungen dafür gibt es nicht. Die rechtlichen Normen wie zum Beispiel das AMG haben weiterhin Bestand. Die Entscheidung, das nicht zugelassene Arzneimittel für den Heilversuch zur Verfügung zu stellen, obliegt dem pharmazeutischen Hersteller. Mögliche Kosten und deren Übernahme müssen in jedem Fall mit allen Beteiligten geklärt werden.

Die grundsätzlichen Anforderungen für die Teilnahme an einem **Härtefallprogramm** sind gesetzlich geregelt (§ 21 AMG) und gelten für ausgewählte Patientengruppen. Dabei muss sichergestellt sein, dass keine zufriedenstellenden Alternativen zur Behandlung von lebensbedrohlichen Krankheiten oder Krankheiten, die zu einer schweren Behinderung führen, verfügbar sind. Die betreffenden Arzneimittel sind entweder in klinischer Prüfung oder im Prozess der Zulassung und werden kostenlos durch das pharmazeutische Unternehmen zur Verfügung gestellt. Die in Deutschland registrierten Härtefallprogramme und Kontaktdaten der Unternehmen sind online über das BfArM verfügbar.

Beispiele dafür sind die Therapie der SARS-CoV-2 Infektion mit Remdesivir und die Dreifachtherapie mit **Elexacaftor/Tezacaftor/Ivacaftor** bei bestimmten Mukoviszidose-Patienten bis ihrer Zulassung im Jahr 2020 oder aktuell Risdiplam bei spinaler Muskelatrophie [5].

7.5 Arzneimittelanwendung bei Kindern

Die Anwendung von Arzneimitteln innerhalb der Zulassung ist bei Kindern eine besondere Herausforderung. Da viele Arzneimittel initial nicht in klinischen Studien bei Kindern überprüft wurden, sind die Möglichkeiten der Therapie mit zugelassenen Arzneimitteln eingeschränkt. Selbst wenn klinische Studien die sichere und effektive Anwendung von Arzneimitteln bei Kindern gezeigt haben, geht dies häufig nicht in die Zulassung ein. Nur ein sehr kleiner Anteil von Arzneimitteln hat eine Zulassung für Kinder. Der Verband der forschenden Pharma-Unternehmen (VFA) listet 502 Arzneimittel, die seit 2001 eine Zulassung oder Zulassungserweiterung für Kinder und Jugendliche erhalten haben [6].

Tab. 7.1 Informationsquellen zur Anwendung von Arzneimitteln bei Kindern und Jugendlichen

Quelle	Herausgeber, Kommentar
Jaffan-Kolb L, Erdmann H. Pädiatrische Dosistabellen, Dosierung kinderärztlich verordneter Arzneimittel, 16. Aufl., Wissenschaftliche Verlagsgesellschaft Stuttgart, 2021	Deutsches Standardwerk mit Arzneimittelmonografien zur Indikation, Dosierung, Hinweisen und Kontraindikationen
PÄD i. v.	Deutsches Standardwerk mit Arzneimittelmonografien zur intravenösen Applikation in der Pädiatrie (Hrsg. Arbeitsgruppe Pädiatrie in der ADKA www.adka-aminfo.de/)
DGPI Handbuch, Infektionen bei Kindern und Jugendlichen, 7. Aufl., Thieme Verlag, 2018	Umfassendes Überblickswerk zu organbezogenen, speziellen und erregerbezogenen Infektionskrankheiten und deren Therapie in der Pädiatrie (Hrsg. Deutsche Gesellschaft für Pädiatrische Infektiologie)
British National Formulary for Children (BNFc), 2020 (www.about.medicinescomplete.com/)	Arzneimittelmonografien zu Indikationen, Dosierung etc. der jeweiligen Altersgruppe und Therapierichtlinien und -standards für UK
Paediatric Formulary, 1. elektronische Auflage, 2020 (www.cms.ubqo.com/public/d2595446-ce3c-47ff-9dcc-63167d9f4b80)	Arzneimittelmonografien zu Indikationen, Dosierung etc. der jeweiligen Altersgruppe (Hrsg. Evelina London Children's Healthcare, London)
UpToDate: Drug Information Lexicomp®, 2020 (www.uptodate.com)	Indikationsbezogene Dosisangaben bei Kindern, spezielle Hinweise bei Dosierungsänderungen bei Leber-, Nierenfunktionseinschränkung und Nierenersatzverfahren

Die Durchführung von klinischen Studien bei Kindern ist zusätzlich erschwert. Zum einen stellen Kinder eine sehr heterogene Patientengruppe dar; allein das Gewicht schwankt von weniger als einem Kilo für Frühgeborene bis hin zu Jugendlichen mit einem Körpergewicht im Erwachsenenbereich. Neben dem sich ändernden Gewicht und Verteilungsvolumen kommen sich ändernde Organfunktionen hinzu. Zum anderen treten bestimmte Krankheitsbilder seltener auf und die Präsentation der Krankheitsverläufe entspricht nicht immer denen bei Erwachsenen. Der Einschluss von Kindern in klinische Studien ist problematisch, da nicht nur die Eltern, sondern auch die Kinder je nach Alter die Zustimmung zur Teilnahme geben müssen. Aufklärung und altersgerechte Patienteninformation spielen hier eine wichtige Rolle [7].

Häufig fehlen passende Darreichungsformen für Kinder. Hier kann der Apotheker sowohl Ärzte und Pflege als auch die Kinder und deren Eltern im Umgang mit den Arzneimitteln beraten und unterstützen. Selbst bei zugelassenen Arzneimitteln besteht ein hoher Beratungsbedarf (▸ Kap. 20).

Um eine Verbesserung der Situation der für Kinder zugelassenen Arzneimittel zu erreichen, gibt es seit 2007 eine neue Zulassungsmöglichkeit innerhalb der Europäischen

7

Union: **Paediatric-use marketing authorisations (PUMA)** [8]. Dabei kann die Zulassung von Arzneimitteln von Erwachsenen für Kinder erweitert werden, um eine für Kinder passende Dosierung und Einnahme zu ermöglichen (▫ Tab. 7.1).

7.6 Arzneimittel zur Behandlung seltener Erkrankungen (Orphan Drugs)

Für seltene Krankheiten, die weniger als 5 von 10 000 Personen betreffen, ist eine Arzneimittelzulassung als **Orphan Drug** möglich. Dabei muss es sich um eine lebensbedrohliche oder schwerwiegende Erkrankung handeln, für die keine oder keine zufriedenstellenden Behandlungsmöglichkeiten für den Patienten zur Verfügung stehen [9]. Ziel ist es, die Entwicklung von Therapien gegen seltene Erkrankungen zu unterstützen und eine wirtschaftliche Grundlage für die Entwicklung durch pharmazeutische Unternehmen zu schaffen. Nach der Zulassung erhält das pharmazeutische Unternehmen 10 Jahre Patentsicherheit für das Arzneimittel [10].

Die Einstufung eines Arzneimittels als Orphan Drug kann während der Arzneimittelentwicklung beim Ausschuss für Arzneimittel für seltene Leiden (Committee for Orphan Medicinal Products, COMP) angezeigt werden und wird im Rahmen des Zulassungsverfahrens bestätigt. Im Moment sind über 100 Arzneimittel als Orphan Drugs zugelassen. Zuvor hatten bereits 59 Arzneimittel diesen Status für die letzten 10 Jahre und sind jetzt als Arzneimittel ohne Patentschutz im Handel [11].

Literatur

[1] G-BA. Verfahrensablauf der frühen Nutzenbewertung von Arzneimitteln mit neuen Wirkstoffen nach § 35a SGB V: Gemeinsamer Bundesausschuss, 2017

[2] G-BA. Verordnungsfähigkeit von Arzneimitteln in nicht zugelassenen Anwendungsbieten (Off-Label-Use): Gemeinsamer Bundesausschuss, 2020

[3] G-BA. Richtlinie des Gemeinsamen Bundesausschusses über die Verordnung von Arzneimitteln in der vertragsärztlichen Versorgung (Arzneimittel-Richtlinie/AM-RL). Bundesanzeiger (BAnz AT 17062020 B1), 2020

[4] Hopf C, Philipowich G. Behandlung mit noch nicht zugelassenen Medikamenten: Zwischen Hoffen und Haften. Deutsches Ärzteblatt, 105(11), 2008

[5] BfArM. Liste der bestätigten Arzneimittel-Härtefallprogramme, 2020

[6] VfA. Zulassungen und Zulassungserweiterungen für Arzneimittel oder Applikationshilfen für Kinder und Jugendliche seit 2001, 2020

[7] Fukala E. Arzneimittelforschung: Das Kind als freiwilliger Partner. Dtsch Arztebl International; 107(21): A-1059, 2010

[8] BfArM. PUMA (Paediatric use marketing authorisation) – Genehmigung für die pädiatrische Verwendung. www.bfarm.de/DE/Arzneimittel/Arzneimittelzulassung/Arzneimittel_fuer_Kinder/PaediatricInvestigationPlan/euverord-art30-puma.html (Zugriff 04/2020)

[9] BfArM. Seltene Leiden. www.bfarm.de/SharedDocs/Glossareintraege/DE/S/Seltene_Leiden.html (Zugriff 01/2020)

[10] EMA. Applying for marketing authorisation: orphan medicines, 2020

[11] vfa. Zugelassene Orphan Drugs. www.vfa.de/orphans (Zugriff 04/2020)

8 Intravenöse Therapien

Dr. rer. nat. Insa Gross, Andreas Fischer MSc

Sichere Verordnung von Arzneimitteln zur intravenösen Therapie ... 67 | Regeln für die erlaubnisfreie Herstellung auf der Station ... 68 | Sichere Kennzeichnung der Arzneimittel ... 68 | Intravenöse Zugänge ... 70 | Der Problemfall Inkompatibilität ... 72 | Infusionskonzepte für den intensivmedizinischen Bereich ... 73 | Datenquellen für die Recherche bei Kompatibilitätsfragen ... 76 | Patientenindividuelle Anfragen zur Kompatibilität ... 79

Mit steigender Akuität der Patienten im Krankenhaus ist die parenterale Gabe nicht nur auf Intensivstationen zu finden. Die Anwendung nimmt auch auf Normalstationen stetig zu, was den Stationsapotheker vor besondere Herausforderungen stellt. Sie gehen per se mit einem höheren Risiko für den Patienten einher als andere Applikationswege [1 ,2, 3]. Es können verschiedene Risikoarten auftreten: durch Hygieneprobleme kann es zu Infektionen kommen [4], unsachgemäße Kennzeichnung kann Verwechslungen begünstigen, und die Nichtbeachtung von Inkompatibilitäten kann zu Wirkungsverlust und weiterer Schädigung führen.

Der Grund dafür ist die hohe Komplexität des Prozesses der intravenösen Anwendung. Die Anzahl der Prozessschritte bis zur Applikation ist wesentlich höher als beispielsweise bei der oralen Gabe. Neben Dosis und Intervall sind zusätzliche Informationen notwendig: Verdünnung, Lösungsmittel, Trägerlösungen und Infusionsraten sind korrekt festzulegen.

Die Teilaspekte der sicheren Verordnung wie ordnungsgemäße Kennzeichnung, richtige Auswahl des Zugangs und Prüfung der Kompatibilität von Wirkstoffen, Hilfsstoffen und Trägerlösung sind klassische pharmazeutische Themen. Stationsapotheker können daher im Prozess der intravenösen Arzneimittelgabe wesentlich zur Erhöhung der Patientensicherheit beitragen.

8.1 Sichere Verordnung von Arzneimitteln zur intravenösen Therapie

Zu einer sicheren Verordnung gehören die eindeutige Identifizierung des Patienten und des Verordners sowie die Leserlichkeit, am besten realisiert bei elektronischer Verordnung [15]. Der folgende Kasten listet, zusammengefasst nach [19–20], weitere notwendige Angaben und Umsetzungsempfehlungen für die Verordnung speziell von intravenösen Therapien auf. Vom Aktionsbündnis für Patientensicherheit wurde 2020 eine Handlungsempfehlung zur Guten Verordnungspraxis in der Arzneimitteltherapie veröffentlicht, die sektorenübergreifend allgemeingültige Standards für die Dokumentation einer Arzneimittelverordnung zusammenführt und so dazu beitragen soll, die Arzneimitteltherapiesicherheit in Deutschland weiter zu verbessern [16].

Angaben zum verordneten Arzneimittel bei intravenöser Applikation

- Wirkstoff bzw. -salz
- Einzeldosis (mg), möglichst ganzzahlig (z. B. 500 mg statt 0,5 g)
- Applikationsart (z. B. i. v., s. c.)
- Dosisfrequenz, möglichst als Viererschema (z. B. 1-1-1-1), ggf. unter Angabe der Uhrzeiten bzw. Mindestabstände
- Trägerlösung und Gesamtvolumen (ml)
- Ggf. resultierende Gesamtkonzentration (z. B. mg/ml)
- Laufzeit (min) oder Laufrate (ml/h)
- Ggf. Minimal- oder Maximalbereiche (für Gesamtkonzentration und Rate)

8.2 Regeln für die erlaubnisfreie Herstellung auf der Station

Gesetzlich entspricht die Rekonstitution von Injektabilia im stationären Umfeld zur persönlichen Anwendung für einen bestimmten Patienten der erlaubnisfreien Herstellung gemäß § 13 Abs. 2b AMG. Sie kann unter der Maßgabe erfolgen, dass die anerkannten pharmazeutischen Regeln gemäß § 55 Abs. 8 AMG sichergestellt sind. Dies setzt die Einhaltung der anerkannten Hygieneregeln lt. KRINKO (Kommission für Krankenhaushygiene und Infektionsprävention), das Vorhandensein von SOP für die Herstellung sowie adäquate Schulung des Personals voraus.

Die Bewertung, ob ein bestimmtes Präparat im stationären Umfeld sicher hergestellt werden kann, beginnt mit der Zuordnung zu einer Risikoklasse, die wiederum die Rahmenbedingungen für die Herstellung vorgibt. Je nach Risikobewertung und den örtlichen Begebenheiten kann es notwendig sein, bestimmte Produkte in der Apotheke herzustellen [17]. Der Apotheker sollte mit diesen Regeln vertraut sein und bei abweichender Praxis intervenieren.

8.3 Sichere Kennzeichnung der Arzneimittel

Im Bereich der Anästhesie und Intensivmedizin wird ein Großteil der Medikation parenteral verabreicht. Daher stammen aus diesem klinischen Bereich die meisten Berichte und Erkenntnisse zum Thema der sicheren Anwendung fertiger Zubereitungen. Grundsätzlich müssen alle Zubereitungen – auch Spritzen! – etikettiert sein.

Um dabei eine größtmögliche Sicherheit zu gewährleisten, wurde 2010 die sog. **DIVI-Norm** (DIVI= Deutsche interdisziplinäre Vereinigung für Intensivmedizin und Notfallmedizin) publiziert [9]. Mit der Aktualisierung 2012 in Kooperation mit dem Aktionsplan AMTS 2010–2012 liegt nun ein Gesamtkonzept für die Kennzeichnung im gesamten akutmedizinischen Bereich vor [21]. Das Konzept setzt auf die Verwendung von Farbcodes für Arzneimittelgruppen sowie von weiteren optischen Unterscheidungsmerkmalen. Es beruht auf der Grundannahme, dass Verwechslungen innerhalb derselben Arzneistoffgruppe weniger gravierende Auswirkungen haben als Verwechslungen von Stoffen mit stark unterschiedlichen Wirkungen bei Sound-alikes wie beispielsweise Midazolam

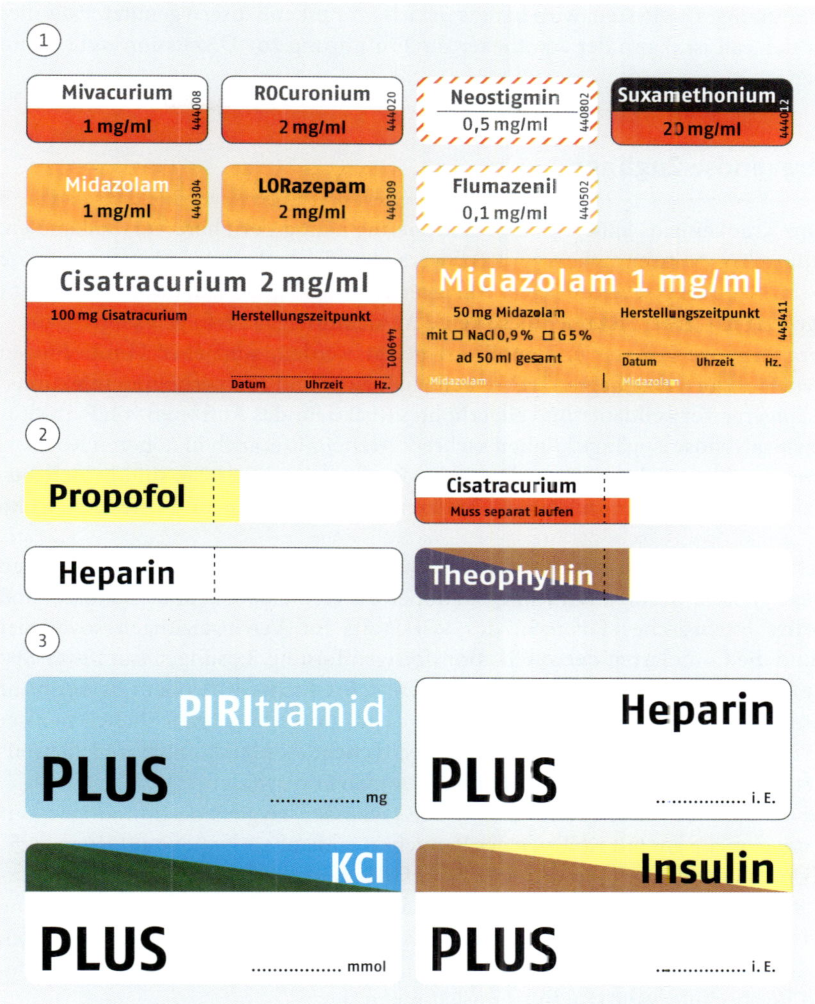

Abb. 8.1 Etiketten lt. DIVI-Norm. Das Konzept bietet Fertigetiketten für verschiedene Zubereitungen an [23]
① Spritzen und Perfusoren, ② Leitungsetiketten für die patientennahe Kennzeichnung der Zuleitungen, ③ Infusionslösungen mit Arzneimittelzusätzen

und Mivacurium. Als Sound-alike werden Wirkstoffe oder Präparate bezeichnet, deren Namen ähnlich klingen und daher verwechselt werden können.

Die DIVI-Norm wird seit ihrer Einführung unter Berücksichtigung von beispielsweise CIRS-Meldungen (CIRS = Critical Incident Reporting System) beständig weiterentwickelt. Zur Vermeidung von Verwechslungen innerhalb einer Gruppe, deren Risiko mit der einheitlichen Farbwahl wiederum ansteigt, wurde das „**Tall-Man-Lettering**" Prinzip übernommen. Dieses setzt auf die Verwendung einzelner Großbuchstaben im Wirkstoffnamen, die die Aufmerksamkeit beim Lesen gezielt auf die Unterschiede ähnlich aussehender Worte lenken. Beispiele der Etiketten lt. DIVI-Norm zeigt Abb. 8.1.

Randbemerkung: Das System wird bereits in vielen Krankenhäusern genutzt. Falls dies noch nicht der Fall ist, kann der Apotheker die Einführung zur Diskussion stellen und unterstützen.

8.4 Intravenöse Zugänge

Patienten im Krankenhaus haben je nach Erkrankung häufig periphere Verweilkanülen. Je nach klinischer Notwendigkeit und Schwere der Erkrankung sind zentralvenöse Zugänge verschiedener Art erforderlich. Auf arterielle Zugänge soll an dieser Stelle nicht weiter eingegangen werden, da über diese keine Arzneimittelgabe erfolgen sollte.

Periphere Zugänge können unkompliziert gelegt werden, sind aber Limitierungen unterworfen. Sie haben eine begrenzte Verweildauer aufgrund eines erhöhten Infektionsrisikos bei längerer Verweildauer und ein erhöhtes Risiko für das Auftreten von Paravasaten. Über zentralvenöse Zugänge können mehrere Arzneimittel auch in höheren Konzentrationen verabreicht werden und das Paravasat-Risiko ist geringer. Sie sind jedoch aufwändiger zu legen und gehen mit einem höheren Komplikations- und Infektionsrisiko einher.

Mit Blick auf das Arzneimittel ist darauf zu achten, dass die jeweils dafür empfohlenen Zugangswege genutzt werden, um Komplikationen zu vermeiden. Einflussfaktoren sind ein mögliches intrinsisches Potenzial des Wirkstoffs für Venenreizungen sowie der pH-Wert und die Osmolarität der applikationsfertigen Lösung. Lösungen mit > 800–900 mosmol/l müssen zentralvenös verabreicht werden (z. B. Glucose 40 % oder Lösungen zur totalen parenteralen Ernährung). ○ Abb. 8.2 zeigt eine Auswahl gebräuchlicher venöser Zugänge. Für weitere Informationen sei auf entsprechende Publikationen und Lehrbücher aus dem Bereich der Anästhesie und Intensivmedizin verwiesen.

Darüber hinaus sollte der Apotheker mit den geltenden Hygienebestimmungen vertraut sein, um gemeinsam mit Kollegen des Bereichs Krankenhaushygiene auf einen sachgerechten Umgang und somit die Vermeidung gefäßkatheterassoziierter Infektionen hinzuwirken [4, 18]. Wichtig sind dabei aus pharmazeutischer Sicht neben der Einhaltung der Hygieneregeln für die aseptische Herstellung im stationären Umfeld auch Standzeiten applikationsfertiger, angebrochener Lösungen, Empfehlungen zur Nutzung von In-Line-Filtern und Wechselintervalle von Infusionsleitungen.

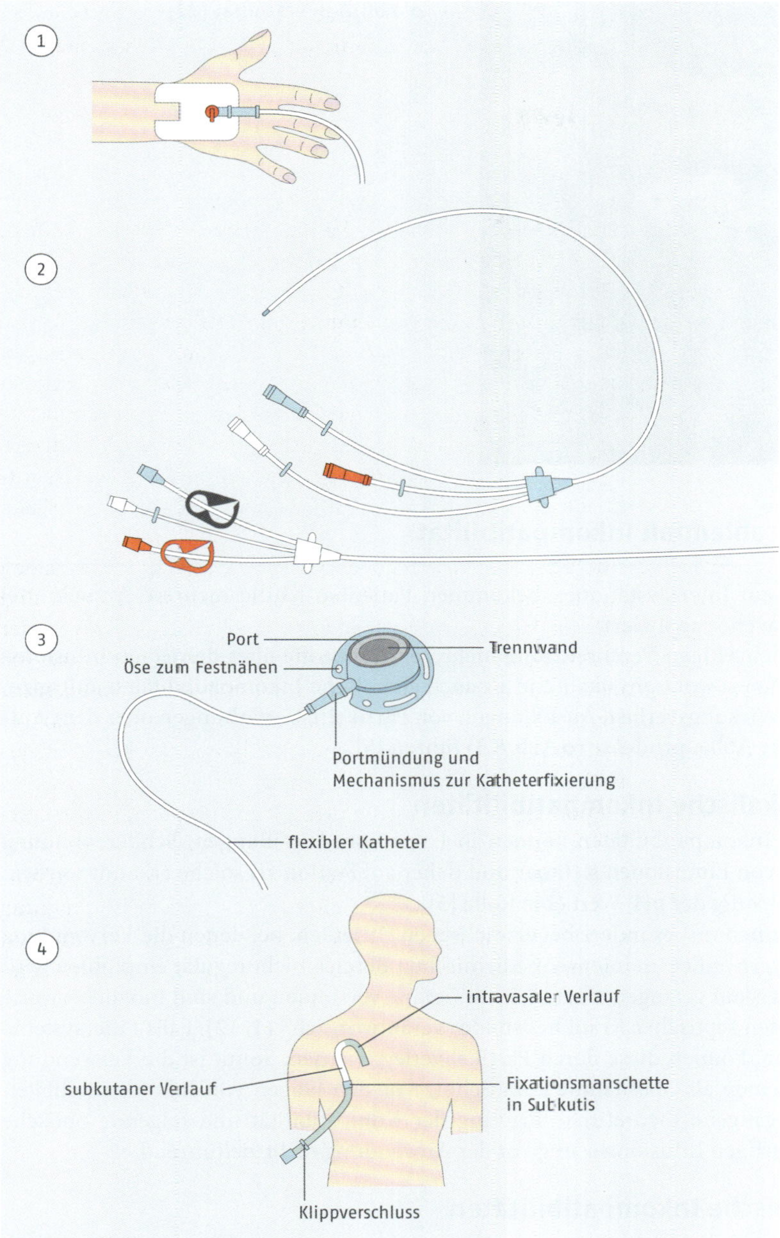

Abb. 8.2 Auswahl gebräuchlicher venöser Zugänge [24]
① Periphervenöser Zugang, ② ZVK: (oben) dünnlumiger ZVK zur Infusionstherapie mit 3 Zugangsmöglichkeiten; (unten) Shaldon-Katheter mit 2 dicklumigen Leitungen für hohe Flussgeschwindigkeiten bei kurzzeitigen extrakorporalen Verfahren wie Hämodialyse oder Plasmapherese. Der hier abgebildete Shaldon-Katheter hat in der Mitte einen weiteren dünnlumigen Zugang. ③ Portsystem ④ Getunnelter Katheter mit längerem subkutanem Verlauf vor Gefäßeintritt (z. B. Hickman oder Broviac)

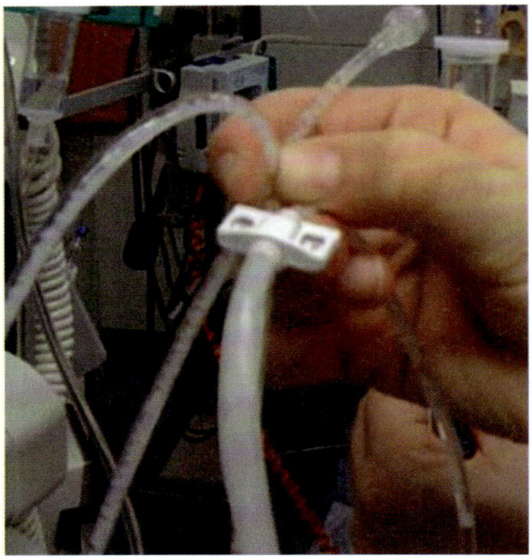

Abb. 8.3 Präzipitat [22]

8.5 Der Problemfall Inkompatibilität

Insbesondere auf Intensivstationen bekommen Patienten häufig mehrere Arzneimittel zeitgleich intravenös appliziert.

Bei der gleichzeitigen Verabreichung mehrerer Wirkstoffe über denselben Infusionsschlauch können sowohl physikalische als auch chemische Inkompatibilitäten auftreten. Dies kann zu Wirkungsverlust, Ausfällungen von Partikeln, Verfärbungen oder dem Auftreten toxischer Abbauprodukte (Abb. 8.3) führen [5].

8.5.1 Physikalische Inkompatibilitäten

Physikalische Inkompatibilitäten können in Form von Ausfällungen, Schlierenbildung oder Brechen von Emulsionen sichtbar und daher auf Station als solche erkannt werden. Hierbei spielt häufig der pH-Wert eine Rolle [5].

Partikel können insbesondere bei erwachsenen Patienten, bei denen die Verwendung von Inline-Filtern außer im intensivmedizinischen Bereich nicht regulär empfohlen wird [4], in den Kreislauf gelangen, dort kleinste Gefäße verstopfen und sind möglicherweise für das Auftreten septischer Krankheitsbilder verantwortlich [11, 12]. Falls Filtersysteme genutzt werden, können diese durch Partikel verlegt werden. Somit ist die Verwendung von Filtersystemen als Maßnahme zum Schutz vor den Folgen von Inkompatibilitäten ohne vorangegangene theoretische Prüfung der Kompatibilität und folgende optische Prüfung der fertigen Infusionslösung vor der Anwendung nicht zielführend.

8.5.2 Chemische Inkompatibilitäten

Von chemischen Inkompatibilitäten spricht man, wenn es zwischen den Stoffen (evtl. auch Trägerlösungen) zu chemischen Reaktionen kommt, die den Wirkstoff abbauen oder anderweitig verändern. Solche Inkompatibilitäten sind in der Regel mit bloßem Auge nicht erkennbar und nur mithilfe analytischer Verfahren wie beispielsweise der HPLC nachweisbar [5]. Da chemische Inkompatibilitäten nicht zwingend pH-Wert abhängig sind, ist die alleinige Orientierung am pH-Wert zum Treffen von Aussagen über

Kompatibilitäten nicht ausreichend. Durch die fehlende Möglichkeit der optischen Kontrolle birgt diese Art der Inkompatibilität ein höheres Risiko für Patientenschäden.

8.5.3 Arten von Arzneistoff-Lösungen

Arzneistoffe in Spritzen oder Perfusoren können in verschiedenen Verdünnungsgraden und Trägerlösungen oder auch unverdünnt appliziert werden. Weitere Optionen sind die Anwendung von Mischinfusionen verschiedener Wirkstoffe oder die parallele Verabreichung über Hahnenbänke (o Abb. 8.5). In dieser Situation kommt es zur Vermischung der Arzneistofflösungen innerhalb der Infusionsleitung nach dem Konnektor oder im Lumen des Zugangs. Auf die Notwendigkeit des Zwischenspülens der Leitungen mit wirkstofffreier Trägerlösung sollte ebenfalls regelmäßig hingewiesen werden. Wichtige Parameter mit Einfluss auf die Kompatibilität sind in Kasten aufgeführt.

Parameter mit Einfluss auf die Kompatibilität

Einflussgrößen auf die Kompatibilität intravenöser Zubereitungen, nach [7]. In der Beratungssituation sollte die geplante Vorgehensweise bei der Applikation genau hinterfragt werden:

- Trägerlösung
- Konzentration
- pH-Wert
- Lichtexposition
- Infusionsdauer
- Material des Primärpackmittels

In einigen Kliniken ist die standardmäßige Verwendung von Arzneimittelmischungen z. B. im Rahmen des postoperativen Schmerzmanagements oder der präoperativen Antibiotikaprophylaxe seit langem etabliert. Diese Vorgehensweise wird in mehrerlei Hinsicht kritisch gesehen: Die Indikation der Einzelsubstanzen ist nicht in jedem Fall gerechtfertigt, die Stabilität dieser Mischungen ist in der Regel nicht geprüft und auch in rechtlicher Hinsicht ist ein solches Vorgehen auf Station problematisch, da es als Arzneimittelherstellung gemäß § 67 AMG zu bewerten ist.

Sollten dem Apotheker risikobehaftete Mischungen auffallen, ist in jedem Fall eine genaue Prüfung sowohl der Auswahl der Einzelkomponenten als auch der Kompatibilität durchzuführen. Das Resultat einer solchen Überprüfung kann die Empfehlung alternativer Konzepte oder, bei unkritischen Mischungen, die Verlagerung der Herstellung bei entsprechenden Voraussetzungen in die Apotheke sein. Es muss eine Diskussion mit den Anwendern geführt werden, die zu praxisnahen und sicheren Lösungen führt.

8.6 Infusionskonzepte für den intensivmedizinischen Bereich

Für Bereiche mit routinemäßiger Anwendung intravenöser Therapien empfiehlt sich die systematische Aufarbeitung der Anwendung in Form eines **Infusionskonzepts**. Dadurch kann die Qualität der Versorgung verbessert werden, und die Recherchearbeit reduziert

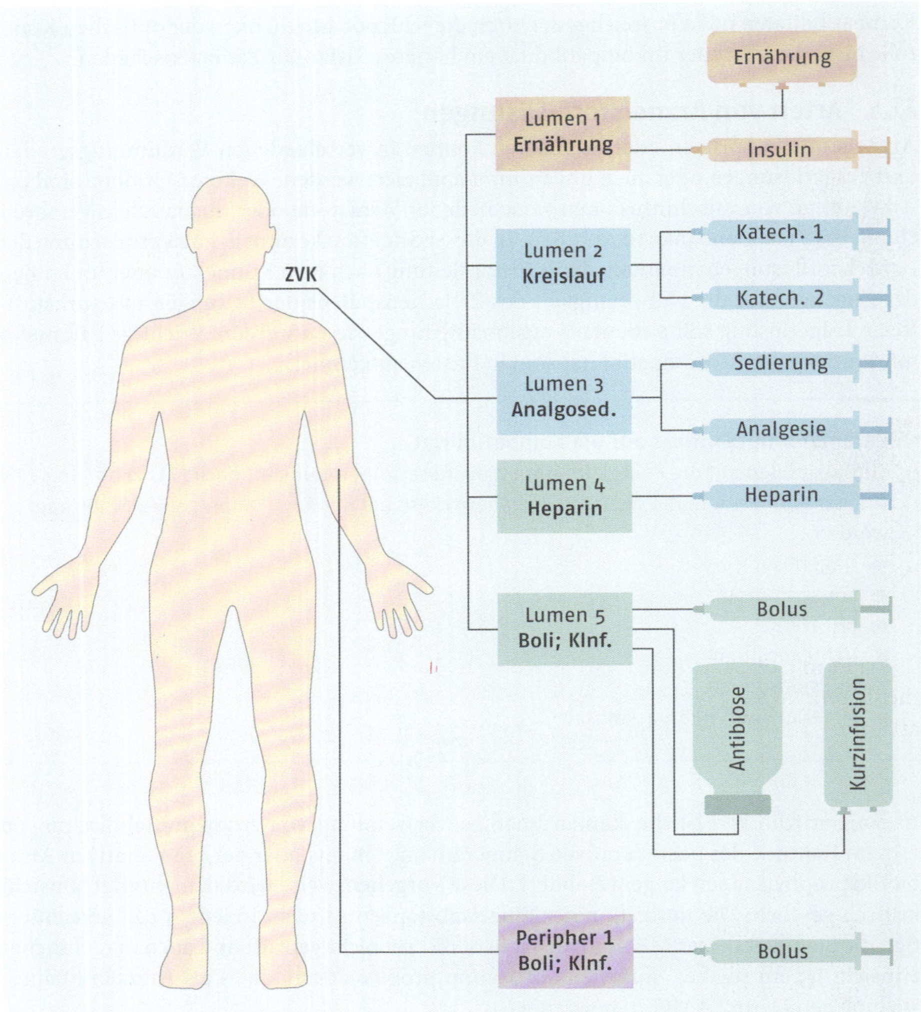

Abb. 8.4 Beispielhafte Übersicht der Infusionstherapie eines Intensivpatienten. Nach [25]

sich künftig auf individuelle Fragestellungen, die über das im Konzept Dargestellte hinausgehen.

Während auf einer Normalstation die Mehrzahl der Patienten lediglich mit peripheren Venenverweilkanülen versorgt ist, können im intensivmedizinischen Setting weitere Zugangsarten hinzukommen. Verwendet werden z. B. Zentrale Venenkatheter (ZVK) mit einer unterschiedlichen Anzahl von Lumina, die für die Arzneimittelapplikation genutzt werden können. Mit zunehmender Schwere der Erkrankung kann das Gesamtbild aus Perfusorbäumen, Hahnenbänken, Infusionsständern und auch simultaner Ernährungsformen höchst komplex sein. Abb. 8.4 und Abb. 8.5 zeigen exemplarisch, welche Materialien bzw. Medizinprodukte zum Einsatz kommen können (▸ Kap. 8.4).

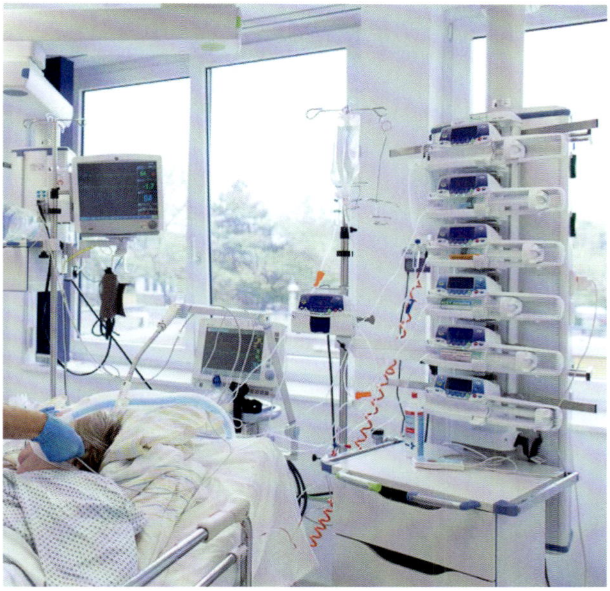

○ Abb. 8.5 Perfusorbaum [26]

Da Kompatibilitätsfragen immer im Kontext mit den in ▸ Kap 8.5.3 aufgeführten Rahmenbedingungen beantwortet werden müssen, empfiehlt sich für eine strukturierte Aufarbeitung die folgende Herangehensweise (adaptiert nach [6, 7]):

1. Erstellung einer auf Sinnhaftigkeit geprüften Liste der häufig verwendeten Arzneimittel des Bereichs durch Ärzte und Pflegepersonal.
2. Festlegung einer Standardzubereitung für jedes Arzneimittel unter Kompatibilitätsaspekten durch den Pharmazeuten, mit Angaben zu
   - Trägerlösung,
   - Konzentration,
   - ggf. Lichtschutz,
   - ggf. Verwendbarkeitsdauer.
3. Abstimmung dieser Liste mit Ärzten und Pflegepersonal.
4. Erstellung von Kompatibilitätsmatrices zur Darstellung der Kompatibilitäten bei gleichzeitiger Gabe über einen Zugang.
5. Festlegung von Standards zur Auswahl und Belegung mehrlumiger Katheter für die häufigsten Behandlungssituationen des Bereichs.
6. Schulung des Konzepts
   - für Ärzte: unter dem Aspekt der korrekten Verordnung, der Art und Volumina der Standardzubereitungen,
   - für Pflegekräfte: unter dem Aspekt der korrekten Zubereitung gemäß der Standardzubereitungsliste und der Interpretation der Matrices.
7. Regelmäßige Revision von Liste und Matrices durch den Pharmazeuten.

Wie eine fertige Kompatibilitätsmatrix aussehen kann, zeigt ○ Abb. 8.7.

■ **MERKE** Fragen zur **Kompatibilität parenteraler Ernährungslösungen** mit wirkstoffhaltigen Infusionen und Injektionen sind häufig schwer zu beantworten, da meist nicht ausreichend Daten verfügbar sind. Die aus ernährungsmedizinischer Sicht empfohlenen All-in-One-Lösungen [8] sind Emulsionen und enthalten die Makronährstoffe Kohlenhydrate, Aminosäuren und Fette in einem definierten Mengenverhältnis. Die Stabilität der Emulsion kann u. a. beeinflusst werden durch

- mehrwertige Kationen z. B. aus parallel verabreichten Vollelektrolytlösungen,
- Zumischung anderer als der vom Hersteller angegebenen Zusätze [13].

Die Notwendigkeit einer parenteralen Ernährungszufuhr sollte hinterfragt werden, da in den meisten Situationen eine enterale Ernährung risikoärmer ist und zu einem besseren Outcome führt (vgl. indikationsspezifische Leitlinien der DGEM, über [14]). Nicht zuletzt ist die enterale Ernährung kostengünstiger.

Falls die parenterale Ernährung im Einzelfall indiziert ist, sollte dafür ein separater Zugang gewählt werden.

Blutprodukte sind immer über ein **separates Lumen** zu verabreichen [10].

Eine wichtige Entscheidung hinsichtlich der Auswahl des ZVK für den einzelnen Patienten betrifft die Festlegung der Anzahl der benötigten Lumina. Da jedes einzelne Lumen ein zusätzliches Risiko für eine Infektion darstellt [4], sollte nicht immer der ZVK mit der größten Anzahl von Lumina gewählt werden. Die Auswahl sollte sich daran orientieren, welcher Behandlungsverlauf erwartet werden kann; zudem sind diese Katheter deutlich teurer. Ist beispielsweise absehbar, dass über einen längeren Zeitraum parenteral ernährt werden muss bzw. dass Blutprodukte zum Einsatz kommen, sollte ein Katheter mit adäquater Lumenzahl gewählt werden.

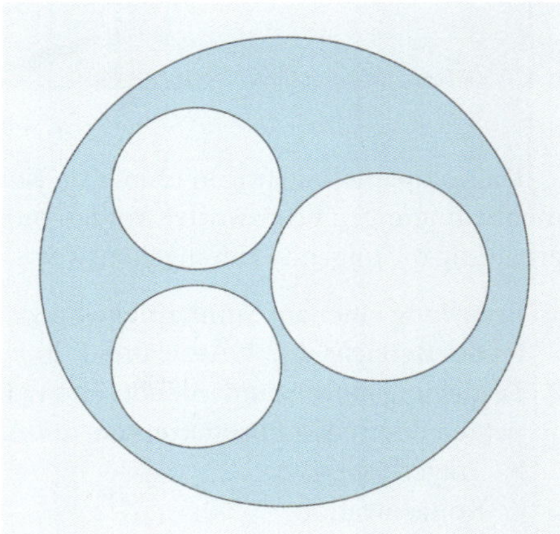

○ **Abb. 8.6** Querschnitt durch einen dreilumigen ZVK [27]

Bei der Entscheidung, welches Lumen mit welcher Infusion belegt wird, sollten die Querschnitte berücksichtigt werden. Angaben dazu sind in der Regel auf der Packung enthalten (○ Abb. 8.6).

8.7 Datenquellen für die Recherche bei Kompatibilitätsfragen

Die Recherche bei Kompatibilitätsfragen kann im Einzelfall sehr aufwändig und zeitintensiv sein. Wesentlich erleichtert wird sie durch die Nutzung von Datenbanken, die Primärdaten der Studien zu diesen Fragestellungen in aufbereiteter Form zur Verfügung stellen. Datenbanken mit relevanten Angaben zum Thema Kompatibilität sind beispielhaft in □ Tab. 8.1 aufgeführt.

Analgosedierung – Kompatibilität bei gleichzeitiger Applikation über einen Zugang

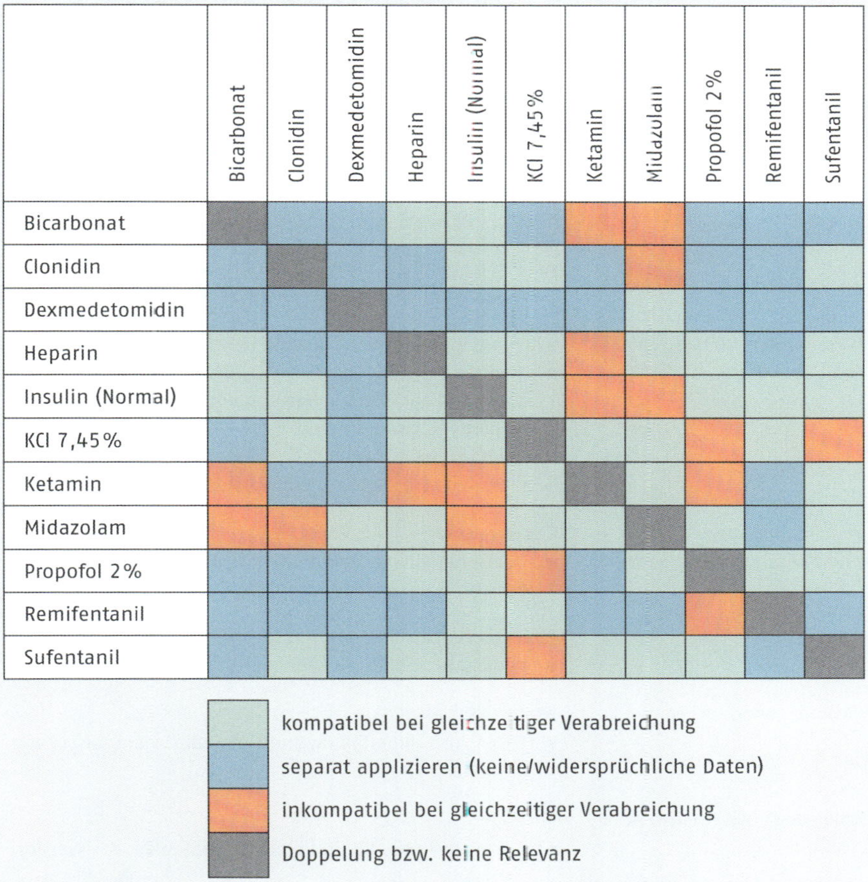

CAVE
Voraussetzung für die Anwendung der Angaben ist die Verwendung von Konzentrationen und Tragerlösungen gemäß der mitgeltenden Zubereitungsliste!
Ein Abweichen kann unter Umständen zu Inkompatibilitäten führen!
Blutprodukte und Gerinnungsfaktoren müssen grundsätzlich getrennt verabreicht werden!

Abb. 8.7 Beispiel für eine Kompatibilitätsmatrix. In Abhängigkeit der festgelegten Standardbelegung der Zugänge und ihrer Lumina können mehrere Matrices erforderlich sein. Eine mögliche Variante für die Belegung 3-lumiger ZVK ist beispielsweise die Nutzung eines Lumens für die parenterale Ernährung, eines weiteren für die Katecholamine und des dritten für die Analogdosierung und die übrigen Medikamente. Nach [28]

8

Tab. 8.1 Datenbanken und Printmedien für die Kompatibilitätsrecherche (Auswahl)

Quelle	Herausgeber, Kommentar
Datenbanken	
ADKA Stabil (www.aminfo.adka.de)	ADKA e. V. ■ Zusatzmodul der ADKA-Arzneimittelinfo-Datenbank ■ Angaben zu Onkologika ■ Daten zur Arzneimitteltherapie bei Tumorpatienten
ADKA PÄD i. v. (www.aminfo. adka.de)	ADKA e. V. ■ Zusatzmodul der ADKA-Arzneimittelinfo-Datenbank mit Angaben zu häufig in der Pädiatrie eingesetzten Präparaten
AHFS Handbook on Injectable Drugs („Trissel“)	ASHP (American Society of Hospital Pharmacists) ■ Standardwerk mit Daten zur Stabilität in Lösung und zur parallelen Applikation, bekannt unter dem Namen des früheren Herausgebers LA Trissel ■ Kann je nach Lizenzmodell in den u. g. Datenbanken integriert sein, auch als Printversion erhältlich.
ClinicalPharmacology® (www.clinicalpharmacology.com)	Elsevier-Verlag ■ Daten zur Kompatibilität und Stabilität in der Basisversion enthalten
KIK 5	B. Braun Deutschland GmbH & Co. KG, Programmpaket ■ Demoversion über www.bbraun.de
Lexicomp® (www.lexi.com)	Wolters Kluwer-Verlag ■ Daten zur Kompatibilität und Stabilität in der Basisversion enthalten
Micromedex® (www.microme dexsolutions.com)	IBM ■ Daten zur Kompatibilität und Stabilität in der Basisversion enthalten
Stabilis® (www.stabilis.org)	Infostab (französische Non-Profit Organisation) ■ kostenlos!
Printmedien	
Extended Stability for parenteral drugs	Dellamorte Bing C, Nowobilski-Vasilios A, DAV, Schwerpunkt Stabilitätsdaten über Zeiträume > 24 h
The Syringe Driver	Dickman A, Schneider J, Oxford University Press, Schwerpunkt s. c. Infusionen, Palliativmedizin
Trissel's Stability of Compounded Formulations	Trissel LA, Ashworth DL, Ashworth J. AMER Pharmacists ASSN, Schwerpunkt Arzneimittelmischungen

Auswahl von Datenbanken und Printmedien zu den Themen Kompatibilität und Stabilität in alphabetischer Reihenfolge, ohne Anspruch auf Vollständigkeit. Apotheker benötigen Zugang zu relevanten Datenbanken, um Fragestellungen zur Kompatibilität effizient bearbeiten können. Unter Kostenaspekten lohnt sich im Einzelfall der Vergleich zwischen Online- und Print-Versionen und die Verwendung kostenloser Informationsquellen.

Bevor man mit der Recherche beginnt, sollte man sich ein Bild über die klinische Situation des Patienten machen und folgende Informationen über die AM-Therapie erfassen:

- AM-Therapie: Konzentration, Infusionsrate: intermittierend/kontinuierlich
- Art und Anzahl der Zugänge (Anzahl peripherer Zugänge, Anzahl und Lumen zentralvenöser Zugänge)
- zusätzliche Therapien, z. B. Volumentherapie, parenterale Ernährung
- wenn enteraler Zugang vorhanden (dann: Art der Sonde): schlucken möglich?

Die folgende Recherche in verschiedenen Datenbanken kann dabei unterschiedlich erfolgreich sein. Nicht jede Datenbank trifft zur fraglichen Situation eine Aussage.

Die Autoren einer spanischen Studie [7] kamen im Zuge ihrer Recherchen für die Erstellung einer Kompatibilitätsmatrix für eine pädiatrische Intensivstation zu dem Ergebnis, dass die dargestellten Angaben in verschiedenen Datenbanken in der Regel übereinstimmen. Dies erklärt sich daraus, dass sie sich in der Regel auf dieselben Primärdaten stützen. Abweichungen untereinander kommen zustande, wenn eine Datenbank keine Aussage trifft, in der anderen jedoch Angaben hinterlegt sind. Sich widersprechende Angaben zu identischen Mischungen wurden in keinem Fall gefunden [7].

Auch eine Anfrage beim pharmazeutischen Unternehmer kann im Einzelfall zum Ziel führen und ist mitunter die letzte Möglichkeit – insbesondere dann, wenn es sich um außerhalb Deutschlands nicht zugelassene Arzneimittel handelt.

Die meisten Datenquellen bilden nur ausgewählte Konzentrationen ab und nicht immer ist die exakte Konzentration der aktuellen Fragestellung hinterlegt. Die Angaben beziehen sich zudem überwiegend auf Mischungen aus zwei Arzneimitteln, selten werden Daten für die Kombination von mehr als zwei Wirkstoffen gemacht. Ausnahmen gibt es im Bereich Palliativmedizin und Pädiatrie, wo teils auch Angaben zu komplexeren Mischungen gemacht werden. Der Apotheker muss dementsprechend Rückschlüsse ziehen und nach Kombination der Ergebnisse aus mehreren Quellen mit pharmazeutischem Sachverstand Annahmen treffen.

Aus den vorgenannten Gründen ist die Nutzung mehrerer Quellen bei Kompatibilitätsfragen anzuraten, um Rechercheergebnisse zu validieren und zu verifizieren (○ Abb. 8.7).

8.8 Patientenindividuelle Anfragen zur Kompatibilität

Anfragen auf diesem Gebiet haben häufig den Hintergrund, dass die Art und Menge der intravenösen Zugänge des Patienten begrenzt oder einzelne Zugänge durch Dauerinfusionen belegt sind. Ein nützliches Tool für die Herangehensweise in solchen Fällen ist das Akronym NATO [5].

Kompatibilitätsprobleme können durch Vermeidung gelöst werden – die Möglichkeiten dafür können z. B. mithilfe des NATO-Schemas systematisch überprüft werden (□ Tab. 8.2).

Tab. 8.2 NATO-Schema. Nach [5]

Abk.	Bedeutung	Erläuterung
N	Necessary?	Notwendig? Verzichtbare Arzneimittel beenden oder pausieren!
A	Alternative Route?	Anderer Applikationsweg? Ist eine p. o. oder s. c. Applikation möglich? Bei Vorhandensein einer Ernährungssonde: Sind die Voraussetzungen für eine orale Gabe des Wirkstoffs über die Sonde erfüllt?
T	Timing?	Zeitpunkt der Applikation? z. B. Applikation nacheinander, kann eine Dauerinfusion unterbrochen werden?
O	Other Drugs?	Anderes Arzneimittel? z. B. Kann das Therapieziel mithilfe eines anderen, nicht inkompatiblen oder anders applizierbaren Wirkstoffs erreicht werden?

Literatur

[1] The High 5 s Project Safe Management of Concentrated Injectable Medicines Implementation Guide. www.who.int (Zugriff 29.09.2019)

[2] Taxis K, Barber N. Ethnographic study of incidence and severity of intravenous medicine errors. Br Med J, 326: 684–687, 2003

[3] Cousins DH et al. Medication errors in intravenous medicine preparation and administration: a multicentre audit in the UK, Germany and France. Qual Saf Health Care, 14: 190–195, 2005

[4] Prävention von Infektionen, die von Gefäßkathetern ausgehen Teil 1: Nichtgetunnelte zentralvenöse Katheter. Bundesgesundheitsbl, 60: 171–206, 2017

[5] www.MedicinesLearningPortal.org (Zugriff 01.09.2019)

[6] Mohr A et al. KHPharm 41: 251–261, 2020

[7] Manrique-Rodriguez S et al. Development of a Compatibility Chart for Intravenous Y-Site Drug Administration in a Pediatric Intensive Care Unit, J Infus Nurs, Volume 35 (2): 109–114, 2012

[8] Valentini L et al. Leitlinie der Deutschen Gesellschaft für Ernährungsmedizin (DGEM) DGEM-Terminologie in der Klinischen Ernährung, Aktuel Ernahrungsmed, 38: 97–111, 2013

[9] Empfehlung zur Kennzeichnung von Spritzen in der Intensiv- und Notfallmedizin 2012 – erste Überarbeitung des „DIVI-Standards“. www.divi.de (Zugriff 29.09.2019)

[10] Richtlinie zur Gewinnung von Blut und Blutbestandteilen und zur Anwendung von Blutprodukten (Richtlinie Hämotherapie), Gesamtnovelle, 2017

[11] Sasse M et al. In-line Filtration Decreases Systemic Inflammatory Response Syndrome, Renal and Hematologic Dysfunction in Pediatric Cardiac Intensive Care Patients, Pediatr Cardiol 36: 1270–1278, 2015

[12] Jack T et al. In-line filtration reduces severe complications and length of stay on pediatric intensive care unit: a prospective, randomized, controlled trial. Intensive Care Med, 38: 1008–1016, 2012

[13] Mühlebach S et al. Leitlinie Parenterale Ernährung der DGEM, Kap 10 Praktische Handhabung von AIO-Mischungen, Aktuel Ernahrungsmed, 32: 54–59, 2007

[14] www.dgem.de (Zugriff 01.03.2020)

[15] WHO (1995). Guide to Good Prescribing – A practical manual. Chapter 1: The Process of rational Treatment, Action Programme on Essential Drugs. CH: Geneva

[16] www.aps-ev.de (Zugriff 02.05.2021)
[17] EVG Votum V02004 Erlaubnisfreie Herstellung gültig ab 21.06.2018
[18] Prävention von Infektionen, die von Gefäßkathetern ausgehen Teil 2: Periphervenöse Verweilkanülen und arterielle Katheter, Bundesgesundheitsbl 60: 207–215, 2017
[19] WHO. Guide to Good Prescribing – A practical manual. Chapter 1: The Process of rational Treatment, Action Programme on Essential Drugs. CH: Geneva, 1995
[20] KBV & BÄK & ABDA (2016): Anlage 2 – Empfehlungen und Erläuterungen, Nr. 2.2.1. In: Vereinbarung gemäß § 31a Abs. 4 Satz 1 SGB V über Inhalt, Struktur und Vorgaben zur Erstellung und Aktualisierung eines Medikationsplans sowie über ein Verfahren zur Fortschreibung dieser Vereinbarung (Vereinbarung eines bundeseinheitlichen Medikationsplans – BMP), www.kbv.de/media/sp/Medikationsplan_Anlage2.pdf
[21] www.akdae.de/AMTS/Aktionsplan/Aktionsplan-2010–2012/Aktionsplan-AMTS-2010–2012.pdf (Zugriff 01.03.2020)
[22] M. Höckel, Kassel 2021
[23] Deutsche Interdisziplinäre Vereinigung für Intensiv und Notfallmedizin (DIVI)
[24] @Deutscher Apotheker Verlag. Insa Gross, Stuttgart 2021
[25] ©KRH Klinikum Region Hannover. Jan Grabenhorst, 2021
[26] ©KRH Klinikum Region Hannover
[27] @Deutscher Apotheker Verlag, Stuttgart 2021
[28] ©KRH Klinikum Region Hannover

Teil B
Fallstudien

Die Fallbeispiele – wie Sie dieses Buch nutzen

Die dargestellten Fälle wurden in Anlehnung an echte Fälle erarbeitet und sind nicht notwendigerweise genauso vorgekommen. Ähnlichkeiten mit lebenden Personen sind rein zufällig. Exemplarisch zeigen sie Strategien für das Medikationsmanagement im Krankenhaus auf, die dann auf konkrete Problemstellungen im Arbeitsalltag von Stationsapothekern übertragen werden können. Die Ausführungen in diesem Buch können aber eine individuelle sorgfältige Behandlungsentscheidung bezogen auf den jeweiligen konkreten Fall in der Praxis nicht ersetzen.

Alle vorgestellten Patientenfälle wurden von den Autoren mit der gebotenen Sorgfalt unter Beachtung des aktuellen Stands der Medizin bearbeitet. Die enthaltenen Empfehlungen beziehen sich auf den Stand zum Zeitpunkt der Manuskripterstellung.

In Anlehnung an das in ▸Kap. 3.3.2 beschriebene **SBAR-Konzept** wird zunächst der Patientenfall vorgestellt. Es folgen Angaben zur Medikation und relevanten Laborwerten.

Anhand dieser Angaben werden von den Autoren Fragen aufgeworfen, die sich der Apotheker zum Sachverhalt stellen kann bzw. sollte. Diese werden im folgenden Abschnitt beantwortet, wobei weitestgehend auf die Darstellung von Lehrbuchwissen verzichtet wurde. Vielmehr soll hier die Übertragung vorhandenen Wissens bzw. durch Recherchen erworbenen Wissens auf die besondere Situation dieses Patienten geübt werden. Aus diesen Erkenntnissen leiten sich die Empfehlungen des Apothekers an Ärzte, Pflege oder den Patienten ab.

Da ein einzelner Fall jedoch nicht jeden denkbaren, aber möglicherweise wichtigen Aspekt abbilden kann, folgt zum Schluss ein Abschnitt mit dem Titel „Gut zu wissen". Hier können auch weitere Hintergrundinformationen, z. B. zur Häufigkeit von bestimmten Erkrankungen oder Symptomen oder zu neuen Entwicklungen, erwähnt werden.

Die Referenzbereiche der Laborwerte können zwischen einzelnen Fällen variieren, da Referenzwerte teils methodenabhängig sind. Die Routinemethoden der Labore müssen an Referenzmethoden angelehnt sein, also zumindest ähnliche Größenordnungen liefern. Es gibt jedoch Analyte, die besonders schwer standardisierbar sind (Bsp. Troponin). Manche Werte unterscheiden sich abhängig vom Kollektiv, wie z. B. die TSH-Zielwerte in Ländern mit bzw. ohne flächendeckender Speisesalzjodierung. In den Laborwerttabellen der einzelnen Fälle sind daher die Referenzwerte in plausiblen Größenordnungen und Einheiten angegeben. Auf eine Standardisierung wurde verzichtet. Stationsapotheker sollten sich mit den Einheiten und Grenzwerten des eigenen Hauses vertraut machen.

Internationaler Standard für Laborwerte ist die Verwendung von SI-Einheiten. Hiervon wird jedoch lokal häufig abgewichen. Um dem Leser bei sehr gebräuchlichen Werten wie z. B. dem Blutzucker das Umdenken zu erleichtern, wurde eine parallele Darstellung solcher Werte gewählt.

Informationen zu den einzelnen Wirkstoffen, die sich aus der Zulassung ergeben, wurden nicht immer mit Zitaten belegt. Insofern bleiben Fachinformationen im Literaturteil meist unerwähnt. Inhalte, die über die Fachinformation hinausgehen, sind mit Literaturzitaten belegt. Diese eignen sich zur Vertiefung des eigenen Wissens zu den genannten Themen und seien daher für das Selbststudium empfohlen.

Abkürzungen für Darreichungsformen

Abkürzung	Erklärung
Amp	Ampulle
AT	Augentropfen
BT	Brausetablette
Btl	Beutel
DA	Dosieraerosol
Drg	Dragee
FS	Fertigspritze
Inf	Infusion
KMR	Magensaftresistente Kapsel
Kps	Kapsel
KT	Kautablette
Lsg	Orale Lösung
LT	Lösliche Tablette
OT	Ohrentropfen
Rkps	Retardkapsel
Rtbl	Retardtablette
Sltbl	Sublinguale Tablette
Supp	Suppositorium
Tbl	Tablette
TMR	Magensaftresistente Tablette
Trpf	Tropfen
TS	Trockensaft
TTS	Transdermales therapeutisches System (Pflaster)

Im ABDA-Artikelstamm ist jedem Fertigarzneimittel eine Darreichungsform zugeordnet. Basierend auf der Anbietermeldung kann es zu unterschiedlichen Angaben der Darreichungsform für gleichartige Fertigarzneimittel kommen. Da auf die Nennung von Präparatenamen bis auf wenige Ausnahmen verzichtet wurde, wurden für dieses Buch die oben-/untenstehenden einheitlichen Arzneiformbezeichnungen gewählt.

9 Kardiologie

Herzinfarkt ... 87 | Herzinsuffizienz ... 92 | Vorhofflimmern ... 97

9.1 Herzinfarkt

Dr. med. Bernhard Vieregge, Dr. rer. nat. Michael Willenborg

9.1.1 Fallvorstellung

Herr P. ist ein 78-jähriger Rentner, welcher dem Hause vor 5 Tagen rettungsdienstlich zugebracht wurde, da er im häuslichen Umfeld zweimalig synkopiert war. Ursächlich hierfür war ein ST-Strecken-Hebungsinfarkt (STEMI) der Hinterwand (ST-Streckenhebungen in Ableitungen II, III und aVF) ○ Abb. 9.1, welcher durch einen proximalen Verschluss der rechten Herzkranzarterie bedingt war und zu einem AV-Block zweiten Grades mit einer Herzfrequenz von 40 Schlägen pro Minute geführt hatte. Der Patient war zu diesem Zeitpunkt zudem hypoton mit einem Blutdruck von 100/50 mmHg. Herr P. war ansonsten klinisch beschwerdearm und beklagte weder Schmerzen noch Luftnot. Laborchemisch konnte im Verlauf eine myokardiale Ischämie durch Anstieg entsprechender Infarktparameter (LDH, Transaminasen, Troponin und CK/CK-MB) nachgewiesen werden.

Unmittelbar nach der stationären Aufnahme wurde der Patient einer Notfallkoronarangiografie zugeführt, in welcher das verschlossene Gefäß durch eine Katheterintervention (oder auch perkutane Koronarintervention = PCI) rekanalisiert und mit einem Drug-Eluting-Stent versehen wurde. Ebenfalls wurde eine transthorakale Ultraschalluntersuchung durchgeführt, um die Pumpfunktion des Herzens beurteilen zu können. Hier zeigte sich eine normale Pumpfunktion. Aufgrund der hohen Akutsterblichkeit beim Hebungsinfarkt durch maligne Rhythmusstörungen oder Pumpversagen wurde Herr P. zur Überwachung initial auf die Intensivstation übernommen. Allerdings zeigten sich während des Gesamtaufenthaltes auf der Intensivstation sowohl ein stabiler Sinusrhythmus als auch adäquate Blutdruckwerte. Zum Zeitpunkt der pharmazeutischen Sichtung des Patienten war dieser bereits auf die kardiologische Normalstation verlegt worden. An Vorerkrankungen sind bei Aufnahme ein Hypertonus, eine Hypercholesterinämie sowie ein Morbus Parkinson zu eruieren.

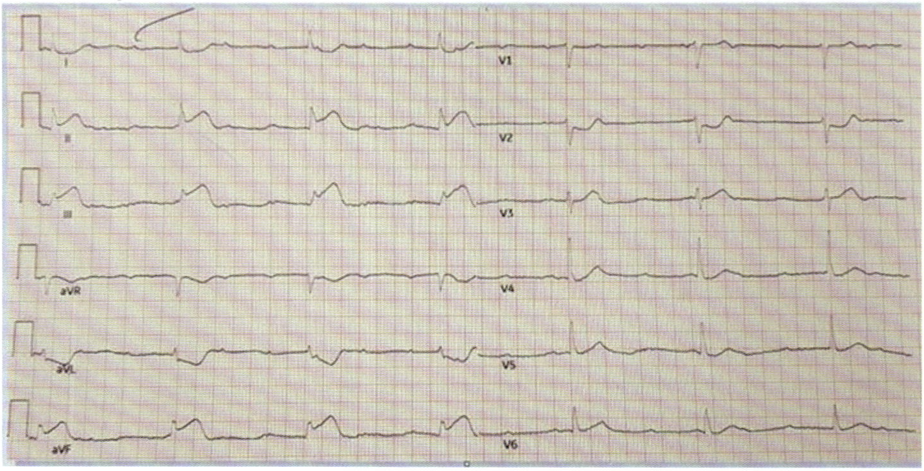

Abb. 9.1 12-Kanal EKG von Herrn P. bei Aufnahme. Deutlich zu erkennen sind die ST-Streckenhebungen in den Ableitungen II, III und aVF, welche für einen Hinterwandinfarkt sprechen [10]

9.1.2 Medikation und Laborwerte

Aktuelle Medikation

Wirkstoff mit Stärke und Darreichungsform	Dosierung	Kommentar, Indikation
ASS 100 mg Tbl	1-0-0-0	Neu begonnen als Sekundärprophylaxe
Prasugrel 10 mg Ftbl	1-0-0-0	■ Vor PCI 60 mg Loading Dose erhalten, ■ Dauer der dualen Plättchenhemmung 12 Monate
Atorvastatin 40 mg Ftbl	0-0-1-0	■ Sekundärprophylaxe nach STEMI ■ Zuvor nahm Patient Simvastatin 40 mg 0-0-1-0
Ramipril 5 mg Tbl	1-0-0-0	Hausmedikation bei Hypertonie
Rasagilin 1 mg Tbl	1-0-0-0	Hausmedikation bei Morbus Parkinson

Abweichende Laborwerte

Datum	Bezeichnung (Referenzbereich, Einheit)	Wert	Kommentar
Tag 1	eGFR (> 70 ml/min)	35	ANV 1. Grades
Tag 1	Troponin T (< 0,014 ng/ml)	0,47	Ischämieparameter
Tag 1	LDH (135–225 U/l)	363	Ischämieparameter
Tag 1	AST (10–50 U/l)	273	Ischämieparameter

Datum	Bezeichnung (Referenzbereich, Einheit)	Wert	Kommentar
Tag 1	CK (39–308 U/l)	1664	Indikator für Muskelschaden
Tag 1	CK-MB (< 25 U/l)	186	Herz-spezifischer Indikator für Muskelschaden
Tag 1	LDL (< 70 mg/dl)	83	–

9.1.3 Fragen zum Fall

Wie bewerten Sie die duale Plättchenhemmung?

Bei Patienten mit akutem Koronarsyndrom, welche sich einer Katheterintervention mit Stenteinlage unterziehen mussten, ist eine duale Thrombozytenaggregationshemmung zur Vermeidung einer Stentthrombose zwingend erforderlich [1, 2]. Auch bei einem konservativen Vorgehen ist diese grundsätzlich indiziert. Bei beiden Vorgehensweisen soll die duale Thrombozytenaggregationshemmung für 12 Monate durchgeführt werden [1, 2].

Da Prasugrel und Ticagrelor dem Clopidogrel (jeweils in Kombination mit ASS) in der Verhinderung kardiovaskulärer Ereignisse überlegen sind, werden sie primär bei Patienten mit Herzinfarkt und erfolgter PCI empfohlen. Dabei scheint Prasugrel einer aktuellen Studie zufolge Ticagrelor überlegen zu sein [3].

Wichtig für die Anwendung von ADP-Antagonisten ist, dass Patienten für einen unmittelbaren Wirkeintritt eine **Loading Dose** erhalten, welche bei Prasugrel 60 mg beträgt. Bei Patienten, welche älter als 75 Jahre sind, wird eine Erhaltungsdosis von 5 mg einmal täglich empfohlen. Bei unserem Patienten findet sich in der aktuellen Medikationskurve allerdings eine Dosis von 10 mg, welche aus dem Verlegungsbrief der Intensivstation entnommen wurde. Da sowohl im Bericht der Katheterintervention als auch den Medikationsblättern der Intensivstation 5 mg Prasugrel verordnet wurden, wurde hier vermutlich ein **Übertragungsfehler** detektiert.

Wie ist die Eskalation der Statintherapie zu bewerten?

Der Patient erlitt unter einer Therapie mit 40 mg Simvastatin und einem LDL-Wert bei Aufnahme von 83 mg/dl einen akuten Myokardinfarkt. Da sich die ESC Guideline zum ST-Hebungsinfarkt von 2017 hier eindeutig für einen Zielwert von 70 mg/dl positioniert, bzw. bei Patienten mit einem aktuellen LDL-Wert zwischen 135 und 70 mg/dl eine Halbierung anstrebt, war die Eskalation der Statintherapie absolut leitlinienkonform [1]. Im Kontext der 2019 publizierten ESC Guidelines zur stabilen KHK und Hypercholesterinämie werden sogar LDL-Spiegel von < 55 mg/dl gefordert [4, 5]. Diese Zielwerte werden aktuell allerdings kontrovers diskutiert. Ebenfalls kontrovers diskutiert werden aktuelle Studien, welche ein Statin-(Re)Loading mit einer Hochdosis (80 mg) Atorvastatin oder (40 mg) Rosuvastatin vor der PCI fordern, da durch die pleiotropen Effekte der Statine eine Plaquestabilisierung mit einem besseren Outcome der Patienten [6, 7] erfolgen soll. So soll laut Secure-PCI-Studie das Risiko für das Auftreten eines Major Adverse Cardiovascular Event (MACE) bzw. für einen erneuten Herzinfarkt innerhalb von 30 Tagen nach PCI relativ um 28 % bzw. 32 % reduziert sein. Dabei sollen Patienten mit Koronarintervention bei STEMI am meisten profitieren [7].

Wie beurteilen Sie die Gesamtkonstellation der Medikation?
In Zusammenschau der Befunde vermisst man auf den ersten Blick einen Betablocker nach Herzinfarkt. Die Effekte der Betablocker bei Patienten nach Herzinfarkt sind eine Reduktion des myokardialen Remodelings, Senkung der Automatizität und damit Verhinderung entsprechender Rhythmusstörungen sowie in der Akutphase Senkung des myokardialen Sauerstoffbedarfs und damit verzögerte Ausbreitung des Infarktareals in den Randgebieten. Eine harte Evidenz für den Einsatz von Betablockern nach Infarkt liegt allerdings nur für Patienten mit eingeschränkter linksventrikulärer Ejektionsfraktion vor. Nichtsdestotrotz spricht sich die ESC Guideline mit einer IIa Empfehlung für den Einsatz von Betablockern nach Infarkt aus.

Im vorliegenden Fall kam es aufgrund des Hinterwandinfarkts initial zu einem AV-Block zweiten Grades mit entsprechender Symptomatik. Daher war bei Aufnahme die Gabe eines Betablockers kontraindiziert. Zudem fand sich sowohl in der echokardiografischen Untersuchung im Rahmen der Aufnahme als auch in der Kontrolluntersuchung bei dem Patienten eine normale linksventrikuläre Pumpfunktion, sodass auch bis zur pharmazeutischen Sichtung des Patienten keine Betablockertherapie etabliert wurde.

Welche Prozessschritte können im Medikationsprozess verbessert werden?
Letztendlich ist nicht zu klären, wieso es bei der Verlegung des Patienten zur Verordnung der falschen Prasugreldosierung kam. Gründe können Unachtsamkeit oder Gewohnheit sein. Evtl. hätten das Vorhandensein einer Verordnungssoftware bzw. eine elektronische Patientenakte darauf hinweisen können, dass die Dosis nicht altersgemäß ist.

9.1.4 Empfehlungen des Apothekers

- Reduktion der Prasugreldosis auf die zulässigen 5 mg täglich, da das **Blutungsrisiko** bei über 75-jährigen Patienten erhöht ist.
- Sofern ein normfrequenter Sinusrhythmus ohne AV-Blockierung vorliegt, sollte eine **Betablockertherapie** initiiert werden.
- Ambulante Kontrolle der LDL Werte mit der Fragestellung, ob der Zielwert erreicht wurde.
- Ambulante Anbindung an einen kardiologischen Facharzt zur regelmäßigen Kontrolle der Pumpfunktion des Herzens.

Gut zu wissen

Ca. 6–8 % aller Patienten, welche einer akuten Koronarintervention bedürfen, weisen im Vorfeld eine Indikation für eine orale Antikoagulation aufgrund von Vorhofflimmern auf. Hier stellt sich immer wieder die Frage nach der korrekten Herangehensweise bezüglich der Kombination aus dualer Plättchenhemmung und Antikoagulation (sogenannte **Tripeltherapie**).

In der aktuell noch gültigen ESC Guideline zum ST Hebungsinfarkt wird eine Tripeltherapie für einen Zeitraum von 6 Monaten empfohlen. Dabei wird als ADP-Antagonist Clopidogrel verwendet, da hierunter das niedrigste Blutungsrisiko seitens der ADP-Antagonisten vorliegt. Darüber hinaus wird für diesen Zeitraum das entsprechende DOAK in der niedrigsten für die Indikation Vorhofflimmern zugelassen Dosis bzw. ein Vitamin-K-Antagonist mit einem Ziel INR von 2–2,5. Nach Beendigung der Tripeltherapie wird das erste Jahr nach

Stentimplantation mit einer dualen Therapie mit Clopidogrel und OAK komplettiert, um nach Vollendung des ersten Jahres auf eine Monotherapie mit dem entsprechenden oralen Antikoagulanz zu wechseln. Ab dem Beginn der dualen Therapie aus ADP-Antagonisten und oralem Antikoagulanz wird letzteres wieder in Volldosis eingesetzt [1]. Da dieses Vorgehen mit wechselnder OAK-Dosierung zum einen komplex ist und eine Tripeltherapie zum anderen mit einem deutlich erhöhten Blutungsrisiko einhergeht, wurden in den letzten Jahren unterschiedliche Studien durchgeführt und veröffentlicht, welche mit einem vereinfachten Ablauf einer gerinnungsaktiven Kombinationsmedikation konzipiert waren. So wurde im Rahmen der PIONEER AF-PCI Studie Rivaroxaban unter anderem in einer Dosis von 15 mg kombiniert mit Clopidogrel gegen eine Vitamin-K-Antagonist-beinhaltende Tripeltherapie aus ASS und Clopidogrel verglichen [8]. Kurz darauf wurde die RE-DUAL PCI Studie veröffentlicht, welche Dabigatran sowohl mit 2 × 150 mg als auch mit 2 × 110 mg in Kombination mit Clopidogrel gegen die Tripeltherapie mit Vitamin-K-Antagonist sowie ASS und Clopidogrel verglich [9]. Im letzten Jahr erfolgte die Veröffentlichungen der AUGUSTUS Studie sowie der ENTRUST PCI Studie, welche den Einsatz einer dualen Therapie aus Apixaban bzw. Edoxaban in Regeldosis mit ADP-Antagonisten gegen eine Vitamin-K-Antagonist-basierte Tripeltherapie verglichen [10, 11]. Alle vier Studien konnten belegen, dass eine duale Therapie aus DOAK und ADP-Antagonisten gegenüber einer Vitamin-K-Antagonist-basierten Tripeltherapie mit einem signifikant geringeren Blutungsrisiko einhergingen, ohne dabei ein signifikant höheres Risiko für ischämische Ereignisse aufzuzeigen. Darüber hinaus konnte in der PIONEER AF Trial sowie in der AUGUSTUS Trial eine signifikante Reduktion des kombinierten sekundären Endpunktes (Tod und Hospitalisierung) erzielt werden. Die Ergebnisse dieser vier Studien haben dazu geführt, dass in den letzt- bzw. diesjährigen ESC Guidelines zum Thema chronisches Koronarsyndrom bzw. akutes Koronarsyndrom und Nicht-ST-Hebungsinfarkt die Empfehlungen zur Tripeltherapie revidiert wurden. So soll zum einen beim unkomplizierten Verlauf (kein erhöhtes Blutungsrisiko und kein erhöhtes thrombotisches Risiko) die Tripeltherapie auf die Dauer einer Woche beschränkt werden und das OAK in Regeldosis eingesetzt werden. Für den Rest des ersten Jahres nach Stenteinlage erfolgt die duale Therapie aus OAK und ADP-Antagonist. Bei Patienten mit hohem Blutungsrisiko soll die duale Therapie auf 6 Monate beschränkt werden. Liegt ein hohes thrombotisches Risiko vor, soll die Tripeltherapie auf einen Monat Dauer verlängert werden [5, 12].

9

Literatur

[1] Ibanez B et al. 2017 ESC Guidelines for the management of acute myocardial infarction in patients presenting with ST-segment elevation: The Task Force for the management of acute myocardial infarction in patients presenting with ST-segment elevation of the European Society of Cardiology (ESC). Eur Heart J, 39 (2): 119–177, 2018

[2] Valgimigli M et al. 2017 ESC focused update on dual antiplatelet therapy in coronary artery disease developed in collaboration with EACTS: The Task Force for dual antiplatelet therapy in coronary artery disease of the European Society of Cardiology (ESC) and of the European Association for Cardio-Thoracic Surgery (EACTS). Eur Heart J, 39 (3): 213–260, 2018

[3] Schüpke S et al. Ticagrelor or Prasugrel in Patients with Acute Coronary Syndromes. N Engl J Med, 381 (16): 1524–1534, 2019

[4] Mach F et al. 2019 ESC/EAS Guidelines for the management of dyslipidaemias: lipid modification to reduce cardiovascular risk. Eur Heart J, 41 (1): 111–118, 2020
[5] Knuuti J et al. 2019 ESC Guidelines for the diagnosis and management of chronic coronary syndromes. Eur Heart J, 41 (3): 407–477, 2020
[6] Sardella G et al. Comparison of high reloading Rosuvastatin and Atorvastatin pretreatment in patients undergoing elective PCI to reduce the incidence of MyocArdial periprocedural necrosis. The ROMA II trial. Int J of Cardiol, 168 (4): 3715–20, 2013
[7] Lopes RD et al. Timing of Loading Dose of Atorvastatin in Patients Undergoing Percutaneous Coronary Intervention for Acute Coronary Syndromes: Insights From the SECURE-PCI Randomized Clinical Trial. JAMA Cardiol, 3 (11): 1113–1118, 2018
[8] Gibson CM, Mehran R, Bode C et al. Prevention of Bleeding in Patients with Atrial Fibrillation Undergoing PCI. N Engl J Med, 375 (25): 2423–2434, 2016
[9] Cannon CP, Bhatt DL, Oldgren J et al. Dual Antithrombotic Therapy with Dabigatran after PCI in Atrial Fibrillation. N Engl J Med, 377 (16): 1513–1524, 2017
[10] Lopes RD et al. Antithrombotic Therapy after Acute Coronary Syndrome or PCI in Atrial Fibrillation. N Engl J Med, 380 (16): 1509–1524, 2019
[11] Vranckx P et al. Edoxaban-based versus vitamin K antagonist-based antithrombotic regimen after successful coronary stenting in patients with atrial fibrillation (ENTRUST-AF PCI): a randomised, open-label, phase 3b trial. Lancet, 394 (10206): 1335–1343, 2019
[12] Collet JP, Thiele H, Barbato E et al. 2020 ESC Guidelines for the management of acute coronary syndromes in patients presenting without persistent ST-segment elevation. Eur Heart J, 42 (14): 1289–1367, 2021
[13] Bernhard Vieregge, Michael Willenborg, 2021

9.2 Herzinsuffizienz

Dr. med. Bernhard Vieregge, Dr. rer. nat. Michael Willenborg

9.2.1 Fallvorstellung

Herr R. ist ein 82-jähriger älterer Herr, welcher vor zwei Tagen dem Haus rettungsdienstlich zugebracht wurde, da er in den letzten Tagen rezidivierend einen stechenden Schmerz im Hals verspürte und bei vorbekannter KHK seine ambulant betreuende Kardiologin aufsuchte. Ein dort durchgeführter Troponin-Schnelltest fiel positiv aus, sodass die Kardiologin die stationäre Einweisung erwirkte. In der Aufnahmesituation wurde ein EKG erstellt, welches eine normofrequente Arrhythmia absoluta bei Vorhofflimmern sowie T-Negativierungen über der Vorderwand zeigte. Eine KHK mit Zustand nach Bypass-OP war vorbekannt. Der Blutdruck im Aufnahmesetting betrug 188/85 mmHg, das Troponin war leicht erhöht, andere Ischämieparameter (Transaminasen, LDH, CK/CK-MB) waren jedoch unauffällig. Eine durchgeführte Röntgenaufnahme der Lunge konnte keine Anzeichen eines Lungenödems zeigen, auch die Beine des Patienten wirkten schlank, sodass eine dekompensierte Rechtsherzinsuffizienz ausgeschlossen wurde. Es wurden im Verlauf eine transthorakale Ultraschalluntersuchung des Herzens und eine Herzkatheteruntersuchung durchgeführt, um ein akutes kardiales Geschehen auszuschließen. Die Katheteruntersuchung zeigte keinen akuten Verschluss einer Herzkranzarterie sowie intakte Bypässe. In der Ultraschalluntersuchung stellten sich sowohl der linke als auch rechte Ventrikel als hypertrophiert dar, zudem war der linke Ventrikel deutlich eingeschränkt in seiner Pumpfunktion mit einer Ejektionsfraktion von 30–35 %. Zur erweiterten Umfelddiagnostik wurde zudem eine Ultraschalluntersuchung der Halsschlagadern durchgeführt, wobei deutliche Plaquesklerosen in beiden Carotisgabeln nachgewiesen werden konnten, jedoch ohne relevante Stenosierung der Gefäße. Daher lautete die abschließende Arbeitsdiagnose instabile Angina pectoris im Rahmen einer vorangeschrittenen kompensierten Herzinsuffizienz bzw. im Rahmen einer hypertensiven Entgleisung. Weitere Grunderkrankungen des Patienten waren ein insulinpflichtiger Typ-2-Diabetes, eine operativ versorgte Prostatahyperplasie sowie eine chronische Niereninsuffizienz im Stadium 3 nach KDIGO.

9.2.2 Medikation und Laborwerte

Aktuelle Medikation

Wirkstoff mit Stärke und Darreichungsform	Dosierung	Kommentar, Indikation
Ramipril 5 mg Tbl	1-0-1-0	Hausmedikation bei Hypertonie/KHK
Amlodipin 5 mg Tbl	1-0-0-0	Hausmedikation bei Hypertonie
Torasemid 5 mg Tbl	1-0-0-0	Hausmedikation bei Hypertonie
Normalinsulin 100 IE/ml FS	Nach Plan	Hausmedikation bei Typ-2-Diabetes
Simvastatin 40 mg Ftbl	0-0-1-0	Hausmedikation bei KHK
Ezetimib 10 mg Tbl	0-0-1-0	Hausmedikation bei KHK
Phenprocoumon 3 mg Ftbl	Nach INR, aktuell ¼ Tbl abends	Hausmedikation bei Vorhofflimmern

Abweichende Laborwerte

Datum	Bezeichnung (Referenzbereich, Einheit)	Wert	Kommentar
Tag 1	eGFR CKD EPI (> 70 ml/min)	50	CKD 3. Grades
Tag 1	Troponin T (< 0,014 ng/ml)	0,035	Ischämiemarker
Tag 1	INR (2,0–3,0)	2,5	Gerinnungswert
Tag 1	HbA1c (4,8–5,9 %)	7,5	Langzeit-Blutzuckerwert
Tag 1	BZ (82–115 mg/dl) (4,55–6,38 mmol/l)	267 14,82	–

9

9.2.3 Fragen zum Fall

Wie schätzen Sie die Herzinsuffizienztherapie auch im Kontext der hypertensiven Entgleisung ein?

Herr R. hat eine stark eingeschränkte linksventrikuläre Pumpfunktion mit einer Ejektionsfraktion von 30–35 % (*Heart Failure with reduced Ejection Fraction* oder auch HFrEF), welche bis auf die eher untypischen Schmerzen im Halsbereich wenig klinische Symptomatik bietet, womit formal eine Herzinsuffizienz des NYHA Stadiums I-II vorliegt. Im weiteren Vorgehen muss man wissen, dass die Leitlinie der europäischen Fachgesellschaft ESC die Therapie der Herzinsuffizienz mit reduzierter linksventrikulärer Pumpfunktion anhand des Grades der Funktionseinschränkung bei symptomatischen Patienten steuert, während die Nationale Versorgungsleitlinie Herzinsuffizienz die Therapie anhand des NYHA Stadiums steuert, woraus sich Unterschiede ergeben können [1,2]. Beiden Leitlinien ist gemeinsam, dass die beiden langwirksamen Calciumantagonisten vom Dihydropyridintyp, Felodipin und Amlodipin nur dann als Antihypertensiva zum Einsatz kommen sollen, wenn alle antihypertensiven Herzinsuffizienztherapeutika ausgeschöpft wurden. Andere Calciumantagonisten sollen wegen ihres negativen Effektes auf die Herzleistung (Verapamil- und Diltiazem-Typ) bzw. des Risikos von Reflextachykardien aufgrund der schnelleren Kinetik (restliche Dihydropyridine) nicht zum Einsatz kommen. Bei Blick auf die Herzinsuffizienzmedikation fällt auf, dass ein **Betablocker** fehlt. Substanzen aus dieser Wirkstoffklasse mit nachgewiesenem positivem Effekt auf die Herzinsuffizienz in Bezug auf Gesamtsterblichkeit, kardiovaskulären Tod und Hospitalisierung sind Bisoprolol, Carvedilol, Metoprolol und Nebivolol. Darüber hinaus wäre aufgrund der EF von 35 % bzw. des vermeintlichen NYHA II Stadiums laut beider Leitlinien ein **Aldosteron-Antagonist** wie Spironolacton oder Eplerenon indiziert. Somit fehlen hier zwei antihypertensiv wirksame Substanzklassen in der Medikation, welche dem Amlodipin vorzuziehen wären. Ramipril als Antihypertensivum und Herzinsuffizienztherapeutikum ist bezogen auf die Dosis mit 2 × 5 mg ausgereizt, könnte sowohl von der Zulassung her als auch anhand der Dosisempfehlungen der ESC-Leitlinie als Einmalgabe von 10 mg/Tag dosiert werden [1]. Torasemid ist mit 1 × 5 mg täglich im unteren Dosisbereich angesiedelt. Allerdings spielen Diuretika in der Therapie der Herzinsuffizienz nur eine Rolle in der Flüssigkeitshomöostase und sollen so niedrig wie möglich dosiert werden. Da der Patient euvoläm erscheint, ist eine Dosissteigerung nicht notwendig.

Wie bewerten Sie in diesem Kontext die antidiabetische Therapie?

Die Therapie des Typ-2-Diabetes befindet sich aktuell im Umbruch. Während die aktuellen Praxisempfehlungen der Deutschen Diabetes Gesellschaft (DDG) bei fehlender Kontraindikation nach wie vor Metformin als Wirkstoff der ersten Wahl sieht, differenziert die European Society of Cardiology/European Association for the Study of Diabetes (ESC/EASD) mittlerweile zwischen Patienten ohne kardiovaskuläre Grunderkrankungen/hohes Risiko für kardiovaskuläre Ereignisse und eben solchen Patienten, die diese aufweisen [3, 4]. Bei diesen Patienten sollen primär **SGLT-2-Hemmstoffe** oder **GLP-1-Analoga** zum Einsatz kommen, da sie das Outcome in Hinblick auf Hospitalisierung und kardiovaskulärem Tod günstig beeinflussen [5–7]. Die Therapieempfehlungen der DDG ziehen diese Therapieoptionen erst nach unzureichender Wirksamkeit von Metformin in Betracht.

Eine Therapie mit Insulin als Monotherapie des Typ-2-Diabetes ist laut Praxisempfehlung der DDG eine Therapieoption bei Kontraindikation gegen Metformin, wohingegen die europäischen Fachgesellschaften diese Option nur als nachrangig erachten.

Betrachtet man die Blutzuckerwerte unseres Patienten im Tagesprofil, welche mitunter bei über 200 mg/dl lagen, wäre eine Umstellung oder Erweiterung der Therapie auf/um einen SGLT-2-Hemmstoff zu erwägen. Betrachtet man allerdings den HbA1c-Wert von 7,5 %, so kann man von einer Eskalation der Therapie absehen, da er im Zielkorridor für geriatrische Patienten liegt [8]. Grund hierfür ist, dass eine intensivierte Therapie bei älteren Patienten mit einem erhöhten Mortalitätsrisiko einhergeht, wie die ACCORD-Studie aus 2008 aufzeigen konnte [9].

Für mehr Einblick in das Thema SGLT-2-Hemmstoffe und Herzinsuffizienz sei auf das Fallbeispiel Diabetes und Herzinsuffizienz verwiesen.

Wie beurteilen Sie die Auswahl und Dosierung der Antikoagulation?

Der Patient leidet seit langem ein einem nicht-valvulären Vorhofflimmern und weist einen CHA_2DS_2-VASc Score von 6 auf, womit er zwingend einer oralen Antikoagulation bedarf (◘ Tab. 9.1) [10]. Bei nicht-valvulärem Vorhofflimmern stehen sowohl Vitamin-K-Antagonisten als auch DOAK zur Verfügung [10]. Bei Neueinstellung auf ein orales Antikoagulans sollen aufgrund der niedrigeren Rate an intrakraniellen Blutungen bei gleicher Wirksamkeit in Bezug auf die Verhinderung von Schlaganfällen DOAK zum Einsatz kommen. Bei Patienten, welche im Vorfeld auf einen Vitamin-K-Antagonisten eingestellt sind, soll eine Umstellung auf ein DOAK erwogen werden, wenn die Patienten schwankende INR-Werte aufweisen und in der Folge häufig außerhalb des therapeutischen Bereichs (für VHF 2–3) liegen [10]. Herr R. gilt als sehr zuverlässig und seine INR-Werte liegen sowohl in den stationären Kontrollen als auch im Antikoagulationsausweis immer im Zielbereich, sodass bei unserem Patienten keine Gründe für eine Umstellung vorliegen. Zudem wäre bei der Umstellung auf ein DOAK die Diskussion zu führen, wie das gewählte DOAK zu dosieren ist, da er eine drittgradige Niereninsuffizienz (nach KDIGO) aufweist und über 80 Jahre alt ist, wodurch sich bei den jeweiligen Substanzen entsprechende Dosisreduktionen ergeben würden.

Welche Prozessschritte können im Medikationsprozess verbessert werden?

Da bei dem Patienten die Symptomatik nicht ganz typisch war, wäre es von Vorteil gewesen, das **NT-proBNP** als Biomarker der kardialen Dekompensation zu bestimmen. Dieser würde auch dem ambulant weiterbehandelnden Kardiologen als Richtwert für die Entwicklung der Grunderkrankung helfen. Zudem wäre ein diabetologisches Konsil ratsam gewesen, da man sich im stationären Umfeld bereits mit einer Umstellung oder Erweiterung der Therapie hätte auseinandersetzen können. Durch die Einführung eines Therapiealgorithmus „Herzinsuffizienz" könnte dieses standardisiert werden.

9.2.4 Empfehlungen des Apothekers

- Es sollte eine Therapie mit einem **Betablocker** mit positivem Nutzennachweis einschleichend begonnen werden. Wegen der täglichen Einmalgabe wären Bisoprolol 1,25–2,5 mg, Metoprolol 23,75–47,5 mg oder Nebivolol 2,5–5 mg mögliche Optionen [2].
- Da der Effekt der Betablocker auf die Herzinsuffizienz dosisabhängig ist, sollte ambulant eine Aufdosierung bis zur maximal tolerierten Dosis erfolgen. Die Zieldosierungen der Substanzen wären 10, 190 und 10 mg für Bisoprolol, Metoprolol und Nebivolol [2, 12].

- Auch wenn Spironolacton in der Behandlung der Hypertonie aufgewertet wurde, stehen die **klassischen Antihypertensiva** wie ACE-Hemmer, Calciumantagonisten, Angiotensinrezeptor-Antagonisten und Diuretika, sowie Betablocker, sofern kardiale Begleiterkrankungen vorhanden sind, nach wie vor im Vordergrund. In diesem Fall ist Spironolacton eine gute Alternative zum Calciumantagonisten, da es die Herzinsuffizienz günstig beeinflusst und den Blutdruck senkt. Daher sollte Spironolacton mit 25 mg unter engmaschiger Kontrolle von Nierenfunktion und Serumkalium bei vorbestehender Niereninsuffizienz eindosiert werden. Eine Steigerung auf 50 mg bei Herzinsuffizienz ist im Verlauf möglich [2, 11].
- Entgegen der Leitlinie Hypertonie, bei welcher Calciumantagonisten Erstlinienpräparate sind [11], sollte aufgrund der nachrangigen Stellung der Substanzen bei der Therapie der Hypertonie und gleichzeitiger Herzinsuffizienz ein Absetzen erfolgen, solange (wie im vorliegenden Fall) die antihypertensiven Therapieoptionen aus Sicht der Herzinsuffizienz noch nicht ausgeschöpft sind.
- Eine enge ambulante Anbindung an einen Kardiologen sowie Diabetologen sollte erfolgen, da die Entwicklung der Herzinsuffizienz sowie die Einstellung des Blutdrucks überprüft werden muss. Zur Eskalation wären dann Umstellungen von Ramipril auf **Sacubitril/Valsartan** bzw. von Insulin auf einen SGLT-2-Hemmstoff denkbar.

Gut zu wissen

Bei Patienten mit HFrEF kommen mitunter 4 Hauptklassen an Wirkstoffen zum Einsatz, um die Prognose zu verbessern:

- ACE-Hemmer/Angiotensinrezeptor-Antagonisten
- Betablocker
- Mineralocorticoidrezeptor-Antagonisten
- Neprilysin-Hemmstoffe

Nach den aktuellen Leitlinienempfehlungen sollen die einzusetzenden Substanzen idealerweise bis zum Erreichen ihrer jeweiligen **Zieldosis**, bzw. bis zur maximal tolerierten Dosis **ausdosiert** werden. Häufig stellen aber niedriger Blutdruck, Laborwertanomalien, wie Hyperkaliämien etc., den Behandler vor die schwierige Situation, dass er nicht alle Optionen wählen kann, bzw. mitunter bei der Dosierung Abstriche machen muss. Der Frage, welche Therapie welcher Alternative überlegen ist, hat sich ein 2018 ein Review im European Journal of Heart Failure gestellt [12]. Aussage der Autoren war dabei, dass es bisher nur eindeutige Dosis-Wirkungs-Korrelationen beim Einsatz von Betablockern gibt, sodass diese idealerweise immer ausdosiert werden sollten. Für die anderen Wirkstoffgruppen gibt es solche engen Dosis-Wirkungs-Beziehungen scheinbar nicht. Ebenfalls äußert sich dieser Review dahingehend, dass die Nutzung aller Wirkstoffklassen auch in niedrigerer Dosis einer Dreifachkombination überlegen ist. Daher postulieren die Autoren des Artikels folgendes Vorgehen:

Idealerweise sollte bei allen Substanzen die Zieldosis anvisiert werden. Sollte niedriger Blutdruck ein limitierender Faktor sein, so sollte der Betablocker ausdosiert werden und die anderen drei Klassen bis zur Toleranzgrenze. Sollte dieses nicht möglich sein, sollen alle vier Klassen in niedriger Dosis verabreicht werden. Sollten Nierenfunktion oder Kaliumwerte ein limitierender Faktor sein, so sollten Neprilysin-Hemmstoffe, ACE-Hemmer und/oder Angiotensinrezeptor-Antagonisten dem Aldosteron-Antagonisten vorge-

zogen werden. Nur wenn dieses Prozedere nicht funktioniert, sollen auch die erstgenannten Klassen bis zur Toleranzgrenze reduziert werden.
Was ist aber bei Patienten, welche unter einer Herzinsuffizienz mit erhaltener linksventrikulärer Pumpfunktion (EF≥ 50 %; *Heart Failure with preserved Ejection Fraction* oder auch HFpEF) oder leicht eingeschränkter Pumpfunktion (EF 40–50 %; *Heart Failure with medium-range Ejection Fraction* oder auch HFmrEF) zu beachten? Die Therapie dieser beiden relevanten Erkrankungsbilder gestaltet sich schwierig. Bisher konnte bei der HFpEF keine der oben genannten Therapieoptionen einen Vorteil für den Patienten in Hinblick auf Hospitalisierungsrate oder Mortalität aufzeigen, obwohl mitunter Verbesserungen bei Surrogatparametern wie NT-proBNP oder Relaxation des Arbeitsmyokards nachgewiesen wurden [1]. Daher soll bei diesen Patienten eine symptomatische Therapie mittels Diuretika sowie eine optimale Therapie der Begleiterkrankungen etabliert werden. Ähnlich sieht die Situation bei Patienten mit HFmrEF aus. Allerdings konnte in der diesjährig veröffentlichten **PARAGON-HF-Studie**, an welcher Patienten mit HFpEF und HFmrEF teilnahmen, gezeigt werden, dass die Subgruppe der Patienten mit HFmrEF von der Therapie mit der Kombination aus Angiotensinrezeptor-Antagonist Valsartan und Neprilysin-Inhibitor Sacubitril (ARNI-Therapie) profitierten [13].

Literatur

[1] Nationale Versorgungsleitlinie Chronische Herzinsuffizienz, AWMF-Register-Nr. nvl-006, 2019
[2] Ponikowski P et al. 2016 ESC Guidelines for the diagnosis and treatment of acute and chronic heart failure. Eur Heart J, 37: 2129–2200, 2016
[3] Landgraf R et al. Therapie des Typ-2-Diabetes. Diabetologie und Stoffwechsel. 14 (S 02): 167–187, 2019
[4] Cosentino F et al. 2019 ESC Guidelines on diabetes, pre-diabetes, and cardiovascular diseases eveloped in collaboration with the EASD. Eur Heart J, 1–67, 2019
[5] Zinman B et al. Empagliflozin, Cardiovascular Outcomes, and Mortality in Type 2 Diabetes. N Engl J Med, 373 (22): 2117–2128, 2015
[6] McMurray JJV et al. Dapagliflozin in Patients with Heart Failure and Reduced Ejection Fraction. N Engl J Med, 381 (21): 1995–2008, 2019
[7] Wiviott SD et al. Dapagliflozin and Cardiovascular Outcomes in Type 2 Diabetes. N Engl J Med, 380 (4): 347–357, 2019
[8] Deutsche Diabetes Gesellschaft. S2k-Leitlinie Diagnostik, Therapie und Verlaufskontrolle des Diabetes mellitus im Alter. AWMF Register-Nr. 057–017, 2018
[9] Gerstein HC et al. Effects of intensive glucose lowering in type 2 diabetes. N Engl J Med, 358 (24): 2545–59, 2008
[10] Kirchhof P et al. 016 ESC Guidelines for the management of atrial fibrillation developed in collaboration with EACTS. Eur Heart J, 37: 2893–2962, 2016
[11] Williams B et al. 2018 ESC/ESH Guidelines for the management of arterial hypertension. Eur Heart J, 39: 3021–3104, 2018
[12] Marti CN et al. Medication dosing for heart failure with reduced ejection fraction – opportunities and challenges. Eur J Heart Fail, 21 (3): 286–296, 2019
[13] Solomon SD et al. Angiotensin-Neprilysin Inhibition in Heart Failure with Preserved Ejection Fraction. N Engl J Med, 381 (17): 1609–1620, 2019

9.3 Vorhofflimmern

Dr. med. Bernhard Vieregge, Dr. rer. nat. Michael Willenborg

9.3.1 Fallvorstellung

Frau H. ist eine 65-jährige Patientin, welche durch die Hausärztin stationär eingewiesen wurde, da bei ihr als Zufallsbefund die Erstmanifestation eines Vorhofflimmerns festgestellt wurde (o Abb. 9.2). Seit wann das Vorhofflimmern bestehe, konnte die Patientin nicht äußern, da sie keinerlei kardiale Symptome wie Palpitationen, Dyspnoe oder Brustenge verspüre. Allerdings habe sie in den letzten Monaten eine verminderte körperliche Belastbarkeit festgestellt sowie an Gewicht zugenommen.

Im Verlauf werden sowohl eine transthorakale als auch eine transösophageale Ultraschalluntersuchung des Herzens durchgeführt. In der transthorakalen Ultraschalluntersuchung fand sich eine leichte konzentrische Hypertrophie des linken Ventrikels sowie ein nicht dilatierter linker Vorhof. In der transösophagealen Untersuchung fanden sich keinerlei Vorhofthromben, sodass eine erfolgreiche elektrische Kardioversion durchgeführt werden konnte, nach welcher die Patientin in den Sinusrhythmus konvertierte. Im stationären Verlauf zeigt sich eine hypertensive Entgleisung mit Blutdrücken bis 190 mmHg systolisch. Eine essenzielle Hypertonie ist vorbekannt und wird mit Candesartan behandelt. Die Patientin leidet zudem unter einer Adipositas per magna 3. Grades (BMI 48 kg/m^2) sowie an einer Hypothyreose, welche mit L-Thyroxin behandelt wird. Da die Patientin sich in einer familiären Belastungssituation befindet, wünscht sie, nach der Kardioversion gegen ärztlichen Rat das Krankenhaus zu verlassen.

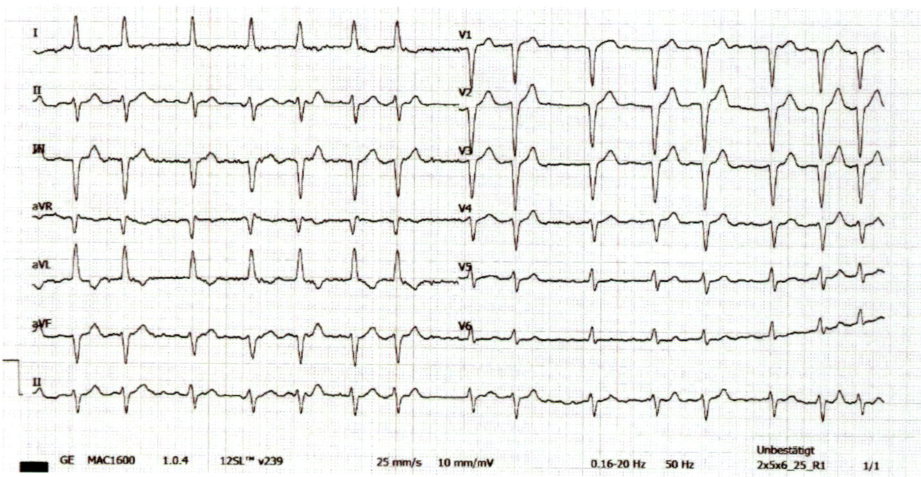

o Abb. 9.2
12-Kanal EKG der Patientin bei Aufname. Es zeigt sich ein noch normofrequentes Vorhofflimmern, erkennbar an den fehlenden P-Wellen sowie der unregelmäßigen Abfolge der QRS-Komplexe (Arryhthmia absoluta) [24].

9.3.2 Medikation und Laborwerte

Aktuelle Medikation

Wirkstoff mit Stärke und Darreichungsform	Dosierung	Kommentar, Indikation
Candesartan 16 mg Tbl	1-0-0-0	Hausmedikation bei Hypertonie
L-Thyroxin 75 µg Tbl	1-0-0-0 30 Minuten vor dem Frühstück	Hausmedikation bei Schilddrüsenunterfunktion
Apixaban 5 mg Ftbl	1-0-1-0	▪ Neu ▪ bei Vorhofflimmern für mindestens 4 Wochen nach Elektrokardioversion

Abweichende Laborwerte

Die angefertigten Laborwerte zeigten keine pathologischen Auffälligkeiten. Es waren aufgrund der ausgeprägten Adipositas Blutentnahmen zur Abschätzung des kardiovaskulären Risikos, darunter der HbA1c und ein Lipidprofil, geplant. Die Patientin hat allerdings vorzeitig das Krankenhaus verlassen.

9.3.3 Fragen zum Fall

Wie bewerten Sie die Notwendigkeit der Antikoagulation?

Patienten, welche an einem Vorhofflimmern erkranken, haben unter anderem ein erhöhtes Risiko, thromboembolische Ereignisse, wie zum Beispiel kardioembolische Schlaganfälle, zu erleiden. Grund hierfür ist, dass sich im linken Vorhof, insbesondere im Vorhofohr, aufgrund des schlechten Blutflusses Thromben bilden können. Wenn diese sich lösen, gelangen sie zunächst in den linken Ventrikel, von welchem sie über die Aorta in den Körperkreislauf, vorrangig über die Halsschlagadern ins Gehirn, geschwemmt werden. Um das jährliche Schlaganfallrisiko und damit die Indikation für eine Antikoagulation zu ermitteln, hat sich der **CHA_2DS_2-VASc-Score** etabliert [1]. Die einzelnen Buchstaben dieses Akronyms stehen für Begleiterkrankungen/-umstände, welche das Schlaganfallrisiko negativ beeinflussen (◘ Tab. 9.1).

Mit zunehmender Punktezahl steigt das jährliche Schlaganfallrisiko an (◘ Tab. 9.2). Ab einem CHA_2DS_2-VASc-Score von 1 Punkt bei Männern und 2 Punkten bei Frauen sollte eine orale Antikoagulation erwogen werden, ab 2 Punkten bei Männern bzw. 3 Punkten bei Frauen ist eine Antikoagulation indiziert [2, 3], sofern keine Kontraindikationen wie relevante aktive Blutungen bestehen. Neben den klassischen Vitamin-K-Antagonisten (VKA) wie Warfarin oder Phenprocoumon stehen als therapeutische Optionen die als „Neue“ oder „Nicht-VKA“ oder auch „Direkt-wirkende“ orale Antikoagulanzien (DOAK) bezeichneten Substanzen Apixaban, Dabigatran, Edoxaban und Rivaroxaban zur Verfügung. Sie bieten gegenüber Vitamin-K-Antagonisten den Vorteil, dass der Patient eine Fixdosis erhält und keine Gerinnungswerte zur Therapiekontrolle beim Hausarzt bestimmen lassen muss. Je nach Substanz erfolgt lediglich beim Vorliegen von Untergewicht,

Tab. 9.1 CHA_2DS_2VASc-Score. Maximale Punktzahl: Männer 8 Punkte, Frauen 9 Punkte

Begleiterkrankungen, Umstände (englische Bezeichnung)	Bezeichnung, Umstände (deutsche Bezeichnung)	Punkte
Congestive Heart Failure	Herzinsuffizienz	1 Punkt
Hypertension	Hypertonie	1 Punkt
A_2ge > 75 Years	Alter > 75 Jahre	2 Punkte
Diabetes	Diabetes	1 Punkt
S_2troke	Schlaganfall/TIA-Anamnese	2 Punkte
Vascular disease	Gefäßerkrankungen	1 Punkt
Age > 65 Years	Alter > 65 Jahre	1 Punkt
Sex category	Geschlecht	1 Punkt für weiblich

Tab. 9.2 Jährliches Schlaganfallrisiko nach CHA_2DS_2-VASc-Score

Punkte	0	1	2	3	4	5	6	7	8	9
Risiko (%)	0	1,3	2,2	3,2	4,0	6,7	9,8	9,6	6,7	15,2

Niereninsuffizienz oder hohem Lebensalter (≥ 80 Jahre) oder der Kombination dieser Risikofaktoren eine Dosisreduktion. DOAK sind therapeutisch den Vitamin-K-Antagonisten nicht unterlegen, weisen aber ein deutlich niedrigeres Risiko für intrakranielle Blutungen auf [4–7]. Daher sollen sie bei neu diagnostiziertem nicht-valvulären Vorhofflimmern einem Vitamin-K-Antagonisten vorgezogen werden [2, 3]. Patienten, welche unter Vitamin-K-Antagonisten stark schwankende INR (International Normalized Ratio) aufweisen, sollen entsprechend auf ein DOAK umgestellt werden [2, 3].

Bei Patienten mit moderater bis schwerer Mitralklappenstenose (sogenanntes valvuläres Vorhofflimmern) haben DOAK keine Indikation, bei Z. n. mechanischem Klappenersatz sind sie kontraindiziert. Hierfür sind einzig Vitamin-K-Antagonisten zugelassen [2, 3].

Unsere Patientin erfüllt die Kriterien Hypertonie, Alter > 65 Jahre sowie weibliches Geschlecht und hat somit einen CHA_2DS_2-VASc-Score von 3 Punkten. Daher war es richtig, nach Ausschluss von Kontraindikationen und entsprechender Aufklärung über die gerinnungshemmende Therapie bereits in der Aufnahmesituation mit einer Antikoagulation zu beginnen.

Welchen Einfluss hat das Blutungsrisiko auf die Durchführung der Antikoagulation?

Eine Therapie mit gerinnungshemmenden Arzneimitteln geht naturgemäß mit einem erhöhten Blutungsrisiko einher. Um dieses Risiko abschätzen zu können, wurden in den letzten Jahren mehrere Scoring-Systeme entwickelt, von welchen aktuell der **HAS-BLED-Score** (Tab. 9.3) der etablierteste ist [8]. Auch hier steht das Akronym für verschiedene Faktoren, welche das Blutungsrisiko beeinflussen.

◻ **Tab. 9.3** HAS-BLED-Score

Englisch	Deutsch	Punkte
Hypertension	Bluthochdruck > 160 mmHg	1 Punkt
Abnormal liver function	Eingeschränkte Leberfunktion	1 Punkt
Abnormal kindney function	Eingeschränkte Nierenfunktion	1 Punkt
Stroke	Schlaganfall	1 Punkt
Bleeding tendency or predisposition	Blutungsereignisse in der Vergangenheit	1 Punkt
Labile INR under VKA	Instabile INR-Werte unter VKA-Therapie	1 Punkt
Elderly	Alter > 65 Jahre	1 Punkt
Drugs	Gerinnungshemmende Co-Medikation	1 Punkt
Drugs (alcohol abuse)	Alkoholmissbrauch	1 Punkt

◻ **Tab. 9.4** Jährliche Blutungsereignisse pro 100 Patientenjahre nach HAS-BLED-Score

0	1	2	3	4	5	6	7	8	9
1	1	1,9	3,7	8,7	*	*	*	*	*

* Unzureichende Datenlage

Ein hoher HAS-BLED-Score (◻ Tab. 9.4) soll laut ESC-Leitlinie nicht per se dazu führen, dass eine Therapie mit einem oralen Antikoagulans abgebrochen oder nicht initiiert wird. Vielmehr sollen die **beeinflussbaren Faktoren** nach Möglichkeit **ausgeschaltet** werden, um den Score so niedrig wie möglich zu halten [2]. Das heißt, der Blutdruck sollte adäquat eingestellt werden und bei Patienten mit schwankenden INR-Werten unter Vitamin-K-Antagonisten sollte auf ein DOAK umgestellt werden. Bei gerinnungshemmender Co-Medikation (NSAR, SSRI, SNRI etc.) sollte deren Indikation überprüft bzw. nach therapeutischen Alternativen gesucht und ein bestehender Alkoholmissbrauch therapiert werden. Bei Patienten mit gastrointestinalen Blutungsereignissen unter oraler Antikoagulation in der Vergangenheit kann versucht werden, das OAK zu wechseln. Apixaban und Dabigatran (2 × tägl. 110 mg) scheinen das geringste gastrointestinale Blutungsrisiko aufzuweisen [2]. Sollte es trotz der Optimierung des Risikoprofils zu Blutungsereignissen kommen, sollte in einem multidisziplinären Team über die Fortführung diskutiert werden. Wird sich gegen eine Antikoagulation entschieden, stehen als mögliche therapeutische Alternative bei Patienten mit entsprechendem Schlaganfallrisiko die Okklusion des linken Vorhofohrs oder dessen operative Entfernung zu Verfügung [2, 3]. Gleiches gilt für Patienten mit einer absoluten Kontraindikation für eine orale Antikoagulation.

Wie lange sollte die Antikoagulation durchgeführt werden?

Da die Patientin von einer zunehmenden Leistungsminderung in den letzten Monaten berichtet, muss davon ausgegangen werden, dass diese ursächlich durch das Vorhofflimmern bedingt war. Somit liegt ein moderat symptomatisches Vorhofflimmern vor [9]. Aufgrund des nicht vergrößerten linken Vorhofs sind die Erfolgsaussichten für eine elektrische Kardioversion gegeben gewesen, sodass man diese nach Ausschluss von Vorhofthromben erfolgreich durchgeführt hat.

Es liegt primär nahe, dass mit Terminierung des Vorhofflimmerns auch keine Indikation mehr für eine Antikoagulation gegeben ist. Allerdings ist es so, dass durch den elektrischen Impuls eine langanhaltende Dyskinesie des linken Vorhofs mit der Gefahr der Thrombenbildung eintritt (sogenanntes *atrial stunning*) [10]. Dementsprechend soll jeder Patient, der einer Kardioversion unterzogen wird, ungeachtet des CHA_2DS_2-VASc-Scores, mindestens in den vier Wochen nach erfolgreicher Kardioversion eine orale Antikoagulation einnehmen. Eine Fortführung der gerinnungshemmenden Medikation sollte bei Patienten mit gemäß CHA_2DS_2-VASc-Score erhöhtem Schlaganfallrisiko lebenslang fortgeführt werden [2, 3]. Da Adipositas durch Fettinfiltration des Vorhofs mit konsekutiver Störung der elektrischen Reizausbreitung ein eigenständiger Risikofaktor für das Auftreten von Vorhofflimmern ist, hat die Patientin sicherlich ein erhöhtes Rezidivrisiko [11, 12]. In Kombination mit ihrem CHA_2DS_2-VASc-Score von 3 ist bei der Patientin eine **dauerhafte Antikoagulation** indiziert.

Wie bewerten Sie die Auswahl des Antikoagulans in Hinblick auf die massive Adipositas?

Das Scientific and Standardization Committee (SSC) der International Society on Thrombosis and Haemostasis (ISTH) hat 2016 ein Statement zum Gebrauch von DOAK bei Patienten mit Adipositas veröffentlicht [13]. Darin wird empfohlen, DOAK nur bis zu einem BMI von 40 und bis zu einem Gewicht von 120 kg zu verwenden, beziehungsweise bei Überschreitung dieser Werte entsprechend spezifische Gerinnungstests aus Sorge vor einer unzureichenden Wirksamkeit durchzuführen. Grund hierfür seien fehlende Daten bzw. Subgruppenanalysen aus den jeweiligen Zulassungsstudien bezüglich der Wirksamkeit bei Adipositas. Im gleichen Jahr veröffentlichten Sandhu et. al. einen Artikel im Eur Heart J, welcher sich indirekt dieser Frage widmete [14]. Den Autoren war bei der Subgruppenanalyse der ARISTOTLE-Studie aufgefallen, dass per se Patienten mit Übergewicht (BMI 25–30 kg/m^2 KOF) als auch Adipositas (BMI > 30 kg/m^2 KOF) eine signifikant niedrigere Gesamtsterblichkeit als normgewichtige Patienten aufwiesen. Auch der kombinierte Endpunkt aus Schlaganfall/systemische Thromboembolie/Herzinfarkt/Tod trat signifikant seltener ein als in der Gruppe der Normgewichtigen. Dieses Phänomen betitelten die Autoren als **„Obesity Paradox"**. 7159 der 17913 Patienten aus der ARISTOTLE-Studie waren adipös, 1006 wiesen einen BMI ≥ 40 auf. Beim Vergleich der Subgruppen unterteilt nach Gewicht und Antikoagulation konnten keine signifikanten Unterschiede zwischen den Substanzen beim Auftreten der oben genannten Endpunkte innerhalb der Gewichtsgruppen festgestellt werden.

Zu einem ähnlichen Ergebnis kam die „Dresden NOAC Registry" Studie, welche das klinische Outcome von über 3400 „Real Life"-Patienten beobachtete, welche mit einem DOAK behandelt wurden [15]. Auch hier zeigte sich trotz höherer Anzahl an Risikofaktoren bei den übergewichtigen und adipösen Patienten ein besseres Outcome in Bezug auf kardiovaskuläre Ereignisse und Gesamtmortalität. Daher scheinen DOAK bei Adipositas sicher zu sein.

Wie bewerten Sie die aktuelle antihypertensive Therapie?

Während des kurzen Aufenthaltes wurden 10 Blutdruckwerte gemessen, welche zwischen 160/70 und 190/110 mmHg lagen, womit trotz antihypertensiver Therapie eine zweit- bis drittgradige Hypertonie vorliegt. Die Herzfrequenz betrug sowohl auf den wiederholt durchgeführten Elektrokardiogrammen als auch bei den morgendlichen palpatorischen Messungen, vor wie auch nach der Kardioversion 90–100 Schläge pro Minute. Aufgrund des Entlassungswunsches konnte ein Langzeit-EKG nicht angefertigt werden, um das Frequenzspektrum zu erfassen. Auch ein weiteres Risikoassessment konnte nicht durchgeführt werden. Aber aufgrund des Bluthochdrucks sowie der beginnenden linksventrikulären Hypertrophie wird die Patientin nach dem „Systematic Coronary Risk Evaluation System" zumindest als Hochrisikopatientin für kardiovaskuläre Ereignisse einzustufen sein. Gestützt wird diese Einschätzung sicherlich auch durch die Vielzahl an „risk modifiers", welche die Patientin zusätzlich aufweist (Vorhofflimmern, Adipositas, psychische Belastungssituation, körperliche Inaktivität) [16]. Daher ist es zwingend notwendig, den Blutdruck der Patientin adäquat zu senken. Da die Patientin mit 65 Jahren schon in die Kategorie „älterer Patient" fällt, liegt der anzustrebende systolische Blutdruckwert zwischen 130 und 140 mmHg [16]. Die Patientin erhält bereits eine antihypertensive Therapie mit dem Angiotensinrezeptor-Antagonist Candesartan. Da die Dosis mit 16 mg noch nicht ausgereizt ist, wäre die Dosis steigerbar auf 32 mg als Einmalgabe. Um eine rasche Blutdruckeinstellung zu erzielen, wird ein **Kombinationspartner** notwendig sein. Zur Verfügung stehen hier in erster Linie Calciumantagonisten, Diuretika und Betablocker [16]. Die Patientin weist mehrere Problemfelder auf, welche in die Überlegungen eingebunden werden müssen. Sie hat ein Vorhofflimmern, welches erfolgreich kardiovertiert wurde, eine beginnende linksventrikuläre Hypertrophie, zeigt eine grenzwertig hochnormale Herzfrequenz auf und ist hochgradig adipös.

Betablocker ökonomisieren die Herzarbeit, indem sie den Sympathikotonus senken, wodurch die Progression des kardialen Remodellings verzögert wird [17]. Zudem scheinen sie das Risiko für ein Wiederauftreten von symptomatischem Vorhofflimmern nach erfolgreicher Kardioversion zu reduzieren [18], auch wenn der Rhythmus-erhaltende Effekt sicherlich nicht so ausgeprägt ist, wie bei einer Antiarrhythmikatherapie. Leider sind die Substanzen nicht stoffwechselneutral.

Auf der einen Seite hemmen sie die Glycogenolyse in Leber und Muskel durch Hemmung der β_2-Rezeptoren (vorrangig unselektive Betablocker), andererseits kann es durch eine reduzierte Gewebsdurchblutung zu einer verminderten Glucoseutilisation mit entsprechend diabetogener Wirkung kommen.

Calciumantagonisten senken vorrangig die Nachlast des Herzens, womit die Pumparbeit des linken Ventrikels herabgesetzt wird. Dieses hat konsekutiv zur Folge, dass der Progression der linksventrikulären Hypertrophie entgegengewirkt wird. Als mitunter therapielimitierende Nebenwirkung können Calciumantagonisten aber unter anderem zu Knöchelödemen führen [17]. Diuretika (zumeist eingesetzt werden hier Thiazide) reduzieren das zirkulierende Blutvolumen und senken damit Vor- und Nachlast, was im Rahmen der linksventrikulären Hypertrophie als günstig zu bewerten ist. Jedoch können Diuretika zu Stoffwechsel- und Elektrolytentgleisungen führen und sollten daher in unserem Fall zurückhaltend zum Einsatz kommen [17]. Zudem muss man bei der Wahl des Diuretikums bedenken, dass das in Deutschland am häufigsten eingesetzten Thiaziddiuretikum Hydrochlorothiazid nur noch zurückhaltend eingesetzt werden soll, da es unter Verdacht steht, die Entstehung nichtmelanozytärer maligner Hauttumoren, wie Plattenepithelkarzinome, zu begünstigen. Daher sollen primär andere Vertreter dieser Klasse, wie Indapamid, Chlorthalidon oder Xipamid zum Einsatz kommen [19].

Die ESC-Guideline Hypertonie empfiehlt bei Patienten mit Vorhofflimmern in der ersten Linie die Kombination aus:

- ACE-Hemmer/Angiotensinrezeptor-Antagonist + Betablocker/Calciumantagonisten vom Nicht-Dihydropyridintyp,
- Alternativ wäre eine Kombination aus Betablocker + Dihydropyridintyp-Calciumantagonist denkbar.

Als Eskalationsstufe werden folgende Dreifachkombinationen empfohlen: ACE-Hemmer/Angiotensinrezeptor-Antagonist + Betablocker + Dihydropyridintyp-Calciumantagonist/Diuretikum oder Betablocker + Dihydropyridintyp-Calciumantagonist + Diuretikum.

9.3.4 Empfehlungen des Apothekers

- Sofern keine Blutungskomplikationen auftreten, **lebenslange** Fortführung der **Antikoagulation** mit Apixaban.
- Erhöhung der Candesartan-Dosis auf 32 mg/Tag, sowie **Ergänzung** der **antihypertensiven Therapie** um einen Betablocker wie Metoprolol, beginnend mit 47,5 mg. Die Dosis kann im Verlauf unter Kontrolle der Herzfrequenz auf bis zu 190 mg täglich gesteigert werden.
- Ambulante Kontrolle des Blutdrucks (in Selbstmessung 6 x/d oder 24-h-RR) und gegebenenfalls Ergänzung der Therapie um einen langwirksamen Calciumantagonisten wie Amlodipin (5–10 mg täglich).
- Die Patientin sollte dringend von einem Ernährungsmediziner mitbetreut werden, um das Körpergewicht zu senken. Eine **Gewichtsreduktion** hat sowohl einen positiven Einfluss auf den Blutdruck (Ausmaß individuell verschieden) als auch auf das Wiederauftreten bzw. die Symptomschwere von Vorhofflimmern [20, 21].

Gut zu wissen

Bei Patienten, welche unter symptomatischem Vorhofflimmern leiden und erfolgreich kardiovertiert wurden, ist eine **Rhythmus-erhaltende Therapie** das primäre Ziel, da der Rhythmuserhalt die Lebensqualität der Patienten verbessert. Hierzu sind verschiedene Strategien denkbar. Die erste Variante ist der Rhythmuserhalt durch die Behandlung mit Antiarrhythmika. Hier stehen die Klasse-1C-Antiarrhythmika Flecainid und Propafenon, sowie die Klasse-3-Antiarrhythmika Amiodaron und Dronedaron zur Verfügung [2]. Betablocker sind der Definition nach zwar auch Antiarrhythmika, ihr Effekt auf den Erhalt des Sinusrhythmus ist aber nicht überzeugend [18]. Die Frage, welches der oben genannten Antiarrhythmika zur Anwendung kommt, hängt von der kardialen Vorschädigung bzw. den Vorerkrankungen des Patienten ab. Die zu Beginn der 90er Jahre des letzten Jahrhunderts veröffentlichte CAST-Studie zeigte eindrücklich den **proarrhythmogenen Effekt der Klasse-1-Antiarrhythmika**. Die Studie wurde damals abgebrochen, da Patienten nach Herzinfarkt bei Therapie mit Antiarrhythmika im Vergleich zu Placebo-behandelten Patienten eine deutliche Übersterblichkeit aufgrund eines plötzlichen Herztodes aufwiesen [22]. Daher ist der Einsatz der Klasse-1C-Antiarrhythmika bei Patienten mit kardialer Vorschädigung **kontraindiziert**. Mit Dronedaron behandelte Patienten weisen eine erhöhte Mortalität auf, wenn sie nicht im Sinusrhythmus bleiben. Auch bei Patienten mit instabiler KHK sowie akut dekompensierter Herzinsuffizienz ist die Mortalität unter dieser Therapie erhöht. Zudem fielen nach Marktzulassung Fälle von akutem Leberversagen auf, welches 2011 zur Veröffentlichung eines Rote-Hand-Briefs führte [23]. Daher führt die Substanz eher ein Schattendasein. **Amiodaron** ist effektiv in der Terminierung von Vorhofflimmern sowie beim Erhalt des Sinusrhythmus. Zudem senkt es die Herzfrequenz, womit es auch zur Frequenzkontrolle von Patienten eingesetzt werden kann, wenn Betablocker, Digitalispräparate oder herzwirksame Calciumkanalantagonisten nicht ausreichend wirken oder nicht eingesetzt werden können. Es gilt daher als Mittel der Wahl zur Rhythmuskontrolle bei Patienten mit strukturellen und ischämischen Herzerkrankungen [2]. Allerdings weist die Substanz auch einige schwerwiegende pharmakodynamische und auch pharmakokinetische Probleme auf. Die Substanz ist aufgrund der **extrem langen Halbwertszeit** von 20–100 Tagen schlecht steuerbar, zudem hemmt sie diverse CYP-Enzymsysteme des Leberstoffwechsels, wodurch Amiodaron sehr **interaktionsträchtig** wird. Schwere unerwünschte Nebenwirkungen sind sowohl jedwede Schilddrüsenfunktionsstörungen wie auch die reversible Hornhauttrübung sowie die seltene, aber irreversible **Lungenfibrose** [17]. Auch kommt es unter Amiodarontherapie zu einer deutlichen Zunahme der Lichtempfindlichkeit der Haut. Kommt eine medikamentöse antiarrhythmische Therapie nicht in Frage, steht mit der sogenannten Pulmonalvenenisolation, einer elektrophysiologischen Behandlung, welche entweder mittels Radiofrequenzablation oder durch Kryotherapie durchgeführt wird [2], ein relativ effektives und sicheres interventionelles Verfahren zur Verfügung. Die Rationale hinter diesem Therapieverfahren ist, dass die Pulmonalvenen, welche in den linken Vorhof münden, mitunter elektrisch aktive Zellen im Übergangsbereich zum Vorhof aufweisen. Diese können elektrische Impulse in den Vorhof leiten und damit Vorhofflimmern auslösen. Durch die „Verödung" des Übergangsbereichs der Pulmonalvenen in den linken Vorhof kann die elektrische Reizübertragung nicht mehr stattfinden und dem Wiederauftreten von Vorhofflimmern vorgebeugt werden.

Literatur

[1] Lip GY et al. Refining clinical risk stratification for predicting stroke and thromboembolism in atrial fibrillation using a novel risk factor-based approach: the euro heart survey on atrial fibrillation. Chest, 137 (2): 263–72, 2010

[2] Kirchhof P et al. 016 ESC Guidelines for the management of atrial fibrillation developed in collaboration with EACTS. Eur Heart J, 37: 2893–2962, 2016

[3] January CT et al. 2019 AHA/ACC/HRS Focused Update of the 2014 AHA/ACC/HRS Guideline for the Management of Patients With Atrial Fibrillation. Circulation, 140 (2): e125–e151, 2019

[4] Granger CB et al. Apixaban versus warfarin in patients with atrial fibrillation, N Engl J Med, 365 (11): 981–992, 2011

[5] Connolly SJ et al. Dabigatran versus warfarin in patients with atrial fibrillation. N Engl J Med, 361 (12): 1139–1151, 2009

[6] Giugliano RP et al. Edoxaban versus warfarin in patients with atrial fibrillation. New England Journal of Medicine, 369 (22): 2093–2104, 2013

[7] Patel MR et al. Rivaroxaban versus warfarin in nonvalvular atrial fibrillation. New England Journal of Medicine, 365 (10): 883–891, 2011

[8] Pisters R et al. A novel user-friendly score (HAS-BLED) to assess 1-year risk of major bleeding in patients with atrial fibrillation: the Euro Heart Survey. Chest, 138 (5): 1093–1100, 2010
[9] Wynn GJ et al. The European Heart Rhythm Association symptom classification for atrial fibrillation: validation and improvement through a simple modification. Europace, 16 (7): 965–972, 2014
[10] Fatkin D et al. Transesophageal echocardiography before and during direct current cardioversion of atrial fibrillation: evidence for “atrial stunning” as a mechanism of thromboembolic complications. J Am Coll Cardiol, 23 (2): 307–316, 1994
[11] Abed HS et al. Obesity results in progressive atrial structural and electrical remodeling: implications for atrial fibrillation. Heart Rhythm, 10 (1): 90–100, 2013
[12] Venteclef N et al. Human epicardial adipose tissue induces fibrosis of the atrial myocardium through the secretion of adipofibrokines. Eur Heart J 36: 795–805, 2015
[13] Martin K et al. Use of the direct oral anticoagulants in obese patients: guidance from the SSC of the ISTH. J Thromb Haemost, 14 (6): 1308–1313, 2016
[14] Sandhu RK et al. The ‘obesity paradox’ in atrial fibrillation: observations from the ARISTOTLE (Apixaban for Reduction in Stroke and Other Thromboembolic Events in Atrial Fibrillation) trial. Eur Heart J, 37 (38): 2869–2878, 2016
[15] Tittl L et al. Impact of BMI on clinical outcomes of NOAC therapy in daily care – Results of the prospective Dresden NOAC Registry (NCT01588119). Int J Cardiol, 262: 85–91, 2018
[16] Williams B et al. 2018 ESC/ESH Guidelines for the management of arterial hypertension. Eur Heart J, 39: 3021–3104, 2018
[17] Aktories K, Förstermann U, Hofmann FB, Starke K. Allgemeine und spezielle Pharmakologie und Toxikologie, 12. Aufl., Elsevier, 2017
[18] Valembois L et al. Antiarrhythmics for maintaining sinus rhythm after cardioversion of atrial fibrillation. Cochrane Database Syst Rev. 4, 9 (9): CD005049, 2019
[19] Rote Hand Brief Hydrochlorothiazid. Risiko von nichtmelanozytärem Hautkrebs (Basalzellkarzinom, Basaliom), Plattenepithelkarzinom der Haut (Spinaliom). www.akdae.de/Arzneimittelsicherheit/RHB/Archiv/2018/20181017.pdf. Stand: 17.10.2018
[20] Neter J et al. Influence of Weight Reduction on Blood Pressure – A Meta-Analysis of Randomized Controlled Trials. Hypertension, 42 (5): 878–884, 2003
[21] Abed HS et al. Effect of weight reduction and cardiometabolic risk factor management on symptom burden and severity in patients with atrial fibrillation: a randomized clinical trial. JAMA, 310 (19): 2050–2060, 2013
[22] Echt DS et al. Mortality and morbidity in patients receiving encainide, flecainide, or placebo. The Cardiac Arrhythmia Suppression Trial. N Engl J Med, 324 (12): 781–788, 1991
[23] Rote Hand Brief “Informationen über schwere Leberschädigungen, die mit der Anwendung von MULTAQ (Dronedaron) in Verbindung gebracht werden”. Stand: 21.01.2011
[24] Bernhard Vieregge, Michael Willenborg, 2021

10 Pneumologie

COPD ... 107 | Asthma bronchiale ... 114

10.1 COPD

Dr. rer. nat. Jutta Zwicker MSc

10.1.1 Fallvorstellung

Herr T., 58 Jahre (182 cm, 109 kg), wird bei akuter Exazerbation der bekannten COPD und hypertensiver Entgleisung nach initialer Behandlung in der Notaufnahme auf die pulmologische Normalstation verlegt. Als Auslöser der Exazerbation wird ein viraler Infekt vermutet. Der Patient leidet unter Dyspnoe, in der Auskultation zeigt sich ein deutlich verlängertes Exspirium und ein endexspiratorisches Giemen. Der Patient ist hyperkapnisch (ventilatorische Insuffizienz, Blutgasanalyse pCO_2 6,73 kPa [4,27–6,40 kPa], pO_2 9,14 [11,1–14,4 kPa], sO_2 93,5 % [95–99 %]), benötigt jedoch zum Verlegungszeitpunkt keinen Sauerstoff mehr. Bei Verlegung hat der Patient einen Blutdruck von 169/86 mmHg und eine Herzfrequenz von 79 Schlägen/min. In der ärztlichen Untersuchung zeigt sich ein ausgeprägter Mundsoor. Das Sputum ist nicht purulent.

Folgende Vorerkrankungen sind bekannt: COPD (bislang behandelt durch den Hausarzt) mit häufiger Exazerbation (> 2/Jahr), arterielle Hypertonie und chronisches Schmerzsyndrom nach Sprunggelenksfraktur mit operativer Versorgung. Der Patient ist Raucher (40 Packungsjahre). Die angeforderten Befunde des Hausarztes zeigen, dass das Blutbild des Patienten auch im stabilen Zustand im Rahmen der COPD erhöhte eosinophile Granulozyten aufweist (0,33 GPt/l, 2 Monate vor stationärer Aufnahme).

Relevante Untersuchungsergebnisse im Krankenhaus

Im Thorax-CT zeigt sich ein Lungenemphysem ohne Infiltrate. Die Lungenfunktionsmessung weist auf eine obstruktive Ventilationsstörung hin, die unter Bronchospasmolyse nur teilreversibel ist:

- Forciertes exspiratorisches Volumen in 1 Sekunde (forcierte Einsekundenkapazität) FEV_1 1,68 l (44 % des Sollwerts),
- Verhältnis von forcierter Einsekundenkapazität zu forcierter Vitalkapazität = (FEV_1/FVC) 49 %.

Im Labor zeigt sich eine Blut-Eosinophilie. Das Gesamt-IgE ist normwertig. Im COPD Assessment Test (CAT) hat der Patient ein Testergebnis von 23 [Score 0–40]. Dieser Test bewertet die Symptome und Einschränkungen der Lebensqualität durch die Erkrankung; je höher das Testergebnis, desto stärker sind die Symptome. Eine Punktzahl unter 10 gilt als wenig symptomatisch [2].

10.1.2 Medikation und Laborwerte

Aktuelle Medikation

Wirkstoff mit Stärke und Darreichungsform	Dosierung	Kommentar, Indikation
Enoxaparin 40 mg FS s. c.	0-0-0-1	▪ Stationär ▪ Thromboseprophylaxe
Lercanidipin 20 mg Ftbl	1-0-0-0	▪ Hausmedikation ▪ Hypertonie
Colecalciferol 1000 I. E. Tbl	1-0-0-0	▪ Hausmedikation ▪ Osteoporoseprophylaxe
Ramipril 5 mg Tbl	1-0-0-0	▪ Neu bei Hypertonie ▪ Begonnen in der Notaufnahme
Hydromorphon 8 mg Rtbl	1-0-1-0	▪ 12-stündlich ▪ Hausmedikation bei Schmerzsyndrom
Pregabalin 150 mg Kps	1-0-1-0	▪ Hausmedikation bei neuropathischen Schmerzen
Prednisolon 20 mg Tbl	2-0-0-0	▪ Neu ▪ Bei exazerbierter COPD für 5 Tage
Mesalazin 250 mg TMR	0-0-0-1	▪ Hausmedikation ▪ lt. Patientenangaben zur Stuhlregulierung bei Opiattherapie
Amphotericin B Lutschtabletten 10 mg	1-1-1-1	▪ Neu ▪ Bei Mundsoor ▪ Anwendung jeweils nach den Mahlzeiten und vor dem Schlafengehen
Beclometason 100 µg/Formoterol 6 µg DA	1-0-1-0 Hub	▪ Inhalativ ▪ Hausmedikation bei COPD
Ipratropiumbromid 250 µg Fertiginhalat vernebelt	1-1-1-1	▪ 6-stündlich ▪ Bronchodilatoren bei exazerbierter COPD, wird jeweils im Verlauf des stationären Aufenthaltes symptomadaptiert reduziert und bei Entlassung abgesetzt
Salbutamol 2,5 mg Fertiginhalat vernebelt	1-1-1-1	
Salbutamol 0,1 mg/Hub DA	1–2 Hübe	▪ Bei Bedarf (pausiert) ▪ Hausmedikation (wird zur Entlassung wieder angesetzt)

Abweichende Laborwerte

Bezeichnung (Referenzbereich, Einheit)	Wert Tag 1	Kommentar
Eosinophile Granulozyten (0,0–0,49 GPt/l)	0,5	Entspricht 500 Zellen/µl, Eosinophilie bei exazerbierter COPD
PCT (< 0,5 ng/ml)	0,05	Im Normbereich

Hinweis zum Normwert: Im Zusammenhang mit einer COPD sieht man in Leitlinien und Fachliteratur einen Grenzwert für Eosinophile Granulozyten von 300/µl (0,3 GPt/l). Hiervon können z. T. Therapieentscheidungen (z. B. Einsatz inhalativer Corticosteroide) abhängen [5, 8].

10.1.3 Fragen zum Fall

Wie beurteilen Sie den Schweregrad der COPD?

Zur Beurteilung der COPD und Festlegung einer geeigneten Initialtherapie wird nach Empfehlung der **Global Initiative for Chronic Obstructive Lung Disease (GOLD)** das Ausmaß der Atemwegsobstruktion mithilfe der spirometrischen Messung ermittelt (◻ Tab. 10.1). Weiterhin werden die Intensität der Symptome (zum Beispiel mittels des COPD Assessment Tests) und die Exazerbationshäufigkeit in die Beurteilung mit einbezogen (◦ Abb. 10.1) [5]. Nach dieser Einteilung leidet der Patient an einer schweren, symptomatischen COPD mit häufigen Exazerbationen im Stadium 3D.

Wie bewerten Sie die Therapie der Exazerbation?

COPD-Exazerbationen wirken sich nicht nur negativ auf den Gesundheitszustand und die Hospitalisierungsrate aus, sondern können auch zu einer Krankheitsprogression beitragen. Die Therapie soll daher die negativen gesundheitlichen Auswirkungen der aktuellen Exazerbation begrenzen und weiteren Ereignissen vorbeugen. Dabei können bei der Therapie einer COPD-Exazerbation je nach Schweregrad und Symptomatik drei Medikamentenklassen zum Einsatz kommen: **Bronchodilatatoren, Corticosteroide und Antibiotika** [2, 5].

Bei den Bronchodilatatoren werden kurzwirksame **β_2-Sympathomimetika (SABA, z. B. Salbutamol)** und **kurzwirksame Anticholinergika (SAMA, z. B. Ipratropium)** eingesetzt, wobei sich Dosierung und Frequenz nach den Symptomen richten. Besonders bei höheren Dosierungen sollte auf mögliche kardiale Nebenwirkungen (z. B. Tachykardie)

◻ **Tab. 10.1** Schweregrad der Atemwegsobstruktion bei COPD mittels Spirometrie (post-bronchodilatatorisch gemessene FEV_1 und $FEV_1/FVC < 0{,}7$). Nach [5]

GOLD-Klassifikation	Schweregrad	FEV_1
GOLD 1	Leicht	$FEV_1 \geq 80\,\%$ Soll
GOLD 2	Mittelschwer	$50\,\% \leq FEV_1 < 80\,\%$ Soll
GOLD 3	Schwer	$30\,\% \leq FEV_1 < 50\,\%$ Soll
GOLD 4	Sehr schwer	$FEV_1 < 30\,\%$ Soll

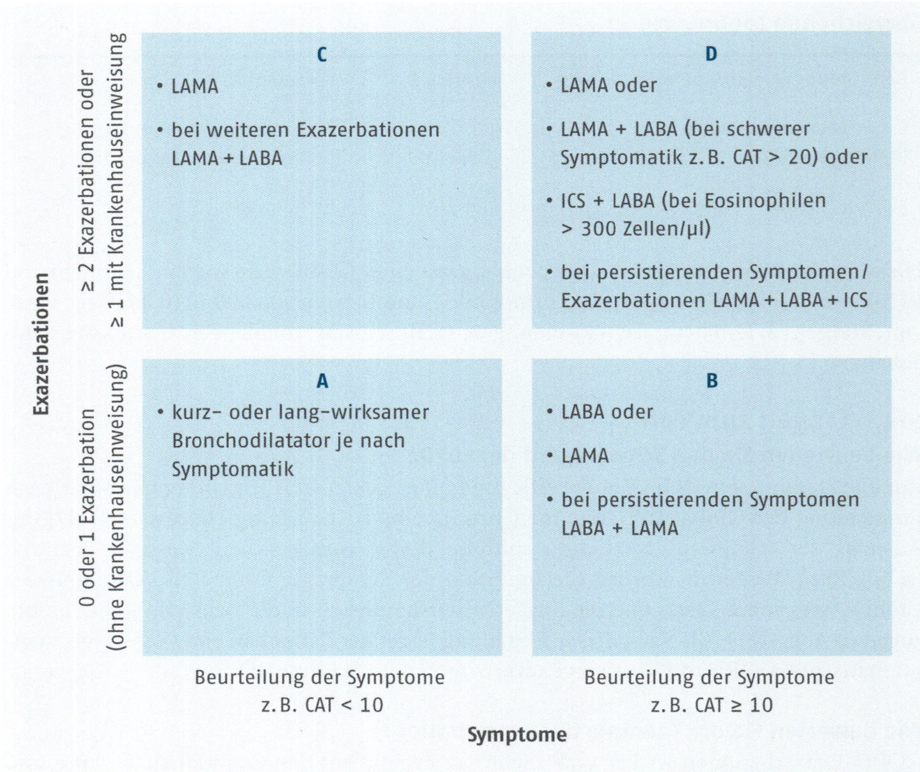

Abb. 10.1 Beurteilung der Symptome und des Exazerbationsrisiko nach dem ABCD-Schema sowie mögliche inhalative Initialtherapien der stabilen COPD. Nach [2, 5, 6]

geachtet werden. Die Dauertherapie, zum Beispiel mit **langwirksamen Anticholinergika (LAMA)** und/oder **langwirksamen β_2-Sympathomimetika (LABA)**, wird während der Exazerbation weitergeführt [2, 5].

Zur Behandlung einer Exazerbation werden **systemische Corticosteroide** (Prednisolon p. o. 40 mg für 5 Tage) durch die GOLD-Leitlinie empfohlen. Sie können die Dauer der Exazerbation verkürzen und die Lungenfunktion (FEV_1) verbessern [2, 5]. Studiendaten deuten darauf hin, dass vor allem Patienten mit Eosinophilie von der Therapie mit Corticosteroiden profitieren. Die Eosinophilen-gesteuerte Prednisolon-Therapie ist Gegenstand aktueller Forschung [1, 5, 8]. Da die Prednisolontherapie zu Hyperglykämie führen kann, sollte während der Therapie der Blutzucker überwacht werden und ggf. ein Insulinschema angeordnet werden.

Exazerbationen einer COPD können durch verschiedene Faktoren ausgelöst werden, häufig werden sie durch virale oder bakterielle Infektionen verursacht. Nach aktueller Datenlage sollen Antibiotika nur bei akuten Exazerbationen mit Hinweis auf eine bakterielle Infektion eingesetzt werden. Dabei gilt das Vorliegen eines purulenten Sputums als wichtiger Marker. Als zusätzliche Entscheidungshilfe können die Entzündungsparameter Procalcitonin (PCT) und C-reaktives Protein (CRP) herangezogen werden [2, 5].

Die Exazerbation wird bei Herrn T. leitliniengerecht mit Prednisolon und Bronchodilatatoren behandelt. Bei niedrigem CRP und Procalcitonin-Wert und ohne purulentem Sputum wird bei diesem Patienten keine Antibiotikatherapie eingesetzt.

Wie könnte die Dauertherapie erweitert werden?

Die pharmakologische Therapie bei COPD soll Symptome lindern und die Häufigkeit und Schwere von Exazerbationen reduzieren. Es gibt bisher keine klare Evidenz aus klinischen Studien die zeigt, dass die aktuell verfügbaren pharmakologischen Therapien den langfristigen Verlust der Lungenfunktion aufhalten könnten [5].

Herr T. hat derzeit eine Langzeittherapie bestehend aus inhalativem Corticosteroid (ICS) + LABA. Das ICS ist bei häufigen Exazerbationen und einer vorbeschriebenen Eosinophilie gerechtfertigt. Bei einer Nutzen-Risiko-Abwägung ist zu berücksichtigen, dass ICS das Pneumonie-Risiko erhöhen können. Da Herr T. weiterhin Exazerbationen hat, wird das Schema nun um ein LAMA (z. B. Tiotropium) ergänzt. Die inhalative Tripletherapie ICS/LABA/LAMA verbessert die Lungenfunktion und vermindert das Exazerbationsrisiko im Vergleich zu ICS/LABA (5). Um die Anwendung zu erleichtern und Therapieadhärenz zu fördern, kann eine 3-fach Kombination verordnet werden, zum Beispiel ein Dosieraerosol mit den Wirkstoffen Beclometason, Formoterol und Glycopyrronium.

Sollten im Verlauf weitere Exazerbationen auftreten, so ist geplant, das Therapieregime um den **Phosphodiesterase-4-Hemmer Roflumilast** zu erweitern. Roflumilast ist ein nicht-steroidaler, antiinflammatorischer Wirkstoff, der in einer Tagesdosis von 500 µg oral eingesetzt wird. Aufgrund von Nebenwirkungen, wobei vor allem gastrointestinale Nebenwirkungen, Gewichtsverlust, Schlafstörungen und Kopfschmerzen häufig auftreten, sollte die Therapie mit einer reduzierten Dosierung von 250 µg pro Tag initiiert werden [2]. Die Nebenwirkungen nehmen oft im Laufe der Therapie ab. Bei guter Verträglichkeit soll nach 4 Wochen die Dosis auf 500 µg/Tag gesteigert werden. Zu beachten sind mögliche psychiatrische Nebenwirkungen (z. B. Depressionen, Suizidgedanken). Patienten sollten daher vor Therapiebeginn über diese möglichen Nebenwirkungen informiert werden und angehalten werden, Stimmungsänderungen oder suizidale Gedanken ihrem Arzt mitzuteilen.

Welche nicht-pharmakologischen Maßnahmen sind empfehlenswert?

Der Mundsoor kann auf Fehler bei der Inhalationstechnik hinweisen, daher ist hier eine Überprüfung und Schulung der **Inhalationstechnik** wichtig. Herr T. hatte Probleme bei der Anwendung des Dosieraerosols, besonders bei der Koordination zwischen Auslösen des Sprühstoßes und der Einatmung. Daher wurde eine Inhalierhilfe (Spacer) empfohlen, sowie nochmals auf das Ausspülen des Mundes mit Wasser nach der Inhalation hingewiesen.

Da der Patient weiterhin raucht, wird ihm ein **Rauchstopp** empfohlen und verschiedene Unterstützungsmaßnahmen (z. B. Raucherentwöhnungsprogramme, pharmakologische Maßnahmen) mit ihm besprochen [5]. Atemphysiotherapie kann bei COPD-Patienten durch eine Verbesserung der Sekretmobilisation und -elimination sowie einen effektiveren Einsatz der Atemmuskulatur eine Symptomlinderung bewirken [2].

10

Welche Impfungen werden bei COPD-Patienten besonders empfohlen?

Eine Influenza-Schutzimpfung wird jährlich für alle COPD-Patienten empfohlen [2, 11]. Ebenso umfasst die Empfehlung der **STIKO** die Pneumokokkenimpfung für alle Personen mit chronischen Atemwegserkrankungen (z. B. Asthma und COPD) mit dem

23-valenten Polysaccharidimpfstoff [11]. Aufgrund des begrenzen Impfschutzes soll die Wiederholungsimpfung mit einem Mindestabstand von 6 Jahren erfolgen [11].

Diese STIKO-Empfehlung wird in der S2k-Leitlinie zur Behandlung der COPD und in der deutschsprachigen Leitlinie zur Behandlung der ambulant erworbenen Pneumonie kritisch diskutiert. Vor allem von Auffrischimpfungen mit dem 23-valenten Polysaccharidimpfstoff (**PSV23**) wird aufgrund der Gefahr einer **Hyporesponsivität** (Verminderung des Schutzes bei Wiederimpfung) abgeraten. Favorisiert wird der 13-valente Pneumokokken-Konjugatimpfstoff (**PCV13**) aufgrund der besseren Wirksamkeit im Vergleich zum Polysaccharidimpfstoff. Wurde eine PSV23-Impfung bereits vorgenommen, so soll frühestens nach 12 Monaten mit PCV13 die Impfung aufgefrischt werden [2, 3]. Für besonders gefährdete Risikopatienten wird eine sequenzielle Impfung mit beiden Pneumokokken-Impfstoffen empfohlen [2]. In Sachsen wird von der dortigen Impfkommission im Gegensatz zur STIKO die sequenzielle Impfung (PCV13 dann Auffrischung mit PSV23) empfohlen [10].

10.1.4 Empfehlungen des Apothekers

Das vordringliche Problem des Patienten ist seine akute COPD-Exazerbation, daher sollte der Hauptfokus auf diesem Problem liegen.

- Die Inhalationstechnik sollte durch den Apotheker überprüft und geschult werden. Wenn der Patient damit einverstanden ist, sollte die Inhalation des Dosieraerosols mit einer Inhalierhilfe (Spacer) durchgeführt werden. Umstellung der Inhalation auf eine 3-fach-Kombination **ICS/LABA/LAMA** in einem Dosieraerosol zur Förderung der Therapieadhärenz.
  - Ergänzung der relevanten Information im Entlassbrief (z. B. auf welchen Inhalator der Patient geschult wurde oder ob weiterer Schulungsbedarf besteht).
- Der Blutdruck sollte auf Werte ≤ 130/80 mmHg eingestellt werden [4], daher wird **Ramipril** auf eine Tagesdosis von 10 mg erhöht.
  - Blutdruck, Nierenfunktion und die Serumelektrolyte sollten überwacht werden. Falls eine weitere Intensivierung der Therapie zur Blutdruckeinstellung notwendig ist, ein **Diuretikum** empfehlen.
- Die Schmerzmedikation kann durch Hinzunahme eines Basisanalgetikums (z. B. Metamizol) optimiert werden. Für **Mesalazin** besteht keine Indikation, daher soll es abgesetzt werden. Als Obstipationsprophylaxe kann ein **Macrogol**-Präparat empfohlen werden.
  - Die Schmerzintensität sollte z. B. mit einer Schmerzskala überwacht werden, ggf. kann eine weitere Dosisanpassung der Schmerzmedikation erfolgen. Es kann ein Schmerzkonsil empfohlen werden. Die Macrogol-Dosis sollte entsprechend der Stuhlfrequenz gewählt werden.
- Der Patient sollte zum Rauchstopp und zu möglichen Behandlungsoptionen beraten werden.
  - Die Informationen sollten durch den Entlassbrief an den Hausarzt weitergegeben werden, damit dieser die Maßnahmen weiter unterstützen und begleiten kann.
- Es sollten die **Pneumokokkenimpfung** nach der im jeweiligen Bundesland gültigen Impfempfehlung und die jährliche Grippeimpfung durch den Hausarzt erfolgen.
  - Diese Informationen werden im Entlassbrief an den Hausarzt weitergegeben.

Gut zu wissen

Bei Patienten, die bereits mit der Dreifach-Kombination ICS/LABA/LAMA behandelt werden und trotzdem noch unter häufigen Exazerbationen leiden, kann eine Langzeitbehandlung mit Azithromycin erwogen werden [2, 5, 7]. Dabei kann Azithromycin durch seine immunmodulatorischen Eigenschaften die Exazerbationshäufigkeit reduzieren [9]. Die Behandlung wird nicht für Patienten empfohlen, die derzeit noch rauchen, da hier die klinische Wirksamkeit vermindert zu sein scheint. Eine typische Dosierung für diese Indikation ist Azithromycin 250 mg dreimal wöchentlich [7]. Vor Beginn der Therapie und im Verlauf sollte eine potenzielle Verlängerung der QTc-Zeit durch ein EKG ausgeschlossen werden, zudem wird eine Kontrolle der Leberwerte empfohlen. Die Patienten sollten aufgeklärt werden, dass unter Therapie ein geringes Risiko einer Verminderung der Hörfähigkeit sowie eines Tinnitus besteht. Bei der Nutzen-Risiko-Abwägung ist zu berücksichtigen, dass die Dauertherapie mit Azithromycin die Inzidenz resistenter Bakterien erhöhen kann. Da es bislang keine Langzeitdaten aus klinischen Studien gibt, sollte die Therapie regelmäßig (zum Beispiel halbjährlich) reevaluiert werden [5, 7, 9].

Literatur

[1] Bafadhel M, Davies L, et al. Blood eosinophil guided prednisolone therapy for exacerbations of COPD: a further analysis, Eur Respi J, 44(3): 789–791, 2014

[2] Deutsche Gesellschaft für Pneumologie und Beatmungsmedizin e. V., Deutsche Atemwegsliga e. V., S2k-Leitlinie zur Diagnostik und Therapie von Patienten mit chronisch obstruktiver Bronchitis und Lungenemphysem (COPD). AWMF-Register-Nr. 020–006. Stand: 01.01.2018, gültig bis 31.12.2021

[3] Deutsche Gesellschaft für Pneumologie und Beatmungsmedizin e. V. (federführend), (S3-Leitlinie) Behandlung von erwachsenen Patienten mit ambulant erworbener Pneumonie und Prävention, 2016

[4] European Society of Cardiology (ESC), Deutsche Gesellschaft für Kardiologie, ESC/ESH Pocket Guidelines – Management der arteriellen Hypertonie, 2018

[5] Global Initiative for Chronic Obstructive Lung Disease (GOLD): Global Strategy for the Diagnosis, Management, and Prevention of Chronic Obstructive Pulmonary Disease, 2020

[6] Manoochehr AS. BMJ Best Practice COPD. www.bestpractice.bmj.com (Zugriff 13.05.2020)

[7] National Institute for Health and Care Excellence (NICE): NICE guideline – Chronic obstructive pulmonary disease in over 16 s: diagnosis and Management, 2018

[8] Oliver B, Tonga K, et al. COPD treatment choices based on blood eosinophils: are we there yet? Breathe 15: 318–323, 2019

[9] Parks Taylor S, Sellers E, et al. Azithromycin for the Prevention of COPD Exacerbations: The Good, Bad, and Ugly, Am J Med. 128: 1362.e1-e6, 2015

[10] Sächsische Impfkommission (SIKO): Empfehlung der SIKO zur Durchführung von Schutzimpfungen im Freistaat Sachsen, KVS-Mitteilungen Heft 02, 2018

[11] Ständige Impfkommission (STIKO) beim Robert-Koch-Institut (RKI): Empfehlung der Ständigen Impfkommission beim Robert-Koch-Institut – 2019/2020, Epidemiologisches Bulletin 34, 2019

10.2 Asthma bronchiale

Dr. rer. nat. Jutta Zwicker MSc

10.2.1 Fallvorstellung

Herr B., 55 Jahre (175 cm, 92 kg), wird nach initialer, intensivmedizinischer Behandlung bei schwerer Asthma-Exazerbation auf die pulmologische Normalstation verlegt. Bei Verlegung ist der Patient kardiorespiratorisch unter 4 l O_2/min via Nasenbrille stabil. In der Auskultation kann nach wie vor ein deutliches Giemen in beiden Lungenflügeln gehört werden. Die Dyspnoe hat sich laut Patientenangaben bereits wesentlich gebessert (Sauerstoffsättigung in der Blutgasanalyse 92,6 %). Bei geringer Anstrengung besteht jedoch weiterhin Luftnot.

Bei Verlegung beträgt der Blutdruck 145/85 mmHg und die Herzfrequenz 80 Schläge/min. Im Verlegungsbrief der Intensivstation wird folgende Medikation aufgeführt:

Wirkstoff mit Stärke und Darreichungsform	Dosierung	Kommentar, Indikation
Prednisolon 50 mg Amp i. v.	1-0-1-0	Asthma bronchiale, exazerbiert
Enoxaparin 40 mg FS s. c.	0-0-0-1	Thromboseprophylaxe
Terbutalin 0,25 mg Amp s. c.	1-1-1-1	▪ 6-stündlich ▪ Asthma bronchiale, exazerbiert
Normalinsulin 100 IE/ml Pen s. c.	Nach Plan	Nach Anpassungsschema entsprechend BZ
Pantoprazol 40 mg TMR	1-0-0-0	1 h vor der Mahlzeit, Ulkusprophylaxe
Ipratropiumbromid 250 µg Fertiginhalat vernebelt	1-1-1-1	▪ 6-stündlich ▪ Inhalativ ▪ Asthma bronchiale, exazerbiert
Salbutamol 2,5 mg Fertiginhalat vernebelt	1-1-1-1	
Beclometason 200 µg/Formoterol 6 µg DA	2-0-2-0 Hübe	▪ 7:00 und 19:00 ▪ Inhalativ ▪ Asthma bronchiale, Hausmedikation
Tiotropium 2,5 µg/Hub Respimat	2-0-0-0 Hübe	▪ 7:00 ▪ Inhalativ ▪ Asthma bronchiale/COPD, Hausmedikation

Durch den Apotheker wird bei Verlegung auf Normalstation ein Medikationsplan vom Hausarzt angefordert, da der Patient keine genauen Angaben zu seiner Hausmedikation machen kann. Dem Verlegungsbrief der Intensivstation ist zu entnehmen, dass bei Aufnahme kein Medikationsplan vorlag. Die Hausmedikation lautet:

Wirkstoff mit Stärke und Darreichungsform	Dosierung	Kommentar, Indikation
Sitagliptin 50 mg Ftbl	1-0-1-0	Diabetes mellitus Typ 2
Atorvastatin 20 mg Ftbl	0-0-0-1	Cholesterinsenkung
Acetylsalicylsäure 100 mg Tbl	1-0-0-0	Primärprophylaxe kardiovask. Ereignis bei KHK
Ramipril 5 mg Tbl	1-0-0-0	Arterielle Hypertonie
Beclometason 200 µg/Formoterol 6 µg DA	2-0-2-0 Hübe	Inhalativ, A. bronchiale
Tiotropium 2,5 µg/Hub Respimat	2-0-0-0 Hübe	Inhalativ, A. bronchiale/COPD
Ipratropium/Fenoterol 20 µg/50 µg/Hub Respimat	1 Hub (ED), maximal 4 Hübe/d	Bei Bedarf inhalativ, A. bronchiale

Im Lungenfunktionstest zeigt sich im Rahmen des Asthmas und der COPD eine schwere Obstruktion (reduzierter FEV_1-Wert). Eine Restriktion und eine Ventilationsstörung können ausgeschlossen werden. Die Ergebnisse der Lungenfunktion sind in der Akte dokumentiert.

- Forciertes exspiratorisches Volumen in 1 Sekunde (FEV_1) 1,2 l (34 % des Sollwerts)
- Forcierte Vitalkapazität 2,98 l (65 % des Sollwerts)
- Fraktioniertes exhaliertes Stickstoffmonoxid (FeNO) 7 ppb (Normwert Erwachsene unter 25 ppb)

Im Labor zeigt sich keine Eosinophilie. Das Gesamt-IgE, sowie verschiedene spezifische IgE (z. B. gegen Gräser, Getreide und *Aspergillus*) sind erhöht.

Der Patient leidet an unkontrolliertem Asthma bronchiale mit schweren Exazerbationen und mehreren Krankenhausaufenthalten im letzten Jahr. Als Begleiterkrankungen sind eine COPD, ein Diabetes mellitus Typ 2, eine KHK sowie eine arterielle Hypertonie bekannt. Der Patient raucht nach eigenen Angaben mehrere Zigaretten pro Tag (25 Packungsjahre).

10.2.2 Medikation und Laborwerte

Aktuelle Medikation

Wirkstoff mit Stärke und Darreichungsform	Dosierung	Kommentar, Indikation
Prednisolon 50 mg Tbl	1-0-1-0	Oralisiert bei Verlegung auf Normalstation, exazerbiertes A. bronchiale
Pantoprazol 40 mg TMR	1-0-0-0	1 h vor dem Frühstück, Ulkusprophylaxe
Normalinsulin 100 IE/ml Pen s. c.	Nach Plan	▪ Typ 2 Diabetes mellitus ▪ Prednisolon-induzierte Hyperglykämie
Enoxaparin 40 mg FS s. c.	0-0-0-1	Thromboseprophylaxe, nur stationär

Wirkstoff mit Stärke und Darreichungsform	Dosierung	Kommentar, Indikation
Terbutalin 0,25 mg Amp s. c.	1-1-0-1	■ 6-stündlich, Terbutalin 8-stündlich ■ Wird jeweils im Verlauf des stationären Aufenthaltes symptomadaptiert reduziert und bei Entlassung abgesetzt
Ipratropiumbromid 250 µg Fertiginhalat vernebelt	1-1-1-1	
Salbutamol 2,5 mg Fertiginhalat vernebelt	1-1-1-1	■ Exazerbation A. bronchiale
Beclometason 200 µg/Formoterol 6 µg DA	2-0-2-0 Hübe	■ Hausmedikation, A. bronchiale
Tiotropium 2,5 µg/Hub Respimat	2-0-2-0 Hübe	Hausmedikation, A. bronchiale/COPD
Ipratropium/Fenoterol 20 µg/50 µg/Hub Respimat	1 Hub (ED), nach 5 min einmalig wiederholen	■ Bei Bedarf ■ Pausiert, wird zur Entlassung wieder angesetzt ■ A. bronchiale

Abweichende Laborwerte

Bezeichnung (Referenzwert, Einheit)	Wert Tag 1 07:00	Wert Tag 1 12:00	Wert Tag 1 18:00	Kommentar
BZ (72–108 mg/dl) (4–6 mmol/l)	124 6,90	278 15,4	132 7,30	Tag 1 auf Normalstation, präprandiale Messung, Hyperglykämie bei Therapie mit Prednisolon
IgE gesamt (< 20 kU/l)	513	–	–	Allergisches Asthma bronchiale
Leukozyten (3,8–9,8 GPt/l)	15,1	–	–	Leukozytose bei Asthma bronchiale und Therapie mit Prednisolon

10.2.3 Fragen zum Fall

Wie beurteilen Sie die Therapie mit Prednisolon?

Bei Asthma-Exazerbationen wird die Therapie mit Prednisolon empfohlen. Die Dosierung ist hierbei von der Schwere der Exazerbation abhängig [1, 5]. Die optimale Dosierung systemischer Glucocorticoide bei akuten Asthma-Exazerbationen ist nicht bekannt [1]. Eine übliche Dosierung bei akuter Asthma-Exazerbation ist 50 mg Prednisolon-Äquivalent/Tag i.v. oder p.o. [1, 13]. Bei schweren, lebensbedrohlichen Asthma-Exazerbationen werden höhere Dosen eingesetzt. Eine typische Initialdosis ist hierbei 1-2 mg/kg Körpergewicht Prednisolon-Äquivalent i.v. [1, 5]. Bei höheren Dosierungen kann die Tagesdosis auf mehrere Gaben aufgeteilt werden [1]. Die Therapie sollte bis zur Besserung der Symptome fortgeführt werden (mindestens 5 Tage) [13].

Die Therapie ist bei Herrn B. aufgrund der Schwere der Exazerbation, die eine intensivmedizinische Versorgung notwendig machte, angemessen. Bei Verlegung auf Normalstation wird das Prednisolon bei klinischer Besserung oralisiert. Bei schweren Exazerbationen wird in der klinischen Praxis das Prednisolon in der Regel schrittweise reduziert, um ein Wiederaufflammen der Exazerbation zu vermeiden. Bei hohen Prednisolon-Dosen ist auf eine **engmaschige Blutzuckerkontrolle** zu achten. Im klinischen Alltag sieht man häufig eine Entgleisung der Blutzuckerwerte, vor allem bei Patienten mit vorbestehendem Diabetes mellitus.

Wie ist die derzeitige Dauertherapie des Asthmas zu bewerten?

Die Therapie erfolgt bei erwachsenen Asthma-Patienten nach einem 5-stufigen Therapieschema (○ Abb. 10.2) wobei jeweils die adäquate Stufe gewählt werden soll, um Symptome zu kontrollieren und Exazerbationen zu vermeiden [3]. Die Therapie sollte in regelmäßigen Abständen überprüft und ggf. angepasst werden. Mit inhalativen Corticosteroiden (ICS, hier Beclometason) in Hochdosis und zusätzlicher Therapie mit einem langwirkenden β_2-Sympathomimetikum (LABA, hier Formoterol) und einem langwirkenden Anticholinergikum (LAMA, hier Tiotropium) hat der Patient derzeit eine Therapie der Stufe 4. Bei unkontrolliertem Asthma soll nun eine Eskalation der Therapie auf Stufe 5 erfolgen. Für Herrn B. wird dazu bei Entlassung folgende Therapie geplant: Das Prednisolon soll schrittweise bis zu einer Erhaltungsdosis von 5 mg/Tag reduziert und vorerst als Dauertherapie beibehalten werden. Durch den ambulanten Pneumologen soll nach Entlassung eine Antikörper-Therapie initiiert werden. Sobald durch die Antikörper-Therapie eine ausreichende Kontrolle des Asthmas erreicht wurde, sollte das Prednisolon unter engmaschiger Kontrolle ausgeschlichen werden.

Neben den pharmakologischen Interventionen haben auch nicht-pharmakologische Interventionen einen hohen Stellenwert. Hierzu gehören die Überprüfung der Inhalationstechnik, Maßnahmen zur Förderung des Rauchstopps, Besprechung der Therapieadhärenz, soweit möglich Strategien zur Allergenvermeidung, Peak-Flow-Messungen und Erstellung eines schriftlichen „Notfallplans" mit Handlungsanweisung bei beginnender Exazerbation [3].

Hier kann der Apotheker das Team sinnvoll unterstützen, zum Beispiel bei der Überprüfung der Inhalationstechnik. Hilfreiche Materialien und Anleitungen finden sich auf der Webseite der Atemwegsliga e. V. (www.atemwegsliga.de). Je nachdem, wie der Patient mit den Geräten zurechtkommt, können weitere Maßnahmen indiziert sein. Dazu gehören Inhalatorenschulung, Umstellung auf andere Inhalatoren (nach Arztrücksprache) oder Hinzunahme einer Inhalierhilfe („Spacer"). Um die Therapieadhärenz zu fördern, ist es wichtig, den Patienten bei jedem Schritt mit einzubeziehen. Dies ist besonders bei der Auswahl des geeigneten Inhalators relevant. Auch bei weiteren nicht-pharmakologischen Maßnahmen kann der Apotheker unterstützen, z. B. Beratung des Patienten zum Rauchstopp oder Schulung der Peak-Flow-Messung.

Welchen monoklonalen Antikörper würden Sie für diesen Patienten empfehlen und in welcher Dosierung?

Zur Auswahl einer geeigneten Antikörpertherapie werden unter anderem Parameter wie FeNO, Blut-Eosinophile und Gesamt IgE herangezogen (□ Tab. 10.2) [11]. Bei Herrn B. ist das IgE erhöht mit multiplen Sensibilisierungen. Der Patient hat keine Eosinophilie und ein normales FeNO unter Therapie mit Prednisolon. Mehrere Exazerbationen im vergangenen Jahr sind dokumentiert. Daher hat der Patient die Indikation zur Therapie mit

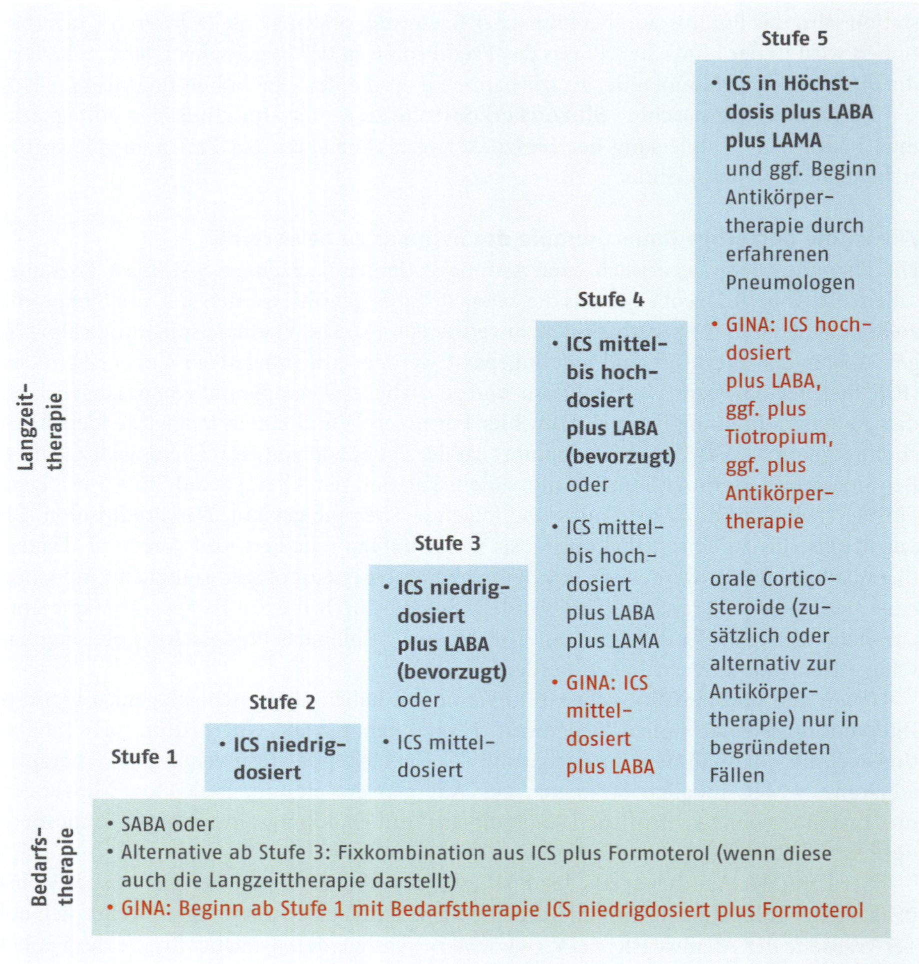

Abb. 10.2 Stufenplan Asthmatherapie vereinfacht nach Nationaler Versorgungsleitlinie (NVL) Asthma 2018 und (soweit abweichend) nach Global Initiative for Asthma (GINA) 2019 [2, 3, 10]

Omalizumab. Bei einem Körpergewicht von 92 kg und einem Gesamt-IgE von 513 kU/l ergibt sich eine Omalizumab-Dosis von 600 mg s. c. alle 2 Wochen.

Wie beurteilen Sie die Therapie mit dem Protonenpumpenhemmer?

Der Patient hat einen Thrombozytenaggregationshemmer in der Arzneimittelanamnese, zusätzlich wurde nun eine Therapie mit oralen Corticosteroiden angeordnet. Somit hat der Patient zwei Risikofaktoren für gastroduodenale Blutungen und eine Prophylaxe mit einem Protonenpumpenhemmer (PPI) kann nach derzeitigem Kenntnisstand als angemessen erachtet werden [6]. PPI sind für diese Indikation nicht zugelassen, somit handelt es sich streng genommen um einen Off-Label-Use. Die Zulassung umfasst nur die „Prophylaxe von gastroduodenalen Ulzera, die NSAR-bedingt sind, bei Patienten, für die ein

Tab. 10.2 Übersicht der bei schwerem Asthma bronchiale indizierten Antikörper. Nach [11, 14]

Wirkstoff	Mechanismus	Indikation (vereinfacht)	Bemerkung
Omalizumab	Anti-IgE	Schweres IgE-vermitteltes allergisches Asthma	▪ Gesamt-IgE und spezifische IgE erhöht ▪ Beginn des Asthmas häufig im Kindesalter ▪ Dosierung erfolgt lt. Fachinformation entsprechend Gesamt-IgE und Körpergewicht.
Mepolizumab, Reslizumab, Benralizumab	Anti-IL 5 oder Anti-IL 5R	Schweres eosinophiles Asthma	▪ Blut-Eosinophile ≥ 300/µl ▪ Gesamt-IgE typischerweise niedrig ▪ Allergien stehen nicht im Vordergrund ▪ Beginn des Asthmas häufig im Erwachsenenalter
Dupilumab	Anti-IL 4R	Schweres Asthma mit Typ 2-Inflammation	Blut-Eosinophile ≥ 150/µl und/oder FeNO ≥ 25 ppb

Risiko besteht". In Anlehnung an die für die Prophylaxe von NSAR-bedingen Ulzera zugelassene Dosierung, würde man bei Herrn B. eine **Dosisreduktion** auf Pantoprazol 20 mg (1-0-0-0) empfehlen [8].

Würden Sie für diesen Patienten bei KHK einen Betablocker empfehlen?

Kardiovaskuläre Erkrankungen treten häufig als Co-Morbidität bei Asthma bronchiale auf. In aktuellen Leitlinien gibt es aufgrund von Sicherheitsbedenken beim Einsatz von Betablockern bei Patienten mit Asthma bronchiale eine große Heterogenität im Hinblick auf Empfehlungen. Die britische SIGN/BTS-Leitlinie betrachtet Betablocker bei Asthma bronchiale als kontraindiziert [13].

Entsprechend der Empfehlung der internationalen Leitliniengruppe GINA gilt Asthma bronchiale hingegen nicht als absolute Kontraindiktion. Wenn kardioselektive Betablocker aufgrund von akuten koronaren Ereignissen indiziert sind, können sie gegebenenfalls auf der Basis einer individuellen Nutzen-Risiko-Abwägung eingesetzt werden [9, 10].

In einer 2017 veröffentlichte Fall-Kontroll-Studie aus Großbritannien war die Verordnung von kardioselektiven Betablockern bei Patienten mit Asthma nicht mit einem signifikant erhöhten Risiko von Asthma-Exazerbationen verbunden, wohingegen die Verordnung von nicht-selektiven Betablockern das Risiko erhöhte. Die Studienautoren kommen daher zu dem Ergebnis, dass kardioselektive Betablocker bei Asthma-Patienten mit eindeutiger Indikationsstellung häufiger in Erwägung gezogen werden sollten [12].

Da Herr B. jedoch an einem **unkontrollierten Asthma** leidet und die KHK einen chronisch-stabilen Verlauf hat, würde man nach individueller Nutzen-Risiko-Abwägung keinen Betablocker verordnen.

Als Alternative zum Betablocker kann entsprechend der Leitlinie der European Society of Cardiology zur Therapie der chronischen KHK ein Calciumantagonist empfohlen werden [7].

Würden Sie für den Patienten eine Osteoporoseprophylaxe empfehlen?

Der Patient hat mehrere Risikofaktoren für eine Osteoporose, dazu gehören die Einnahme von Glucocortiocoiden (oral und hochdosiert inhalativ), Rauchen, Diabetes mellitus und COPD. Daher wird eine Basisdiagnostik nach Leitlinie des Dachverbandes Osteologie (DVO) empfohlen. Diese beinhaltet unter anderem eine Knochendichtemessung nach der DXA-Methode sowie eine Labordiagnostik zur Erfassung von Risikofaktoren [4]. Entsprechend dieser Ergebnisse kann dann gegebenenfalls eine Osteoporose-Therapie (z. B. mit Bisphosphonaten) eingeleitet werden.

In der klinischen Praxis wird im Entlassbrief die Durchführung der Basisdiagnostik im ambulanten Bereich empfohlen. Die allgemein zur Osteoporoseprophylaxe empfohlene Sicherstellung von 1000 mg Calcium und 800–1000 I. E. Vitamin D_3 täglich wird bereits stationär geprüft, gegebenenfalls wird eine entsprechende Supplementierung eingeleitet.

10.2.4 Empfehlungen des Apothekers

Das vordringliche Problem des Patienten sind seine häufigen Asthma-Exazerbationen. Hier kann der Apotheker das Ärzteteam sinnvoll bei den nicht-pharmakologischen Maßnahmen unterstützen. Auffällig sind bei diesem Patienten auch die Diskrepanzen der derzeitigen Anordnung im Vergleich zur Hausmedikation. Dies verdeutlicht, dass ein sorgfältiger „Medication Reconciliation" Prozess sehr wichtig ist.

- **Inhalationstechnik** durch den Apotheker überprüfen und ggf. schulen.
  - Nach 2–3 Tagen gegebenenfalls Reevaluation der Inhalationstechnik, Ergänzung der relevanten Information im Entlassbrief (z. B. auf welche Inhalatoren der Patient geschult wurde oder ob weiterer Schulungsbedarf besteht).
- Anordnung der Medikamente der Hausmedikation durch die Stationsärzte (Sitagliptin, Acetylsalicylsäure, Atorvastatin, Ramipril), Reduktion von Pantoprazol auf 20 mg/Tag.
  - Überwachung von Blutzucker, Blutdruck und Herzfrequenz, ggf. im Verlauf Empfehlung eines Calciumantagonisten bei KHK.
- Bei Patienten mit Prednisolon-induzierter Blutzuckerentgleisung: engmaschige **Blutzuckerkontrolle** wichtig.
  - Vorausschauende Anpassung des Insulinplans bei Dosisreduktionen von Prednisolon,
  - bei gegebener Notwendigkeit einer neuen Insulin-Therapie: sorgfältige Entlassplanung wichtig, sollte auch eine Patientenschulung beinhalten.
- Überprüfung der täglichen Aufnahme von Calcium und des Vitamin-D-Status.
  - Gegebenenfalls Anordnung von 1000 mg Calcium und 800–1000 I. E.Vitamin D pro Tag.
- Entlassbrief: Empfehlung der Basisdiagnostik Osteoporose im ambulanten Bereich.
- Erstellung eines schriftlichen Plans zur **Handlungsempfehlung** bei beginnenden **Exazerbationen.**
  - Information und Schulung des Patienten und Weitergabe dieser Information an den ambulanten Arzt durch den Entlassbrief.

Gut zu wissen

2019 hat die internationale Leitliniengruppe GINA ihre Empfehlung für die Therapie von mildem Asthma bronchiale bei Erwachsenen und Jugendlichen grundlegend geändert. Die bisher übliche alleinige Bedarfstherapie mit einem kurzwirkenden β_2-Sympathomimetikum (SABA – z. B. Salbutamol) wird nicht mehr empfohlen, da diese als nicht ausreichend erachtet wird. Stattdessen sollen nun alle Asthma-Patienten mit einem inhalativen ICS behandelt werden. Für Patienten mit mildem Asthma empfiehlt die Leitliniengruppe bei Therapiestufe 1 bevorzugt die – bislang in Deutschland nicht zugelassene – bedarfsweise Inhalation eines niedrig dosierten ICS in Kombination mit Formoterol [2, 10]. Die Pathogenese involviert bei den meisten Patienten, auch mit leichtem Asthma, eine Inflammation der Atemwege. Diese sollte so früh wie möglich behandelt werden, um das Risiko schwerer Exazerbationen, welche auch bei leichten Formen auftreten können, zu vermindern [10]. Die neue Auflage der Nationalen Versorgungsleitlinie Asthma ist Stand Juli 2020 in Bearbeitung.

Literatur

[1] Acute exacerbations of asthma in adults: Emergency department and inpatient management. www.uptodate.com (Zugriff 01.04.2020)

[2] arznei-telegramm: Mildes Asthma – Grundlegender Wandel der Stufentherapie? arznei-telegramm, 51: 1–5, 2020

[3] Bundesärztekammer (BÄK), Kassenärztliche Bundesvereinigung (KBV), Arbeitsgemeinschaft der Wissenschaftlichen Medizinischen Fachgesellschaften (AWMF) Hrsg.: Nationale Versorgungsleitlinie Asthma, 3. Aufl., AWMF-Register-Nr. nvl-002, 2018

[4] Dachverband der Deutschsprachigen Wissenschaftlichen Osteologischen Gesellschaften e.V, Prophylaxe, Diagnostik und Therapie der Osteoporose bei postmenopausalen Frauen und bei Männern, AWMF-Register-Nr. 183–001, 2017

[5] Deutschen Gesellschaft für Pneumologie und Beatmungsmedizin e. V., Deutschen Atemwegsliga e. V., S2k-Leitlinie zur Diagnostik und Therapie von Patienten mit Asthma, AWMF-Register-Nr. 020–009. Stand: 12.09.2017, gültig bis 31.12.2020

[6] Deutsche Gesellschaft für Gastroenterologie, Verdauungs- und Stoffwechselkrankheiten e. V. (DGVS), S2k-Leitlinie Helicobacter pylori und gastroduodenale Ulkuskrankheit, 2016, AWMF-Register-Nr. 021–001. Stand: 05.02.2016 (in Überarbeitung), gültig bis 03.07.2020

[7] European Society of Cardiology (ESC): Guidelines for the diagnosis and management of chronic coronary syndromes, Eur Heart J, 41: 407–477, 2020

[8] Rosien U. Deprescribing PPI: Weniger Protonenpumpen-Iinhibitoren-Verordnung ist möglich! Arzneiverordnung in der Praxis. 46 (3–4): 114–8, 2019

[9] Gerdemann A, Griese-Mammen N. et al. Asthma und COPD: Interaktionen mit Betablockern, Pharmazeutische Zeitung, www.pharmazeutische-zeitung.de 2017 (Zugriff 01.04.2020)

[10] Global Initiative for Asthma (GINA): Pocket Guide for Asthma management and prevention, 2019 und Global Strategy for Asthma Management and Prevention, 2019

[11] Global Initiative for Asthma (GINA): Schwierig zu behandelndes und schweres Asthma bei jugendlichen und erwachsenen Patienten – Diagnose und Management, 2019

[12] Morales DR, Lipworth BJ, et al. Respiratory effect of beta-blockers in people with asthma and cardiovascular disease: population-based nested case control study, BMC Medicine 15 (1): 18, 2017

[13] Scottish Intercollegiate Guidelines Network (SIGN), British Thoracic Society (BTS): British guideline on the management of asthma, SIGN 158, 2019

[14] Timmermann H. Update Schweres Asthma 2019. Abrufbar unter www.cme-kurs.de (Zugriff 01.04.2020)

11 Gastroenterologie

Hepatitis B mit Leberzirrhose ... 123 | Chronisch-entzündliche Darmerkrankungen (Morbus Crohn) ... 129 | Gastroösophageale Refluxkrankheit (GERD) ... 136

11.1 Hepatitis B mit Leberzirrhose

Dr. rer. nat. Dirk Keiner, Dr. med. Jessica Rüddel

11.1.1 Fallvorstellung

Herr N. M., 48 Jahre, Gewicht 84,6 kg, Größe 1,88 m, BMI 24,0, chronischer Nikotinabusus (20 Packungsjahre) und Migrationshintergrund, wird zur Abklärung einer Lymphknotenvergrößerung in die Klinik eingewiesen. Im Rahmen der onkologischen Diagnosestellung zeigte sich eine chronische **Hepatitis-B-Infektion** mit Nachweis von positiven HBs- und HBe-Antigen und Anti-HBc-IgG. Anti-Hbc-IgM und Anti-HBs waren negativ. Eine frische Infektion durch CMV, EBV, HIV und Toxoplasmose konnte serologisch ausgeschlossen werden. Die HBV-Infektion war dem Patienten bisher nicht bekannt.

Als Hauptbefund wurde ein diffus großzelliges hoch malignes B-Zell-Lymphom (Stadium III nach Ann Arbor) gesichert. Nebenbefundlich zeigte sich eine beginnende zirrhotische Veränderung mit unregelmäßiger Leberoberfläche über den Segmenten 2–4 bei sonst unauffälliger Leberstruktur. Die Transaminasen waren minimal erhöht.

Die chronische HBV-Infektion war bei Herrn M. hoch infektiös (Verlaufsform: virämisch, HBV-DNA 85900 IE/ml) und wurde oral mit Tenofovir 245 mg täglich (1-0-0) behandelt. Nach 2 Wochen Tenofovir-Therapie sank die HBV-DNA auf 2970 IE/ml. Die Chemotherapie für das B-Zell-Lymphom ist mit 6 Therapiezyklen nach dem R-CHOP-Protokoll (R = Rituximab, C = Cyclophosphamid; H = Doxorubicin; O = Vincristin; P = Prednison) plus 2 Kurse Rituximab mono geplant.

Zum 4. stationären Zyklus (EKG: QTc 455 ms) entwickelt sich durch hydropische Dekompensation der Leberzirrhose ein **Aszites** (Gewichtszunahme 5 kg, zunehmende Beinödeme und Bauchumfang). Es folgt eine Einleitung einer diuretischen Therapie mit Spironolacton und Torasemid. Im Rahmen der erforderlichen Ösophagogastroduodenoskopie (ÖGD) zeigen sich im Ösophagus Varizen III° mit ausgeprägten red colour signs, die mittels endoskopischem Banding (4 Gummibandligaturen) und niedrigdosiertem Propranolol behandelt werden. Der Magen zeigt eine fleckige hyperämische Pangastritis. Es liegt nach klinischen und laborchemischen Befunden eine **Leberzirrhose Stadium B** (Child-Pugh-Score: 7) vor. Es liegt außerdem eine makrozytäre Anämie vor.

Unter der Immunchemotherapie kommt es trotz prophylaktischer Pegfilgrastim-Gabe zur Leukopenie.

11.1.2 Medikation und Laborwerte

Aktuelle Medikation

Wirkstoff mit Stärke und Darreichungsform	Dosierung	Kommentar, Indikation
Aciclovir 400 mg Tbl	1-0-1-0	Antivirale Prophylaxe
Tenofovir 245 mg Ftbl	1-0-0-0	▪ Hepatitis-B-Therapie ▪ Mit der Mahlzeit einnehmen
Cotrimoxazol 960 mg Tbl	1-0-1-0	▪ PJP-Prophylaxe ▪ Montag, Mittwoch, Freitag
Pantoprazol 40 mg TMR	1-0-1-0	▪ Gastritisbehandlung ▪ Bis zur ÖGD-Verlaufskontrolle in 6 Wochen
Propranolol 25 mg Tbl	0-1-0-0	Portale Hypertension
Spironolacton 50 mg Tbl	2-0-0-0	Diuretikum (Aszites)
Torasemid 5 mg Tbl	1-0-0-0	Diuretikum (Aszites)
Metamizol Trpf (500 mg/ml) (ED 1 g= 40 Trpf)	1 g (ED) max. 4x/d	Bei Bedarf, Analgetikum
Pegfilgrastim 6 mg FS	Einmalig s. c.	Neutropenieschutz Tag 2 nach Chemotherapie

Abweichende Laborwerte

Bezeichnung (Referenzbereich, Einheit)	Erstdiagnose Hepatitis-B (Leberzirrhose Child A)	4 Monate später (nach 4. Zyklus R-CHOP)
HBV-DNA (< 2000 IE/ml)	85.900	1,05
AST (< 0,58 µmol/l*s)	0,90	0,48
ALT (< 0,74 µmol/l*s)	0,83	0,46
Ferritin (22–322 µg/l)	465,1	745,2
Leukozyten (4,4–11,3 GPt/l)	4,0	1,9
Erythrozyten (4,5–5,9 TPt/l)	4,3	3,0
Hb (8,7–10,9 mmol/l)	9,0	6,3
Hkt (0,36–0,48)	0,41	0,29

Bezeichnung (Referenzbereich, Einheit)	Erstdiagnose Hepatitis-B (Leberzirrhose Child A)	4 Monate später (nach 4. Zyklus R-CHOP)
MCV (80–96 fl)	95	97
MCH (1,74–2,05 fmol)	2.19	2.11
Thrombozyten (150–360 GPt/l)	30	35
RDW (12,0–14,5 %)	13,4	17,2
Quick (70–130 %)	–	59
INR	–	1,4
Bilirubin (< 1,23 mg/dl) (< 21 µmol/l)	1,11 19	1,4 24
Albumin (35–53 g/l)	39	31
Cholinesterase (75–190 µmol/l*s)	–	40

11.1.3 Fragen zum Fall

Ist die Schmerztherapie adäquat?

Eine Leberzirrhose **verändert** die **Pharmakodynamik** von nicht-steroidalen Antirheumatika (NSAR) und die Patienten reagieren sehr empfindlich auf die Synthesehemmung renaler vasodilatierender Prostaglandine. Das signifikant erhöhte Risiko für ein hepatorenales Syndrom und gastrointestinale Blutung führt dazu, dass alle NSAR bei Leberzirrhose kontraindiziert sind [9]. Dass Metamizol die Nierenfunktion bei dieser empfindlichen Patientenpopulation nicht relevant beeinträchtigt, liefert einen indirekten Hinweis auf die gute renale Verträglichkeit. Paracetamol ist zwar nicht kontraindiziert, aber durch sein hepatotoxisches Potenzial bei Risikopatienten (chronische Alkoholiker mit oder ohne Leberzirrhose) auf maximal 3 g/d begrenzt. Metamizol ist wie die NSAR stärker analgetisch wirksam als Paracetamol bei möglicherweise sogar besserem Nutzen-Risiko-Profil hinsichtlich der Niereninsuffizienz und gastrointestinalen Blutungen [1].

Wie ist das aktuelle Therapiekonzept zu bewerten?

Die aktuellen Empfehlungen (EASL, RKI) für eine **orale antivirale Therapie** sprechen sich mit Entecavir und Tenofovir für Arzneistoffe mit einer geringen Resistenzentwicklung aus [2]. Die S3-Leitlinie „Hepatitis-B-Virusinfektion – Prophylaxe, Diagnostik und Therapie“ (gültig bis 31.01.2016) ist in Überarbeitung.

Insgesamt liegt eine Hochrisikosituation vor, bedingt durch die Immunchemotherapie mit Rituximab bei hochmalignem Lymphom und gleichzeitig hochreplikativer chronischer Hepatitis B. Daher ist neben dem sehr hohen Reaktivierungs- und Aktivierungspotenzial für Infektionen unter CD-20-Antikörper-Therapie eine **Prophylaxe** mit Aciclovir und Cotrimoxazol notwendig. Zudem ist das Risiko des akuten Leberversagens hoch. Der Patient wurde über die Notwendigkeit regelmäßiger Verlaufskontrollen (Viruslast/Leberwerte) und klinischen Zeichen aufgeklärt [2].

Eine zu aggressive diuretische Therapie eines gering ausgeprägten und asymptomatischen Aszites kann zur Entwicklung oder Verschlechterung einer hepatischen

Enzephalopathie oder zum prärenalen Nierenversagen führen. Daher ist in dieser Situation eine **milde Aszitestherapie** unter regelmäßigen Kontrollen der Klinik und der renalen Retentionsparameter zu empfehlen. Eine frühe diuretische Therapie scheint insgesamt die Prognose zu verbessern [6]. Es liegt eine kombinierte additive Diuretikatherapie vor (Spironolacton + Torasemid), um den gewünschten Effekt auf den Aszites zu erreichen.

Wie ist das Varizenmanagement zu bewerten?

Die red spots sind Zeichen für ein erhöhtes Blutungsrisiko. In Abhängigkeit vom Ausprägungsgrad der Ösophagusvarizen und dem Vorliegen von Risikomerkmalen sind in der **Primärprophylaxe** zwei Methoden der Wahl empfohlen. Neben der endoskopischen Therapie (Gummibandligatur) ist mittels nicht-selektivem Betablocker eine Senkung des portalen Hypertonus möglich. Metaanalysen ermittelten für die Kombination Gummibandligatur plus Betablocker im Vergleich zur alleinigen Betablocker-Therapie ein statistisch signifikant geringeres Risiko für ein erneutes Blutungsereignis [7].

Der Einsatz von Protonenpumpen-Inhibitoren kann möglicherweise das Risiko von Blutungen aus Ligaturulzera reduzieren, die eine potenziell fatale Komplikation nach endoskopischer Varizenligatur darstellen. Die PPI-Therapie ist mit der Doppeldosis problematisch und sollte dann verringert und die Indikation streng überprüft werden [6].

Wie sollte die Therapie für Hepatitis B und Zirrhose überwacht werden?

Das regelmäßige Monitoring umfasst zahlreiche serologische (u. a. AST, Bilirubin) und virale Parameter (HBV DNA, Anti-HBs).

Die tägliche **Gewichtskontrolle** überwacht den diuretischen Therapieerfolg [2]. Ödeme und Aszites sind regredient. Es wurde eine Gewichtsreduktion von ca. 3 kg in 4 Wochen erreicht (auf 79,8 kg).

Während des Einsatzes von nicht-selektiven Betablockern wird bei Patienten mit Leberzirrhose und refraktärem Aszites empfohlen, den arteriellen Blutdruck, das Serumnatrium und das Serum-Kreatinin engmaschig zu überwachen und bei Verschlechterungen die Dosis zu reduzieren oder abzusetzen. Die einmalige Carvedilol-Gabe pro Tag (6,25–12,5 mg) stellt dabei eine wirksame Alternative zu Propranolol (40 mg zweimal täglich, bis 320 mg maximal) dar [7] und lässt sich häufig erfolgreicher dosieren.

Der Quick-Wert und die Thrombozytenzahl sind bei dem Patienten stabil erniedrigt, was bei Leberzirrhose häufig auftritt. Durch die verminderte Synthese von sowohl pro- als auch antikoagulatorischen Faktoren im Rahmen der Leberzirrhose ist die Beurteilung der laborchemisch zu bestimmenden Gerinnungsparameter erschwert. Albumin ist ein guter Parameter zur Überwachung der Syntheseleistung der Leber und nur gering erniedrigt. Die Thrombozytopenie (< 50 000/µl) ist bei hämodynamisch stabilen Patienten mit Zirrhose ohne aktive Blutung nicht behandlungspflichtig. Die Substitution von Thrombozytenkonzentraten wird nur bei aktiver Blutung oder Werten < 5000/µl empfohlen.

Der Ammoniakspiegel war nicht auffällig. Bei einer Leberzirrhose ist die Ammoniakentgiftung um bis zu 80 % reduziert. Die Schädigung des Lebergewebes führt zu einer verminderten Entgiftungskapazität der Leber und damit zu einem **Ammoniakanstieg** im Blut. Das Ammoniak wird an der Leber „vorbei" transportiert, in die obere Hohlvene geleitet, passiert die Blut-Hirn-Schranke und verursacht so eine hepatische Enzephalopathie (HE). Lactulose soll gemäß Leitlinienempfehlung als Medikament der ersten Wahl zur HE-Therapie eingesetzt werden. Bei Therapieversagen sollte eine Kombinationstherapie mit Rifaximin erwogen werden. Rifaximin als Monotherapie soll nur bei Unverträglichkeit von Lactulose zur Therapie einer HE-Episode > 1 nach West-Haven-Kriterien eingesetzt werden [6]. Beachtet werden muss die anfällige präanalytische Phase der Ammoniak-Bestimmung. Auch korreliert die Höhe des Ammoniak-Wertes nicht mit der Schwere der HE.

Was kann verbessert werden?

Der vorliegende Fall beschreibt die hohe Interdisziplinarität bei Lebererkrankungen und die Notwendigkeit einer engen Abstimmung mit den ambulanten Ärzten in Bezug auf Kontrolluntersuchungen (Blutbild, Elektrolyte). Patienten mit einer Leberzirrhose sollten kein kontraindiziertes Arzneimittel verschrieben bekommen und viele Arzneistoffe (Analgetika: Oxycodon, Hydromorphon; Antiepileptika: Carbamazepin, Lamotrigin, Valproinsäure, Antibiotika: Amoxicillin/Clavulansäure, Cotrimoxazol, Clindamycin, Daptomycin) müssen in der Dosierung je nach Schweregrad angepasst oder mit Vorsicht angewendet werden [9, 10].

Eine **hepatotoxische Medikation** sollte möglichst schnell beendet und auf alternative Wirkstoffe ausgewichen werden. PPI zeigen unterschiedliche pharmakokinetische Parameter (CYP2C19, CYP3A4; Leberextraktionsverhältnis). Pantoprazol und Lansoprazol werden als unsicher eingestuft und sollte gegen Omeprazol oder Esomeprazol ersetzt werden. Die Dosis von Esomeprazol 20 mg ist auch bei Leberzirrhose Child C sicher [3, 10].

11.1.4 Empfehlungen des Apothekers

- Aufklärung zum **Übertragungsrisiko** (z. B. im Familienkreis) und Beratung über Maßnahmen zur Infektionsprophylaxe.
- Monitoring der Nierenwerte und Elektrolyte (Diuretikatherapie, PJP-Prophylaxe mit Cotrimoxazol).
- **Medikationscheck** inklusive Interaktionen (Wirkstoffe oder Indikationen bei HBV, HCC, HCV, PBC kostenlos unter www.hep-druginteractions.org.)
- Substanzspezifische Medikamentenwechselwirkungen prüfen (Resorptionsbeeinflussung durch PPI/H_2-Blocker und CYP-Interaktionen) und Anpassung (Hepatitis-C-Therapien: Wechsel auf andere DAA-Regime, Dosisanpassungen der DAA- oder der Begleittherapie sowie Pausierung der Begleitbehandlungen [3]).
- **Adhärenzförderung** bei Virostatika-Nebenwirkungen (Bsp. Tenofovir: Asthenie, Müdigkeit, Diarrhö, Erbrechen, Übelkeit, Bauchschmerzen, Völlegefühl, Flatulenz).
- **Nährstoffversorgung** prüfen und ausreichend sichern (Energiebedarf: 30–35 kcal/kg Körpergewicht und Tag; 1,2–1,5 g vor allem pflanzliches Eiweiß/kg/Tag [11]; Zinksupplementierung bei Mangel [6]; Vitamin-D_3-Supplementierung [8].
- Lebensstilfaktoren ansprechen und modifizieren (Alkohol und Rauchen beenden; Kaffee ist förderlich, ausreichend Bewegung).

Gut zu wissen

Rund 25 % der Erwachsenen in Deutschland haben meist asymptomatisch erhöhte Leberwerte, was auf eine Lebererkrankung hinweisen kann. Als Ursachen gelten vor allem neben dem Alkoholmissbrauch und dem metabolischen Syndrom die chronischen virusbedingten Leberentzündungen Hepatitis B und C sowie wesentlich seltener Medikamente (DILI: Drug induced liver injury). Eine Leberzirrhose als schwerwiegende Erkrankung ist das Endstadium einer Leberschädigung mit vielgestaltigen Komplikationen. Die Geschwindigkeit und Ausprägung des Leberversagens können individuell verschieden sein. Erhöhte Leberwerte sind auch im niedrigen Bereich von **klinischer Relevanz** und sollten daher kontrolliert und abgeklärt werden, da sich vital bedrohliche Lebererkrankungen manifestieren können. Prognostisch ist die Mortalität deutlich erhöht. Die Symptomatik ist initial oft unscheinbar und die Erstdiagnose einer Leberzirrhose erfolgt meist zu spät. Die Auslöser sind vielfältig – Virushepatitiden sind ein ernstes Risiko. Die Kriterien für eine akute Leberschädigung auch durch Medikamente sind definiert durch Abweichungen zum oberen Labornormwert (ULN): ALT > 5 × ULN, Alkalische Phosphatase > 2 × ULN (+ gGT Erhöhung), ALT > 3 × ULN und Gesamtbilirubin > 2 × ULN [5, 12].

Die jährliche Inzidenz für eine Leberzirrhose in Deutschland liegt bei 25/100 000. Die gestörte Hämodynamik der Leber führt zur portalen Hypertension und schließlich können sich Gefäßkollateralen ausbilden wie Ösophagusvarizen. Die Ösophagusvarizenblutung ist eine potenziell tödliche Komplikation der Leberzirrhose. Arzneimittel und Toxine sind für 50 % aller fulminanten Leberversagen sowie 20–40 % aller stationär behandelten Hepatitiden bei Patienten > 50 Jahre verantwortlich [5]. Daher ist eine umfassende Medikationsanalyse bei Leberschädigungen besonders wichtig. Datenbanken wie LiverTox (www.livertox.nih.gov) helfen bei der Analyse und Therapieoptimierung.

In Deutschland haben nach Schätzungen etwa 50–65 % der chronisch mit einer Hepatitis B infizierten Menschen einen Migrationshintergrund. Die Deutsche Leberstiftung hat in verschiedenen Sprachen Informationsfaltblätter zum Thema Hepatitis B und C.

Der Nachweis von HBV-DNA als Zeichen einer HBV-Infektion mit aktiver Virusreplikation erfolgt mittels PCR. Prinzipiell besteht eine Ansteckungsfähigkeit, wobei HBV-DNA-Werte über 10 000 IU/ml mit einer hohen Infektiosität für enge Kontaktpersonen assoziiert sind. Bei HBV-Werten unter 10 000 IU/ml ist die Gefahr eher auf die Übertragung großer Blutvolumina beschränkt.

Da die Viruslast zeitlich sehr schwanken kann, sind mehrere Proben pro Jahr zu untersuchen. Wichtig ist die regelmäßige Kontrolle der HBV-DNA alle 3 Monate bzw. bei stabilem Verlauf alle 6 Monate, um die Therapieadhärenz zu überprüfen und Resistenzen rechtzeitig zu erkennen [2]. Bei HCV-Infektion kann eine HCV-RNA-Messung ebenfalls unter Therapie erfolgen, um die Adhärenz und die Wirksamkeit der Behandlung zu überprüfen. Zur Bestimmung des abschließenden Therapieansprechens soll gemäß Leitlinie eine HCV-RNA-Messung frühestens 12 Wochen nach Therapieende erfolgen. Weitere Kontrollen der HCV-RNA können im Verlauf erfolgen [4].

Meistens müssen Virostatika bei chronischer Hepatitis B **dauerhaft** gegeben werden, da bei Absetzen die Virämie und die Transaminasen wieder ansteigen. Die oralen Nukleos(t)id-Analoga sind auch bei langer Therapiedauer gut verträglich. Die Nierenfunktion sollte regelmäßig überprüft werden.

Die HCV-Therapie ist in Abhängigkeit der Erkrankung (akut vs. chronisch, Genotyp) mit aktuell 8–12 Wochen kürzer, die neuen direkt-antiviralen Wirkstoffe (DAA) und Mehrfachkombinationen besser verträglich und die Heilungsraten mit über 90 % sehr hoch. Das setzt wiederum eine hohe Adhärenz (gerade bei Suchterkrankungen) voraus, um virale Durchbrüche zu vermeiden [4].

Literatur

[1] Hascke M, Liechti ME. Stellenwert in der Schmerztherapie. Metamizol: Nutzen und Risiken im Vergleich zu Paracetamol und NSAR. Schweiz Med Forum, 17 (48): 1067–1073, 2017
[2] EASL: EASL 2017 Clinical Practice Guidelines on the management of hepatitis B virus infection. Journal of Hepatology, 67: 370–398, 2017
[3] Weersink RA et al. Safe use of proton pump inhibitors in patients with cirrhosis. Br J Clin Pharmacol, 84: 1806–1820, 2018
[4] Sarrazin C et al. (S3-Leitlinie). „Prophylaxe, Diagnostik und Therapie der Hepatitis-C-Virus (HCV)-Infektion“. Z Gastroenterol, 56: 756–838, 2018
[5] Greuter T, Müllhaupt B, Stickel F. Hepatotoxizität von Phytopharmaka und Nahrungsergänzungsmitteln. internistische praxis, 57: 123–133, 2017
[6] Gerbes AL et al. S2k Leitlinie „Komplikationen der Leberzirrhose“, 11/2018
[7] Schramm C, Goeser T. Akute Ösophagusvarizenblutung. Falk Gastro Kolleg, 2: 1–12, 2017
[8] Kubesch A, Quenstedt L, Saleh M et al. Vitamin D deficiency is associated with hepatic decompensation and inflammation in patients with liver cirrhosis: A prospective cohort study. PLoS ONE, 13 (11): e0207162, 2018
[9] Borgsteede SD, Buß VH, Taxis K, Weersink RA. Leberzirrhose. Was Apotheker beachten sollten. Pharm Ztg, 163 (33): 2252–2254, 2018
[10] Stammschulte T, Weersink R, Sauerbruch T et al. Niederländische Empfehlungen zur sicheren Anwendung von Arzneimitteln bei Leberzirrhose. AVP 2020, 27. Januar, 2020
[11] Plauth M et al. Klinische Ernährung in der Gastroenterologie (Teil 1) – Leber (S3-Leitlinie). AWMF-Register-Nr. 073–024, 39. Aktuel Ernährungsmed, e1–e42, 2014
[12] EASL Clinical Practice Guidelines: Drug-induced liver injury. J Hepatol, 70 (6): 1222–1261, 2019

11.2 Chronisch-entzündliche Darmerkrankungen (Morbus Crohn)

Dr. rer. nat. Dirk Keiner, Dr. med. Jessica Rüddel

11.2.1 Fallvorstellung

Herr D.S. (30 Jahre, Gewicht 85 kg, Größe 1,85 m, BMI 24,8) berichtet bei Klinikaufnahme über langjährige dünne Stühle und Schmerzen am After seit 2 Monaten. Dabei handelt es sich um einen aktiven **Morbus Crohn** (MC) ohne Malignität nach klinischer Sicherung (radiologisch: MRT, MR-Sellink, endoskopisch: Ösophagogastroduodenoskopie, Koloskopie, histologisch).

Das Krankheitsbild stellt sich wie folgt dar: perianale Fistel mit perianalen Abszessen, makroskopisch entzündliche Veränderungen im Bereich des Zökums, der Ileozökalklappe und des Colon ascendens, Erosionen im Magen, geringe Refluxösophagopathie, hypochrome, mikrozytäre Anämie; hohes CRP (74,4 mg/l).

11.2.2 Medikation und Laborwerte

Aktuelle Medikation

Wirkstoff mit Stärke und Darreichungsform	Dosierung und Anpassungen					Kommentar, Indikation
	Erstdiagnose	Nach 14 Tagen	Nach 10 Monaten	Nach 13 Monaten	Nach 29 Monaten	
Cotrim forte 960 mg Tbl	1-1-1-0	1-1-1-0	–	–	–	Resistenzgerechte Antibiose (Abszess/Wundbehandlung)
Pantoprazol 40 mg TMR	1-0-1-0	1-0-1-0	1-0-0-0	1-0-0-0	1-0-0-0	Therapie MC Befall oberer GIT
Hochkalorische, eiweißreiche, ballaststofffreie Trinknahrung 200 ml (1,6 kcal/ml))	1-1-1-0	1-1-1-0	–	–	–	Erhöhter Energie- und Eiweißbedarf 960 kcal/d
Folsäure 5 mg Tbl	1-0-0-0	1-0-0-0	1-0-0-0	1-0-0-0	–	Folsäuremangel
Macrogol Btl	1-0-0-0	1-0-0-0	–	–	–	Erleichterung Defäkation (perianale Wunde)
Metamizol 500 mg Tbl	1 g (ED) bis zu 4x/d	1 g (ED) bis zu 4x/d	1 g (ED) bis zu 4x/d	1 g (ED) bis zu 4x/d	–	Bei Bedarf Schmerzbehandlung
Eisencarboxymaltose Amp 500 mg	1 ED	–	–	–	–	Eisensubstitution
Infliximab (IFX) Inf	–	1. Gabe: 500 mg*	7. Gabe: 500 mg*	9. Gabe: 1100 mg**	14. Gabe: 1100 mg**	Induktions- (0, 2, 6 Wochen) und Erhaltungstherapie (alle 8 Wochen)

* (5 mg/kg KG),
** bei sekundärem Wirkverlust (10 mg/kg KG)

Abweichende Laborwerte

Bezeichnung (Referenz-bereich, Einheit)	Wert Tag 1 (Erst-diagnose)	Wert Tag 14	Wert nach 10 Monaten	Wert nach 13 Monaten	Wert nach 29 Monaten
Hb (8,7–10,9 mmol/l)	7,03	7,50	8,46	9,21	9,6
Hkt (0,41–0,53)	0,36	0,38	0,40	0,43	0,44
MCH (1,7–2,1 (fmol/l)	1,51	1,58	1,66	1,70	1,73
MCV (82,5–97,6 fl)	77,7	79,4	79,3	80,3	80,0
RDW (11,1–15 %)	15,3	16,6	14,2	13,7	12,3
CRP mg/l (< 8,2 mg/l)	74,4	66,0	11,0	5,9	4,9
fCalprotectin (< 100 µg/g)	2490	–	–	–	–

In ◻ Tab. 11.1 wird der klinische Verlauf vom Zeitpunkt der Erstdiagnose (08/2015) bis zum Stand nach 29 Monaten aufgezeigt (Monitoring-Parameter ◻ Tab. 11.2).

◻ **Tab. 11.1** Klinischer Verlauf

Zeitpunkt	Diagnostik, Behandlung
Erstdiagnose	▪ Abszessdrainage (zweimal) ▪ virale Hepatitis- und CMV-Diagnostik (Ak neg.) ▪ Tuberkulosetest (Quantiferon-Test negativ) ▪ Impfstatus (Impfung komplettiert gegen Pneumokokken und Hepatitis-B), Fistelabstrich (*E. coli*-Nachweis)
14 Tage später	▪ Induktionstherapie mit TNF-α-Inhibitor Infliximab ▪ (5 mg/kg KG)
10 Monate später	▪ Ileozökalresektion mit Anlage eines protektiven Ileostomas (06/16) ▪ Rektoskopie: perianal z. T. verklebte Fistelöffnungen, keine akuten Entzündungszeichen
13 Monate später	Anti-Drug-Antikörper (ADA)-Nachweis, IFX-Talspiegel gering, weiterhin entzündliche Veränderungen im Bereich der noch verbliebenen Fistel
29 Monate später	Remissionserhalt (ADA gesunken, IFX-Talspiegel gestiegen)

◻ **Tab. 11.2** Monitoringparameter

Parameter	Vor 7. Gabe	Vor 9. Gabe	Vor 11. Gabe
Infliximab-Talspiegel (> 3–7 µg/ml)	14,65	1,73	7,83
Anti-Drug-Antikörper (< 10 AU/ml)	2,2	12,0	2,1

11.2.3 Fragen zum Fall

Wie ist die CED-Behandlung zu bewerten?

Eine erfolgreiche Therapie hängt von vielen Faktoren ab (Befallsmuster, Verträglichkeit, Adhärenz). Die therapeutische Strategie wird vom Patientenalter und der Erkrankungsschwere bestimmt. Der Nutzen einer Vielzahl von Wirkstoffen ist gut belegt, dennoch sind bestimmte Arzneimittelrisiken zu erwarten. Das Medikationsmanagement durch Arzt und Apotheker bei CED ist gekennzeichnet von einer hohen Individualität, da aktuell gesicherte Marker für eine individualisierte Therapie noch fehlen. Die Anwendung der Arzneimittel soll den Patienten langfristig in **steroidfreier Remission** halten sowie eine Progression der Erkrankung verhindern. Während die Induktion der Therapie häufig gut gelingt, ist die Effektivität der Remissionserhaltung gering und von zahlreichen Problemen begleitet. Eine geringe Adhärenz ist u. a. mit einer schlechteren Lebensqualität, höheren Kosten (ambulant/stationär), mit einem erhöhten Schubrisiko und bei Colitis mit einem höheren Darmkrebsrisiko verbunden [1–3]. Morbus Crohn (MC) betrifft den ganzen Gastrointestinaltrakt segmental, während Colitis ulcerosa (CU) auf den Dickdarm (Colon) beschränkt ist. Die **umfangreiche Diagnostik** zeigt bei diesem Patienten ein Befallsmuster von Magen, Dünn- und Dickdarm mit perianalem Befall (Montreal-Klassifikation A2 L3 pB3). Diese Form (fistulierender MC) repräsentiert eine schwerwiegende Erkrankungsform. Komplexe perianale Fisteln, wie bei diesem Patienten, werden neben dem chirurgischen Vorgehen (Fisteldrainage, Spülungen) von einer bei Ansprechen langfristigen anti-TNF-Antikörpertherapie begleitet. Als Induktions- und Erhaltungstherapie hat Infliximab mit 5 mg/kg KG i. v. (Talspiegel > 10 µg/ml) eine bessere Evidenz als Adalimumab (s. c.). Aufgrund der Abszedierungen wird die Therapie in Kombination mit einer antibiotischen Therapie (resistenzgerecht mit Cotrimoxazol) durchgeführt [4]. Alle Therapieaspekte sind hier umgesetzt.

Ein relevanter Anteil von Patienten mit initialem therapeutischem Ansprechen entwickelt einen sekundären Wirkungsverlust. Zeigt sich nicht der gewünschte Therapieerfolg, so ist bei oraler Therapie in erster Linie die Adhärenz des Patienten mit den CED-Therapeutika zu hinterfragen und nach infektiösen Komplikationen zu suchen, ehe die Behandlung eskaliert wird [2, 3].

Aufgrund unzureichender Fistelheilung wurden die dargestellten **Monitoringparameter** erhoben (Biologika-Talspiegel, Anti-Drug-Antikörper (ADA)) und die Infliximabdosis auf 10 mg/kg KG verdoppelt. Eine Verkürzung des Applikationsintervalls von 8 Wochen wäre nach Studienlage auch möglich. Dosis und Applikationsintervall sind wichtige Kriterien für die Plausibilitätsprüfung bei der Antikörperherstellung in der Apotheke. Auch ist eine Kombinationstherapie mit Azathioprin der Monotherapie überlegen und kann der Autoantikörperbildung entgegenwirken [19].

Was ist bei der Schmerztherapie zu beachten?

Die Remission der Erkrankung ist in der CED-Behandlung das oberste Ziel. Wenig Beachtung findet hier die Tatsache, dass chronische Schmerzen häufig trotz Erreichen dieses Ziels weiterhin bestehen bleiben und weit verbreitet sind (MC > CU). Bei CED spielen viele Erkrankungsfaktoren eine Rolle [5].

Ein Analgetikaeinsatz in unserem Patientenfall erfolgt bei Bedarf mit **Metamizol**, neben Paracetamol das Mittel der Wahl. Nichtselektive NSAR und COX-2-Hemmer sind bei CED kontraindiziert, da sie zu einer Krankheitsverschlimmerung (Schub) führen. Die COX-2 ist wichtig für intestinale Reparaturmechanismen. Bei Ibuprofen und Diclofenac wird das Risiko einer Schubauslösung mit 20 % angegeben, wobei die kurzzeitige niedrigdosierte Therapie weniger Risiken besitzt [4]. Da manche Patienten aufgrund von z. B. Arthralgien auf Schmerzmedikamente dieser Gruppe am besten ansprechen, werden in diesem Fall vorsichtig COX-2-Hemmer eingesetzt.

Wie ist das Eisenmanagement zu bewerten?

Die intestinale Dünndarmentzündung führt zu einer **Resorptionsstörung** (Morbus Crohn > Colitis ulcerosa) und die chronische systemische Inflammation kann außerdem zur Anämie führen [6]. Wegen der mukosalen Schädigung sowie der verringerten Absorption sollte Eisen im akuten Schub nicht oral supplementiert werden. Das gilt ebenso für freiverkäufliche Eisenpräparate. Eine perorale Eisensubstitution ist auch in Remission bei CED-Patienten oft mit erheblichen gastrointestinalen Symptomen bis hin zu einer Auslösung von schweren CED-Schüben vergesellschaftet. Aufgrund dieser Erfahrungen, der deutlich schnelleren Möglichkeit einer Substitution depletierter Eisenspeicher und der zunehmenden Sicherheit und einfachen Anwendbarkeit intravenöser Eisenpräparate ist eine **intravenöse Eisensubstitution** präferiert. Eine perorale Gabe ist nur bei leichteren Mangelzuständen und bei Patienten mit zuvor guter Toleranz von oralen Eisenpräparaten indiziert [5].

Aufgrund des hohen CRP-Werts (Schub!) erfolgte die Eisensupplementierung bei vorliegender Eisenmangelanämie evidenzbasiert als Kurzinfusion mittels Eisen-Carboxymaltose. Bei der intravenösen Gabe von Eisen-Carboxymaltose trat eine Infusionsreaktion auf.

Zur 2. Infliximab-Gabe wurde orales Eisen (Ferro-Sanol Duodenal 100 mg 1-0-1) kurzzeitig bei noch erhöhtem CRP-Wert (21,2 mg/l) supplementiert. Weitere Eisenparameter (z. B. Ferritin, Transferrinsättigung) wurden nicht bestimmt. Im Schub ist eine orale Eisentherapie kontraindiziert. Bei symptomatischer Anämie sind hier die Vor- und Nachteile auch gegenüber einer Erythrozytentransfusion abzuwägen, sodass hier die Entscheidung zugunsten der oralen Therapie bei Unverträglichkeit der i. v. Substitution erfolgte. Die therapeutische Verfügbarkeit und Effizienz ist limitiert durch die hepatische Hepcidinbildung bei erhöhtem CRP und das Risiko einer Therapieverschlechterung durch Mikrobiomveränderung und reaktive Sauerstoffradikale gegeben. Ein konsequenter und frühzeitiger Einsatz von anti-inflammatorischen Medikamenten senkt die Inzidenz von Eisenmangelerscheinungen und erhöht die Lebensqualität. Der Eisenstatus verbessert sich stetig und ist nach 14 Monaten normalisiert. Ratsam ist eine orale Eisen-Supplementierung nur jeden zweiten Tag und bei Colitis ulcerosa zusätzlich eine Zinksupplementierung (S3-Leitlinie Colitis ulcerosa) [7].

Welche Parameter sollen regelmäßig kontrolliert werden?

Zahlreiche **Laborparameter** sind notwendig, wie serologische Parameter (Blutbild, CRP, Nierenfunktion, Transaminasen) und fäkale Entzündungsmarker (fäkales Calprotectin). Initial vor einer immunsuppressiven und biologischen Therapie sind eine Tuberkluose (Quantiferon-Test) und eine virale Hepatitis auszuschließen, wie auch eine Infektion mit CMV, EBV oder HIV. Impfungen sollten komplettiert werden. Bei Azathioprin (AZA) lassen sich bei erhöhter Unverträglichkeit (u. a. Knochenmarkstoxizität) Polymorphismen beim Abbau über die Thiopurin-S-Methyltransferase bestimmen. Frauen haben geringere Enzymaktivität als Männer. Der AZA-Dosisbereich für Morbus Crohn und Colitis ulcerosa liegt bei 2–2,5 mg/kg KG pro Tag, in der Kombinationstherapie mit TNF-a-AK häufig auch niedriger.

Für die Biologika sind **Ziel-Talspiegel** definiert und die Entwicklung von ADA möglich, was den sekundären Wirkverlust beim Patienten erklärt [4]. Der Medikamenten-Talspiegel, fCalprotectin, CRP und Hb-Wert sind u. a. bei der Entscheidung für eine Therapiepause (Exit-Strategie) relevant.

Wenn Patienten im Kindesalter erkranken, dann sind weitere Parameter zu beachten (u. a. Zink, Körpergröße, Knochendichte).

Welche weiteren Resorptionsprobleme müssen beachtet werden?

Bedingt durch die Entzündung ist die Bioverfügbarkeit zahlreicher Mikronährstoffe reduziert. Es sollte daher neben der Folsäure eine Vitamin-D_3-Supplementierung anhand des 25-OH-Vitamin-D_3-Laborwertes erfolgen, da es durch die antientzündliche Wirkkomponente den gesamten Erkrankungsverlauf günstig beeinflussen kann. Der Calcium-Spiegel war zu jedem stationären Behandlungstermin im Normbereich.

CED-Patienten haben ein höheres Risiko für einen **Vitamin-D-Mangel**, der sowohl im Schub als auch in der Remission existiert und auch schon bei Kindern zum Zeitpunkt der Diagnosestellung festzustellen ist. Vitamin-D-Mangel (< 20 ng/ml) ist mit einem schlechteren klinischen Verlauf und Therapieansprechen assoziiert. Als relevante Patientenfaktoren auf den Vitamin-D-Spiegel gelten der Baseline-Spiegel, ileale Beeinflussung, BMI und der Raucherstatus. Der Blutspiegel (25-OH-Vitamin-D_3) sollte jährlich gemessen und ein Mangelzustand entsprechend individuell ausgeglichen werden. Der empfohlene Blutspiegel (> 30 ng/ml) wird auch nach Supplementierung meist nicht erreicht. Studien mit großen Patientenzahlen sowie gute und langzeitliche RCT zur Supplementierung von Vitamin D_3 bei CED fehlen. Dennoch zeigt eine Metaanalyse mit 19 sehr heterogenen Studien Effekte der Supplementierung auf die Schubrate unabhängig von der Dosierung [8–11].

PPI verringern die Bioverfügbarkeit von oralem Eisen (nicht bei Eisen-III-Maltol), Zink, Magnesium und Vitamin D_3. Eine möglichst kurze PPI-Verwendung ist ratsam (< 2–4 Wochen), aber bei gastralem Befall ist die dauerhafte PPI-Therapie indiziert.

11.2.4 Empfehlungen des Apothekers

- Adhärenzförderung und Beratung zur Arzneimitteleinnahme und -anwendung (Infusion, Pen, galenische Besonderheiten: Tabletten, Granulate, Klysmen, Schäume, Zäpfchen), u. a. wie oft und wann.
- Schutz vor Osteoporose und Frakturen durch Risikokalkulation (FRAX-Kalkulator [12]), Knochendichtemessung, Vitamin-D-Management (jährliche Spiegelbestimmung, ausreichende Supplementierung auch für besseres Ansprechen auf anti-TNF-Antikörpertherapie [8].
- Mikronährstoffoptimierung, Dosierung und Interaktionsmanagement (u. a. Eisen oral vs. i. v., Zink) [7].
- Beratung zum Rauchstopp: Nikotinabusus begünstigt v. a. bei Frauen das Risiko für die Entwicklung eines Morbus Crohn [13], erhöht die Rate an extraintestinalen Manifestationen und verringert das Ansprechen auf anti-TNF-Antikörper [14]. Bei Colitis ulcerosa dagegen konnte ein positiver Effekt des Rauchens beobachtet werden [13]. Dennoch sollte man Colitis-ulcerosa-Patienten vom Rauchen abraten (Risiko Lungenkarzinom, Gefäßerkrankungen).
- Beratung zum Thromboseschutz (Das Thromboserisiko ist verdoppelt und korreliert u. a. mit der Entzündungsaktivität, Nikotingebrauch, Immobilität, Schwangerschaft sowie Corticoidgebrauch).

- Beratung zum Hautschutz: immunsupprimierte Patienten haben ein erhöhtes Risiko für Hautkrebs. Ein UV-Expositionsschutz ist sinnvoll: Tragen langärmliger Kleidung, Meidung von Sonnenexposition zwischen 11 und 15 Uhr. Jährliches Hautkrebsscreening.
- Ernährungsberatung (Mangelernährung vorbeugen; mögliche Strategie „low FODMAP-Diät" [15]).
- Patientenbezogene Therapiedokumente empfehlen und komplettieren: Ernährungsprotokoll, Arzneimittelpass (Biologika), Stuhlprotokoll, Impfpass (Aktualisierung), Osteoporoseausweis (bei älteren Patienten).

Gut zu wissen

Die Erstdiagnose von chronisch entzündlichen Darmerkrankungen erfolgt in Deutschland häufig zu spät – wie auch beim vorliegenden Patienten. Bei typischen Symptomen der schubweise verlaufenden Erkrankung, wie rechtsseitige Abdominalschmerzen und Diarrhöen, hat eine ärztliche Abklärung möglich schnell zu erfolgen. Das Krankheitsbild der CED wird multifaktoriell bestimmt (Genetik, Infektionen, Immunologie, Umwelt) und zeigt zwei Erkrankungsgipfel (15–25 Jahre, 60–80 Jahre) mit vieler Herausforderungen.
Jährlich ist eine dermatologische Kontrolle durch das erhöhte Hautkrebsrisiko bei CED-Patienten durchzuführen. Leider findet das Screening zu selten statt und junge Patienten mit einem überproportionalen Risiko werden oft vergessen. Patienten mit Hautkrebs in der Familienanamnese werden häufiger kontrolliert. Bei der Therapie mit Azathioprin, Ciclosporin, Methotrexat, Sulfasalazin und TNF-α-Inhibitoren ist durch die erhöhte Lichtempfindlichkeit der Haut auf einen **ausreichenden UV-Schutz** zu achten: mindestens Lichtschutzfaktor 50 (UV-B- und UV-A-Schutz), Tragen langärmliger Kleidung, Meidung von Sonnenexposition zwischen 11 und 15 Uhr.
Die leitliniengerechte Anwendung von **Biologika** ermöglicht schon heute eine verbesserte Krankheitskontrolle, nicht zuletzt auch die zunehmende Verfügbarkeit von Biosimilars. Trotz fehlender separater Studien für CED deuten die bisherigen Daten darauf hin, dass sowohl die pharmakoökonomisch begründete Anwendung von Infliximab- und Adalimumab-Biosimilars bei der Initiierung der Therapie als auch der Wechsel von dem Referenzarzneimittel auf das zugehörige Biosimilar möglich ist [16].
Weitere vielversprechende Forschungsansätze und -ergebnisse mit neuen Substanzen mit weniger Nebenwirkungen und einfacherer Applikation (z. B. Vedolizumab s. c., small molecules oral) werden die Therapievielfalt und damit die Strategie bereichern [17]. Die Arzneimitteltherapiesicherheit wird auch bei den neuen Substanzen bestimmend sein, da es eine Heilung bisher nicht gibt. Gerade durch die chronischen und komplexen Erkrankungsverläufe stehen für den CED-Patienten vor allem die Lebensqualität und Medikamentennebenwirkungen im Fokus [18].

Literatur

[1] Testa A et al. Adherence in ulzerative colitis: an overview. Patient Preference and Adherence, 11: 297–303, 2017

[2] Zimmerer T, Siegesmund SV, Singer MV. Das Problem von Compliance und Adhärenz am Beispiel der chronisch entzündlichen Darmerkrankungen. Dtsch Med Wochenschr, 134: 1417–1424, 2009

11

[3] Wenthworth BJ et al. Nonadherence to Biologic Therapies. Inflamm Bowel Dis. 24 (9): 2053–2061, 2018
[4] Lamb CA et al. British Society of Gastroenterology consensus guidelines on the management of inflammatory bowel disease in adults. Gut, 68: 1–106, 2019
[5] Sonnenberg E, Biedermann L. Chronische Schmerzen und Fatigue bei chronisch-entzündlichen Darmerkrankungen. Wie gehen wir damit um? Gastroenterologe, 14 (6): 441–450, 2019
[6] Eriksson C et al. Incidence, prevalence and clinical outcome of anaemia in inflammatory bowel disease: a population-based cohort study. Aliment Pharmacol Ther, 46 (6): 638–645, 2019
[7] Nielsen OH et al. Rational Management of Iron-Deficiency Anaemia in Inflammatory Bowel Disease. Nutrients, 10 (1), 2018
[8] Schäffler H et al. Clinical factors are associated with vitamin D levels in IBD patients: A retrospective analysis. J Dig Dis, 9: 24–32, 2018
[9] Hlavaty T et al. Vitamin D therapy in inflammatory bowel diseases: who, in what form, and how much? J Crohns Colitis, 9 (2): 198–209, 2015
[10] Del Pinto R et al. Vitamin D Axis in Inflammatory Bowel Diseases: Role, Current Uses and Future Perspectives. Int J Mol Sci, 18 (11): 2360, 2017
[11] Rigterink T, Appleton L, Day AS. Vitamin D therapy in children with inflammatory bowel disease: A systematic review. World J Clin Pediatr, 8 (1): 1–14, 2019
[12] Schüle S et al. Widely differing screening and treatment practice for osteoporosis in patients with inflammatory bowel diseases in the Swiss IBD cohort study. Medicine (Baltimore), 96 (22): e6788, 2017
[13] Blumenstein I, Siegmund B, Sonnenberg E. Geschlechtsspezifische Unterschiede bei chronisch-entzündlichen Darmerkrankungen. Gastroenterologe, 14 (2): 102–107, 2019
[14] Severs M et al. Smoking is Associated With Extra-intestinal Manifestations in Inflammatory Bowel Disease. J Crohns Colitis, 10 (4): 455–461, 2016
[15] Zhan YL, Zhan YA, Dai SX. Is a low FODMAP diet beneficial for patients with inflammatory bowel disease? A meta-analysis and systematic review. Clin Nutr, 37 (1): 123–129, 2019
[16] Fiorino G et al. Full Interchangeability in Regard to Immunogenicity Between the Infliximab Reference Biologic and Biosimilars CT-P13 and SB2 in Inflammatory Bowel Disease. Inflamm Bowel Dis, 24 (3): 601–606, 2018
[17] Zeißig S. Chronisch-entzündliche Darmerkrankungen. Neue Therapien – was kommt in den nächsten Jahren? Gastroenterologe, 14 (2): 462–469, 2019
[18] Stallmach A, Pansa C, Rüddel J, Weber M. Therapieziele bei chronisch-entzündlichen Darmerkrankungen (CED) – was wollen Patienten. Z Gastroenterol, 56 (8): e211-e212, 2018
[19] Colombel JF, Sandborn WJ, Reinisch W at al. Infliximab, azathioprine, or combination therapy for Crohn's disease. N Engl J Med, 362 (15): 1383–1395, 2010

11.3 Gastroösophageale Refluxkrankheit (GERD)

Dr. rer. nat. Dirk Keiner, Dr. med. Jessica Rüddel

11.3.1 Fallvorstellung

Herr K. P., 57 Jahre, mit Schluckbeschwerden und Blutzuckerentgleisung kommt über die Notfallaufnahme. Im Rahmen der Ösophagogastroduodenoskopie wird die Diagnose einer Refluxösophagitis Typ 1 (nach Savary und Miller; distaler Ösophagus mit mehreren nicht konfluierenden, fleckigen, rötlichen, flachen Schleimhautdefekten) gestellt sowie ein Schleimhauterythem im Antrum festgestellt. Der Patient berichtet über Probleme bei der Nahrungsaufnahme (aktueller BMI 23,6, 69 kg, 1,71 m). Hier wurden durch ein HNO-Konsil eine Stomatitis aphthosa und Zungenbrennen bei stark geröteter Zunge befundet. Dentale Erosionen belegen zudem den desolaten Zahnzustand des Patienten. Anamnestisch hat der Patient einen entgleisten Diabetes mellitus Typ 2 (Erstdiagnose mit 51 Jahren) und eine arterielle Hypertonie sowie einen chronischen Alkoholabusus.

11.3.2 Medikation und Laborwerte

Aktuelle Medikation

Wirkstoff mit Stärke und Darreichungsform	Dosierung	Kommentar, Indikation
Ramipril 5 mg Tbl	1-0-0-0	■ Hausmedikation ■ Arterielle Hypertonie
Normalinsulin 100 IE/ml Pen s. c.	Nach Plan	■ Hausmedikation ■ Diabetes mellitus Typ 2
Insulin glargin 100 IE/ml Pen s. c.	Nach Plan	–
Insulin aspart 100 IE/ml Pen s. c.	Nach Plan	**Neu** Optimierung der Insulintherapie
Pantoprazol 40 mg TMR	1-0-0-0	■ **Neu** bei GERD ■ Akuttherapie (4 Wochen)
Vitamin B duo Ftbl	1-0-1-0	**Neu** B_1 und B_6 Supplementierung bei chronischem Alkoholabusus

Abweichende Laborwerte

Bezeichnung (Referenzbereich, Einheit)	Wert Tag 1
AST (< 0,58 µmol/l*s)	1,58
ALT (< 0,74 µmol/l*s)	1,17
Ethanol (< 0,1 ‰)	1,21
gGT (< 0,82 µmol/l*s)	39,96
BZ (3,05–6,38 mmol/l)	17,15
HbA1c (4,3–6,1 %)	10,8
Natrium (135–145 mmol/l)	131

11.3.3 Fragen zum Fall

Wie ist die GERD-Behandlung zu bewerten?

Die medikamentöse Therapie stellt sowohl in der Akuttherapie als auch bei Notwendigkeit einer Langzeittherapie die wichtigste Therapieform dar. Aufgrund der unzureichenden säuresuppressiven Effekte kommen Antazida oder H_2-Blocker hierfür in der Regel nicht in Betracht, sondern **Protonenpumpen-Inhibitoren** (PPI). Dosiswahl und Therapiedauer hängen einerseits davon ab, ob es sich um eine Akuttherapie oder eine Langzeittherapie handelt, andererseits aber auch von der klinischen und endoskopischen Ausprägung der GERD. Die Standard-Akuttherapie der Refluxösophagitis liegt in einer säuresuppressiven PPI-Therapie mit z. B. Pantoprazol 40 mg in einfacher Standarddosis. Da es sich um eine leichte Refluxösophagitis handelt, wird die evidenzbasierte PPI-Therapie für vier Wochen erfolgen (bei schwerer Refluxösophagitis über acht Wochen) [1, 14]. Anschließend sollte die Therapie bedarfsorientiert erfolgen.

Im Rahmen der stationären Behandlung erfolgt die Optimierung der Blutzuckereinstellung durch Umstellung von Insulin human auf Insulin aspart. Darunter zeigten sich vor der Entlassung (Tag 13) Blutzuckerwerte um 7 mmol/l.

Was sollte regelmäßig kontrolliert werden?

Eine **Symptomkontrolle** bei Akut- und Langzeittherapie ist wichtig. Bei leichter Refluxösophagitis kann nach der Akuttherapie ein Auslassversuch unternommen werden. Bei Symptomrekurrenz erfolgt die dann notwendige Langzeittherapie symptomorientiert, das heißt kontinuierlich (dann in der für die Symptomkontrolle minimal erforderlichen Dosis, die durch schrittweise Dosisreduktion ermittelt wird), intermittierend oder eventuell auch bei Bedarf. Bei schwerer Refluxösophagitis ist ein sofortiger Auslassversuch in der Regel nicht sinnvoll, sondern es sollte sich an die Akuttherapie eine Dauertherapie mit Versuch einer Dosisreduktion anschließen [1].

Wichtig sind ebenfalls die **Adhärenz** des Patienten (nach einem Monat nur bei ca. 55 %, nach 6 Monaten nur noch 30 %) sowie die Einhaltung der Einnahmehinweise bei PPI [2]. Ein häufiger Fehler ist zum Beispiel die Einnahme der PPI vor dem Zubettgehen anstelle einer Einnahme 30 Minuten vor dem Frühstück [3]. Führt eine optimierte Einnahme nicht zum Erfolg, kann entweder der PPI gewechselt werden (Omeprazol 40 mg, Esomeprazol 40 mg, Lansoprazol 30 mg, Rabeprazol 20 mg) oder eine Dosissteigerung auf die doppelte PPI-Standarddosis erfolgen.

Einige AMTS-Risiken sind im Alltag meist bei längerem PPI-Einsatz zu beachten, etwa am Darm (Mikrobiomveränderung), Herzen (Verlängerung QT-Zeit, Hypomagnesiämie), Lunge (Bronchospasmen), Knochen (Osteoporose/Fraktur) oder Muskeln (Myopathie) [4]. Daher ist eine Überprüfung der Indikation und ein Deprescribing notwendig.

Was kann verbessert werden?

Bedingt durch den belegten Zusammenhang zwischen GERD und Übergewicht [5] (Patient: Bauchumfang 104 cm, BMI 24) sind die Maßnahmen zur Minderung der Adipositas und des viszeralen Fettes zu intensivieren (Diabetes-Einstellung, Sport).

Ein **Wechsel** auf Omeprazol oder Esomeprazol kann notwendig sein, da sich eine Leberinsuffizienz anhand der Laborparameter zeigt und Pantoprazol hierbei als unsicher eingestuft ist [6].

Die morgendliche PPI-Einnahme hat 30 Minuten vor dem Frühstück zu erfolgen, da PPI insbesondere auf die stimulierte nahrungsaufnahmeabhängige Säureproduktion wirken. Bei Patienten, welche hauptsächlich nächtliche Symptome aufweisen, kann die abendliche Einnahme probiert werden.

11.3.4 Empfehlungen des Apothekers

- Umstellung der Flüssigkeitszufuhr auf Wasser [7, 8] (Konsumminimierung von Kaffee, Tee und Soda).
- Alkoholverzicht (dosisabhängiger Zusammenhang zwischen Alkoholmenge und GERD-Symptomen sowie potenziellen Ösophagusschädigungen [8]; Verbesserung der Blutzuckereinstellung.
- PPI-Management begleiten [1, 11] (nach erfolgreicher Akuttherapie PPI in halber Standarddosis – z. B. Pantoprazol 20 mg – oder bedarfsorientiert fortsetzen (H_2-Blocker durch die Tachyphylaxie in der Langzeitbehandlung wenig effektiv).

Gut zu wissen

Die gastroösophageale Refluxkrankheit (GERD) stellt eins der häufigsten gastroenterologischen Krankheitsbilder dar. GERD ist eine chronische Erkrankung mit global steigender Prävalenz und Inzidenz, die den unerwünschten Rückfluss von saurem Mageninhalt in die Speiseröhre, den Hals und den Mund verursacht. Neben den typischen Refluxsymptomen können als sogenannte **extraösophageale Symptome** Husten, Asthma, Laryngitis und dentale Erosionen auftreten [5]. Es wird geschätzt, dass ältere Erwachsene aufgrund von altersbedingten physiologischen Veränderungen häufiger und schwerer an GERD-Symptomen leiden. Aber auch Co-Morbiditäten und Polypharmazie können die GERD-Symptome verschlimmern, wodurch die Krankheit fortschreiten kann.

GERD hat einen direkten Einfluss auf die Lebensqualität, insbesondere bei älteren Menschen. GERD-Patienten berichteten über eine geringere Lebensqualität als nicht betroffene Personen, insbesondere bei Patienten mit nächtlicher GERD. Die nächtlichen Symptome beeinflussen dann wiederum den Schlaf negativ.

Obwohl die Bewertung und Behandlung der GERD bei älteren Patienten im Allgemeinen die gleichen sind wie bei allen Erwachsenen, gibt es spezifische Probleme in Bezug auf die Ursache, Bewertung und Behandlung, die im Umgang mit älteren Menschen berücksichtigt werden müssen (Polypharmazie, Motilitätsstörungen, Osteoporoserisiko).

Ein risikobasiertes Management beim PPI ist notwendig. Allein die Kombination hohes Lebensalter und Polymedikation sind aber keine Indikation für eine PPI-Medikation. Ein **Deprescribing** ist oft notwendig (▸Kap. 19). Auch bei höhergradigen GERD sollte nach erfolgreicher Akutbehandlung eine Dosisreduktion angestrebt werden und nach einem Jahr stabiler Behandlung auch ein Auslassversuch mit ausschleichender Dosierung zur Vermeidung eines symptomatischen Säurerebounds erfolgen [12, 14].

H_2-Blocker werden mit PPI kombiniert bei nächtlichen Symptomen und persistierendem saurem Reflux. Die nächtliche basale Säureproduktion wird vor allem durch Histamin gesteuert. Somit sind PPI weniger effektiv. Die Kombination mit einem Prokinetikum kann eine Symptombesserung erzielen v. a bei dyspeptischen Beschwerden, jedoch sind die Nebenwirkungen (extrapyramidalmotorische Störungen, QT-Zeit-Verlängerung) meist limitierend [13] und die Zulassung besteht nur für kurze Einnahmedauern.

Das Thema Ernährung ist für die Behandlung der Refluxösophagitis essenziell und komplex. Zum einen wird der Reflux in vielen Fällen durch die Ernährung selbst ausgelöst. Denn es gibt viele Lebensmittel, welche zu einer Entspannung des unteren Speiseröhrenventils führen, was auf Dauer eine Speiseröhrenentzündung zur Folge hat. Zum anderen

ist vielen Menschen nicht bewusst, dass bereits der Zeitpunkt und die Menge der Nahrungsaufnahme einen Einfluss auf die Entstehung von Reflux haben.
Als bekannte Praxistipps für Verhaltensmaßnahmen und Ernährung bei GERD gelten [12, 13]

- Reduktion des Körpergewichts,
- fettarme, wenig voluminöse Mahlzeiten,
- mehrere kleine, über den Tag verteilte, proteinreiche Mahlzeiten,
- kleine Abendmahlzeiten (nicht zu spät),
- Antirefluxlagerung zur Nacht (mit erhöhtem Oberkörper schlafen),
- Meiden von Schokolade, Zitrusfrüchten, Obstsäften bei Unverträglichkeiten.

Potenziell schädliche Medikamente wie NSAR, Kaliumtabletten, Bisphosphonate, Beta-Agonisten, Theophyllin- und Calciumkanalblocker, die die Symptome und Wirkungen von GERD bei älteren Menschen verschlimmern können, sollten nach Möglichkeit vermieden werden. Müssen diese Wirkstoffe aufgrund einer komorbiden Erkrankung fortgeführt werden, sollte das Regime individuell angepasst werden, z. B. durch Umstellung von Kalium-Brausetabletten auf Kapseln (retard) oder durch Einnahme eines alternativen Medikaments oder einer reduzierten Dosierungshäufigkeit bei osteoporotischen Patienten mit Bisphosphonaten [1, 9]. Einnahmebesonderheiten sind zu beachten (Bsp. Bisphosphonate). Auch orale Eisensupplemente können eine direkte Ösophagitis auslösen [1, 10].

Literatur

[1] Koop H et al. S2k Leitlinie Gastroösophageale Refluxkrankkheit. Stand: 05/2014

[2] Cicalla M et al. Proton pump inhibitor resistance, the real challenge in gastroesophageal reflux disease. World J Gastroenterol, 19 (39): 6529–6535, 2013

[3] Graham DY. Optimal PPI Dosing for Improving GERD Symptoms: Is TimingEverything? Digestive Diseases and Sciences, 64: 4–6, 2019

[4] Vaezi MF, Yang YX, Howden CW. Complications of Proton Pump Inhibitor Therapy. Gastroenterology, 153: 35–48, 2017

[5] Selgrad M, Müller-Schilling M, Kandulski A. Gastroösophageale Refluxerkrankungen und geschlechtsspezifische Unterschiede. Gastroenterologe, 14: 96–101, 2019

[6] Weersink RA et al. Safe use of proton pump inhibitors in patients with cirrhosis. Br J Clin Pharmacol, 84: 1806–1820, 2018

[7] Mehta RS et al. Association Between Beverage Intake and Incidence of Gastroesophageal Reflux Symptoms: Beverages and GER symptoms. Clin Gastroenterol Hepatol, S1542–3565 (19): 31380–1, 2019

[8] Pan J et al. Alcohol Consumption and the Risk of Gastroesophageal Reflux Disease: A Systematic Review and Meta-analysis. Alcohol and Alcoholism, 54 (1): 62–69, 2019

[9] Chait MM. Gastroesophageal reflux disease: Important considerations for the older patients. World J Gastrointest Endosc, 2 (12): 388–396, 2010

[10] Medication-induced esophagitis Castell DO: Medication-induced esophagitis. UpToDate, 2018

[11] Mermelstein J, Mermelstein AC, Chait MM. Proton pump inhibitor-refractory gastroesophageal reflux disease: challenges and solutions. Clinical and Experimental Gastroenterology, 11: 119–134, 2018

[12] Rosien U. Deprescribing PPI: Weniger Protonenpumpen-Inhibitoren-Verordnung ist möglich! Arzneiverordnung in der Praxis, 46 (3–4): 114–118, 2019

[13] Sandhu DS, Fass R. Current Trends in the Management of Gastroesophageal Reflux Disease. Gut and Liver, 12 (1): 7–16, 2018

[14] Farrell B et al. Deprescribing proton pump inhibitor. Evidence-based clinical practice guideline. Can Fam Physician, 63: 354–64, 2017

12 Endokrinologie

Diabetes mellitus Typ 1 nach Pankreastumorresektion ... 142 | Erstdiagnose Diabetes mellitus Typ 2 ... 147 | Diabetes mellitus Typ 2 und basal gestützte orale Therapie ... 153 | Diabetes mellitus Typ 2 und Herzinsuffizienz ... 160

12.1 Diabetes mellitus Typ 1 nach Pankreastumorresektion

Nadine Frerk, Dr. med. Dirk Sommer

12.1.1 Fallvorstellung

Bei Herrn S., 69 Jahre alt, mit Diagnose eines neuroendokrinen Tumors (NET) des Pankreaskorpus, wird in kurativer Intention eine Pankreaslinksresektion durchgeführt.

Zusätzlich werden eine Splenektomie, simultane Cholezystektomie und Appendektomie vorgenommen.

Bei postoperativem Anstieg des Bilirubins wurde zudem eine ERCP durchgeführt, der vor 8 Wochen eingelegte Gallengangs-Stent hatte sich verschlossen.

5 Tage postoperativ wird ein diabetisches Konsil angefordert, mit der Bitte, ein Vorgehen zur BZ-Einstellung mit/ohne Insulin vorzuschlagen. Der Kostaufbau ist inzwischen erfolgt und es wurden regelmäßig BZ-Werte (nüchtern, postprandial, nachts) ermittelt.

Der Patient ist adipös (179 cm, 96 kg, BMI: 30), leidet an einem unzureichend eingestellten Hypertonus und einem bisher nichtmedikamentös geführten Diabetes mellitus Typ 2. Weitere Diagnosen: Cholecystolithiasis, klinisch indolente Begleitcholecystitis, Steatosis Hepatis Grad I, geringgradige Splenomegalie, Zustand nach einseitiger Nephrektomie.

12.1.2 Medikation und Laborwerte

Aktuelle Medikation

Wirkstoff mit Stärke und Darreichungsform	Dosierung	Kommentar, Indikation
Ramipril 5 mg Tbl	1-0-0-0	Hausmedikation/Blutdrucksenkung
Pantoprazol 40 mg TMR	1-0-1-0	30 Min. vor der Mahlzeit, Hausmedikation/gastroösophagealer Reflux
Metamizol 500 mg/ml Trpf (ED 1 g = 40 Trpf)	1-1-1-1	Schmerzen

Wirkstoff mit Stärke und Darreichungsform	Dosierung	Kommentar, Indikation
Kalium 600 mg Rkps (8 mmol/Rkps)	2-2-2-0	Kaliumsubstitution, Zielwert: 3,4–4,5 mmol/l
Enoxaparin 4000 IE FS s. c.	0-0-1-0	Thromboseprophylaxe
Octreotid 100 µg/ml FS	1-1-1-0	Pankreatitisprophylaxe, für 7 Tage ab präoperativem Tag
Normalinsulin 100 IE/ml Pen s. c.	5-3-3-0	Blutzuckersenkung, ab dem Tag 7 post OP
Cefuroxim 1,5 g Amp i. v.	1-1-1-0	Bis Tag 4 post OP
Metronidazol 500 mg Inf i. v.	1-1-1-0	Bis Tag 4 post OP

Abweichende Laborwerte

Bezeichnung (Referenzbereich, Einheit)	Wert Tag 1 (Aufnahmetag)	Wert Tag 3 (Tag 1 post OP)	Wert Tag 7 (Tag 5 post OP)
Bilirubin gesamt (0–1,2 mg/dl)	2,7	–	3,6
AP (40–129 U/l)	168	–	619
gGT (< 60 U/l)	519	–	1.412
Leukozyten (4,23–9,07 GPt/l)	–	18,9	15,44
CRP (< 5 mg/l)	–	232,8	81,5
PCT (0–0,1 ng/ml)	–	0,86	–

12.1.3 Fragen zum Fall

Wie kann die Auswahl von Normalinsulin zur Blutzucker-Einstellung begründet werden?

Bisher war der DM Typ 2 bei Herrn S. noch nicht medikamentös behandelt worden. Nach der Pankreaslinksresektion wurden Blutzuckerwerte von 170–300 mg/dl (9,4–16,7 mmol/l) ermittelt. Daraufhin bitten die Chirurgen den Diabetologen um einen Vorschlag zur Behandlung der erhöhten Blutzuckerwerte.

In der Akutphase nach der Operation bietet sich aus folgenden Gründen eine **Insulintherapie** an:

So lassen sich zum Behandlungszeitpunkt noch nicht sicher vorhersehbare Nüchternphasen (z. B. wegen weiterer invasiver Diagnostik) spontan und flexibel berücksichtigen. Bei oralen Antidiabetika mit längerer Halbwertszeit wäre dies so nicht möglich.

Zusätzlich liegt postoperativ evtl. noch eine Postaggressionsstoffwechsellage mit teils deutlich erhöhten Blutzuckerwerten vor, auf die mit Normalinsulin schnell und flexibel reagiert werden kann.

In der Dosisfindungsphase für die Insulintherapie war ersichtlich, dass keine morgendlichen Anstiege der Nüchternblutglucose zu verzeichnen waren. Somit ist offensichtlich bei erfolgter Pankreasteilresektion (Linksresektion) noch eine ausreichende endogene basale Insulinversorgung vorhanden. Daher muss in diesem Falle keine intensivierte Insulintherapie mit Basis-Bolus-Prinzip etabliert werden. Um dem Patienten auch Zwischenmahlzeiten ohne zusätzliche Insulinapplikation zu ermöglichen, wurde Normalinsulin (Wirkzeit ca. 5 Std.) anstelle der kürzer wirksamen prandialen Analoginsuline (Wirkzeit ca. 2–3 Stunden) ausgewählt.

Welche Bedeutung haben die erhöhten Werte der alkalischen Phosphatase (AP)/gGT und Bilirubin?

Die 3 genannten Laborparameter sind – gemeinsam betrachtet – sog. **„Cholestase-Parameter"**. Diese steigen an, wenn eine intra- oder extrahepatische Cholestase vorliegt, z. B. bei der extrahepatischen Cholestase eine mechanische Verlegung der Gallenwege vorliegt.

Ca. 8 Wochen vor der aktuellen Operation wurde Herrn S. ein Gallengangs-Stent implantiert, dabei wurde eine Striktur im Gallengang festgestellt, deren mögliche Ursache jedoch nicht weiter abgeklärt wurde. Die erhöhten Cholestase-Parameter im Aufnahmelabor könnten aus dem nicht-vollständigen Abfluss der Galle über den Stent resultieren. Auch hepatische Metastasen des NET, die bisher nicht festgestellt wurden, wären eine mögliche Ursache für die erhöhten Cholestase-Parameter.

Im Verlauf fällt postoperativ zunächst ein guter Rückgang (bis Normwert) des Bilirubins und der AP auf. Die Werte der gGT fallen nur langsam und sistieren um 300–400 U/l.

Obwohl bei einem Tumor im Pankreasschwanz eine Beeinflussung der Gallenwege durch Druck, Verlegung oder andere mechanische Ursachen unwahrscheinlicher ist, als bei einem Tumor im Pankreaskopf, kann die Abnahme von Bilirubin und der AP auf die erfolgreiche OP zurückgeführt werden. Ab dem 5. postoperativen Tag steigen alle 3 Werte wieder deutlich an.

In der ERCP zeigt sich ein hochgradiger Verschluss des DHC-Stents; dieser wurde gewechselt, die erhöhten Blutwerte für Bilirubin und AP waren daraufhin wieder rückläufig.

Die Ursache für die persistierende Erhöhung der gGT nach Behebung der Cholestase durch Einsatz des Stents kann in der Steatosis hepatis und dem NET trotz Resektion in kurativer Absicht vermutet werden; ein weiteres Absinken im postoperativen Verlauf ist anzunehmen.

Durch die gegebene **Steatosis hepatis** ist möglicherweise von einer hepatischen Insulinresistenz auszugehen. Dies könnte im Therapieverlauf den notwendigen Insulinbedarf steigen lassen.

Wie beurteilen Sie die Auswahl und Applikationsdauer der Antibiotikatherapie?

Die **perioperative Antibiotikaprophylaxe (PAP)** soll Wundinfektionen (*Surgical Site Infections*, SSI) vorbeugen [1, 2]. Das Risiko für eine SSI wird sowohl aufgrund der bakteriellen Besiedlung des Wundgebietes als auch aufgrund von patientenindividuellen Risikofaktoren ermittelt.

Zudem ist eine zeitnahe Applikation des Antibiotikums zur Inzision und ggf. deren Wiederholung, abhängig von OP-Dauer und Halbwertszeit des Antibiotikums, wichtig.

Bei Herrn S. ist aufgrund seiner karzinombedingten OP, des Eingriffsortes, seines Alters, der Adipositas und des Diabetes mellitus eine PAP indiziert.

Das **erwartete Erregerspektrum** bei einer Pankreasresektion umfasst Enterobacteriaceae, Enterokokken, Anaerobier und Staphylokokken. Empfohlen wird ein Cephalosporin der Gruppe 2 (z. B. Cefuroxim) und ein gegen Anaerobier wirksames Antiinfektivum, z. B. Metronidazol.

Die **Dauer der PAP** soll den Zeitraum der Operation, max. aber 24 h, nicht überschreiten [1, 2]. Antiinfektiva-Gaben darüber hinaus gelten als Therapie [3]. Es besteht die Gefahr von Resistenzbildung und Infektion mit *Clostridioides difficile* ohne signifikante Reduktion der SSI [4].

Lt. OP-Bericht gibt es keine Indikation für die Weiterführung der PAP. Der Pat. hat die Operation gut überstanden; es gibt keinen klinischen Anhalt für eine Infektion (Fieber, entzündlich veränderte Drainagen zur Ableitung von Pankreassekret etc.). Einzig das Laborbild mit erhöhtem CRP, Leukozyten und Procalcitonin gibt den Hinweis auf eine mögliche Infektkonstellation. Andererseits kann die Erhöhung der genannten Parameter auch auf den großen operativen Eingriff, die Splenektomie etc. zurückgeführt werden.

Eine Weiterführung der PAP ist in diesem Fall unter Berücksichtigung der vorliegenden Informationen nicht indiziert gewesen.

Als strukturelle Verbesserungsmöglichkeit ist ein interdisziplinär abgestimmter **PAP-Standard** (Auswahl Antiinfektivum/Dosis/Applikationsfrequenz/Dauer) anzustreben (ABS-Team) [5].

Welche Prozessschritte können im Medikationsprozess verbessert werden?

Der Einsatz von PPI ist in Deutschland weit verbreitet. Die Verordnung erfolgt – sowohl im niedergelassenen Bereich als auch in den Kliniken – häufig reflexartig und **wenig leitliniengerecht**, was die Indikation und Dauer der Verordnung betrifft.

Ein gemeinsam von Arzt und Stationsapotheker erarbeiteter Standard zum rationalen Einsatz von PPI ist daher sehr wertvoll, um unnötige Verordnungen und damit Neben- und Wechselwirkungen sowie ökonomische Belastungen zu reduzieren.

12.1.4 Empfehlungen des Apothekers

Die Empfehlungen für den Entlassbrief beziehen sich vor allem auf die Folgen aus der Pankreasteilresektion (auch Tumornachsorge) und der Splenektomie.

- Es muss eine **ambulante diabetologische Anbindung** erfolgen. Ob unter ambulanten Bedingungen im Verlauf eine insulinfreie Therapie zu etablieren ist, kann zum Entlassungszeitpunkt nicht sicher abgeschätzt werden. Sollten noch ausreichend Insulin produzierende Zellen verblieben sein, wäre dies aber nicht ausgeschlossen.
- Die Thrombozytenzahl muss regelmäßig kontrolliert werden, bei Thrombozytose (>600–1000 Tsd/µl) kann ggf. eine **ASS-Therapie** (100 mg/d) eingeleitet werden, da eine erhöhte Gefahr für eine Pfortaderthrombose nach Splenektomie besteht [8]. Die Evidenz für die Gabe von ASS 100 mg ist allerdings unsicher. In jedem Fall wird die **Thromboseprophylaxe mit NMH** bis zur vollständigen Mobilisation, mindestens für 4 Wochen, weitergeführt [8].

Es sollte – möglichst bald nach Entlassung/bei stabilem Allgemeinzustand – die vom RKI **empfohlenen Impfungen** nach Splenektomie durchgeführt werden (Pneumokokken, Hib, Meningokokken; Influenza im Herbst jeden Jahres). Der Patient soll einen Splenektomieausweis ausgehändigt bekommen (▸ Kap. 22.2) [9].

- Während des stationären Aufenthaltes wurde die Dosis von **Pantoprazol** auf 2 × 40 mg erhöht („doppelte Standarddosierung"). Als Vorerkrankung liegt ein gastroösopha-

gealer Reflux vor, der ambulant mit einem Protonenpumpen-Inhibitor (PPI) in einfacher Standarddosis (40 mg) behandelt wird [6, 7]. Bei Entlassung soll wieder auf die Dosis von 40 mg Pantoprazol 1 × tgl. reduziert werden.
- Es sollte das **kardiovaskuläre Risiko** (Schlaganfall/Herzinfarkt) ermittelt und – zusätzlich zur Empfehlung einer Lebensstilanpassung – ggf. die entsprechende Medikation (**Statin/ASS**) etabliert werden. Hier muss zuvor kritisch abgewogen werden, ob die Annahme, dass der NET im Gesunden reseziert wurde, Bestand hat. Eine Hinzunahme von Arzneimitteln, die erst nach Jahren der Einnahme zu einer Reduktion z. B. des kardiovaskulären Risikos führen und zudem eigene Risiken aufweisen (erhöhte Blutungsgefahr unter ASS), sind aus Sicht der Palliativmedizin nicht indiziert [10].
- Die **Blutdruckeinstellung** muss **optimiert** werden, da die systolischen Werte – trotz der Einnahme von Ramipril 5 mg – bei über 160 mmHg lagen.

Gut zu wissen

Ein NET des Pankreas kann Hormone produzieren (Insulin, Glucagon etc.). Dies kann zu entsprechenden Symptomen (Hypoglykämie etc.) führen. Ca. 35 % der NET sind nicht-funktionell, d. h., es werden keine Hormone synthetisiert [11].

Octreotid ist ein Analogon des Peptidhormons Somatostatin. Bei NET besitzen die Tumorzellen besonders viele Somatostatin-Rezeptoren.

Durch die Besetzung der Rezeptoren mit Somatostatin-Analoga wird die Hormonsekretion, die Sekretion von Wachstumshormonen und die Signaltransduktion reduziert und letztlich die Apoptose der Zellen eingeleitet (antiproliferative Wirkung). Weiterhin werden die Symptome der produzierten Hormone (s. o.) reduziert. Bei primär nicht resektablen/ metastasierten NET können Somatostatin-Analoga als Erstlinientherapie eingesetzt werden (unter Berücksichtigung der Differenzierung, Tumorlast etc.)

Der Einsatz von Octreotid bei Herrn S. erfolgte als Pankreatitisprophylaxe nach erfolgter OP. Octreotid reduziert die Bildung von exokrinen Pankreasenzymen. Diese können eine schädigende Wirkung auf das Gewebe im Operationsgebiet haben (Abszesse, Fistelbildung, Pankreatitis, Sepsis).

Da Octreotid eine kurze HWZ von 100 min aufweist, muss die Applikation mehrmals pro Tag erfolgen.

Literatur

[1] Perioperative Antibiotikaprophylaxe (S1-Leitlinie). AWMF-Register Nr. 029–022, 2012

[2] Prävention postoperativer Infektionen im Operationsgebiet. Bundesgesundheitsbl, 50: 377–393, 2007

[3] Perioperative Antibiotika-Prophylaxe – Empfehlungen einer Expertenkommission der Paul-Ehrlich-Gesellschaft für Chemotherapie e. V.: Chemotherapie Journal, 19: 179–255, 2010

[4] Hirokawa F, Hayashi M, Miyamoto Y et al. Evaluation of postoperative antibiotic prophylaxis after liver resection: a randomized controlled trial. Am J Surg, 206: 8–15, 2013

[5] Strategien zur Sicherung rationaler Antibiotika-Anwendung im Krankenhaus (S3-Leitlinie). AWMF-Register Nr. 092–001, 2013

[6] Gastroösophageale Refluxkrankheit unter Federführung der Deutschen Gesellschaft für Gastroenterologie, Verdauungs- und Stoffwechselkrankheiten (DGVS) (S2k-Leitlinie). AWMF-Register Nr. 021–031, 2014

[7] Scarpignato C et al. Effective and safe proton pump inhibitor therapy in acid-related diseases – A position paper addressing benefits and Potenzial harms of acid suppression. BMC Medicine, 14: 179, 2016

[8] Onkopedia Leitlinie: Prävention von Infektionen und Thrombosen nach Splenektomie oder funktioneller Asplenie, Stand Januar 2013. www.Onkopedia.com (Zugriff 04.09.2019)

[9] Robert Koch-Institut, Epidemiologisches Bulletin, Nr. 34, 2016

[10] Palliativmedizin für Patienten mit einer nicht-heilbaren Krebserkrankung (Erweiterte S3-Leitlinie). AWMF-Register-Nr. 128/001-OL, 2019

[11] Neuroendokrine Tumore (S2k-Leitlinie). AWMF-Register Nr. 021–27, 2018

12.2 Erstdiagnose Diabetes mellitus Typ 2

Nadine Frerk, Dr. med. Dirk Sommer

12.2.1 Fallvorstellung

Herr V., 72 Jahre alt, kommt mit hausärztlicher Einweisung bei Verdacht auf KHK in die Notaufnahme. Er beklagt thorakale Schmerzen und Belastungsdyspnoe.

Das Aufnahmelabor zeigt überraschende Befunde: Es ist – obwohl die geschilderten Beschwerden auf einen akuten Myokardinfarkt hindeuten – keine Troponinämie zu sehen, dafür ein Blutzuckerwert von 824 mg/dl (45,7 mmol/l) bei noch ausgeglichenem pH in der Blutgasanalyse (BGA).

Der Patient wird mit einem hyperosmolaren Koma auf die Intensivstation aufgenommen, ein Diabetes ist in der Vorgeschichte nicht bekannt, die Blutzuckerwerte während des letzten stationären Aufenthaltes vor 5 Monaten waren unauffällig.

Vor knapp 3 Jahren erfolgte eine Magenteilresektion bei Magen-Ca. Eine Kontroll-Gastroskopie ist in 3 Wochen geplant, bei einem Nachsorgetermin war eine Wandverdickung im Ösophagus aufgefallen.

Weiterhin leidet Herr V. an paroxysmalem Vorhofflimmern; er erlitt vor 3 Jahren einen Mediainfarkt mit folgender Hemiparese und Aphasie. Herr V. ist adipös (181 cm, 104 kg, BMI: 31,8).

Weitere Vordiagnosen: Hypertonie, Prostatahyperplasie, Hyperurikämie, chron. Niereninsuffizienz Stadium II nach KDIGO.

12.2.2 Medikation und Laborwerte

Aktuelle Medikation

Wirkstoff mit Stärke und Darreichungsform	Dosierung	Kommentar, Indikation
Pantoprazol 40 mg TMR	1-0-0-0	30 min vor der Mahlzeit, Hausmedikation/nach Magen-Ca? (s. u.)
Apixaban 5 mg Ftbl	1-0-1-0	Hausmedikation/Vorhofflimmern
Triamteren/HCT 50/25 mg Ftbl	(1-0-0-0)	Hausmedikation/Blutdrucksenkung, pausiert

Wirkstoff mit Stärke und Darreichungsform	Dosierung	Kommentar, Indikation
Bisoprolol 5 mg Tbl	1-0-0-0	Hausmedikation/Blutdrucksenkung
Losartan 50 mg Ftbl	1-0-0-0	Hausmedikation/Blutdrucksenkung
Furosemid 40 mg Tbl	(1-0-0-0)	Hausmedikation/Blutdrucksenkung, Niereninsuffizienz, pausiert
Colecalciferol 20 000 I. E. Kps	1-0-0-0 alle 2 Wochen	Hausmedikation/Vitamin-D-Substitution bei Niereninsuffizienz
Metoclopramid 10 mg Tbl	bis zu 2 × 10 mg/d	Bei Bedarf, Hausmedikation/Gastroparese nach Magen-Ca
Normalinsulin 50 IE/50 ml NaCl 0,9 %	Infusionsrate 1–6 IE/h	▪ Langsame BZ-Senkung ▪ Ziel BZ: 250–500 mg/dl (13,9–27,8 mmol/l) ▪ Intensivtag 1–3
Vollelektrolytlösung	Infusionsrate 84 ml/h	▪ Flüssigkeitssubstitution ▪ Intensivtag 1–3
Kalium 20mval Btl	1-0-1-0	▪ Kaliumsubstitution, Ziel: 4–4,5 mmol/l ▪ Intensivtag 1–2
Insulin glargin 100 IE/ml Pen s. c.	0-0-0-30 IE	BZ-Senkung, ab Intensivtag 3
Insulin aspart 100 IE/ml Pen s. c.	8-3-4-0 IE	BZ-Senkung, ab Intensivtag 3
Vollelektrolytlösung 1000 ml	0-0-1-0 über 4 h	Flüssigkeitssubstitution, ab Tag 4 (Normalstation)
Sitagliptin 50 mg Ftbl	0-0-1-0	Diabetes, ab Tag 9 (NEU)

Laborwerte

Datum	Bezeichnung (Referenzbereich, Einheit)	Wert	Kommentar
Tag 1	eGFR CKD-EPI (70–200 ml/min)	34	CKD Stadium 3 (KDIGO)
Tag 1	Natrium (136–145 mmol/l)	121	–
Tag 1	Glucose (82–115 mg/dl)	824	–
Tag 1	pH-Wert (7,35–7,45)	7,41	–
Tag 1	Troponin T (< 0,014 ng/ml)	0,012	Negativ
Tag 3	HbA1c (DCCT) (4,8–5,9 %)	13,5	–

12.2.3 Fragen zum Fall

Wie ist die (Erst-)Behandlung der Hyperglykämie auf ITS zu bewerten?

Bei der Initialtherapie der schweren Hyperglykämie ist auf eine **langsame Blutglucose-Senkung** zu achten [1]. Insulin wird intravenös verabreicht, zuerst als Bolus, dann über eine Spritzenpumpe mit engmaschiger Überwachung der Blutglucose und des Kaliumwertes. Die Gabe von Insulin sollte bis zur (regelmäßigen) Nahrungsaufnahme initial immer intravenös verabreicht werden, da so die Steuerbarkeit der Insulinwirkung optimal ist. Bei einer (zu frühen) s. c. Gabe ist die Senkung der Blutglucose aufgrund von Resorptionseffekten etc. nicht sicher steuerbar. Zudem ist die Insulinwirkung nicht ad hoc zu beenden, falls dies notwendig sein sollte (bei zu schneller Senkung der Blutglucosekonzentration kann ein Hirnödem entstehen!). Als Faustregel gilt, die Blutglucosekonzentration pro Stunde nicht um mehr als 50 mg/dl (2,8 mmol/l) zu senken und in den ersten 24h nicht unter 250 mg/dl (13,9 mmol/l) fallen zu lassen, um das Risiko für ein Hirnödem zu minimieren [1].

Die Hyperglykämie führt zu einer Hyperosmolarität des Plasmas, welche eine **osmotische Diurese** auslöst. Diese führt zu einem starken Elektrolyt- und Volumenverlust; bis zu 10 l Flüssigkeitsverlust pro Tag sind möglich [1]. Eine umfangreiche Flüssigkeitssubstitution, die an die Herz- und Nierenfunktion angepasst ist, ist daher ein weiterer zentraler Therapiebaustein.

Die Senkung der Blutglucosekonzentration führt zu einer **Normalisierung** der Diurese und damit des **Elektrolyt- und Volumenverlustes**. Eine orale Substitution von Natriumchlorid in Form von „Schwedentabletten" ist daher nicht indiziert, da kein Mangel an oral aufgenommenem Natriumchlorid vorliegt, sondern die starke Diurese aufgrund der Hyperglykämie zu einer Hyponatriämie führt.

Das Pausieren von ggf. in der Hausmedikation vorhandenen Diuretika ist essenziell, um das Flüssigkeitsdefizit und den Elektrolytverlust nicht noch zu vergrößern.

Über die Korrektur der Hyperglykämie mit Insulin ist eine Reduktion des Kaliums zu erwarten und dieses daher bereits bei Normokaliämie zu substituieren. Bei zu geringen Kaliumwerten (< 3,3 mmol/l) muss die Insulingabe pausiert werden, bis ausreichende Kaliumwerte (> 4 mmol/l) erreicht worden sind, um Arrhythmien zu vermeiden [1].

Wie wird der Insulinbedarf ermittelt (Umstellung von i. v. Gabe)?

Die intravenöse Insulinmenge (in IE) wird über 24 Std. summiert. Die ermittelte Menge sollte dann zu gleichen Teilen auf **Basal- und Mahlzeiteninsulin** aufgeteilt werden. Diese Proportion empfiehlt sich im ersten Schritt, da nach Beendigung der Behandlung auf der Intensivstation meist mit noch geringen Mahlzeitengrößen zu rechnen ist. Weiterhin sollte bei der Festlegung der Insulinmenge berücksichtigt werden, dass sich der Pat. in den ersten Tagen auf ITS nur wenig bewegt und evtl. noch unter dem Einfluss von Stresshormonen (aufgrund der Hyperglykämie) steht. Wenn sich die körperliche Aktivität nach Verlegung auf Normalstation steigert, kann eine initial zu hoch angesetzte Insulinmenge zu einer schweren Hypoglykämie führen. Im Vergleich dazu ist eine leichte Hyperglykämie (< 300 mg/dl) für einige Tage eher zu tolerieren [1]. Im Verlauf muss zur Dosisfindung der ICT dann sowohl das Mahlzeiteninsulin als auch das Basalinsulin schrittweise nach Effekt angepasst werden.

Bei dem oben beschriebenen Verfahren zur initialen Insulin-Bedarfsermittlung kommt als Überlegung hinzu, dass intravenös verabreichtes Insulin „direkter" wirkt als subkutan verabreichtes (abhängig von der individuellen Resorptionsgeschwindigkeit).

Insofern ist die Umsetzung 1:1 von i. v. auf s. c. eine einfache Regel für den ersten Schritt zur Ermittlung des subkutanen Insulinbedarfs ohne Gefahr für eine erhebliche Hyper- oder Hypoglykämie.

Wichtig bei der Umstellung von intravenöser zur subkutanen Gabe ist die Überlappung der intravenösen Insulintherapie für 2–3 h nach Applikation des Basalinsulins [1].

Welche Überlegungen gibt es zur weiteren Therapie?

Nach Entlassung aus der stationären Behandlung sollte eine Anbindung des Patienten an eine **diabetologische Schwerpunktpraxis** erfolgen. Hier werden unter häuslichen Alltagsbedingungen dann weitere Dosisanpassungen und Schulungen durchgeführt. In der ambulanten Betreuung ist individuell das anzustrebende Therapiekonzept festzulegen (Therapie mit oralen Antidiabetika [OAD], basal unterstützte orale Therapie [BOT], konventionelle Insulintherapie [CT], intensivierte Insulintherapie [ICT], supplementäre Insulintherapie [SIT]).

Hierbei muss kritisch abgewogen werden, ob eine weitere Insulintherapie (z. B. als CT oder ICT) sowohl hinsichtlich der Erreichung des individuellen HbA1c als auch bzgl. der Risiken – insbesondere der Auslösung von Hypoglykämien – bei Herrn V. notwendig und vertretbar ist. Zudem muss berücksichtigt werden, welche Therapieform nach einem Apoplex mit Aphasie und Hemiparese ambulant vom Patienten selbstständig bzw. mit Unterstützung durch Angehörige/Pflegedienst umgesetzt werden kann.

Eine OAD bestehend aus Wirkstoffen mit einem möglichst niedrigen intrinsischen Hypoglykämierisiko (z. B. DPP-4-Inhibitoren, GLP-1-Agonisten) oder eine basal unterstützte orale Therapie ist einer alleinigen Insulintherapie vorzuziehen [1].

Metformin und SGLT-2-Inhibitoren sind nicht geeignet, da die Nierenfunktion stark schwankend ist und während des stationären Aufenthaltes auch eGFR Werte < 30 ml/min. ermittelt wurden.

Wie beurteilen Sie die Kombination aus HCT 25 mg/Triamteren 50 mg und Furosemid 40 mg?

Die Kombination aus HCT 25 mg und Furosemid 40 mg bzw. allgemein von 2 oder 3 Diuretika wird als **sequenzielle Nephronblockade** bezeichnet. Sie wird eingesetzt, wenn aufgrund z. B. einer Herzinsuffizienz oder Leberzirrhose eine „Resistenz" gegenüber Schleifendiuretika auftritt [2, 3, 5]. Dies ist dann der Fall, wenn das zirkulierende Blutvolumen durch o. g. Erkrankungen stark abnimmt und der Körper dies als „Volumenmangel" registriert. Infolgedessen steigt die renale Rückresorption von Wasser und Natrium an. Am Wirkort der Schleifendiuretika steht dadurch weniger Filtrat zur Resorptionshemmung zur Verfügung, die Wirkung dieser wird stark abgeschwächt.

Patienten mit höhergradiger Niereninsuffizienz sprechen zudem vermindert auf Diuretika an, da die Anzahl der funktionstüchtigen Nephrone reduziert ist.

Um die „Diuretikaresistenz" zu durchbrechen, kann zu einem Schleifendiuretikum z. B. ein Thiazid kombiniert werden, um die Natrium-Rückresorption im distalen Tubulus zu blockieren.

Da es bei dieser Kombination häufig zu Kalium- und Magnesiumverlusten kommt, ist die Substitution der Elektrolyte und/oder ein kaliumsparendes Diuretikum angezeigt [3].

Sehr häufig kann die seq. Nephronblockade auf wenige Tage beschränkt werden, gerade wenn die Auslöser z. B. für eine dekompensierte Herzinsuffizienz bekannt sind und ggf. behandelt werden können (z. B. Optimierung der medikamentösen Therapie) [3].

Bei Herrn V. liegt laut Echokardiografie keine Herzinsuffizienz vor.

Ein Grund für die ambulant begonnene seq. Nephronblockade könnte die bestehende Niereninsuffizienz sein. Allerdings fällt die relativ geringe Furosemid-Dosis von 40 mg/d auf; bei einer „Resistenz" liegen die Tagesdosen in der Regel deutlich darüber (auch in Kombination mit einem Thiazid meist bei > 80 mg Furosemid pro Tag). Zudem zeigt der Patient während des stationären Aufenthaltes eine ausreichende Diurese (trotz Pausierung der Diuretika und unter Volumentherapie). Die eGFR erholt sich während des Aufenthaltes und liegt am Ende wieder bei 60 ml/min.

Es liegt die Vermutung nahe, dass es hier zu einer **Verordnungskaskade** gekommen ist:

HCT wurde als Antihypertonikum eingesetzt, als dieses nicht mehr ausreichte, wurde ein Schleifendiuretikum hinzugenommen, ohne das Thiazid wieder abzusetzen. Der „Nebenwirkung" Hypokaliämie wurde mit einem Kaliumsparer begegnet (Triamteren).

Die Hyperurikämie von Herrn V. kann durch das Thiazid hervorgerufen bzw. verstärkt werden.

Die Indikation für eine dauerhafte Gabe von Furosemid und HCT (und Triamteren) bei Herrn V. ist unter Berücksichtigung der vorliegenden Informationen anzuzweifeln; die Gefahr für eine Hypovolämie/Exsikkose und ein Entgleiten des Kalium-Haushalts ist groß [2]. Hierbei ist weiterhin die Gefahr von Herzrhythmusstörungen bei vorliegendem Vorhofflimmern verstärkt zu berücksichtigen. Aufgrund der bestehenden Niereninsuffizienz ist ein Schleifendiuretikum als Monotherapie indiziert, bei der Substanzauswahl sollte Torasemid gegenüber Furosemid bevorzugt werden, da die Wirkung von Torasemid langsamer einsetzt und länger anhält. Dies erhöht die Compliance und führt zu einer gleichmäßigeren Harnausscheidung. Dieser Umstand ist insbesondere von Vorteil, wenn die vorliegende Prostatahyperplasie (medikamentös bisher nicht behandelt) berücksichtigt wird.

12.2.4 Empfehlungen des Apothekers

Bei Herrn V. wird an erster Stelle die Etablierung einer adäquaten Diabetes-Therapie (wie oben dargestellt) angestrebt. Weitere Empfehlungen sind:

- Die seq. Nephronblockade sollte aufgehoben werden und eine **Monotherapie** mit einem **Schleifendiuretikum** etabliert werden. Unter Diuretikagabe muss eine regelmäßige Kontrolle der Serum-Elektrolyte erfolgen.
- Die bestehende **Prostatahyperplasie** sollte **urologisch beurteilt** und die Indikation für eine med. Therapie geprüft werden. Eine evtl. bestehende Restharnbildung kann zu Harnwegsinfekten führen, die zur Entgleisung des Diabetes führen können.
- Hinsichtlich der Dosis von **Apixaban** muss die Nierenfunktion beim Hausarzt regelmäßig kontrolliert werden.
- Hinsichtlich der Magenteilresektion ist die Gabe von **Pantoprazol**, mindestens jedoch die Dosis von 40 mg pro Tag, zu **hinterfragen**.
- Weiterhin sollte ein **Lipidprofil** (LDL, HDL, Triglyceride) erstellt werden und aufgrund des hohen kardiovaskulären Risikos eine **Statin-Therapie** begonnen werden [4].

Gut zu wissen

Bei Herrn V. lag keine Ketoazidose vor, sondern ein **hyperosmolares Koma**. Dies tritt bei Patienten mit Typ-2-Diabetes auf; es entstehen durch eine minimale Insulinsekretion keine Ketonkörper und damit auch keine Azidose und Hyperventilation [1].

Die typischen Symptome einer **diabetischen Ketoazidose** sind Übelkeit, Erbrechen, Polyurie, Polydipsie, Apathie bis hin zum Koma, Acetongeruch der Atemluft und als Spätsymptom die „Kussmaul-Atmung". Diese resultieren aus dem absoluten Insulinmangel mit Glucogenese, Glucogenolyse und daraus entstehender Hyperglykämie sowie Lipolyse und Ketogenese, die schließlich zur Ketoazidose führen.

Die (Erst-)Behandlung erfolgt immer auf der Intensivstation (Letalität bis zu 10 %!); das Therapieziel ist die langsame Normalisierung des Stoffwechsels durch intravenöse Flüssigkeitsgabe, langsamer Senkung der Blutglucose unter Kontrolle des Blutglucose- und Kaliumwertes und ggf. Kaliumsubstitution [1]. Dieses Procedere kann mehrere Tage in Anspruch nehmen.

Die Gabe von Natriumhydrogencarbonat ist die Ausnahme und Blut-pH-Werten < 7 vorbehalten. Der (schnelle) Ausgleich der Azidose mit Natriumhydrogencarbonat kann zu einer Hypokaliämie führen, insbesondere, wenn gleichzeitig Insulin gegeben wird. In den meisten Fällen wird die Azidose durch die Flüssigkeits- und Insulintherapie langsam ausgeglichen [1].

Häufig ist eine Ketoazidose durch einen Infekt hervorgerufen (z. B. Harnwegsinfekt), insofern sollte nach der möglichen Ursache geforscht und diese, wenn möglich, behoben werden (z. B. Etablierung einer Antibiotikatherapie). Bei Typ I Diabetikern ist eine Ketoazidose ein häufiger Grund für die Erstdiagnose der Erkrankung. Bei jungen Patienten mit Typ I Diabetes kann auch die mangelnde Compliance, z. B. in der Pubertät, zu einer Ketoazidose führen.

Grundsätzlich kann man für die Blutzucker-Einstellung im Krankenhaus einen Korridor von 140–180 mg/dl (7,8–10 mmol/l) als guten Kompromiss ansehen, um einerseits Hyperglykämie-bedingte Komplikationen zu vermeiden und andererseits die Rate an Hypoglykämien gering zu halten. Bei Blutglucosewerten > 180 mg/dl (10 mmol/l) sollte eine blutzuckersenkende Therapie begonnen bzw. eine bestehende intensiviert werden. Bei Blutzuckerwerten < 110 mg/dl (6,1 mmol/l) müssen Maßnahmen zur Blutglucose-Erhöhung ergriffen werden [1].

Literatur

[1] Positionspapier der Deutschen Diabetes Gesellschaft zur Therapie des Diabetes mellitus im Krankenhaus, 2. Fassung, 2017

[2] Komplikationen der Leberzirrhose (S2k-Leitlinie). AWMF-Register Nr. 021–017, 2018

[3] Ponikowski P et al. ESC Guidelines for the diagnosis and treatment of acute and chronic heart failure. Eur Heart J, 37: 2129–2200, 2016

[4] ESC/EAS Guidelines for the Management of Dyslipidaemias. Eur Heart J, 37: 2999–3058, 2016

[5] Ellison DH, Felker GM: Diuretic Treatment in Heart Failure. N Engl J Med, 377: 1964–1975, 2017

12.3 Diabetes mellitus Typ 2 und basal gestützte orale Therapie

Nadine Frerk, Dr. med. Dirk Sommer

12.3.1 Fallvorstellung

Herr E., 75 Jahre alt, wird aufgrund eines diabet. Fußsyndroms mit einem Zehenulkus/ infizierten Gangrän mit Knochendestruktion (links) aufgenommen. Im Wundabstrich findet sich ein *Staphylococcus aureus* (methicillinsensibler *Staphylococcus aureus* = MSSA).

Im Verlauf zeigt eine Dopplersonografie der peripheren arteriellen Beingefäße eine schwere periphere arterielle Verschlusskrankheit (pAVK) mit Stenose im Bereich des Adduktorenkanals.

Es erfolgt eine perkutane transluminale Angioplastie (PTA), um die Blutversorgung im linken Bein wiederherzustellen. Anschließend erfolgt die Amputation des Zehs und die Abszessspaltung plantar an der Fußsohle.

Der Gesamtaufenthalt von Herrn E. umfasst 21 Tage. Er leidet seit 1995 an DM Typ 2, war zwischenzeitlich insulinpflichtig, aktuell wird er mit Metformin und Liraglutid behandelt. Der Patient ist adipös (174 cm, 92 kg, BMI: 30,4) und leidet an einem arteriellen Hypertonus.

12.3.2 Medikation und Laborwerte

Aktuelle Medikation

Wirkstoff mit Stärke und Darreichungsform	Dosierung	Kommentar, Indikation
ASS 100 mg Tbl	1-0-0-0	Hausmedikation/Primärprävention kardiovaskulärer Ereignisse
Enalapril 10 mg Tbl	1-0-0-0	Hausmedikation/Blutdrucksenkung
Amlodipin 10 mg Tbl	1-0-0-0	Hausmedikation/Blutdrucksenkung
Metoprololsuccinat 95 mg Rtbl	1-0-0-0	Hausmedikation/Blutdrucksenkung
Torasemid 10 mg Tbl	1-0-0-0	Hausmedikation/Blutdrucksenkung
Metformin 1000 mg Ftbl	1-0-1-0	Hausmedikation/Diabetes, ab Tag 3 pausiert
Liraglutid 6 mg/ml Pen s. c.	1,8 mg-0-0-0	Hausmedikation/Diabetes
Insulin glargin 100 I. E./ml Pen s. c.	0-0-0-10 I. E.	Diabetes, Tag 7–18
Clopidogrel 75 mg Ftbl	1-0-0-0	Hemmung der Thrombozytenaggregation, nach PTA (Tag 14)
Atorvastatin 20 mg Ftbl	0-0-1-0	Cholesterin-Senkung, nach PTA (Tag 14)
Pantoprazol 20 mg TMR	0-0-1-0	30 min vor der Mahlzeit Ulkusprophylaxe ab Tag 20

Wirkstoff mit Stärke und Darreichungsform	Dosierung	Kommentar, Indikation
Ampicillin/Sulbactam 2000/1000 mg Inf	Alle 8 h	Antibiotikum bei MSSA-Infektion, Tag 1–12
Amoxicillin/Clavulansäure 875/125 mg Ftbl	1-0-1-0	Antibiotikum bei MSSA-Infektion, Tag 12–21
Enoxaparin 4000 I. E. FS s. c.	0-0-1-0	Thromboseprophylaxe
Paracetamol 10 mg/ml 100 ml Inf	1-1-1-0	Schmerzen, bei Bedarf
Metamizol Trpf (500 mg/ml) (ED 1 g= 40 Trpf)	1 g (ED), max. 4 x/d	Schmerzen, bei Bedarf, Tag 18–21
Diclofenac 75 mg Rkps	1-0-0-0	Knieschmerzen, bei Bedarf, Tag 5–7, 10–11
Diclofenac 50 mg TMR	0-1-0-0	Knieschmerzen, Tag 20 und 21

Abweichende Laborwerte

Bezeichnung (Referenzbereich, Einheit)	Wert Tag 1	Wert Tag 3	Wert Tag 6	Wert Tag 13
eGFR CKD-EPI (> 70 ml/min/1,73 m²)	89	–	–	–
CRP (< 5 mg/l)	227	186	217	99
Leukozyten (4,23–9,07 Tsd./µl)	17,27	14,11	13,74	10
HbA1c (4,8–5,9 %)	7,1	–	–	–
LDL (< 100 mg/dl)	–	–	–	82
Triglyceride (< 150 mg/dl)	–	–	–	75

12.3.3 Fragen zum Fall

Wie ist die Erweiterung der bestehenden oralen antidiabetischen Therapie mit Insulin glargin zu bewerten?

Die Blutglucose-Werte am Beginn des Aufenthaltes lagen bei jeder Messung > 200 mg/dl, nach Etablierung der **BOT (basal unterstützte oralen Therapie)** mit Insulin glargin sanken die Werte auf 120–180 mg/dl.

Die im Rahmen der stationären Behandlung gesehene Infektion ist, neben der Immobilisierung zur Fußentlastung, der Hauptgrund für die nicht zufriedenstellende Blutglucosekontrolle. Da im Profil der Blutglucosewerte eine „bandförmige", relativ gleichförmige Erhöhung der Blutglucosewerte vorlag, wurde ein analoges Langzeitinsulin gewählt. Eine situative kurzfristige Insulinapplikation zur Korrektur von hyperglykämischen Werten mit Normal- oder kurzwirksamem Analoginsulin hätte keinen anhaltenden Effekt erbracht. Die ergänzte Basalinsulintherapie wird zur Entlassung oder kurz nach der Entlassung erwartungsgemäß beendet werden können. Unter der Hausmedikation lag der HbA1c-Wert mit 7,1 % noch nicht im Zielbereich. Die nächste Messung des HbA1c sollte frühestens 8 Wochen nach Anpassung der antidiabetischen Therapie erfolgen.

Wie ist die Plättchenaggregations-Hemmung mit Clopidogrel und ASS zu bewerten?

Die Ergänzung der bereits bestehenden **thrombozytenaggregierenden Therapie** (ASS 100 mg) um Clopidogrel 75 mg für mind. 1 Monat nach einer Stentimplantation in den Gefäßen der unteren Extremitäten ist leitliniengerecht (Empfehlungsgrad IIa, Evidenz C). Allerdings ist die Evidenz zur dualen Plättchenhemmung für diese Indikation – anders als bei der Koronarangioplastie – nicht ausreichend belegt, da diese nur in wenigen, kleineren klinischen Studien untersucht worden ist [1].

Für Patienten mit chronischen Extremitätenischämien besteht sowohl ein hohes Rezidivrisiko als auch ein hohes Risiko für kardiovaskuläre Ereignisse (Herzinfarkt, Schlaganfall).

Die vollständigen Ergebnisse der **COMPASS-Studie** konnten bei Erscheinen der ESC-Leitlinie noch nicht berücksichtigt werden. Hier wurde gezeigt, dass die Kombination aus Rivaroxaban 2 × 2,5 mg und ASS 100 mg der Monotherapie mit ASS 100 mg hinsichtlich der Risikoreduktion für schwere Ischämien in den Extremitäten und für kardiovaskuläre Ereignisse erheblich überlegen ist [2]. Der klinische Netto-Nutzen war auch unter Berücksichtigung der aufgetretenen Blutungen noch signifikant vorhanden.

Aus diesen Überlegungen heraus ergibt sich die dringende Empfehlung, die Sekundärprophylaxe von ASS 100 mg/Clopidogrel 75 mg auf Rivaroxaban 2 × 2,5 mg/ASS 100 mg umzustellen.

Wie beurteilen Sie die Auswahl der Antibiotikatherapie?

Aufgrund des ausgeprägten Lokalbefundes am Fuß und den deutlich erhöhten Infektparametern wird am Aufnahmetag eine **kalkulierte Antibiose** mit Ampicillin/Sulbactam i. v. angesetzt. Der klinische Zustand des Patienten ist stabil, es liegen keine Anzeichen für eine Sepsis wie eine erhöhte Atemfrequenz, Hypotonie oder Bewusstseinstrübung vor, vgl. qSOFA-Score (quick SOFA: Sepsis-related Organ Failure Assessment) ▸ Kap. 22.1 [18].

2 Tage später zeigt der Befund der mikrobiologischen Diagnostik einen auf Penicilline/Cephalosporine sensiblen **Staphylococcus aureus (MSSA)** in signifikanter Keimzahl.

Bei schweren, ulcerierenden Infektionen mit Knochenbeteiligung müssen sowohl aerobe grampositive Kokken (inkl. MSSA/MRSA) als auch gramnegative Erreger und bei Ischämie auch Anaerobier vom Antiinfektivum erfasst werden. Das Risiko für *Pseudomonas aeruginosa* oder multiresistente Erreger (extended-spectrum beta lactamase, ESBL) muss individuell abgeschätzt werden (antiinfektive Vortherapie, Dialyse, Aufnahme aus Langzeitpflegebereich etc.) [3, 4, 5].

Ampicillin/Sulbactam besitzt eine bakterizide Wirkung sowohl im grampositiven als auch gramnegativen Bereich und für Anaerobier. Allerdings werden MRSA, *Pseudomonas aeruginosa* und ESBL-Bildner nicht erfasst. Da bei Herrn E. keine zwingende Risikokonstellation für einen der genannten „Problemkeime" vorliegt (s. o.), ist die kalkulierte Antibiose mit Ampicillin/Sulbactam als adäquat zu sehen [5].

Im Verlauf wäre eine **Deeskalation** nach 72h auf z. B. Cefazolin – je nach klinischem Bild (Fieber rückläufig, keine Hypothermie, Dynamik der Infektparameter etc.) – möglich, um das Risiko für Resistenzbildungen und unerwünschte Nebenwirkungen zu minimieren.

Dabei ist zu bedenken, dass eine Monoinfektion mit Staphylokokken beim diabet. Fußsyndrom durchaus plausibel ist, da MSSA einen hoch-pathogenen Erreger darstellt. Andererseits ist der fehlende Nachweis von anderen pathogenen Erregern, insb. von Anaerobiern, keine Garantie für deren Abwesenheit. Anaerobier zeigen ein langsames Wachstum und werden ggf. durch andere Erreger überwuchert, sodass ihre Anwesenheit bei der Beurteilung eines mikrobiologischen Ausstrichs übersehen werden kann. Eine (zu frühe) Deeskalation kann zu einem Aufflammen der Entzündung führen; eine gute Beobachtung des Patienten wäre dabei obligat.

Bei Herrn E. wurde sich aufgrund des schweren Lokalbefundes, der weiterhin deutlich erhöhten Infektparameter (CRP und Leukozyten) und der zeitgleich vorgenommenen PTA gegen eine Deeskalation entschieden.

Nach 12 Tagen wurde von der initialen intravenösen Therapie mit Ampicillin/Sulbactam auf Amoxicillin/Clavulansäure umgestellt; dies ist nach diesem Zeitraum aufgrund der **hohen oralen Bioverfügbarkeit** von Amoxicillin/Clavulansäure (>70 % bzw. 60 %) und dem klinischen Zustand des Patienten vertretbar [3].

Die Dauer der Antiinfektivagabe mit insgesamt 3 Wochen ist aufgrund des ausgeprägten Befundes und der chirurgischen Intervention indiziert [4, 5].

Ist die Schmerztherapie adäquat?

Herr E. hat zu Beginn des stationären Aufenthaltes aufgrund der starken **diabetischen Polyneuropathie** keine Schmerzen.

Nach ca. 1 Woche äußert Herr E. Knieschmerzen, er sei 2 Wochen vor dem stationären Aufenthalt auf das linke Knie gestürzt. Daraufhin erhält er – neben Paracetamol i. v. bei Bedarf – über mehrere Tage Diclofenac 75 mg als Bedarfsmedikation, das Knie wird gekühlt und zusätzlich mit Diclofenac-Schmerzgel eingerieben. Am Ende des stationären Aufenthaltes wird noch Metamizol bei Bedarf verordnet und Diclofenac 50 mg für die letzten 2 Tage fest angesetzt. Pantoprazol ist zur **Ulkusprophylaxe** bei gleichzeitiger Verordnung von ASS 100 und Clopidogrel indiziert.

Da hier primär kein entzündlicher Schmerz vorzuliegen scheint, ist die Analgesie mit einem (oralen) NSAR kritisch zu sehen. Die Nierenfunktion ist zwar (bei DM Typ 2) stabil mit einer eGFR >70 ml/min., jedoch nimmt Herr E. Enalapril ein, welches in Kombination mit Diclofenac und der schweren Infektion am Fuß zur Beeinträchtigung der Nierenfunktion bis hin zum akuten Nierenversagen führen kann. Möglich ist auch eine Blutdruckerhöhung; diese tritt bei Herrn E. jedoch nicht auf. Zudem kommt es in Kombination mit ASS 100 mg – gerade auch bei kurzfristiger Anwendung und fehlendem Protonenpumpen-Inhibitor (PPI) – zu einem erhöhten gastrointestinalen Blutungsrisiko [10].

Aufgrund der Co-Morbiditäten und der nicht vorliegenden entzündlichen Genese des Schmerzes ist **Metamizol** als primäre Therapie vorzuziehen, falls die analgetische Wirkung von Paracetamol intravenös nicht ausreichend ist.

Im Verlauf stellt sich heraus, dass offenbar kein akutes Trauma durch einen Sturz, sondern eine **aktivierte Arthrose** vorliegt (Rötung, Überwärmung, CRP-Anstieg). Hier ist – zumindest zeitweise – initial eine antientzündliche Therapie angezeigt [6]. Schwierig ist hierbei die Auswahl eines geeigneten Wirkstoffs:

Die **kardiovaskulären Risiken** der einzelnen **NSAR und COX-2-Hemmer** unterscheiden sich; insbesondere COX-2-Hemmer und Diclofenac haben ein erhöhtes Risiko.

Naproxen scheint ein geringeres kardiovaskuläres Risiko aufzuweisen, birgt aber hinsichtlich der gastrointestinalen Risiken Nachteile [7, 9]. Ibuprofen verhält sich „neutral" hinsichtlich der vaskulären Risiken; diese sind vorhanden, jedoch nicht signifikant [8]. Auch der Einfluss auf die Hemmung der Thrombozytenaggregation durch ASS 100 mg ist bei den versch. NSAR und den COX-2-Hemmern unterschiedlich zu bewerten.

Die nach PTA zusätzlich zu ASS 100 mg etablierte Therapie mit Clopidogrel 75 mg erschwert die Entscheidung für ein NSAR zusätzlich. Unter einer **dualen Plättchenhemmung** ist die Blutungsrate per se schon höher und steigt bei Addition eines NSAR noch weiter an. Eine Änderung der dualen Plättchenhemmung auf Rivaroxaban 2 × tgl. 2,5 mg und ASS 100 mg (s. o.) käme einer weiteren Erhöhung des Blutungsrisikos gleich. Die Verordnung eines NSAR muss in diesem Fall sehr gut abgewogen werden (Nutzen/Risiko).

Unter Berücksichtigung der Co-Morbiditäten (DM Typ 2, pAVK, Hyperlipidämie, Hypertonie) und der bestehenden Medikation ist bei Herrn E. **kurzzeitig** ein **Kompromiss** aus Naproxen, einem Protonenpumpen-Inhibitor und Metamizol denkbar, wobei Naproxen nur in akuten entzündlichen Phasen eingenommen werden (**„Bedarfsanalgesie"**) und die Basisanalgesie mit Metamizol erfolgen sollte [6, 8]. Nach unseren Erfahrungen ist die analgetische Potenz von Paracetamol p. o. nicht ausreichend, der Einsatz kann jedoch individuell ausprobiert werden.

Naproxen sollte 2 h nach ASS 100 mg eingenommen werden, um mögliche negative Effekte auf die Thrombozytenaggregationshemmung zu minimieren.

Naproxen hat zwar – im Gegensatz zu z. B. Ibuprofen – ein erhöhtes Risiko für gastrointestinale Blutungen (insb. unter gleichzeitiger Einnahme von Clopidogrel und ASS 100 mg), allerdings kann der Einfluss auf die Hemmung der Thrombozytenaggregation durch versetzte Einnahme reduziert werden, dies ist bei Ibuprofen nur bei einmaliger Einnahme möglich (ASS 2 h vor Ibuprofen) [10].

Bisher ist bei Herrn E. keine (gastrointestinale) Blutung in der Anamnese bekannt, sondern es stehen die kardiovaskulären Risiken im Vordergrund.

Es gibt aufgrund von experimentellen Untersuchungen und Beobachtungsstudien mit sehr kleinen Fallzahlen Hinweise darauf, dass auch Metamizol die thrombozytenaggregierende Wirkung von ASS 100 mg abschwächen kann, wobei eine zeitlich versetzte Einnahme diesen Effekt nicht zu vermeiden scheint [15, 16]. Da die Resultate nicht einheitlich, die Fallzahlen sehr klein sind und es aufgrund vieler, relevanter Interaktionen mit anderen Analgetika wenig Alternativen gibt, bleibt Metamizol dennoch ein Analgetikum der ersten Wahl.

Grundsätzlich ist aufgrund der thrombozytenaggregierenden Therapie eine längerfristige Therapie mit NSAR und auch Metamizol nicht zu empfehlen und **Therapiealternativen** (s. u.) sollten angewendet werden [6].

Wie ist das bei Aufnahme fehlende Statin zu bewerten?

Ein Lipidprofil, insb. der LDL/HDL-Wert, liegt bei Aufnahme nicht vor, es kann also nicht beurteilt werden, wie hoch das LDL unter ambulanten (Ernährungs-)Bedingungen ist. Erst an Tag 13 wird das LDL bestimmt, der Wert liegt bei 82 mg/dl. Allerdings ist davon auszugehen, dass der ambulant gemessene Wert aufgrund einer veränderten Nahrungsaufnahme höher liegt.

Auch wenn man berücksichtigt, dass die bestehende pAVK dem behandelnden Hausarzt/Diabetologen nicht bekannt war, weist Herr E. eine erhebliche **Risikokonstellation** auf (Hypertonie, unzureichend eingestellter, langjährig bestehender DM Typ 2), bei der die Verordnung eines Statins leitliniengerecht gewesen wäre [11, 12].

Um das LDL auf einen Wert < 70 mg/dl zu reduzieren (bzw. Reduktion um mind. 50 % vom Ausgangswert), wird **Atorvastatin** als potenter CSE-Hemmer für die **Tertiärprävention** ausgewählt [1, 11, 12]. Es bestehen keine Interaktionen (CYP3A4) mit der bestehenden Hausmedikation.

Mit den weniger potenten Statinen Simvastatin und Pravastatin ist zu befürchten, dass der angestrebte LDL-Wert nicht erreicht werden kann bzw. durch eine notwendige deutliche Dosissteigerung (z. B. Simvastatin 80 mg) das Risiko für unerwünschte Wirkungen (Myopathien etc.) steigt und damit die Compliance sinkt. Dies ist auch der Grund, weshalb trotz der schweren pAVK und des vorliegenden Diabetes zu Beginn mit einer Atorvastatin-Dosis von 20 mg begonnen wird.

Welche Prozessschritte können im Medikationsprozess verbessert werden?

Bei der Aufnahme von Patienten mit entsprechenden Risikofaktoren (Adipositas, Hypertonie, DM Typ 2, KHK, pAVK etc.) sollte die **Abnahme der Blutfettwerte** LDL, HDL, Triglyceride) **standardisiert** werden. Damit ist eine Therapiekontrolle bzw. Einleitung einer entsprechenden (medikamentösen) Therapie möglich.

Die analgetische Therapie wirkt nicht „aus einem Guss“; ein gemeinsam von Arzt und Apotheker erarbeiteter **Schmerzstandard** (inkl. Angabe von Kontraindikationen/wichtigen Interaktionen mit bestehender Medikation) kann die Entscheidung für das bestmögliche Analgetikum erleichtern.

Für eine qualitätssichernde Behandlung ist ebenfalls ein **Standard** zum Thema **„Plättchenaggregations-Hemmung“** sinnvoll, da die derzeit verfügbare Leitlinie die aktuelle und sehr überzeugende Studienlage noch nicht abbildet.

12.3.4 Empfehlungen des Apothekers

Bei Herrn E. liegen die Schwerpunkte in einer optimalen Einstellung des Stoffwechsels (Glucose, Fettwerte) und damit in der Prophylaxe von weiteren ischämischen Komplikationen und kardiovaskulären Ereignissen.

- Bei einem individuell betrachteten zu hohen HbA1c-Wert kann das **Basalinsulin** (wieder) begonnen werden bzw. die Dosis erhöht werden. Von einer weiteren Erhöhung der **Metformindosis** ist eher kein bedeutsamer Effekt zu erwarten. Alternativ könnte auch ein **SGLT-2 Hemmer** zum **GLP-1-Agonisten** ergänzt werden [13].
- Eine regelmäßige (alle 3–6 Monate) ärztliche Fußinspektion, eine Versorgung mit diabetesgerechten Schutzschuhen und Weichbettungseinlagen bzw. diabetesadaptierten Fußbettungen und ggf. orthopädische Maßschuhe sind notwendig. Es sollte eine **„podologische Komplexbehandlung“** verordnet werden. Die Behandlungskosten werden in der Regel von den Krankenkassen übernommen [14].
- Die duale Plättchenhemmung sollte auf die Kombination **Rivaroxaban** 2 × 2,5 mg und **ASS 100** mg umgestellt werden.
- Nach amb. Kontrolle des Lipidprofils muss die Dosis von **Atorvastatin** ggf. auf 40 mg pro Tag erhöht und/oder **Ezetimib** hinzugenommen werden. Unter einer Statin-Therapie sollen die Leber-Enzyme (insb. Transaminasen) und die Kreatinkinase (CK) bestimmt werden.

- Eine ambulante Anbindung an einen **Orthopäden** sollte erfolgen, um eine optimale (medikamentöse) Therapie der Kniegelenks-Arthrose einzuleiten (ggf. Wechsel auf intraartikulär applizierte Corticoide, Opioide, Physiotherapie, Knie-TEP etc.) [6].

Gut zu wissen

Liraglutid ist nicht nur zur Behandlung des Diabetes mellitus zugelassen, sondern auch als sog. „Lifestyle-Medikament" zur Gewichtsregulierung bei schwerem Übergewicht (BMI > 27 kg/m²) in Kombination mit kalorienreduzierter Ernährung und körperlicher Aktivität (Saxenda® 6 mg/ml Injektionslösung, Fertigpen). Die Zulassung erfolgte Anfang 2015.

Die Zusammensetzung von Saxenda® und Victoza® ist identisch, allerdings liegt die empfohlene Tagesdosis bei Saxenda® deutlich höher: Nach einer Dosiseskalation über 4 Wochen liegt die Erhaltungsdosis bei 3,0 mg/d (Victoza®: 1,8 mg als Tagesmaximaldosis). Um eine Gewichtsreduktion zu erreichen, wird der Einfluss von Glucagon-like-Peptid-1 (GLP-1) auf die Regulation der Nahrungsaufnahme und des Appetits ausgenutzt. Ein genauer Wirkmechanismus ist nicht vollständig bekannt.
Laut Arzneimittelrichtlinie des gemeinsamen Bundesausschuss kann Saxenda® nicht zu Lasten der gesetzlichen Krankenkassen verordnet werden [17].

Literatur

[1] ESC Guidelines on the Diagnosis and Treatment of Peripheral Arterial Diseases. Eur Heart J, 39 (9): 763–821, 2018
[2] Eikelboom, John W et al. Rivaroxaban with or without Aspirin in Stable Cardiovascular Disease. N Engl J Med, 377: 1319–1330, 2017
[3] Kalkulierte parenterale Initialtherapie bakterieller Erkrankungen bei Erwachsenen – Update 2018 (S2k-Leitlinie). AWMF-Register-Nr. 082–006, 2018
[4] Gilbert, Eliopoulos, Chambers et al. The Sanford Guide To Antimicrobial Therapy, 47th Edition, Antimicrobial Therapie, Inc, 2017
[5] Abele-Horn. Antimikrobielle Therapie, 3. Auflage, Verlag Peter Wiehl, 2010
[6] Gonarthrose (S2k-Leitlinie). AWMF-Register Nr. 033–004, 2018
[7] van Walsem A, Pandhi S, Nixon RM et al. Relative benefit-risk comparing diclofenac to other traditional non-steroidal anti-inflammatory drugs and cyclooxygenase-2 inhibitors in patients with osteoarthritis or rheumatoid arthritis: a network meta-analysis. Arthritis Res Ther, 17 (1): 66, 2015
[8] Coxib and traditional NSAID Trialists' Collaboration: Vascular and upper gastrointestinal effects of non-steroidal anti-inflammatory drugs: meta-analyses of individual participant data from randomized trials. Lancet, 382 (9894): 769–779, 2013
[9] McGettigan P, Henry D. Cardiovascular risk with non-steroidal anti-inflammatory drugs: systematic review of population-based controlled observational studies. PLoS Med, 8 (9): p. e1001098, 2011
[10] Interaktionscheck in Aid Klinik (Zugriff 16.09.2019)
[11] ESC/EAS Guidelines for the Management of Dyslipidaemias. Eur Heart J ehz 455, 2019
[12] 2019 ESC/EASD Guidelines on diabetes, pre-diabetes and cardiovascular diseases. Eur Heart J, 1–69, 2020

[13] Ludvik B et al. Dulaglutide as add-on therapy to SGLT2 inhibitors in patients with inadequately controlled type 2 diabetes (AWARD-10): a 24-week, randomised, double-blind, placebo-controlled trial. Lancet Diabetes Endocrinology, 6(5), 370–381, 2018
[14] Morbach S et al. Diabetisches Fußsyndrom. Diabetologie, 13 (Suppl 2), 244–252, 2018
[15] Hohlfeld T, Zimmermann N, Weber AA et al. Pyrazolinone analgesics prevent the antiplatelet effect of aspirin and preserve human platelet thromboxane synthesis. J Thromb Haemost, 6: 166–173, 2008
[16] Interaktionscheck auf www.mediq.ch (Zugriff: 07.01.2020)
[17] Richtlinie über die Verordnung von Arzneimitteln in der vertragsärztlichen Versorgung – AM-RL, Anlage II: Lifestyle Arzneimittel, Stand: 18.01.2019
[18] www.qsofa.org (Zugriff 07.01.2020)

12.4 Diabetes mellitus Typ 2 und Herzinsuffizienz

Nadine Frerk, Dr. med. Dirk Sommer

12.4.1 Fallvorstellung

Herr K., 69 Jahre alt, wird mit starker Dyspnoe und hypertensiver Entgleisung (200/100 mmHg) aufgenommen. Die periphere Sättigung unter 2 l Sauerstoff liegt bei 94 %.

Auf der Chest Pain Unit (CPU) zeigt der Patient ventrikuläre Tachykardien (Puls: 152 bpm), die mit Amiodaron behandelt werden.

Herr K. war bis vor 3 Tagen aufgrund einer kardialen Dekompensation bei ischämischer Kardiomyopathie in der Kardiologie des Hauses in Behandlung.

Weiterhin leidet Herr K. unter einem paroxysmalen Vorhofflimmern, einer 3-Gefäß-KHK (Z. n. ST-Hebungsinfarkt [STEMI] vor 5 Jahren, Aorto-coronarer-Venen-Bypass-Operation [ACVB-OP]), Hypertonie, Diabetes mellitus Typ 2, Hypercholesterinämie, Carotis-Stenose, Cholezystolithiasis und einer Prostatahyperplasie.

12.4.2 Medikation und Laborwerte

Aktuelle Medikation

Wirkstoff mit Stärke und Darreichungsform	Dosierung	Kommentar, Indikation
Pantoprazol 20 mg TMR	1-0-0-0	30 min vor der Mahlzeit Hausmedikation, gastroösophagealer Reflux
Bisoprolol 2,5 mg Ftbl	1-0-0-0	Hausmedikation, Herzinsuffizienz/Hypertonie
Enalapril 10 mg Tbl	1-0-0-0	Hausmedikation, Herzinsuffizienz/Hypertonie
Molsidomin 8 mg Rtbl	0,5-0-1-0	Hausmedikation, KHK
Torasemid 10 mg Tbl	1-1-0-0	Hausmedikation, Herzinsuffizienz/Hypertonie
Spironolacton 25 mg Tbl	1-0-0-0	Hausmedikation, Herzinsuffizienz, bei Hyperkaliämie zeitweise pausiert

Wirkstoff mit Stärke und Darreichungsform	Dosierung	Kommentar, Indikation
Simvastatin 40 mg Ftbl	0-0-1-0	Hausmedikation, Cholesterinsenkung
Edoxaban 60 mg Ftbl	1-0-0-0	Hausmedikation, Vorhoffl mmern
Amiodaron 200 mg Tbl	1-0-0-0	Dosis nach Aufsättigung, ventrikuläre Tachykardien
Metformin 500 mg Ftbl	1-0-1-0	Hausmedikation, Diabetes
Metamizol Trpf (500 mg/ml) (ED 750 mg= 30 Trpf)	1-1-1-0	Hausmedikation, Schmerzen
Doxepin 50 mg Ftbl	0-0-0-1	Hausmedikation, Schlafstörungen

Abweichende Laborwerte

Behandlungstag	Bezeichnung (Referenzbereich, Einheit)	Wert	Kommentar
Tag 1	eGFR CKD-EPI (> 70 ml/min/1,73 m²)	68	–
Tag 1	BZ ■ (nüchtern: 100–125 mg/dl, 1–2 h postprandial: 140–199 mg/dl) [1] ■ (nüchtern: 5,55–6,94 mmol/l, 1–2 h postprandial: 7,77–11,04 mmol/l) [1]	130 7,2 214 11,9 302 16,8 223 12,4	Nüchtern, 7:30 3 h postprandial, 11:00 1 h postprandial, 13:00 3 h postprandial, 15:00
Tag 1	NT-proBNP (< 125 pg/ml)	3416	–
Tag 2	BZ (mg/dl/mmol/l)	124 6,9 241 13,4 317 17,6 263 14,6	Nüchtern, 7:00 2 h postprandial, 9:30 1 h postprandial, 12:45h 3 h postprandial, 15:00
Tag 2	HbA1c (4,8–5,9 %)	8,1	–

12

Behandlungstag	Bezeichnung (Referenzbereich, Einheit)	Wert	Kommentar
Tag 3	BZ	215 11,9	2 h postprandial 09:15
Tag 4	BZ	129 7,2	Nüchtern, 07:00

12.4.3 Fragen zum Fall

Wie bewerten Sie die Herzinsuffizienztherapie?

Herr K. leidet an einer schweren systolischen Herzinsuffizienz; die Ejektionsfraktion beträgt 30 % (**HFrEF** = ***heart failure with reduced ejection fraction***) [2]. Anhand des hohen **NT-proBNP** kann der Schweregrad bzw. die akute Dekompensation festgestellt werden [3].

Die bisherige medikamentöse Therapie umfasst einen ACE-Hemmer (Enalapril), einen Betablocker (Bisoprolol), einen Aldosteron-Antagonisten (Spironolacton) und ein Schleifendiuretikum (Torasemid).

Die medikamentöse Therapie ist bisher leitliniengerecht [2], allerdings sind die Tagesdosen sowohl des Betablockers als auch des ACE-Hemmers nicht ausgereizt. Die Dosis des Betablockers muss bei Auftreten von Tachykardien erhöht werden. Bei Steigerung der Enalaprildosis ist die Gefahr von Hyperkaliämien in Kombination mit Spironolacton zu beachten. Diese kann – wie bei Herrn K. – dosislimitierend bzgl. des ACE-Hemmers sein. Insofern ist beim ACE-Hemmer von einer **maximal tolerierten Dosis** auszugehen [2].

Bei weiterhin persistierenden Symptomen bzw. einer erneuten Dekompensation nach nur wenigen Tagen soll der ACE-Hemmer gegen einen **Angiotensinrezeptor- und Neprilysin-Inhibitor** (ARNI = Sacubitril/Valsartan) ausgetauscht werden (Empfehlungsgrad Ib) [2]. Die Empfehlung resultiert aus einer erheblichen Reduktion der kardiovaskulären Sterblichkeit (−20 %) und der Gesamtmortalität (−16 %), wie in der **PARADIGM-HF-Studie** gezeigt wurde [4, 5].

Sacubitril/Valsartan bietet zudem für Patienten mit Diabetes mellitus Typ 2 noch weitere Vorteile, wie in einer post-hoc-Analyse der PARADIGM-HF-Studie festgestellt wurde: Der HbA1c-Wert nahm in der Subgruppe, die mit Sacubitril/Valsartan behandelt wurde, stärker ab als in der Vergleichsgruppe [6]. Dieser Effekt blieb über 3 Jahre bestehen. Weiterhin war der Neubeginn einer Insulintherapie unter Sacubitril/Valsartan um 30 % reduziert [6].

Sacubitril vermindert zusätzlich den Abbau des **Peptidhormons GLP-1**, sodass die Regulation der Blutglucose-Konzentrationen durch den höheren Spiegel von GLP-1 positiv beeinflusst wird [7]. Dies kann die stärkere HbA1c-Reduktion unter Sacubitril/Valsartan im Vergleich zu Enalapril erklären [7].

Wie kann die Therapie des DM Typ 2 im Hinblick auf die Herzinsuffizienz optimiert werden?

Unter der gegebenen Blutglucose-Stoffwechsellage (sowohl HbA1c als auch Einzelmessungen) ist bei Herrn K. eine **Therapieoptimierung** angezeigt [8].

Bei der Auswahl des Therapiekonzepts bzw. des Wirkstoffes sollte das vorliegende individuelle kardiovaskuläre Risikoprofil und die aktuell führende Beschwerdesymptomatik des Patienten mitberücksichtigt werden [8]. Bei Herrn K. liegt eine schwere Herzinsuffizienz vor, er leidet an einer 3-Gefäß-KHK, einem schlecht eingestellten Hypertonus (systolischer Mittelwert um 150 mmHg) und einer Hypercholesterinämie. Sein kardiovaskuläres Risiko und die **10-Jahres-Mortalität** sind als sehr hoch einzuschätzen (> 10 %) [8].

Aufgrund der günstigen Auswirkungen auf die zukünftige kardiovaskuläre Ereignisrate und die kardiovaskuläre Mortalität wären sowohl **SGLT-2-Inhibitoren** (Empagliflozin, Dapagliflozin) als auch langwirksame **GLP-1-Agonisten** (Liraglutid, Dulaglutid, Semaglutid) bei Herrn K. indiziert [8].

Wie nachfolgend exemplarisch am Wirkstoff Empagliflozin dargestellt, haben die SGLT-2-Inhibitoren im Hinblick auf die bestehende Herzinsuffizienz von Herrn K. zusätzliche Vorteile:

Empagliflozin hat in der **EMPA-REG-Outcome-Studie** einen signifikanten Vorteil hinsichtlich der kardiovaskulären Sterblichkeit, der Sterblichkeit jeglicher Ursache und der Hospitalisation aufgrund einer Herzinsuffizienz (32–38 % relative Risikoreduktion) gezeigt [9]. Der positive Effekt auf die Reduktion der Herzinsuffizienz-bedingten Krankenhaus-Einweisung tritt offenbar sehr schnell nach Therapiebeginn ein [10].

Der zweite in Deutschland derzeit zugelassene SGLT-2-Inhibitor Dapagliflozin hat die für Empagliflozin dargestellten Effekte im Grundsatz bestätigt [10].

SGLT-2-Inhibitoren sind selektive Hemmer des renalen Natrium-Glucose-Cotransporters 2 (SGLT-2); dadurch wird die Glucoserückresorption gehemmt, es kommt zu einer verstärkten Glucoseausscheidung; dies senkt den HbA1c Wert und reduziert das Körpergewicht. Die Gliflozine führen weiterhin zu einer erhöhten Natriumausscheidung; dies senkt den Blutdruck und führt zu einer Plasmavolumenreduktion. Die Reduktion des Plasmavolumens bedingt – anders als z. B. beim Einsatz von Schleifendiuretika – keine Aktivierung des Sympathikus, d. h. es findet keine Erhöhung der Herzfrequenz statt [9, 10]. Das Myokard wird folglich deutlich weniger belastet.

Die diabetesassoziierte Abnahme der Nierenfunktion wird durch die SGLT-2-Inhibitoren verlangsamt [9, 10].

Es ist davon auszugehen, dass Herr K. in besonderem Maße von einer Therapie mit einem SGLT-2-Inhibitor profitiert, da nicht nur die Blutglucose-Stoffwechsellage optimiert, sondern insbesondere die Therapie der schweren Herzinsuffizienz durch die zusätzlichen Effekte (Senkung des Blutdrucks, Volumenreduktion ohne Erhöhung der Herzfrequenz) verbessert wird und dadurch auch die Lebensqualität von Herrn K. erhöht werden kann.

Im Hinblick auf **unerwünschte Wirkungen** der SGLT-2-Inhibitoren sollte Herr K. über die Auftretenswahrscheinlichkeit einer Balanitis und von Harnwegsinfekten informiert werden. Aufgrund der vorliegenden Prostatahyperplasie kann hier ein höheres Risiko bestehen. Weiterhin muss Herr K. über das Fournier-Gangrän, dessen Symptome und die unverzügliche Konsultation eines Arztes aufgeklärt werden [11].

Die Effekte von **GLP-1-Agonisten** auf die kardiale Mortalität sind ebenfalls gut belegt; die Risikoreduktion wird im Wesentlichen auf die Abnahme der atherosklerotisch-bedingten Ereignisse (Myokardinfarkt, Schlaganfall) zurückgeführt [8].

Herr K. würde ebenfalls von einem GLP-1-Agonisten profitieren, allerdings steht die Optimierung der Herzinsuffizienz-Therapie derzeit an erster Stelle. Für diesen Zweck ist ein SGLT-2-Inhibitor besser geeignet.

Wie beurteilen Sie die Kombination von Simvastatin und Amiodaron?

Laut den Zulassungsdaten von Simvastatin-haltigen Arzneimitteln interagieren Simvastatin und Amiodaron miteinander. Insbesondere bei Anwendung von 80 mg Simvastatin in Kombination mit Amiodaron ist das Risiko für eine **Myopathie/Rhabdomyolyse** erhöht. Wenn die beiden Substanzen kombiniert werden sollen, wird eine Tageshöchstdosis von max. 20 mg Simvastatin empfohlen.

Die Interaktion beruht auf der klinisch relevanten **Hemmung von CYP3A4** durch Amiodaron [12]. Es kommt daraufhin zu einer Plasmaspiegelerhöhung von Simvastatin (AUC-Erhöhung um 76 %, C_{max} um 79 % [13]), welche das Risiko für eine Myopathie/Rhabdomyolyse erhöht [12].

Pravastatin wird nicht über CYP3A4 abgebaut [12] und zeigt infolgedessen die beschriebene Interaktion mit Amiodaron nicht. Fraglich ist, ob die Potenz von Pravastatin ausreicht, um das LDL auf < 55 mg/dl zu reduzieren (LDL-Zielwert aufgrund des sehr hohen kardiovaskulären Risikos [8]). Leider ist kein Lipidprofil bei Aufnahme abgenommen worden, sodass der bisherige LDL-Wert unter Simvastatin 40 mg unbekannt ist.

Atorvastatin hat eine deutlich höhere lipidsenkende Potenz [14], interagiert jedoch auch mit Amiodaron, wenn auch nicht klinisch explizit getestet [13]. Es wird eine **vorsichtige Dosistitration** und die klinische Kontrolle empfohlen [12, 13].

Wie beurteilen Sie die Behandlung mit Doxepin?

Doxepin gehört zu den Trizyklika und besitzt sedierende, angstlösende und stimmungsaufhellende Wirkungen. Es ist in Deutschland zur Behandlung von Insomnien, die im Zusammenhang mit Depression oder Entzugserscheinungen auftreten, zugelassen. Die eingesetzten Dosierungen bei Schlafstörungen sind deutlich niedriger als beim Einsatz von Doxepin bei Depression und Angststörungen [15].

Herr K. wird mit Doxepin 50 mg 1 × tgl. zur Nacht (s. o.) aufgenommen. Die Dosis von 50 mg liegt auf den ersten Blick über der reduzierten Dosis bei Schlafstörungen (10–25 mg/d) [16]. Beim Einsatz von Doxepin bei Depression und Angststörungen beginnen die Dosierungsempfehlungen, insb. bei älteren Patienten, mit 50 mg pro Tag. Allerdings findet sich in den Vordiagnosen kein Hinweis auf eine psychiatrische Erkrankung und auf Nachfrage, warum Herr K. Doxepin einnehme, erklärt dieser, dass „er schlecht schlafe". Allerdings sei die Wirkung von Doxepin nicht zufriedenstellend.

Unter der Annahme, dass die Einnahme von Doxepin bei Schlafstörungen erfolgt, ist vor allem die erhöhte Tagesdosis von 50 mg zu kritisieren.

Die **FORTA-Liste** bewertet Doxepin in niedriger Dosis mit der Kategorie C [16]. Doxepin in höherer Dosis sollte lt. FORTA-Liste bei Schlafstörungen nicht eingesetzt werden (Kategorie D) [16].

Ein **Trizyklikum** ist für Herrn K. aufgrund seiner Vorerkrankungen **nicht geeignet**. Das bestehende Vorhofflimmern und die neu aufgetretene Tachykardie können durch die proarrythmogene Wirkung von Doxepin negativ beeinflusst werden; die Herzinsuffizienz kann sich verstärken.

Da Herr K. an einer Prostatahyperplasie leidet, sollten bei ihm Arzneimittel, die **anticholinerg** wirken, **vermieden** werden, um die Blasenentleerung nicht negativ zu beeinflussen.

Welche Prozessschritte können im Medikationsprozess verbessert werden?
Um die ärztlichen Kollegen für häufig auftretende Interaktionen bzw. „Problemarzneistoffe" (z. B. Amiodaron) zu sensibilisieren, wäre die Etablierung z. B. einer regelmäßigen **Fortbildung durch einen Apotheker** wünschenswert. Dabei können mit einem geringen Aufwand von Zeit und Ressourcen relevante und immer wieder übersehene Wechselwirkungen und deren Vermeidung dargestellt werden.

In vielen Kliniken gibt es regelmäßige, teilweise auch interdisziplinäre Fortbildungsreihen, die mit Beiträgen vom Stationsapotheker/in bereichert werden können.

Dies fördert die Zusammenarbeit und kann dazu beitragen, dass Arzt und Apotheker/in mehr Zeit für relevante Fragen zur Medikation gewinnen können, wenn „die Standards" auf beiden Seiten bekannt sind.

12.4.4 Empfehlungen des Apothekers

Bei Herrn K. stehen an erster Stelle die **Optimierung der Herzinsuffizienz-Behandlung** und die Anpassung der antidiabetischen Medikation. Es ist wichtig, dass die Änderungen an der Medikation nacheinander und mit den nötigen Kontrollen vorgenommen werden, um keine akute kardiale Dekompensation hervorzurufen.

- **Enalapril** wird gegen **Sacubitril/Valsartan** ausgetauscht. Dazu wird die Einnahme von Enalapril für 36 h pausiert und erst danach Sacubitril/Valsartan angesetzt. Blutdruck und Serum-Kaliumwert müssen kontrolliert werden, insbesondere, da Herr K. Hyperkaliämien unter Enalapril/Spironolacton gezeigt hat. Zusätzlich ist eine Trinkmengenbeschränkung (1,5 l/d) notwendig.
- Die antidiabetische Medikation wird um einen **SGLT-2-Inhibitor** ergänzt. Es ist dabei zu beachten, dass der antidiabetische Effekt von der Nierenfunktion abhängig ist, so dass der Einsatz in der rein antidiabetischen Indikation ab einer eGFR < 60 ml/min nicht empfohlen wird. Aufgrund der nephroprotektiven Wirkung empfiehlt die europäische Diabetes Gesellschaft (EASCD) allerdings den Einsatz bis zu einer eGFR von 30 ml/min [8]. Dapagliflozin hat als erster SGLT-2- Inhibitor die Zulassung zur Therapie der Herzinsuffizienz bei Patienten **ohne** Diabetes erhalten. Hier gilt ebenfalls eine eGFR von 30 ml/min als Grenze für den Einsatz der Substanz. Volumenstatus und Blutdruck müssen zu Therapiebeginn engmaschig überwacht werden [8].
- **Simvastatin** 40 mg sollte auf **Pravastatin** 40 mg umgestellt werden und im Rahmen des Entlassbriefes die Überprüfung des aktuellen LDL-Wertes, das Ziel-LDL und der Grund für die Umstellung auf Pravastatin thematisiert werden. Wenn der LDL-Zielwert nicht erreicht wird, sollte **Ezetimib** hinzugenommen werden [8]. Nach Ausschöpfen dieser Maßnahmen und nach Re-Evaluation der Amiodaron-Verordnung wäre bei einem weiterhin zu hohen LDL-Wert der Einsatz von **Atorvastatin** indiziert.
- **Doxepin** sollte – je nach Dauer der Einnahme, ggf. ausschleichend – **abgesetzt** werden. Bevor ein anderes Schlafmittel ausprobiert wird, sollte Herr K. einem **Schlafmediziner** vorgestellt werden (hohe Koinzidenz von obstruktiven Schlafapnoe-Syndromen und Typ-2-Diabetes, Assoziation der obstruktiven Schlafapnoe mit KHK, Hypertonie, Herzinsuffizienz und Vorhofflimmern) [17].
- Die Optimierung der Herzinsuffizienz-Therapie kann die Schlafstörungen reduzieren bzw. beseitigen (Pleuraergüsse können bei flacher Liegeposition zu Atemnot führen).

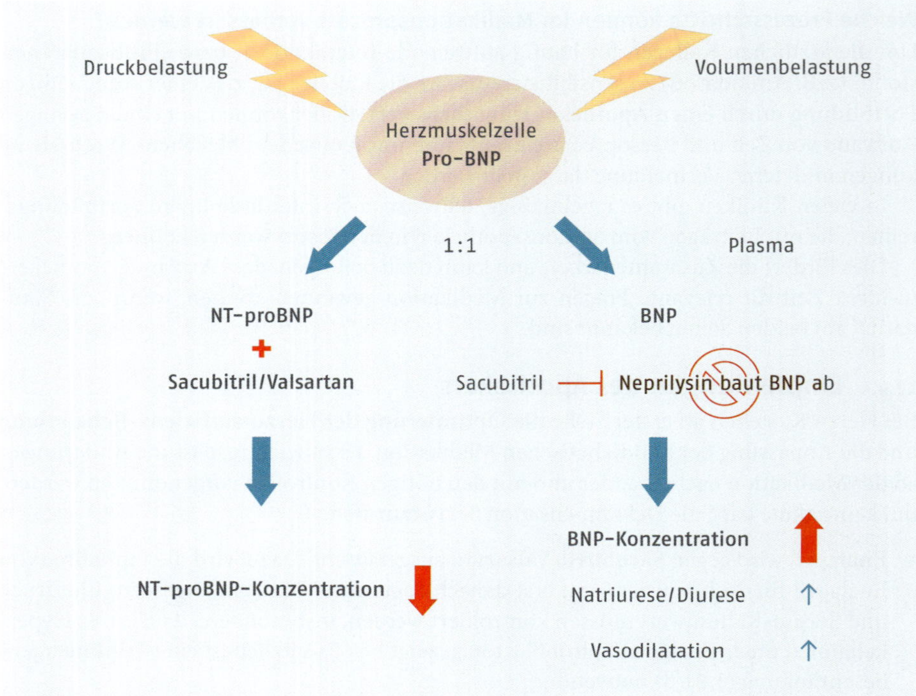

Abb. 12.1 Wirkung von Sacubitril/Valsartan [20]

Gut zu wissen

Das B-Typ natriuretische Peptid (BNP) gehört zur Familie der natriuretischen Peptidhormone; NT-proBNP ist das biologisch inaktive N-terminale Bruchstück des Prohormons proBNP, aus dem BNP gebildet wird. **BNP und NT-proBNP** werden in den Herzmuskelzellen der Ventrikel bei Druck- und Volumenbelastung im Verhältnis 1:1 sezerniert und haben u. a. Einfluss auf die Natriurese und Vasodilatation [18].

BNP und NT-proBNP sind wichtige Marker zur Diagnostik einer akuten Herzinsuffizienz und haben einen hohen negativ prädiktiven Wert, d. h. heißt, wenn der Wert für die Peptidhormone nicht erhöht ist, kann eine (akute) Herzinsuffizienz höchstwahrscheinlich ausgeschlossen werden [3].

Auch bei der Beurteilung des Schweregrades einer bestehenden Herzerkrankung können BNP und NT-proBNP herangezogen werden. Sie korrelieren eng mit dem Schweregrad der Herzinsuffizienz und können von daher für die **Steuerung der Herzinsuffizienz-Therapie** (z. B. Abschätzung des Rekompensationserfolges bei Entlassung und Risiko-Einstufung für eine schnelle erneute Hospitalisierung) eingesetzt werden [3]. Im ambulanten Bereich bieten sich die natriuretischen Peptidhormone für die Steuerung der Herzinsuffizienz-Therapie an; eine Bestimmung ist im Abstand von 3 Monaten sinnvoll [3]. Bei einem akuten koronaren Event (ACS = *acute coronary syndrome*) korrelieren die Werte von BNP und NT-proBNP nicht automatisch z. B. mit der Höhe des Troponinwerts, da deren Erhöhung unterschiedliche Mechanismen zugrunde liegen [19].

Bei der Beurteilung der gemessenen Werte ist es wichtig, dass bei Einsatz eines Angiotensin-Rezeptor-Neprilysin-Inhibitors (Sacubitril/Valsartan) nur der Spiegel von NT-proBNP als Biomarker für die Beurteilung der Herzinsuffizienz geeignet ist:
Sacubitril hemmt Neprilysin, welches für den Abbau der natriuretischen Peptide verantwortlich ist. Allerdings führt Sacubitril nur zu einer Hemmung des Abbaus von BNP, nicht von NT-proBNP. Unter der Therapie mit Sacubitril/Valsartan steigt also der Spiegel für BNP an, sodass nicht unterschieden werden kann, ob das BNP aufgrund der Einnahme des Angiotensin-Rezeptor-Neprilysin-Inhibitors oder aufgrund der Progression der Herzinsuffizienz erhöht ist. Anhand des erhöhten BNPs kann jedoch auf die Compliance der Sacubitril/Valsartan-Einnahme geschlossen werden. Die Abnahme von NT-proBNP zeigt die positive Wirkung von Sacubitril/Valsartan auf das Herz (Abb. 12.1).

Literatur

[1] Landgraf et al. Therapie des Typ-2-Diabetes. Diabetologie, 14 (Suppl 2): S167–187, 2019
[2] ESC Guidelines for the diagnosis and treatment of acute and chronic heart failure. Eur Heart J, 37, 2129–2200, 2016
[3] Luchner A, Birner C, Laufs U. BNP und NT-proBNP Zwei kardiale Marker werden „erwachsen", Deutsches Ärzteblatt, 41, 2016. www.aerzteblatt.de/lit4116
[4] McMurray JJV, Packer M, Desai AS et al. Angiotensin-neprilysin inhibition versus enalapril in heart failure. N Engl J Med, 371: 993–1004, 2014
[5] Sacks CA, Jarcho JA, Curfman GD. Paradigm Shifts in Heart-Failure Therapy – A Timeline. N Engl J Med, 371 (11): 989–991, 2014
[6] Seferovic, JP, Claggett B, Seidelmann SB et al. Effect of sacubitril/valsartan versus enalapril on glycaemic control in patients with heart failure and diabetes: a post-hoc analysis from the PARADIGM-HF trial. Lancet Diabetes Endocrinol, 5: 333–340, 2017
[7] Albrechtsen et.al: Sacubitril/Valsartan Increases Postprandial Glucagon-Like Peptide-1 Concentrations and Has Synergistic Effects when Combined with Sitagliptin. Diabetes, 68 (Supplement 1) 1002-P, 2019
[8] ESC/EASD Guidelines on diabetes, pre-diabetes and cardiovascular diseases. Eur Heart J, 00, 1–69. doi: 10.1093/eurheartj/ehz486, 2019
[9] Zinman B, Wanner C. Empagliflozin, Cardiovascular Outcomes, and Mortality in Type 2 Diabetes. N Engl J Med, 373: 2117–2128, 2015
[10] Wiviott SD, Raz I et al. Dapagliflozin and Cardiovascular Outcomes in Type 2 Diabetes. N Engl J Med, 380: 347–57, 2019
[11] Rote Hand Brief: Risiko einer Fournier Gangrän (Nekrotisierende Fasziitis des Perineums) bei der Anwendung von SGLT-2-Inhibitoren („Sodium-Glucose-Co-Transporter 2 Inhibitors"), Stand: 01/2019
[12] Interaktionscheck. www.mediq.ch (Zugriff 22.11.2019)
[13] Medibox Interaktionscheck, Datenbank Aid Klinik (Zugriff 22.11.2019)
[14] ESC/EAS Guidelines for the Management of Dyslipidaemias. Eur Heart J, 00 1–78. doi: 10.1093/eurheartj/ehz455, 2019
[15] S3-Leitlinie Nicht erholsamer Schlaf/Schlafstörungen – Kapitel „Insomnie bei Erwachsenen", AWMF-Register-Nr. 063/003, 2017
[16] Pazan F, Weiß C, Wehling M. FORTA-Liste „Fit for The Aged", 2018

[17] Nicht erholsamer Schlaf/Schlafstörungen – Kapitel „Schlafbezogene Atmungsstörungen“ (S3-Leitlinie). AWMF-Register-Nr. 063/001, 2017
[18] Neumeister BN, Böhm BB. Klinikleitfaden Labordiagnostik, 5. Aufl., Urban & Fischer, 2015
[19] Sabatine MS, Morrow DA, de Lemos JA et al. Multimarker Approach to Risk Stratification in Non-ST Elevation Acute Coronary Syndromes: Simultaneous Assessment of Troponin I, C-Reactive Protein, and B-Type Natriuretic Peptide. Circulation, 105: 1760–1763, 2002
[20] @Deutscher Apotheker Verlag. Nadine Frerk, Dirk Sommer, Stuttgart 2021

13 Nephrologie

Akutes Nierenversagen – Hypochlorämische metabolische Alkalose ... 169 | Chronische Niereninsuffizienz mit Hypocalcämie und Hypomagnesiämie ... 176 | Nierentransplantation ... 186

13.1 Akutes Nierenversagen – Hypochlorämische metabolische Alkalose

Dorle Scharlemann-Mönks, Dr. med. Johannes Münch

13.1.1 Fallvorstellung

Der 74-jährige Herr K. befand sich bis vor drei Wochen in der kardiologischen Abteilung aufgrund einer Herzinsuffizienz in stationärer Behandlung. Damals erfolgte die Neueinstellung auf Diuretika sowie eine Herzinsuffizienztherapie. Nun wird der Patient erneut durch den Hausarzt vorgestellt bei Anstieg der Nierenretentionsparameter im Sinne eines akuten Nierenversagens. Der Patient selbst gibt an, dass er innerhalb der letzten drei Wochen ca. 8 Kilogramm Gewicht verloren habe. Neben einer Adipositas, einem gut eingestellten Diabetes mellitus Typ 2 und rezidivierenden Gichtanfällen seien sonst keine Erkrankungen, insbesondere keine Nierenerkrankung, bekannt.

Körperliche Untersuchung: Patient wach, adäquat, GCS 15 (gemäß Glasgow Coma Scale, ▸ Kap. 24.2.4), kein Fieber, RR 156/82 mmHg, HF 76/min Cor: Herzaktion rhythmisch, keine Herzgeräusche. Pulmo: ohne pathologischen Befund. Abdomen: adipös, keine Abwehrspannung oder Druckschmerz. Milz/Leber nicht palpabel. Trockene Schleimhäute. Stehende Hautfalten.

13.1.2 Medikation und Laborwerte

Aktuelle Hausmedikation

Wirkstoff mit Stärke und Darreichungsform	Dosierung	Kommentar, Indikation
Ramipril 5 mg Tbl	1-0-1-0	Herzinsuffizienz
Torasemid 50 mg Tbl	1-0-0-0	Herzinsuffizienz
Bisoprolol 10 mg Tbl	1-0-0-0	Herzinsuffizienz
Atorvastatin 40 mg Ftbl	1-0-0-0	Hypercholesterinämie

Wirkstoff mit Stärke und Darreichungsform	Dosierung	Kommentar, Indikation
Allopurinol 300 mg Tbl	1-0-0-0	Hyperurikämie, Gicht
Metformin 500 mg Ftbl	1-0-1-0	Diabetes mellitus Typ 2

Relevante Laborwerte

Bezeichnung (Referenzbereich, Einheit)	Wert
Kreatinin (0,51–0,96 mg/dl) (45–85 µmol/l)	3,18 281
eGFR CKD-EPI (> 90 ml/min/1.73m²)	18
Harnstoff (< 11,9 mmol/l)	32

Venöse Blutgasanalyse

Parameter (Referenzbereich, Einheit)	Wert
pO_2 (36–44 mmHg)	40,1
pH (7,35–7,45)	7,51
pCO_2 (37–50 mmHg)	43
HCO_3^- (21–26 mmol/l)	32
Natrium (135–145 mmol/l)	143,0
Kalium (3,6–4,8 mmol/l)	2,8
Calcium (ionisiert) (1,15–1,35 mmol/l)	1,34
Chlorid (95–112 mmol/l)	70

13.1.3 Fragen zum Fall

Welche Ursache hat das akute Nierenversagen am ehesten, und welche Blutwerte sind relevant für die Einschätzung der metabolischen Entgleisung?

In Anbetracht der Anamnese besteht der Verdacht auf ein prärenales Nierenversagen bei intravasalem Volumenmangel/Exsikkose infolge der diuretischen Therapie.

Laborchemisch besteht eine metabolische Alkalose (erhöhter pH, erhöhte HCO_3^--Konzentration).

Im Rahmen einer Volumendepletion kann sich aufgrund renaler Kompensationsmechanismen, die dem Volumenmangel entgegenwirken, eine metabolische Alkalose einstellen [1, 2]. Bei anhaltender Einschränkung der renalen Perfusion kann diese schlussendlich in einem prärenalen Nierenversagen resultieren. In diesem Stadium versagt mitunter die renale Regeneration des Bicarbonatpuffersystems, sodass sich dann eine metabolische Azidose einstellen kann [3, 4].

Welche Medikation kommt für die bestehende Elektrolytentgleisung am ehesten ursächlich in Frage?

Schleifendiuretika (z. B. Torasemid) verursachen im Zusammenhang mit der therapeutisch gewünschten Diurese eine verstärkte Ausscheidung von Elektrolyten. Durch die direkte, reversible Blockade des Na^+-K^+-$2Cl^-$-Cotransporters im dicken aufsteigenden Teil der Henle-Schleife (TAL, thick ascending limb) findet eine verminderte Resorption von Natrium, Kalium und Chlorid aus dem Primärharn statt. Die resultierende verminderte Tonizität des Niereninterstitiums führt dann einerseits zur reduzierten Wasserrückresorption/Steigerung der Diurese aufgrund des herabgesetzten osmotischen Gradienten. Zum anderen kommt es zum Verlust der entsprechenden Ionen. Additiv führt die Volumendepletion zu einer Aktivierung des Renin-Angiotensin-Aldosteron-Systems (RAAS) mit konsekutivem Hyperaldosteronismus, wodurch die renale Kaliumexkretion noch gesteigert werden kann (Anmerkung: klassischerweise treten unter Schleifendiuretikatherapie vergleichsweise selten Hyponatriämien auf. Dies lässt sich physiologischerweise dadurch erklären, dass im Bereich des TAL durch die Funktion des Na^+-K^+-$2Cl^-$-Cotransporters die medulläre Tonizität gesteigert wird. Die eigentliche Wasserückresorption findet jedoch erst im Bereich des Sammelrohrs unter der Wirkung des antidiuretischen Hormons (ADH) statt. ADH bewirkt einen temporären Einbau von Aquaporinen in die Zellmembranen, durch welche dann Wassermoleküle entlang des osmotischen Gradienten strömen können. Unter der Wirkung von Schleifendiuretika kann zwar eine Steigerung der ADH-Produktion eintreten, jedoch ist dessen Wirkung aufgrund der verminderten medullären Tonizität reduziert, sodass es in der Regel zu keiner gesteigerten Wasserretention und Entstehung einer Hyponatriämie kommt [5].)

Entsteht im Körper eine Hypokaliämie, führt dies zur Freisetzung von K^+ aus dem Intrazellularraum, um den Kaliumspiegel auszugleichen. Zur Wahrung der Elektroneutralität nehmen Zellen im Gegenzug H^+ auf, wodurch letztlich eine **metabolische Alkalose** entsteht (alkalischer pH, Anstieg von HCO_3^-). Generell sollte bedacht werden, dass eine Alkalose an sich die Entstehung einer Hypokaliämie ebenso fördern kann, indem Zellen H^+ ins Interstitium abgeben, um den alkalischen pH auszugleichen. Entsprechend wird K^+ nach intrazellulär verlagert.

Welche Optionen der Kaliumsubstitution gibt es? Für welche entscheiden Sie sich bei diesem Patienten?

Peroral kann K^+ in Form von Kaliumcitrat/Kaliumhydrogencarbonat (bspw. Kalinor® Brausetabletten: pro Tablette 40 mval K^+) oder Kaliumchlorid (bspw. KALINOR®-retard P 600 mg: pro Kapsel 8 mval K^+) substituiert werden.

Unser Patient mit metabolischer Alkalose und Hypokaliämie sollte K^+ in Form von Kaliumchlorid erhalten. Durch Applikation von K^+ in Form von Kaliumhydrogencarbonat würde man dem Körper zusätzliches Hydrogencarbonat/Bicarbonat substituieren, wodurch sich die metabolische Alkalose vertiefen und eine konsekutive Hypokaliämie zunehmen könnte.

Sofern eine orale Kaliumsubstitution nicht möglich ist und/oder zusätzlich aufgrund der Exsikkose noch parenteral Volumen gegeben werden soll, kann Kaliumchlorid auch intravenös gegeben werden. Als Trägerlösung empfiehlt sich in dieser Konstellation eine isotone Kochsalzlösung. Durch die äquimolare Verteilung von Na^+ und Cl^- steht im distalen Tubulussystem ein erhöhtes Chloridangebot zu Verfügung, sodass zur Wahrung der Elektroneutralität Cl^- anstelle von HCO_3^- rückresorbiert werden kann. Somit erhöht sich die renale HCO_3^--Exkretion, wodurch ein Ausgleich der metabolischen Alkalose stattfinden kann.

Ringeracetat- oder Ringerlaktatlösungen sollten nicht verwendet werden, da sie aufgrund ihrer Zusammensetzung zu einer Bicarbonatbelastung führen können.

- **CAVE Generell gilt, dass während einer Kaliumsubstitution die Metabolik sowie Serumelektrolyte engmaschig kontrolliert werden müssen.**

Wie bewerten Sie die Allopurinoltherapie im Rahmen des akuten Nierenversagens?

Mit einem Q_0-Wert von 0,1 (Q_0 = Extrarenal ausgeschiedener bioverfügbarer Dosisanteil bei normaler Nierenfunktion) wird Allopurinol bzw. sein aktiver Metabolit Oxipurinol fast ausschließlich über die Nieren eliminiert. Oxipurinol wird nach tubulärer Rückresorption unverändert mit dem Urin ausgeschieden.

Im Rahmen eines akuten Nierenversagens ist daher zu diskutieren, ob die Therapie mit Allopurinol pausiert wird.

Allerdings können auch steigende Harnsäurespiegel die Nierenfunktion beeinträchtigen, was bei einem Fortbestand der Einschränkung der Nierenfunktion nach Absetzen von Allopurinol zu berücksichtigen ist.

Um eine Kumulation des Allopurinols bzw. seines aktiven Hauptmetaboliten zu vermeiden, sollte bei Vorliegen von schweren Nierenfunktionsstörungen **höchstens 100 mg Allopurinol**/Tag oder Einzeldosen von 100 mg in größeren Abständen als einem Tag verabreicht werden [6, 7].

Prinzipiell ist bei eingeschränkter Nierenfunktion auch der Einsatz von Febuxostat zur Senkung des Harnsäurespiegels möglich. Hierbei sollte beachtet werden, dass bei Patienten mit schwerer kardiovaskulärer Vorerkrankung eine erhöhte kardiovaskuläre sowie Gesamtmortalität im Vergleich zur Therapie mit Allopurinol beobachtet wurde [8]. Ebenso scheint unter beiden Substanzen das Risiko für die Entstehung eines akuten Nierenversagens erhöht zu sein [9].

Wie beurteilen Sie die Dosierung des ACE-Hemmers?

Die Ramipril-Dosis von 2 × 5 mg/d entspricht der zugelassenen und empfohlenen Erhaltungstageshöchstdosis des Herstellers bei Patienten mit Diabetes mellitus und symptomatischer Herzinsuffizienz. Gemäß Hersteller sollte bei einer eGFR < 60 ml/min/1,73 m^2 (nach CKD-EPI) die **Maximaldosis von 5 mg Ramipril** pro Tag nicht überschritten werden. Da bei zunehmender Nierenfunktionsverschlechterung mit einer erhöhten Rate an Nebenwirkungen von Ramipril zu rechnen ist, sollte im Rahmen eines akuten Nierenversagens ein vorübergehendes Pausieren oder zumindest Dosisreduktion von Ramipril auf 5 mg/d unter engmaschiger RR-Kontrolle erfolgen. Insbesondere im Rahmen einer Exsikkose birgt die ACE-Hemmer-vermittelte Reduktion des glomerulären Filtrationsdrucks das Risiko einer zusätzlichen Einschränkung der Nierenfunktion.

Im Rahmen einer chronischen Niereninsuffizienz gehören ACE-Hemmer oder AT_1-Antagonisten hingegen zu den prognoseverbessernden Medikamenten, da sie durch die Senkung des glomerulären Filtrationsdrucks eine Reduktion der Proteinurie bewirken und den fibrotischen Umbau des Nierenparenchyms positiv beeinflussen können [10–12].

13.1.4 Empfehlungen des Apothekers

Das vordringliche Problem des Patienten ist die metabolische Entgleisung mit Hypokaliämie. Darüber hinaus sind in der Phase der akuten Nierenverschlechterung die Auswahl und die Dosierungen der Hausmedikamente kritisch zu überprüfen.

- Im Falle der **Hypokaliämie** im Rahmen einer metabolischen Alkalose sollte Rücksprache mit einem Nephrologen gehalten werden. Falls Ausgleich der Hypokaliämie durch Kalium indiziert ist, dann in Form von Kaliumchlorid. Dies kann peroral oder intravenös erfolgen. Sofern eine intravenöse Form gewählt wird, beispielsweise um eine Volumensubstitution bei Exsikkose vorzunehmen, ist eine isotone NaCl-Lösung als Trägerlösung zu bevorzugen. Im Rahmen der Substitution müssen engmaschige K^+- und pH-Kontrollen erfolgen.
- **Ramipril** sollte im Rahmen des akuten Nierenversagens vorübergehend unter engmaschiger RR-Kontrolle pausiert werden.
- **Atorvastatin**: Der Patient sollte auf das mögliche Auftreten muskulärer Probleme (Myalgien, Muskelschwäche) hingewiesen werden, um das Aufkommen einer Muskelschädigung bis hin zur Rhabdomyolyse (Nebenwirkung von CSE-Hemmern) frühzeitig zu erkennen. Bei deren Auftreten und/oder einer CK-Erhöhung über die vierfache Norm soll das Präparat vorerst abgesetzt werden[13].
- Die **Allopurinol**-Dosis sollte der aktuellen Nierenfunktion angepasst werden (bei der vorliegenden eGFR nach CKD-EPI von 18 ml/min/1,73 m² auf Allopurinol 100 mg). Ggf. kann auch eine Umstellung auf Febuxostat im Verlauf vorgenommen werden. Jedoch sollte bei diesem Patienten im Speziellen darauf geachtet und dieser darüber aufgeklärt werden, dass das Risiko der kardiovaskulären Mortalität erhöht ist [8].
- **Metformin** sollte während des akuten Nierenversagens pausiert und im Verlauf je nach eGFR gemäß der aktuellen Empfehlungen dosiert werden (eGFR < 30 ml/min/1,73 m²: Kontraindikation. Ab eGFR 30 – < 45 ml/min/1,73 m²: Initialdosis 500 mg/d, Erhaltung: max. 2 × 500 mg/d). Dies entspricht der oben genannten Dosierung des Hausarztes. Unter pausierter antidiabetischer Therapie kann es zu einer Entgleisung des Blutzuckers kommen. Da auch andere gängige orale Antidiabetika im Rahmen eines Nierenversagens nicht verabreicht werden sollen, ist dann die Applikation von Insulin notwendig.

Gut zu wissen

Definition des akuten Nierenversagens durch das Acute Kidney Injury Network (AKIN-Definition)

Plötzlich auftretende Nierenfunktionsverschlechterung innerhalb von 48 h:

- **AKIN Stadium 1:** absoluter Anstieg des Serum-Kreatinins um ≥ 26,4 µmol/l (0,3 mg/dl) bzw. relativer Anstieg des Serum-Kreatinins um mehr als das 1,5-Fache vom Ausgangswert oder Rückgang der Diurese auf < 0,5 ml/kg KG/h für 6–12 Stunden.
- **AKIN Stadium 2:** relativer Anstieg des Serum-Kreatinins um mehr als das 2-Fache vom Ausgangswert oder Rückgang der Diurese auf < 0,5 ml/kg KG/h für > 12 Stunden.
- **AKIN Stadium 3:** absoluter Anstieg des Serum-Kreatinins um ≥ 353,6 µmol/l (4 mg/dl) bzw. relativer Anstieg des Serum-Kreatinins um mehr als das 3-Fache vom Ausgangswert oder Rückgang der Diurese auf < 0,3 ml/kg KG/h für ≥ 24 Stunden oder Anurie ≥ 12 Stunden oder Notwendigkeit zur Einleitung einer Nierenersatztherapie, z. B. Hämodialyse.

Eine übersichtliche Darstellung der Risiken und Stadieneinteilung nach KDIGO ist in Abb. 13.1 dargestellt.

Blutgasanalyse

Zur Beurteilung der respiratorischen sowie metabolischen Situation ist die Durchführung von Blutgasanalysen (BGA) etabliert. Hierbei lassen sich u. a. pH-Wert, Kohlendioxidpartialdruck (pCO_2), Sauerstoffpartialdruck (pO_2), Bicarbonatkonzentration und der berechnete Basenüberschuss (BE) ableiten. Mit den gängigen Blutgasanalysegeräten lassen sich darüber hinaus auch noch Serumelektrolyte sowie Metabolite wie Glucose und Laktat bestimmen.

Es gibt unterschiedliche Formen der BGA: mittels einer **arteriellen** BGA können Rückschlüsse sowohl über die respiratorische Funktion (pO_2 und pCO_2) sowie metabolische und Elektrolytsituation getroffen werden. Durch eine **venöse** BGA lässt sich die respiratorische Funktion nicht suffizient beurteilen, jedoch Metabolik, Elektrolyte und Metabolite. Die **kapilläre** BGA kann näherungsweise herangezogen werden, um anstelle einer arteriellen BGA Aussagen über den pH, pO_2 und pCO_2 zu erhalten (Aussagen über alle konzentrationsabhängigen Parameter wie bspw. Elektrolyte oder Glucose sind mit einer kapillären BGA letztendlich nicht suffizient ableitbar).

Ätiologie des akuten Nierenversagens

Es gibt unterschiedliche Möglichkeiten, ein Nierenversagen anhand seiner Ätiologie einzuteilen. Eine Möglichkeit stellt die Unterscheidung eines prä-, post-, und intrarenalen Nierenversagens dar.

Bei einem **prärenalen** Nierenversagen besteht ein Perfusionsdefizit der Niere, welches seinerseits unterschiedliche Ursachen haben kann, beispielsweise ein intravasaler Volumenmangel bei Exsikkose mit niedrigem zirkulierendem Blutvolumen, eine akute Linksherzinsuffizienz oder auch ein thrombotischer Verschluss der Nierenarterien.

Bei einem **postrenalen** Nierenversagen besteht ein Abflusshindernis des Harns aus der Niere bzw. der Harnblase mit sekundärem Harnaufstau. Dieser lässt sich in der Regel sonografisch nachweisen bzw. ausschließen.

Als **intrarenales** akutes Nierenversagen werden alle Formen subsumiert, bei welchen die Störung im renalen Parenchym selbst liegt (Glomerulum, Tubulussystem, Interstitium). Hierzu gehören unterschiedlichste Erkrankungen. Exemplarisch seien hier z. B. immunologische Erkrankungen, wie etwa Vaskulitiden oder Kollagenosen, und medikamentös-toxische Schädigungen, die zu einer interstitiellen Nephritis führen können, aufgeführt. Auch Folgen maligner Erkrankungen, wie etwa dem multiplen Myelom, bei welchem freie Leichtketten unterschiedliche Bereiche der Niere schädigen können, gehören hierzu.

Triple Whammy

Die Dreifachkombination aus einem Diuretikum, einem nicht-steroidalen Antirheumatikum (NSAR) und einem ACE-Hemmer oder AT_1-Antagonisten (Sartan) begünstigt das Entstehen einer Nierenfunktionseinschränkung bis hin zum akuten Nierenversagen. Durch die Hemmung der Cyclooxygenasen (v. a. COX-2, zu einem geringeren Anteil COX-1) kommt es zu einer verminderten Synthese von Prostaglandin E2 (PGE2), welches physiologischerweise vasodilatierend auf die versorgenden vasa afferentia der Glomeruli wirkt. Um den glomerulären Filtrationsdruck aufrechtzuhalten, kontrahieren die „abführenden" vasa efferentia. Diese Vasokonstriktion wird durch Angiotensin II vermittelt. Im Rahmen einer medikamentösen Blockade des RAAS ist diese kompensatorische Vasokonstriktion inhibiert, sodass die glomeruläre Filtration abnimmt. Im Rahmen hypovolämer Zustände ist die Auswirkung auf die Nierenfunktion noch verstärkt, da die physiologischen Mechanismen zur Aufrechterhaltung des glomerulären Filtrationsdrucks nicht mehr greifen können (PGE2-induzierte Steigerung der renalen Perfusion; Angiotensin II vermittelte Kontraktion des glomerulären vas efferens).

- **CAVE Die oben genannten Substanzen haben nicht nur in der Dreifachkombination, sondern auch in Kombination von zwei dieser Substanzgruppen, aber auch alleine Auswirkung auf den glomerulären Filtrationsdruck, sodass laborchemisch ein Anstieg der Nierenretentionsparameter eintreten kann [6]. NSAR können neben der Reduktion der renalen Perfusion auch direkt tubulotoxisch wirken und/oder interstitielle Nephritiden auslösen, wodurch es ebenso zum Nierenversagen kommen kann [14]. Des Weiteren kann sich im Verlauf auch ein „prärenales“ Nierenversagen in ein „intrarenales“ Nierenversagen wandeln, wenn etwa durch die Minderperfusion eine Ischämie der Niere entsteht und funktionell relevante Teile der Niere ihre Funktion verlieren. Hierbei gibt es keinen starren Zeitpunkt – vielmehr handelt es sich um einen kontinuierlichen Prozess.**

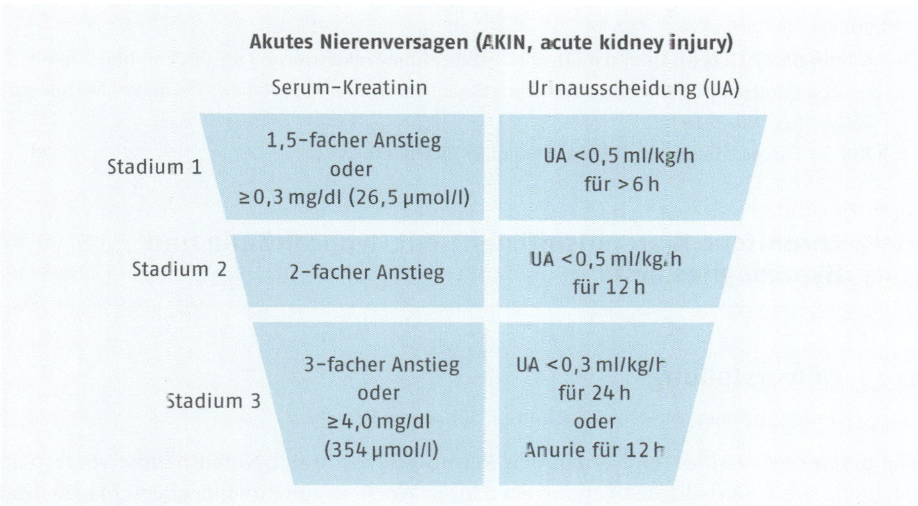

Abb. 13.1 AKIN. Nach [15]

Literatur

[1] Harrington JT, Hulter HN, Cohen JJ, Madias NE. Mineralocorticoid-stimulated renal acidification: the critical role of dietary sodium. Kidney Int 30: 43–48, 1986

[2] Galla JH. Metabolic alkalosis. J Am Soc Nephrol JASN 11: 369–375, 2000

[3] Kopple JD, Kalantar-Zadeh K, Mehrotra R. Risks of chronic metabolic acidosis in patients with chronic kidney disease. Kidney Int Suppl, Jun, (95): 21–27, 2005

[4] Kraut JA, Kurtz I. Metabolic acidosis of CKD: diagnosis, clinical characteristics, and treatment. Am J Kidney Dis Jun; 45(6): 978–993, 2005

[5] Szatalowicz VL, Miller PD, Lacher JW et al. Comparative effect of diuretics on renal water excretion in hyponatraemic oedematous disorders. Clinical science (London, England: 1979) 62: 235–238, 1982

[6] Fachinformation Zyloric. www.mibe.de/tl_files/dp_de/content/produkte_mibe/fachinformationen/zyloric_300 mg/Fachinformationen.pdf (Zugriff 02/2020)

[7] UpToDate. Allopurinol: Drug information. www.uptodate.com (Zugriff 03/2020)

[8] White WB, Saag KG, Becker MA et al. Cardiovascular Safety of Febuxostat or Allopurinol in Patients with Gout. N Engl J Med Mar 29; 378 (13):1200–1210, 2018

[9] Rey A, Batteux B, Laville SM, Acute kidney injury associated with febuxostat and allopurinol: a post-marketing study. Arthritis research & therapy 21, 229, 2019

[10] Jafar TH, Schmid CH, Landa M et al. Angiotensin-converting enzyme inhibitors and progression of nondiabetic renal disease. A meta-analysis of patient-level data. Annals of internal medicine 135: 73–87, 2001

[11] Remuzzi G, Perico N, Macia M, Ruggenenti P. The role of renin-angiotensin-aldosterone system in the progression of chronic kidney disease. Kidney Int Suppl, (99): 57–65, 2005

[12] Zhang F, Liu H, Di Liu et al. Effects of RAAS Inhibitors in Patients with Kidney Disease. Current hypertension reports 19, (9): 72, 2017

[13] Mach F, Baigent C, Catapano AL, et al. 2019 ESC/EAS Guidelines for the management of dyslipidaemias: lipid modification to reduce cardiovascular risk. Eur Heart J, 41(1):111–188, 2019

[14] Camin RMG, Cols M, Chevarria JL et al. Acute kidney injury secondary to a combination of renin-angiotensin system inhibitors, diuretics and NSAIDS: "The Triple Whammy". Nefrologia 35(2): 197–206, 2015

[15] Kidney Disease: Improving Global Outcomes (KDIGO), 2021

13.2 Chronische Niereninsuffizienz mit Hypocalcämie und Hypomagnesiämie

13.2.1 Fallvorstellung

Dorle Scharlemann-Mönks, Dr. med. Johannes Münch

Die 67-jährige Frau M. wird durch den Rettungsdienst in der Notaufnahme vorgestellt, nachdem sie innerhalb der vergangenen drei Wochen zunehmend abgeschlagen und antriebslos gewesen sei, letztendlich am heutigen Tag in ihrem Pflegeheim gestürzt ist. Anamnestisch ist bekannt, dass die Patientin aufgrund eines ischämischen Apoplex im Versorgungsgebiet der A. cerebri media links im vergangenen Jahr in neurologischer Behandlung war. Ferner sind neben einer substitutionspflichtigen Hypothyreose, einem persistierenden Vorhofflimmern, einer arteriellen Hypertonie und einem Diabetes mellitus Typ 2 auch eine höhergradige chronische Niereninsuffizienz im Stadium G3b nach KDIGO (Kidney Disease: Improving Global Outcomes) mit einer eGFR 34 ml/min/1,73m^2 nach CKD-EPI (eGFR, estimated glomerular filtration rate; CKD-EPI, Chronic Kidney Disease Epidemiology Collaboration) bekannt.

Die Patientin befindet sich in einem abgeschlagenen Allgemeinzustand, Körpergewicht 70 kg. GCS 15 (Glasgow Coma Scale), kein Fieber, RR 125/80 mmHg, HF 58/min. Herzaktion ist arrhythmisch, keine Herzgeräusche. Pulmo und Abdomen sind ohne pathologischen Befund. Digital rektale Untersuchung ohne Hinweis auf Blut oder Teerstuhl. Bekanntes Kraftdefizit der rechten oberen und unteren Extremität (Kraftgrad 4/5), Parästhesien der Hände und Füße beidseits, ansonsten kein Hinweis auf fokal neurologisches Defizit.

13.2.2 Medikation und Laborwerte

Aktuelle Hausmedikation

Wirkstoff mit Stärke und Darreichungsform	Dosierung	Kommentar, Indikationen
Levothyroxin 75 µg Tbl	1-0-0-0	Hypothyreose
Torasemid 10 mg Tbl	1-0-0-0	Ödeme
Amlodipin 5 mg Tbl	1-0-1-0	Arterielle Hypertonie
Apixaban 5 mg Ftbl	1-0-1-0	Antikoagulation bei Vorhofflimmern
Pantoprazol 40 mg TMR	1-0-0-0	Refluxösophagitis
Simvastatin 20 mg Ftbl	0-0-1-0	Hypercholesterinämie
Colecalciferol 1000 I. E. Tbl	1-0-0-0	Vit.-D-Substitution

Relevante Laborwerte

Bezeichnung (Referenzbereich, Einheit)	Wert
Hb (6,8–9,6 mmol/l)	5,1
Hämatokrit (♀ 37–45%, ♂ 43–49%)	27
Erythrozyten (4,1–5,1 GPt/l)	3,2
Retikulozyten (5,4–20,2 pro 1000)	19,1
Kreatinin (0,51–0,96 mg/dl) (45–85 µmol/l)	1,40 124
eGFR CKD-EPI (> 90 ml/min/1,73m²)	34
Kalium (3,75–5,1 mmol/l)	4,23
Calcium (gesamt) (2,19–2,54 mmol/l)	1,47
Calcium (ionisiert) (1,15–1,35 mmol/l)	0,58
Magnesium (0,66–0,99 mmol/l)	0,20
Anorganisches Phosphat (0,84–1,45 mmol/l)	1,47

Bezeichnung (Referenzbereich, Einheit)	Wert
Intaktes Parathormon (1,6–6,9 pmol/l)	6,41
25-OH-Vitamin D_3 (Calcidiol) (9,3–47,9 ng/ml)	20,2
Albumin (35–52 g/l)	34,8
Ferritin (13–150 ng/ml)	102
HbA1c (< 6,5 %)	7,2

13.2.3 Fragen zum Fall

Welche Elektrolytentgleisung kommt für die von der Patientin beschriebenen Parästhesien der Hände und Beine infrage?

Für die neu aufgetretenen Parästhesien der Patientin in den Händen und Beinen sowie das beschriebene Kraftdefizit kann sowohl die vorhandene **Hypocalcämie** als auch **Hypomagnesiämie** differenzialdiagnostisch in Betracht gezogen werden.

Das Erscheinungsbild einer Hypocalcämie ist abhängig von Dauer und Ausmaß der Elektrolytentgleisung. Eine erhöhte neuromuskuläre Erregbarkeit mit Symptomen wie Parästhesien, Muskelkrämpfen und Faszikulationen bis hin zu Tetanie oder auch Taubheit und Herzrhythmusstörungen können vorhanden sein (die „klassischen" klinischen Zeichen wie Chvostek-Zeichen und Trousseau-Zeichen sind häufig positiv, jedoch nicht spezifisch für eine Hypocalcämie) [1].

Das klinische Spektrum einer Hypomagnesiämie ist sehr variabel und reicht von Symptomfreiheit bis hin zu Reflexsteigerung, Krämpfen, Ataxie, Herzrhythmusstörungen und neuropsychiatrischen Einschränkungen aufgrund einer ebenfalls erhöhten neuromuskulären Erregbarkeit [2].

Wie erklärt sich die Hypocalcämie in der Regel bei der chronischen Niereninsuffizienz?

Mit zunehmender Einschränkung der Nierenfunktion kommt es zu einer Abnahme der renalen Hydroxylierung von Vitamin D (25-Hydroxycolecalciferol = Calcidiol) durch die renale 1α-Hydroxylase. Hierdurch kommt es zum Mangel an aktivem Vitamin D_3 (1,25-Dihydroxycolecalciferol = Calcitriol) [3]. Dieser Mangel bewirkt eine verminderte renale und intestinale Calciumresorption (und auch verminderte intestinale Phosphataufnahme), sodass sich im Verlauf ein verminderter Serumcalciumspiegel einstellt. Der Calciummangel selbst wirkt stimulierend auf die Parathormon (PTH)-Sekretion der Nebenschilddrüsen.

Additiv ist im Rahmen einer Nierenfunktionseinschränkung auch die Sekretion von Phosphat reduziert und es kommt zur Hyperphosphatämie, welche ebenso einen stimulierenden Einfluss auf die Parathormonsekretion zu haben scheint, wenngleich der zugrundeliegende Mechanismus noch unklar ist [3].

Der erhöhte Parathormonspiegel wirkt stimulierend auf Osteoklasten und verursacht eine ossäre Demineralisation mit Freisetzung von Calcium und Phosphat. Es fördert zusätzlich die Calciumaufnahme aus dem Darm und hält Calcium in der Niere zurück (o Abb. 13.2).

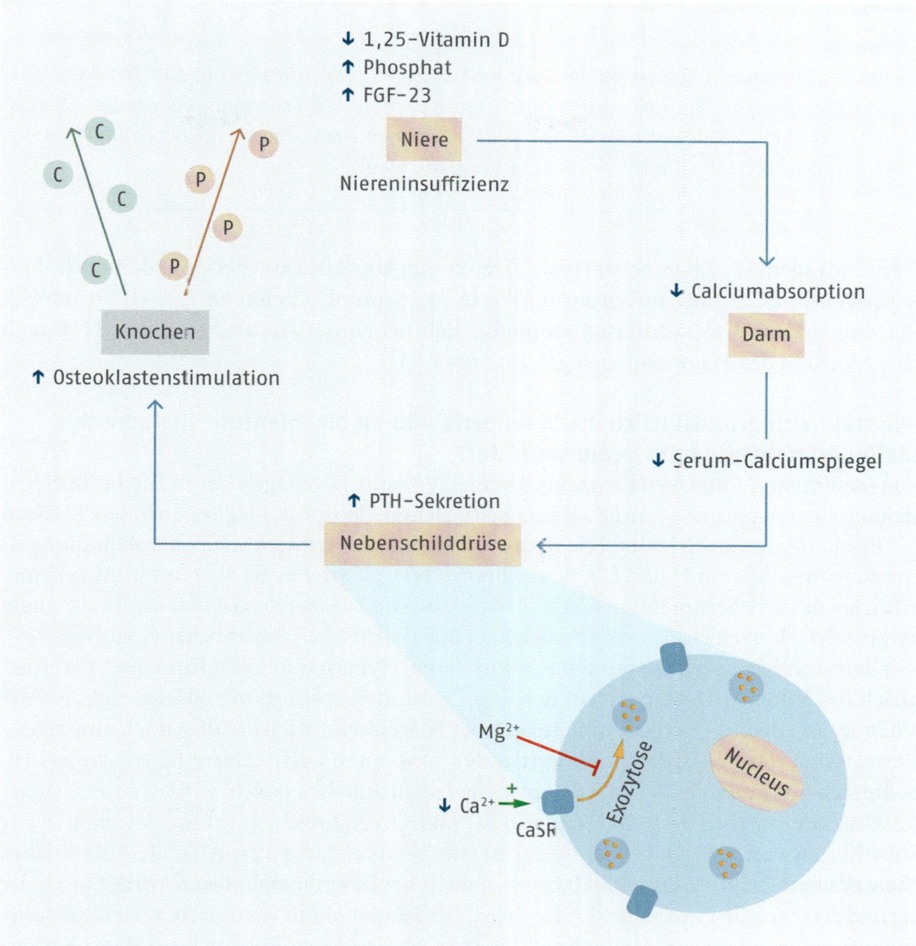

Abb. 13.2 Steuerung des Serumcalciumspiegels C : Calcium; CaSR: Calciumsensitiver Rezeptor; FGF-23: Fibroblasten Wachstumsfaktor 23 (fibroblast growth factor 23); P: Phosphat

Klinische Symptome können Knochenschmerzen und Frakturen sein (sog. renale Osteopathie). Insbesondere durch erhöhte Phosphatspiegel kann das Löslichkeitsprodukt von Ca^{2+} und PO_4^{3-} überschritten werden, sodass es zu Ausfällungen von Calciumphosphat in Gefäßen und Geweben kommen kann. Diese Kalzifizierung der Gefäße steigert die kardiovaskuläre Mortalität niereninsuffizienter Patienten maßgeblich [4, 5].

Die Kombination aus Hypocalcämie und konsekutivem Hyperparathyreoidismus wird als „sekundärer Hyperparathyreoidismus“ bezeichnet.

Exkurs

Unter „primärem Hyperparathyreoidismus" versteht man die entkoppelte Freisetzung von Parathormon, beispielsweise durch ein Nebenschilddrüsenadenom, welche dann durch vermehrte Calciumfreisetzung aus dem Knochen sowie eine gesteigerte renale Calciumrückresorption eine Hypercalcämie bewirken kann.

Definitionsgemäß ist eine echte Hypocalcämie ein Abfall des ionisierten Calciums (= biologisch aktives Calcium) im Serum auf Werte < 1,15 mmol/l (Referenz: 1,15–1,35 mmol/l). Bei erniedrigten Calciumwerten empfiehlt sich neben der Bestimmung des PTH auch eine Messung des Magnesiumspiegels im Serum [1].

Wie stellt sich grundsätzlich die Diagnostik und medikamentöse Therapie des sekundären Hyperparathyreoidismus dar?

Zur Identifikation und Verlaufskontrolle eines Vitamin-D-Mangels sowie zur Indikationsstellung einer Supplementierung sollte neben Calcium, Phosphat, Magnesium und PTH auch die Bestimmung von Calcidiol (25-Hydroxy-Vitamin D_3) erfolgen. Calcidiol stellt die Speicherform des Vitamin D dar. Die Bestimmung von Calcitriol bietet sich nur in Ausnahmefällen an, da es im Serum nur in niedriger Konzentration vorhanden ist und die Bestimmung aufgrund der kurzen Halbwertszeit mit einem prä-analytischen Fehler behaftet sein kann [6].

Die Grundlage der Therapie des sekundären Hyperparathyreoidismus ist der Ausgleich des Vitamin-D-Mangels. In der Regel wird die Substitution zunächst mit 25-OH-Vitamin D_3 (inaktiv) vorgenommen, da trotz Niereninsuffizienz häufig noch eine renale Restaktivität der 1α-Hydroxylase vorhanden bzw. diese auch extrarenal exprimiert ist. Sollte sich hierunter der Serumcalciumspiegel nicht anheben lassen, wird in einem nächsten Schritt zusätzlich 1,25-OH-Vitamin D_3 (aktiv) verabreicht [7]. Eine Alternative zur Substitution von 1,25-OH-Vitamin D_3 ist die Verabreichung von **Alfacalcidol**, welches ebenfalls eine inaktive Vorstufe darstellt, jedoch hepatisch metabolisiert wird. Durch die verminderte renale Phosphatexkretion wird bei Patienten mit chronischer Niereninsuffizienz eine phosphatarme Diät empfohlen bzw. eine additive Therapie mit Phosphatbindern durchgeführt, um die Ablagerung von Calciumphosphaten im Gewebe (insbesondere in den Gefäßen) zu reduzieren.

- **CAVE Bei der beschriebenen Patientin liegt eine symptomatische Hypocalcämie vor, welche eine Akuttherapie erfordert (▸ Kap. 13.2.4).**

Liegt bei der Patientin ein sekundärer Hyperparathyreoidismus vor?

Bei unserer Patientin liegt zum Zeitpunkt der Laborwertbestimmung kein sekundärer Hyperparathyreoidismus vor, wenngleich dieser in Anbetracht der Niereninsuffizienz und der bestehenden Hypocalcämie zu erwarten wäre. Daher ist der aktuelle PTH-Spiegel als inadäquat niedrig zu bewerten. Ebenso besteht bei der Patientin bereits eine medikamentöse Vitamin-D-Substitution und auch laborchemisch ist ein ausreichend hoher Colecalciferol-Spiegel vorhanden. Diese Konstellation lässt vermuten, dass ein weiterer Mechanismus Einfluss auf die PTH-Sekretion nimmt.

Inwiefern kann die bestehende Hypomagnesiämie für eine inadäquat niedrige Parathormonsekretion verantwortlich sein, wie sie bei unserer Patientin beobachtet wird?

Bei Hypomagnesiämie ist die PTH-Sekretion aus der Nebenschilddrüse als Antwort auf eine Hypocalcämie im Serum reduziert [8, 9]. Dies führt in dem beschriebenen Fall dazu, dass trotz der bestehenden Hypocalcämie die PTH-induzierte Regulation des Serumcalciumspiegels ausbleibt.

Welches der Medikamente kann eine Hypomagnesiämie induzieren?

Bereits im Jahr 2008 gab es erste Berichte über schwere symptomatische Hypomagnesiämien unter Langzeiteinnahme von Omeprazol, die sich bei Ersetzen des Protonenpumpen-Inhibitors (PPI) durch einen H_2-Blocker (Ranitidin) signifikant besserte, trotz Absetzen der zeitweisen oralen Magnesiumsubstitution [12]. Es wird angenommen, dass ein niedriger gastrointestinaler pH-Wert essenziell für die Resorption von Magnesium ist [12]. Diese Nebenwirkung der Hypomagnesiämie ist wahrscheinlich auf alle anderen Protonenpumpen-Inhibitoren zu übertragen bzw. konnten diese Ergebnisse auch im Rahmen retrospektiver Analysen reproduziert werden [13, 14]. Zudem gehört die Gabe von Protonenpumpen-Inhibitoren bei älteren Patienten über einen Zeitraum von mehr als acht Wochen seit der letzten Aktualisierung der Beers-Liste (2019) zu den PIM (potenziell inadäquaten Medikamenten), sofern nicht eine rechtfertigende Indikation vorliegt [15]. Hintergrund für die Einordnung als PIM sind nachgewiesene Frakturen sowie Knochenabbau und Hypomagnesiämien [16].

Schleifendiuretika sind ebenfalls dafür bekannt, Hypomagnesiämien auslösen zu können, sodass im Rahmen der klinischen Anwendung regelmäßige Kontrollen des Serummagnesiumspiegels zu empfehlen sind [17, 18].

Exkurs

Im Rahmen eines Magnesiummangels können potenziell Hypokaliämien auftreten. Dies scheint auf eine Umverteilung zugunsten des intrazellulären Kaliums durch Effekte von Magnesium auf die Natrium-Kalium-ATPase der Muskelzellmembran zurückzuführen zu sein und verschwindet nach Ausgleich des Magnesiummangels [10, 11]).

Wie stellt sich die medikamentöse Therapie der renalen Anämie dar?

Bei der Patientin liegt ferner eine normochrome, normozytäre Anämie vor. Hinweise auf Blutungen ergeben sich nicht, ebenso liegt kein Vitamin-B_{12}- oder Folsäuremangel vor, sodass bei inadäquat niedriger Retikulozytenzahl der Verdacht auf eine renale Anämie besteht.

Die Grundlage der Therapie einer renalen Anämie ist, ein ausreichendes Angebot an Eisen bereitzustellen, da hierdurch die benötigte Menge an ESA (erythropoesis stimulating agents) reduziert werden kann. Dem Nutzen der Eisengabe steht deren Risiko gegenüber (Anaphylaxie, Hämochromatose), sodass in jedem Fall ein engmaschiges Monitoring des Ferritinspiegels notwendig ist. Bei Patienten mit chronischer Niereninsuffizienz ist bereits bei Ferritinwerten < 100 ng/ml von einem Eisenmangel zu sprechen, sodass eine entsprechende Substitution erfolgen sollte (bei Ferritinspiegeln > 500 ng/ml sollte die additive Gabe von Eisen engmaschig überprüft werden).

- **CAVE Da Ferritin ein sog. Akut-Phase-Protein ist, kann es z.B. im Rahmen von Infektionen erhöht sein. Sofern sich unter Eisensubstitution kein Anheben des Hb erzielen lässt, sollte dann die Gabe von ESA erfolgen. Hierunter müssen regelmäßige Kontrollen des Hb-Wertes erfolgen. Der Zielwert liegt bei 7,10–7,45 mmol/l (10–12 mg/dl). Bei höheren Hb-Werten sollte auf eine ESA-Gabe verzichtet werden, da diese mit einer erhöhten Mortalität einhergeht. Der ESA-Bedarf muss individuell ermittelt und angepasst werden (in der Regel muss im Rahmen der „Korrekturphase" häufiger substituiert werden als in der sich anschließenden „Erhaltungsphase") [19].**

Wie beurteilen Sie die fehlende antidiabetische Therapie?

Im Zusammenhang mit dem Myokardinfarkt vor fünf Jahren wurde ein Diabetes mellitus Typ 2 diagnostiziert, der bisher noch nicht medikamentös behandelt wurde. Nach Angabe der Patientin schwankte der Blutglucose-Wert bei eigener Messung zwischen 7,2 mmol/l und 8,3 mmol/l (130 mg/dl und 150 mg/dl). Wichtig ist eine regelmäßige Kontrolle der Blutglucose- sowie der HbA1c-Werte. Aufgrund des aktuellen HbA1c-Wertes besteht bei der Patientin zum jetzigen Zeitpunkt ein manifester Diabetes mellitus. Prinzipiell ist der Patientin vorerst eine nichtmedikamentöse Therapie mit Anpassung des Lebensstils (regelmäßige körperliche Betätigung/Ausdauersport, Umstellung der Ernährungsgewohnheiten) zu empfehlen. Lässt sich hierdurch keine suffiziente Senkung des HbA1c innerhalb von drei bis acht Monaten erreichen, ist dann eine medikamentöse Basistherapie mit der 1. Wahl Metformin indiziert, sofern keine Kontraindikationen bestehen.

In Anbetracht der bestehenden Niereninsuffizienz (eGFR 34 ml/min/1,73m^2) ist eine Therapie mit Metformin prinzipiell noch möglich (Kontraindikation bei eGFR < 30 ml/min/1,73m^2), jedoch ist eine engmaschige Kontrolle der Nierenfunktion in jedem Fall notwendig. Zur Monotherapie bei Patienten mit einer Metformin-Kontraindikation sind u.a. **DPP-4-Inhibitoren**, wie Sitagliptin, zugelassen. Die Dosis von Sitagliptin muss nierenadaptiert gewählt werden.

Auch der Einsatz der SGLT-2-Inhibitoren ist bei bestehender diabetischer Nephropathie möglich und hat einen nephroprotektiven Effekt [20, 21]. Deren Wirkung ist aufgrund ihres Wirkungsmechanismus im proximalen Tubulus abhängig von der Nierenfunktion des Patienten. Inwieweit die Wirksamkeit bei Patienten mit schwerer Nierenfunktionsstörung vorhanden ist, kann noch nicht abschließend geklärt werden. Zum jetzigen Zeitpunkt besteht je nach Substanz die Empfehlung der Hersteller, die Therapie ab einer höhergradigen Einschränkung der Nierenfunktion abzusetzen (beispielsweise wird für Dapagliflozin empfohlen, bei einer eGFR < 45 ml/min/1,73m^2 die Therapie zu beenden).

13.2.4 Empfehlungen des Apothekers

Das vordringliche Problem der Patientin ist ihr abgeschlagener Zustand mit Elektrolytentgleisungen, die letztendlich zum Sturz geführt haben. Daher sollte sich die Beratung des Apothekers in erster Linie darauf konzentrieren.

- Empfehlung der strengen Indikationsstellung des **Protonenpumpen-Inhibitors** (PPI).
- Empfehlung des Ausschleichens des PPI durch strukturierte Reduktion der Wirkstärke bzw. Verlängerung des Dosierintervalls bis hin zur bedarfsadaptierten PPI-Medikation, um einen symptomatischen Säurerebound zu vermeiden. [22].
- Bei bestehender Hypomagnesiämie (wahrscheinlich aufgrund einer Nebenwirkung des Pantoprazol) sollte vorübergehend Magnesium substituiert werden. **Cave**: Eine

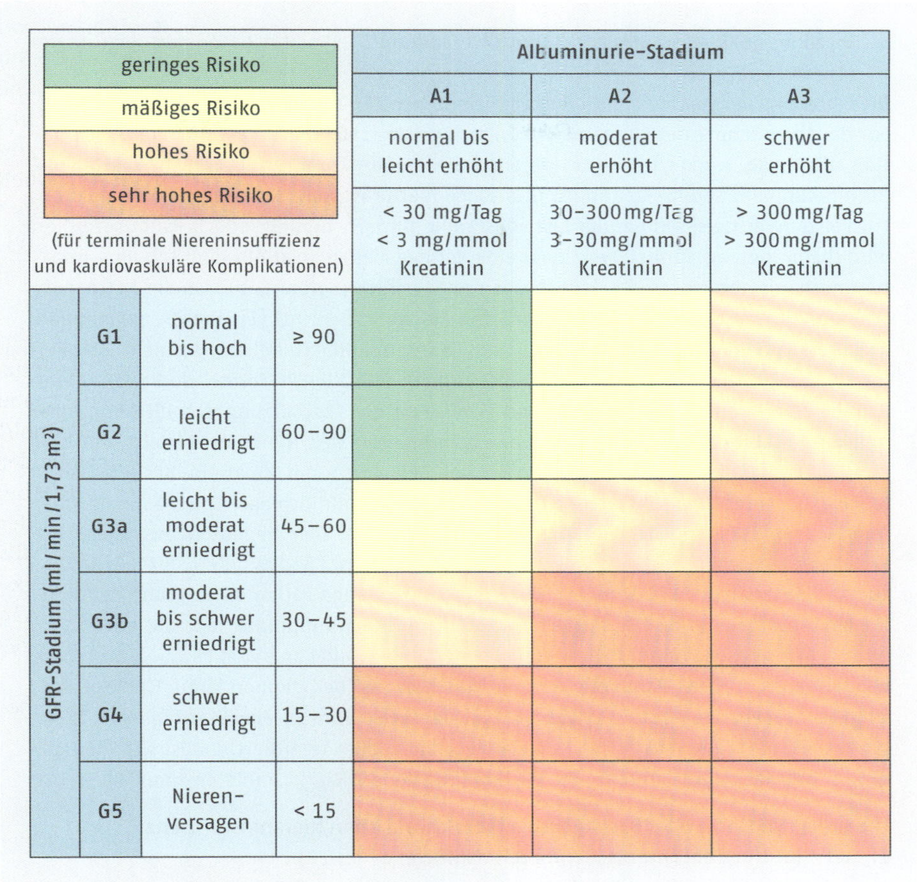
geringes Risiko
mäßiges Risiko
hohes Risiko
sehr hohes Risiko
(für terminale Niereninsuffizienz und kardiovaskuläre Komplikationen)
Albuminurie-Stadium
A1
A2
A3
normal bis leicht erhöht
moderat erhöht
schwer erhöht
< 30 mg/Tag < 3 mg/mmol Kreatinin
30–300 mg/Tag 3–30 mg/mmol Kreatinin
> 300 mg/Tag > 300 mg/mmol Kreatinin
GFR-Stadium (ml/min/1,73 m²)
G1 normal bis hoch ≥ 90
G2 leicht erniedrigt 60–90
G3a leicht bis moderat erniedrigt 45–60
G3b moderat bis schwer erniedrigt 30–45
G4 schwer erniedrigt 15–30
G5 Nieren-versagen < 15

Abb. 13.3 Einteilung Niereninsuffizienz. Nach [24]

gleichzeitige Einnahme von 2-wertigen Ionen (wie Ca^{2+}, Mg^{2+}) und Levothyroxin birgt das Risiko einer Wirkminderung des Schilddrüsenhormons. Eine sichere Variante ist bei gegebener Compliance die Verlegung der Magnesium- sowie der Calcium-Einnahme auf den Mittag oder Abend.

- Für die Akuttherapie einer symptomatischen Hypocalcämie empfiehlt sich eine engmaschige kontrollierte intravenöse Calciumsubstitution mittels **Calciumgluconat.** Je nach Erfahrung des ärztlichen Personals sowie den Möglichkeiten zum Monitoring sollte dies ggf. auf einer Überwachungsstation erfolgen.
- Empfehlung der HbA1c-Bestimmung und ggf. Einleitung einer antidiabetischen Therapie.

Gut zu wissen

Eine chronische Niereninsuffizienz (chronic kidney disease, CKD) liegt nach der internationalen **Definition** der KDIGO dann vor, wenn pathologische Veränderungen an der Niere/Nierenschaden (Labor oder andere Zeichen der „kidney injury") seit > 3 Monaten bestehen.

- Bei einer eGFR > 60 ml/min/1,73 m² (CKD Stadium 1 und 2) seit > 3 Monaten liegt nur dann eine CKD vor, wenn Proteinurie oder andere Zeichen der „kidney injury" nachweisbar sind.

- Bei einer eGFR < 60 ml/min/1,73m^2 (CKD Stadium 3–5) seit > 3 Monaten liegt immer eine CKD vor.

Die Einteilung der Stadien der Niereninsuffizienz gemäß KDIGO ist in o Abb. 13.3 dargestellt. Für die Abschätzung der glomerulären Filtrationsrate („eGFR, estimated glomerular filtration rate"), als Marker für die exkretorische Nierenfunktion, erfolgt am häufigsten die Bestimmung des Serum-Kreatinins. Grundlage hierfür ist, dass **Kreatinin**, ein Produkt des Muskelstoffwechsels, glomerulär fast vollständig filtriert, tubulär jedoch kaum sezerniert wird (beim Nierengesunden wird zwar eine geringe Menge Kreatinin über tubuläre Transportmechanismen sezerniert, jedoch auch wieder rückresorbiert, sodass die Netto-Ausscheidung in etwa der glomerulär filtrierten Menge entspricht) [1]. Um die glomeruläre Filtrationsrate in der Praxis abzuschätzen, wurden unterschiedliche Formeln etabliert (bspw. Cockcroft-Gault-, MDRD-, CKD-EPI-Formel). Die **CKD-EPI-Formel** deckt von diesen Formeln den breitesten Bereich ab und ermöglicht die Abschätzung der eGFR von einer nahezu gesunden Nierenfunktion bis hin zur präterminalen Niereninsuffizienz und wird daher **als Standard empfohlen** [25]. Bei der Bewertung der Kreatinin-basierten eGFR ($eGFR_{Kreatinin}$) muss beachtet werden, dass der Serum-Kreatininspiegel und die renale Kreatininausscheidung von der **Muskelmasse** abhängig sind. Dies bedeutet, dass beispielsweise bei Menschen mit sehr großer Muskelmasse (bspw. Bodybuilder), die $eGFR_{Kreatinin}$ zum Teil unterschätzt wird. Umgekehrt kann bei sarkopenen Patienten aufgrund der reduzierten Muskelmasse bzw. reduzierten muskulären Kreatininproduktion, die $eGFR_{Kreatinin}$ überschätzt werden. Wenn in diesem Zusammenhang Zweifel an der $eGFR_{Kreatinin}$ bestehen, können auch andere Parameter für die Abschätzung der glomerulären Filtrationsrate genutzt werden. Das Protein **Cystatin C** beispielsweise wird in allen kernhaltigen Zellen produziert, renal glomerulär frei filtriert und tubulär kaum sezerniert, sodass sich die Messung von Cystatin C im Serum für die Bestimmung der $eGFR_{Cystatin}$ anbieten kann [1].

Therapiegrundsätze oder Basistherapie jeder chronischen Niereninsuffizienz

1. **Ziel-Blutdruck bei chronischer Niereninsuffizienz** [26, 27]:
   - Alter 18–79 Jahre: < 130/70–79 mmHg (gemäß der Leitlinie der European Society of Cardiology 2018. Die Leitlinie der KDIGO von 2021 empfiehlt einen systolischen Blutdruck <120 mmHg bei bestehender chronischer Niereninsuffizienz),
   - Alter > 80 Jahre: 130–139/70–79 mmHg (sofern vertragen),
   - Grundlage der Therapie des arteriellen Hypertonus ist eine Umstellung des Lebensstils. Sofern hierdurch keine Senkung des Blutdrucks in den Zielbereich möglich ist, empfiehlt sich eine medikamentöse Therapie (initial empfiehlt sich eine Kombination aus einem Renin-Angiotensin-Aldosteron-System (RAAS)-Blocker und einem gefäßselektiven Calciumkanalblocker oder einem RAAS-Blocker und einem Diuretikum).
2. **Ziel-HbA1c**: 6,5–7,5 % (< 7 % bei Diabetikern), Euglykämie durch Metformin bzw. SGLT-2-Inhibitoren bei Diabetes mellitus Typ 2 zur Progressionshemmung
3. **Ziel LDL-Cholesterol:**
   - eGFR < 30 ml/min/1,73 m^2 (= sehr hohes Risiko): LDL-Zielwert < 1,8 mmol/l (70 mg/dl),
   - eGFR 30–59 ml/min/1,73m^2 (= hohes Risiko): LDL-Zielwert < 2,6 mmol/l (100 mg/dl) [23],
   - Die Basistherapie stellt eine Umstellung des Lebensstils dar. Sofern hiermit keine Senkung des LDL-Cholesterinwertes in den Zielbereich möglich ist, können Statine

verabreicht werden. Die Therapie mit PCSK9-Hemmern (Proproteinkonvertase Subtilisin Kexin Typ 9) als Zusatztherapie bei nicht ausreichend wirksamer Statin-Therapie bzw. bei Statin-Unverträglichkeit ist möglich.

4. Möglichst **keine nephrotoxischen Medikamente** (z. B. NSAR, Kontrastmittel, Aminoglykoside).
5. **Anpassung der Ernährung** (salzarme Ernährung, kaliumarme Ernährung; in diesem Stadium proteinreduzierte Ernährung).

Behandlung der fortgeschrittenen Niereninsuffizienz (ca. ab CKD Stadium 4–5)

1. **Renale Anämie:** Eisensubstitution, ggf. ESA.
2. **Sekundärer Hyperparathyreoidismus:** Vitamin-D-Substitution, phosphatarme Ernährung, ggf. Phosphatbinder, ggf. Kalzimimetikum (bei tertiärem Hyperparathyreoidismus ggf. auch Parathyreoidektomie).
3. **Metabolische Azidose:** Ausgleich durch Bicarbonat-Substitution, Eiweißzufuhr einschränken.
4. **Hyperkaliämie:** Kaliumarme Ernährung, ggf. intestinale Kaliumbinder (Austauschharze), Azidose ausgleichen.
5. **Anbindung an einen Nephrologen:** Sofern terminale Niereninsuffizienz abzusehen ist, rechtzeitig vorbereitende Maßnahmen für ein mögliches Nierenersatzverfahren einleiten (z. B. Anlage einer arteriovenösen Fistel in Vorbereitung auf die Hämodialyse; ggf. Anbindung an ein Nierentransplantationszentrum).

Literatur

[1] Kuhlmann U, Böhler J, Luft FC et al. Nephrologie. Pathophysiologie – Klinik – Nierenersatzverfahren, 6. Aufl., Georg Thieme Verlag, Stuttgart, New York 2015

[2] Flink EB. Magnesium deficiency. Etiology and clinical spectrum. Acta medica Scandinavica. Supplementum 647: 125–137, 1981

[3] Komaba H, Kakuta T, Fukagawa M. Diseases of the parathyroid gland in chronic kidney disease. Clinical and experimental nephrology 15: 797–809, 2011

[4] Vanholder R, Massy Z, Argiles A et al. Chronic kidney disease as cause of cardiovascular morbidity and mortality. Nephrology, dialysis, transplantation: official publication of the European Dialysis and Transplant Association – European Renal Association 20: 1048–1056, 2005

[5] Georgianos PI, Sarafidis PA, Lasaridis, AN. Arterial stiffness: a novel cardiovascular risk factor in kidney disease patients. Current vascular pharmacology 13: 229–233, 2015

[6] Pfeilschifter J, Evidenzbasierte Konsensus-Leitlinie zur Osteoporose. Prophylaxe, Diagnostik und Therapie – bei Frauen ab der Menopause, bei Männern ab dem 60. Lebensjahr, Schattauer, Stuttgart 2006

[7] KDIGO 2017 Clinical Practice Guideline Update for the Diagnosis, Evaluation, Prevention, and Treatment of Chronic Kidney Disease-Mineral and Bone Disorder (CKD-MBD). Kidney international supplements 7: 1–59, 2017

[8] Allgrove J. Physiology of Calcium, Phosphate, Magnesium and Vitamin D. Endocrine development 28: 7–32, 2015

[9] Mahaffee DD, Cooper CW, Ramp WK, Ontjes DA. Magnesium promotes both parathyroid hormone secretion and adenosine 3',5'-monophosphate production in rat parathyroid tissues

and reverses the inhibitory effects of calcium on adenylate cyclase. Endocrinology 110: 487–495, 1982
[10] dos Santos LM, Guerra R A, Lazaretti-Castro M et al. An approach to the diagnosis and management of a case presenting with recurrent hypomagnesemia secondary to the chronic use of a proton pump inhibitor. Magnesium research 28: 136–145, 2015
[11] Schrier RW. Renal and electrolyte disorders, Wolters Kluwer, Philadelphia, 2018
[12] Shabajee N, Lamb EJ, Sturgess I, Sumathipala RW. Omeprazole and refractory hypomagnesaemia. BMJ (Clinical research ed.) 337 (7662): a425, 2008
[13] Cheungpasitporn W, Thongprayoon C, Kittanamongkolchai W et al. Proton pump inhibitors linked to hypomagnesemia: a systematic review and meta-analysis of observational studies. Renal failure 37: 1237–1241, 2015
[14] Srinutta T, Chewcharat A, Takkavatakarn K et al. Proton pump inhibitors and hypomagnesemia: A meta-analysis of observational studies. Medicine 98 (44): e17788, 2019
[15] American Geriatrics Society 2019 Updated AGS Beers Criteria® for Potenzially Inappropriate Medication Use in Older Adults. J Am Geriatr Soc 67: 674–694, 2019
[16] Ponikowski P, Voors AA, Anker SD et al. 2016 ESC Guidelines for the diagnosis and treatment of acute and chronic heart failure: The Task Force for the diagnosis and treatment of acute and chronic heart failure of the European Society of Cardiology (ESC)Developed with the special contribution of the Heart Failure Association (HFA) of the ESC. Eur Heart J 37: 2129–2200, 2016
[17] Sica DA. Diuretic use in renal disease. Nature reviews. Nephrology 8: 100–109, 2011
[18] Oh SW, Han SY. Loop Diuretics in Clinical Practice. Electrolytes & Blood Pressure: E & BP 13: 17–21, 2018
[19] Haufe CC. Renale Anämie. Nephrologe 14: 305–317, 2019
[20] van Bommel EJM, Muskiet MHA., Tonneijck L et al. SGLT2 Inhibition in the Diabetic Kidney-From Mechanisms to Clinical Outcome. Clin J Am Soc Nephrol CJASN 12: 700–710, 2017
[21] Perkovic V, Jardine MJ, Neal B, Bompoint S et al. Canagliflozin and Renal Outcomes in Type 2 Diabetes and Nephropathy. N Engl J Med 380: 2295–2306, 2019
[22] Farrell B, Pottie K, Thompson W et al. Deprescribing proton pump inhibitors: Evidence-based clinical practice guideline. Canadian family physician Medecin de famille canadien 63: 354–364, 2017
[23] Mach F, Baigent C, Catapano AL, et al. 2019 ESC/EAS Guidelines for the management of dyslipidaemias: lipid modification to reduce cardiovascular risk. Eur Heart J. 41(1): 111–188, 2019
[24] Kidney Disease: Improving Global Outcomes (KDIGO), 2021
[25] Levin A, Stevens PE. Summary of KDIGO 2012 CKD Guideline: behind the scenes, need for guidance, and a framework for moving forward. Kid Int 85: 49–61, 2013
[26] Williams B, Mancia G, Spiering W et al. 2018 ESC/ESH Guidelines for the management of arterial hypertension : The Task Force for the management of arterial hypertension of the European Society of Cardiology (ESC) and the European Society of Hypertension (ESH). Eur Heart J 39 (33) 3021–3014. 09.2018
[27] Cheung AK, Chang TI, Cushman WC et al. Executive summary of the KDIGO 2021 Clinical Practice Guideline for the Management of Blood Pressure in Chronic Kidney Disease. Kidney Int. 03 2021

13.3 Nierentransplantation

Dr. rer. nat. Katrin Heinitz, Katrin Semmling

13.3.1 Fallvorstellung

Seit fast vier Wochen befindet sich Frau A., eine 47-jährige Patientin, nach erfolgter allogener Nierentransplantation in stationärer Behandlung. Die Patientin litt seit vielen Jahren an einer fokal segmentalen Glomerulosklerose mit terminaler Niereninsuffizienz und erhielt vor 26 Tagen eine Transplantatniere. Als Begleiterkrankungen sind u. a. ein arterieller Hypertonus, Asthma bronchiale sowie Epilepsie bekannt. Die Therapie einer länger bestehenden Refluxerkrankung erfolgt mit einem Protonenpumpenhemmer (PPI).

Die Patientin ist 1,75 cm groß. Das aktuelle Körpergewicht beträgt 71 kg.

Nach komplikationslos verlaufener Nierentransplantation fällt bei Frau A. postoperativ eine fortbestehende Anämie auf. Neben einer renal bedingten Anämie bei noch eingeschränkter Nieren-Transplantatfunktion konnte in einer Gastroskopie eine Ösophagitis sowie ein akut-blutendes Ulcus duodeni festgestellt werden. Dieses wurde mittels Clipping endoskopisch versorgt. Frau A. erhielt ein Erythrozytenkonzentrat. Histologisch fiel ein positiver *Helicobacter pylori*-Nachweis in den entnommenen Biopsien auf. Daher wurde bei Frau A. am post-NTx-Tag 26 eine Eradikationstherapie nach Klinikstandard begonnen [1].

Darüber hinaus zeigte die Patientin beim wöchentlichen CMV-Screening am post-NTx-Tag 26 bei positivem CMV-Status und CMV-positivem Spenderorgan (CMV D+/R+) eine erhöhte CMV-Replikation (769 IU/ml) im Serum. Eine Therapie der asymptomatischen CMV-Reaktivierung unter Immunsuppression wurde mit peroralem Valganciclovir begonnen.

13.3.2 Medikation und Laborwerte

Bestehende und neu verordnete Medikation am post-NTx-Tag 26

Wirkstoff mit Stärke und Darreichungsform	Dosierung	Kommentar, Indikation
Tacrolimus 5 mg Kps (Crilomus® 5 mg Kps)	1-0-1-0	Immunsuppression, Zielspiegel 7–8 µg/l
Mycophenolatmofetil 1000 mg Ftbl	1-0-1-0	Immunsuppression
Prednisolon 5 mg Tbl	2-0-0-0	Immunsuppression nach klinikinterner SOP
Cotrimoxazol 960 mg Tbl	1-0-0-0 montags, donnerstags	PJP-Prophylaxe
Bisoprolol 5 mg Tbl	1-0-1-0	Arterielle Hypertonie
Amlodipin 10 mg Tbl	1-0-0-0	Arterielle Hypertonie
Candesartan 8 mg Tbl	1-0-1-0	Arterielle Hypertonie
Moxonidin 0,2 mg Ftbl	1-0-1-0	Arterielle Hypertonie
Oxcarbazepin 300 mg Ftbl	1-0-1-0	Epilepsie
Pantoprazol 20 mg TMR	1-0-0-0	Reflux

Wirkstoff mit Stärke und Darreichungsform	Dosierung	Kommentar, Indikation
Tinzaparin 4500 I. E. FS	1-0-0-0 s. c.	Thromboseprophylaxe
Salbutamol 0,1 mg/Hub DA	1 Hub	Bei Bedarf, Asthma bronchiale
Neu		
Amoxicillin 1000 mg Ftbl	1-1-1-0 alle 8 h	Für 14 Tage, *Helicobacter pylori*-Eradikation, französische Tripletherapie (Klinikstandard)
Clarithromycin 500 mg Ftbl	1-0-1-0 alle 12 h	
Pantoprazol 40 mg TMR (Pantoprazol 20 mg TMR abgesetzt)	1-0-1-0	
Mycophenolatmofetil 1000 mg Ftbl	(1-0-1-0)	Pausiert, Immunsuppression
Valganciclovir 450 mg Ftbl	1-0-1-0 alle 12 h	Für 3 Monate, CMV-Infektion

Abweichende Laborwerte Tag 1 bis Tag 26 post-NTx

Bezeichnung (Referenzbereich, Einheit)	Wert Tag 1	Wert Tag 7	Wert Tag 14	Wert Tag 26
Hb (8,4–10,9 mmol/l)	6,9	5,6	5,4	3,9
Hkt (0,40–0,53 l/l)	0,318	0,250	0,242	0,164
eGFR CKD-EPI (> 70 ml/min/1,73 m^2)	6	10	25	26
Tacrolimus (µg/l)	–	7,64	8,01	7,68
CMV-Titer IU/ml	Negativ	32	178	769

13.3.3 Fragen zum Fall

Wie bewerten Sie die CMV-Behandlung?

Das Zytomegalievirus (CMV) gehört zu den humanen Herpesviren (Humanes Herpesvirus 5). Es besitzt die Fähigkeit, nach Primärinfektion eine latente Infektion zu etablieren. Bei Organtransplantierten steht die primäre oder sekundäre Infektion durch das übertragende Gewebe oder durch Blutprodukte im Vordergrund. Zwei Drittel der CMV-Infektionen treten im 1. Jahr nach Organtransplantation auf. Dabei handelt es sich bei rund der Hälfte der Infektionen um symptomatische Infektionen. Entscheidend für die Entwicklung einer aktiven CMV-Infektion ist der CMV-Serostatus von Spender und Empfänger. Das höchste Risiko besteht bei einer Konstellation eines seropositiven Spenders (D+) und eines seronegativen Empfängers (R–). Ein intermediäres Risiko, eine gewebeinvasive CMV-Infektion zu entwickeln, weisen Konstellationen mit einem seropositiven Empfänger auf. Bei Patienten mit hohem Risiko wird dahingehend eine antivirale Prophylaxe mit oralem **Valganciclovir** [30] in nierenadaptierter Dosierung über einen Zeitraum von mindestens 90 Tagen empfohlen (◘ Tab. 13.1). Bei Patienten mit intermediärem Risiko ist sowohl eine CMV-Prophylaxe als auch eine präemptive Therapie im Sinne einer engma-

Tab. 13.1 Dosierung Valganciclovir p. o. zur Prophylaxe und Therapie einer CMV-Infektion. Nach [2, 3]

Kreatininclearance [ml/min]	Initialtherapie (für 21 Tage, dann Erhaltungstherapie)		Prophylaxe/Erhaltungstherapie	
	Dosis	**Dosierungsintervall**	**Dosis**	**Dosierungsintervall**
≥ 60	900 mg	12 h	900 mg	24 h
40–59	450 mg	12 h	450 mg	24 h
25–39	450 mg	24 h	450 mg	48 h
10–24	450 mg	48 h	450 mg	2 ×/Woche
< 10	200 mg	3 ×/Woche	100 mg	3 ×/Woche

schigen Überwachung und Therapiebeginn bei Nachweis einer CMV-Replikation möglich. Letzteres wurde im aktuellen Patientenfall praktiziert. Kontrollen auf eine CMV-Infektion erfolgen wöchentlich mittels CMV-PCR.

Tritt eine asymptomatische CMV-Reaktivierung oder eine milde CMV-Erkrankung mit geringer klinischer Symptomatik sowie gering bis moderat erhöhter CMV-Last auf, kann eine Valganciclovir-Therapie p. o. erfolgen. Die Therapie einer schweren CMV-Infektion mit hoher CMV-Last oder Gewebsmanifestation erfordert hingegen eine intravenöse Ganciclovir-Behandlung. Bei mangelndem Therapieerfolg im Sinne einer anhaltend erhöhten oder steigenden CMV-Last bzw. persistierenden Symptomen nach 2-wöchiger antiviraler Therapie sollte eine Resistenztestung mit Genotypisierung erfolgen. Gerade bei Patienten mit hohem Risiko muss mit einer Inzidenz für das Auftreten einer Ganciclovir-Resistenz von über 10 % gerechnet werden. Hier kann der Einsatz von Foscarnet oder Cidofovir (off label) erwogen werden (◘ Tab. 13.2). Alle vier Virostatika zählen zu den „Arzneistoffen mit Verdacht auf sensibilisierende und CMR-Eigenschaften“ [4]. Entsprechende Sicherheitsmaßnahmen sind bei Zubereitung und Umgang mit den Arzneimitteln zu beachten.

Alle immunsuppressiven Medikamente gehen mit z. T. erheblichen Nebenwirkungen wie Myelosuppression (Mycophenolatmofetil) bzw. Nephrotoxizität (Tacrolimus) einher. Im Falle einer Leukopenie, welche oftmals durch die CMV-Infektion selbst ausgelöst oder verstärkt wird, kann daher eine Reduktion bzw. ein Pausieren der Immunsuppression mit Mycophenolatmofetil erwogen werden [9, 10].

Wie bewerten Sie die Eradikationstherapie?

Eine Refluxerkrankung stellt zwangsläufig keine Indikation für eine *Helicobacter pylori*-Eradikation dar. Bei Vorliegen eines Ulcus ventriculi oder duodeni, wie bei Frau A., sollte jedoch eine Eradikationstherapie durchgeführt werden, da *H. pylori* u. a. eine chronische Gastritis und gastroduodenale Ulzera induzieren kann.

Zur Behandlung des Infektionserregers existieren verschiedene Kombinations-Tripel- oder Quadrupel-Therapien. Das gewählte Regime sollte eine hohe Eradikationsrate (Ziel: > 80 %) bei einer geringen Nebenwirkungsrate aufweisen. Zur Compliance-Förderung soll die Anwendung einfach sein, da dies maßgeblich zum Behandlungserfolg beiträgt [11]. Darüber hinaus muss das Vorliegen einer Antibiotikaresistenz berücksichtigt wer-

Tab. 13.2 Virostatika zur Behandlung einer CMV-Infektion

Wirkstoff	Dosierung	Kommentar, Indikation
Valganciclovir p. o. [3]	■ Initial (21 Tage): 2 × 900 mg ■ Erhaltung: 1 × 900 mg ■ (Dosisanpassung bei Niereninsuffizienz, Tab. 13.1)	■ Prodrug von Ganciclovir ■ Bioverfügbarkeit: ca. 60 % (Steigerung durch Einnahme mit fettreicher Nahrung) ■ UAW: analog Ganciclovir
Ganciclovir i. v. [5]	■ Initial (14–21 Tage): 2 × 5 mg/kg KG ■ Erhaltung: 1 × 5 mg/kg KG ■ (Dosisanpassung bei Niereninsuffizienz)	■ Bei CMV-Retinitis: intravitreale Applikation (off label) ■ Häufige UAW: Durchfall, Myelosuppression (Leukopenie), Nephrotoxizität, erhöhtes Krampfrisiko in Kombination mit Imipenem/Cilastatin
Foscarnet i. v. [6]	■ Initial (14–21 d): 2 × 90 mg/kg KG oder 3 × 60 mg/kg KG* ■ Erhaltung: 1 × 90 mg/kg KG* ■ (Dosisanpassung bei Niereninsuffizienz)	■ Häufige UAW: Schüttelfrost, Hautausschlag, Myelosuppression, starke Nephrotoxizität, Hydratation nötig, langsame i. v.-Applikation (> 1 h) ■ Gut liquorgängig
Cidofovir i. v. [7]	■ 5 mg/kg KG 1 ×/Woche für 14 Tage, dann 5 mg/kg KG alle 2 Wochen ■ (Kontraindikation: eGFR ≤ 55 ml/min)	■ HWZ: 20 h, Zulassung nur bei CMV-Retinitis [8] ■ Häufige UAW: Übelkeit/Erbrechen, Myelosuppression, extreme Nephrotoxizität, Hydratation und prophylaktische Gabe von Probenecid nötig ■ Nicht liquorgängig

*Dosierung bezogen auf Foscarnet-Natrium-Hexahydrat

den. In Deutschland betrug 2011/12 die primäre Resistenz von *H. pylori* gegenüber Clarithromycin 10,9 %. Auch Resistenzen gegenüber anderen Antiinfektiva der Eradikationsregimes, insbesondere Metronidazol, wurden beschrieben [12].

Da bei Frau A. primär nicht von einer Clarithromycin-Resistenz ausgegangen wird und die lokale Resistenzrate von Metronidazol bei ca. 60 % liegt [13], verordnet der Stationsarzt den Klinikstandard – die sogenannte französische Tripeltherapie. Obwohl in mehreren Studien gezeigt wurde, dass eine Quadrupel-Therapie mit Bismut höhere Eradikationsraten als die Standard-Tripel-Regime aufweist [14, 15], wird diese klinikintern nur als Zweitlinientherapie empfohlen. Gründe sind das kompliziertere Einnahmeschema und unerwünschte Arzneimittelwirkungen (UAW) [16].

Für das verordnete Regime wird in der „S2-Leitlinie *Helicobacter pylori* und gastroduodenale Ulkuskrankheit“ eine Therapiedauer von 7–14 Tagen angegeben. Da durch eine längere Behandlungsdauer die Eradikationsrate erhöht werden kann, wird Frau A. eine Therapie für 14 Tage empfohlen [17].

Welche potenziellen Arzneimittelinteraktionen mit klinischer Relevanz erwarten Sie?

Das Makrolid-Antibiotikum Clarithromycin ist bekannt für sein **hohes Interaktionspotenzial**: Zum einen interagiert Clarithromycin als Substrat und starker Inhibitor mit dem Cytochrom-P-450-Enzymsystem CYP3A4. Zum anderen besitzt der Arzneistoff

Tab. 13.3 Tacrolimus-Talspiegel von Frau A. nach Beginn der Eradikationstherapie

post NTx-Tag	Tacrolimus-Talspiegel
d26	7,68 µg/l
d30	10,40 µg/l
d31	19,40 µg/l

eine hohe QT-zeitverlängernde Potenz und kann Torsade-de-Pointes-Arrhythmien – insbesondere in Kombination mit weiteren QT-verlängernden Wirkstoffen (bei Frau A.: Tacrolimus, Cotrimoxazol) – auslösen [18]. Zusätzliche Risikofaktoren der Patientin wie weibliches Geschlecht, eine eingeschränkte Nierenfunktion und die damit verbundene Arzneistoffkumulation sowie Elektrolytstörungen können zu gefährlichen Herzrhythmusstörungen beitragen [19]. Ein Substrat von CYP3A4 ist Tacrolimus [20]. Durch Kombination mit Clarithromycin wird dessen Abbau gehemmt und ein Plasmaspiegelanstieg ist die Folge (Tab. 13.3). In diesem Fall sind engmaschige Talspiegelkontrollen und eine entsprechende Dosisreduktion von Tacrolimus indiziert.

Zur Vermeidung dieser Arzneimittelinteraktionen hätte ein clarithyromycinfreies Regime (z. B. die Bismuthaltige Quadrupel-Therapie) ausgewählt werden können. Eine Anwendung Fluorchinolonhaltiger Regime muss aufgrund des Risikos schwerwiegender UAW kritisch betrachtet werden [21]. Außerdem ist auch hier eine QT-Zeit Verlängerung als potenzielle Arzneimittelinteraktion möglich. Vom Austausch des Clarithromycins durch ein nebenwirkungsärmeres Makrolid wie Roxithromycin oder Azithromycin wird aufgrund insuffizienter Eradikationsraten abgeraten [22].

Welche Relevanz für die Therapie hat die beeinträchtigte Nierenfunktion?

Die Transplantatniere der Patientin arbeitet am post-NTx-Tag 26 nur eingeschränkt. Bei Frau A.s aktuellen eGFR CKD-EPI 26 ml/min/1,73m^2 bzw. Kreatininclearance 33 ml/min (berechnet nach Cockcroft-Gault) ist eine **Dosisanpassung** der vorwiegend renal-eliminierten Arzneistoffe Amoxicillin, Clarithromycin und Valganciclovir erforderlich. Es wird empfohlen, die Clarithromycin-Gabe ab Tag 2 nierenadaptiert auf 1 × täglich 500 mg anzupassen [23]. Für Amoxicillin ist bei eGFR 10–30 ml/min in der Fachinformation eine Dosis von 2 × 500 mg zu finden [24], in der Renal Drug Database wird dagegen keine Dosisanpassung bis eGFR < 10 ml/min empfohlen [25]. Da im klinikinternen Eradikationsstandard abweichend von der S2-Leitlinie [10] eine höhere Amoxicillin-Dosierung von 3 × 1000 mg statt 2 × 1000 mg festgelegt wurde, wird bei Frau A. ab Tag 2 eine Dosis von Amoxicillin 2 × 1000 mg vorgeschlagen. Valganciclovir als Initialtherapie ist entsprechend der Zulassung bei einer Kreatininclearance zwischen 25–39 ml/min auf 1 × 450 mg täglich zu reduzieren (Tab. 13.1).

Die Thromboseprophylaxe mit Tinzaparin wird laut Fachinformation nur bis zu einer Kreatininclearance > 30 ml/min empfohlen, obwohl bis Kreatininclearance ≥ 20 ml/min keine Akkumulation des Wirkstoffs erfolgt [26]. Aus Sicherheitsgründen sollte bei Frau A. die Umstellung auf unfraktioniertes Heparin (UFH) erwogen werden. Im Gegensatz zu niedermolekularen Heparinen (NMH) wird UFH aufgrund des hohen Molekulargewichts vorwiegend hepatisch eliminiert und neigt bei eingeschränkter Nierenfunktion nicht zur Kumulation. Zur Thromboseprophylaxe wird Frau A. eine Dosierung von Heparin 3 × 5000 I. E. gemäß Klinikstandard empfohlen.

13.3.4 Empfehlungen des Apothekers

Die neue begonnene Eradikationstherapie nach dem französischen Regime hat ein hohes Interaktionspotenzial mit der bisherigen Medikation der transplantierten Patientin.

- Wird die Clarithromycin-haltige Therapie fortgeführt, sollten regelmäßig Blutdruck- und Elektrolytkontrollen sowie ein EKG bei Frau A. durchgeführt werden.
- Ab Tag 2 sollte die Behandlung mit Clarithromycin und Amoxicillin in nierenadaptierter Dosierung fortgeführt werden. Das gleiche gilt auch für die CMV-Therapie mit Valganciclovir. Eine regelmäßige Kontrolle der Retentionswerte ist notwendig, um bei einer Veränderung der Nierenfunktion von Frau A. die Dosierungen entsprechend anzupassen.
- Der Talspiegel von Tacrolimus muss engmaschig kontrolliert und die Dosierung – insbesondere auch nach Beendigung der Eradikation – angepasst werden. Im klinikinternen Standard erfolgt eine Kontrolle der Tacrolimus-Spiegel bei hospitalisierten Patienten dreimal wöchentlich. Wird eine Entlassung innerhalb des 14-tägigen Behandlungszeitraums geplant, sollten ambulant Kontrollen mindestens einmal wöchentlich realisiert werden. Dabei muss die Patientin ausreichend über die Notwendigkeit der Therapie und mögliche UAW aufgeklärt werden, um die Compliance und den damit verbundenen Behandlungserfolg zu fördern.
- Die Dauer der CMV-Therapie richtet sich nach der Virusreplikation im Serum. Eine Umstellung auf eine prophylaktische Therapie ist möglich, sobald keine CMV-Genomäquivalente im Serum nachweisbar sind. Kontrollen der CMV-Replikationsrate erfolgen initial wöchentlich mittels CMV-PCR, später in größeren Abständen.

Gut zu wissen

Die Immunsuppression nach einer Nierentransplantation basiert im Wesentlichen auf drei Komponenten: Calcineurin-Inhibitoren (CNI) wie Tacrolimus und Ciclosporin A, Proliferations-Inhibitoren wie Mycophenolatmofetil (MMF) und Steroiden. Im klinikinternen Standard beruht die Immunsuppression wie auch in den meisten anderen deutschen Transplantationszentren auf Tacrolimus, MMF und Steroiden sowie bei entsprechendem immunologischen Risiko in einer Induktionstherapie mit dem Interleukin-2-Rezeptor-Inhibitors Basiliximab. Unter einem solchen Regime lassen sich derzeit sehr gute Ergebnisse mit 1-Jahres-Überlebensraten von bis zu 95 % bei Nierentransplantationen erzielen. Andererseits kann das Langzeitüberleben durch ein breites Nebenwirkungsprofil der Immunsuppressiva sowie eine persistierende Immundefizienz beeinträchtigt werden. Das Risiko einer akuten Transplantatabstoßung (Rejektion) ist in den ersten 3 Monaten am höchsten. Im Anschluss sinkt das Risiko und die Immunsuppression kann reduziert und hin zu einer Erhaltungstherapie angepasst werden. Diese orientiert sich an dem individuellen Risikoprofil des Patienten. Daher ist der Zielspiegel der Immunsuppressiva in Abhängigkeit von der Art und dem Zeitpunkt der Transplantation bei jedem Patienten individuell und kann beim behandelnden Transplantzentrum erfragt werden.

Da das Nebenwirkungsprofil der Präparate in der Regel einer Dosis-Wirkungs-Beziehung unterliegt, erfolgt eine Kombination von Präparaten mit verschiedenen Wirkmechanismen. Somit lässt sich eine Dosisreduktion der Präparate bei gleicher immunsuppressiver Wirkung erzielen. Neben den toxischen Effekten der Immunsuppression ist das Überleben durch Auftreten von bakteriellen und von opportunistischen Infektionen beeinträchtigt. Hierzu zählen Infektionen, welche u. a. durch Zytomegalieviren (CMV), den Epstein-Barr-Virus (EBV) oder humane Polyomaviren (BKV) sowie Pilzen (*Pneumocystis jirovecii*, *Aspergillus* und *Candida spp.*) verursacht werden. Zur Risikoreduktion einer CMV-Infektion erfolgt entsprechend dem Serostatus von Nierenempfänger und Spender eine antivirale Prophylaxe mit Valganciclovir. Cotrimoxazol wird als Prophylaxe einer *Pneumocystis-jirovecii*-Pneumonie (PJP) eingesetzt. Die Dauer der Prophylaxe beträgt 3 Monate [27, 28, 29].

Literatur

[1] Lübbert C et al. Antiinfektiva – Leitfaden für die empirische antiinfektive Therapie und Prophylaxe, Antiinfektivakommission des Universitätsklinikums Leipzig, Universitätsklinikum, 4. Aufl., Leipzig 2020

[2] Fachinformation Valganciclovir-ratiopharm® 450 mg Filmtabletten. Ratiopharm GmbH Ulm. Stand: 01/2016

[3] Fachinformation Valcyte® Pulver. Roche. Stand: 05/2018

[4] Berufsgenossenschaft für Gesundheitsdienst und Wohlfahrtspflege-Online. www.bgw-online.de/DE/Arbeitssicherheit-Gesundheitsschutz/Grundlagen-Forschung/GPR-Medientypen/Downloads/BGW09-19-001-Arzneistoffliste-inkl-Einleitung_Download.pdf?__blob=publicationFile (Zugriff 05.02.20)

[5] Fachinformation Ganciclovir HEXAL® 500 mg Pulver für ein Konzentrat zur Herstellung einer Infusionslösung. Hexal. Stand: 02/2019

[6] Fachinformation Foscavir® 24 mg/ml, Infusionslösung. Clinigen. Stand: 10/2018

[7] Fachinformation Cidofovir Tillomed 75 mg/ml Konzentrat zur Herstellung einer Infusionslösung. Tillomed Pharma GmbH. Stand: 03/2017

[8] www.bfarm.de/SharedDocs/Risikoinformationen/Pharmakovigilanz/DE/RHB/2011/rhb-vistide.html (Zugriff 27.02.2020)

[9] Schachtner T, Reinke P. Zytomegalievirus nach Nierentransplantation: Klinische Problematik, Risikostratifizierung und neue Therapieansätze, Nephrologe 11: 396–401, 2016

[10] Kaulfuß M et al. Infektionen nach Nierentransplantation, Nephrologe, 13: 161–166, 2018

[11] Fischbach W et al. S2k-Leitlinie Helicobacter pylori und gastroduodenale Ulkuskrankheit, Z Gastroenterol 54: 327–363, 2016

[12] Wüppenhorst N et al. Prospective multicentre study on antimicrobial resistance of Helicobacter pylori in Germany. J Antimicrob Chemother, 69: 3127–3133, 2014

[13] Institut für Medizinische Mikrobiologie und Infektionsepidemiologie. Resistenzsituation am UKL. www.uniklinikum-leipzig.de/einrichtungen/mikrobiologie/Seiten/resistenzsituation.aspx (Zugriff 03.11.2019)

[14] Malfertheiner P et al. Helicobacter pylori eradication with a capsule containing bismuth subcitrate potassi-um, metronidazole, and tetracycline given with omeprazole versus clarithromycinbased triple therapy: a randomised, open-label, non-inferiority, phase 3 trial. Lancet, 377: 905–913, 2011

[15] Venerito M et al. Meta-analysis of bismuth quadruple therapy versus clarithromycin triple therapy for empiric primary treatment of Helicobacter pylori infection. Digestion; 88: 33–45, 2013

[16] arznei-telegramm, PYLERA: WISMUT-BASIERTE HELICOBACTER-PYLORIERADIKATION, a-t; 50: 20–2, 2019
[17] Yuan Y et al. Optimum duration of regimens for Helicobacter pylori eradication. The Cochrane database of systematic reviews; Dec 11; (12): CD008337, 1996
[18] Crediblemeds. www.crediblemeds.org/new-drug-list/ (Zugriff 28.09.2019)
[19] Petri H. Das Interaktionspotenzial der Makrolide, Krankenhauspharmazie; 35: 85–7, 2014
[20] www.uptodate.com/drug-interactions (Zugriff 28.09.2019)
[21] www.bfarm.de/SharedDocs/Risikoinformationen/Pharmakovigilanz/DE/RHB/2019/rhb-fluorchinolone.html (Zugriff 28.09.2019)
[22] arznei-telegramm, BEHANDLUNG DER HELICOBACTER-PYLORI-INFEKTION, a-t; Nr. 7: 73–6, 1999
[23] Fachinformation Clarithromycin-ratiopharm® Filmtabletten. Ratiopharm GmbH Ulm. Stand: 02/2018
[24] Fachinformation Amoxicillin-ratiopharm® 500 mg/750 mg/1000 mg Filmtabletten. Rratiopharm GmbH Ulm. Stand: 09/2017
[25] Renaldrugdatabase. www.renaldrugdatabase.com, Monografie Amoxicillin (Zugriff 30.09.2019)
[26] Fachinformation Innohep®4.500 Anti-Xa I. E. Injektionslösung. Leo Pharma. Stand: 05/2018
[27] Schamberger B et al. Immunsuppressive Therapie nach Nierentransplantation, Nephrologe, 10: 9–15, 2015
[28] Paliege A et al. Immunsuppression und Ergebnisse in der Nierentransplantation, Urologe 54: 1376–1384, 2015
[29] Becker S, Witzke O. Management der Immunsuppression nach Nierentransplantation, Nephrologe, 2009
[30] Kotton CN et al The Third International Consensus Guidelines on the Management of Cytomegalovirus in Solid-organ Transplantation. Transplantation, 102: 900–931, 2018

14 Rheumatologie und Gicht

Rheumatoide Arthritis (RA) ... 195 | Gicht ... 202

14.1 Rheumatoide Arthritis (RA)

Olga Efimov, Dr. med. Kristin Wiefel

14.1.1 Fallvorstellung

Frau E., 40 Jahre alt, wird von ihrer ambulanten Rheumatologin mit einer schweren, therapierefraktären rheumatoiden Arthritis (RA) und über die vergangenen sechs Monate rezidivierend auftretendem Nachtschweiß ins Krankenhaus eingewiesen. Aktuelle Röntgenaufnahmen zeigten fortschreitende arthritische Veränderungen im Handgelenks- und Handwurzelbereich sowie an den Zehengrundgelenken.

Die Erstdiagnose der Rheumatoiden Arthritis wurde bei der Patientin im Alter von 26 Jahren gestellt. Da Rheumafaktoren (RF) sowie Autoantikörper gegen zyklische-citrullinierte Peptide (Anti-CCP-Antikörper) nachgewiesen wurden, wurde eine seropositive RA diagnostiziert. Aktuell besteht trotz der Therapie mit verschiedenen immunmodulierenden Basistherapien, Disease Modifying Anti-Rheumatic Drugs (DMARD), eine anhaltende Aktivität der RA mit progredienter Gelenksdestruktion.

Die Einweisung erfolgt zur Abklärung des Nachtschweißes und zur Optimierung der RA-spezifischen Therapie z. B. mit Rituximab.

Seit drei Wochen beklagt die Patientin zudem diffuse Oberbauchschmerzen ohne Übelkeit oder Erbrechen. Eine bereits ambulant erfolgte Oberbauchsonografie war unauffällig. Das Körpergewicht (58 kg) der Patientin sei in der Zeit konstant geblieben.

An Begleiterkrankungen sind eine Hashimoto-Thyreoiditis sowie ein Zustand nach Herpes zoster (2018) bekannt. Die Patientin gibt eine Unverträglichkeit von Diclofenac in Form von „Kreislaufproblemen“ an. In der Familienanamnese sind eine RA und Gicht bei der Großmutter zur erwähnen.

14.1.2 Medikation und Laborwerte

Aktuelle Medikation

Wirkstoff mit Stärke und Darreichungsform	Dosierung	Kommentar, Indikation
Methotrexat (MTX) 10 mg FS s. c.	1 ×/Woche, montagabends	RA-Therapie in Kombination mit Biologika
Folsäure 5 mg Tbl	0-0-1-0, dienstag- und mittwochabends	Substitution unter MTX
Sarilumab 150 mg Pen s. c.	Alle 14 Tage, letzte Gabe 18 Tage vor Aufnahme	RA-Therapie, IL-6R-Inhibitor
Prednisolon 5 mg Tbl	2-0-0-0	Stationär bei aktiver Arthritis wieder begonnen
Colecalciferol 1000 I. E. Tbl	1-0-0-0	Osteoporoseprophylaxe unter Prednisolon
Levothyroxin 88 µg Tbl	1-0-0-0	Hashimoto-Thyreoiditis, stationär bei erhöhtem TSH-Wert auf 100 µg erhöht
Pantoprazol 20 mg TMR	1-0-0-0	30 min vor der Mahlzeit, Ulkusprophylaxe unter NSAR und Prednisolon, ambulant bei Bedarf, stationär fest angeordnet
Parecoxib 40 mg Amp i. v.	1-0-1-0	Stationär bei aktiver Arthritis für drei Tage
Ibuprofen 800 mg Ftbl	1 Tbl (ED), max. 3 Tbl/d	Ambulant bei Schmerzen, stationär unter Parecoxib pausiert
Rituximab (RTX) Inf 1000 mg/500 ml NaCl 0,9 %	2 Infusionen im Abstand von 14 Tagen	▪ RA-Therapie ▪ Erstgabe stationär ▪ Initiale Infusionsgeschwindigkeit beträgt 50 mg/h ▪ Nach den ersten 30 Minuten stufenweise Steigerung alle 30 Minuten um 50 mg/h auf einen Höchstwert von 400 mg/h

Abweichende Laborwerte

Bezeichnung (Referenzbereich, Einheit)	Wert Tag 1	Kommentar
CRP (< 5 mg/l)	23,7	–
Komplement C3c im Serum (0,90–1,80 g/l)	0,83	–

Bezeichnung (Referenzbereich, Einheit)	Wert Tag 1	Kommentar
Rheumafaktor (IU/ml)	300	▪ Grenzbereich = 10 – < 15 IU/ml ▪ Positiv = 15 – < 50 IU/ml ▪ Stark positiv = > 50 IU/ml
Anti-CCP-Antikörper (U/ml)	> 2000	Stark positiv, Autoantikörper gegen zyklische-citrullinierte Peptide
TSH (0,27–4,20 mU/l)	11,10	Normwertige T_3 und T_4 Werte

14.1.3 Fragen zum Fall

Wie ist die bisherige RA-Therapie zu bewerten?

Das Ziel der RA-Therapie ist die Remission oder eine möglichst geringe Krankheitsaktivität [1].

Aufgrund der fortschreitenden, z. T. irreversiblen, strukturellen Gelenkveränderungen, die vor allem in den ersten Jahren der Erkrankung am stärksten auftreten und einen Funktionsverlust der Gelenke zur Folge haben, wird eine möglichst frühzeitige Therapie mit DMARD empfohlen („therapeutisches Fenster") [2].

Für die Therapie wird die Festlegung eines Therapieziels (target) und bei Nichterreichen dieses Therapieziels eine konsequente Anpassung der medikamentösen Therapie empfohlen. Dieses Prinzip wird **„treat-to-target"** bezeichnet. Die Überprüfung des Therapieeffektes erfolgt mittels verschiedener Scores, z. B. CDAI (Clinical Disease Activity Index) oder SDAI (Simple Disease Activity Index).

Die Therapie der Patientin bestand initial aus Sulfasalazin, seit 10/2009 bekommt die Patientin MTX. In Kombination dazu wurde Etanercept (TNF-α-Inhibitor) über mehrere Jahre angewendet. Dann erfolgte eine Umstellung auf den Interleukin-6-Rezeptor-Inhibitor (IL-6R-Inhibitor) Tocilizumab, welcher allerdings nur ein Jahr angewendet wurde. Anschließend wurde die Therapie auf den IL-6R-Inhibitor Sarilumab umgestellt. Der Grund für die Umstellung war der Pat. nicht mehr in Erinnerung. Trotz der Kombinationstherapie aus Methotrexat und Sarilumab schreitet die Erkrankung voran, was deutlich in den aktuellen Röntgenbildern der Hände und Füße zu erkennen ist. Um weitere Destruktionen an den Gelenken bei der jungen Patientin zu verhindern, ist eine Eskalation der Therapie notwendig.

Die EULAR-Empfehlungen der RA-Therapie gliedern sich in drei Phasen.

Bei Therapiebeginn ist bei fehlenden Kontraindikationen (z. B. Schwangerschaft, Kinderwunsch, Niereninsuffizienz) Methotrexat Mittel der ersten Wahl. Dieses wird einmal wöchentlich bevorzugt oral mit 15–25 mg gegeben, eine subkutane Applikation bietet sich bei Compliance-Problematik an. Dazu erhalten die Patienten 24 und 48 Stunden danach Folsäure. Bei Kinderwunsch und Schwangerschaft besteht die Möglichkeit, mit Sulfasalazin zu therapieren, wie es bei der Pat. erfolgt ist (Geburt der Tochter unter Sulfasalazintherapie) [3]. Bei Niereninsuffizienz kann Leflunomid eingesetzt werden. Methotrexat, Sulfasalazin und Leflunomid zählen zur Gruppe der conventional synthetic DMARD (csDMARD).

Unter jeder neu begonnenen **DMARD-Therapie** wird eine zunächst engmaschige Kontrolle der Blutbild-, Leber- und Nierenparameter empfohlen. Da die meisten DMARD ihre volle Wirksamkeit erst nach 6–8 Wochen entfalten, erfolgt im akuten Schub ein „Bridging" mit Glucocorticoiden. Meist wird mit 20–30 mg/Tag begonnen und schrittweise über 8 Wochen auf eine „low-dose"-Therapie mit 2,5–5 mg/Tag reduziert. Es besteht eine starke Empfehlung der Fachgesellschaften, eine max. Therapiedauer von 3–6 Monaten nicht zu überschreiten.

Bei fehlendem Therapieansprechen nach drei Monaten oder Nichterreichen des Therapieziels nach sechs Monaten, wird in Phase 2 des Therapiealgorithmus entweder eine Kombination von MTX mit einem zweiten csDMARD oder ein Wechsel zu einem anderen csDMARD empfohlen [1].

Bei Vorliegen von prognostisch ungünstigen Faktoren (hochtitrig positive RF bzw. Anti-CCP-Antikörper, hohe initiale Krankheitsaktivität, frühzeitige erosive Gelenkdestruktionen) wird der direkte Übergang in Phase 3 und damit die **Kombination aus Methotrexat und**

- einem **biological originator DMARD** (boDMARD: z. B. TNF-α-Inhibitoren, IL-6R-Inhibitoren, Anti-CD 20-Antikörper),
- oder einem **biosimilar DMARD** (bsDMARD: z. B. TNF-α-Inhibitoren, Anti-CD 20 Antikörper),
- oder einem **targeted synthetic DMARD** (tsDMARD = JAK-Inhibitoren) empfohlen [1].

In Phase 3, beim Versagen eines bo/bs/tsDMARDs nach drei Monaten Therapie, besteht die Möglichkeit auf ein anderes bo/bs/tsDMARD zu wechseln.

In dem vorgestellten Fall erfolgt nach Versagen der Therapie mit einem TNF-α-Inhibitor sowie zwei verschiedenen IL-6R-Inhibitoren der Wechsel auf einen Anti-CD20-Antikörper in Kombination mit MTX. Dabei wird die Dosis von MTX auf 10 mg/Woche reduziert.

Bei MTX ist streng auf die einmal wöchentliche Applikation zu achten. Eine tägliche Einnahme kann potenziell tödliche Folgen haben, sodass die Patienten ausführlich geschult werden sollten [4]. Dazu kann die Patientenkarte, in der der Einnahmetag eingetragen werden kann, als Erinnerungsstütze für den Patienten dienen. Um Dosierungsfehler zu vermeiden, kann die Handlungsempfehlung zum oral applizierten Methotrexat vom Aktionsbündnis Patientensicherheit zur Hilfe genommen werden [5].

In jeder Phase wird bei Erreichen der Therapieziele zunächst die Reduktion von Glucocorticoiden und erst dann bei anhaltender Remission der Versuch der Dosisreduktion des DMARD empfohlen.

Was ist bei der Therapie mit Rituximab (RTX) zu beachten?

Bei der Patientin wird als nächste Therapieoption die Gabe von RTX (Phase 3, Wechsel des Wirkprinzips) erwogen. RTX ist ein Anti-CD20-Antikörper, der zu einer langen Elimination von B-Lymphozyten im peripheren Blut führt [6]. Die Therapie mit RTX ist bei der RA nur in Kombination mit MTX zugelassen, was durch ein besseres Therapieansprechen und eine längere Dauer der Wirksamkeit begründet ist [6]. Ein klinisches Ansprechen wird in der Regel nach 16–24 Wochen erreicht.

Vor Beginn der Therapie ist eine **Hepatitis-Diagnostik** sehr wichtig, da unter der immunsuppressiven Therapie vor allem bei der Behandlung von Lymphomen Reaktivierungen von Hepatitis B beobachtet wurden. Bei einem positiven Test sollte die weitere

Behandlung mit einem Hepatologen abgestimmt werden [7]. Eine Therapie ohne parallel durchgeführte Virostatika-Therapie ist in der Regel zu riskant.

Weiterhin werden zur Einschätzung des gesteigerten Infektionsrisikos regelmäßige Kontrollen des Blutbildes und der Immunglobuline empfohlen.

Im Gegensatz zu den anderen bo/bs/tsDMARD, insbesondere den TNF-α-Inhibitoren, ist für **Rituximab** ein Ausschluss einer latenten Tuberkuloseinfektion nicht notwendig, da in den Studien keine erhöhte Inzidenz für Tuberkulosereaktivierungen auftrat [8].

Wie bei allen DMARD wird vor Beginn der Therapie mit RTX auf eine Überprüfung und ggf. Aktualisierung des **Impfstatus** hingewiesen, da die Impfantwort nach der Infusion für längere Zeit erheblich beeinträchtigt sein kann [6]. Unter der Therapie mit RTX wird von einer aktiven Immunisierung mit Lebendimpfstoffen abgeraten.

RTX wird als Infusion in einer Dosis von 1000 mg zweimal im Abstand von 14 Tagen intravenös appliziert. Bei der mehrstündigen, intravenösen Applikation erfolgt die Erstgabe in einem stationären Setting, da eine engmaschige Überwachung der Patienten aufgrund der Gefahr von infusionsbedingten Reaktionen (IRR) erforderlich ist. Aufgrund der möglichen schweren IRR ist vor jeder Applikation eine entsprechende **Prämedikation** mit einem **Analgetikum/Antipyretikum** (z. B. Paracetamol) und einem **Antihistaminikum** obligat. Zur Verringerung der Häufigkeit und der Schwere von IRR wird auch 100 mg **Methylprednisolon** (i. v.) vor der Applikation von RTX empfohlen [6]. Insbesondere bei der ersten Gabe ist streng auf die initiale Infusionsgeschwindigkeit (50 mg/h) sowie die schrittweise Steigerung um 50 mg/h alle 30 Minuten auf max. 400 mg/h zu achten.

Welche Relevanz hat der Anstieg des TSH-Wertes unter der Therapie mit L-Thyroxin? Besteht ein Zusammenhang mit der Grunderkrankung?

Extraartikuläre Manifestationen unter Beteiligung anderer Organe (z. B. Lunge, Herz-Kreislauf-System) sind bei der RA möglich. Auch das Auftreten einer Autoimmunthyreoiditis ist beschrieben [9, 10]. Beim Auftreten von Funktionsstörungen ist die Therapie der Wahl eine Substitution der Hormone in Form einer Levothyroxin (T_4)-Monotherapie [11]. Die Therapie sollte unter regelmäßigen laborchemischen Kontrollen der Schilddrüsenparameter angepasst werden.

Ist eine Osteoporoseprophylaxe unter Prednisolontherapie indiziert?

Die RA ist unabhängig von der Therapie mit Glucocorticoiden (GC) ein eigenständiger Risikofaktor für die Entwicklung einer Osteoporose [12]. Insbesondere in den ersten Monaten der GC-Therapie ist das Risiko für Knochenabbau besonders ausgeprägt und setzt bereits bei „Low-Dose"-GC-Therapie (2,5–7,5 mg/Tag) ein [13]. Eine **Osteoporoseprophylaxe** wird insbesondere dann empfohlen, wenn die voraussichtliche GC-Therapie ≥ 3 Monate andauern wird. Diese beinhaltet eine Supplementierung von Vitamin D mit 800–1000 IE/Tag und eine Calcium-Zufuhr von 1000 mg/Tag, die primär über die Nahrung erfolgen sollte [12]. Kann eine ausreichende Calcium-Zufuhr nicht über die Nahrung gewährleistet werden, sollte auch dieses supplementiert werden. Auch unter einer antiresorptiven Osteoporosetherapie sollte aufgrund des Hypocalcämierisikos auf eine ausreichende Supplementierung von Calcium und Vitamin D geachtet werden.

Da aufgrund der RA per se bereits ein erhöhtes Risiko für Osteoporose besteht und durch eine GC-Therapie zusätzlich erhöht wird, wird eine Knochendichtemessung als Basisdiagnostik empfohlen. Das Intervall der Knochendichtemessung sollte an das individuelle Risikoprofil angepasst werden.

14.1.4 Empfehlungen des Apothekers

Der Fokus dieses Patientenfalls liegt auf der Umstellung der RA-Therapie. Für das Erreichen der Therapieziele ist es wichtig, den Patienten in das Therapiekonzept einzubeziehen, gemeinsam Therapieziele festzulegen und die geplante stationäre Therapie inklusive der Aspekte, die der Patient unter dieser im Alltag beachten sollte, zu besprechen.

- Aushändigung des Merkblatts für Patienten zu Rituximab der Deutschen Gesellschaft für Rheumatologie (DGRh-Merkblätter und Überwachungsbögen) an Patienten [14].
  - Die DGRh bietet zur Unterstützung des ärztlichen Beratungsgesprächs an den Patienten gerichtete Überwachungsbögen für verschiedene Wirkstoffe an. Diese klären über die möglichen Risiken der Therapie auf und geben Anhaltspunkte, worauf im Alltag zu achten ist (z. B. erhöhtes Infektionsrisiko). Das Merkblatt für Ärzte kann für den Rheumatologen, den Hausarzt sowie einen klinisch tätigen Apotheker eine Hilfe für die Therapieüberwachung sein, insbesondere im Hinblick auf die therapiebegleitenden Laborkontrollen.
- Die Kontrolle der Schilddrüsenparameter sollte regelmäßig ambulant erfolgen, ggf. mit weiterer Anpassung der Therapie.
  - Nach Dosissteigerung des **Levothyroxin** aufgrund von erhöhten TSH-Werten sollte eine Kontrolle ambulant in 4–6 Wochen durch den Hausarzt erfolgen (Normalisierung des TSH in 6–8 Wochen) [15]. Ein Hinweis an den Patienten, dass die Einnahme der Tabletten im besten Fall nüchtern und ca. 30 Minuten vor dem Frühstück erfolgen sollte, kann gegeben werden.
- Der Impfstatus sollte überprüft werden.
  - Ein Hinweis an den Hausarzt sowie den Patienten, dass der Impfstatus überprüft (STIKO-Empfehlungen) und ggf. ergänzt werden sollte, kann im Entlassbrief gegeben werden.
- Unterstützung der korrekten Applikation von Rituximab.
  - Vor jeder Applikation von **RTX** ist darauf zu achten, dass die entsprechende Prämedikation für die Applikation zur Verfügung steht und die Pflege über das Infusionsprotokoll informiert ist. Der Patient sollte einen Patientenpass des Herstellers zur Dokumentation jeder Applikation erhalten.

Gut zu wissen

In der Rheumatologie gibt es keinen laborchemischen Parameter, der 100%ige Sensitivität oder Spezifität hat. Allgemein können erhöhte Akut-Phase-Proteine wie CRP oder eine beschleunigte **Blutsenkungsgeschwindigkeit** (BSG) Hinweis auf ein Entzündungsgeschehen sein. **RF** und/oder **Anti-CCP-Antikörper** sind richtungsweisend, müssen aber in Zusammenschau mit der Klinik interpretiert werden. Ein isolierter positiver Befund ist kein Beweis für eine RA, ein negativer schließt sie aber auch nicht komplett aus, denn 20–30 % der Patienten bleiben seronegativ. Hohe Spiegel dieser beiden Parameter können ein Hinweis auf einen schweren Verlauf der RA mit extraartikulären Manifestationen sein.

Die **Serumkomplementwerte (C3/C4)** sind insbesondere im aktiven Schub erhöht, nicht wie beim Systemischen Lupus Erythematodes (SLE) erniedrigt. Bei der RA kommt es durch die Bildung von Immunkomplexen in der Synovia zur Komplementaktivierung und beim

SLE werden die Serumkomplemente im Rahmen der Aktivierung abgebaut, wodurch es zum „Komplementverbrauch" kommt [9, 16].
Seit 2017 sind in Deutschland **Biosimilars (bsDMARD)** zugelassen. Diese sind im Vergleich zum Original in der Regel deutlich günstiger, weshalb seitens der Kostenträger ein vorrangiger Einsatz von Biosimilars gewünscht wird. Dies ist v. a. bei der Neueinstellung auf ein bDMARD zu berücksichtigen.
Aktuell sind nur begrenzt Langzeit-Daten zu einer Umstellung von Original auf Biosimilar verfügbar, sodass ein Wechsel von einem Original auf ein Biosimilar von einigen Ärzten kritisch gesehen wird, da das Risiko für den Patienten im Sinne eines möglichen Therapieversagens nicht abzuschätzen ist.

Literatur

[1] Smolen J, Landewe R, Bijlsma J et al. EULAR recommendations for the management of rheumatoid arthritis with synthetic and biological disease-modifying antirheumatic drugs: 2019 update. Annals of the Rheumatic Diseases, annrheumdis 2019–216655, 2020.5, 2020
[2] Nell VPK. Benefit of very early referral and very early therapy with disease-modifying antirheumatic drugs in patients with early rheumatoid arthritis. Rheumatology 43 (7): 906–914, 2004
[3] Pharmakovigilanz- und Beratungszentrum für Embryonaltoxikologie des Berliner Betriebs für Zentrale Gesundheitliche Aufgaben (BBGes). Embryotox – Arzneimittelsicherheit in Schwangerschaft und Stillzeit. (2011). www.embryotox.de/arzneimittel/details/methotrexat/ (Zugriff 11.02.2020)
[4] Bundesinstitut für Arzneimittel und Medizinprodukte, Europäische Arzneimittel-Agentur: Rote-Hand-Brief zu Methotrexat: Neue Maßnahmen zur Vermeidung von Dosierungsfehlern mit potenziell tödlichen Folgen bei der Anwendung von Methotrexat bei Autoimmunerkrankungen, 2019. www.bfarm.de/SharedDocs/Risikoinformationen/Pharmakovigilanz/DE/RHB/2019/rhb-methotrexat. (Zugriff 24.04.20)
[5] Aktionsbündnis Patientensicherheit e. V.:Handlungsempfehlung Einsatz von Hochrisikoarzneimitteln – Oral appliziertes Methotrexat, 2013. www.aps-ev.de/hempfehlungen/einsatz-von-hochrisikoarzneimitteln-oral-appliziertes-methotrexat/ (Zugriff 24.04.20)
[6] Deutsche Gesellschaft für Rheumatologie. Therapie mit Rituximab. www.dgrh.de/dam/jcr:7ae78734–96c6–46a5–9143-a765af5b2624/rituximab_arzt_2014_07.pdf (Zugegriff 07.04.2020)
[7] Rubbert-Roth A, Burmester G. Empfehlungen zum Einsatz von Rituximab bei Patienten mit rheumatoider Arthritis. Zeitschrift für Rheumatologie, 67: 609–613, 2008
[8] Buch M, Smolen J, Betteridge N et al. Updated consensus statement on the use of rituximab in patients with rheumatoid arthritis. Annals of the Rheumatic Diseases, 70: 909–920, 2011
[9] Hettenkofer HJ, Schneider M, Braun J. Rheumatologie- Diagnostik-Klinik-Therapie. 6. vollst., Georg Thieme Verlag, Stuttgart 2015
[10] Bitsch T. Klinikleitfaden Rheumatologie. Elsevier, 2018
[11] Petnehazy E, Buchinger W. Hashimoto Thyreoiditis, therapeutische Optionen und extrathyreoidale Assoziationen – ein aktueller Überblick. Wiener Medizinische Wochenschrift, 170 (1–2): 26–34, 2020

[12] Thomasius F, Baum E, Bernecker P et al. DVO Leitlinie 2017 zur Prophylaxe, Diagnostik und Therapie der Osteoporose bei postmenopausalen Frauen und Männern. Osteologie, 27 (03): 154–160, 2017

[13] Rosen HN, Kenneth G S. Prevention and treatment of glucocorticoid-induced osteoporosis – UpToDate. (2019). www.uptodate.com/contents/prevention-and-treatment-of-glucocorticoid-induced-osteoporosis (Zugriff 11.02.2020)

[14] https://dgrh.de/Start/Versorgung/Therapieinformationen (Zugriff 15.02.2020)

[15] Herold G. Innere Medizin 2019. De Gruyter, 2019

[16] Karges W, Al Dahouk S. Innere Medizin in 5 Tagen, Springer Berlin Heidelberg, 2009

14.2 Gicht

Olga Efimov, Dr. med. Kristin Wiefel

14.2.1 Fallvorstellung

Der 85-jährige Herr A. wurde aufgrund von seit zwei Tagen bestehenden stärksten Schmerzen im linken Sprunggelenk in der Notaufnahme vorgestellt. Die Schmerzen strahlen in den ganzen Fuß aus, sodass er fast nicht mehr aufstehen kann. Der linke Fuß ist zudem geschwollen und überwärmt.

Aufgrund der Symptomatik ist die häusliche Versorgung des alleinlebenden Herrn nicht mehr gewährleistet, sodass eine stationäre Aufnahme nötig ist.

In der klinischen Untersuchung werden zudem eine Schwellung und Rötung am linken Bein festgestellt. Eine tiefe Beinvenenthrombose wird durch eine Kompressionssonografie ausgeschlossen.

Bei Nachweis eines Ergusses im linken Sprunggelenk erfolgt die Punktion des Gelenks. Hier kann mikrobiologisch eine septische Arthritis ausgeschlossen werden. Es finden sich reichlich Uratkristalle in der Polarisationsmikroskopie der Gelenkflüssigkeit. In Kombination mit der klinischen Symptomatik wird zusammenfassend die Diagnose eines akuten Gichtanfalls gestellt.

Der Patient ist bei Aufnahme kardial dekompensiert, was sich in beidseitigen Unterschenkelödemen sowie einem erhöhten Serum NT-proBNP-Wert äußert.

Als Vordiagnosen sind eine chronische Herzinsuffizienz, eine arterielle Hypertonie, ein Diabetes mellitus Typ 2 (insulinpflichtig), Vorhofflimmern, eine Hyperurikämie und ein Zustand nach multiplen Basalzellkarzinomen bekannt.

Der Patient war ca. zwei Monate zuvor aufgrund eines Sturzes mit Schädelhirntrauma 1. Grades (SHT I°) stationär gewesen und berichtet über rezidivierende Stürze in der Häuslichkeit.

Bei Aufnahme wiegt Herr A. 107 kg, zum Teil aber aufgrund der Wassereinlagerung.

14.2.2 Medikation und Laborwerte

Aktuelle Medikation

Wirkstoff mit Stärke und Darreichungsform	Dosierung	Kommentar, Indikation
Rivaroxaban 15 mg Ftbl	1-0-0-0	Vorhofflimmern, Hausmedikation
Enalapril 10 mg Tbl	1-0-0-0	Arterielle Hypertonie, Hausmedikation
Metoprololsucc. 47,5 mg Rtbl	1-0-0-1	Arterielle Hypertonie, Hausmedikation
Torasemid 10 mg Tbl	1-0-0-0	Arterielle Hypertonie/Ödeme, Hausmedikation
Xipamid 20 mg Tbl	1-0-0-0	Arterielle Hypertonie/Ödeme, im aktuellen Aufenthalt beendet
Sitagliptin/Metformin 50/1000 mg Ftbl	0,5-0-0-0,5	Diabetes mellitus Typ 2, Hausmedikation
Normalinsulin 100 IE/ml Pen s. c.	16-10-12-0 IE	Mit entsprechendem Korrekturschema, Diabetes mellitus Typ 2, Hausmedikation
Insulin glargin 100 IE/ml Pen s. c.	0-0-0-16 IE	Diabetes mellitus Typ 2, Hausmedikation
Atorvastatin 20 mg Ftbl	(0-0-1-0)	Primärprophylaxe bei erhöhtem kardiovaskulärem Risiko, zuletzt pausiert
Allopurinol 300 mg Tbl	–	Gicht, zuletzt in Hausmedikation pausiert
Colchicin 0,5 mg Tbl	1-0-1-0	Gicht, stationär neu begonnen, Fortführung als Anfallsprophylaxe für 6 Monate
Calciumcarbonat/Colecalciferol 500 mg/400 I.E. KT	1-0-0-0	Ca^{2+}- und Vitamin-D_3-Substitution, Hausmedikation
Kaliumchlorid 600 mg (= 8 mmol Kalium-Ionen) Rkps	2-2-2-0	Bei Hypokaliämie, stationär neu begonnen

Abweichende Laborwerte

Bezeichnung (Referenzbereich, Einheit)	Wert Tag 1	Wert Tag 2	Kommentar
Leukozyten (3,8–9,8 GPt/l)	12	–	Entzündungsparameter
CRP (< 5 mg/l)	20,8	–	Innerhalb von zwei Tagen Anstieg auf 137,4 mg/l
eGFR (ml/min/1,73 m²)	48	–	In den Diagnosen keine chronische Niereninsuffizienz genannt, aber vor zwei Jahren ähnliche Werte

Bezeichnung (Referenzbereich, Einheit)	Wert Tag 1	Wert Tag 2	Kommentar
Harnsäure im Serum (214–488 µmol/l)		757	▪ Vorsicht: kann im Anfall auch unauffällig sein ▪ Unter Therapie: Ziel < 360 µmol/l
Kalium (3,50–5,10 mmol/l)		3,02	–

14.2.3 Fragen zum Fall

Worin besteht die Therapie des akuten Gichtanfalls? Wie lange sollte Colchicin fortgeführt werden und wann sollte Allopurinol wieder begonnen werden?

Die Gicht gehört zu den Kristallarthropathien, bei der es zu artikulären sowie extraartikulären Uratkristallablagerungen durch Störung im Purinstoffwechsel kommt. Die Kristalle verursachen durch Aktivierung des angeborenen Immunsystems (über das NALP3-Inflammasom und Interleukin-1) eine Entzündung im Gelenk mit plötzlich einsetzenden starken Schmerzen, Schwellung, Rötung und Überwärmung. Die Therapie des akuten Gichtanfalls besteht in erster Linie in der Gabe von nichtsteroidalen Antirheumatika (NSAR), Colchicin und oralen oder intraartikulären Glucocorticoiden.

NSAR haben eine rasche schmerzlindernde und antientzündliche Wirkung und führen bei kurzzeitiger Einnahme (ca. 7 Tage) zu einer ausreichenden Kontrolle des Gichtanfalls. Limitierend für ihren Einsatz sind Co-Morbiditäten wie eine häufig ebenfalls bestehende Niereninsuffizienz.

Bei **Colchicin** empfiehlt die European League Against Rheumatism (EULAR) initial mit 1 mg und 0,5 mg nach einer Stunde im akuten Anfall einzudosieren. Colchicin kann als Anfallsprophylaxe nach Einleitung der urikostatischen Therapie in den ersten sechs Monaten in einer Tagesdosis von 0,5 mg bis 1 mg, sofern keine Kontraindikationen vorliegen, fortgeführt und schrittweise reduziert werden [1, 2].

In der Leitlinie der Deutschen Gesellschaft für Rheumatologie (DGRh) werden Glucocorticoide bei nicht ausreichender Wirksamkeit von NSAR und Colchicin oder bei Kontraindikation gegen diese empfohlen. Oral kann Prednisolon mit einer Dosis von 30–35 mg/Tag für 3–5 Tage eingesetzt werden [2].

Zwischen diesen **Therapieoptionen** ist entsprechend den Co-Morbiditäten, Kontraindikationen, bereits erfolgreichen Therapien in der Vergangenheit sowie der Häufigkeit und der Schwere der Gichtanfälle patientenindividuell zu entscheiden. Sowohl eine Monotherapie als auch eine Kombination aus diesen Wirkstoffen kann eingesetzt werden.

Die **urikostatische Therapie** sollte in der Regel nach dem akuten Gichtanfall begonnen werden, kann aber auch unter einer Anfallsprophylaxe mit NSAR und/oder Colchicin im akuten Gichtanfall begonnen werden. Die Anfallsprophylaxe ist wichtig, da die urikostatische Therapie zu einer Mobilisation des Harnsäurepools führt und somit initial weitere Anfälle auftreten können. Diese Anfallsprophylaxe kann bis zu sechs Monate fortgeführt werden. Mittel der Wahl bei normaler Nierenfunktion ist Allopurinol, welches einschleichend dosiert werden sollte. Dieses wird in einer Dosierung von initial 100 mg pro Tag begonnen. Die Dosis wird im Verlauf bis zum Erreichen des Ziel-Harnsäurespiegels von < 360 µmol/l (< 6 mg/dl) gesteigert. Eine Steigerung um 100–200 mg kann dann in zwei bis vier Wochen durch den Hausarzt vorgenommen werden [2]. Falls bereits eine urikostatische Therapie im Vorfeld bestand, kann diese fortgeführt werden, da Schwankungen des Serumharnsäurespiegels Gichtanfälle begünstigen.

Bei Patienten mit Niereninsuffizienz sollte die Dosierung an die Nierenfunktion angepasst werden. Falls diese Allopurinol-Dosis nicht ausreicht, um die Harnsäure adäquat zu senken, ist ein Wechsel auf Febuxostat empfohlen. Dieses wird in einer Dosierung von 80–120 mg/Tag eingesetzt, soweit eine normale bis mittelgradig eingeschränkte Nierenfunktion (Kreatininclearance 30–80 ml/min) vorliegt. Bei einer stärkeren Einschränkung der Nierenfunktion ist die Febuxostat-Dosis zu reduzieren. Laut „Renal Drug Data Base" ist die Dosis bei einer Kreatinin-Clearance < 30 ml/min auf 40 mg zu reduzieren [3]. Bei Febuxostat sollte weiterhin der „Rote-Hand-Brief" zu den kardiovaskulären Risiken beachtet werden [4].

Das alleinige Vorliegen von **erhöhten Harnsäurespiegeln ohne Gichtanfälle** ist aus heutiger Sicht kein Grund für eine urikostatische Therapie. Eine Erhöhung der Harnsäurekonzentration alleine ist wenig aussagekräftig für die Diagnose [2]. Der Harnsäurespiegel kann im akuten Gichtanfall auch normwertig sein.

14

Bei Patienten mit häufigen Gichtanfällen (> 3 im Jahr) und einer nicht ausreichenden Wirksamkeit von NSAR, Cholchicin oder Glucocorticoiden in der Anfallsprophylaxe oder Kontraindikationen gegen die übliche Therapie stellt der **Anti-Interleukin-1β-Antikörper Canakinumab** eine Alternative dar [2].

Bei Patienten unter **Therapie mit Thiazid- oder Schleifendiuretika** sollte diese kritisch geprüft werden, da diese die Serumharnsäurespiegel steigern könnte. Soweit die Diuretika zur Behandlung der arteriellen Hypertonie eingesetzt werden, kann ein Wechsel auf Losartan oder in diesem Fall, da der Patient bereits Enalapril hat, auf einen Calcium-Kanal-Antagonisten erwogen werden [1, 2]. Es wird in der Leitlinie ausdrücklich Losartan empfohlen, da dieses in einer großen epidemiologischen Studie untersucht wurde [5]. Dabei wurde gezeigt, dass das Risiko für Gicht unter Losartan im Vergleich zu anderen AT_1-Antagonisten am niedrigsten ist.

Welcher Harnsäurespiegel sollte nach initialer Therapie angestrebt werden?

Der Spiegel der Harnsäure unter urikostatischer/urikosurischer Therapie sollte bei < 360 µmol/l (< 6 mg/dl) liegen. Bei schwerer Gicht wird ein Zielwert von < 300 µmol/l (< 5 mg/dl) empfohlen. Eine zu strenge Einstellung (dauerhafte Harnsäurespiegel < 180 µmol/l (3 mg/dl)) wird nicht empfohlen, da in Studien zum Teil protektive Effekte der Harnsäure bei neurodegenerativen Erkrankungen gezeigt wurden [6–9].

Der Patient hatte einen aktuellen Harnsäurespiegel von 757 µmol/l. Die urikostatische Therapie mit Allopurinol wurde unter Colchicin-Abschirmung direkt nach der Diagnosestellung wieder begonnen und die Dosis erhöht.

Welche Rolle spielt die Nierenfunktion für die Therapie?

Bei NSAR ist insbesondere bei älteren Patienten auf Co-Morbiditäten zu achten. Unser Patient hatte eine moderate Nierenfunktionseinschränkung, sodass der Einsatz von NSAR sorgfältig abgewogen und unter der Therapie die Nierenfunktion regelmäßig kontrolliert werden sollte. In dem vorgestellten Fall wurde Metamizol bei Bedarf angesetzt. Da unter Colchicin eine sehr schnelle Besserung eingetreten ist, wurden keine weiteren Analgetika benötigt.

Auch **Colchicin** ist an die **Nierenfunktion** anzupassen, insbesondere bei sehr schweren Funktionseinschränkungen. In der Fachinformation ist Colchicin bei einer eGFR

< 30 ml/min kontraindiziert, hingegen findet man bei „The Renal Drug Database" auch Angaben, dass es bei einer eGFR < 10 ml/min eingesetzt werden kann. Allerdings ist dann auf eine strenge Kontrolle hinsichtlich der Toxizität durch Colchicin zu achten [10]. Insbesondere Patienten, die Colchicin über einen längeren Zeitraum einnehmen, sind auf Anzeichen möglicher toxischer Nebenwirkungen wie Erbrechen und Durchfall hinzuweisen. Die heute verwendeten Dosierungen sind allerdings wesentlich geringer als die historisch verwendeten – nachdem in einer klinischen Prüfung ein äquivalenter Effekt der niedrigen Dosis gezeigt wurde [11].

Auch bei der **urikostatischen Therapie** mit Allopurinol und Febuxostat sollte die Dosis an die Nierenfunktion angepasst werden. Bei einer eGFR < 30 ml/min ist Febuxostat das Mittel der Wahl.

Sollte bei Kombination von NSAR, Glucocorticoiden und Rivaroxaban eine Ulkusprophylaxe durchgeführt werden?

Unter gleichzeitiger Gabe von **NSAR** und **Glucocorticoiden** ist das Ulkusrisiko bis zu 6-fach erhöht [12, 13]. Hinzu kommt die Antikoagulationstherapie mit **Rivaroxaban**, sodass für die Zeit unter der dreifachen Therapie und insbesondere während der längerfristigen Therapie mit NSAR, eine Ulkusprophylaxe mit einem Protonenpumpenhemmer (**PPI**) unbedingt erforderlich ist. Über einem Lebensalter von 60 Jahren sollten konventionelle NSAR nicht ohne PPI verabreicht werden [14].

Welche andere Arthropathie präsentiert sich sehr ähnlich?

Eine Abgrenzung zur Chondrokalzinose (CPPD= Calcium pyrophosphat deposition, früher auch Pseudogicht genannt) sollte vorgenommen werden, da es Auswirkungen auf die Langzeittherapie hat. Auch die Chondrokalzinose ist eine Kristallarthropathie, bei der es zur Ablagerung von Calciumpyrophosphatdihydrat-Kristallen (CPP) im Gelenk kommt. Sie kann auch koinzident mit einer Uratkristallgicht, einem primären Hyperparathyreoidismus, einer Hypophosphatasie oder Arthrose auftreten. Auch bei septischen Arthritiden können parallel CPP-Kristalle ausfallen. Das klinische Bild ist sehr heterogen und reicht vom asymptomatischen Kristallnachweis bis zur persistierenden Polyarthritis. Im akuten Schub sind aber die Symptome denen des akuten Gichtanfalls sehr ähnlich [2].

Die Therapie des akuten Anfalls besteht wie beim Gichtanfall aus NSAR, Colchicin und/oder Glucocorticoiden. Zusätzlich sollte das betroffene Gelenk gekühlt und geschont werden. Bei häufigen Schüben kann eine Anfallsprophylaxe für sechs Monate mit Colchicin (0,5–1 mg/Tag) oder mit NSAR fortgeführt werden. Allerdings ist auch hier vor allem bei den älteren Patienten auf Co-Morbiditäten (z. B. Niereninsuffizienz) und unerwünschte Nebenwirkungen (z. B. gastrointestinale Blutungen) zu achten.

In der Therapie der Chondrokalzinose sind Urikostatika und Urikosurika naturgemäß ohne Effekt. Aktuell gibt es keine Therapie, die die Bildung von CPP verhindert oder diese auflöst, sodass beim asymptomatischen Verlauf keine Therapieoptionen verfügbar sind [15].

Welche Relevanz hat der Abfall des Serumkaliumspiegels?

Im Verlauf des stationären Aufenthalts trat bei dem Patienten laborchemisch eine Hypokaliämie auf, welche oral substituiert wurde. Eine mögliche Ursache für die Hypokaliämie sind die **Diuretika Xipamid** und **Torasemid**. In dem beschriebenen Fall wurde Xipamid als möglicher Trigger des akuten Gichtanfalls beendet, nachdem es von kardialer Seite verzichtbar erschien.

Der Patient bekommt zur Behandlung der Herzinsuffizienz **Enalapril**, welches eine Hyperkaliämie verursachen kann. Daher sind unter der Substitutionstherapie zeitnahe Kontrollen des Serumkaliumspiegels und eine entsprechende Anpassung der Substitutionstherapie wichtig. Es ist möglich, dass nachdem das Xipamid pausiert wurde, zur besseren Kontrolle der Herzinsuffizienz eine Dosissteigerung von **Enalapril** auf 20 mg/Tag notwendig sein kann. Weiterhin kann bei dem initial kardial dekompensierten Patienten **Spironolacton** eine mögliche Ergänzung der Therapie der Herzinsuffizienz sein, insbesondere, wenn Ödeme vorhanden sind. In beiden Fällen ist eine regelmäßige Kontrolle der Nierenretentionsparameter und der Serumelektrolyte sehr wichtig [16].

Weitere Elektrolyt- und Nierenretentionsparameter-Kontrollen werden nach jeder Dosissteigerung des **ACE-Hemmers** in ein bis zwei Wochen, dann nach drei Monaten und dann ein Mal im halben Jahr empfohlen. Individuell können auch kürzere Intervalle notwendig sein [16].

14.2.4 Empfehlungen des Apothekers

- Dem Patienten werden folgende **Empfehlungen** zur Ernährung und Gewichtsreduktion gegeben:
  - Die Aufklärung des Patienten spielt eine wesentliche Rolle für die Therapieadhärenz und das Erreichen der Therapieziele. Um eine dauerhafte Reduktion der Harnsäurespiegel zu erreichen, sollte der Patient neben der regelmäßigen Einnahme der urikostatischen Therapie mit Allopurinol auch auf eine **purinarme Ernährung** achten. Kritisch ist insbesondere Bier, das viele Purine enthält und bei höheren Dosen durch den Alkohol auch die Harnsäureausscheidung hemmt. Eine Gewichtsreduktion kann ebenfalls zur Senkung der Harnsäurespiegel beitragen, jedoch kann ein starker Gewichtsverlust auch zum Anstieg der Harnsäure führen, sodass eine regelmäßige Kontrolle der Harnsäurewerte beim Hausarzt sehr wichtig ist.
- Dem Hausarzt wird empfohlen die Nirenfunktion sowie den Serumkaliumspiegel zu kontrollieren.
  - Unter der **Kaliumsubstitution** insbesondere in der Kombination mit Enalapril sollte der Hausarzt 1–2 Wochen nach Entlassung die Serumkaliumspiegel sowie die Nierenretentionsparameter kontrollieren und ggf. die Kalium-Substitution sowie die Allopurinol-Dosis anpassen.
- Zur Fortführung von Atorvastatin wird folgenes empfohlen:
  - Die Gicht steht oft im Zusammenhang mit dem metabolischen Syndrom [12]. Bei dem vorgestellten Patienten sind Hypertonie, Diabetes mellitus sowie chronische Herzinsuffizienz bereits vorbeschrieben. Unter der Beachtung der Risikofaktoren sollte die **Statintherapie** fortgeführt werden. Im Patientengespräch sollte geklärt werden, wieso es pausiert wurde. Falls keine Nebenwirkungen oder Kontraindikationen vorhanden sind, ist es wichtig dem Patienten die Bedeutung der dauerhaften Therapie nochmals zu erklären.
- Es wird folgende Empfehlung zur Dauer der PPI-Therapie gegeben:
  - Im Entlassbrief sollte ein Hinweis an den Hausarzt vermerkt sein, dass die PPI-Therapie beendet werden kann, sobald das NSAR beendet ist.

Gut zu wissen

Unter der Therapie mit **Colchicin** und **Atorvastatin** sind Fälle von Myopathien sowie **Rhabdomyolysen** beschrieben worden. Deswegen ist es notwendig den Patienten darüber aufzuklären, dass er sich bei neuauftretenden Muskelschmerzen umgehend an den Hausarzt wenden sollte. Die Interaktion beruht auf dem additiven Effekt der beiden Wirkstoffe, die unabhängig voneinander zu Myopathien führen können. Es werden auch pharmakokinetische Effekte vermutet, da es kleine Studien gibt, die einen Anstieg der AUC und maximalen Konzentration von Cholchicin festegestellt haben. Jedoch ist der genaue Mechanismus dieser Interaktion nicht bekannt. Insbesondere bei Colchicin steht diese Nebenwirkung in Zusammenhang mit einer **eingeschränkten Nierenfunktion** [17]. Bei **Colchicin**, welches über **CYP3A4** abgebaut wird, ist vor allem Vorsicht bei der Co-Medikation mit CYP3A4-Inhibitoren, wie Clarithromycin oder Ciclosporin, sowie mit P-Glykoprotein-Inhibitoren (Amiodaron, Amitriptylin, etc.) geboten. Nach Möglichkeit sollten diese Kombinationen vermieden werden.

Auch bei **Allopurinol** ist auf mögliche Wechselwirkungen zu achten. Eine Kombination mit **Azathioprin** sollte aufgrund der Gefahr einer **Knochenmarkstoxizität** unbedingt vermieden werden. Der Mechanismus dieser Interaktion beruht auf der Hemmung der Xanthinoxidase durch das Allopurinol und den dadurch verminderten Abbau von Azathioprin.

Literatur

[1] Richette P, Doherty M, Pascual E et al: 2016 updated EULAR evidence-based recommendations for the management of gout. Annals of the Rheumatic Diseases, 76: 29–42, 2017

[2] Kiltz, U., Alten, R., Fleck, M., et al: S2e-Leitlinie Gichtarthritis (fachärztlich). Zeitschrift für Rheumatologie, 75(S2), 11–60, 2016

[3] The Renal Drug Data Base. Febuxostat. www.renaldrugdatabase.com/monographs/febuxostat (Zugegriff 06.04.2020)

[4] Bundesinstitut für Arzneimittel und Medizinprodukte, Europäische Arzneimittel-Agentur: Rote-Hand-Brief zu Adenuric® (Febuxostat) und anderen febuxostathaltigen Arzneimitteln: Erhöhtes Risiko für kardiovaskulär bedingte Mortalität und Gesamtmortalität, 2019. www.bfarm.de/SharedDocs/Risikoinformationen/Pharmakovigilanz/DE/RHB/2019/rhb-febuxostat.html (Zugegriff 06.04.2020)

[5] Choi HK, Soriano LC, Zhang Y et al. Antihypertensive drugs and risk of incident gout among patients with hypertension: population based case-control study. BMJ, 344 (jan12 1), d8190–d8190, 2012

[6] Chamorro, Á., Amaro, S., Castellanos, M., et al: Safety and efficacy of uric acid in patients with acute stroke (URICO-ICTUS): a randomised, double-blind phase 2b/3 trial. Lancet Neurology, 13(5), 453–460, 2014

[7] Chen H, Mosle TH, Alonso A et al. Plasma Urate and Parkinson's Disease in the Atherosclerosis Risk in Communities (ARIC) Study. AM J of Epidemiology, 169(9), 1064–1069, 2009

[8] Fuhua Peng, Bin Zhang, Xiufeng Zhong, et al. Serum uric acid levels of patients with multiple sclerosis and other neurological diseases. Multiple Sclerosis Journal, 14(2), 188–196, 2008

[9] Schretlen DJ, Inscore AB, Vannorsdall TD et al. Serum uric acid and brain ischemia in normal elderly adults. Neurology, 69 (14), 1418–1423, 2007

[10] The Renal Drug Database. Colchicin. www.renaldrugdatabase.com/monographs/colchicine (Zugriff 04.02.2020)

[11] Terkeltaub RA, Furst DE, Bennett K et al: High versus low dosing of oral colchicine for early acute gout flare: Twenty-four-hour outcome of the first multicenter, randomized, double-blind, placebo-controlled, parallel-group, dose-comparison colchicine study. Arthritis & Rheumatism, 62 (4), 1060–1068, 2010

[12] Bitsch T. Klinikleitfaden Rheumatologie. 4. Auflage. Elsevier, 2018

[13] Hettenkofer HJ, Schneider M, Braun J. Rheumatologie Diagnostik-Klinik-Therapie. 6. vollständig überarbeitete Aufl., Thieme, Stuttgart 2015

[14] UpToDate, Feldman M., Das S.: NSAIDs (including aspirin): Primary prevention of gastroduodenal toxicity. www.uptodate.com/contents/ (Zugriff 27.04.2020)

[15] Zhang W, Doherty M, Pascual E et al. EULAR recommendations for calcium pyrophosphate deposition. Part II: Management. Annals of the Rheumatic Diseases, 70 (4), 571–575, 2011

[16] Bundesärztekammer, Kassenärztliche Bundesvereinigung: Nationale VersorgungsLeitlinie Chronische Herzinsuffizienz – Langfassung, 3. Auflage.Version 1, 2019

[17] MedicinesComplete, Stockley's Drug Interactions. www.medicinescomplete.com (Zugriff 07.04.2020)

15 Neurologie

Ischämischer Schlaganfall ... 210 | Morbus Parkinson ... 217 |
Epilepsie ... 223

15.1 Ischämischer Schlaganfall

PD Dr. rer. nat. Carina Hohmann, Dr. med. Jörg Berthel

15.1.1 Fallvorstellung

Herr F. L., 73 Jahre, stellt sich am 25. Juni mit einer Hemiparese rechts, einer Sprachstörung sowie einem hängenden Mundwinkel (faziale Mundastschwäche) rechts in der zentralen Notaufnahme vor.

- **Vorerkrankungen:** Zustand nach Hirnstamm-TIA vor 2 Jahren, arterielle Hypertonie sowie Typ-2-Diabetes.
- **Diagnostik:**
  - Craniale Computertomografie (cCT; bei Aufnahme): kein Hinweis auf intrakranielle Blutung oder Infarkt, leichte Mikroangiopathie.
  - Craniale Magnetresonanztomografie (cMRT): embolischer Arteria-cerebri-media-Infarkt links.
  - Doppler- und Duplexsonografie der hirnversorgenden Gefäße: kein Hinweis auf hämodynamisch relevante Stenosen extra- und intrakraniell.
  - EKG bei Aufnahme: durchgehend Vorhofflimmern (VHF) 85 bpm (Erstdiagnose).
  - Durchschnittlicher Blutdruck in den ersten 24 Stunden nach Aufnahme: 160/100 mmHg.
  - TTE (transthorakale Echokardiografie): Normale systolische linksventrikuläre Funktion (LVEF > 55 %). Mäßige linksventrikuläre Hypertrophie. Rechter Ventrikel mäßig vergrößert mit reduzierter rechtsventrikulärer Funktion. Keine relevanten Klappenvitien.
  - Langzeit-EKG: Grundrhythmus durchgehend Vorhofflimmern, mittlere Herzfrequenz 91/min. Erkennbare zirkadiane Rhythmik. Keine relevanten Pausen oder Bradykardien. Nicht relevante tachykarde Episode bei VHF, maximale Herzfrequenz 121/min. Einzelne ventrikuläre Extrasystolen (< 1 %). Keine höhergradigen ventrikulären Ereignisse.

15.1.2 Medikation und Laborwerte

Aktuelle Medikation an Tag 2 des stationären Aufenthalts

Wirkstoff mit Stärke und Darreichungsform	Dosierung	Kommentar, Indikation
ASS 100 mg Tbl	1-0-0-0	Sekundärprophylaxe
Simvastatin 40 mg Ftbl	0-0-1-0	Neu: Sekundärprophylaxe nach Schlaganfall
Enoxaparin 40 mg FS s. c.	0-0-1-0	Neu: Thromboseprophylaxe
Metformin 500 mg Ftbl	1-0-0-0	DM Typ 2
Ramipril 2,5 mg Tbl	1-0-0-0	Arterielle Hypertonie

Abweichende Laborwerte

Bezeichnung (Referenzbereich, Einheit)	Wert Tag 1
Kreatinin (< 1,2 mg/dl) (< 106,2 µmol/l)	1,4 123,9
eGFR (MDRD) (ml/min)	49,7
LDL (< 160 mg/dl)	167
HbA1c (< 6 %)	8,4

15.1.3 Fragen zum Fall

Wie sieht das Therapieprinzip nach einem ischämischen Schlaganfall aus (Sekundärprophylaxe)?

1. Gabe eines Thrombozytenaggregationshemmers (TAH) nach einem ischämischen Schlaganfall atherothrombotischer Genese (Mikroangiopathie, Makroangiopathie).
2. Gabe eines oralen Antikoagulans nach einem ischämischen Schlaganfall kardioembolischer Genese (z. B. bei Vorhofflimmern).
3. Behandlung bzw. Optimierung der kardiovaskulären Risikofaktoren wie arterielle Hypertonie, Diabetes mellitus und Lipidstoffwechselstörungen.
4. Gabe eines Statins unabhängig vom Cholesterin- bzw. LDL-Cholesterin-Ausgangswert, auch aufgrund der pleiotropen Effekte.

Wie sieht die medikamentöse Sekundärprophylaxe konkret bei diesem Patienten aus?

Ist ASS 100 mg zur Sekundärprophylaxe ausreichend? Aufgrund des neu diagnostizierten Vorhofflimmerns ist die Gabe eines oralen Antikoagulans erforderlich. ASS 100 mg p. o. ist auf Dauer nicht ausreichend.

Thrombozytenfunktionshemmer wie ASS 100 mg p. o. sollten in der Sekundärprävention nach einem ischämischen Schlaganfall oder TIA mit Vorhofflimmern nicht mehr verwendet werden, sofern keine kardiologische Indikation für die Gabe von Thrombozytenfunktionshemmern vorliegt [1].

ASS 100 mg p. o. ist in den ersten Tagen nach dem akuten, ischämischen Ereignis leitliniengerecht. In Abhängigkeit von der Schwere des Schlaganfalls bzw. der Größe des Infarkts und dem damit verbundenen Einblutungsrisiko in das Infarktareal sollte ASS 100 mg nach 1–12 (–14) Tagen auf ein **orales Antikoagulans** umgestellt werden [2]. Zur oralen Antikoagulation stehen die Vitamin-K-Antagonisten Phenprocoumon und Warfarin sowie die direkten oralen Antikoagulanzien (DOAK) Apixaban, Dabigatran, Edoxaban und Rivaroxaban (Nennung in alphabetischer Reihenfolge) zur Verfügung. Die DOAK sind direkte Gerinnungs-Inhibitoren, die rasch, hochspezifisch und reversibel an ihr Target, den aktivierten Gerinnungsfaktor II (Thrombin; Dabigatran) oder den Faktor Xa (Apixaban, Edoxaban oder Rivaroxaban) binden. Die DOAK sind einer Behandlung mit Vitamin-K-Antagonisten bei Patienten mit nicht-valvulärem Vorhofflimmern hinsichtlich des Auftretens eines Schlaganfalls oder einer systemischen Embolie nicht unterlegen. Sie sind bei Beachtung der Kontraindikationen den Vitamin-K-Antagonisten überlegen, da weniger lebensbedrohliche oder fatale Blutungen sowie auch weniger intrakranielle Blutungen auftreten. Die DOAK stellen eine Alternative zu den Vitamin-K-Antagonisten dar und sollten aufgrund des günstigeren Nutzen-Risiko-Profils bevorzugt zur Anwendung kommen [1].

Wie schätzen Sie das Risiko für ein thromboembolisches Ereignis versus Blutungsrisiko bei Patienten mit nicht-valvulärem VHF ab?

Zur Abschätzung des Risikos für thromboembolische Ereignisse wird bei Patienten mit nicht-valvulärem VHF der $CHADS_2$-Score bzw. der neuere CHA_2DS_2-VASc-Score herangezogen (◘ Tab. 9.1) [3]. Der CHA_2DS_2-VASc-Score ermöglicht in den niedrigen Risikobereichen eine wesentlich differenziertere Therapieentscheidung und ist dem $CHADS_2$-Score vorzuziehen.

Bei Patienten mit einem ischämischen Schlaganfall bei Vorhofflimmern mit einem CHA_2DS_2-VASc-Score von ≥ 2 Punkten bei Männern bzw. ≥ 3 Punkten bei Frauen, ist zur Sekundärprophylaxe immer eine orale Antikoagulation angezeigt [4], sofern keine Kontraindikationen vorliegen.

Der HAS-BLED-Score ermöglicht, das Blutungsrisiko zu bewerten (◘ Tab. 9.3). Bei einem HAS-BLED-Score ≥ 3 Punkten besteht ein hohes Blutungsrisiko, sodass bei diesen Patienten Vorsicht geboten ist sowie eine regelmäßige Überprüfung nach Initiierung der Antikoagulation erfolgen sollte [3].

Aufgrund des Risikoprofils ergibt sich in dem vorliegenden Patientenfall ein CHA_2DS_2-VASc-Score von 5 Punkten und ein HAS-BLED-Score von 3 Punkten. Wegen des erhöhten thromboembolischen Risikos im Vergleich zum Blutungsrisiko ist unter engmaschiger Kontrolle des Patienten eine **orale Antikoagulation indiziert** (▸ Kap. 9.3).

Wie beurteilen Sie den Blutdruck des Patienten?

Der Blutdruck ist in den ersten 24 Stunden nach Aufnahme mit 160/100 mmHg erhöht. In der Regel sinkt der Blutdruck innerhalb der ersten Tage nach dem Ereignis spontan wieder ab.

In der Akutphase ist ein Zielwert von 180 mmHg systolisch und 100–105 mmHg diastolisch für Patienten mit vorbestehendem Bluthochdruck empfohlen, sodass bei dem vorliegenden Patientenfall keine Intervention erforderlich ist. Patienten, die keinen Bluthochdruck in der Anamnese aufweisen, sollten auf niedrigere Werte eingestellt werden

(160–180/90–100 mmHg). Da die Autoregulation des zerebralen Blutflusses in Arealen mit sich entwickelnden Infarkten aufgehoben sein kann und somit direkt vom systemischen Blutdruck abhängt, sollten **Blutdruckabfälle** in der **Akutphase** unbedingt **vermieden** werden. Studien haben gezeigt, dass die Durchblutung der Penumbra vom mittleren arteriellen Druck abhängig ist. Entgleisungen in beide Richtungen müssen konsequent behandelt werden. Systolische Werte über 220 mmHg und diastolische Werte über 120 mmHg sollten in jedem Fall langsam gesenkt werden [5]. Hier kann z. B. Urapidil 5–25 mg i. v. zur Anwendung kommen. Zu vermeiden ist der Einsatz z. B. von schnellwirksamem Nifedipin, da es zu einem drastischen Blutdruckabfall und einer Reflextachykardie kommen kann.

Die medikamentöse Normalisierung des Blutdrucks kann somit 2–3 Tage nach dem Akutereignis begonnen werden.

Im weiteren Verlauf gelten folgende Zielwerte: Der Therapiekorridor des Zielblutdrucks sollte zwischen 120/70 mmHg und 140/90 mmHg unter Berücksichtigung der Co-Morbiditäten und unerwünschten Wirkungen liegen. Bei Patienten mit Diabetes, die einen ischämischen Schlaganfall oder eine TIA erlitten haben, sollten als Zielkorridor für eine antihypertensive Therapie systolische Werte von 120 bis < 140 mmHg und diastolische Werte von 70 bis < 90 mmHg angestrebt werden.

Bei allen hypertensiven Patienten mit ischämischem Schlaganfall oder TIA sollte ein systolischer Blutdruck-Zielbereich von 120–130 mmHg erwogen werden [6]. Zu berücksichtigen ist, dass sich erhöhte Blutdruckwerte nach einem Schlaganfall oftmals spontan in den ersten Wochen zurückbilden. Eine Überprüfung und Anpassen der antihypertensiven Therapie sollten im weiteren Verlauf erfolgen.

Die aktuelle Therapie besteht aus Ramipril 2,5 mg/Tag. Der ACE-Hemmer ist zur Behandlung der arteriellen Hypertonie Mittel der ersten Wahl. Auch wegen der nephroprotektiven Effekte ist der ACE-Hemmer bei dem begleitenden Typ-2-Diabetes als positiv zu bewerten.

Sollte hiermit keine ausreichende Blutdrucksenkung erzielt werden, ist die bevorzugte Zweifachkombination ein ACE-Hemmer bzw. Sartan mit einem Calciumantagonisten oder einem Diuretikum. Zur Frequenzkontrolle können kardioselektive Betablocker zum Einsatz kommen.

Unter der Therapie (mit einem ACE-Hemmer) sind Kontrollen des Serum-Kreatinins und des Kaliumwertes erforderlich. Im vorliegenden Fall ist noch die Bestimmung des Kaliumwertes während des stationären Aufenthaltes empfohlen.

Wie beurteilen Sie die antidiabetische Therapie?

Mit der aktuellen Medikation aus Metformin 500 mg/Tag ist der Typ-2-Diabetes mit einem HbA1c-Wert von 8,4 % (68 mmol/mol) nicht ausreichend eingestellt. Der HbA1c-Zielbereich liegt nach der deutschen Nationalen Versorgungsleitlinie Typ-2-Diabetes bei 6,5–7,5 % (48–58 mmol/mol).

Nach dem neuesten Risikobewertungsverfahren durch die Europäische Arzneimittel-Agentur (EMA) 2016 kann Metformin auch bei mäßig eingeschränkter Nierenfunktion bis zu einer eGFR ≥ 30 ml/min/1,73m² angewandt werden [7]. Die Dosierung soll an die Nierenfunktion angepasst werden. Hintergrund ist, dass es durch die Akkumulation von Metformin (bei Patienten mit Niereninsuffizienz oder sich akut verschlechternder Nierenfunktion) zu einer Laktatazidose kommen kann. Eine Laktatazidose ist eine sehr seltene, jedoch schwerwiegende metabolische Komplikation (hohe Mortalitätsrate ohne schnelle Behandlung). In unserem Fall kann Metformin auf 2 × täglich 500 mg gesteigert werden. Kann damit keine ausreichende Diabeteseinstellung erzielt werden, sollte die Medikation z. B. um einen DPP-4-Inhibitoren in nierenangepasster Dosierung ergänzt werden.

Wie beurteilen Sie den Einsatz eines Statins im Rahmen der Sekundärprävention?

Statine sind unabhängig vom Cholesterin-Ausgangswert empfohlen, da eine signifikante Risikoreduktion für Schlaganfälle und Herzinfarkte nachgewiesen werden konnte. Es liegt für die Behandlung von Schlaganfallpatienten mit einem Statin keine direkte Evidenz vor, welche Zielwerte (insbesondere welche LDL-Cholesterinwerte) angestrebt werden sollten. Basierend auf den Ergebnissen kardiovaskulärer Studien sollte auch bei der Behandlung von Schlaganfallpatienten mit einem Statin ein LDL-Cholesterinwert < 100 mg/dl angestrebt werden [1, 8]. Bei Patienten mit hohem kardiovaskulären Risikoprofil wie Diabetes mellitus und/oder KHK gilt ein Ziel-LDL-Wert < 70 mg/dl. Hinzu kommen nicht-lipidbedingte, sogenannte pleiotrope Effekte: Aufgrund der antiinflammatorischen, antithrombotischen, immunmodulatorischen und direkt antiatherosklerotischen Wirkung werden die Gefäße geschützt.

Bei einem aktuellen LDL-Cholesterin von 167 mg/dl ist eine Statin-Therapie im Rahmen der Sekundärprävention indiziert. Es wurde Simvastatin 40 mg/Tag etabliert.

Welche Laborkontrollen sind vor und unter der Therapie mit einem DOAK erforderlich?

Vor Einleitung und unter Therapie sollte immer die Nierenfunktion des Patienten geprüft werden. Die Bestimmung des Serum-Kreatinin bzw. der Kreatininclearance sollte immer vor Therapiebeginn erfolgen. Unter der Therapie sollten Kontrollen mindestens einmal pro Jahr durchgeführt werden, sofern keine Hinweise auf eine eingeschränkte Nierenfunktion vorliegen. Bei Patienten mit chronischer Niereninsuffizienz (z. B. Kreatininclearance < 60 ml/min) ist eine engmaschigere Kontrolle erforderlich (Kontrollintervall in Monaten = Kreatininclearance dividiert durch 10; Beispiel: die Kreatininclearance beträgt 50 ml/min, daraus ergibt sich ein Kontrollintervall der Nierenfunktion von 5 Monaten) [2].

Eine routinemäßige Bestimmung von Gerinnungsparametern wie der Anti-Xa-Aktivität bei den Faktor-Xa-Inhibitoren oder die Thrombinzeit bei dem Thrombin-Inhibitor ist nicht empfohlen.

Was ist bei der Auswahl der OAK zu berücksichtigen?

Die Auswahl und Dosierung der OAK sollte unter Berücksichtigung der zugelassenen Indikationen, Co-Medikationen, Kontraindikationen, Arzneimittelinteraktionen, Alter, Gewicht, Nierenfunktion sowie weiteren Begleiterkrankungen und unter Beachtung der aktuellen Leitlinien der jeweiligen Fachgesellschaften erfolgen.

Zahlreiche Interaktionen mit Arzneimitteln und Nahrungsmitteln sind unter der Therapie mit VKA bekannt. Deutlich weniger Interaktionen sind derzeit unter DOAK beschrieben. Alle DOAK sind Substrate für den P-Glykoprotein (P-gp)-Transporter. Da Patienten mit Vorhofflimmern häufig Arzneimittel erhalten, die P-gp inhibieren (z. B. Verapamil, Amiodaron), muss eventuell die Dosis angepasst oder die Therapie umgestellt werden. Rivaroxaban und Apixaban werden zusätzlich über CYP3A4 metabolisiert. Auch hier muss auf Interaktionen mit Inhibitoren und Induktoren geachtet werden. CYP3A4 und P-gp werden im Gegenzug nicht von den DOAK induziert oder inhibiert.

Zu pharmakodynamischen Wechselwirkungen (erhöhtes Blutungsrisiko) kommt es mit anderen Antikoagulanzien und Thrombozytenaggregationshemmern (Acetylsalicylsäure, Clopidogrel, Ticagrelor, Prasugrel). Auch die gleichzeitige Einnahme nicht-steroidaler Antirheumatika erhöht das Blutungsrisiko und sollte nur nach strenger Nutzen-Risiko-Abwägung zur Anwendung kommen. Zu beachten ist, dass derzeit das Interaktionsspektrum der DOAK noch nicht vollständig erfasst ist. Daher sollten Patienten immer klinisch auf unerwünschte Wirkungen überwacht werden [2].

Welche Prozessschritte können im Medikationsprozess verbessert werden?
Ein Standard zur medikamentösen Sekundärprophylaxe für Patienten nach einem ischämischen Schlaganfall/TIA sollte definiert sein und folgende Punkte umfassen:

- Ischämischer Schlaganfall atherosklerotischer Genese
- Ischämischer Schlaganfall kardioembolischer Genese
- Venöse Thromboembolieprophylaxe

15.1.4 Empfehlungen des Apothekers

- Umstellung von ASS 100 mg auf ein DOAK in Abhängigkeit der Schwere bzw. der Größe des Schlaganfalls nach 1–12 (-14) Tagen.
  - Beenden von ASS 100 mg und der Thromboseprophylaxe am Tag X (zwischen Tag 1–14); Beginn der DOAK-Behandlung am darauffolgenden Tag, alternativ Eindosierung eines Vitamin-K-Antagonisten,
  - Kontrolle der Nierenfunktion vor und unter DOAK-Behandlung,
  - Schulung/Beratung des Patienten zur DOAK-Behandlung und aushändigen des Patientenausweises des verordneten DOAK.
- Optimierung der Blutdrucktherapie
  - nach Abschluss der Akutphase sollten Ziel-Blutdruckwerte < 140/90 mmHg angestrebt werden,
  - Überwachung der Herzfrequenz und ggf. Eindosierung eines kardioselektiven Betablockers.
- Optimierung der antidiabetischen Therapie
  - Kontrolle des HbA1c-Wertes alle 3 Monate,
  - Ziel-Bereich HbA1c zwischen 6,5 und 7,5 %.
- Fortführen der Statintherapie
  - Überwachung möglicher Nebenwirkungen,
  - Ziel-LDL < 100 mg/dl (1).

Gut zu wissen
Im klinischen Alltag kommen vor allem Thrombozytenfunktionshemmer häufig zum Einsatz. Die Fachgesellschaften empfehlen derzeit aufgrund neuer Studienergebnisse bei Patienten mit Hochrisiko-TIA ($ABCD^2$-Score ≥ 4 Punkte) oder leichtem Schlaganfall (NIHSS 0–3 Punkte) die zusätzliche Gabe von Clopidogrel 75 mg zu ASS 100 mg p. o. für einen Zeitraum von 10–21 Tagen [9–11].
Systemische i. v. Thrombolyse mittels Alteplase (= *recombinant tissue-type plasminogen activator* (rt-PA)): Ein „ischämischer" Schlaganfall entsteht meistens durch den akuten

Verschluss einer Gehirnarterie (Hirninfarkt) durch ein Blutgerinnsel (Thrombus). Die systemische Thrombolyse stellt derzeit die einzige evidenzbasierte und zugelassene medikamentöse Akuttherapie des Hirninfarkts dar. Die Therapie muss so früh wie möglich innerhalb von 4,5 Stunden nach Symptombeginn durchgeführt werden, nachdem zuvor eine intrakranielle Blutung durch geeignete bildgebende Verfahren ausgeschlossen wurde. Neuere Studienergebnisse zeigen, dass mittels Perfusions-Bildgebung Patienten identifiziert werden, die jenseits des 4,5-Stunden-Zeitfensters lysiert werden können [12].

Bei Verschlüssen großer Hirnarterien, bei denen oft eine Lyse nicht ausreichend wirkt, kann in spezialisierten Kliniken mittels eines Gefäßkathetereingriffs eine Thrombusentfernung erfolgen (interventionelle Thrombektomie/mechanische Thrombektomie).

Craniale Computertomografie (cCT) ist ein bildgebendes Verfahren, das auf Röntgenstrahlung basiert. Die rotierende Röntgenröhre dreht sich um den liegenden Patienten. Die Röntgenstrahlen durchdringen den Körper und werden von den verschiedenen Organen je nach Dichte des Gewebes unterschiedlich stark abgeschwächt. Bei Patienten mit intrazerebraler Blutung erscheint das betroffene Areal heller (hyperintens), bei großen ischämischen Infarkten dagegen dunkler (hypointens).

Craniale Magnetresonanztomografie (cMRT) ist ein bildgebendes Verfahren, bei dem mithilfe eines Magnetfeldes knöcherne Anteile, Hirnventrikel mit Liquor cerebrospinalis sowie die übrigen Weichteile des Schädels untersucht werden. Das Verfahren ist im Vergleich zum cCT wesentlich präziser, um einen ischämischen Schlaganfall nachzuweisen.

Eine Gegenüberstellung von CHA_2DS_2-VASc-Score und HAS-BLED-Score wird in ▸Kap. 9.3 gezeigt [13].

Literatur

[1] Deutsche Gesellschaft für Neurologie (DGN) und Deutsche Schlaganfall-Gesellschaft (DSG). Sekundärprophylaxe ischämischer Schlaganfall und transitorische ischämische Attacke (Teil 1). AWMF-Register-Nr.: 030/133. www.dgnorg (Zugriff 10.12.2019)

[2] Steffel J, Verhamme P, Potpara TS et al. The 2018 European Heart Rhythm Association Practical Guide on the use of non-vitamin K antagonist oral anticoagulants in patients with atrial fibrillation. Eur Heart J, 39 (16): 1330–1393, 2018

[3] www.chadsvasc.org/ (Zugriff 20.09.2019)

[4] Deutsche Gesellschaft für Kardiologie – Herz-und Kreislaufforschung e. V. ESC Pocket Guidelines. Management von Vorhofflimmern, Version 2016

[5] Deutsche Gesellschaft für Neurologie. Akuttherapie des ischämischen Schlaganfalls. AWMF-Registernummer: 030/46. www.dgnorg, Stand: 09.2012, gültig bis: 12.2014

[6] Deutsche Gesellschaft für Kardiologie – Herz-und Kreislaufforschung e. V. (2019)/Deutsche Hochdruckliga e. V. ESC/ESH Pocket Guidelines. Management der arteriellen Hypertonie, Version 2018

[7] AkdÄ (Arzneimittelkommision der deutschen Ärzteschaft). Drug Safety Mail 2016–37, Information des BfArM zu Metformin: Anwendung wird auf Patienten mit mäßig eingeschränkter Nierenfunktion (eGFR ≥ 30 ml/min/1,73 m^2) ausgeweitet. www.akdae.de/Arzneimittelsicherheit/DSM/Archiv/2016-37.html (Zugriff 20.09.2019)

[8] Heart Protection Study Collaborative Group. MRC/BHF Heart Protection Study of cholesterol lowering with simvastatin in 20.536 high-risk individuals: a randomised placebo-controlled trial. Lancet, 360: 7–22, 2002

[9] Prasad K, Siemieniuk R, Hao Q et al. Dual antiplatelet therapy with aspirin and clopidogrel for acute high risk transient ischaemic attack and minor ischaemic stroke: a clinical practice guideline. BMJ, 363: k5130, 2018

[10] Johnston SC, Easton JD, Farrant M et al. Clopidogrel and Aspirin in Acute Ischemic Stroke and High-Risk TIA. N Engl. J of Medicine, 379 (3): 215–25, 2018

[11] Wang Y, Johnston SC, Bath PM et al. Acute dual antiplatelet therapy for minor ischaemic stroke or transient ischaemic attack. BMJ, 364: 1895, 2019

[12] Campbell BCV, Ma H, Ringleb PA et al. Extending thrombolysis to 4.5–9 h and wake-up stroke using perfusion imaging: a systematic review and meta-analysis of individual patient data. The Lancet, 394 (10193): 139–147, 2019

[13] Leitfaden der AkdÄ zum Einsatz der direkten oralen Antikoagulanzien Dabigatran, Apixaban, Edoxaban und Rivaroxaban. 3. Aufl., 2019 www.akdae.de/Arzneimitteltherapie/LF/OAKVHF/index.html (Zugriff 21.12.2019)

15.2 Morbus Parkinson

PD Dr. rer. nat. Carina Hohmann, Dr. med. Jörg Berthel

15.2.1 Fallvorstellung

Herr A. N., 72 Jahre, stellt sich am 22. Juli elektiv in der Klinik für Neurologie wegen zunehmender Immobilisierung bei bekanntem Morbus Parkinson vor.

Im klinischen Befund zeigten sich eine Akinese (vermindertes Mitschwingen der Arme beim Gehen, 2–3 Wendeschritte bei Drehung um 180 Grad), ein Ruhetremor sowie eine posturale Instabilität (Haltungsinstabilität). Relevante kognitive Störungen waren nicht zu verzeichnen.

Als Vorerkrankungen liegen ein idiopathisches Parkinson-Syndrom vom akinetisch-rigiden Typ (Erstdiagnose vor 2 Jahren), Hoehn-und-Yahr-Stadium 3 (leichte bis mäßige beidseitige Erkrankung: leichte Haltungsinstabilität, körperlich unabhängig), sowie eine Obstipationsneigung und eine Hypothyreose vor.

Das EKG zeigte Sinusrhythmus, keine relevanten Erregungsrückbildungsstörungen und keine akuten Ischämiezeichen.

15.2.2 Medikation und Laborwerte

Aktuelle Medikation bei stationärer Aufnahme

Wirkstoff mit Stärke und Darreichungsform	Dosierung	Kommentar, Indikation
Levodopa/Benserazid 100/25 mg Tbl	1-1-1-0	Morbus Parkinson
Levodopa/Benserazid 100/25 mg Rtbl	0-0-0-1	Neu, ab 2. Tag des stationären Aufenthaltes

Wirkstoff mit Stärke und Darreichungsform	Dosierung	Kommentar, Indikation
L-Thyroxin 75 µg Tbl	1-0-0-0	Einnahme 30 Minuten vor der Mahlzeit, Hypothyrese
Macrogol Btl	1 x 1 bei Bedarf	Obstipation

Abweichende Laborwerte

Bezeichnung (Referenzbereich, Einheit)	Wert Tag 1
Kreatinin (< 1,2 mg/dl) (< 106,2 µmol/l)	0,8 70,7
eGFR (MDRD) (ml/min)	95

15.2.3 Fragen zum Fall

Welche Einnahmehinweise geben Sie dem Patienten bei der Einnahme von Levodopa/Benserazid bzw. Levodopa/Carbidopa?

Levodopa wird als ZNS-gängiges Prodrug immer mit einem Decarboxylasehemmer kombiniert, der nicht zentralgängig ist und damit in der Peripherie die vorzeitige Aktivierung von Levodopa und deren Nebenwirkungen verhindert. Die beiden in Deutschland verfügbaren Decarboxylasehemmer Benserazid und Carbidopa unterscheiden sich klinisch kaum. Levodopa ist das Medikament mit der besten klinischen Wirksamkeit auf die Symptome. Um eine optimale Wirkung zu erreichen, sind die folgenden Einnahmehinweise zu beachten.

Levodopa (+ Decarboxylasehemmer) konkurriert mit den Aminosäuren aus der Nahrung um die Aufnahme und sollte daher **nüchtern** gegeben werden, d. h. mindestens 30 Minuten vor oder 60–90 Minuten nach einer Mahlzeit. Um unerwünschte gastrointestinale Wirkungen möglichst gering zu halten, sollte die Einnahme mit etwas Flüssigkeit oder Gebäck/Zwieback erfolgen. Vor der Einnahme sind große eiweißreiche Mahlzeiten zu vermeiden.

Vor allem im fortgeschrittenen Stadium kann die hohe Anzahl der Einnahmezeitpunkte eine besondere Herausforderung darstellen und muss mit dem Patienten individuell besprochen werden.

Unterschiedliche Darreichungsformen oraler Levodopa-Präparate

Worin unterscheiden sich LT, Tablette/Kapsel und Retardtablette? Die derzeit einzige in Deutschland verfügbare lösliche Tablette mit dem Wirkstoff Levodopa (+ Decarboxylasehemmer) ist Madopar® LT. Die Abkürzung LT steht für „lösliche Tablette“. Die spezielle Darreichungsform dient zur Herstellung einer Suspension zum Einnehmen für Patienten, bei denen ein schnellerer Wirkungseintritt (schnellere Anflutung) gewünscht wird. Dies ist z. B. bei Patienten mit einer Akinesie, die frühmorgens oder nachmittags auftritt, der Fall, aber auch bei Patienten mit einem verzögerten „On“- oder „Wearing Off“-Phänomen oder für Patienten mit Schluckbeschwerden. Klinisch zeigt sich, dass die Wirkdauer im Vergleich zu Tabletten (unretardiert) nicht verkürzt ist.

Madopar® LT kann nach Suspendierung in Wasser eingenommen werden. Dazu lässt man die Tabletten in einem Glas Wasser zerfallen. Es bildet sich eine trinkbare Suspension, die sofort eingenommen werden sollte.

Tabletten/Kapseln werden nach der Schwere der extrapyramidalen Symptomatik und der Verträglichkeit eingesetzt. Hohe Einzeldosen sollten vermieden werden. Die Behandlung wird mit langsam ansteigender Dosierung durchgeführt. Tabletten/Kapseln sind für die Gabe tagsüber bestimmt.

Retardformulierungen werden vor allem zur Überbrückung der Nacht eingesetzt.

Wie beurteilen Sie die zusätzliche Gabe des Retardpräparats zur Nacht? Die zusätzliche Gabe eines Retardpräparats ergänzend zur 3 × täglichen Einnahme einer Tablette ist sinnvoll, um vor allem die nächtlichen Beschwerden wie z. B. Akinesie zu reduzieren.

Die Therapie wird während des stationären Aufenthaltes um einen Dopamin-Agonisten, Ropinirol 2 mg retard 1-0-0, ergänzt.

Wie beurteilen Sie die Kombination mit einen Dopamin-Agonisten? Bei Ropinirol handelt es sich um einen Non-Ergot-Dopamin-Agonisten. Die Kombination von Levodopa mit einem Dopamin-Agonisten ist sinnvoll, da diese im Gegensatz zu Levodopa eine deutliche längere Halbwertszeit aufweisen. Pramipexol und Ropinirol in retardierter Form und Rotigotin als transdermales Pflaster verfügen über eine günstige Pharmakokinetik, woraus sich eine geringere Rate an dopaminerg induzierter Dyskinesie als Vorteil gegenüber einer Levodopa Monotherapie ergibt [1]. Levodopa hat subjektiv die beste Wirkung, verliert allerdings früher oder später an Wirkung bzw. führt zu motorischen Fluktuationen und Dyskinesien.

Über welche Nebenwirkungen klären Sie den Patienten auf? Bei dem Einsatz von Dopamin-Agonisten ist eine umfangreiche Aufklärung hinsichtlich möglicher Nebenwirkungen, wie insbesondere **Impulskontrollstörungen** in Form von Spiel- und Kaufsucht, Hypersexualität und zwanghaftem Essen sowie Punding (nicht zielgerichtete stereotype Handlungen), besonders wichtig. Impulskontrollstörungen unter der Therapie mit Dopamin-Agonisten sind dosisabhängig. Eine Hochdosistherapie sollte insbesondere bei Patienten mit zusätzlichen Risikofaktoren wie männlichem Geschlecht, erhöhtem Risiko für Substanzmissbrauch, jungem Alter bei Erkrankungsbeginn und psychiatrischer Co-Morbidität vermieden werden. Weitere relevante Nebenwirkungen sind Tagesmüdigkeit und Einschlafattacken, Halluzinationen, gastrointestinale Nebenwirkungen und Beinödeme. Eine langsame Aufdosierung kann die Häufigkeit von Schlafattacken verringern [2].

Die Aufklärung sollte schriftlich, ggf. gemeinsam mit dem Ehepartner, erfolgen.

Dopamin-Agonisten vom Ergotamintyp wurden ursprünglich aus dem Mutterkorn isoliert. Diese sogenannten Ergot-Dopamin-Agonisten (Bromocriptin, Cabergolin) werden wegen des Auftretens von Herzklappenfibrosen nur noch als Reservemedikation und in begründeten Einzelfällen eingesetzt.

Bei Einleiten einer Therapie mit Levodopa plus Decarboxylasehemmer kann es initial zu gastrointestinalen Beschwerden wie Übelkeit kommen.

Welches Antiemetikum ist geeignet? Als Antiemetikum ist **Domperidon** geeignet. Domperidon ist ein Dopamin (Typ D_2)-Rezeptor-Antagonist mit antiemetischen Eigenschaften, der die Blut-Hirn-Schranke praktisch nicht durchdringt.

Ein weiterer Dopamin-Antagonist mit prokinetischen/antiemetischen Eigenschaften ist Metoclopramid (MCP). MCP ist ein Dopamin (Typ D_2)-Rezeptor-Antagonist mit Wirkung im zentralen Nervensystem. Hierunter können zentralnervöse Nebenwirkungen wie extrapyramidalmotorische Störungen auftreten. Daher ist MCP bei Patienten mit Morbus Parkinson kontraindiziert.

Was ist unter der Therapie mit Domperidon zu beachten? Domperidon sollte mit der niedrigsten wirksamen Dosis (bis zu 3 × 10 mg täglich) über einen möglichst **kurzen Zeitraum** eingenommen werden. Die Höchstdauer der Behandlung sollte nicht länger als eine Woche betragen. Hintergrund ist, dass Domperidon dosisabhängig zu QT-Zeit-Verlängerungen führen kann und nur nach EKG-Kontrolle eingesetzt werden soll. Zu den schwerwiegenden kardialen Nebenwirkungen im Zusammenhang mit der Einnahme von Domperidon sind QTc-Verlängerung, Torsade-de-Pointes-Tachykardien, schwerwiegende ventrikuläre Arrhythmien und plötzlicher Herztod zu nennen [3].

Welche weiteren Effekte hat Domperidon? Domperidon wirkt auch der orthostatischen Hypotonie entgegen [4]. Orthostatische Hypotonie kann als Nebenwirkung einer dopamimetischen Therapie, insbesondere in der Aufdosierungsphase, auftreten. Auch hier sollte die Therapie mit Domperidon nach maximal 7 Tagen beendet werden.

Psychotische Symptome wie illusionäre Verkennungen, Halluzinationen meist visueller Natur, Wahnvorstellungen und Verwirrtheit gehören zu den häufigen neuropsychiatrischen Symptomen des Morbus Parkinson (= idiopathischen Parkinson-Syndroms (IPS)). Häufig ist die Gabe atypischer Antipsychotika unerlässlich.

Welche Antipsychotika können hier eingesetzt werden?

Antipsychotika sind Wirkstoffe mit Angriff am dopaminergen System, sie wirken antagonistisch bzw. partial antagonistisch an Dopaminrezeptoren, vor allem am D_2-Typ. Man unterscheidet Antipsychotika der ersten, zweiten und dritten Generation. Substanzen der zweiten und dritten Generation werden auch als atypische Antipsychotika bezeichnet und weisen durch Blockade an anderen Rezeptoren, vor allem 5-HT_2-Rezeptor kaum oder wesentlich weniger extrapyramidalmotorische Nebenwirkungen auf.

Als Antipsychotika kommen in der Regel **nur Quetiapin und Clozapin** zum Einsatz. Clozapin, ein hochpotenter Antagonist am D_4-Rezeptor, ist zur Behandlung der Psychose bei einem IPS wirksam und ist die einzige Substanz, deren Effektivität ohne Verschlechterung der motorischen Symptomatik in randomisierten, Placebo-kontrollierten Studien belegt wurde. Zu beachten ist die regelmäßige obligatorische Kontrolle von Blutbild und Differenzialblutbild wegen des lebensbedrohlichen Agranulozytose-Risikos. (vgl. Gut zu wissen). Wegen der Restriktionen beim Einsatz von Clozapin (vor allem wegen des Agranulozytoserisikos) kann Quetiapin als Alternative eingesetzt werden, wobei zur Wirksamkeit von Quetiapin bei der IPS-Psychose unterschiedliche Daten aus Placebo-kontrollierten und Clozapin-kontrollierten Studien existieren. Quetiapin ist im Vergleich zu Clozapin der schwächere Wirkstoff. Während Clozapin für die Indikation Parkinson-Psychose zugelassen ist, wird Quetiapin im Off-Label-Use eingesetzt.

Klassische Neuroleptika und beinahe alle atypischen Neuroleptika (bis auf Quetiapin und Clozapin) sollten in der Behandlung der IPS-Psychose wegen des Risikos der motorischen Verschlechterung und des Auftretens von extrapyramidalmotorischen Symptomen nicht zum Einsatz kommen [2].

Welche Prozessschritte können im Medikationsprozess verbessert werden?

- Schriftliche Einnahmehinweise zu Levodopa dem Patienten zur Verfügung stellen,
- Bewegungsprotokoll dem Patienten an die Hand geben, um Wirkungsfluktuationen zu erkennen und ggf. Dosisanpassungen vorzunehmen,
- Sicherstellen der Medikationseinnahme bei mehr als 4 Einnahmezeiten pro Tag.

15.2.4 Empfehlungen des Apothekers

Die vordringlichen Probleme des Patienten sind Optimierung der Beweglichkeit bei möglichst wenigen Nebenwirkungen und bestmöglicher Lebensqualität des Patienten. Daher sollten Sie sich als Stationsapotheker in erster Linie fokussieren auf:

- **Nebenwirkungsmanagement** unter Levodopa/Dopamin-Agonisten, hier Ropinirol [1]
  - Levodopa: Regelmäßige Kontrolle der hepatischen, renalen, hämatopoetischen und kardiovaskulären Funktion,
  - Ropinirol: Überwachung des Blutdrucks vor allem zu Therapiebeginn wegen des Risikos einer orthostatischen Hypotonie (Synkopen, erhöhte Sturzgefahr), Überwachung hinsichtlich des Auftretens von Ödemen und möglicher Impulskontrollstörungen.
- Verbesserung der Lebensqualität des Patienten
  - Sicherstellen einer ausreichenden Mobilität.
- Optimierung der Arzneimitteltherapie mit dem Ziel der Vermeidung einer Polypharmazie zur Verringerung von psychotischen Symptomen.
  - Vermeiden einer Polypharmazie aus mehreren zentral wirksamen Medikamenten, da dies ein wesentlicher Risikofaktor für das Auftreten psychotischer Symptome ist [2].
- Behandlung bzw. Optimierung der Therapie von Begleiterkrankungen wie Depression, Halluzinationen, Schlafstörungen, Demenz.
  - Einsatz geeigneter Medikamente, die sich nicht negativ auf die motorischen Symptome des IPS auswirken.

Gut zu wissen

Zahlreiche **Begleiterkrankungen** und Komplikationen sind mit der Diagnose Morbus Parkinson verbunden. Da diese Erkrankungen das Leben des Patienten ähnlich stark beeinträchtigen können wie das idiopathische Parkinson-Syndrom selbst, sollten sie unbedingt abgefragt und auch behandelt werden. Vor allem Depression, Schlafstörungen und Psychosen können sehr belastend für den Patienten und die Angehörigen sein.

Über den richtigen Zeitpunkt einer Therapie mit L-Dopa bei Morbus Parkinson wird seit Jahren diskutiert. Lange galt das Dogma, eine L-Dopa-Therapie so lange wie möglich hinauszuzögern, um Wirkfluktuationen und Dyskinesien zu vermeiden. Wann und mit welcher Substanz ist die optimale Therapie bei Patienten kleiner bzw. älter als 70 Jahren? Die Ergebnisse der LEAP-Studie (Randomized Delayed-Start Trial of Levodopa in Parkinson's Disease) [5] weisen neue Erkenntnisse auf und zeigen, dass eine **frühzeitige Behandlung** mit Levodopa zu keinen vermehrten Dyskinesien oder motorischen

Einschränkungen führten und keine zusätzlichen Risiken darstellt. Damit bleibt der neue Stellenwert bei der Novellierung der Leitlinie abzuwarten.

Clozapin-Management

Nebenwirkungen: Vor Behandlungsbeginn mit Clozapin sind die **Leukozytenzahl** und das Differenzialblutbild zu kontrollieren. Eine Behandlung mit Clozapin darf nur bei Patienten mit einer Leukozytenzahl von ≥ 3500/mm³ und einer Zahl der neutrophilen Granulozyten von ≥ 2000/mm³ begonnen werden. Die Kontrolle des Blutbildes darf vor Therapiebeginn nicht länger als 10 Tage zurückliegen.

Nach Beginn der Therapie müssen Kontrollen der Leukozyten und neutrophilen Granulozyten regelmäßig durchgeführt werden, d. h. in den ersten 18 Wochen wöchentlich, danach 4-wöchentlich.

Clozapin muss sofort abgesetzt werden, wenn während der Behandlung die Leukozytenzahl kleiner als 3000/mm³ oder die Zahl neutrophiler Granulozyten kleiner als 1500/mm³ ist. Bei Patienten, bei denen die Behandlung mit Clozapin wegen der Abnahme der Leukozyten- oder Granulozytenzahl abgebrochen wurde, darf Clozapin nicht erneut wieder angewendet werden.

Dosierung: Die Initialdosis von Clozapin zur Behandlung von Psychosen bei Morbus Parkinson beträgt 12,5 mg abends. Die Dosis kann in Schritten von 12,5 mg langsam gesteigert werden. Die durchschnittliche wirksame Dosis liegt bei 25–37,5 mg/Tag. Eine Dosis von 50 mg/Tag sollte nur in Ausnahmefällen, die Maximaldosis von 100 mg/Tag darf nie überschritten werden.

Hoehn-und-Yahr-Stadien

Die Hoehn-und-Yahr-Skala dient der Einschätzung des Schweregrades einer Parkinson-Krankheit [6].

- Stadium 0: keine Anzeichen der Erkrankung
- Stadium 1: einseitige Erkrankung
- Stadium 1,5: einseitige Erkrankung und axiale Beteiligung
- Stadium 2: beidseitige Erkrankung ohne Gleichgewichtsstörung
- Stadium 2,5: leichte beidseitige Erkrankung mit Ausgleich beim Zugtest
- Stadium 3: leichte bis mäßige Behinderung mit leichter Haltungsinstabilität, ohne Hilfsbedürftigkeit
- Stadium 4: starke Behinderung, Gang und Stand aber noch ohne Hilfe möglich
- Stadium 5: sehr starke Behinderung, Gang unmöglich, der Patient ist nur im Rollstuhl mobil oder bettlägerig

Literatur

[1] Müller-Rebstein S, Trenkwalder C, Oertel WH et al. Pharmakotherapie des Morbus Parkinson. Der Nervenarzt, 88 (8): 888–894, 2017

[2] Deutsche Gesellschaft für Neurologie. Idiopathisches Parkinson-Syndrom. AWMF-Register-Nr.: 030–010

[3] www.bfarm.de/SharedDocs/Downloads/DE/Arzneimittel/Pharmakovigilanz/Bulletin/ 2019/3-2019.pdf (Zugriff 03.10.2019)

[4] Bacchi S, Chim I, Kramer P, Postuma R. Domperidone for Hypotension in Parkinson's Disease: A Systematic Review. J Parkinsons Dis, 7: 603–617, 2017

[5] Verschuur CVM, Suwijn SR, Boel JA et al. Randomized Delayed-Start Trial of Levodopa in Parkinson's Disease. N Engl J of Medicine, 380 (4): 315–324, 2019
[6] Hoehn M, Yahr M. Parkinsonism: onset, progression and mortality. Neuroloy, 17: 427–442, 1967

15.3 Epilepsie

PD Dr. rer. nat. Carina Hohmann, Dr. med. Jörg Berthel

15.3.1 Fallvorstellung

Frau F. U., 19 Jahre, wird am 25. September von ihrem Lebensgefährten mit krampfmotorischen Entäußerungen und geöffneten Augen auf dem Boden liegend vorgefunden. Die Anfallsdauer beträgt weniger als zwei Minuten, allerdings ist die Reorientierung nach dem Ereignis verzögert.

- **Diagnose:** Erstmanifestation einer genetischen generalisierten Epilepsie mit tonisch-klonischen Anfällen.
- **Vorerkrankungen:** Fieberkrämpfe in der Kindheit, Asthma bronchiale.
- **Diagnostik:** cMRT: keine epileptogenen Läsionen und EEG: 3/sec. Spike-wave Komplexe. Kein Herdbefund. Keine pathologische Seitendifferenz.

15

15.3.2 Medikation und Laborwerte

Aktuelle Medikation bei stationärer Aufnahme

Wirkstoff mit Stärke und Darreichungsform	Dosierung	Kommentar, Indikation
Budesonid 200 µg/Hub Novolizer	1-0-1-0 Hub	Asthma bronchiale
Salbutamol 0,1 mg/Hub DA	1–2 Hübe	Bei Bedarf, Asthma bronchiale
Lamotrigin 25 mg Tbl	0-0-1-0	Neu, Epilepsie

Abweichende Laborwerte

Bezeichnung (Referenzbereich, Einheit)	Wert Tag 1	Wert Tag 2
Kreatinin (< 1,2 mg/dl) (< 106,2 µmol/l)	0,7 61,9	– –
eGFR (MDRD) (> 90 ml/min)	108	–
Prolaktin (< 23 µg/l)	96	–
CRP (< 0,5 mg/dl)	< 0,1	–
Leukozyten (4,0–10,0 Tsd/µl)	5,6	–
CK (< 167 U/l)	–	354

15.3.3 Fragen zum Fall

Wann ist eine antikonvulsive Dauermedikation indiziert?

Nach dem ersten Anfall kann, nach mehreren Anfällen sollte eine Therapie der Epilepsie begonnen werden, da von einer chronischen Anfallsdisposition ausgegangen werden muss, sofern es sich nicht um akut symptomatische Anfälle handelt [1].

Liegt ein erhöhtes Risiko für Rezidivanfälle vor, z. B. bei familiärer Belastung, ein pathologisches EEG oder eine epileptogene Läsion im cMRT, so kann eine Dauertherapie bereits nach einem ersten Anfall indiziert sein [1].

In dem vorliegenden Patientenfall handelt sich um eine genetische Epilepsie mit tonisch-klonischen Anfällen, die sich im Alter von 19 Jahren erstmals manifestierte. Zudem führen Fieberkrämpfe in der Kindheit in 3–4 % zur Manifestation einer genetischen Epilepsie [2].

Was ist bei der Auswahl eines geeigneten Antikonvulsivums zu beachten?

Ist eine Dauertherapie mit einem Antikonvulsivum erforderlich, ist der Wirkstoff auszuwählen, welcher für den Patienten am besten geeignet ist. Das Antikonvulsivum ist in Abhängigkeit der Anfallsform (primär generalisierter Anfall oder fokaler Anfall eventuell mit sekundärer Generalisierung) auszuwählen; der Arzneistoff sollte möglichst wenig Nebenwirkungen und wenig klinisch-relevante Interaktionen mit der bestehenden Dauermedikation haben.

In diesem Fall handelt es sich um einen primär generalisierten Anfall. Bei der Auswahl des Antikonvulsivums ist keine klinisch-relevante Interaktion mit der vorbestehenden Dauermedikation zu erwarten. Zu berücksichtigen ist allerdings, dass es sich bei der Patientin um eine Frau im gebärfähigen Alter handelt, was einen grundlegenden Einfluss auf die Wahl der Therapie hat.

Wie beurteilen Sie die antikonvulsive Therapie mit Lamotrigin und was ist dabei zu beachten?

Lamotrigin ist als Monotherapie partieller und generalisierter Anfälle einschließlich tonisch-klonischer Anfälle zugelassen. Die Therapie ist hiermit der Anfallsform entsprechend.

Die **Aufdosierung** von Lamotrigin in der Monotherapie sollte **sehr langsam** erfolgen. Empfohlen ist die Gabe von 25 mg Lamotrigin einmal täglich in Woche 1 und 2 und Steigerung der Dosis auf 50 mg einmal täglich in Woche 3 und 4. Die übliche Erhaltungsdosis liegt zwischen 100 und 200 mg einmal täglich oder aufgeteilt in zwei Einzeldosen in Abhängigkeit der Anfallsfrequenz, des EEG-Befundes und der Verträglichkeit.

Eine langsame Aufdosierung ist vor allem wegen unerwünschter **Hautreaktionen** notwendig, die innerhalb der ersten acht Wochen nach Behandlungsbeginn mit Lamotrigin auftreten können. In klinischen Studien sind Hautausschläge bei bis zu 8–12 % der Patienten beschrieben [3]. Die Mehrzahl der Hautausschläge ist leicht und selbstlimitierend, jedoch wurden auch schwere Hautausschläge berichtet, die eine stationäre Behandlung und das Absetzen von Lamotrigin erforderlich machten. Dazu gehören potenziell lebensbedrohliche Hautreaktionen wie das Stevens-Johnson-Syndrom, die toxische epidermale Nekrolyse und das Arzneimittelexanthem mit Eosinophilie und systemischen Symptomen; auch bekannt als Hypersensitivitätssyndrom.

Aufgrund der zeitlichen Latenz bis zum Erreichen der üblichen Erhaltungsdosis von Lamotrigin und der damit verbundenen Gefahr erneuter Anfälle ist überlappend die

Gabe eines weiteren Antikonvulsivums mit raschem Wirkeintritt, z. B. Levetiracetam, zu diskutieren. Die Behandlung mit Levetiracetam ist nach Erreichen der wirksamen Erhaltungsdosis von Lamotrigin ausschleichend zu beenden. In dem vorliegenden Fall ist dies eine mögliche Vorgehensweise, die sich im klinischen Alltag bewährt hat.

Da es sich in dem vorliegenden Fall um eine junge Frau im gebärfähigen Alter handelt, bei der möglicherweise in den nächsten Jahren ein Kinderwunsch besteht, ist eine Dauertherapie mit Lamotrigin anzustreben. Lamotrigin ist aufgrund des hohen Erfahrungsumfangs und der guten Verträglichkeit für den Embryo bzw. Feten das Antiepileptikum der Wahl in der Schwangerschaft, falls es ausreichend wirksam ist [4].

Ist ein Therapeutisches Drug Monitoring (TDM) erforderlich und was ist dabei zu beachten?

Mithilfe der Blutspiegelbestimmung kann abgeschätzt werden, ob eine Dosissteigerung möglich oder eine erhöhte Toxizität zu erwarten ist. Des Weiteren dienen sie zur Kontrolle der Therapieadhärenz. Eine Blutspiegelkontrolle empfiehlt sich bei Anfallsrezidiv nach langer Anfallsfreiheit zeitnah nach dem Anfall, um eine Erklärung für den Anfall zu erhalten (unzureichende Einnahme, Serumspiegelabfall durch Interaktion etc.).

Wann sollte die Blutentnahme erfolgen? Die Internationale Liga gegen Epilepsie (ILAE) empfiehlt eine Blutabnahme unmittelbar vor der nächsten regulären Dosiseinnahme. Die Blutspiegel sind vorzugsweise im Steady-State zu bestimmen.

15

Was ist bei der Interpretation der Blutspiegel zu beachten? Ungewöhnlich niedrige oder hohe Serumspiegelkonzentrationen können auf Einnahmefehler zurückzuführen sein. Auch die Einnahme enzyminduzierender oder -hemmender Medikamente kann zu veränderten Wirkspiegeln führen.

Liegen bereits hohe Blutspiegel vor, ist die weitere Konzeptbildung (z. B. Steigerung der Medikamentendosis) bezüglich der Gefahr der Intoxikation intensiv mit den Patienten zu besprechen.

Der sog. therapeutische Bereich ist individuell verschieden. Seine Wertigkeit ist nur im klinischen Kontext von Anfallskontrolle und unerwünschten Nebenwirkungen zu sehen. Hat ein Patient Nebenwirkungen, dann ist dieser individuelle Spiegel für ihn zu hoch, hat er immer noch Anfälle und keine Nebenwirkungen, dann ist die Dosis möglicherweise noch unzureichend.

Wie beraten Sie die Patientin hinsichtlich einer Kontrazeption?

Die Wechselwirkungen der antiepileptischen Medikation mit oralen Kontrazeptiva und die Möglichkeit einer späteren Schwangerschaft sollten frühzeitig mit der Patientin besprochen werden. Die Einnahme ethinylestradiolhaltiger oraler Kontrazeptiva kann über eine Enzyminduktion die Clearance von Lamotrigin steigern und damit dessen Wirksamkeit vermindern. Dadurch kann eine bestehende Anfallsfreiheit gefährdet sein. Vor allem während der pillenfreien Woche ist eine Zunahme des Lamotriginspiegels zu beobachten; dosisabhängige Nebenwirkungen können hier nicht ausgeschlossen werden. Hier kann die Anwendung einer Kontrazeption ohne pillenfreie Woche als Therapie der Wahl erwogen werden. Der Arzt ist verpflichtet, hierüber aufzuklären und die Auswahl eines Kontrazeptivums sollte in enger Absprache mit dem Gynäkologen erfolgen [5]. Auch der Apotheker kann hier einen wichtigen Beitrag in der Beratung leisten.

15.3.4 Empfehlungen des Apothekers

Die vordringlichen Probleme der Patientin sind die Einleitung einer wirksamen antiepileptischen Therapie mit möglichst wenig Nebenwirkungen und guter Eignung/Verträglichkeit für Frauen im gebärfähigen Alter.

Daher sollten Sie sich als Stationsapotheker in erster Linie fokussieren auf:

- Aufdosierung von Lamotrigin
  - Aufklärung über langsame und schrittweise Aufdosierung,
  - Aufklärung der Patientin über mögliche Nebenwirkungen,
  - Förderung der Compliance der Patientin.
- Spiegelbestimmung von Lamotrigin im Steady-State durch den niedergelassenen Neurologen.
- Beratung zur Kontrazeption.

Gut zu wissen

Lamotrigin ist ein gut wirksames und verträgliches Antikonvulsivum. Die langsame schrittweise Aufdosierung von Lamotrigin ist bereits im Rahmen des Patientenfalls ausführlich beschrieben. Hinzu kommen weitere zu beachtende Aufdosierungsschemata von Lamotrigin in Abhängigkeit des Kombinationspartners wie z. B.:

- Valproat (Hemmer der Glucuronidierung von Lamotrigin)
- Zusatztherapie **ohne** Valproat und **mit** Induktoren der Glucuronidierung von Lamotrigin
- Zusatztherapie **ohne** Valproat und **ohne** Induktoren der Glucuronidierung von Lamotrigin

Valproat gehört zu den Breitband-Antikonvulsiva mit jahrzehntelanger Erfahrung. Allerdings unterliegt Valproinsäure seit einigen Jahren einer zusätzlichen Überwachung aufgrund der **teratogenen** Wirkung, die zu angeborenen Missbildungen führen kann. Die Anwendung von Valproat während der Schwangerschaft ist mit einem erheblichen Risiko für das Auftreten von schwerwiegenden Geburtsfehlern sowie von Entwicklungs- und Lernproblemen verbunden. Um über diese Risiken zu informieren und eine sichere Anwendung von Valproat zu gewährleisten, stehen behördlich genehmigte Schulungsmaterialien für medizinisches Personal und Patienten zur Verfügung [6]. Aus diesem Grund sollte bei Frauen im gebärfähigen Alter zunächst auf wirksame Alternativen zurückgegriffen werden. Sind alternative Behandlungen nicht wirksam und/oder werden diese nicht vertragen, kann Valproinsäure in Ausnahmefällen eingesetzt werden. Die Aufklärung der Patientin sollte anhand des Blaue-Hand-Briefs erfolgen [7].

Ein Drittel der Epilepsien beginnt jenseits des 60. Lebensjahres. Die Behandlung mit Antiepileptika ist durch Veränderungen der Pharmakokinetik und Pharmakodynamik in dieser Patientengruppe besonders nebenwirkungsreich. Der ältere Patient ist hinsichtlich seiner Nebenwirkungen besonders sorgfältig zu überwachen. Daher ist eine gute Kenntnis über die pharmakologischen Eigenschaften und deren Nebenwirkungen der einzelnen Substanzen vor allem bei älteren Patienten sehr wichtig. Grundsätzlich gilt in dieser Altersgruppe eine möglichst niedrige Zieldosis und langsame Dosistitration („start low and go slow") [1].

Literatur

[1] Deutsche Gesellschaft für Neurologie (S1-Leitlinie) Erster epileptischer Anfall und Epilepsien im Erwachsenenalter, 2017. https://dgn.org/leitlinien/030-041-erster-epileptischer-anfall-und-epilepsien-im-erwachsenenalter-2017/ (Zugriff:11.07.2021)

[2] Neubauer BA. Fieberkrämpfe. www.dgfe.org/home (Zugriff 29.12.2019)

[3] www.fachinfo.de. Lamictal, Stand: 10/2018

[4] www.embryotox.de (Zugriff 12.10.2019)

[5] www.who.int/reproductivehealth/publications (Zugriff 11.10.2019)

[6] www.bfarm.de/SharedDocs/Risikoinformationen/Pharmakovigilanz/ (Zugriff 11.10.2019)

[7] www.bfarm.de/DE/Arzneimittel/Pharmakovigilanz/Risikoinformationen/ (Zugriff 23.01.2020)

Sonstige Literatur

www.ilae.org/translated-content/german (Zugriff 04.10.2019)

www.dgfe.org/home (Zugriff 04.10.2019)

Europäisches Schwangerschaftsregister (EURAP). www.eurap.de/home/ (Zugriff 04.10.2019)

16 Psychiatrie

Unipolare Depression ... 228 | Bipolare affektive Störung ... 232 |
Schizophrener Formenkreis ... 237

16.1 Unipolare Depression

Dr. med. Malte Depping, Kim Green

16.1.1 Fallvorstellung

Die 81-jährige Frau P. hatte vor 20 Jahren erstmalig eine depressive Episode erlitten, die erfolgreich behandelt werden konnte. Unter Quetiapin, das schlafinduzierend und zur antidepressiven Augmentationsbehandlung verabreicht worden war, hatte sich damals allerdings eine schwere, nekrotisierende Pankreatitis entwickelt.

Relevante Nebenerkrankungen sind ein NSTEMI vor drei Monaten mit Drug-eluting-Stent sowie chronische Rücken- und Kopfschmerzen. Die Schmerzen hatten sich zuletzt über mehrere Monate deutlich verschlechtert, weswegen die Patientin wiederholt in neurologischen, orthopädischen und internistischen Notfallambulanzen vorstellig war, ohne dass erklärende körperliche Befunde erhoben wurden.

Durch den ambulanten Psychiater wurde schließlich ein schwerer depressiver Rückfall diagnostiziert und eine psychiatrische Klinikbehandlung veranlasst. Bei Aufnahme berichtete die Patientin neben den Schmerzen über gedrückte Stimmung, Resignation, Freudlosigkeit, starke Erschöpfung, Tagesmüdigkeit und Schlafstörungen seit mehreren Wochen.

16.1.2 Medikation und Laborwerte

Aktuelle Medikation

Wirkstoff mit Stärke und Darreichungsform	Dosierung	Kommentar, Indikation
Levothyroxin 50 µg Tbl	1-0-0-0	Hypothyreose
Pantoprazol 20 mg TMR	1-0-1-0	Refluxösophagitis Grad 1
Amlodipin 5 mg Tbl	1-0-0-0	Art. Hypertonie
Ticagrelor 90 mg Ftbl	1-0-0-0	Z. n. NSTEMI

Wirkstoff mit Stärke und Darreichungsform	Dosierung	Kommentar, Indikation
Atorvastatin 30 mg Ftbl	0-0-1-0	3G-KHK, Z. n. NSTEMI
Pregabalin 75 mg Kps	1-0-1-0	Schmerzsyndrom, LWS
Metamizol 500 mg Ftbl	1-1-1-1	Schmerzsyndrom, LWS
Buprenorphin 5 µg/h TTS	Alle 7 Tage	Schmerzsyndrom, LWS
Ramipril 5 mg Tbl	1-0-1-0	Art. Hypertonie, KHK
Bisoprolol 2,5 mg Tbl	1-0-1-0	Z. n. NSTEMI
Pentaerythrityltetranitrat 50 mg Tbl	1-0-1-0	Pectanginöse Beschwerden
Milnacipran 25 mg Kps	2-1-0-0	Depression

Abweichende Laborwerte

Bezeichnung (Referenzbereich, Einheit)	Wert Woche 1	Wert Woche 2	Wert Woche 3	Wert Woche 4	Kommentar
Kreatinin (< 1,4 mg/dl)	1,11	1,22	1,27	1,16	Leicht reduzierte eGFR
eGFR CKD-EPI (> 70 ml/min/1,73 m²)	46	41	39	44	
CK (< 170 U/l)	203	210	205	128	Asymptomatische Erhöhung

16.1.3 Fragen zum Fall

Wie sind die Kopfschmerzen der Patientin zu bewerten?

Bei Depressionen im höheren Lebensalter stehen häufiger als bei jüngeren Betroffenen somatoforme Symptome im Vordergrund. In diesem Fall war es durch das depressive Rezidiv zur Verschlechterung einer Schmerzstörung gekommen; umgekehrt hatten die chronischen Schmerzen zuvor die Entwicklung depressiver Symptome begünstigt [1]. Das Therapievorgehen bei chronischen Schmerzen und Depressivität sollte **multimodal** sein. Bei schwerer Depression ist in diesem Fall ein Antidepressivum angezeigt. Antidepressiva mit serotonerger und noradreneger Wirkung haben schmerzdistanzierende Effekte, die über die antidepressive Wirkung hinausgehen, weswegen bei der Patientin Milnacipran angesetzt wurde. Eine mögliche Verschlechterung von innerer Unruhe ist in den ersten Behandlungstagen unter SSRI/SNRI zu beachten.

Eine Verschlechterung der Kopfschmerzen erschien auch durch das NO-Derivat möglich, das zur Behandlung pektanginöser Beschwerden nach NSTEMI verordnet worden war. Gerade zu Beginn einer Therapie mit NO-freisetzenden Wirkstoffen sind Kopfschmerzen eine häufige UAW.

Als Zusatztherapie bei primären Kopfschmerzen kann die lokale Anwendung von Pfefferminzöl hilfreich sein [2].

Was ist bei der Kombinationsbehandlung von SSRI/SNRI mit Opiaten zu beachten?

Einige Opioide wirken serotonerg, was ein Serotonin-Syndrom begünstigen kann. Serotonerge Überstimulation äußert sich in neuromuskulären Symptomen verschiedener Schweregrade. Leichtere Verläufe mit psychischer Irritabilität, Tremor oder Schweißneigung können leicht übersehen oder z. B. als Symptome einer agitierten Depression verkannt werden.

Eine serotonerge Wiederaufnamehemmung zeigen vor allem die Phenylpiperidin-Opioide Fentanyl und Tramadol. Besonders für Tramadol liegen zahlreiche Fallberichte über Serotonin-Syndrome unter Kombinationsbehandlung mit SSRI/SNRI vor. Unter den Morphinanaloga ist die Inzidenz von Serotonin-Syndromen unter Oxycodon erhöht. Die gemeinsame Verordnung eines SSRI/SSNRI mit einem dieser drei Opiate sollte entsprechend zurückhaltend bzw. nur unter sorgfältiger klinischer Kontrolle erfolgen [3]. Bei leichter serotonerger Überstimulation ist die Dosisreduktion oder das Auslassen der zuletzt begonnenen, relevanten Substanz in aller Regel ausreichend.

In diesem Fall war die Kombination von Buprenorphin und Milnacipran unproblematisch. Der Einsatz eines Opiats zur Behandlung primärer Schmerzen ist grundsätzlich kritisch zu hinterfragen.

Bei Durchschlafstörungen oder starker Nervosität/Unruhe kann zusätzlich ein Antipsychotikum indiziert sein. Was sollte bei der Auswahl (stattgehabte Pankreatitis) beachtet werden?

Quetiapin kann mit guter Evidenz zur **antidepressiven Augmentationsbehandlung** empfohlen werden [5]. Quetiapin ist in dieser Indikation zugelassen und stellt vor allem bei agitierter Depression oder bei Depression mit ausgeprägten Schlafstörungen eine wirksame Zusatztherapie dar, die regelhaft eingesetzt wird. In diesem Fall ist zu berücksichtigen, dass es in der Anamnese unter Quetiapin zur sehr seltenen Nebenwirkung einer schweren Pankreatitis gekommen ist.

Antipsychotika können auf verschiedenen Wegen eine **Pankreatitis** auslösen. Der häufigere Pathomechanismus erfolgt indirekt über die negativen Effekte vieler Antipsychotika auf den Fettstoffwechsel. Die erhöhten Triglyceride werden durch Pankreaslipasen unter anderem in freie Fettsäuren hydrolysiert und können dabei inflammatorische Reaktionen auslösen. Andere Effekte, über die Arzneimittel eine Pankreatitis auslösen können, sind von der jeweiligen Substanz abhängig und beinhalten immunologische Reaktionen, direkt toxische Effekte, die Akkumulation toxischer Metabolite, Viskositätserhöhung der Pankreassekrete oder Mikroinfarkte.

Kommt ein sedierendes und anxiolytisches Antipsychotikum nicht in Frage, kann ein Antidepressivum mit schlafinduzierende Wirkung wie Mirtazapin in Betracht gezogen werden.

16.1.4 Empfehlungen des Apothekers

Im Rahmen der interprofessionellen Visite wurden folgende Dinge besprochen:

- Nach Rücksprache mit der Kardiologie wurde ein **Auslassversuch** von **Pentaerythrityltetranitrat** versucht. Das Absetzen führte zu keiner Besserung des Druckgefühls im Kopf, sodass die Therapie wieder begonnen werden konnte und andere Maßnahmen der Schmerztherapie verfolgt wurden.

- Da Antipsychotika der zweiten Generation eine Pankreatitis verursachen können, sollte in diesem Fall auf den Einsatz verzichtet werden.
- Zur Behandlung einer Depression mit Schlafstörungen kann Mirtazapin angewendet werden.
- Bei fehlender dualer Thrombozytenaggregationshemmung wird leitliniengerecht ASS (100 mg tägl.) wiederangesetzt und die Dosis für Ticagrelor auf 2 × tägl. korrigiert. Die Ticagrelor-Therapie endet 12 Monate nach dem Ereignis.

Gut zu wissen

Insbesondere bei Angststörungen, Depressionen oder Substanzmissbrauch stellen Schmerzen und somatoforme Symptome eine häufige Co-Morbidität dar. Aufgrund der komplexen Interaktionen von psychischen, physiologischen und verhaltensbezogenen Aspekten steht ein multimodales Behandlungskonzept im Vordergrund. Psychotherapeutische Interventionen zu schmerzbezogenem Verhalten, Gedanken und Gefühlen haben besonderen Stellenwert.

Zu den relevantesten UAW unter SSRI/SNRI-Therapie zählt das Syndrom der inadäquaten ADH-Sekretion (**SiADH**) mit Hyponatriämie. Milde Verläufe äußern sich durch Kopfschmerzen, Übelkeit, Tremor und Inappetenz. Das Alter stellt einen wichtigen Risikofaktor dar. Bei Patienten über 65 Jahren wird die Inzidenz für ein SiADH unter SSRI/SSNRI bis zu 5–10 % angegeben. Typischerweise zeigt sich diese UAW in den ersten Behandlungswochen, nur selten tritt sie im langfristigen Therapieverlauf auf. Bei Alterspatienten sollten die Elektrolyte unter neuer SSRI/SNRI-Therapie in den ersten 2–4 Wochen wöchentlich, danach in größeren Abständen kontrolliert werden. Eine unbehandelte schwere Hyponatriämie kann zu epileptischen Anfällen, Verwirrtheit oder Bewusstseinsstörungen führen. Nicht-serotonerge Antidepressiva wie Bupropion oder Agomelatin haben kein relevantes Risiko für ein SiADH, auch für Mirtazapin liegen nur Einzelfallberichte über eine SiADH-Induktion vor [4].

Literatur

[1] Kok RM, Reynolds CF. Management of Depression in Older Adults: A Review. JAMA, 317 (20): 2114–2122, 2017

[2] Göbel H, Fresenius J, Heinze A et al. Effektivität von Oleum menthae piperitae und von Paracetamol in der Therapie des Kopfschmerzes vom Spannungstyp. Nervenarzt, 67 (8): 672–681, 1996

[3] Schenk M, Wirz S. Serotoninsyndrom und medikamentöse Schmerztherapie. Was ist für die Praxis relevant? Schmerz, 29 (2): 229–251, 2015

[4] De Picker L, Van Den Eede F, Dumont G et al. Antidepressants and the Risk of Hyponatremia: A Class-by-Class Review of Literature. Psychosomatics, 55 (6): 536–547, 2014

[5] Unipolare Depression – Nationale Versorgungsleitlinie (S3-Leitlinie). AWMF-Register-Nr. nvl-005, 2015 Stand: 16.11.2015 (in Überarbeitung), gültig bis 15.11.2020

16.2 Bipolare affektive Störung

Dr. med. Malte Depping, Kim Green

16.2.1 Fallvorstellung

Bei dem 62-jährigen Herrn S. besteht seit annähernd 30 Jahren eine bipolare affektive Störung. Zuletzt konnte über 12 Jahre unter Therapie mit Lithium eine stabile Symptomremission erzielt werden. Aufgrund einer Lithiumnephropathie – eGFR über mehrere Monate stabil um 40 ml/min/1,73 m^2 – war etwa ein halbes Jahr vor aktueller Klinikzuweisung die Lithiumbehandlung beendet worden. Nach Absetzen hatte sich ein schwerster depressiver Rückfall entwickelt, bei Klinikzuweisung mit starker Antriebsminderung und Bettlägerigkeit sowie depressivem Wahn mit Nahrungs- und Flüssigkeitsverweigerung. Im Verlauf eines mehrmonatigen psychiatrischen Klinikaufenthalts führte weder eine leitliniengerechte Kombinationsmedikation mit SSRI/SNRI und den (aufeinanderfolgend eingesetzten) Antipsychotika Quetiapin, Olanzapin und Clozapin, noch eine Serie von Elektrokonvulsionsbehandlungen (EKT) zu hinreichender Symptombesserung. Daraufhin wurde Lithium wieder in die Therapie aufgenommen.

16.2.2 Medikation und Laborwerte

Aktuelle Medikation

Wirkstoff mit Stärke und Darreichungsform	Dosierung	Kommentar, Indikation
ASS 100 mg Tbl	1-0-0-0	Anstieg Troponin T, ohne Dynamik
Memantin 10 mg Ftbl	0-0-0-2	Katatone Symptomatik
Olanzapin 10 mg Ftbl	0-0-0-2	Depressive Symptomatik, depressiver Wahn
Venlafaxin 150 mg Rkps	1-0-0-0	Depressive Symptomatik
Lithiumcarbonat 450 mg Rtbl	0-0-1-0	Phasenprophylaxe

Abweichende Laborwerte

Bezeichnung (Referenzbereich, Einheit)	Wert Tag 1	Wert Tag 4	Wert Tag 5	Wert Tag 7	Wert Tag 11	Kommentar
Kreatinin < 1,1 mg/dl (97 µmol/l)	0,88 67	1,01 77	1,21 92	1,25 95	1,12 85	Tag 1: Wiederbeginn Lithium
eGFR CKD EPI (> 70 ml/min/1,73 m^2)	91,4	78,8	63,3	60,9	69,2	

Bezeichnung (Referenzbereich, Einheit)	Wert Tag 14	Wert Tag 28	Wert Tag 42	Kommentar
Kreatinin < 1,1 mg/dl (97 µmol/l)	1,08 82	1,01 77	1,00 76	Tag 14: Beginn Amilorid
eGFR CKD EPI (> 70 ml/min/1,73 m²)	72,4	78,6	80,0	–

16.2.3 Fragen zum Fall

Wie lässt sich der Wiederabfall der glomerulären Filtrationsrate nach Wiederbeginn der Lithiumtherapie erklären?

Die mögliche Nephrotoxizität von Lithium ist seit langem bekannt. Die häufigste Veränderung der Nierenfunktion unter Lithium ist die Polyurie, die sich auf 3–6 Liter täglich belaufen kann. Dieser Lithium-induzierte Diabetes insipidus entsteht durch einen reduzierten ADH-Effekt im distalen Nephron und der daraus resultierenden Abnahme der renalen Konzentrationsleistung. Die Nierenfiltrationsleistung bleibt hingegen unbeeinflusst. Dieser unerwünschte Lithiumeffekt ist nach Therapiebeendigung reversibel.

Seltener kann es bei Langzeitanwendung von Lithium zu Veränderungen an den Tubuli und zu fibrotischen Veränderungen im Interstitium kommen, was als **chronische Lithiumnephropathie (LIN)** bezeichnet wird und irreversibel sein kann. Bei diesem Krankheitsbild ist der Urinbefund in der Regel normal [1, 2]. Bei der LIN nimmt die glomuläre Filtrationsleistung mit mittleren, jährlichen eGFR-Verschlechterungen um 2–3 ml/min/1,73 m² langsam ab.

Von einer LIN sind typischerweise Patienten mit über 10-jähriger, häufig mit mehr als 20-jähriger Lithiumtherapie betroffen. Die Prävalenz einer LIN mit terminaler Niereninsuffizienz beträgt bei diesen Patienten etwa 1 %, was einer 6–8-fachen Risikoerhöhung gegenüber der Allgemeinbevölkerung entspricht [1, 3]. Die Dauer der Lithiumbehandlung und die kumulative Lithiumdosis erhöhen die Wahrscheinlichkeit einer LIN, ebenso ein höheres Patientenalter bei Beginn der Lithiumtherapie. Kommt es zu Lithiumintoxikationen, erhöht sich ebenfalls das Risiko einer späteren LIN. Die individuelle langfristige Toxizität von Lithium zur Primärprävention einer LIN vorherzusagen, ist aber bisher nicht möglich [4].

Als individuellen Heilversuch kann in begründeten Fällen eine Therapie mit **Amilorid** erwogen werden, welcher die Lithiumaufnahme in die Tubuluszellen über Natriumkanäle blockiert und dadurch die Toxizität von Lithium in den Tubuli und im Interstitium minimieren soll.

Bis zu welchem Grad der Nierenfunktionseinschränkung ist die Gabe von Lithium gerechtfertigt?

Für die Rezidivprophylaxe von depressiven und manischen Episoden bei bipolarer Störung ist Lithium das Mittel der Wahl und sollte bei allen Patienten ohne Gegenanzeigen angewendet werden.

Das **Therapeutische Drug Monitoring** (TDM) gehört zu den Standardverfahren unter Lithiumtherapie [1, 2]. In der Titrationsphase sind wöchentliche Kontrollen des Spiegels indiziert. Auch bei Langzeitanwendung und konstanter Dosis sollten bei älteren Patienten Kontrollabstände von 3 Monaten nicht überschritten werden. Für die Rezidivprophylaxe gilt ein therapeutischer Bereich zwischen 0,6–0,8 mmol/l. Bei akuter Nierenfunktionsverschlechterung, beispielsweise durch Dehydratisierung, muss Lithium pausiert und eine Intoxikation (◘ Tab. 16.2) durch Spiegelkontrolle ausgeschlossen werden. Lithium kann vorsichtig wiederbegonnen werden, sobald sich die Nierenfunktion erholt hat.

Bei Alterspatienten mit abnehmender Nierenfunktionsleistung ist das Risiko einer Lithiumintoxikation erhöht. TDM und Monitoring der Nierenfunktion müssen entsprechend engmaschiger erfolgen. Bei einer eGFR < 30 ml/min/1,73m^2 sollte Lithium nur in begründeten Einzelfällen und mit äußerster Vorsicht angewandt werden. Liegt die Ursache der chronischen Niereninsuffizienz in einer LIN, dann wird eine Funktionserholung trotz Absetzen von Lithium unwahrscheinlicher, sobald die eGFR 40 ml/min/1,73m^2 unterschritten hat [3]. Grundsätzlich sollte besonders bei älteren Patienten der individuell niedrigste wirksame Lithiumspiegel eingestellt werden. Lithiumspiegel < 0,4 mmol/l gelten allerdings als therapeutisch unwirksam. Wird kein höherer Lithiumspiegel toleriert, muss die Behandlung zugunsten eines alternativen Phasenprophylaktikums beendet werden. Dann sollte das Ausschleichen von Lithium langsam über Wochen bis Monate erfolgen, da abrupte Serumspiegelabfälle > 0,2 mmol/l mit einem erhöhten Rezidivrisiko einhergehen können [5, 6].

Welche alternative Phasenprophylaxe (Stimmungsstabilisator) kommt für den Patienten in Betracht?

Keine andere Substanz vereint gleichwertige phasenprophylaktische, antidepressive und antimanische Eigenschaften wie Lithium, was sich in entsprechend starken Anwendungsempfehlungen in den Leitlinen niederschlägt [7]. Hat sich Lithium für einen Patienten mit bipolarer Störung über viele Jahre als verträglich und wirksam erwiesen, wird ein möglichst langfristiger Einsatz aus psychiatrischer Sicht immer wünschenswert sein [7].

Antidepressiva sind für die Rezidivprophylaxe bei bipolarer Störung wegen des Risikos der Manie-Induktion nicht geeignet. Für die Phasenprophylaxe zugelassene Therapiealternativen zu Lithium liegen mit Lamotrigin, Carbamazepin, Valproat, Aripiprazol, Olanzapin und Quetiapin vor (◘ Tab. 16.1). Sie haben aber jeweils spezifische Nachteile und z. T. Zulassungsbeschränkungen.

Eine vertretbare Therapiealternative zu Lithium kann eine Kombinationsbehandlung aus Lamotrigin mit einem Antipsychotikum sein. Eine Vorbehandlung mit Aripiprazol, Olanzapin, Quetiapin oder Risperidon wird bei einem älteren Patienten mit langjähriger bipolarer Störung eher die Regel als die Ausnahme sein, sodass Vorerfahrungen bei der Präparateauswahl häufig berücksichtigt werden können. Eine weitere Alternative ist Carbamazepin, das auch in Monotherapie zur Phasenprophylaxe angewandt werden kann, aber weniger gut belegte Wirksamkeit im Vergleich zu Lithium aufweist und mit häufigen Verträglichkeits- und Interaktionsproblemen einhergeht. Valproat kann – entgegen häufiger früherer klinischer Praxis – nicht als gleichwertige Alternative zu Lithium empfohlen werden [8].

Tab. 16.1 Arzneimittel zur Phasenprophylaxe

Medikament	Dosis (mg/d)	Kommentar
Lithium	450–900	■ Überlegene Phasenprophylaxe von depressiven und manischen Episoden ■ Antisuizidale Wirkung ■ **Cave:** Nierenfunktion
Valproat	1000–2000	■ Phasenprophylaxe von depressiven und manischen Episoden, schwächer wirksam als Lithium ■ Parenteral verfügbar ■ **Cave:** Teratogenität, nicht für Frauen im gebährfähigen Alter empfohlen
Lamotrigin	200–400	■ Phasenprophylaxe von depressiven Episoden ■ **Cave:** Hautreaktion
Carbamazepin	400–1200	■ Phasenprophylaxe von depressiven und manischen Episoden, schwächer wirksam als Lithium ■ **Cave:** Enzyminduktion/Interaktionen, Hyponatriämie
Aripiprazol	7,5–30	■ Zur Phasenprophylaxe geeignet, wenn wirksam in der akuten Manie ■ **Cave:** Akathisie
Quetiapin	300–600	■ Zur Phasenprophylaxe geeignet, wenn wirksam in der akuten Depression oder akuten Manie
Olanzapin	5–10	■ Zur Phasenprophylaxe geeignet, wenn wirksam in der akuten Manie ■ **Cave:** Gewichtszunahme

16.2.4 Empfehlungen des Apothekers

Im Rahmen der interprofessionellen Visite wurden folgende Dinge besprochen:

- Aufgrund des psychiatrischen Verlaufs sollte Lithium nicht abgesetzt werden.
- Im Rahmen eines individuellen Heilversuchs wird Amilorid 10 mg 1-0-1 angesetzt. Die Kapseln werden durch die Apotheke hergestellt, da kein entsprechendes Handelspräparat verfügbar ist.
- Nierenfunktionswerte über Serum-Kreatinin und Cystatin C, sowie Serumelektrolyte (Na, K) sollten 2-mal wöchentlich kontrolliert werden (▸ Kap. 13).
- Lamotrigin als weiteren Stimmungsstabilisierer eindosieren, da schwer abzuschätzen ist, ob Lithium eine dauerhafte sichere Therapieoption für den Patienten bleibt.

Gut zu wissen

Lamotrigin wirkt prophylaktisch nur gegen depressive Episoden. Eine seltene, aber schwere UAW unter Lamotrigin ist das Lyell-Syndrom. Die sehr lange Eindosierungsdauer kann nachteilig sein. Die phasenprophylaktische Wirksamkeit von Carbamazepin ist weniger gut als unter Lithium, außerdem können Hyponatriämierisiko und CYP3A4-

Induktion die Anwendung limitieren. Valproat ist Lithium im Hinblick auf die rezidivprophylaktische Wirkung unterlegen, die Zulassung beschränkt auf Patienten, bei denen Valproat in der akuten Manie wirksam war. Valproat ist teratogen und sollte nicht bei Frauen im gebährenfähigen Alter eingesetzt werden. Aripiprazol, Olanzapin und Quetiapin sollten zur Phasenprophylaxe nur angewandt werden, wenn sie in der akuten Depression (Quetiapin) oder in der akuten Manie (Aripiprazol, Olanzapin, Quetiapin) wirksam waren. Aripiprazol kann quälende Bewegungsunruhe auslösen, Olanzapin ist häufig mit Gewichtszunahme verbunden und Quetiapin kann zu orthostatische Dysregulation beitragen.

Tab. 16.2 Symptome einer Lithiumintoxikation

Symptombereich	Milde Intoxikation	Schwere Intoxikation
Vegetativ	Übelkeit, Diarrhö, Schwindel	Nierenversagen, Herzrhythmusstörungen
Psychiatrisch	Aufmerksamkeitsstörungen	Delir, Bewusstseinsverminderung
Neurologisch	Tremor	Ataxie, Dysarthrie, Nystagmus, eplieptische Anfälle

Literatur

[1] Clos S, Rauchhaus P, Severn A et al. Long-term effect of lithium maintenance therapy on estimated glomerular filtration rate in patients with affective disorders: a population-based cohort study. Lancet Psychiatry, 2 (12): 1075–1083, 2015

[2] de Leon J. A Critical Commentary on the 2017 AGNP Consensus Guidelines for Therapeutic Drug Monitoring in Neuropsychopharmacology. Pharmacopsychiatry. 51 (01/02): 63–68, 2018

[3] Presne C, Fakhouri F, Noël LH et al. Lithium-induced nephropathy: Rate of progression and prognostic factors. Kidney Int, 64 (2): 585–592, 2003

[4] Haussmann R, Lewitzka U, Severus E, Bauer M. Sachgerechte Behandlung affektiver Störungen mit Lithium. Der Nervenarzt, 88 (11), 1323–1334, 2017

[5] Davis J, Desmond M, Berk M. Lithium and nephrotoxicity: a literature review of approaches to clinical management and risk stratification. BMC Nephrology, 19 (1): 305–311, 2018

[6] Ibbeken C, Becker JU, Baumgärtel MW. Nephrologische Nebenwirkungen einer Langzeittherapie mit Lithium. Dtsch Med Wochenschr, 137 (4), 143–148, 2012

[7] Diagnostik und Therapie Bipolarer Störungen (S3-Leitlinie) .AWMF-Register-Nr. 038–019, Stand: 01.03.2019, gültig bis 01.03.2023

[8] Voderholzer U, Hohagen F (Hrsg.). Therapie psychischer Erkrankungen. 16. Aufl., Urban & Fischer Verlag/Elsevier, 2020

16.3 Schizophrener Formenkreis

Dr. med. Malte Depping, Kim Green

16.3.1 Fallvorstellung

Bei der 76-jährigen Frau P. besteht seit etwa 35 Jahren eine Störung aus dem schizophrenen Formenkreis, außerdem seit über 10 Jahren ein Morbus Parkinson. Nebendiagnosen waren ein alter lakunärer Infarkt im Bereich der Basalganglien und eine Hypercholesterinämie. Der Blutdruck war normwertig. Die schizophrene Erkrankung war über viele Jahre unter Aripiprazol 20 mg/d klinisch remittiert. Bei fortschreitender Parkinson-Erkrankung war eine komplexe antiparkinsonoide Medikation mit L-Dopa 900 mg/d, Pramipexol 1,05 mg/d, retardiertem Ropinirol 12 mg/d und Opicapon 50 mg/d neurologisch etabliert worden. Die Dopaminagonisten waren zuletzt ergänzt worden. Über Monate waren danach psychotische Symptome langsam wieder aufgetreten, zuletzt bestanden ein schwerer paranoider Wahn sowie akustische und olfaktorische Halluzinationen. Eine Erweiterung der Antipsychotikatherapie um retardiertes Quetiapin bis 100 mg/d hatte die psychotischen Symptome nicht ausreichend beeinflussen können.

Während der daraufhin veranlassten psychiatrischen Klinikbehandlung wurden sowohl Pramipexol und Ropinirol als auch Aripiprazol schrittweise beendet, außerdem Quetiapin bis 150 mg/d erhöht. Zu einer Verschlechterung der Parkinson-Symptomatik kam es hierunter nicht, die psychotischen Symptome waren aber nur vorübergehend gebessert. Es wurde die Indikation für eine Behandlung mit Clozapin gestellt. In der Laborroutine vor Clozapinbeginn fiel ein erhöhtes Troponin T auf. Mittels Kardio-MRT wurde als Ursache der Troponinerhöhung eine abgelaufene, fraglich Quetiapin-induzierte, Myokarditis festgestellt.

16.3.2 Medikation und Laborwerte

Aktuelle Medikation

Wirkstoff mit Stärke und Darreichungsform	Dosierung	Kommentar, Indikation
ASS 100 mg Tbl	1-0-0-0	Alter lakunärer Infarkt im Bereich der Basalganglien
Atorvastatin 20 mg Ftbl	0-0-1-0	Hypercholesterinämie
Levodopa/Carbidopa 100 mg/25 mg Tbl	1-1,5-2-1-1	Morbus Parkinson
Levodopa/Benserazid 100/25 mg LT	1-0-0-0-0	–
Opicapon 50 mg Kps	0-0-1-0	–

Abweichende Laborwerte

Bezeichnung (Referenzbereich, Einheit)	Wert Tag 1	Wert Tag 1 +5h	Wert Tag 7	Wert Tag 11	Wert Tag 21	Wert Tag 35	Kommentar
hsTroponinT (< 14 pg/ml)	72	67	24	24	30	23	▪ Erster Wert vor Beginn Clozapin, ▪ V. a. Myokardischämie

16.3.3 Fragen zum Fall

Wie bewerten Sie die Gabe von Dopaminagonisten bei paranoider Schizophrenie?

Medikamente zur Parkinsontherapie können psychotische Symptome induzieren, auch bei Patienten ohne komorbide schizophrene Störung. Liegen wie in diesem seltenen Fall beide Erkrankungen vor, so ist das psychotogene Risiko nochmals höher. Zunächst sollten sekundäre Ursachen einer Psychose bei neurodegenerativer Erkrankung ausgeschlossen werden, wie z. B. eine Elektrolytstörung. Anschließend sollte die antiparkinsonoide Medikation deeskaliert werden.

Folgende **Reihenfolge des Absetzens** wird bei medikamenteninduzierter Psychose unter Parkinsontherapie empfohlen: 1. Anticholinergika, 2. Amantadin, 3. MAO-Hemmer, 4. Dopaminagonisten, 5. COMT-Hemmer, 6. L-Dopa. Letzte Medikationsänderungen vor Beginn einer psychotischen Symptomatik sollten bevorzugt rückgängig gemacht werden. In aller Regel werden Parkinson-Patienten mit psychotischen Symptomen nur mit L-Dopa (plus Decarboxylasehemmer) behandelt [1].

Was ist das Mittel der Wahl zur antipsychotischen Therapie bei Patienten mit Morbus Parkinson?

Sind psychotische Symptome unter Vereinfachung der medikamentösen Parkinsonbehandlung auf eine L-Dopa-Monotherapie nicht ausreichend rückläufig (oder diese Reduktion aufgrund einer Verschlechterung der Beweglichkeit nicht vertretbar), sollten **Quetiapin oder Clozapin** eingesetzt werden. Aufgrund des geringeren Risikos für schwere UAW wird Quetiapin meist bevorzugt, kann aber in der Wirksamkeit begrenzt sein, besonders im niedrigen – in der Indikation Psychose bei Morbus Parkinson zugelassenen – Dosisbereich bis 100 mg/d. Die bei Parkinson-Patienten häufige orthostatische Dysregulation kann sich durch den Alpha-Rezeptor-Antagonismus von Quetiapin verschlechtern. Beginn und Eindosierung sollten entsprechend vorsichtig erfolgen, z. B. Erstgabe mit 12,5 mg zur Nacht und tägliche Erhöhungen um die gleiche Dosis. Die Gabe der retardierten Form ist in höheren Dosen sinnvoll, um orthostatische Beschwerden zu mildern.

Clozapin hat unter den Antipsychotika das geringste Risiko, eine Parkinson-Symptomatik auszulösen oder zu verschlechtern, birgt aber das Risiko von anderen, potenziell schweren UAW. Clozapin darf deshalb nur unter sorgfältigen Kontrollen eingesetzt werden. Besonders hervorzuheben sind die fortlaufenden Kontrollen des Differenzialblutbilds, in den ersten 18 Therapiewochen wöchentlich, danach in monatlichem Abstand. Um den häufigen anticholinergen und anti-alpha-adrenergen UAW von Clozapin zu begegnen, sollte die Clozapin-Eindosierung bei Parkinson-Patienten vorsichtig mit 6,25 mg täglich zur Nacht begonnen und – verträglichkeitsabhängig – alle 1–2 Tage um 6,25–12,5 mg erhöht werden. Die Zieldosis bei Morbus Parkinson-assoziierter Psychose ist individuell verschieden und liegt häufiger im Bereich bis 50 mg/d, d. h. niedriger als bei älteren Patienten mit schizophrener Erkrankung, bei denen für eine ausreichende Symptomkontrolle häufig Clozapin-Tagesdosen um 150–200 mg/d erforderlich sind.

Was ist bei stattgehabter arzneimittelinduzierter Myokarditis und geplanter Clozapintherapie zu beachten?

Eine Myokarditis unter Clozapin wird wahrscheinlich durch den Mechanismus einer immunologischen Hypersensitivitätsreaktion ausgelöst. Die Inzidenz wird mit deutlich < 1 %, z. T. < 0,1 %, angegeben. Das Risiko ist besonders in den ersten Wochen einer Clozapinbehandlung erhöht. In selteneren Einzelfällen scheint Clozapin eine toxische Kardiomyopathie zu bedingen.

Myokarditiden verlaufen heterogen. Für ein besseres Monitoring ist es empfehlenswert – zusätzlich zu den üblichen Routinekontrollen – im ersten Monat einer Clozapin-Therapie wöchentlich Troponin-T zu bestimmen. Eine Troponin-Erhöhung über das Zweifache des Ausgangswertes in Kombination mit einer CRP-Erhöhung über 100 mg/l ist besonders sensitiv für eine Clozapin-induzierte Myokarditis [5].

Bei Clozapin-induzierter Myokarditis muss Clozapin abgesetzt werden. Zur Frage, ob im Anschluss an eine ausgeheilte Myokarditis eine Reexposition mit Clozapin möglich ist, kann bisher keine evidenzbasierte Empfehlung gegeben werden. Über den erfolgreichen Wiederbeginn von Clozapin nach Myokarditis liegen Einzelfallberichte vor [2, 3].

16.3.4 Empfehlungen des Apothekers

Im Rahmen der interprofessionellen Visite wurden folgende Dinge besprochen:

- Weiterführung der Parkinson-Therapie mit Levodopa/Carbidopa, bei Bedarf die Dosis an die Hypokinesie anpassen.
- Dopaminagonisten absetzen, außerdem versuchsweise Opicapon beenden.
    - Absetzen von Opicapon führte zu Aggravation der Parkinsonsymptome, sodass das Arzneimittel wieder angesetzt wurde.
- Regelmäßige Differenzialblutbild-Kontrollen inklusive des Troponin-T und der CK-MB, um Entwicklung kardialer Nebenwirkungen von Clozapin rechtzeitig zu erkennen.

Gut zu wissen

Mögliche UAW unter Clozapin, denen durch spezifische Maßnahmen begegnet werden kann, zeigt ◘ Tab. 16.3. Hierzu zählt auch die QT-Zeit-Verlängerung (hochnormale Kalium-Magnesiumkonzentrationen im Serum einstellen, andere QT-verlängernde Medikation meiden). Als Grenzwerte sind QTc-Zeit > 440 ms für Männer und > 450 ms für Frauen definiert. Eine einheitliche Bewertung des Risikos für QT-Zeit-Verlängerungen, Torsade de Pointes (TdP), Kammerflimmern und plötzlichen Herztod unter Antipsychotika ist aber vor allem wegen der komplexen physiologischen Zusammenhänge mit mehreren Einflussfaktoren (v. a. Dosisabhängigkeit, Co-Morbiditäten, Co-Medikation, Kaliumkonzentration im Serum) sowie

der heterogenen Datenlage nicht eindeutig möglich, sodass das individuelle Risiko vor Therapiebeginn nicht sicher abzuschätzen ist.
Eine weitere gefürchtete UAW unter Clozapin ist die **Agranulozytose**, d. h. der Abfall der neutrophilen Granulozyten <0,5/nl; sie hat unter Clozapintherapie eine Inzidenz um 0,7 %. Bevorzugt tritt eine Agranulozytose im ersten halben Jahr einer Clozapintherapie auf. Neurotropenien, d. h. der Abfall der neutrophilen Granulozyten in den Bereich 0,5–1,5/nl, finden sich eher unter Langzeittherapie. Die Inzidenz beträgt um 3 %. Bei einer Agranulozytose muss Clozapin abgesetzt werden. Von einer Reexposition wird regelhaft abgeraten. Bei Neutropenie ist es häufig ausreichend, Clozapin vorübergehend zu reduzieren bzw. auszusetzen, bis die Neutrophilenzahl wieder in den Normbereich gestiegen ist [4]. Zusätzlich müssen Patienten über die Leitsymptome Fieber und Infektzeichen der oberen Atemwege (v. a. Halsschmerzen) aufgeklärt werden.

Tab. 16.3 Nebenwirkungen von Clozapin und deren mögliches Management. Nach [5]

UAW	Management	Mögliche Arzneimittel
Tachykardie	Toleranzentwicklung bzw. spontane Herzfrequenznormalisierung abwarten	Betablocker
Orthostatische Hypotension	Flüssigkeitszufuhr erhöhen, Kompressionsstrümpfe verordnen	Midodrin
Harninkontinenz, Enuresis	–	Midodrin
Obstipation	Bewegungs-/Ernährungsgewohnheiten optimieren	Quellmittel und andere Laxanzien
Leberwerterhöhung	Regelmäßige Kontrolle, tolerierbar bis 2–3-fachen ULN	–
Müdigkeit	Spontane Rückbildung abwarten, Hauptdosis zur Nacht, ggfs. Dosisreduktion	–
Hypersalivation	–	Glycopyrronium-Suspension
Epileptische Anfälle	Dosisreduktion	Antikonvulsiva

Literatur

[1] Ceballos-Baumann A, Ebersbach G. Neuropsychiatrische Störungen bei der Parkinson-Erkrankung. Nervenheilkunde, 31 (12): 915–921, 2012

[2] Bellissima BL, Tingle MD, Cicović A et al. A systematic review of clozapine-induced myocarditis. Int J Cardiol, 15 (259): 122–129, 2018

[3] Knoph KN, Morgan RJ, Palmer BA et al. Clozapine-induced cardiomyopathy and myocarditis monitoring: A systematic review. Schizophr Res, 199: 17–30, 2018

[4] Nielsen J, Correll CU, Manu P, Kane JM. Termination of clozapine treatment due to medical reasons: when is it warranted and how can it be avoided? J Clin Psychiatry, 74 (6), 603–613, 2013

[5] Benkert O, Hippius H (Hrsg). Kompendium der Psychiatrischen Pharmakotherapie. 12. Aufl., Springer Verlag, Berlin 2019

[6] Ronaldson KJ, Fitzgerald PB, Taylor AJ et al. A new monitoring protocol for clozapine-induced myocarditis based on an analysis of 75 cases and 94 controls. Aust N Z J Psychiatry; 45: 458–465, 2011

17 Onkologie

Chemotherapie bei Bronchialkarzinom ... 242 |
Infekt unter oraler Tumortherapie ... 247

17.1 Chemotherapie bei Bronchialkarzinom

PD Dr. rer. medic. Claudia Langebrake, PD Dr. med. Maximilian Christopeit

17.1.1 Fallvorstellung

Herr M, 56 Jahre alt, (Gewicht: 76 kg, Größe: 180 cm, KOF: 1,95 m^2) ist wegen eines nichtkleinzelligen Bronchialkarzinoms (NSCLC) in onkologischer Behandlung. Aktuell ist der erste Zyklus Chemotherapie bei ihm geplant. Er hat bis vor 2 Jahren eine Schachtel Zigaretten pro Tag über einen Zeitraum von 20 Jahren geraucht (entspricht 20 Packungsjahre). Es sind keine weiteren Erkrankungen bei ihm bekannt.

17.1.2 Medikation und Laborwerte

Aktuelle Medikation

Wirkstoff mit Stärke und Darreichungsform	Dosierung	Kommentar, Indikationen
Pemetrexed 975 mg Inf (500 mg/m^2)	In 100 ml NaCl 0,9 %; Infusionszeit: 10 min	Tag 1, Chemotherapie
Cisplatin 146 mg Inf (75 mg/m^2)	In 250 ml NaCl 0,9 %; Infusionszeit: 1 Stunde	Tag 1, Chemotherapie
Aprepitant 125 mg Kps	1-0-0-0	Tag 1–3, antiemetische Prophalaxe
Dexamethason 12 mg Amp	15 min vor Chemotherapie	Tag 1, antiemetische Prophylaxe
Dexamethason 8 mg Tbl	1-0-0-0	Tag 2–4, antiemetische Prophylaxe
Granisetron 1 mg Amp	15 min vor Chemotherapie	Tag 1–3, antiemetische Prophylaxe
Folsäure 500 µg Tbl	1-0-0-0	Supportivtherapie

Wirkstoff mit Stärke und Darreichungsform	Dosierung	Kommentar, Indikationen
Mannitol 10 % 250 ml Inf	30 min vor Cisplatin und 30 min nach Ende Cisplatin, jeweils über 15 Minuten	Tag 1, Teil des Protokolls zur Hydrierung
NaCl 0,9 % 1000 ml Inf	Über 8 Stunden, Beginn 15 Minuten vor Chemotherapie	Tag 1, Teil des Protokolls zur Hydrierung
Furosemid 40 mg Amp	Bei Bedarf	Teil des Protokolls zur Hydrierung

Abweichende Laborwerte

Bezeichnung (Referenzbereich, Einheit)	Wert Tag 1
Kreatinin (0,51–0,96 mg/dl) (45–85 µmol/l)	1,23 109
eGFR, berechnet nach CKD-EPI (> 90 ml/min/1,73 m²)	65
Neutrophile Granulozyten (3000–6000/µl)	2000

17

17.1.3 Fragen zum Fall

Ist die verordnete Chemotherapie plausibel?

Die Therapie mit Cisplatin/Pemetrexed ist bei NSCLC grundsätzlich indiziert. Das Therapieschema kann anhand von Literatur, z. B. Blaues Buch [1], Onkopedia [2], eviQ [3], plausibilisiert werden hinsichtlich der Abfolge, Dosierung, Applikationszeiten sowie Supportivtherapie. Bei neueren Therapieschemata ist es häufig hilfreich, in der Primärliteratur zu recherchieren. Eine Chemotherapie mit Cisplatin/Pemetrexed sollte zur Minimierung der Toxizität der Chemotherapie erst dann durchgeführt werden, wenn folgende Bedingungen erfüllt sind: neutrophile Granulozyten ≥ 1500/µl, Thrombozyten ≥ 100 000/µl, eGFR ≥ 45 ml/min sowie der Besserung nicht-hämatologischer Toxizitäten auf ≤ Grad 2.

Wie beurteilen Sie die Anwendung der Zytostatika bei leicht eingeschränkter Nierenfunktion?

Die Nierenfunktion des Patienten ist mit 65 ml/min/1,73 m² gemäß KDIGO als leicht eingeschränkt zu klassifizieren (Grad 2). Somit ist gemäß gängiger Empfehlungen (Blaues Buch [1], Renal Drug Handbook [4], Fachinformationen, Hendrayana et al. [5]) keine standardmäßige Dosisreduktion notwendig. Jedoch sollte die Nierenfunktion eng **überwacht** werden, um eine eventuelle Verschlechterung rechtzeitig zu erkennen und darauf reagieren zu können. Bei der Abschätzung der eGFR ist der Ernährungszustand und der klinische Eindruck des Patienten, insbesondere hinsichtlich der **Muskelmasse** bei Kreatinin-basierten Schätzformeln, im Blick zu behalten. Bei diesem Patienten liegt der BMI (Body-Mass-Index) mit 23,5 kg/m² im Bereich „Normalgewicht" (BMI 18,5–24,9), sodass wahrscheinlich eine Kreatinin-basierte Schätzformel verwendet werden kann. Dennoch ist es sinnvoll, eine Abschätzung der Körperzusammensetzung zumindest klinisch vorzunehmen, um eine signifikante Verringerung der Muskelmasse auszuschließen.

Ist die antiemetische Prophylaxe adäquat?

Die Auswahl der antiemetischen Prophylaxe richtet sich nach dem **emetischen Potenzial** der Zytostatika. Von verschiedenen onkologischen Fachgesellschaften (z. B. ASCO, MASCC, NCCN) sowie in der S3-Leitlinie Supportive Therapie bei onkologischen Patienten [6] existieren ausführliche Übersichten, die parenterale und orale Zytostatika in vier Gruppen von hohem emetischen Potenzial (> 90 % der Patienten) bis hin zu minimalem emetischen Potenzial (< 10 % der Patienten) einteilen. Entsprechend des emetischen Potenzials werden verschiedene Antiemetika(-Kombinationen) eingesetzt, wobei bei Polychemotherapien das Zytostatikum mit dem höchsten emetischen Potenzial entscheidet. Ein Vergleich der Empfehlungen zur antiemetischen Prophylaxe und Therapie der oben genannten onkologischen Fachgesellschaften ist Anfang 2019 publiziert worden [7].

In diesem Fall erhält der Patient Cisplatin (hohes emetisches Potenzial) und Pemetrexed (geringes emetisches Potenzial), sodass eine Kombination aus einem NK-Rezeptor-Antagonisten (z. B. Aprepitant), einem 5-HT_3-Antagonisten (z. B. Granisetron) und einem Glucocorticoid (in der Regel Dexamethason) anzuwenden ist. Zudem wird in den neuesten Guidelines überwiegend eine prophylaktische Gabe von Olanzapin empfohlen. Die Überprüfung der Dosierungen ergibt, dass Aprepitant p. o. an den Tagen 2 und 3 in einer Dosis von 80 mg zu applizieren ist. Am ersten Tag der Chemotherapie ist zu beachten, dass Aprepitant 30 Minuten vor Cisplatin gegeben werden muss. Die Gabe des 5-HT_3-Antagonisten soll laut Leitlinien nur am Tag der Gabe der Zytostatika erfolgen, in diesem Fall also nur an Tag 1. Außerdem ist die Gabe von oralem Olanzapin (10 mg p. o. an den Tagen 1–4) gemäß den oben genannten Leitlinien zu empfehlen.

Ist die weitere supportive Therapie adäquat?

Bei der Gabe von Pemetrexed ist die Notwendigkeit einer Supplementation mit Vitamin B_{12} und Folsäure zu beachten, um die hämatologische und nicht-hämatologische Toxizität (z. B. Neutropenie, Infektionen) von Pemetrexed zu reduzieren. Die Gabe von Folsäure in einer Dosierung von 400–1000 µg/d p. o. sollte etwa eine Woche vor der Gabe von Pemetrexed beginnen und bis 3 Wochen nach der letzten Pemetrexed-Gabe fortgesetzt werden. Die Gabe von Vitamin B_{12} erfolgt im gleichen Zeitraum in einer Dosierung von 1000 µg i. m. alle 9 Wochen (bzw. alle 3 Zyklen).

Darüber hinaus ist eine Prämedikation mit Dexamethason 4 mg 1-0-1-0 für 3 Tage, beginnend am Tag vor der Pemetrexed-Gabe, zur Reduktion von Hautreaktionen erforderlich. Falls gleichzeitig eine Gabe von Dexamethason (z. B. als antiemetische Prophylaxe) erfolgt, so ist dies ausreichend.

Bei einer Therapie mit Cisplatin ist auf eine ausreichende **Hydrierung** (mindestens 100 ml/h) zu achten, um das nephrotoxische Potenzial von Cisplatin zu reduzieren. Empfohlen wird eine Hydrierung mit 3000 ml Flüssigkeit (z. B. Mischung aus NaCl 0,9 % + Glucose 5 % im Verhältnis 1:1). Somit ist die oben angegebene Gabe von 1000 ml NaCl 0,9 % als zu gering anzusehen.

Dabei ist darauf zu achten, dass eine **angemessene Diurese** (> 100–200 ml/h) stattfindet, sodass üblicherweise osmotische Diuretika (z. B. Mannitol 10 % 250 ml jeweils 30 min vor und 30 min nach Ende der Cisplatin-Infusion) gegeben werden.

Welche spezifischen Kontraindikationen bestehen?

Bei der Therapie mit Cisplatin ist die gleichzeitige Gabe von **Schleifendiuretika** zu vermeiden, da das Risiko der Nephrotoxizität und der Ototoxizität von Cisplatin steigt.

Geeignet ist beispielsweise die prophylaktische Gabe von osmotisch wirkenden Diuretika (z. B. Mannitol), wie oben beschrieben. Sollte die Diurese nicht der Einfuhr entsprechen, so können zusätzliche Gabe von Mannitol erfolgen.

Bei der gleichzeitigen Anwendung anderer ototoxischer und/oder nephrotoxischer Arzneistoffe in Kombination mit Cisplatin können sich die toxischen Effekte verstärken.

Welche Prozessschritte können im Medikationsprozess verbessert werden?

Bei der Verordnung komplexer Chemotherapien ist es hilfreich, Standardprotokolle bereits digital zu hinterlegen, die neben den Standarddosierungen, Trägerlösungen, Infusionszeiten Angaben zur Supportivtherapie (Antiemese, Hydrierung, spezifische Supportivtherapie) enthalten.

Weiterhin sind Tabellen und/oder Checklisten zur Dosisanpassung bei Organinsuffizienzen bzw. Bedingungen für den Start bzw. die Fortsetzungen (z. B. Leukozyten, Granulozyten, Infektfreiheit) von Chemotherapien hilfreich.

Der Umgang mit Paravasaten sollte ebenfalls allen Mitarbeitern bekannt sein und regelmäßig geschult werden. Paravaste-Sets inkl. Informationen zur Beurteilung des gewebeschädigenden Potenzials und substanzspezifischer Maßnahmen sind in der Apotheke und auf Station vorzuhalten.

Die eindeutige Verifizierung des Patienten vor der Applikation der Zytostatika muss sichergestellt sein (z. B. durch Abfrage von Namen und Geburtstag des Patienten und Vergleich mit der schriftlichen Verordnung und der Angaben auf der Zytostatika-Zubereitung und/oder durch Barcode-Scan).

17.1.4 Empfehlungen des Apothekers

17

Im Vordergrund der Behandlung steht die korrekte Berechnung, Zubereitung und Applikation der Chemotherapie, da es sich um hochwirksame Wirkstoffe mit potenziell schwerwiegenden unerwünschten Arzneimittelwirkungen handelt.

- Überprüfung der Indikation, Dosierungen, Applikationszeiten, Applikationsarten aller Zytostatika sowie der Supportivtherapie im 4-Augen-Prinzip durch ärztliches Personal; Plausibilisierung aller Angaben durch die Apotheke vor der Zubereitung der Zytostatika.
- Gabe von Vitamin B_{12} alle 9 Wochen (bzw. bei jedem 3. Zyklus) bei Pemetrexed-Therapie notwendig. Zeitplanung für Intervallgabe von Vitamin B_{12} im Entlassbrief notieren, damit Gaben zeitgerecht erfolgen; ggf. Patientenpass ausstellen.
- Verordnung geeigneter Antiemetika zur Behandlung verzögert auftretender Übelkeit/ Erbrechen; Ausstellen eines Entlassrezepts und Schulung des Patienten (idealerweise schriftliches Schulungsmaterial).

Gut zu wissen

Bei Chemotherapien kann es trotz leitliniengerechter Gabe prophylaktischer Antiemetika zum Auftreten von Übelkeit und Erbrechen kommen. In diesen Fällen ist die Gabe weiterer antiemetisch wirksamer Arzneistoffe (z. B. 5-HT_3-Antagonisten, Dimenhydrinat, Alizaprid, Metoclopramid, Benzodiapezine, Neuroleptika) möglich. Es gibt zunehmend klinische Daten und Erfahrungen mit der Gabe von Olanzapin (10 mg p. o. einmal täglich für 3 Tage), jedoch stellt diese Anwendung aktuell einen Off-Label-Use dar [7].

Nicht selten haben konventionelle Zytostatika hämatologische unerwünschte Wirkungen, welche zu febrilen Neutropenien führen können. Ob eine Prophylaxe mit granulozytären Wachstumsfaktoren (G-CSF) indiziert ist, hängt einerseits vom allgemeinen Risiko des jeweiligen Therapieschemas, von der Grunderkrankung, von patientenindividuellen Faktoren (z. B. Alter, Co-Morbiditäten, Allgemein- und Ernährungszustand) sowie von individuellen hämatologischen Toxizitäten bei vorangegangenen Chemotherapiezyklen ab [6].

Bei der Gabe von Zytostatika empfiehlt sich häufig die Applikation über einen **zentralvenösen Zugang**, welcher für einige Zytostatika wie Busulfan sogar obligat ist. Häufig kommen Portsysteme zum Einsatz, da sie für den Patienten den Vorteil bieten, nicht für jede Chemotherapie-Gabe eine periphere Venenverweilkanüle erhalten zu müssen. Auch Blutentnahmen können so relativ einfach und weniger belastend für den Patienten durchgeführt werden. Darüber hinaus wird das Risiko für Paravasate deutlich reduziert.

Für die Arzneimtteltherapiesicherheit bei der Applikation von Zytostatikalösungen sowie den Personalschutz ist die Verwendung von speziellen geschlossenen Infusionssystemen zu empfehlen [8]. Bei diesen Systemen wird bereits in der Apotheke die Zubereitung mit einem Adapterschlauch („secondary line") versehen, der mit Trägerlösung gefüllt ist und bei Bedarf einen Infusionsfilter und/oder Lichtschutz enthält. Diese Zubereitung wird dann auf Station an ein Infusionssystem konnektiert, welches über mehrere Anschlussmöglichkeiten für weitere Zytostatikazubereitungen sowie einen Anschluss für das Spülen des Infusionssystems mit Trägerlösung aufweist. Somit wird sichergestellt, dass einerseits der Patient das gesamte Volumen der Zytostatika-Infusionslösung erhält und andererseits beim Konnektieren und Diskonnektieren des Infusionssystems das Risiko einer Kontamination des Personals und der Umgebung mit Zytostatika drastisch minimiert wird.

Literatur

[1] Engelhardt M, Berger DP, Mertelsmann R, Duyster J (Hrsg). Das Blaue Buch – Chemotherapie-Manual Hämatologie und Onkologie. Springer, 2017

[2] Onkopedia Available from. www.onkopedia.com/de (Zugriff 01/2020)

[3] eviQ Available from. www.eviq.org.au/ (Zugriff 10/2020)

[4] Ashley C, Dunleavy A. The Renal Drug Handbook: The Ultimate Prescribing Guide for Renal Practitioners: Taylor & Francis Ltd, 2018

[5] Hendrayana T, Wilmer A, Kurth V et al. Anticancer Dose Adjustment for Patients with Renal and Hepatic Dysfunction: From Scientific Evidence to Clinical Application. Sci Pharm, 85 (1), 2017

[6] Supportive Therapie bei onkologischen PatientInnen – Langversion 1.3.2020. Deutsche Krebshilfe. AWMF-Reg-Nr.: 032/054OL. Stand: 23.07.2020, gültig bis 10.11.2021. Abrufbar unter https://www.leitlinienprogramm-onkologie.de/leitlinien/supportive-therapie/ (Zugriff 09/2020)

[7] Razvi Y, Chan S, McFarlane T et al. ASCO, NCCN, MASCC/ESMO: a comparison of antiemetic guidelines for the treatment of chemotherapy-induced nausea and vomiting in adult patients. Supportive care in cancer: official journal of the Multinational Association of Supportive Care in Cancer, 27 (1): 87–95, 2019

[8] Kopp B, Schierl R, Nowak D. Belastungssituation bei Vorbereitung und Verabreichung von Zytostatika in gesundheitsdienstlichen Einrichtungen – Abschlussbericht zur Vorstudie 2011. www.bgw-online.de/DE/Arbeitssicherheit-Gesundheitsschutz/Grundlagen-Forschung/GPR-Medientypen/Downloads/WIPON-Abschlussbericht_Download.pdf (Zugriff 01/2020)

17.2 Infekt unter oraler Tumortherapie

PD Dr. rer. medic. Claudia Langebrake, PD Dr. med. Maximilian Christopeit

17.2.1 Fallvorstellung

Frau R., 65 Jahre alt, ist seit zwei Monaten wegen einer neu diagnostizierten Philadelphia-Chromosom-positiven chronisch myeloischen Leukämie (CML) in chronischer Phase in Behandlung bei einem niedergelassenen Hämatologen.

Vor einem Tag wurde sie bei Verdacht auf eine ambulant erworbene Pneumonie (Symptome: Fieber, Husten, Abgeschlagenheit) stationär aufgenommen. Es besteht kein Sauerstoffbedarf und Frau R. ist seit der Nacht fieberfrei.

Als Nebendiagnosen sind in ihrer Akte eine arterielle Hypertonie sowie gelegentliche Gelenkschmerzen dokumentiert.

17.2.2 Medikation und Laborwerte

Aktuelle Medikation

Wirkstoff mit Stärke und Darreichungsform	Dosierung	Kommentar, Indikation
Dasatinib 100 mg Ftbl	1-0-0-0	Hausmedikation, CML
Ramipril 5 mg Tbl	1-0-0-0	Hausmedikation, Hypertonie
Hydrochlorothiazid 12,5 mg Tbl	1-0-0-0	Hausmedikation, Hypertonie
Pantoprazol 20 mg TMR	1-0-0-0	30 min vor der Mahlzeit Hausmedikation, Sodbrennen
Ibuprofen 400 mg Ftbl	400 mg (ED), max. alle 6h	Bei Bedarf, Hausmedikation Gelenkschmerzen
Ampicillin/Sulbactam 1500 mg Inf	1-1-1-0	Alle 8 Stunden, Antibiotikum bei ambulant erworbener Pneumonie
Clarithromycin 500 mg Ftbl	1-0-1-0	Antibiotikum bei ambulant erworbener Pneumonie

Abweichende Laborwerte

Bezeichnung (Referenzbereich, Einheit)	Wert Tag 1	Wert Tag 2
CRP (< 5 mg/dl)	84	–
Kreatinin (0,51–0,96 mg/dl) (45–85 µmol/l)	0,6 53	–
eGFR, berechnet nach CKD-EPI (> 90 ml/min/1,73 m^2)	95	–
Leukozyten (4000–10 000/µl)	15 000	–
Legionellen-Antigen im Urin	–	Negativ

17.2.3 Fragen zum Fall

Sind relevante Arzneimittel-Interaktionen zu erwarten?

Dasatinib ist ein Tyrosinkinase-Inhibitor, welcher ein Substrat von CYP3A4 (major) darstellt. Somit sind **pharmakokinetische Interaktionen** mit bekannten CYP3A4-Induktoren und -Inhibitoren zu erwarten. Die Co-Medikation mit Clarithromycin ist als starkem CYP3A4-Inhibitor ist somit zu vermeiden, um einen Anstieg der Dasatinib-Exposition und damit verbundenen unerwünschten Arzneimittelwirkungen (z. B. Myelosuppression, gastrointestinale Störungen, kardiale Nebenwirkungen) zu vermeiden. Eine mögliche Alternative stellt Azithromycin dar, sofern die Gabe eines Makrolids indiziert ist, da Azithromycin lediglich ein Substrat (minor) von CYP3A4 darstellt.

Darüber hinaus ist das Risiko einer **QT-Zeit-Verlängerung** bei der gleichzeitigen Therapie von Dasatinib und Makrolid-Antibiotika erhöht.

Durch den bei der Einnahme des **Protonenpumpen-Inhibitors** erhöhten Magen-pH-Wert wird die Absorption von Dasatinib drastisch reduziert, sodass bei längerer gleichzeitiger Gabe das Therapieziel einer langfristigen zytogenetischen Remission der CML gefährdet und die Kombination somit **kontraindiziert** ist. Als mögliche Alternative kann die Anwendung von Antazida 2 Stunden vor bzw. nach der Einnahme von Dasatinib erwogen werden, was bei einem 24-Stunden-Einnahmeintervall bei Dasatinib voraussichtlich gut zu handhaben ist. Nach dem Ausschleichen/Absetzen des PPI ist die Patientin auf mögliche Zeichen einer höheren Exposition von Dasatinib (unerwünschte Arzneimittelwirkungen, Toxizitäten) zu überwachen [1, 3].

Sind Interaktionen mit Nahrungsmitteln zu erwarten?

Effekte von Mahlzeiten auf das Ausmaß der Absorption sind für einige Arzneistoffe, inkl. niedermolekularen oralen Tumortherapeutika, beschrieben [1, 3]. Hierbei ist jedoch zu beachten, dass diese Daten aus pharmakokinetischen Studien mit definierten Mahlzeiten stammen. Für Dasatinib sind solche Nahrungseffekte nicht bekannt, sodass eine Einnahme unabhängig von den Mahlzeiten erfolgen kann.

Jedoch sind Nahrungsmittel und Phytopharmaka, die CYP3A4 beeinflussen (z. B. Grapefruit, Johanniskraut), zu vermeiden, da es ansonsten zu einer klinisch signifikanten Veränderung der Exposition von Dasatinib kommen kann.

Welche Relevanz hat der erhöhte Leukozytenwert?

Der erhöhte Leukozytenwert kann einerseits als Zeichen der Infektion gedeutet werden, andererseits auch in Folge der CML erhöht sein. Ein manuell angefertigtes Differenzialblutbild mit der Frage nach konkreter Differenzierung kann hier Klarheit bringen. Ein Monitoring der klinischen (Fieber, Allgemeinzustand) sowie laborchemischen Verlaufsparameter (CRP, Leukozyten) ist daher zu empfehlen.

Wie beurteilen Sie die Auswahl und Dosierung der Antibiotika?

Bei einer stationär zu behandelnden ambulant erworbenen Pneumonie (Einstufung z. B. gemäß DS-CRB-65 Score) ist die parenterale Therapie mit einem gegebenenfalls pseudomonaswirksamen Aminopenicillin plus Betalactamase-Inhibitor leitliniengerecht. Da dieser Patient keine Pseudomonas-Risikofaktoren aufweist (bekannte *Pseudomonas*-Kolonisation, Bronchiektasen, schwere COPD (Gruppe D/GOLD IV), PEG-Sonde), ist eine empirische Therapie mit Ampicillin/Sulbactam i. v. gerechtfertigt. Der Zusatz eines Makrolid-Antibiotikums ist üblicherweise indiziert bei Nachweis von Legionellen oder

Mycobacterien, insbesondere bei schweren Pneumonien. In diesem Fall erscheint somit die Therapie mit Clarithromycin aufgrund des klinisch guten Ansprechens, des klinischen Zustands und des negativen Legionellen-Tests nicht notwendig und kann beendet werden. Bei klinischer Stabilität kann im Verlauf eine Therapieumstellung auf einer orale Therapie im Sinne einer Sequenztherapie erfolgen [2].

Welche Prozessschritte können im Medikationsprozess verbessert werden?
Im Klinikum sollten Informationen über Interaktionen vorliegen. Eine elektronische Verordnungssoftware mit AMTS-Prüfung stellt hier eine optimale Lösung dar. Alternativ können für häufige Interaktionen von der Apotheke Übersichten erstellt und den Stationen zur Verfügung gestellt werden. Neben der Bedeutung für die Arzneimitteltherapiesicherheit ist die exakte Verordnung und Gabe-Dokumentation der Arzneimittel für die Sicherstellung der Erlöse für Zusatzentgelte (ZE) oder neue Untersuchungs- und Behandlungsmethoden (NUB) von großer Wichtigkeit. Die lückenlose Versorgung mit Arzneimitteln nach der Entlassung ist im Rahmen des Entlassmanagements zu gewährleisten. Ebenso ist hier darauf zu achten, die vorgenommenen Änderungen in der Hausmedikation für die weiterbehandelnden Ärzte und Apotheker zu begründen.

17.2.4 Empfehlungen des Apothekers

- Ansprechen der antiinfektiven Therapie überwachen: klinische Dokumentation und bei unzureichendem Ansprechen Laborparameter erneut erheben (CRP, Leukozyten).
- Notwendigkeit der Therapie mit PPI hinterfragen: Patient informieren und auf mögliche Symptome beim Ausschleichen/Absetzen hinweisen.
- Interaktionsmanagement: Stationen und Patient informieren/schulen und sensibilisieren.
- Patienteninformation über orale Tumortherapeutika: Informationsmaterial aushändigen und erklären (Blaue-Hand-Briefe; Informationen des Ausschusses Onkologie der ADKA, verfügbar unter www.adka.de/adka/ausschuesse/onkologie/).

Gut zu wissen

Patienten mit CML benötigen in der Regel eine mehrjährige Therapie mit Tyrosinkinase-Inhibitoren [4]. Hier ist eine sorgfältige Schulung hinsichtlich der Adhärenz sehr wichtig, da in aller Regel die unmittelbaren Folgen der Einnahme bzw. des Weglassens der Einnahme für den Patienten nicht zu erkennen sind.

Orale Tumortherapeutika haben in der Regel **CMR-Potenzial** und unterliegen deshalb besonderen Vorsichtsmaßnahmen beim direkten Umgang mit dem (unverpackten) Arzneimittel. Ein Teilen oder Mörsern sollte vermieden werden. Falls die galenische Formulierung es zulässt, kann unter Umständen eine Suspendierung in einem geschlossenen System vorgenommen werden. Dies erfordert jedoch unbedingt eine Schulung der erforderlichen Sicherheitsmaßnahmen.

Literatur

[1] Lipp HP. Wechselwirkungen mit zielgerichtet wirksamen, niedermolekularen Arzneistoffen in der klinischen Onkologie. Krankenhauspharmazie, 37: 200–210, 2019

[2] Kalkulierte parenterale Initialtherapie bakterieller Erkrankungen bei Erwachsenen – Update 2018. e. V. P-E-GfC, editor, 2018

[3] Langebrake C, Horneber M, Nietzke M, Ritter C. Arzneimittelinteraktionen. www.onkopedia.com/de/onkopedia/guidelines/arzneimittelinteraktionen (Zugriff 26.02.2020)

[4] Hochhaus A, Baerlocher GM, Brümmendorf TH et al. Chronisch Myeloische Leukämie (CML). www.onkopedia.com/de/onkopedia/guidelines/chronische-myeloische-leukaemie-cml (Zugriff 26.02.2020)

18 Palliativmedizin

Maligne intestinale Obstruktion ... 251 | Schmerztherapie in der palliativen Situation ... 257

18.1 Maligne intestinale Obstruktion

Dr. rer. biol. hum. Constanze Rémi MSc, Assoc. Prof. PD Dr. Eva Katharina Masel MSc

18.1.1 Fallvorstellung

Herr O., 68 Jahre alt, leidet unter einem Appendixkarzinom (ED 5 Jahre zuvor) mit Peritonealkarzinose. Nach einer initialen Tumorresektion und Chemotherapie war der Patient zunächst drei Jahre tumorfrei. Aufgrund eines Rezidivs wurde erneut operiert, wobei eine Resektion des stenosierten Darmbereichs nicht gelang. Vor 3 Monaten stellte sich Herr O. mit zunehmender Subileussymptomatik erneut in der Klinik vor. Trotz verschiedener Interventionen bestand weiter eine Subileussymptomatik, welche bei erneuter Diagnostik auf eine neu bestehende präpylorische Stenose, am ehesten bei Peritonealkarzinose, zurückgeführt werden konnte. Da keine weitere chirurgisch-kausale Behandlung mehr möglich war, wurde der palliativmedizinische Konsildienst hinzugezogen, mit welchem der Patient eine Übernahme auf die Palliativstation zur weiteren Symptomkontrolle bei Subileus und die Organisation der weiteren häuslichen Versorgung besprach. Bei Aufnahme präsentierte sich der Patient in gutem Allgemein- und reduziertem Ernährungszustand. Herr O. ist weitgehend selbständig und mobil. Er klagt über Übelkeit, welche aktuell besonders nachts auftrete. Insgesamt habe sich die Übelkeit seit dem Beginn einer Dexamethason-Therapie am Vortag deutlich gebessert. Weitere Symptome wie Schmerzen, Atemnot, Appetitlosigkeit oder ähnliches bestanden nicht. Es gibt keine Hinweise auf Aszites. Gleichzeitig erhielt der Patient gegen die bestehende Übelkeit seit mehreren Tagen Granisetron.

Herr O. lebt mit seiner 20 Jahre jüngeren Ehefrau in einem Haus in einer ländlichen Gegend. Die zwei Kinder aus erster Ehe sind erwachsen und leben in anderen Teilen Deutschlands. Das Paar hat keine gemeinsamen Kinder.

18

18.1.2 Medikation und Laborwerte

Aktuelle Medikation

Wirkstoff mit Stärke und Darreichungsform	Dosierung	Kommentar
Omeprazol 40 mg Inf i. v.	1-0-0-1	Kurzinfusion über Portkatheter
Dexamethason 8 mg Amp i. v.	1-0-0-0	Kurzinfusion über Portkatheter
Granisetron Amp 1 mg/50 ml NaCl 0,9 % i. v.	1-0-0-0	Kurzinfusion über Portkatheter
Metamizol 1 g/50 ml NaCl 0,9 % Inf i. v.	1000 mg (ED), max. alle 4h	Bei Bedarf (Schmerzen) als Kurzinfusion
Parenterale Ernährung (Aminosäuren, Glucose, MCT/LCT-Lipidemulsion und Elektrolyte) 1 kcal/ml	1250 ml (100 ml/h)	■ Über Nacht ■ 1250 kcal/d

Abweichende Laborwerte

Es liegen keine abweichenden Laborwerte für den Patienten vor.

18.1.3 Fragen zum Fall

Ist die Therapie der (Sub-)Ileus-Symptomatik adäquat?

Die Ursachen für einen (Sub-)Ileus sind vielfältig. So kann es im palliativen Kontext z. B. zu einer Obstruktion aufgrund von Tumorwachstum, Adhäsionen oder einer radiogenen Fibrose kommen. Zu berücksichtigen sind jedoch auch gastrointestinale Motilitätsstörungen bis hin zum paralytischen Ileus, die als Folge der Erkrankung auftreten können, aber auch medikamentös bedingt sein können (z. B. Opioide, Anticholinergika) [1, 2]. Kombinationen aus verschiedenen Ursachen sind keine Seltenheit. Präsentiert sich ein Patient mit einer weit fortgeschrittenen Erkrankung und einer Subileussymptomatik, gilt es u. a. hinsichtlich der medikamentösen Therapie zu evaluieren:

- ob alle begleitenden Symptome adäquat behandelt sind,
- ob eine orale Versorgung möglich und sinnvoll ist,
- ob durch die aktuelle Medikation die Symptomatik verstärkt werden kann,
- ob durch medikamentöse Maßnahmen die Darmpassage wieder verbessert werden kann.

In Abhängigkeit von der Lage des (Sub-)Ileus können sich die Symptome unterscheiden. Die meisten Patienten leiden unter Übelkeit und Erbrechen; beide Symptome können sowohl intermittierend als auch relativ kontinuierlich auftreten. Hinzukommen können Schmerzen (kolikartig und/oder kontinuierlich), Sodbrennen, Mundtrockenheit, außerdem Obstipation, ggf. mit paradoxer Diarrhö. Patienten leiden zudem unter Appetit- und Gewichtsverlust. Arzneimittel sind im Zusammenhang mit einem (Sub-)Ileus doppelt zu berücksichtigen: als (Mit-)Auslöser und zur Symptomkontrolle. Neben medikamentösen Therapieansätzen zur Behandlung der mit dem (Sub-)Ileus einhergehenden Symptome sollten auch nichtmedikamentöse Therapieansätze in das Behandlungskonzept integriert werden, z. B. Mundpflege bei Mundtrockenheit [3].

Bei der Therapiegestaltung muss klar sein, ob die **Wiederherstellung der Darmpassage** angestrebt wird oder nicht. Ist diese realistisch, setzt sich die Therapie in der Regel zusammen aus Antiemese, Laxanzien, antiödematöser Therapie und ggf. einer Schmerztherapie [4]. Prokinetisch wirkende Antiemetika wie Metoclopramid, Domperidon oder Prucaloprid dürfen keinesfalls bei gesicherter kompletter Obstruktion oder bei kolikartigen Beschwerden eingesetzt werden. Ist unklar, ob eine **komplette Obstruktion** vorliegt, ist die Anwendung nur unter engmaschiger Überwachung des Patienten durchzuführen und bei Zunahme der Beschwerden sofort zu beenden. Eine Laxanzientherapie ist zu initiieren. Hier gilt es, den Wirkeintritt der verwendeten Substanz(en) sowie Anwendungsmöglichkeiten durch den Patienten zu berücksichtigen. Macrogolhaltige Präparate können bei Übelkeit bzw. Erbrechen eine zu große Belastung darstellen, da sie eine ausreichende Trinkmenge erfordern. Je nach vermuteter Lage der Obstruktion sollten daher rektale Maßnahmen inklusive hoher Einläufe bevorzugt zum Einsatz kommen.

Wie ist die Behandlung der Übelkeit mit Granisetron zu bewerten?

Für die Behandlung von Übelkeit und Erbrechen bei Patienten mit einer nicht-heilbaren Tumorerkrankung wird eine ätiologiebasierte Auswahl eines Antiemetikums empfohlen [3]. Für die Behandlung einer inkompletten Obstruktion sollte zunächst ein Therapieversuch mit einem Prokinetikum, z. B. Metoclopramid, erfolgen [3]. Bei einer kompletten Obstruktion darf keine Prokinetikagabe mehr erfolgen, stattdessen sollten Antihistaminika oder Antipsychotika wie z. B. Haloperidol oder Levomepromazin zur Antiemese eingesetzt werden, alleine oder in Kombination [3]. 5-HT_3-Rezeptorantagonisten können ergänzend eingesetzt werden, da es bei einer gastrointestinalen Obstruktion auch zu einer Serotoninausschüttung kommt [3].

Für keine dieser Therapien zur Antiemese gibt es ausreichende unterstützende wissenschaftliche Evidenz. Die Empfehlungen beruhen daher zu einem großen Teil auf langjähriger Erfahrung. Ökonomische und praktische Aspekte spielen sicherlich eine zusätzliche Rolle. Keine der genannten Therapien ist für die genannte Indikation zugelassen. Zu berücksichtigen ist, dass 5-HT_3-Rezeptorantagonisten obstipierende Effekte haben, d. h. bei einer inkompletten Obstruktion kann diese Nebenwirkung nachteilig, bei einer kompletten Obstruktion ggf. durchaus erwünscht sein. Die Substanzgruppe der 5-HT_3-Rezeptorantagonisten ist im Vergleich zu den anderen Antiemetika relativ kostenintensiv. Leidet der Patient nur intermittierend unter Übelkeit, können die im Handel erhältlichen Ondansetron-Schmelztabletten hilfreich sein. Ist eine dauerhafte Wirkung erwünscht, bietet Granisetron den Vorteil der längeren Wirkdauer – in der Regel ist eine 1-mal tägliche Gabe ausreichend. Das verfügbare transdermale therapeutische System muss nur einmal pro Woche gewechselt werden.

Welche Relevanz hat der Ernährungsstatus des Patienten?

Die Relevanz des Ernährungsstatus hängt stark mit dem Erkrankungsstadium und der Prognose des Patienten zusammen. Spätestens wenn die Symptome Übelkeit und Erbrechen mit verschiedenen medikamentösen und nichtmedikamentösen Therapieversuchen und möglicherweise einer Ablaufsonde nicht ausreichend zu kontrollieren sind, sollte das Thema parenterale Ernährung mit Patienten und ggf. Angehörigen diskutiert werden. Die klinische Praxis zeigt, dass durch eine Reduktion der Ernährung, einen Verzicht auf Lipide oder einen vollständigen Verzicht auf die parenterale Ernährung immer wieder eine Besserung der Symptome erzielt werden kann. Vor allem bei Patienten mit sehr kurzer Prognose sind Nutzen und Risiken der Ernährung daher sehr kritisch gegeneinander abzuwiegen [3].

Wie beurteilen Sie die Auswahl und Dosierung der weiteren Medikation?

Für jede Medikation sollten Therapieziel und Überwachungsparameter klar festgelegt sein und regelmäßig kontrolliert werden. Belastende Symptome bei Palliativpatienten haben oftmals eine gewisse Dynamik und das Verschwinden eines Symptoms kann sowohl auf die Therapie als auch auf andere Faktoren zurückgeführt werden.

Im Falle von **Omeprazol** sollte daher geklärt werden, was die (ursprüngliche) Indikation war, ob diese aktuell noch vorhanden ist und ob die zweimal tägliche, parenterale Gabe wirklich notwendig ist. Patienten, die unter Sodbrennen leiden, können auch von der Anwendung eines H_2-Blockers wie Ranitidin oder Famotidin profitieren. Dieser hat aufgrund des Wirkmechanismus auch Einfluss auf die Menge der Sekrete und kann daher von Vorteil sein, wenn eine Sekrethemmung gewünscht ist oder andere Maßnahmen noch nicht ausreichend wirken [5–7]. Sollten Schmerzen relevant sein, kann die Schmerztherapie bei kolikartigen Schmerzen ggf. um **Butylscopolamin** ergänzt werden, das direkt auf die glatte Muskulatur des Darms wirkt. Butylscopolamin und andere Anticholinergika besitzen auch sekrethemmende Eigenschaften, die hilfreich sein können, um Erbrechen zu lindern. Ist die antisekretorische Wirkung von Butylscopolamin i. v. oder s. c. nicht ausreichend, kann ein Therapieversuch mit Octreotid diskutiert werden. Das Somatostatinanalogon hemmt die Sekretion verschiedener Hormone und greift daher an mehreren Stellen mit seiner Wirkung an. Gleichzeitig ist die Therapie jedoch auch kostenintensiv.

Dexamethason wird im palliativen Kontext häufig zum „Abschwellen", z. B. bei der Obstruktion eines Hohlorgans wie dem Darm, eingesetzt [8, 9]. Ist eine Wiederherstellung der Darmpassage denkbar, kann die Laxanzientherapie durch die Kombination von Substanzen mit verschiedenen Wirkansätzen und verschiedenen Therapieansätzen eskaliert werden, z. B. durch die Anwendung von hohen Einläufen. Zusätzlich kann bei Tumorpatienten ein Therapieversuch mit Glucocorticoiden, insbesondere Dexamethason oder Methylprednisolon, erfolgen [4]. Mithilfe dieser Substanzen soll das peritumoröse Ödem reduziert, hierdurch die Motilität verbessert und letztendlich die Darmpassage wiederhergestellt werden. Möglicherweise besitzen Glucocorticoide zudem eine zentrale antiemetische Wirkung [3]. Aufgrund des Nebenwirkungsprofils sollte sie auf die geringste wirksame Dosis reduziert [10] oder abgesetzt werden, wenn kein klinischer Nutzen vorhanden ist. Als Dosis wird für Dexamethason in dieser Indikation initial 8–16 mg morgens [8] empfohlen. Aufgrund der langen Wirkdauer kann es in der Regel 1-mal täglich morgens angewendet werden.

Welche Aspekte müssen bei der Planung der häuslichen Versorgung berücksichtigt werden?

Ist eine Entlassung in die häusliche Versorgung angestrebt, sollte die Planung die Praktikabilität einer Therapie im **häuslichen Umfeld** berücksichtigen. Ein wichtiger Aspekt hierbei sind die zur Verfügung stehenden Versorger: Kommt ein Pflegedienst? Wenn ja, wie oft und mit welchen Aufgaben? Erfolgt eine Betreuung durch ein spezialisiertes ambulantes Palliative Care (**SAPV)-Team**? Gibt es Angehörige im gleichen Haushalt? Welche Tätigkeiten können und wollen diese übernehmen?

Selbst wenn Pflegedienst und SAPV-Team involviert sind, sind bestimmte Therapien im ambulanten Bereich schwer umsetzbar, z. B. manche Kurzinfusionen. Bei geplanter Entlassung in die Häuslichkeit sollten daher frühzeitig patientenindividuelle Versorgungsfaktoren mit in die Therapieplanung einbezogen werden.

Für die Beurteilung und Planung der weiteren Therapie ist es essenziell zu klären, ob eine Wiederherstellung der Darmpassage denkbar und gewünscht ist. In Abhängigkeit vom Patientenzustand sind diagnostische Maßnahmen für diese Abklärung nur in sehr begrenztem Umfang einsetzbar. Die Therapieplanung kann und sollte daher in sehr kleinen Schritten erfolgen.

18.1.4 Empfehlungen des Apothekers

- Für den betreuenden Arzt: Ist die Wiederherstellung der Darmpassage angestrebt und realistisch, sollte statt Granisetron ein prokinetisches Antiemetikum, z. B. Metoclopramid, angesetzt werden. Es kann in Erwägung gezogen werden, die Dexamethasondosis auf 12–16 mg/d zu erhöhen.
  - Überwachung/weitere Betreuung: Die antiemetische Wirkung sowie das Auftreten kolikartiger Beschwerden sollte in jeder Pflegeschicht überprüft werden. Beim Auftreten entsprechender Beschwerden sollte Metoclopramid unverzüglich abgesetzt und ein Antiemetikum ohne prokinetische Eigenschaften angesetzt werden. Die Wirkung von Dexamethason sollte nach 2–3 Tagen reevaluiert werden. Da die Substanz bereits positive Effekte gezeigt hatte, sollte die Therapie weitergeführt werden, allerdings mit schrittweiser Reduktion der Dosis alle 3 Tage um 30–50 %.
- Für den betreuenden Arzt: Die **parenterale Ernährung** sollte reevaluiert werden, ggf. unter Reduktion der applizierten Menge oder Wechsel auf ein fettfreies Präparat.
  - Überwachung/weitere Betreuung: Die Symptombelastung durch Übelkeit bzw. Erbrechen, Völlegefühl, Schwäche sollte täglich abgefragt werden. Bei steigender Belastung sollte eine weitere Reduktion der zugeführten Ernährungin Betracht gezogen werden.
- Für den betreuenden Arzt: Eine Reduktion der Omeprazol-Dosis (z. B. 1-mal tägliche Gabe) oder ein Auslassversuch sollte in Erwägung gezogen werden.
  - Überwachung/weitere Betreuung: Das Symptom Sodbrennen sollte täglich abgefragt werden.
- Für den betreuenden Arzt: Eine **Oralisierung** der Therapie, wenn die Darmpassage wiederhergestellt ist und Übelkeit bzw. Erbrechen gut kontrolliert sind, ist anzustreben.
  - Überwachung/weitere Betreuung: Die Umstellung der parenteralen Medikation auf orale Arzneimittel erfolgt schrittweise mit engmaschiger Überprüfung der Wirksamkeit.
- Für den betreuenden Arzt: Die Anwendbarkeit der Medikation im häuslichen Umfeld wird unter erneutem Hinzuziehen des Apothekers geprüft.
  - Überwachung/weitere Betreuung: Bei ausreichender Symptomkontrolle sollte für die Entlassungsplanung gemeinsam mit dem Apotheker frühzeitig geklärt werden, inwieweit die aktuelle Medikation zu Hause verfügbar und anwendbar ist. Patient und Angehörige sowie der betreuende Hausarzt sollten in die Entscheidung miteinbezogen werden. Ggf. sollte noch in der Klinik eine Umstellung der Medikation erfolgen, z. B. auf Präparate zur rektalen, intranasalen oder transdermalen Anwendung, um Kurzinfusionen zu Hause zu vermeiden bzw. auf ein Minimum zu reduzieren.

Gut zu wissen

Welche Arzneimittel zum Einsatz kommen und welche Substanzen ggf. miteinander kombiniert werden, ist **patientenindividuell** zu entscheiden und wird maßgeblich durch die Symptome des Patienten, das Ansprechen auf die einzelnen Maßnahmen und die Verträglichkeit bestimmt. Ausschlaggebend sind die für den Patienten belastenden Symptome – insbesondere beim Erbrechen kann die Wahrnehmung der Umstehenden vom Empfinden des Patienten abweichen. Bei der Auswahl der geeigneten Darreichungsform müssen zusätzliche Aspekte berücksichtigt werden. Grundsätzlich ist bei Patienten mit einem Ileus oder dem Verdacht auf einen solchen die **perorale Medikamentengabe nicht bzw. nur begrenzt sinnvoll**. Eine Alternative stellt meistens die parenterale Applikation als intravenöse oder subkutane Injektion oder Infusion dar.

In Abhängigkeit von der Wirkdauer der angewendeten Substanzen oder dem zeitlichen Verlauf der Symptome kann die einmal tägliche oder intermittierende Arzneimittelanwendung ausreichend sein. Dies ist beispielsweise der Fall für Dexamethason oder Granisetron; Haloperidol und Levomepromazin besitzen ebenfalls eine lange antiemetische Wirkdauer. Möglicherweise stellt die transdermale Arzneimittelanwendung eine interessante Alternative dar, wenn die parenterale Applikation nur begrenzt möglich ist.

Neben der Schmerztherapie über ein transdermales therapeutisches System TTS („Schmerzpflaster"; Voraussetzung sind jedoch relativ konstante Schmerzen), stehen auch Granisetron und Scopolamin in Form eines TTS zur Verfügung. Vorsicht ist geboten bei Schmelztabletten oder Schmelzfilmen zur Anwendung in der Mundhöhle. Diese suggerieren zwar, dass die Resorption direkt lokal erfolgt, das trifft jedoch auf viele Arzneistoffe nicht oder nicht vollständig zu, z. B. Lorazepam Schmelztabletten, Ondansetron Schmelzfilm. Sollte ein Therapieversuch mit entsprechenden Präparaten unternommen werden, ist der Patient besonders engmaschig auf das Eintreten der erwünschten Wirkung zu überwachen. Bei Patienten mit einer Ablaufsonde ist im versorgenden Team eindeutig zu kommunizieren, dass diese für die Medikamentenapplikation ungeeignet ist.

Der Stellenwert der Pharmakotherapie ist bei Ileus am Lebensende hoch. Dennoch kann sie nur ein Baustein eines umfassenden Therapiekonzepts darstellen, dass auch **nicht-medikamentöse Behandlungsansätze** einschließt und patientenindividuell ausgestaltet ist [11].

Literatur

[1] Anthony T, Baron T, Mercadante S et al. Report of the clinical protocol committee: development of randomized trials for malignant bowel obstruction. Journal of pain and symptom management, 34: 49–59, 2007

[2] Ripamonti C, Twycross R, Baines M et al. Clinical-practice recommendations for the management of bowel obstruction in patients with end-stage cancer. Supportive care in cancer: Off J of the Mulitnat. Assoc. of Support Care in Cancer, 9: 223–233, 2001

[3] Onkologie L. Erweiterte S3-Leitlinie Palliativmedizin für Patienten mit einer nicht-heilbaren Krebserkrankung. Langversion 2.0–August 2019 AWMF-Reg.-Nr.: 128/001-OL 2019.

[4] Feuer DJ and Broadley KE. Corticosteroids for the resolution of malignant bowel obstruction in advanced gynaecological and gastrointestinal cancer. The Cochrane database of systematic reviews. Cd001219, 2000

[5] Clark K, Lam L and Currow D. Reducing gastric secretions –a role for histamine 2 antagonists or proton pump inhibitors in malignant bowel obstruction? Support Care Cancer, 17: 1463–1468, 2009

[6] Obita GP, Boland EG, Currow DC et al. Somatostatin Analogues Compared With Placebo and Other Pharmacologic Agents in the Management of Symptoms of Inoperable Malignant Bowel Obstruction: A Systematic Review. J Pain Symptom Manage, 52: 901–919.e1, 2016

[7] Clark K, Lam LT, Gibson S, Currow D. The effect of ranitidine versus proton pump inhibitors on gastric secretions: a meta-analysis of randomised control trials. Anaesthesia, 64: 652–657, 2009

[8] Feuer DJ, Broadley KE. Corticosteroids for the resolution of malignant bowel obstruction in advanced gynaecological and gastrointestinal cancer 2000 (2). Update 2009. Cochrane Database of Systematic Reviews. CD001219, 2009

[9] Laval G, Girardier J, Lassauniere J et al. The use of steroids in the management of inoperable intestinal obstruction in terminal cancer patients: do they remove the obstruction? Palliative Medicine, 14: 3–10, 2000

[10] Rousseau P. Sudden withdrawal of corticosteroids: a commentary. American Journal of Hospice and Palliative Care, 21: 169–171, 2004

[11] Rémi C, Bausewein C, Twycross R et al. Arzneimitteltherapie in der Palliativmedizin. 3 ed. München: Elsevier Urban & Fischer, 2018

18.2 Schmerztherapie in der palliativen Situation

Assoc. Prof. PD Dr. Eva Katharina Masel MSc, Dr. rer. biol. hum. Constanze Rémi, MSc

18.2.1 Fallvorstellung

Frau B., 48 Jahre alt, ohne relevante Vorerkrankungen, leidet an einem Ovarialkarzinom FIGO IV mit Zustand nach Chemotherapie und Antikörpertherapie. Die Patientin wird aufgrund einer akuten Ileussymptomatik auf die Palliativstation aufgenommen und erhält die Anlage einer perkutanen endoskopischen Gastrostomie zur Entlastung. Frau B. leidet an einer chronischen Niereninsuffizienz G3 mit einer eGFR von 40 ml/min. Bei Ileussymptomatik und Schmerzen auf einer numerischen Ratingskala (NRS) von 9 wird bei vorliegender Niereninsuffizienz eine intravenöse Hydromorphon-PCA-Pumpe begonnen. Die Patientin ist kachektisch (168 cm, 43 kg) mit einem Body-Mass-Index von 15,2 kg/m^2. Bei Vorliegen einer sekundären Kachexie (Peritonealkarzinose und Ileussymptomatik bei Ovarialkarzinom) wird kontinuierlich eine parenterale Ernährung verabreicht. Jegliche Medikation wird intravenös über den Portkatheter appliziert. Die analgetische Therapie erfolgt entsprechend dem WHO-Stufenschema mit Hydromorphon, einem starken Opioid der Stufe III sowie mit Metamizol, einem Nichtopioid der Stufe I. Frau B. verlässt das Krankenhaus jeden Tag, um sich im niedergelassenen Bereich eine komplementärmedizinische Curcumin-Infusion (Kurkuma) verabreichen zu lassen. Da Frau B. sehr viel Flüssigkeit über die Entlastungs-PEG verliert, werden zwei Mal täglich 1000 ml Vollelektrolytlösung intravenös verabreicht.

Fallentwicklung. Schließlich kommt es im Rahmen des Duschens der Patientin dazu, dass die Hydromorphon-PCA-Pumpe nass wird und nicht mehr funktionsfähig ist. Eine andere PCA-Pumpe ist auf der Palliativstation zum gegebenen Zeitpunkt nicht vorrätig, da alle PCA-Pumpen in Verwendung sind. Der Bestellprozess einer neuen PCA-Pumpe nimmt einige Zeit in Anspruch. Die Umstellung auf einen Hydromorphon-Perfusor intravenös oder subkutan zur Überbrückung lehnt Frau B. ab, da sie ihre Beurlaubungen weiterhin in Anspruch nehmen und das Krankenhaus täglich für die Verabreichung von Curcumin-Infusionen (Kurkuma) im niedergelassenen Bereich verlassen möchte. Aufgrund der Gesamtsituation in Form einer Ileussymptomatik, des Vorliegens einer chronischen Niereninsuffizienz sowie bei Kachexie und der Grunderkrankung eines Ovarialkarzinoms, wird der Patientin die Umstellung auf ein Buprenorphin-Pflaster vorgeschlagen, als Bedarfsmedikation wird die Einnahme von Buprenorphin sublingual angeboten. Frau B. stimmt diesem Vorschlag zu. Es erfolgt eine Opioidrotation von 0,4 mg Hydromorphon/h auf 35 µg/h Buprenorphin-Pflaster (Wechsel alle vier Tage). Die Therapie mit Metamizol wird beibehalten. Anfangs entwickelt die Patientin starke Übelkeit, weswegen bei Vorliegen eines mechanischen Ileus eine Therapie mit sublingualem Ondansetron verabreicht wird. Die Schmerzsymptomatik ist in den ersten drei Tagen insuffizient kontrolliert, die Patientin fordert ihre Bedarfsmedikation drei bis vier Mal täglich ein. Die Basistherapie in Form des Buprenorphin-Pflasters wird auf Wunsch von Frau B. dennoch nicht erhöht. Nach vier Tagen kommt es zu einer für die Patientin suffizienten Analgesie mit einer NRS von 3 in Ruhe und in Bewegung sowie zu einem Sistieren der Übelkeit.

18.2.2 Medikation und Laborwerte

Aktuelle Medikation

Wirkstoff mit Stärke und Darreichungsform	Dosierung	Kommentar, Indikation
Metamizol 1 g/50 ml NaCl 0,9 % Inf i. v.	1-1-1-0 g	Unregelmäßig aufgrund der täglichen Beurlaubungen
Hydromorphon PCA Pumpe 50 mg/50 ml (1 mg = 1 ml) i. v.	0,4 ml/h (0,5 mg/h)	Bolusoptionen von 0,5 ml (= 0,5 mg), Sperrzeit 10 Minuten
Vollelektrolytlösung 1000 ml i. v.	1-0-1-0	Infusion über jeweils ca. 1 h
Parenterale Ernährung (Aminosäuren, Glucose, MCT/LCT-Lipidemulsion und Elektrolyte) 1 kcal/ml + Vitamine und Spurenelemente	1250 ml (50 ml/h)	▪ Parenterale Ernährung ▪ 1250 kcal/d

Abweichende Laborwerte

Bezeichnung (Referenzbereich, Einheit)	Wert	Kommentar
Kreatinin (0,5–1,2 mg/dl) (44–106 mmol/l)	1,8 160	–
eGFR CKD-EPI (> 70 ml/min/1,73 m²)	40	CKD Stadium 3
Albumin (3,5–5,0 g/dl)	25,0	–
CRP (< 0,5 mg/dl)	4,51	–

Angepasste Medikation

Wirkstoff mit Stärke und Darreichungsform	Dosierung	Kommentar
Metamizol Amp 1 g/50 ml NaCl 0,9 % Inf i. v.	1-1-1-0	Unregelmäßig aufgrund der täglichen Beurlaubungen
Buprenorphin TTS 35 µg/h	Wechsel alle vier Tage	–
Buprenorphin 0,2 mg Sltbl	0,2 mg bis zu 4 x/d	Bei Bedarf (Schmerzen)
Macrogol Btl	1-0-0-0	–
Vollelektrolytlösung 1000 ml i. v.	1-0-1-0	–
Parenterale Ernährung (Aminosäuren, Glucose, MCT/LCT-Lipidemulsion und Elektrolyte) 1 kcal/ml + Vitamine und Spurenelemente	50 ml/h	Parenterale Ernährung

18.2.3 Fragen zum Fall

Ist die Kombinationstherapie in Form einer Schmerztherapie aus dem WHO-Stufenschema Stufe I mit Stufe III adäquat?

Eine Schmerztherapie in Form einer Kombination aus dem WHO-Stufenschema III (Hydromorphon = starkes Opioid) und Metamizol (Stufe I) ist gängig. Die erweiterte S3-Leitlinie Palliativmedizin für Patienten mit einer nicht heilbaren Krebserkrankung besagt, dass Metamizol als Monotherapie bei leichten Schmerzen und als Kombinationstherapie mit Opioiden bei mittleren und starken Tumorschmerzen als Alternative zu NSAR und Paracetamol eingesetzt werden kann [6]. Das bedeutet, dass in diesem Fall auch eine Monotherapie mit Hydromorphon möglich gewesen wäre. Im Falle eines Ovarialkarzinoms ist das Vorliegen einer viszeralen Schmerzkomponente wahrscheinlich, weswegen die Kombination aus Hydromorphon und Metamizol im gegebenen Fall adäquat erscheint.

Wie ist die Behandlung der Schmerzsymptomatik in Form einer Umstellung der Hydromorphon-PCA-Pumpe auf ein Buprenorphin-Pflaster zu bewerten?

Gemeinsam mit der Patientin wurde das Therapieziel von einer NRS ≤ 3 (numerische Ratingskala 0–10) in Ruhe und ≤ 5 bei Belastung als Zielsetzung definiert. Im Bereich der Palliative Care sind realistische Therapieziele von Bedeutung, eine NRS von 0–1 ist häufig nicht erzielbar. Hydromorphon ist ein Morphinanalogon, bindet an µ-Opioidrezeptoren und wirkt analgetisch und antitussiv. Es wird vor allem im Dünndarm resorbiert, weswegen es im gegebenen Fall (Ileussymptomatik) intravenös verabreicht wurde [1]. Da der Hauptmetabolit Hydromorphon-3-glucuronid wahrscheinlich keine pharmakologische Wirkung hat, kann Hydromorphon meistens auch bei starker Einschränkung der Nierenfunktion verabreicht werden, die bei Frau B. vorliegt. Das Interaktionspotenzial mit anderen Arzneimitteln ist zudem gering. Spätestens beim Auftreten von Nebenwirkungen wie Vigilanzstörung, Sedierung, Myoklonien oder Delir ist eine Dosisreduktion und ggf. eine Opioid-Rotation (Opioidwechsel, z. B. aufgrund von unzureichender Wirksamkeit bei zunehmenden Nebenwirkungen) erforderlich. Dies stand auch bei

18

Frau B. im Vordergrund, der eine Teilhabe am Alltag wichtig war. Die hochkonzentrierte 50 mg/ml-Infusionslösung eignet sich zur kontinuierlichen Versorgung mit einer PCA-Pumpe. Im gegebenen Fall wurde von einer Hydromorphon-PCA-Pumpe auf ein Buprenorphin-Pflaster rotiert. Bei Kachexie stellt die Wahl von Buprenorphin in diesem Fall durch seine spezielle Matrix (Resorption im Stratum corneum) eine mögliche Option dar. Grundsätzlich sollten transdermale therapeutische Systeme (TTS) bei kachektischen Patienten vorsichtig eingesetzt werden, da von einer veränderten Pharmakokinetik und damit auch von einer veränderten Wirksamkeit auszugehen ist. Eine Kachexie stellt jedoch keine grundsätzliche Kontraindikation für TTS dar. Bisher mangelt es in Bezug auf transdermales Buprenorphin an Studien von hoher Qualität [2]. Im gegebenen Fall erfolgte eine **Opioidrotation** von einer Tagesdosis von 9,6 mg Hydromorphon i. v. auf ein 35 µg/h-Buprenorphin-Pflaster (Wechsel alle 4 Tage) sowie die Verschreibung von 0,2 mg Buprenorphin-Sublingualtabletten bis zu vier Mal täglich bei Bedarf. Buprenorphin bindet als Partialagonist mit einer höheren Affinität an den µ-Rezeptor als andere µ-Agonisten und hat eine Wirkdauer von sechs bis sieben Stunden. Am κ-Opioidrezeptor wirkt Buprenorphin als partieller Agonist und sehr wirksamer Antagonist. Eine Tagesdosis von 9,6 mg Hydromorphon i. v. entspricht einer Äquivalenz von 104,4 µg Buprenorphin. In Bezug auf eine Opioidrotation empfiehlt eine auf einem Expertenkonsensus basierte Leitlinie, die errechnete Äquivalenzdosis um 25–50 % zu reduzieren [4]. Dies ist jedoch gegebenenfalls anzupassen (z. B. höhere Reduktion bei älteren, deliranten Patienten und Nebenwirkungen oder schnellere Dosissteigerung bei starken Schmerzen). Somit wäre in diesem Fall ggf. Eine höhere Dosierung, z. B. in Form eines 52,2 µg/h Buprenorphin-Pflasters, erforderlich gewesen.

Welche Relevanz hat der Anstieg des Wertes Kreatinin?

In der Palliativversorgung hat die Niereninsuffizienz sowohl als Haupterkrankung als auch als Co-Morbidität Bedeutung. Die Berechnung der glomerulären Filtrationsrate, z. B. nach Cockcroft-Gault, ist in einem palliativen Setting eine geeignete Messmethode zur Bestimmung der Nierenfunktion und sensitiver als die Kreatininkonzentration im Serum, da PatientenPatienten häufig wenig Muskelmasse und/oder eine geringe Proteinzufuhr haben. Bei renaler Insuffizienz können Nebenwirkungen aufgrund einer Kumulation von Arzneistoffen und/oder Metaboliten zunehmen, da bei Niereninsuffizienz die Elimination aktiver Metaboliten abnimmt. Im Falle der Anwendung von Morphin kann die Wirkung verstärkt und verlängert sein, was unter anderem durch ein vermehrtes Auftreten von Nebenwirkungen wie Übelkeit, Schwindel, Myoklonie, Sedierung, aber auch Atemdepression führen kann.

Bei einer leichten bis mäßigen Einschränkung der Nierenfunktion ist der vorsichtige Einsatz von Substanzen mit aktiven Metaboliten, inkl. Morphin, möglich. Mit zunehmender Niereninsuffizienz ist die Verwendung von Hydromorphon und Oxycodon unter engmaschiger Kontrolle wahrscheinlich sicherer als die Verwendung von Morphin. Bei starker Niereninsuffizienz wird die Anwendung von Buprenorphin oder Fentanyl empfohlen [5]. (Levo-)Methadon steht als Reserveopioid zur Verfügung [6].

Wie beurteilen Sie die Auswahl von transdermalem Buprenorphin als Alternative zu der intravenösen Hydromorphon-PCA-Pumpe?

Bei jedem Opioidwechsel kann es zur einer Schmerzverstärkung und/oder zu Entzugserscheinungen (z. B. Beschwerden wie bei grippalem Infekt, Bauchschmerzen, Diarrhö,

Arthralgien, Myalgien) kommen. Patienten sollten darauf hingewiesen und die Buprenorphin-Basisdosis sollte im Falle von persistierenden Schmerzen hochtritriert werden. Viele Opioide werden über das CYP450-Enzymsystem verstoffwechselt, weswegen es bei gleichzeitiger Einnahme von Inhibitoren oder Induktoren zu Interaktionen kommen kann. Die orale Bioverfügbarkeit von Buprenorphin ist gering und beträgt etwa 15 %. Sublinguales Buprenorphin hat eine Bioverfügbarkeit von etwa 50 % und wird innerhalb von zwei bis drei Minuten in die Mundschleimhaut aufgenommen. Es wird langsam in den systemischen Kreislauf resorbiert (t_{max} 30 Minuten bis 3,5 Stunden nach Einzeldosis), was in Kombination mit einer Wirkdauer von sechs bis acht Stunden darauf hindeutet, dass sublinguales Buprenorphin sich nicht bzw. nur suboptimal zur Therapie von Durchbruchschmerzen eignet. Buprenorphin akkumuliert bei Niereninsuffizienz nicht, wird durch Dialyse nicht entfernt und stellt somit bei chronischer Niereninsuffizienz ein geeignetes Opioid dar. Im gegebenen Fall war das Präparat aufgrund der besonderen Umstände eine Möglichkeit, da eine Niereninsuffizienz vorlag sowie eine orale Therapie aufgrund des Ileus und eine intravenöse oder subkutane Therapie aufgrund der Tatsache, dass keine PCA-Pumpe vorrätig war, nicht möglich war [7].

Wie sind die abführenden Maßnahmen zu beurteilen?

In Bezug auf die Nebenwirkung Obstipation unter Opioidtherapie besteht keine Toleranzentwicklung, weswegen eine Obstipationsprophylaxe routinemäßig über die komplette Therapiedauer verabreicht werden sollte. Bei der Therapiegestaltung sollten, wenn notwendig, verschiedene Wirkmechanismen und ggf. ergänzend rektale Maßnahmen kombiniert werden [6, 7]. Patientenwünsche und Einnahmemöglichkeit sind bei der Auswahl eines geeigneten Laxans zu berücksichtigen [6]. Im Entlassungsbrief sind stets die Bedarfsmedikation, wie oft und in welchem Zeitintervall diese eingenommen werden darf, und die Indikation in einer für die Patienten verständlichen Sprache zu vermerken.

Im Falle von Frau B., die eine Entlastungs-PEG aufgrund ihres Ileus erhalten hatte, ist keine Obstipationsprophylaxe erforderlich und oral auch nicht sinnvoll. Patientenindividuell können jedoch rektale Maßnahmen, beispielsweise in Form von Einläufen, hilfreich sein, etwa wenn Patienten über Meteorismus klagen.

Welche Prozessschritte können im Medikationsprozess verbessert werden?

Ein wesentlicher Aspekt ist die Verfügbarkeit von PCA-Pumpen auf Palliativstationen, diese sollten in ausreichender Anzahl vorrätig sein. Weiterhin sind im klinischen Alltag **Arzneimittelinteraktionen** zu bedenken. Buprenorphin ist ein Substrat von CYP3A4; die zeitgleiche Anwendung von CYP3A4-Inhibitoren wie z. B. Antihistaminika der alten Generation, Azolen, Makroliden oder Protease-Inhibitoren sollte mit Vorsicht durchgeführt oder vermieden werden. Gegebenenfalls kann die Buprenorphin-Dosis halbiert werden. Weiter gilt es zu bedenken, dass CYP3A4-Induktoren wie Carbamazepin, Phenobarbital, Phenytoin und Rifampicin den Buprenorphin-Spiegel verringern können. Besonders bei neuropathischer Schmerzkomponente, wo Carbamazepin (Natriumkanalblockade) teilweise in Kombination mit Gabapentin oder Pregabalin (beide Calciumkanalblockade) angewendet wird, gilt es, dies zu bedenken.

Wie ist der Einsatz komplementärmedizinischer Therapien zu beurteilen?

Komplementärmedizinische Therapien können für Patienten ein wichtiger Ausgleich zu schulmedizinischen Ansätzen darstellen. Entsprechende Therapien sollten in die Therapieplanung mit einbezogen werden und Patienten auf keinem Fall automatisch verboten werden, nicht zuletzt, um zu vermeiden, dass Therapien heimlich durchgeführt werden. Gleichwohl ist zu prüfen, welche Risiken diese Therapieansätze mit sich bringen, insbesondere hinsichtlich Interaktionen und Nebenwirkungen. Im Fall von **Kurkuma** sind das beispielsweise Wechselwirkungen mit Antikoagulanzien und Thrombozytenaggregationshemmern sowie ein erhöhtes Blutungsrisiko.

18.2.4 Empfehlungen des Apothekers

- Generell gilt in der Palliative Care der Grundsatz „*By the mouth, by the ladder, by the clock*", was in dieser Situation jedoch nicht möglich war. Transdermale Pflaster sollten nur bei stabiler Schmerzsituation angewendet werden [7]. Opioid-naive Patienten sollten mit der geringsten verfügbaren Pflasterstärke behandelt werden (z. B. 5 µg/h Buprenorphin, entspricht ca. Morphin 10 mg p. o. pro Tag). Da sublinguales Buprenorphin keine geeignete Bedarfsmedikation darstellt, können auch andere Opioide der Stufe III (Hydromorphon, Morphin, Oxycodon) zur Anwendung kommen. Die Kombination aus dem partiellen Agonisten/Antagonisten Buprenorphin mit µ-Agonisten stellt kein Problem dar.
- Insbesondere in den ersten 24 h nach der Umstellung auf ein TTS, hier das Buprenorphin-Pflaster, sollte den Patienten ausreichend Zugriff auf eine Bedarfsmedikation zur Verfügung stehen. Da die orale Gabe aufgrund des vorhandenen Ileus nicht zielführend ist und sublinguales Buprenorphin nur einen langsamen Wirkeintritt hat, kann die Verwendung von transmukosalem Fentanyl diskutiert werden. Die Patienten sollte in der Anwendung des entsprechenden Handelspräparats, z. B. durch ApothekerInnen, geschult werden.
- Die Anwendung von Macrogol bei vorhandener Ablauf-PEG-Sonde ist nicht sinnvoll. Bei starker Belastung der Patienten durch Meteorismus können rektale Maßnahmen, z. B. ein Phosphatklysma, diskutiert werden.
- Der Nutzen und damit die Notwendigkeit von Metamizol sollte evaluiert werden. Durch die Anwendung als Kurzinfusion kann die Patientin nur in der Klinik darauf zurückgreifen. Sollte bei bestimmten Schmerzzuständen (z. B. kolikartigen Schmerzen) tatsächlich mehr von Metamizol als von einem Opioid profitieren, sollten alternative Applikationswege diskutiert werden, z. B. die rektale Anwendung.

Gut zu wissen

In Bezug auf eine Opioidrotation ist es wichtig zu betonen, dass Opioid-Äquivalenzfaktoren und Umrechnungstabellen nur **Orientierungshilfen** für die klinische Praxis sind. Es liegen große interindividuelle Unterschiede der Opioidpharmakokinektik vor (Alter, Ethnizität, eingeschränkte Leber- und/oder Nierenfunktion). Es empfiehlt sich eine engmaschige Überwachung des klinischen Zustandsbildes der Patienten. Vor einer Opioidrotation sollten andere mögliche Therapieoptionen angedacht werden (z. B. das Vorliegen eines mixed pain, die Behandlung einer neuropathischen Schmerzkomponente und die Anwendung von Co-Analgetika). Gründe für einen Opioidwechsel sind:

- mangelnde Therapieadhärenz,
- (deutlich) eingeschränkte Nierenfunktion, i. d. R. ab einer eGFR von 30 ml/min,
- Opioid-induzierte Hyperalgesie, Allodynie,
- Neurotoxizität (Delir/Kognitionsstörung, Halluzinationen, Myoklonien).

Da Buprenorphin-Plasmaspiegel sowohl bei nicht-vorbehandelten als auch bei vorbehandelten Patienten langsam ansteigen, ist ein rascher Wirkungseintritt unwahrscheinlich und eine Bewertung der analgetischen Wirkung sollte erst nach 24 Stunden erfolgen. Die Absorption von Buprenorphin ist höher, wenn die Haut warm und gut durchblutet ist. Sublinguales Buprenorphin ist etwa 80-mal stärker wirksam als orales Morphin [7]. Die Ursache von Opioid-induzierter Übelkeit und Erbrechen liegt in der direkten Wirkung der Opioide auf den Magen-Darm-Trakt und zudem auch in zentral vermittelten Nebenwirkungen und unterliegt einer Gewöhnung. Bei Ersteinstellung auf Opioide ist es wichtig, in den ersten fünf bis zehn Tagen ein **Antiemetikum** zu verabreichen bzw. als Bedarfsmedikation zur Verfügung zu stellen, danach kann dieses aufgrund eines Toleranzeffektes wieder abgesetzt werden. Opioide stimulieren D_2-Rezeptoren in der Chemorezeptoren-Triggerzone mit der Folge, dass Übelkeit und Erbrechen auftreten können. Die Chemorezeptoren-Triggerzone weist eine hohe Dichte von serotoninergen 5-HT_3-Rezeptoren auf, was die antiemetische Wirkung eines 5-HT_3-Antagonisten wie z. B. Ondansetron erklärt. Therapeutisch kann mit Metoclopramid, einem Antipsychotikum wie z. B. Haloperidol, Levomepromazin oder Olanzapin eine über die Blockade der dopaminergen Rezeptoren vermittelte Wirkung erreicht werden. Andererseits ist auch mit Dimenhydrinat, das über die Blockade cholinerger und histaminerger Rezeptoren wirkt, eine antiemetische Wirkung über das Brechzentrum zu erreichen.

Literatur

[1] Vallner JJ et. al. Pharmacokinetics and Bioavailability of Hydromorphone Following Intravenous and Oral Administration to Human Subjects. Journal of Clinical Pharmacology 21, (4) 152–156, 1981

[2] Tassinari D et al. Transdermal Opioids as Front Line Treatment of Moderate to Severe Cancer Pain: A Systemic Review, Palliative Medicine 25, (5) 478–487, 2011

[3] Deandrea S et al. Managing Severe Cancer Pain: The Role of Transdermal Buprenorphine: A Systematic Review. Therapeutics and Clinical Risk Management 5, Nr. (5): 707–718, 2009

[4] Fine PG, Portenoy RK. Establishing' Best Practices' for Opioid Rotation: Conclusions of an Expert Panel. Journal of Pain and Symptom Management 38, (3): 418–25, 2009

[5] Caraceni A et al. Use of Opioid Analgesics in the Treatment of Cancer Pain: Evidence-Based Recommendations from the EAPC. The Lancet. Oncology 13, (2): e58–68, 2012

[6] Onkologie L. Erweiterte S3-Leitlinie Palliativmedizin für Patienten mit einer nicht-heilbaren Krebserkrankung. Langversion 2.0–August 2019 AWMF-Reg.-Nr.: 128/001-OL 2019

[7] Rémi C et al. Arzneimitteltherapie in der Palliativmedizin. Urban & Fischer, 3. Aufl., 2018

19 Geriatrie

Deprescribing und Anwendung von Tools ... 264 | Demenzielles Syndrom ... 272

19.1 Deprescribing und Anwendung von Tools

Juliane Lorber, Dr. med. Moritz Brandt

19.1.1 Fallvorstellung

Herr K., 88 Jahre alt (56 kg und 1,72 m), wurde aus dem Pflegeheim vom Rettungsdienst in die Notaufnahme eingewiesen, da er plötzlich nicht mehr auf Ansprache reagierte. Ein Krampfgeschehen wurde durch das Pflegepersonal nicht beobachtet, allerdings eine fragliche Schwäche des rechten Mundwinkels und des Arms. Der Patient kann selbst keine Angaben zum Geschehen machen. Laut Fremdanamnese der Ehefrau habe der Patient bereits seit mehreren Tagen und Wochen zunehmend weniger gesprochen und konnte schlechter schlucken. Herr K. zeigt sich bei Aufnahme körperlich geschwächt und verlangsamt. Eine erhöhte Sturzneigung ist vorbekannt, sodass der Patient seit ca. 1 Jahr auf einen Rollstuhl angewiesen ist. Aus den mitgegebenen Unterlagen des Pflegeheims sind die folgenden vorbestehenden Diagnosen zu entnehmen: arterielle Hypertonie, koronare Herzerkrankung, Refluxösophagitis °IV (Hämatinerbrechen 2017, Erythrozytenkonzentrat-Transfusion erforderlich), Amaurosis beidseitig. Herr K. wird auf die interdisziplinäre Akutgeriatrie aufgenommen.

Im initialen CT des Schädels zeigen sich multiple subakute Hirninfarkte. Im 24-Stunden-EKG wird ein neu aufgetretenes paroxysmales Vorhofflimmern detektiert. Es gibt keinen Hinweis auf eine gesteigerte zerebrale Erregbarkeit im EEG. Eine kognitive Testung ist auf Grund des stark eingeschränkten Zustands bei Amaurosis bds. und stark verminderter Sprachproduktion nicht möglich. Die progrediente Verschlechterung des Zustands mit Verminderung der Sprachproduktion ist am ehesten auf die multiplen Hirninfarkte und ein fortgeschrittenes demenzielles Syndrom vaskulärer Genese zurückzuführen. Die Schluckstörung wird bei den bereits oben beschriebenen zerebralen Schädigungen sowie einer vorbestehenden Ösophagusstenose im Rahmen der schweren Refluxösophagitis als multifaktoriell gewertet.

19.1.2 Medikation und Laborwerte

Aktuelle Medikation

Wirkstoff mit Stärke und Darreichungsform	Dosierung	Kommentar, Indikation
Acetylsalicylsäure 100 mg Tbl	0-1-0-0	Hausmedikation (KHK): abgesetzt
Metoprolol 23,75 mg Rtbl	1-0-1-0	Hausmedikation (KHK, Hypertonie)
Ramipril 5 mg Tbl	1-0-0-0	Hausmedikation (Hypertonie)
Torasemid 5 mg Tbl	1-0-0-0	■ Hausmedikation ■ Indikation unklar: abgesetzt
Pantoprazol 40 mg TMR	1-0-0-0	■ Hausmedikation ■ Refluxösophagitis: abgesetzt
Prednisolon 5 mg Tbl	1-0-0-0	■ Hausmedikation ■ Indikation unklar: abgesetzt
Solifenacin 5 mg Ftbl	0-0-1-0	■ Hausmedikation ■ Indikation unklar: abgesetzt
Promethazin (20 mg/ml) Trpf (5 mg= 5 Trpf)	5 mg-5 mg-5 mg-0	■ Hausmedikation ■ Indikation unklar: abgesetzt
Morphin 20 mg Amp	20 mg (ED), max. 3x/d	■ Hausmedikation ■ Bei Bedarf (Luftnot bei Aspiration)
Almasilat 430 mg KT	1 KT (ED) max. 6x/d	■ Hausmedikation ■ Bei Bedarf (Refluxösophagitis °IV)
Apixaban 2,5 mg Ftbl	1-0-1-0	■ Neu – ASS abgesetzt ■ Indikation VHF
Esomeprazol 20 mg TMR	1-0-0-0	Neu – Pantoprazol abgesetzt
Atorvastatin 20 mg Ftbl	0-0-1-0	■ Neu ■ Zerebrale Arteriosklerose, KHK

Abweichende Laborwerte

Bezeichnung (Referenzbereich, Einheit)	Wert Tag 5	Wert Tag 10	Kommentar
eGFR CKD-EPI (> 70 ml/min/1,73 m^2)	41	–	–
Kreatinin (0,70–1,20 mg/dl) (62–106 µmol/l)	1,55 133	–	–

19

Bezeichnung (Referenzbereich, Einheit)	Wert Tag 5	Wert Tag 10	Kommentar
LDL (< 1,8 mmol/l bzw. 50 % Reduktion des Ausgangswertes)	2,6	–	Therapieziel in Abhängigkeit vom kardiovaskulären Risiko
HbA1c (< 6,5 %)	–	6,2	–

19.1.3 Fragen zum Fall

Ist eine Überprüfung der Hausmedikation auf potenziell inadäquate Medikation (PIM) im Alter bei diesem Patienten sinnvoll?

Die Verordnung von PIM im Alter erhöht das Risiko für Krankenhauseinweisung, unerwünschte Arzneimittelwirkung (UAW) und andere gesundheitliche Folgen um das Zwei- bis Dreifache [1]. Aus diesem Grund ist eine kritische Medikationsbewertung im geriatrischen Setting in Hinblick auf PIM insbesondere bei komplexen Fällen unerlässlich, auch wenn der klinische Nutzen bisher in Studien noch nicht abschließend belegt werden konnte [2]. In nationalen und internationalen Leitlinien ist der multimorbide geriatrische Patient nach wie vor unterrepräsentiert, sodass für jeden Patienten in diesem Setting eine individuelle Medikationsbewertung erfolgen muss [3]. Eine gute Hilfestellung bieten hier die Handlungsempfehlungen **NHS Polypharmacy Guidance, Realistic Prescribing 2018 und NHS Deprescribing: A practical Guide 2019**, die in der Herangehensweise bewusst patientenorientierte Ansätze (Patient-in-Focus Listing Approaches, PILA) wählen [4, 5].

Basierend auf der Handlungsempfehlung NHS Polypharmacy Guidance ergibt sich für den Patienten folgende Einschätzung: Herr K. erfüllt alle Kriterien, die eine Medikationsbewertung in Hinblick auf PIM im Alter als unabdingbar erscheinen lassen. Der Patient ist im fortgeschrittenen Alter (≥ 50 Jahre) und lebt in einer Pflegeeinrichtung. Er nimmt regelmäßig bis zu 10 Arzneimittel ein. Die Hälfte der Arzneimittel (Morphin, ASS, Prednisolon, Promethazin und Torasemid) sind mit einem erhöhten Risiko für UAW und Krankenhauseinweisungen assoziiert [6]. Herr K. ist kognitiv stark eingeschränkt und kann seine Bedürfnisse nur unzureichend kommunizieren. Seine Multimorbidität und die damit einhergehenden physischen (blind, immobil, Schluckstörung) und kognitiven Einschränkungen (u. a. fehlende örtliche und zeitliche Orientierung, stark reduzierte Sprachproduktion) machen es ihm nur mit erheblicher Unterstützung möglich, an den Aktivitäten des täglichen Lebens teilzunehmen.

Gibt es PIM in der Hausmedikation des Patienten?

Als PIM im Alter werden Medikamente bezeichnet, die aufgrund von veränderten pharmakokinetischen und -dynamischen Faktoren im Alter mit einem erhöhten Risiko für UAW im Vergleich zum Nutzen assoziiert sind. Letztendlich umfasst die Definition inadäquate Medikation auch alle Medikamente, die unabhängig vom Alter ohne das Vorliegen einer Indikation eingenommen werden. Für den europäischen und angloamerikanischen Raum stehen verschiedene Kriterien-Kataloge zur Bewertung von PIM und Polymedikation zur Verfügung. Zu den bekanntesten zählen die **Beers-, Priscus-, EU(7)-PIM- und FORTA-Liste, die START/STOPP-Kriterien sowie der Medication-Appropriateness-Index (MAI).**

Prednisolon und **Torasemid** werden nicht als PIM im Alter geführt, allerdings finden sich in den Voruntерlagen keine dokumentierten Indikationen. Prednisolon wurde vor 5 Wochen durch den Hausarzt verordnet. In Hinblick auf die Vorgeschichte einer Hb-relevanten gastrointestinalen Blutung (GIB) und die geplante Neuverordnung eines direkten Faktor-Xa-Inhibitors bei neu diagnostiziertem VHF sollten alle weiteren Faktoren, die zu einem erhöhten GIB-Risiko führen könnten, kritisch evaluiert werden. Der Patient erreicht im HAS-BLED-Score (▸ Kap. 9.3) 4 Punkte und weist somit ein erhebliches Blutungsrisiko auf. Der Hausarzt wird telefonisch kontaktiert und bezeichnet die Verordnung von Prednisolon und Torasemid als Therapieversuch bei rezidivierend auftretendem Handrückenödem unklarer Genese. Weder das Schleifendiuretikum noch die systemische Glukokortikoidtherapie hätten allerdings den gewünschten Erfolg gebracht. Bei normovolämen Volumenstatus sollten die beiden Arzneimittel beendet werden.

Solifenacin und **Promethazin** werden laut Priscus und Beers aufgrund ihres anticholinergen Nebenwirkungsprofils im Alter als PIM eingestuft. Für Solifenacin empfiehlt Priscus als Alternative das nicht zentral wirksame Anticholinergikum Trospium. FORTA dagegen gibt Solifenacin den Vorzug vor Trospium (Kategorie B vs. C). In der Begründung heißt es, dass Solifenacin selektiver an M3-Rezeptoren angreift und das Risiko für anticholinerge Wirkungen außerhalb des Urogenitalsystems geringer als bei anderen Gruppenvertretern ist. Beers und STOPP sprechen sich generell gegen den Einsatz von Anticholinergika bei Inkontinenz und gleichzeitig bestehender Demenz aus, da sie zu einer Verschlechterung der Kognition führen und langfristig das Risiko für Demenz erhöhen [7]. Nichtmedikamentöse Maßnahmen werden hier klar favorisiert. Herr K. ist kognitiv stark eingeschränkt und muss durchgehend mit Inkontinenzmaterial versorgt werden. Ein Therapiestopp für Solifenacin wird daher trotz der widersprüchlichen Datenlage als sinnvoll erachtet.

Auch die Einnahme von **Promethazin** seit über 2 Jahren ist kritisch zu werten. STOPP nennt als einzige Ausnahme für den Einsatz von Promethazin die Indikation persistierenden Singultus (Schluckauf). Tatsächlich finden sich in den Voruntерlagen des Patienten Hinweise darauf. Die Therapiedauer des **Singultus** wird i. d. R. mit 5–10 Tage angegeben. Promethazin hat aufgrund des schon beschriebenen anticholinergen Nebenwirkungsprofils und der mangelnden Evidenz nur noch eine Secondline-Empfehlung [8]. Als Firstline-Therapie wird der Einsatz eines Protonenpumpen-Inhibitors empfohlen, insbesondere wenn die zugrundeliegende Ursache für den Singultus eine gastroösophageale Refluxkrankheit (▸ Kap. 11.3) sein könnte. Herr K. nimmt als Hausmedikation bereits Pantoprazol 40 mg ein und leidet aktuell nicht unter Schluckauf. Zusammenfassend erscheint die Initiierung eines Auslassversuches für Promethazin vertretbar.

Welche Probleme können bei der Einnahme der Hausmedikation bestehen?

Auf Grund der progredienten **Schluckstörung** (Dysphagie) ist die Einnahme der Tabletten im Ganzen durch den Patienten nicht umsetzbar. Die Pflege mörsert alle Tabletten und verabreicht diese gemeinsam mit angedickter Flüssigkeit (z. B. Eindickpulver). Pantoprazol und Metoprolol retard dürfen nicht gemörsert werden, da sonst die Wirksamkeit des Protonenpumpen-Inhibitors (PPI) bzw. das Retardierungsprinzip des Betablockers aufgehoben werden. Gemeinsam mit der Pflege sollte eine Handlungsanweisung zur korrekten Zubereitung und Applikation der Medikamente erstellt und ggf. Esomeprazol Multiple Unit Pellet System (MUPS)-Formulierungen als Alternative mit dem Arzt besprochen werden. Insbesondere die korrekte Auswahl und Anwendung des PPI erscheinen hier in Anbetracht der Risikokonstellation (Refluxösophagitis °IV + GIB 2017, HAS-BLED-Score 4, Neuverordnung von Apixaban) von entscheidender klinischer Relevanz.

Ist eine individuelle Einstellung der Risikofaktoren im Rahmen der Schlaganfall-Umfelddiagnostik sinnvoll?

Das Krankenhaus verfügt über eine zertifizierte Stroke-Unit, die in einem Stroke-Manual die Abläufe bezüglich Diagnostik, Intervention, Monitoring und medikamentöser Therapie klar regelt. Bei allen Schlaganfall-Patienten wird bei einem HbA1c zwischen 5,7 und 6,5 % ein oraler Glucosetoleranztest (oGTT) durchgeführt und ggf. eine Therapie eingeleitet. Der HbA1c-Zielwert für die Diabetes-Einstellung bei Erstdiagnose wird mit < 6,5 % angegeben. Die Autoren der **S2k-Leitlinie Diabetes im Alter** [9] sprechen sich explizit gegen die Durchführung eines oGTT aus und räumen dem HbA1c im höheren Lebensalter einen geringeren Stellenwert bei der Therapieentscheidung ein. Besondere Zurückhaltung wird angeraten bei Patienten > 80 Jahren, Altenheimbewohnern und Patienten mit schweren chronischen Erkrankungen. Herr K. ist kognitiv erheblich eingeschränkt und in allen Belangen des täglichen Lebens auf Unterstützung angewiesen. Der empfohlene **Ziel-HbA1c** für den Patienten liegt bei < 8,5 % bzw. sollte **individuell** vereinbart werden, da die Vermeidung von Hypoglykämien und die Symptomfreiheit oberste Priorität haben. Von der Durchführung eines oGTT bei fehlender therapeutischer Konsequenz wird daher im Falle von Herrn K. dringend abgeraten.

Als Sekundärprophylaxe sieht das Stroke-Manual u. a. den Beginn einer Behandlung mit einem **Statin** (Ziel-LDL-Wert < 1,8 mmol/l) vor. Die Studienlage spricht nicht für einen Rückgang der Wirksamkeit von Statinen im Alter, wohingegen das kardiovaskuläre Risiko mit dem Alter zunimmt. Alter allein sollte daher nicht ausschlaggebend sein für die Neuverordnung eines Statins. Es ist das kardiovaskuläre Risikoprofil, der Gesundheitszustand und die Lebenserwartung des Patienten in die Entscheidungsfindung einzubeziehen [10]. Bei Herrn K. ist eine koronare Herzerkrankung vorbekannt. Während des aktuellen Aufenthaltes wurden multiple Hirninfarkte sowie diverse Stenosen der hirnversorgenden Gefäße in der Bildgebung nachgewiesen. Der Beginn einer Statintherapie in der Sekundärprophylaxe erscheint unter diesen Gesichtspunkten trotz des stark eingeschränkten Gesundheitszustands und des hohen Alters nachvollziehbar.

Bei **neu diagnostiziertem VHF** wird eine direkte orale Antikoagulation mit Apixaban begonnen und ASS beendet. Der CHA_2DS_2-VASc-Score beträgt 6. Dies entspricht einem Rezidiv-Schlaganfallrisiko von 9,8 % pro Jahr. Dem gegenüber steht ein Blutungsrisiko von 8,7 % pro Jahr bei einem HAS-BLED-Score von 4 [11]. **Höheres Lebensalter** und **erhöhtes Sturzrisiko** stellen keine Kontraindikation für den Beginn einer oralen Antikoagulation bei VHF dar [12]. Es wird sich aufgrund des hohen Alters (> 80 Jahre) und des geringen Körpergewichts (KG < 60 kg) für die reduzierte Apixaban-Dosis von 2 × tgl. 2,5 mg entschieden. Herr K. hatte in der Vorgeschichte bereits eine Hb-relevante GIB unter ASS. Daher empfiehlt sich in diesem Fall die Fortführung des PPI unter der Therapie mit Apixaban. In Folge seiner Refluxösophagitis °IV nimmt der Patient bereits Esomeprazol ein, sodass hier keine Neuverordnung notwendig ist.

19.1.4 Empfehlungen des Apothekers

Im Vordergrund stehen bei Herrn K. die massiven Einschränkungen durch die multiplen Hirninfarkte und die Gefahr einer erneuten GIB unter Neubeginn einer oralen Antikoagulation. In der Beratung sollte diesen Aspekten der Arzneimitteltherapie die höchste

Priorität eingeräumt werden. Die weiteren Punkte können nachfolgend besprochen bzw. an den Hausarzt kommuniziert werden, wenn das Zeitfenster der stationären Betreuung zu schmal ist, um alle aufgetretenen arzneimittelbezogenen Probleme zu lösen. Unabhängig von der ärztlichen Aufklärungspflicht empfiehlt es sich bei jeder Therapieentscheidung, den Patienten oder ggf. die Angehörigen mit einzubeziehen, insbesondere wenn es um die Neuverordnung eines Arzneimittels oder die Beendigung einer bestehenden Therapie geht. Im Falle von Herrn K. ist eine lückenlose Dokumentation der Medikationsänderungen für das Pflegeheim/den Hausarzt im Entlassbrief/Medikationsplan von entscheidender Bedeutung, da der Patient selbst aufgrund seiner schlechten Kognition in den Entscheidungsprozess nicht mit einbezogen werden kann.

- Prüfung der Dosierung von **Apixaban** in Hinblick auf Alter, Körpergewicht und Nierenfunktion sowie Ausstellung eines Notfallpasses (Arzt/Apotheker); **ASS** in der Indikation KHK absetzen (Arzt),
  - Indikation für **Apixaban** sowohl im Entlassbrief als auch im neuen Medikationsplan des Patienten dokumentieren, bei notwendiger Dosisreduktion die Risikofaktoren (Alter, Gewicht, Nierenfunktion) zum Zeitpunkt der Verordnung hinterlegen; außerdem klar kenntlich machen, dass eine Fortführung der ASS-Therapie nicht mehr indiziert ist. (Arzt/Apotheker).
- Umstellung des PPI von **Pantoprazol** auf **Esomeprazol** als „Multiple Unit Pellet System" bei Dysphagie (Arzt),
  - Erarbeitung einer Handlungsanweisung (idealerweise digital) für das Pflegepersonal, aus der hervorgeht, wie die Tabletten im Falle einer Dysphagie am besten zu verabreichen sind; Übernahme der Handlungsempfehlung bei Entlassung in den neuen Medikationsplan (Apotheker).
  - Einnahmegrund für PPI, besondere Galenik und Zusatz „lebenslange Therapie" im Medikationsplan hinterlegt, um Unsicherheiten bei ambulanter Weiterverordnung vorzubeugen (Arzt/Apotheker).
- Nach Rücksprache mit Hausarzt/Stationsarzt: Beendigung der Therapie mit **Torasemid** und **Prednisolon** bei fehlender Indikation, Information in Entlassbrief
  - ambulante Kontrolle des rezidiv. auftretenden Handrückenödems, ggf. Blutdruck- und Laborkontrolle (Elektrolyte, Nierenfunktion) (Pflegeheim/Arzt).
- Nach Rücksprache mit Stationsarzt: Beendigung der Therapie mit PIM **Solifenacin**
  - ambulante Verschreibung von Physiotherapie als nichtmedikamentöser Maßnahmen, Monitoring nach Absetzen der Medikation – bei Verschlechterung der Dranginkontinenz ggf. Wiederbeginn mit **Trospium**, Verlaufstestung der Kognition auf Grund der vorbeschriebenen Einschränkungen nicht sinnvoll (Pflegeheim/Arzt).
- Nach Rücksprache mit Stationsarzt: Beendigung der Therapie mit PIM Promethazin, Ausschleichen auf Grund der geringen Dosierung nicht notwendig
  - Monitoring nach Absetzen der Medikation: Wiederauftreten von Singultus, ggf. Beginn einer verträglicheren Therapie (z. B. **Gabapentin**), Verlaufstestung der Kognition aufgrund der vorbeschriebenen Einschränkungen nicht sinnvoll (Pflegeheim/Arzt).
- Nach Rücksprache mit Stationsarzt: keine Durchführung eines oGTT bei fehlender therapeutischer Konsequenz

  - ggf. halbjährliche oder jährliche ambulante HbA1c-Kontolle, Überwachung bzgl. Symptome einer Hyperglykämie (Durstgefühl, Kopfschmerzen, Nausea/Erbrechen/Bauchschmerzen, Bewusstseinstrübung) (Arzt/Pflegeheim).
- Entscheidung über Beginn einer Sekundärprophylaxe mit **Statin** liegt im Ermessen des Arztes in Abstimmung mit dem Patienten/den Angehörigen – aufgrund der Komplexität des Falls erscheint eine Diskussion über den möglichen Verzicht auf eine Sekundärprophylaxe mit **Atorvastatin** als unangemessen.
  - Faktoren die gegen eine Neuverordnung eines Statins sprechen sind: geringes kardiovaskuläres Risikoprofil, reduzierte Lebenserwartung (< 1 Jahr), LDL < 1,8 mmol/l.

Gut zu wisssen

Insbesondere im geriatrischen Setting stehen die Bedürfnisse und Wünsche des Patienten an erster Stelle. Dementsprechend muss jede Therapie individuell an die aktuellen Gegebenheiten angepasst werden. Dies ist ein fortlaufender Prozess, der eine gute Kommunikation zwischen dem behandelnden Arzt und dem Patienten bzw. dessen Angehörigen voraussetzt. Hierbei sollten nicht nur die Ziele der Behandlung in Hinblick auf Sicherheit und Wirksamkeit diskutiert werden, sondern auch klar kommuniziert werden, wann eine Therapie nicht mehr als sinnvoll erachtet wird. In der Regel ist es diplomatischer, mit dem Patienten eine Therapiepause zu besprechen, um Ängsten und Vorbehalten gegenüber dem Deprescribing-Prozess entgegenzuwirken, bevor man die Therapie endgültig beendet. Hilfestellung bieten hier zusätzlich zu den oben genannten Negativ-Listen die evidenzbasierten **Deprescribing-Guidelines** für PPI, Antidiabetika, Antipsychotika, Benzodiazepine und Acetylcholinesterase-Inhibitoren/Memantin [13] und der Medstopper [14]. Beide Tools geben Auskunft über das Sicherheits- und Wirksamkeitsprofil der Arzneimittel in der gewählten Indikation unter Einbeziehung der körperlichen und/oder geistigen Verfassung des Patienten. Mithilfe der vorgegebenen Algorithmen kann der Apotheker mit dem behandelnden Arzt einen individuellen Deprescribing-Plan erstellen und diesen gemeinsam mit dem Patienten diskutieren.

Ein weiterer Punkt, der bei der Durchführung von Medikationsanalysen bei älteren Patienten im stationären Setting nicht selten auffällt, ist das Verschleppen von sogenannten „Medikamenten-Leichen". Auf Grund der alterstypischen Besonderheiten wird eine neue medikamentöse Behandlung in niedriger Dosierung begonnen und nur langsam erhöht („start slow, go slow"). Leider wird oftmals die weitere Auftitrierung des Arzneimittels nach Wirksamkeit und Verträglichkeit nicht oder nur unzureichend umgesetzt, sodass der Patient keinen oder nur einen geringen klinischen Benefit von der Therapie hat. Im Rahmen der Medikationsanalyse hat daher auch die Frage nach der richtigen therapeutischen Dosierung einen hohen Stellenwert (**„start slow, go slow – but go!"**). In Anlehnung daran sollte die Arzneimittelanamnese auch die folgenden Fragen beinhalten: Empfindet der Patient das Arzneimittel in der gestellten Indikation als hilfreich bzw. versteht er den therapeutischen Nutzen? Wie bewertet der Patient die Verträglichkeit der Therapie?

Ein weiteres wichtiges Betätigungsfeld für den Apotheker bei der Betreuung von geriatrischen Patienten ist die Dosisanpassung von Arzneimitteln bei **Niereninsuffizienz**. Auf Grund der abnehmenden Muskelmasse (Sarkopenie) im Alter und dem hohen Anteil kachektischer Patienten sind die Standardformeln für die Berechnung der glomerulären

Filtrationsrate oftmals ungeeignet. Die Nierenfunktion wird überschätzt. Die fehlende Dosisanpassung führt zu einer Akkumulation des Arzneimittels im Körper und das Risiko für UAW steigt. Im klinischen Alltag lohnt es sich bei Grenzfällen klinische Berechnungs-tools einzusetzen z. B. den Clincalc-Rechner (▶Kap. 13.2) [15].
Dem Thema **anticholinerge Nebenwirkungen** (▶Kap. 22.3.3) im Alter sollte in der Beratung ein hoher Stellenwert eingeräumt werden. Insbesondere bei geriatrischen Patienten mit psychiatrischer Medikation, mit Demenz, Morbus Parkinson oder Patienten unter Polymedikation kann es durch anticholinerge Effekte zu einer deutlich schlechteren Lebensqualität und erhöhter Morbidität kommen. Beispielsweise ist die Einnahme anticholinerger Arzneistoffe ein unabhängiger Risikofaktor für das Entstehen eines Delirs (▶Kap. 22.3.3), ein potenziell lebensbedrohlicher Zustand. Besonders zu beachten ist auch, wie im Fallbeispiel bereits besprochen, die kognitive Verschlechterung unter Anticholinergika bei alten Menschen und Demenzpatienten. Während die anticholinergen Nebenwirkungen von Psychopharmaka gut bekannt sind, ist dies für viele andere Arzneistoffgruppen nicht der Fall (urologische Spasmolytika, Antihistaminika, Analgetika, Benzodiazepine). Hier kann der Apotheker den Arzt unterstützen. Es stehen verschiedene Risikoskalen zur Verfügung, die die anticholinerge Potenz von Arzneistoffen vergleichen und zur Ermittlung der anticholinergen Gesamtbelastung herangezogen werden können [16].

Literatur

[1] Alhawassi T. M., Alatawi W., Alwhaibi M.: Prevalence of Potenzially inappropriate medications use among older adults and risk factors using the 2015 American Geriatrics Society Beers criteria. BMC Geriatr. 19 (1): 154, 2019

[2] Rankin A., Cadogan C. A., Patterson S. M. et al. Interventions to improve the appropriate use of polypharmacy for older people. Cochrane Database of Systematic Reviews, Issue 9. Art. No.: CD008165, 2018

[3] Pazan, F., Kather, J. & Wehling, M. A systematic review and novel classification of listing tools to improve medication in older people. Eur J Clin Pharmacol, 75, 619–625. 2019

[4] Polypharmacy Guidance Realistic Prescribing 3rd Edition 2018. www.therapeutics.scot.nhs.uk/wp-content/uploads/2018/09/Polypharmacy-Guidance-2018.pdf (Zugriff 17.02.2020)

[5] Deprescribing: A Practical Guide 3rd Edition 2019. www.derbyshiremedicinesmanagement.nhs.uk/assets/Clinical_Guidelines/clinical_guidelines_front_page/Deprescribing.pdf (Zugriff 17.02.2020)

[6] Saedder, E. A., Brock, B., Nielsen, L. P. et al. Identifying high-risk medication: a systematic literature review. Eur J Clin Pharmacol, 70, 637–645, 2014

[7] Coupland C., Hill T., Dening T et al. Anticholinergic Drug Exposure and the Risk of Dementia: A Nested Case-Control Study. JAMA Intern Med., 179 (8), 1084–1093, 2019

[8] Hiccups. www.uptodate.com/contents (Zugriff 28.02.2020)

[9] Deutsche Diabetes Gesellschaft (S2k-Leitlinie). Diagnostik, Therapie und Verlaufskontrolle des Diabetes mellitus im Alter. AWMF Register-Nr.: 057–017. Stand: 07/2018

[10] Sekundärprävention mit Statinen im hohen Lebensalter. a-t, 50: 65–67, 2019

[11] CHA2DS2-VASc/HAS-BLED/EHRA atrial fibrillation risk score calculator, www.chadsvasc.org/ (Zugriff 17.03.2020)

[12] Garwood CL, Corbett TL. Use of anticoagulation in elderly patients with atrial fibrillation who are at risk for falls. Ann Pharmacother. 4 (4): 523–532, 2008
[13] Deprescribing-Algorithmen, www.deprescribing.org/resources/deprescribing-guidelines-algorithms/ (Zugriff 17.03.2020)
[14] Beendigung von Arzneimitteln. www.medstopper.com (Zugriff 17.03.2020)
[15] Kreatinin-Clearance-Rechner. www.clincalc.com/Kinetics/CrCl.aspx (Zugriff 17.03.2020)
[16] Anticholinerge-Last-Rechner. www.anticholinergicscales.es/dashboard (Zugriff 17.03.2020)

19.2 Demenzielles Syndrom

Juliane Lorber, Dr. med. Moritz Brandt

19.2.1 Fallvorstellung

Herr K., 77 Jahre alt (80 kg bei 1,78 m), stellt sich im Beisein seiner Ehefrau bei V. a. ein beginnendes demenzielles Syndrom (Differenzialdiagnose Lewy-Body-Demenz) zur Diagnostik und Anpassung der Medikation vor. Die Zuweisung erfolgte über die Universitäts-Gedächtnisambulanz. Der Patient zeigt sich im Rahmen des Aufnahmegespräches adäquat, angepasst und freundlich-zugewandt. Er berichtet von nächtlichen Fehl- und Trugwahrnehmungen. Herr K. halluziniere gelegentlich Fabelwesen wie Gnome, komisch angekleidet und mit Bart, sowie andere Eigentümlichkeiten in seiner Wohnung. Der Patient hat hier eine Methode entwickelt, wie er mit den Halluzinationen umgehen könne: Er versuche immer, diese Fabelwesen anzufassen und merke, dass diese nicht real sind. Vom ambulanten Neurologen sei bereits vor einem Jahr ein Therapieversuch mit Donepezil bei „Altersdemenz“ initiiert worden. Dies hätte der Patient laut Ehefrau aber nicht vertragen und selbstständig wieder abgesetzt.

Aus den Vorbefunden lassen sich die folgenden Diagnosen entnehmen: permanentes Vorhofflimmern (VHF), Hypothyreose, Asthma bronchiale.

19.2.2 Medikation und Laborwerte

Aktuelle Medikation

Wirkstoff mit Stärke und Darreichungsform	Dosierung	Kommentar, Indikation
Edoxaban 60 mg Ftbl	1-0-0-0	▪ Hausmedikation ▪ Permanentes VHF
L-Thyroxin 50 µg Tbl	1-0-0-0	▪ Hausmedikation ▪ Hypothyreose
Rivastigmin 4,6 mg/24 h TTS	1-0-0-0	▪ Neu ▪ Lewy-Body-Demenz
Quetiapin 25 mg Tbl	0-0-0-1	▪ Neu ▪ Visuelle Halluzinationen im Rahmen der Lewy-Body-Demenz

Wirkstoff mit Stärke und Darreichungsform	Dosierung	Kommentar, Indikation
Vitamin B_{12} 1000 µg FS s. c.	1-0-0-0 1 × monatlich am 1. Mittwoch des Monats	■ Neu ■ Funktioneller Vitamin-B_{12}-Mangel

Abweichende Laborwerte

Bezeichnung (Referenzbereich, Einheit)	Wert Tag 1	Wert Tag 3	Kommentar
Vitamin-B_{12}-Mangel (187–883 pg/ml)	285	–	–
Holotranscobalamin (40–119 pmol/l)	37	–	–
Aβ42 (337–1257 pg/ml)	–	1278	Im Liquor
Aβ-Ratio (> 0,40)	–	1,19	–
Protein Tau (< 500 pg/ml)	–	504	Im Liquor
Protein Phospho-Tau (36–66 pg/ml)	–	71	Im Liquor

19.2.3 Fragen zum Fall

Was versteht man unter einem demenziellen Syndrom (Differenzialdiagnose Lewy-Body-Demenz)?

Der Begriff demenzielles Syndrom bezeichnet ein **klinisches Bild**. Es handelt sich um einen erworbenen Abbau der geistigen Leistungsfähigkeit mit zunehmendem Verlust einer vormals erreichten kognitiven Leistung. Als dessen Folge kommt es zu Störungen vieler höherer kortikaler Funktionen (u. a. Gedächtnisstörungen, neuropsychologischen Störungen) sowie Einschränkungen in der Alltags- und Sozialkompetenz. Die Symptome müssen über mindestens 6 Monate bestehen und zu einer Beeinträchtigung der Aktivitäten des alltäglichen Lebens führen. Das Bewusstsein ist nicht getrübt. Die Sinne funktionieren altersentsprechend. Die Diagnose „demenzielles Syndrom" erfolgt primär klinisch anhand eines **Merkmalkataloges** [1]. Im weiteren Diagnoseprozess versucht man frühzeitig eine ätiologische Differenzierung des demenziellen Syndroms vorzunehmen, um die weitere Behandlung und Versorgung des Patienten zu planen ◘ Abb. 19.1 [2].

Die **Lewy-Body-Demenz (LBD)** ist mit 10–15 % aller Demenzerkrankungen deutlich seltener als die **Alzheimer-Demenz (DAT)**. Die Erkrankung beginnt meist in der 6. oder 7. Lebensdekade. Männer sind häufiger betroffen als Frauen. Im Gegensatz zur DAT ist die Gedächtnisfunktion bei Erkrankungsbeginn relativ gut erhalten. Klinische Kernmerkmale sind Fluktuation der Kognition (insbesondere Aufmerksamkeit und Vigilanz), detailliert wiedergegebene visuelle Halluzinationen, das Auftreten von Parkinson-Symptomen sowie eine REM-Schlaf-Verhaltensstörung (motorisches Ausagieren von Trauminhalten während des Schlafes). Nach den neuen Diagnosekriterien nach McKeith et al. 2017 spricht das Vorhandensein von zwei der vier klinischen Kernmerkmale neben der Demenz für eine wahrscheinliche und das Auftreten von einem klinischen Kernmerkmal für eine möglich LBD [1–5].

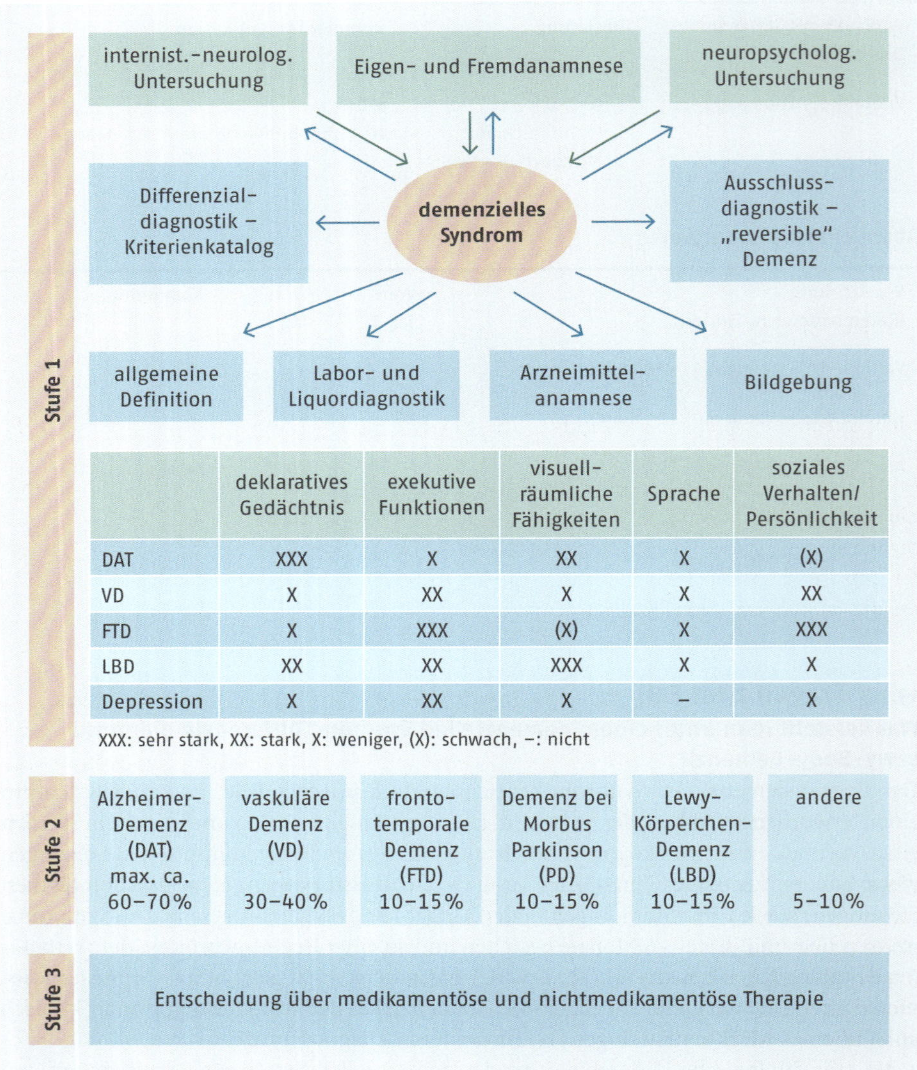

	deklaratives Gedächtnis	exekutive Funktionen	visuell-räumliche Fähigkeiten	Sprache	soziales Verhalten/ Persönlichkeit
DAT	XXX	X	XX	X	(X)
VD	X	XX	X	X	XX
FTD	X	XXX	(X)	X	XXX
LBD	XX	XX	XXX	X	X
Depression	X	XX	X	–	X

XXX: sehr stark, XX: stark, X: weniger, (X): schwach, –: nicht

o Abb. 19.1 Stufen-Diagnostik: Syndrom und Ätiologie der Demenz. Nach [2]

Inwieweit trägt die Arzneimittelanamnese zur Klärung der Ätiologie der Demenz bei?

Der **Arzneimittelanamnese** kommt eine besondere Rolle zu, da sie auf bestehende Krankheiten hinweisen kann (Stichwort: Parkinson, Schlaganfall) und Medikamente zu kognitiven Beeinträchtigungen führen können (z. B. zentral-wirksame Anticholinergika, Neuroleptika). Bei Herrn K. ergibt sich aus der Arzneimittelanamnese kein Hinweis auf eine medikamentöse oder krankheitsbedingte Verschlechterung der Kognition.

Ergänzend hierzu lässt sich aus den internistischen und neuropsychiatrischen Befunden sowie der Fremdanamnese der Ehefrau Folgendes ableiten: Bei dem Patienten liegt ein **beginnendes demenzielles Syndrom** mit Fluktuation der Kognition und wiederkehrenden visuellen Halluzinationen vor. Eine somatische Erkrankung als Ursache wurde

Tab. 19.1 Kognitive Kurztests

Neuropsychologische Basisdiagnostik	Maximale Punktzahl	Testergebnis	Interpretation
MMST (Mini-Mental-Status-Test)	30	26	Leichte kognitive Beeinträchtigung
MoCA (Montreal Cognitive Assessment)	30	20	Leichte kognitive Beeinträchtigung
GDS-15 (Geriatric Depression Scale)	15	4	Fehlender Hinweis auf eine Depression

nicht gefunden. In der Bildgebung zeigt sich kein Hinweis auf vaskuläre Läsionen. Es besteht fremdanamnestisch der V. a. eine REM-Schlaf-Verhaltensstörung, die sich später im Schlaflabor bestätigt. Eine beobachtete Feinmotorikstörung wird als Symptom eines beginnenden Parkinson-Syndroms gewertet. Anhand der erhobenen Befunde können bisher die vaskuläre Demenz, die frontotemporale Demenz und die Demenz bei Morbus Parkinson als Ätiologie des demenziellen Syndroms ausgeschlossen werden. Insgesamt erfüllt Herr K. alle 4 klinischen Kernmerkmale der LBD nach McKeith et al. 2017.

In welchen Fällen ist ein kognitiver Kurztest ausreichend und wann sollte eine weiterführende komplexe neuropsychologische Testung durchgeführt werden?

Die Anwendung von kognitiven Kurztests kommt als **Screening-Tool** bei Patienten mit demenziellem Syndrom oder V. a. ein demenzielles Syndrom bei der Erstdiagnose zum Einsatz, um das Vorhandensein und den ungefähren Schweregrad der Demenz zu bestimmen. Die Sensitivität der einfachen und zeitökonomischen Testverfahren ist bei leichtgradiger und fraglicher Demenz jedoch begrenzt und eignet sich nicht zur Differenzialdiagnostik verschiedener Demenzformen [1]. Hier sollten **neuropsychologische Testverfahren** zum Einsatz kommen. Je nach Fragestellung und Krankheitsstadium werden dafür standardisierte Testbatterien verwendet, die unter Berücksichtigung von verschiedenen Variablen (Ausbildungsstatus, Alter, soziokultureller Hintergrund, Testvorerfahrung, Hör-/Seheinschränkung, Dyskalkulie, eingeschränkte Feinmotorik) die unterschiedlichen Domänen der Kognition untersuchen.

Aus der neuropsychologischen Befunderhebung bei Erstvorstellung in der Gedächtnisambulanz wird folgender Bericht zu Herrn K. übermittelt: Bei dem Patienten fallen eine allgemeine psychomotorische Verlangsamung auf. Während des vergangenen Jahres seien Kurzzeitgedächtnisstörungen, gelegentliche Wortfindungsstörungen, Defizite bei Aufmerksamkeitsteilung und Verständnis sowie der Bearbeitung von abstrakten Anforderungen hinzugetreten. Alltagspraktisch erlebe Herr K. sich als mild beeinträchtigt. Er fahre nicht mehr Pkw, da seine Reaktionsgeschwindigkeit herabgesetzt sei. Diese Angaben decken sich mit der neuropsychologischen Befunderhebung bei stationärer Aufnahme. Die Stimmung wird subjektiv vom Patienten als gedrückt beschrieben, der Antrieb sei regelrecht.

Eine weiterführende komplexe neuropsychologische Testung hat nicht stattgefunden. Folgende kognitive Kurztests (Tab. 19.1) kamen bei Herrn K. während des stationären Aufenthaltes zur Anwendung:

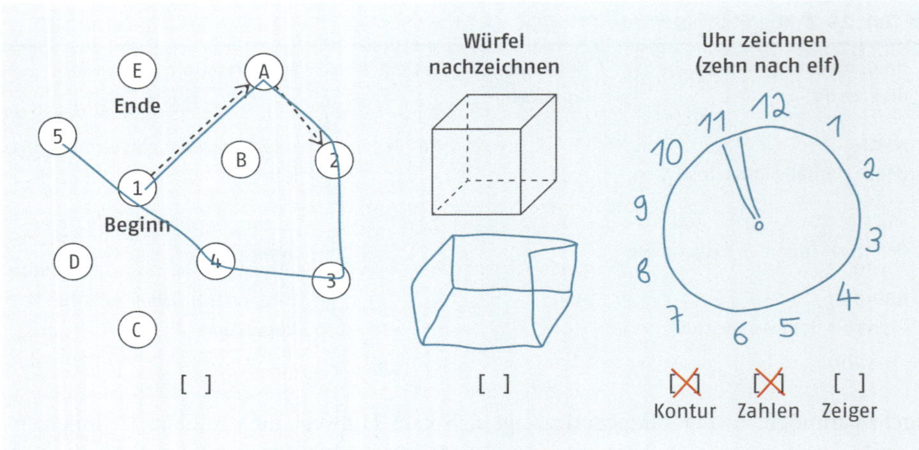

o Abb. 19.2 MoCA-Teilbereich visuospatial/exekutiv [21]

International ist der **Mini-Mental-Status-Test (MMST)** das bei Weitem am häufigsten eingesetzte Instrument zur Einschätzung der Kognition in der Geriatrie und wird auch in der deutschen Leitlinie als ein geeignetes Kurztestverfahren aufgeführt. Er gilt als Mittel der Wahl zur Schweregradabschätzung der DAT und wird von vielen Kostenträgern als Verfahren zur Verordnung von Antidementiva gefordert. Der MMST weist eine geringe **Sensitivität** im Bereich der Früherkennung von demenziellen Entwicklungen bei Patienten mit hohem prämorbidem Intelligenzniveau auf und vermag sowohl im oberen als auch im unteren Wertebereich nicht gut zu differenzieren [6, 7]. Die Punktzahl von Herrn K. im MMST spricht für eine leichte kognitive Einschränkung. Interessanterweise liegen die Defizite des Patienten im Bereich der Aufmerksamkeit und Rechenfähigkeit. In den Domänen Merkfähigkeit, Orientierung und Erinnerungsfähigkeit hat Herr K. volle Punktzahl.

Das **Montreal Cognitive Assessment** (MoCA) ist im Bereich leichter kognitiver Einschränkungen und leichter Demenzsyndrome sensitiver als der MMST [6, 8, 9]. Auch im MoCA zeigt sich bei Herrn K. leichte kognitive Einschränkungen, die vor allem in den Bereichen der exekutiven und visuell-räumliche Fähigkeiten o Abb. 19.2 der Sprache und des Erinnerungsvermögens auftreten. In zeitlicher und örtlicher Orientierung erhält Herr K. volle Punktzahl.

Die kognitive Kurztestung des Patienten ergibt eine leichte Einschränkung der Kognition mit Hinweisen auf Defiziten im visuell-räumlichen und exekutiven Bereich. Eine sichere Abgrenzung zwischen DAT und LBD anhand der Testergebnisse ist nicht möglich.

Bei dem zeitgleich vorliegenden V. a. ein depressives Syndrom sollte dies im Rahmen der Demenz-Diagnostik frühzeitig ausgeschlossen bzw. adäquat behandelt werden. Beide Erkrankungen führen zu objektivierbaren, kognitiven Defiziten. Der bekannteste standardisierte Selbstbeurteilungstest zur Einschätzung der emotionalen Lage geriatrischer Patienten ist die **Geriatrische Depressions-Skala (GDS-15)**. Sie ist zur Abgrenzung für die leichte bis mittelschwere Demenz validiert. Bereits bei mittelschwerer Kognitionseinschränkung (MMST ≤ 16) ist der Einsatz von Selbstbeurteilungsskalen nicht mehr angebracht [2, 6, 10]. Im durchgeführten GDS-15 ergibt sich jedoch kein Hinweis auf das Vorliegen eines depressiven Syndroms bei Herrn K.

Welche Labor- und Liquordiagnostik ist bei dem v. a. ein demenzielles Syndrom sinnvoll und was ist zu beachten?

Die Untersuchung der Blutparameter hat eine hohe klinische Relevanz, um **reversible Demenzursachen** aufzudecken. Die Standardpalette gemäß der Leitlinienempfehlung umfasst Blutbild, Elektrolyte (Na^+, K^+, Ca^{2+}), Nüchtern-Blutzucker, TSH, CRP, Transaminasen, gGT, Nierenfunktion, Harnstoff und Vitamin B_{12}. Bei spezifischen klinischen Verdachtsdiagnosen sollen gezielt weitere Laboruntersuchungen durchgeführt werden.

Ein **Vitamin-B_{12}-Mangel** kann zu einer Vielzahl neuro-psychiatrischer Symptome führen (u.a. kognitive Funktionseinschränkungen) und sollte als mögliche reversible Demenzursache ausgeschlossen werden [11]. Der Gesamt-Vitamin-B_{12}-Spiegel bei Herrn K. im Serum war niedrig normal (< 300 pg/ml). Um einen funktionellen Vitamin-B_{12}-Mangel auszuschließen, wurde zusätzlich Holotranscobalamin (aktives Vitamin B_{12}) als frühester Marker des B_{12}-Mangels bestimmt und bei nachgewiesenem Mangel die Substitution mit Vitamin B_{12} s. c. begonnen.

HbA1c-, Elektrolyt-, Leber- und Schilddrüsenwerte sind im Normbereich. Blutbildveränderungen oder eine Infektion werden ausgeschlossen. Es ergibt sich kein klinisch signifikanter Hinweis auf eine reversible Demenzursache.

Die **Liquordiagnostik** dient zum einen dazu, entzündliche Gehirnerkrankungen zu diagnostizieren bzw. auszuschließen, wenn ein hinreichender klinischer Verdacht besteht. Zum anderen kann sie die Diagnosestellung einer neurodegenerativen Erkrankung, insbesondere der DAT, unterstützen. Hierfür wird die kombinierte Bestimmung der Alzheimermarker β-Amyloid-1–42, Abeta-Ratio und Gesamt-Tau bzw. Phospho-Tau empfohlen. Der Apotheker kann dem Arzt im Bedarfsfall Hilfestellung geben, was die Pausierung der oralen Antikoagulation vor und nach einer Liquorpunktion angeht. Herr K. zeigt keine klinischen Anzeichen einer entzündlichen Gehirnerkrankung. Die Differenzierung zwischen LBD und DAT wird bei dem Patienten jedoch durch den Nachweis alzheimertypischer Veränderungen im Liquor (erhöhtes TAU/pTAU) erschwert. Es besteht nicht selten eine Koinzidenz einer Alzheimer-Pathologie, d.h. im Gehirn lassen sich sowohl Lewy-Körperchen (Alpha-Synuclein-Aggregate) als auch Amyloid und Tau-Fibrillen nachweisen. Ein eindeutiger Liquorbefund im Sinne einer DAT liegt nach Auswertung der Alzheimermarker nicht vor (Abeta-Ratio normwertig).

Warum stellt die Behandlung mit Neuroleptika bei LBD eine besondere Herausforderung dar?

Die Behandlung der produktiv-psychotischen Symptome der LBD mit Neuroleptika ist oft nicht zu umgehen. Bei Patienten mit einer LBD beobachtet man jedoch häufig eine erhöhte neuroleptische Sensitivität. Insbesondere die Behandlung mit typischen Neuroleptika kann unter Umständen zu einem ausgeprägten Parkinson-Syndrom (bis zur akinetischen Krise mit massiven Schluckstörungen), Bewusstseinsminderung sowie autonomer Dysfunktion bis hin zum malignen neuroleptischen Syndrom mit hoher Mortalität führen. Das Risiko bei atypischen Neuroleptika in niedrigsten Dosierungen ist vertretbar im Vergleich zu den typischen Neuroleptika. **Quetiapin (25–150 mg/d)** stellt das Neuroleptikum der Wahl dar. Im Gegensatz zu **Clozapin (6,25–50 mg/d)** wirkt Quetiapin nur schwach anticholinerg; engmaschige Blutbildkontrollen, wie sie bei Clozapin auf Grund des Agranulozytoserisikos zwingend erforderlich sind, entfallen. Die Eindosierung von **Quetiapin** sollte langsam erfolgen. Der Patient und die Angehörigen sind darüber aufzuklären, dass auf Neuroleptika, wenn möglich, prinzipiell verzichtet werden sollte. Die

Besonderheit ist auch auf dem Medikationsplan des Patienten bei Entlassung zu vermerken [12, 13].

Inwieweit kann der Apotheker bei der Auswahl und Dosierung des Antidementivums beratend zur Seite stehen?

Die stationäre Aufnahme von Herrn K. erfolgte zur Komplettierung der Demenz-Diagnostik mit dem Ziel, eine Differenzierung des demenziellen Syndroms zwischen DAT und/oder LBD vorzunehmen. Bei der **DAT** erfolgt die Auswahl des Antidementivums nach **Krankheitsschweregrad**. Die Punktevergabe im MMST dient hier als grober Indikator. Im Einzelfall kann die Zuordnung aber auch von der Schweregradeinteilung, die mithilfe des MMST ermittelt wurde, abweichen.

Zur Behandlung der leichten bis mittelschweren DAT kommen die **Acetylcholinesterase-Inhibitoren** (AChE-Inhibitoren) Galantamin, Rivastigmin und Donepezil zum Einsatz. Ihre Wirksamkeit in Hinblick auf Kognition, Alltagsfunktion und der Verbesserung des klinischen Gesamteindrucks wurde in zahlreichen Studien nachgewiesen. Es besteht eine **klare Dosis-Wirkungs-Relation**, von daher sollte die höchste verträgliche Dosis angestrebt werden. Zwischen den Substanzen bestehen keine klinisch relevanten Unterschiede in der Wirksamkeit. Die Auswahl des AChE-Inhibitors sollte sich demnach primär am **Nebenwirkungs- und Interaktionsprofil** orientieren. Als sehr häufige Nebenwirkung treten insbesondere gastrointestinale Störungen auf, die durch eine langsame Aufdosierung und ggf. Einnahme zum Essen vermieden werden können. Auf Grund der vagotonen cholinomimetischen Wirkung kann das Risiko für Bradykardien und Synkopen erhöht sein. Dies ist bei Patienten mit vorbestehenden bradykarden Herzrhythmusstörungen/supraventrikulären Erregungsleitungsstörungen sowie bei Patienten, die Betablocker oder Digitalisglykoside einnehmen, im besonderen Maße zu berücksichtigen. Es empfiehlt sich, vor Beginn und im Verlauf der Therapie bei diesem Patientenkollektiv regelmäßige EKG-Kontrollen durchzuführen. Patienten mit schlecht kontrolliertem Asthma bronchiale oder schwerer COPD sollten auf Grund der cholinerg vermittelten potenziellen Bronchokonstriktion ebenfalls nur unter engmaschiger Kontrolle der Lungenfunktion mit einem AChE-Inhibitor anbehandelt werden.

Rivastigmin ist der einzige AChE-Inhibitor, der auch als transdermale Darreichungsform zur Verfügung steht. Der geringeren Häufigkeit von gastrointestinalen Nebenwirkungen steht ein leicht erhöhtes Risiko (ca. 10 %) für lokale Hautirritationen gegenüber. Bei Rivastigmin-Pflastern handelt es sich um eine sehr beratungsintensive Darreichungsform, die sowohl dem Patienten als auch den Angehörigen ausführlich erklärt werden sollte.

Der NMDA-Antagonist **Memantin** kommt bei Patienten mit moderater bis schwerer DAT zum Einsatz. Memantin ist wirksam in Hinblick auf die Kognition, Alltagsfunktion und den klinischen Gesamteindruck. Auch hier erfolgt die langsame wochenweise Aufdosierung. Im Gegensatz zu den AChE-Inhibitoren ist die Notwendigkeit der Dosisreduktion bei eingeschränkter Nierenfunktion zu berücksichtigen. Memantin senkt die Krampfschwelle und ist daher bei Patienten mit Epilepsie oder erhöhtem Risiko für Krämpfe nur mit Vorsicht anzuwenden. Abschließend sei zur Therapie der schweren DAT noch erwähnt, dass es auch Hinweise für die Wirksamkeit des AChE-Inhibitors **Donepezil** gibt. Die Weiterbehandlung von vorbehandelten Donepezil-Patienten, die in das schwere Stadium der DAT eintreten, kann im Einzelfall als Off-Label-Behandlung fortgeführt werden.

Die cholinergen Defizite sind bei der **LBD** wahrscheinlich noch ausgeprägter als bei der DAT [14]. **AChE-Inhibitoren** zeigen eine positive Wirkung nicht nur in Bezug auf kognitive Defizite, sondern auch auf psychopathologische Symptome wie visuelle Halluzinationen oder Verhaltensstörungen. **Rivastigmin** ist am besten untersucht und gilt als Mittel der Wahl, auch wenn für keinen AChE-Inhibitor eine Zulassung besteht und der Einsatz als Off-Label-Behandlung einzuordnen ist [1, 15]. Die Wirksamkeitsstudien mit **Rivastigmin** bei LBD sind mit den oralen Dosierungen von 6–12 mg durchgeführt worden [16], was den Pflaster-Stärken 4,6–9,5 mg/24 h entspricht. Auf Grund des ausgeprägten cholinergen Defizits bei der LBD sollte der AChE-Inhibitor nach individueller Wirksamkeit bis zur maximal verträglichen Dosis (z. B. 9,5 mg/24 h als transdermales Pflaster) schrittweise gemäß Fachinformation auftitriert werden. Eine Dosiserhöhung bei Krankheitsprogression auf 13,3 mg/24 h-Rivastigmin-Pflaster ist prinzipiell möglich, sollte allerdings frühestens nach 6 Monaten Therapie mit der 9,5 mg/24 h-Pflasterstärke erfolgen.

Die Diagnosestellung demenzielles Syndrom und dessen ätiologische Differenzierung erfolgt nach wie vor klinisch. Für die neurodegenerative Entwicklung einer DAT wurden klinisch und liquordiagnostisch bei Herrn K. keine konsistenten Hinweise gesehen, so dass trotz des Liquorbefundes von einer wahrscheinlichen LBD ausgegangen werden muss. Es wird die transdermale Therapie mit Rivastigmin 4,6 mg/24 h bei dem Patienten begonnen.

19.2.4 Empfehlungen des Apothekers

Ein wichtiger Schwerpunkt in der pharmazeutischen Betreuung von Demenz-Patienten liegt vor allem auf einer ausführlichen Arzneimittelanamnese bei Aufnahme, die insbesondere auf die korrekte Einnahme/Anwendung der Medikamente abzielt. Arzneimittel, die zu einer Verschlechterung der Kognition führen (z. B. zentralwirksame Anticholinergika), sollten kritisch hinterfragt werden. Das gleiche gilt für die unkritische Langzeitanwendung von Neuroleptika, die nicht nur das Sturzrisiko erhöhen, sondern auch ein erhöhtes Mortalitätsrisiko für die Patienten nach sich ziehen. Komplizierte Einnahmeschemen sind zu vermeiden. Nach Möglichkeit sind die Angehörigen in das Medikationsmanagement mit einzubeziehen.

- Nebendiagnose Asthma bronchiale: Auf Grund der Neuverordnung eines **AChE-Inhibitors** könnte es im Falle eines schlecht kontrollierten Asthmas zu einer Symptomverschlechterung mit akuter Luftnot bis zum Asthmaanfall kommen. Eine Abklärung dieser potenziellen Nebenwirkung kann durch den Apotheker initiiert werden. Im Gespräch mit Herrn K. kommt schnell heraus, dass es sich um ein allergisches Asthma handelt, das vorrangig im Frühjahr zu milden Symptomen führt. Herr K. hat einen kurzwirksamen β_2-Agonisten als Bedarfsspray. Die Anwendung sei bekannt.
- Orale Antikoagulation und Liquorpunktion (LP): Um Blutungskomplikationen im Rahmen der elektiven LP vorzubeugen, sollte die **orale Antikoagulation** ca. 2–3 Tage vor dem Eingriff (4–5 HWZ) pausiert und im Falle von **Edoxaban** frühestens 6–7 Stunden nach der LP wieder begonnen werden [17]. Entsprechende Übersichten können vom Apotheker ausgearbeitet und den Ärzten zur Verfügung gestellt werden.
- Beratungsintensive Darreichungsformen: Die Neuverordnung eines **Rivastigmin-Pflasters** sollte zwingend mit einer ausführlichen pharmazeutischen Beratung einhergehen, um Hautreaktionen auf Grund unsachgemäßer Anwendung zu vermei-

den. Nach Möglichkeit ist dem Patienten eine schriftliche Gebrauchsanweisung zusätzlich zum Medikationsplan bei Entlassung auszuhändigen [18]. Da viele Nebenwirkungen der AChE-Inhibitor-Therapie mit der Dosishöhe und der Aufdosierungsgeschwindigkeit korrelieren, empfiehlt es sich, im Medikationsplan des Patienten das Startdatum für das Rivastigmin-Pflaster und den nächstmöglichen Termin für eine Aufdosierung festzuhalten.

Gut zu wissen

Die Symptommanifestation eines demenziellen Syndroms ist meist ein langsam progredienter Prozess. Ein Großteil der Patienten durchläuft ein Prodromalstadium minimaler Symptome, welche sich im Alltag nicht bemerkbar machen. Darauf aufbauend wurde das Syndrom der **leichten kognitiven Störung** („*Mild Cognitive Impairment*", MCI) entwickelt. MCI ist definiert als subjektive und objektivierbare kognitive Einbuße bei erhaltener Alltagskompetenz. Im Einzelfall kann eine Abgrenzung zur Demenz schwierig sein, da der Übergang von MCI zur leichten Demenz fließend ist. Das Syndrom MCI kann anhand des klinischen Bildes unter Einbezug neuropsychologischer Testverfahren festgestellt werden. Kognitive Kurztests haben keine hinreichende Sensitivität für die Feststellung der MCI, weil sie zu Deckeneffekten führen können. Auf Grund des erhöhten Risikos für die Entwicklung eines demenziellen Syndroms bedürfen Betroffene mit MCI im weiteren Verlauf einer erhöhten Aufmerksamkeit. Leider gibt es keine Evidenz für eine wirksame pharmakologische oder nicht-pharmakologische Therapie zur Risikoreduktion des Übergangs von MCI zu einer Demenz.

Zum **Absetzen von Antidementiva** findet sich in der aktuellen deutschen Leitlinie nur für die DAT ein Statement. Bei der Langzeitbehandlung und klinischer Progredienz ist ein Absetzen von AChE-Inhibitoren mit einem Risiko für klinische Verschlechterung der DAT assoziiert. Ein Absetzversuch sollte nur bei negativem Nutzen-Risiko-Verhältnis vorgenommen werden. Praktische Hilfestellungen bieten die evidenzbasierte Deprescribing-Guideline für AChE-Inhibitoren/Memantin in der Behandlung der DAT, LBD und PD [19].

Verhaltensstörungen bei Demenz sind die häufigsten Komplikationen im Verlauf der Erkrankung und der wichtigste Belastungsfaktor für Angehörige und Pflegende [20]. Die Ätiologie der Demenzform ist zu beachten. DAT-Patienten leiden häufig unter Wahnsymptomen, Halluzinationen und Depressivität. FTD-Patienten dagegen fallen frühzeitig durch Enthemmungsphänomene und emotionale Indifferenz auf, während Patienten mit vaskulärer Demenz durch Affektlabilität imponieren. Die LBD geht, wie bereits erwähnt, oft mit ausgeprägten, wenig affektbeladenen szenischen Halluzinationen einher. Behandelbare somatische, psychologische oder Umfeld-assoziierte Ursachen sind vor dem symptomorientierten Einsatz von Psychopharmaka zu beheben. Insbesondere die Abgrenzung zu einem Delir ist erforderlich. Erfreulicherweise hat der Stellenwert der nichtmedikamentösen Therapie immens an Bedeutung gewonnen: Erinnerungs-, Ergo- und Musiktherapie sowie körperliche Aktivität haben sich bewährt. Der zeitlich begrenzte Gebrauch von Psychopharmaka ist daher nur sinnvoll, wenn psychosoziale Interventionen nicht effektiv waren oder ein ausgeprägtes Wahnerleben oder eine Gefährdungssituation vorliegt.

Das einzige in Deutschland zugelassene Arzneimittel zur Behandlung von **Aggressionen im Rahmen der DAT** ist Risperidon in der Dosierung 0,5–2 mg/d für maximal 6 Wochen. Auch bei Agitation, gesteigerter Psychomotorik, Wahn und Halluzinationen kann eine Gabe erwogen werden. Ähnliches empfiehlt die deutsche Demenz-Leitlinie für Haloperidol und Aripiprazol in der Therapie von Agitation und Aggression, allerdings handelt es sich in allen genannten Fällen um einen Off-Label-Einsatz. Auf Grund der erhöhten Neuroleptika-Sensitivität sollten bei der LBD nur Quetiapin und Clozapin angewendet werden. Der unkritische Einsatz von Neuroleptika in der Langzeittherapie ist mit einer erhöhten kardiovaskulären Mortalität assoziiert. Anticholinerge Nebenwirkungen führen zu verstärkten kognitiven Einbußen und einer gesteigerten Delirgefahr. Es können extrapyramidale Störungen inklusive Spätdyskinesien und Parkinsonismus auftreten.

Literatur

[1] Demenzen (S3-Leitlinie, Langfassung). AWMF-Register-Nr. 038–013. Stand: 24.01.2016 (in Überarbeitung), gültig bis 23.01.2021
[2] Willkomm, M (Hrsg.). Praktische Geriatrie. 1. Aufl., Georg Thieme Verlag KG, Stuttgart 2013
[3] Ransmayr, G. et al. Demenz mit Lewy-Körperchen. Nervenarzt, 71: 929–935, 2000
[4] Informationsblatt 14: Die Lewy-Körperchen-Demenz. Deutsche Alzheimer Gesellschaft e. V. www.deutsche-alzheimer.de/unser-service/informationsblaetter-downloads.html (Zugriff 7.08.2020)
[5] McKeith IG, Boeve BF, Dickson DW et al. Diagnosis and management of dementia with Lewy bodies: Fourth consensus report of the DLB Consortium. Neurology, 89 (1): 88–100. 07.2017
[6] Geriatrisches Assessment der Stufe 2 (S1-Leitlinie). AWMF-Register-Nr. 084–002, Stand: 19.06.2019, gültig bis 18.06.2024
[7] Mini-Mental-Status-Test (MMST). Netzwerk für Alterspsychiatrie Oberaargau. https://static1.squarespace.com/static/5a377ba6b7411c1532a91e97/t/5b225d89575d1f9090e20f3e/1528978825882/MMST.pdf (Zugriff 10.08.2020)
[8] MoCa – Anweisung zur Durchführung und Auswertung. www.mocatest.org/wp-content/uploads/2015/tests-instructions/MoCA-Instructions-German2.pdf (Zugriff 07.08.2020)
[9] MoCA. www.mocatest.org/pdf_files/test/MOCA-Test-German2.pdf (Zugriff am 7.08.2020)
[10] Sheikh R.L, Yesavage J. A. Geriatric Depression Scale (GDS). Clinical Gerontologist, 5: 165–173. Medizinisch Geriatrische Kliniken der Evangelischen Stiftung Augusta. Bonn 1996. www.geriatrie-bochum.de/assessment/geriatrische-depressions-skala-gds.php (Zugriff 10.08.2020)
[11] Vitamin B_{12}-Mangel. https://www.uptodate.com (Zugriff 16.10.2020)
[12] Fernandez HH, Wu CK, Ott BR. Pharmacotherapy of dementia with Lewy bodies. Expert Opinion Pharmacotherapy. 4: 2027–2037, 2003
[13] Baskys A. Lewy body dementia: the litmus test for neuroleptic sensitivity and extrapyramidal symptoms. J Clin Psychiatry, 65 (11): 16–22, 2004
[14] Lewy-Body-Demenz. https://www.uptodate.com/contents/ (Zugriff 16.10.2020)
[15] Benkert O, Hippius H (Hrsg). Kompendium der Psychiatrischen Pharmakotherapie. 11. Aufl., Springer-Verlag, Berlin, Heidelberg 2017
[16] McKeith I, Del Ser T, Spano P et al. Efficacy of Rivastigmine in Dementia with Lewy bodies: a randomized, double-blind, placebo-controlled international study. Lancet, 356 (9247): 2031–2036, 2000

[17] Lumbalpunktion und Liquordiagnostik (S1-Leitlinie). AWMF-Register-Nr. 030–141, Stand: 25.07.2019, gültig bis 24.07.2024
[18] Fachinformation Exelon® 4,6 mg/24 Stunden transdermales Pflaster. Novartis Pharma GmbH, Stand 04/2018
[19] Deprescribing-Algorithmen. https://deprescribing.org/resources/deprescribing-guidelines-algorithms/ (Zugriff 17.03.2020)
[20] Kratz T. Diagnostik und Therapie von Verhaltensstörungen bei Demenz. Dtsch Arztebl Int, 114: 447–454, 2017
[21] @Deutscher Apotheker Verlag. Juliane Lorber, Moritz Brandt, Stuttgart 2021

20 Pädiatrie

Antibiotikatherapie bei gedeckt perforierter Appendizitis ... 283 | Perioperatives Mangement bei Epilepsie ... 290 | Akute Exazerbation eines pädiatrischen Asthmas unter Pneumonie ... 297

20.1 Antibiotikatherapie bei gedeckt perforierter Appendizitis

Maria Buchelt, Dr. med. Jakob Peter Armann

20.1.1 Fallvorstellung

Die Aufnahme der Patientin (12 Jahre, 40 kg KG) erfolgte über die chirurgische Rettungsstelle bei dem Verdacht auf eine Appendizitis, aufgrund von seit 3 Tagen bestehenden rechtsseitigen Unterbauchschmerzen.

Zusätzlich leide sie unter Übelkeit und Appetitlosigkeit und habe einmal erbrochen. Der letzte Stuhlgang sei am Vortag gewesen, dieser war unauffällig. Anamnestisch bestehe eine Neigung zur Obstipation, die Miktion war regelrecht und unauffällig. Begleitsymptome wie Fieber, sowie Vorerkrankungen, Allergien oder Vor-Operationen werden verneint.

Die durchgeführte Diagnostik im Rahmen einer Sonografie bestätigte die Diagnose einer gedeckt perforierten Appendizitis. Die Patientin wurde zur Appendektomie stationär auf die kinderchirurgische Normalstation aufgenommen, welche noch am selben Tag durchgeführt wurde.

Der postoperative Verlauf gestaltete sich unter Therapie zunächst regelrecht. Im Zuge des enteralen Kostaufbaus kam es jedoch rezidivierend zum Erbrechen und das Abdomen war zunehmend gebläht. Ein Röntgenbild bestätigte die Verdachtsdiagnose eines Ileus, sodass noch am selben Tag eine Laparotomie erfolgte. Hier zeigten sich zahlreiche Verwachsungen, welche operativ entfernt wurden.

Der postoperative Verlauf gestaltete sich nach der Laparotomie initial unauffällig. Beim vorsichtigen enteralen Kostaufbau klagte die Patientin jedoch erneut über Übelkeit und Appetitlosigkeit, allerdings ohne zu erbrechen. Bei klinisch auffälligem Untersuchungsbefund des Abdomens erfolgte eine weitere Röntgenaufnahme, bei der sich wiederholt das Bild eines Ileus zeigte. Dieser wurde ebenfalls operativ behoben. Intraoperative Abstriche aus allen drei Operationen zeigten ein Wachstum von massenhaft *Escherichia coli*.

Bei protrahierter Darmparalyse erfolgte im weiteren Verlauf die Gabe von Erythromycin zur Motilitätssteigerung. Dadurch gelang schließlich der schrittweise enterale Kostaufbau und die Patientin setzte mehrfach Stuhlgang von normaler Farbe und Konsistenz ab. Die initial deutlich erhöhten Entzündungsparameter waren rückläufig und zeigten sich in der letzten Kontrolle normwertig, sodass die nach der Appendektomie begonnene antibiotische Therapie mit Piperacillin/Tazobactam nach 22 Tagen beendet wurde.

20.1.2 Medikation und Laborwerte

Aktuelle Medikation

Wirkstoff mit Stärke und Darreichungsform	Dosierung (Aufnahmegewicht: 40 kg)	Kommentar, Indikation
Vollelektrolytlösung	Infusionsrate 50 ml/h	■ Infusionstherapie ■ Beginn: Aufnahmetag
Metamizol-Natrium 1 g Amp i. v.	600 mg–600 mg–600 mg–600 mg	■ Schmerztherapie bei perforierter Appendizitis ■ Beginn: Aufnahmetag
Paracetamol 10 mg/ml Inf	600 mg–600 mg–600 mg–600 mg	
Dimenhydrinat 62 mg Amp	50 mg (ED) alle 12 h; max. 100 mg/d	■ Bei Bedarf (Übelkeit/Erbrechen) ■ Beginn: Aufnahmetag ■ Dosierung: 1,25 mg/kg Körpergewicht/Gabe
Piperacillin/Tazobactam 2000 mg/250 mg Inf	2500 mg–2500 mg–0–2500 mg (alle 8 Stunden)	■ Perforierte Appendizitis ■ Beginn: Aufnahmetag ■ → Dosisanpassung nach Körpergewicht
Piperacillin/Tazobactam 4000 mg/500 mg Inf	3300 mg–3300 mg–0–3300 mg (alle 8 Stunden)	■ Perforierte Appendizitis ■ Beginn: nach pharmazeutischer Intervention an Tag 1 post OP ■ Dosierung: 250 mg [Piperacillin]/kg Körpergewicht/Tag in 3 Einzeldosen
Parenterale Ernährung (Aminosäuren, Glucose, MCT/LCT-Lipidemulsion und Elektrolyte) 1 kcal/ml + Vitamine und Spurenelemente, 700 kcal/d	Infusionsrate 42 ml/h	■ Nahrungsverweigerung bei postoperativem Erbrechen und Ileus ■ Beginn: Tag 1 post OP 1
Esomeprazol 40 mg/100 ml NaCl 0,9 % i. v.	20 mg–0–0–0	■ Postoperative Übelkeit/Erbrechen ■ Beginn: Tag 5 post OP 1 (Appendektomie)

Wirkstoff mit Stärke und Darreichungsform	Dosierung (Aufnahmegewicht: 40 kg)	Kommentar, Indikation
Paracetamol 10 mg/ml Inf	600 mg (ED) alle 8h; max. 1800 mg/d	■ Bei Bedarf (postoperative Schmerzen) ■ Beginn: Tag 1 post OP ■ → Doppelverordnung ■ Dosierung: 15 mg/kg Körpergewicht
Enoxaparin 2000 I. E. FS s. c.	0-0-1-0	■ Thromboseprophylaxe ■ Beginn: post OP 2
Erythromycin 200 mg/5 ml Susp. 120 mg = 3 ml	1-1-1-1	■ Prokinetikum ■ Beginn: post OP 2
Nalbuphin-hydrochlorid 10 mg Amp i. v.	2 mg (ED) alle 6 h; max. 8 mg/d	■ Bei Bedarf (Schmerzen) ■ Beginn: post OP 2
Metamizol Trpf (500 mg/ml) (ED 600 mg = 24 Trpf)	600 mg (ED) alle 6 h; max. 2400 mg/d	■ Bei Bedarf (Schmerzen) ■ Beginn: post OP 2 ■ → Doppelverordnung
Paracetamol 500 mg Tbl	1 Tbl (ED); max. 4 Tbl/d	■ Bei Bedarf (Schmerzen) ■ Beginn: post OP 2 ■ → Doppelverordnung

Abweichende Laborwerte

Bezeichnung (Referenzbereich, Einheit)	Wert Tag 1	Wert Tag 4 Vor 1. Ileus-OP	Wert Tag 6	Wert Tag 10 Vor 2. Ileus-OP
Leukozyten (4,5–12,5 GPt/l)	17,30	–	–	–
CRP (< 5,0 mg/l)	29,5	137,3	26,0	130,9

20

20.1.3 Fragen zum Fall

Wie beurteilen Sie die Auswahl des Antibiotikums zur Behandlung der gedeckt perforierten Appendizitis?

Bei einer **perforierten Appendizitis** steht zunächst ein chirurgischer Eingriff im Vordergrund.

Da es in Folge der Perforation zu einer **sekundären Peritonitis** durch Erreger der Darmflora kommen kann, wird postoperativ mit einer kalkulierten intravenösen Antibiotikatherapie begonnen. Diese Therapie sollte sowohl anaerobe als auch aerobe Erreger abdecken. Zu den typischen Erregern gehören unter anderem Enterobakterien (z. B. *E. coli*), (vergrünende) Streptokokken, Enterokokken und Bacteroides spp. Nonfermenter wie z. B. *Pseudomonas aeruginosa* werden dagegen eher selten nachgewiesen [1].

Als **kalkulierte antibiotische Therapie** eignen sich daher Piperacillin/Tazobactam oder ein Cephalosporin der Gruppe 2/3 in Kombination mit Metronidazol. Reserveantibiotika wie Carbapeneme sollten in der kalkulierten Therapie primär nicht eingesetzt werden [1].

Die Wahl des Antibiotikums bei der Patientin erfolgte demnach standardgerecht.

Im Gegensatz zur perforierten Appendizitis, ist bei einer **unkomplizierten Appendizitis** nach erfolgreicher chirurgischer Sanierung keine weitere antibiotische Therapie notwendig. Als perioperative Prophylaxe ist eine präoperative Antibiotika-Einmalgabe mindestens 30 Minuten vor der Operation ausreichend. Hierfür kann zur Abdeckung möglicher Erreger Ampicillin/Sulbactam oder Cefazolin in Kombination mit Metronidazol verwendet werden. Auch eine alleinige antibiotische Therapie der Appendizitis ohne Operation kann in einigen Fällen einer unkomplizierten Appendizitis erfolgreich durchgeführt werden [1].

Wie beurteilen Sie die Dosierung des Antibiotikums zur Behandlung der gedeckt perforierten Appendizitis?

Die Dosierung von Antiinfektiva in der Pädiatrie erfolgt häufig auf das Körpergewicht des Kindes bezogen. Je nach verwendeter Literatur können sich die Dosierungsempfehlungen auch unterscheiden (◘ Tab. 20.1).

Nach initialer Appendektomie erhielt die Patientin 2500 mg Piperacillin/Tazobactam dreimal täglich. Im Vergleich zu den in der Literatur empfohlenen Dosierungen entspricht dies einer Unterdosierung von 37,5 %/Dosis (BNFc, FI, PNDH, DGPI > 40 kg) bzw. 6,3 %/Dosis (DGPI: Kinder 1–12 J., < 40 kg).

Auf Grundlage der hausinternen Dosierungsempfehlung von 250 mg/kg KG (Piperacillin-Anteil) aufgeteilt in 3 Einzeldosen wurde die Dosierung des Piperacillins/Tazobactams auf dreimal täglich 3300 mg/412,5 mg erhöht.

Wie beurteilen Sie die Dauer der Piperacillin/Tazobactam-Therapie? Insgesamt erhielt die Patientin 22 Tage Piperacillin/Tazobactam.

Nach einer **erfolgreichen chirurgischen Sanierung** einer perforierten Appendizitis ist bei gutem klinischem Verlauf eine antibiotische Therapie über 5 Tage im Allgemeinen ausreichend. Bei persistierenden klinischen oder paraklinischen Auffälligkeiten wie zum Beispiel erhöhte Entzündungsparameter (C-reaktives Protein, Procalcitonin, Leukozyten) oder Fieber, kann die Therapie ggf. verlängert werden.

Da sich der initiale postoperative Verlauf bei der Patientin unauffällig zeigte und 5 Tage postoperativ die Entzündungsparameter rückläufig waren, bestand zu diesem Zeitpunkt keine Indikation, die antibiotische Therapie weiterzuführen.

Eine postoperative Komplikation wie der in diesem Fall vorliegende Bridenileus (mechanischer Darmverschluss durch bindegewebige Verwachsungen) lässt sich durch eine verlängerte antibiotische Therapie nicht beeinflussen. Somit hätte trotz vorliegender Komplikation die antibiotische Therapie bei gutem Allgemeinzustand der Patientin beendet werden können. Für die nachfolgenden operativen Eingriffe hätte je nach klinischem Verlauf eine perioperative Antibiotikaprophylaxe ausgereicht.

Welche Relevanz hat das zwischenzeitig angestiegene C-reaktive Protein in Bezug auf die Auswahl und Behandlung mit dem Antibiotikum?

Das C-reaktive Protein ist ein **Akute-Phase-Protein**. Es wird in der Leber nach Stimulation durch IL-6 gebildet und gehört somit zu den **unspezifischen Parametern**. Eine CRP-Erhöhung weist auf einen akuten Entzündungszustand hin. Diese Entzündungszu-

Tab. 20.1 Dosierungsempfehlungen Piperacillin/Tazobactam für Kinder verschiedenen Alters und Gewichts

DGPI Handbuch [1]	BNF for Children [2]	Fachinformation Piperacillin/ Tazobactam Kabi 2 g/0,25 g	Pediatric and Neonatal Dosage Handbook [3]	Hausstandard
■ Kinder 1 bis 12 Jahre < 40 kg: 225 mg/kg KG aufgeteilt in 3–4 Einzeldosen ■ Kinder > 40 kg: 13,5 g aufgeteilt in 3–4 Einzeldosen	■ 2 bis 11 Jahre: 100/12,5 mg/kg KG alle 8 Stunden ■ > 12 Jahre: 4/0,5 g alle 6–8 Stunden	■ 2 bis 12 Jahre: 100/12,5 mg/kg KG alle 8 Stunden ■ > 12 Jahre: 4/0,5 g alle 6–8 Stunden	≤ 40 kg: 100/12,5 mg/kg KG alle 8 Stunden	4 Wochen bis 18 Jahre: 250 mg/kg KG (Piperacillin-Anteil) aufgeteilt in 3 Einzeldosen
Dosisempfehlungen für die Patientin (40 kg KG, 12 Jahre) – Einzeldosis (gerundet zum besseren Verabreichen durch die Pflege)				
■ 3000 mg alle 8 h ■ 4/0,5 g alle 8 h (> 40 kg)	4/0,5 g Piperacillin/Tazobactam alle 8 Stunden			3300 mg/ 412,5 mg alle 8 Stunden

stände können durch Infektionen ausgelöst werden, aber auch durch Gewebeschädigungen nach Operationen oder rheumatischen bzw. entzündlichen Erkrankungen. Bei bakteriellen Infektionskrankheiten kann das CRP als Verlaufskontrolle dienen: Ein Ansprechen der antibiotischen Therapie sollte nach 24–48 Stunden einen CRP-Abfall bewirken [4].

Zur Beurteilung der Therapie oder eines möglichen Therapieversagens bei der Patientin müssen weitere Parameter mitberücksichtigt werden: **Fieber, Leukozyten, Procalcitonin, klinischer Zustand** der Patientin. Die Leukozyten fielen direkt nach der Operation und dem Therapiestart mit dem Antibiotikum bereits wieder in den Normbereich und das Procalcitonin als weiterer Marker für systemisch-entzündliche Infektionen wurde nicht bestimmt. Eine valide Aussage zur Fieberfreiheit der Patientin kann auf Grund der zum Teil antipyretischen Wirkung der Analgetika nur bedingt getroffen werden.

Dennoch deuten das klinische Bild im Zusammenhang mit den isoliert-erhöhten CRP-Werten nicht auf ein Therapieversagen des Piperacillins/Tazobactams hin, sondern eher auf ein anderes entzündliches Geschehen.

Ist die Schmerztherapie adäquat und leitliniengerecht?

Eine adäquate Schmerztherapie sollte sich nach dem WHO-Stufenschema richten, wobei je nach Indikation und Schmerzempfinden auch die 2. Stufe der schwachen Opioide übersprungen werden kann. Zusätzlich zum Vorgehen der WHO empfiehlt die deutsche **S3-Leitlinie zur „Behandlung akuter perioperativer und posttraumatischer Schmerzen"** eine Kombination mehrerer Nicht-Opioide, um den Einsatz von Opioiden zu minimieren und die dadurch bedingten Nebenwirkungen zu vermeiden. Diese Kombination sollte allerdings nicht aus mehreren NSAR oder einem Coxib und NSAR bestehen [5].

Die Patientin erhielt mit 15 mg/kg KG alle 6 Stunden (Kinder > 10 kg) für Paracetamol und 250–700 mg/Einzeldosis für Metamizol die zugelassenen Dosierungen und erfuhr durch die kombinierte Gabe von Metamizol und Paracetamol eine ausreichende Schmerzreduktion (NRS < 3). Auf Grund der hohen fest angeordneten Tagesdosen von Paracetamol und Metamizol sollte eine zusätzliche Bedarfsmedikation vermieden werden. Bei einer weiteren Gabe der Basisanalgetika würden die Tagesmaximaldosen überschritten werden und es kommt zu einer erhöhten Toxizität. Stattdessen kann gemäß dem WHO-Stufenschema bei weiterhin bestehenden Schmerzen zusätzlich ein schnellfreisetzendes Opioid als Bedarfsmedikation angeordnet werden. Vor allem im Hinblick auf die **Obstipationsneigung der Patientin** sollte allerdings auf einen (längeren) Einsatz von Opioiden verzichtet werden.

Wie beurteilen Sie den Einsatz von Erythromycin als Prokinetikum?

Die Datenlage zum Einsatz von Erythromycin in dieser Indikation ist limitiert. Es liegen überwiegend kleine, teilweise unverblindete Studien an Erwachsenen vor, die methodische Mängel aufweisen. Dennoch wird der Einsatz von Erythromycin als ein **Motilin-Rezeptor-Agonist** in der Literatur als **Off-Label**-Use beschrieben (Camilleri 2013; Saliakellis 2013; Rosas-Blum 2015) [6, 7]. Die Dosierung für die prokinetische Wirkung ist mit 3 mg/kg KG geringer als die Dosierung für die antibiotische Wirkung. Auf Grund der antibiotischen und einer potenziellen proarrhythmogenen Wirkung sollte Erythromycin allerdings nicht als Langzeittherapie eingesetzt werden.

Gilt Erythromycin zur Behandlung der Gastroparese bei Erwachsenen als Mittel der Reserve, so wird in der **Pädiatrie** keine Abstufung zu anderen Prokinetika (Metoclopramid, Domperidon) vorgenommen [8, 9]. Die Wahl des Prokinetikums liegt somit bei Arzt und Apotheker und sollte je nach Alter, Kontraindikationen und Co-Morbiditäten gewählt werden.

Welche Prozessschritte können im Medikationsprozess verbessert werden?

Kombinationspräparate bergen ein hohes Potenzial an Fehlern. Vor allem eine uneinheitliche Nomenklatur auf den Verpackungen erhöht zusätzlich die Gefahr von Medikationsfehlern, vor allem in der Pädiatrie, wo größtenteils körpergewichtsbezogen dosiert wird.

In unserem Beispiel ist aus der Anordnung des Piperacillins/Tazobactams mit dreimal täglich 2500 mg in der Erstanordnung nicht eineindeutig ersichtlich, ob sich die Dosierung auf den Piperacillin-Anteil bezieht oder auf das Kombinationspräparat. Auch in der Literatur wird die Dosierung nicht immer eindeutig deklariert: Im DGPI Handbuch wird zum Beispiel die Gesamtdosis Piperacillin + Tazobactam (225 mg/kg KG) zur Dosisberechnung genutzt, während die anderen aufgeführten Quellen die Dosis pro Wirkstoff (100/12,5 mg/kg KG) angeben.

Klinikinterne SOP und Schulungen helfen, ein einheitliches Vorgehen zu entwickeln, um solche Medikationsfehler zu vermeiden. So kann zum Beispiel eingeführt werden, dass sich die Dosisberechnungen immer auf den ersten Wirkstoff beziehen, wie im oben genannten Beispiel. Dies lässt sich allerdings nur bei konsequenter Wirkstoffverordnung sicher durchsetzen (z. B. Cotrim® SF 480 mg/5 ml Infusionslösung versus Trimethoprim/Sulfamethoxazol 80 mg/400 mg/5 ml).

20.1.4 Empfehlungen des Apothekers

In diesem Fall steht die pharmazeutische Beratung in Bezug auf die antibiotische Therapie im Vordergrund. Der Fokus wird auf die korrekte Dosierung und Therapiedauer gelegt, um negative Folgen, wie zum Beispiel eine Unterdosierung oder das Auftreten von unerwünschten Arzneimittelwirkungen, zu minimieren. Auf Grund der Komplikationen und der weiteren Operationen wurde zusätzlich noch auf das perioperative Setting geachtet und dieses bei Bedarf entsprechend optimiert. Die Empfehlungen an den Arzt sind wie folgt:

- Dosisanpassung des Piperacillins/Tazobactams auf 3300 mg 3 × täglich, bezogen auf den Piperacillin-Anteil
  - Dosis sollte körpergewichtsbezogen angepasst werden (◘ Tab. 20.1).
- Indikation des Piperacillins/Tazobactams nach 5 Tagen postoperativ kritisch prüfen, basierend auf der hausinternen Leitlinie, gegebenenfalls beenden
  - sowohl C-reaktives Protein als auch an Tag 4 bestimmte Leukozyten (9,42 GPt/l) waren im Verlauf rückläufig und zuletzt unauffällig.
- Beenden der Bedarfsmedikation von Paracetamol und Metamizol
  - in Dauermedikation bereits die von der Fachinformation empfohlenen Dosierungen verabreicht, Überschreitung der Tagesmaximaldosen (Paracetamol: 60 mg/kg KG aber nicht mehr als 3000 mg; Metamizol: 2800 mg) und erhöhte Toxizität möglich; bei weiterhin bestehenden Schmerzen zusätzlich ein schnellfreisetzendes Opioid als Bedarfsmedikation möglich (z. B. Nalbuphinhydrochlorid i. v. 0,1 mg/kg KG alle 3 bis 6 Stunden, max. 0,2 mg/kg KG/Dosis).
- Anpassung der postoperativen antiemetischen Therapie durch Hinzunahme von Ondansetron 0,1 mg/kg KG i. v. dreimal täglich als fest angeordnetes Antiemetikum [10]
  - Die Patientin fordert sich die Dimenhydrinat-Bedarfsmedikation nicht ab, wodurch es vermehrt zum Erbrechen kommt. Auf Grund dessen sollte postoperativ ein Antiemetikum fest angeordnet werden. Da Dimenhydrinat als unerwünschte Arzneimittelwirkung Schläfrigkeit aufweist, sollte zunächst mit Ondansetron begonnen werden. Das Dimenhydrinat sollte aber weiter als Bedarfsmedikation durch die Pflege bei anhaltendem Erbrechen angeboten werden. Weiterhin sind während der Behandlung und regelmäßigem Erbrechen die Serumelektrolyte zu kontrollieren (täglich) und bei regelmäßiger Gabe des Ondansetrons auch der Stuhlgang zu beobachten (häufige UAW: Obstipation). Sobald die Patientin nicht mehr erbricht, kann das Ondansetron wieder beendet werden.

Gut zu wissen

Wie in unserem Fall ist eine Therapiedauer von 5 Tagen nach chirurgischer Sanierung einer perforierten Appendizitis im Allgemeinen ausreichend. Ergeben sich im klinischen Verlauf weitere Auffälligkeiten, wie zum Beispiel nicht chirurgisch sanierte intraabdominale Abszesse, so ist eine längere Therapiedauer notwendig. Hier sollte eine antibiotische Therapie bis zur vollständigen Remission erfolgen.

Lange Krankenhausaufenthalte, eine Therapie mit Antibiotika und Protonenpumpen-Inhibitoren (PPI) erhöhen das Risiko, an einer *Clostridioides-difficile*-Infektion (CDI) zu erkranken. Sollte die Patientin im Verlauf des stationären Aufenthalts schwere (schleimig-wässrige) Durchfälle bekommen, sollte dies als mögliche Ursache in Betracht gezogen werden. Zwar weisen Piperacillin/Tazobactam, Makrolide und die Behandlung mit PPI nur ein geringes Risiko für eine CDI auf, dennoch sollte bei Durchfällen eine entsprechende Diagnostik erfolgen. Ist das Ergebnis positiv auf Clostridien, sollte die Behandlung entweder mit oralem Metronidazol (30 mg/kg KG/d oral in 3 ED) bei moderatem Verlauf oder mit oralem Vancomycin (40 mg/kg KG/d oral in 4 ED) bei schwerem Verlauf für 10 Tage erfolgen. Nicht zwingend indizierte auslösende Antibiotika sollten beendet, antiperistaltische Arzneimittel, wie z. B. Loperamid vermieden werden [1].

Literatur

[1] Berner R, Bialek R, Forster J et al. Hrs. DGPI-Handbuch. 7., vollständig überarbeitete Aufl., Thieme Verlag, Stuttgart 2018
[2] British Medical Association: BNF for Children 2018–2019; Pharmaceutical Press, 2018
[3] Taketomo C, Hodding JH, Kraus DM: Pediatric and Neonatal Dosage Handbook, 23. Aufl., Lexi-Comp, U. S., 2016
[4] Entzündungsmarker: Ein Einzelwert reicht nicht. www.pharmazeutische-zeitung.de/ausgabe-372008/ein-einzelwert-reicht-nicht/ (Zugriff 27.12.2019)
[5] Deutsche Interdisziplinäre Vereinigung für Schmerztherapie (DIVS) e. V. (S3-Leitlinie) Behandlung akuter perioperativer und posttraumatischer Schmerzen (AWMF-Register-Nr. 041/001) Stand: 04/2009
[6] Keller J: Medikamentöse Therapie bei Motilitätsstörungen von Ösophagus und Magen, AVP, 43 (1): 4–14, 2016
[7] Camilleri M et al. Clinical guideline: management of gastroparesis, Am. J. Gastroenterol. 108 (1): 18–37, 2013
[8] Imseis EM et al. Update in Pediatric Gastroparesis, Pract. Gastroenterol. 19, 2015
[9] Saliakellis E et al: Gastroparesis in children, Annals of Gastroenterol. 26 (3): 204, 2013
[10] The Association of Paediatric Anaesthetists of Great Britain and Ireland: Guidelines on the Prevention of Post-operative Vomiting in Children, Stand 2016

20.2 Perioperatives Mangement bei einem pädiatrischem Patienten mit Epilepsie

Almuth Kaune, Dr. med. Martin Smitka

20.2.1 Fallvorstellung

Kinderchirurgische Vorstellung der Patientin (14 Jahre, 31 kg) zur Fundoplicatio bei ausgeprägtem gastroösophagealen Reflux bei Kardiainsuffizienz mit starken, langanhaltenden Hustenattacken, rezidivierendem Erbrechen und wiederholten Aspirationspneumonien.

- **Hauptdiagnosen:** Gastroösophagealer Reflux mit Ösophagitis, Barrett-Ösophagus, Vorhandensein einer PEG-Sonde (perkutan-endoskopische Gastrostomie) mit jejunalem Schenkel.
- **Nebendiagnosen:** Infantile Zerebralparese, Entwicklungsverzögerung, Generalisierte Epilepsie (Grand-mal-Anfälle), Skoliose.

20.2.2 Medikation und Laborwerte

Medikation gemäß Aufnahmedokumentation Kinderchirurgie und Verlegungsbrief der Intensivstation (1 Tag post OP)

Wirkstoff mit Stärke und Darreichungsform	Dosierung	Kommentar, Indikation
Levetiracetam per os	(500–0–400–0 mg)	■ Hausmedikation ■ 06:00 und 18:00, **pausiert**
Orfiril® per os	(450–0–400–0 mg)	■ Hausmedikation ■ 06:00 und 18:00, **pausiert**
Omeprazol 40 mg TMR	(½–0–½–0)	■ Hausmedikation ■ 06:00 und 18:00, **pausiert**
Metamizol 450 mg Amp i. v.	1–1–1–1	■ 03:00, 09:00, 15:00, 21:00 ■ Post OP auf Intensivstation angesetzt
Esomeprazol 20 mg i. v.	1–0–1–0	■ Post OP auf Intensivstation angesetzt
Levetiracetam 500 mg i. v.	1–0–0–0	■ 06:00 ■ Post OP auf Intensivstation angesetzt
Levetiracetam 400 mg i. v.	0–0–1–0	■ 18:00 ■ Post OP auf Intensivstation angesetzt
Valproat 450 mg i. v.	1–0–0–0	■ 06:00 ■ Post OP auf Intensivstation angesetzt
Valproat 400 mg i. v.	0–0–1–0	■ 18:00 ■ Post OP auf Intensivstation angesetzt
Ampicillin/Sulbactam 1000/500 mg i. v.	1–1–1–0	■ Alle 8 h ■ Post OP zur Wundinfektions-prophylaxe angesetzt

Laborwerte

Bezeichnung (Referenzbereich, Einheit)	Wert OP-Tag 20:00	Wert Tag 3 post OP	Kommentar
Leukozyten (4,5–12,5 GPt/l)	10	–	–
CRP (< 5 mg/l)	20	–	–
PCT (< 0,005 µg/l)	0	–	–
Valproinsäure (347,0–693,0 µmol/l)	320,2	424,9	Talspiegel

20.2.3 Fragen zum Fall

Wie beurteilen Sie die Art der Dokumentation bei Aufnahme und die stationäre Verordnung der Medikation?

In Anlehnung an § 2 AMVV empfiehlt sich für die **eindeutige Anordnung** eines Arzneimittels die Angabe des Fertigarzneimittels/Wirkstoffs mit Wirkstärke und Darreichungsform [1]. Eine vollständige und detaillierte Anamnese durch den Apotheker gewährleistet eine sichere Arzneimittelanwendung und ermöglicht die Identifikation von arzneimittelbezogenen Problemen, insbesondere in der praktischen Anwendung. Im vorliegenden Fall ist nicht eindeutig identifizierbar, welche **Fertigarzneimittel und Darreichungsformen** in der Häuslichkeit über die Sonde verabreicht wurden. Dies kann insbesondere bei **Arzneimitteln mit enger therapeutischer Breite** ein Problem darstellen, z. B. bei Valproat, wenn bei stationärer Aufnahme auf ein anderes Fertigarzneimittel umgestellt wird. In der Hausmedikation wurden laut pharmazeutischer Anamnese folgende Fertigarzneimittel über den gastralen Schenkel der Sonde verabreicht: Orfiril® Saft 60 mg/ml Lösung zum Einnehmen, Keppra® 100 mg/ml Lösung zum Einnehmen, Omeprazol STADA® 40 mg magensaftresistente Tabletten.

Auch auf die korrekte **Anordnung des Applikationsweges** ist zu achten. Insbesondere bei der Verabreichung von Arzneimitteln über die Ernährungssonde gibt es je nach Sondenlage diverse Möglichkeiten der Applikation (peroral (p. o.), gastraler oder jejunaler Schenkel) [2, 3].

Bei der Anordnung der postoperativen Medikation sind zudem eine konkrete Anordnung der **Infusionsdauer sowie Art und Volumen der zu verwendenden Löse-/Trägermittel** zu empfehlen, um die Anwendungssicherheit durch das Pflegepersonal zu erhöhen (▸ Kap. 8.1)

Wie beurteilen Sie die Therapie der Epilepsie des Patienten hinsichtlich der Notwendigkeit zur Versorgung mit einer antikonvulsiven Notfallmedikation? Welche Empfehlung würden Sie hier für den perioperativen Verlauf geben?

Die Hausmedikation beinhaltet keine antikonvulsive Notfallmedikation. Bei einer generalisierten Epilepsie mit Grand-mal-Anfällen ist zur **Kupierung von epileptischen Anfällen > 2 Minuten** ein antikonvulsives Notfallarzneimittel indiziert [4]. In der klinischen Praxis zeigt sich der Zeitraum von 2 Minuten knapp bemessen, da viele Krampfanfälle spontan sistieren. Auch können patientenindividuell sehr unterschiedliche Anfallsmuster hinsichtlich Frequenz und Dauer der Anfälle vorliegen, z. B. bei Anfallsserien im Rahmen einer BNS-(Blitz-Nick-Salaam)-Epilepsie, weswegen das Applikationsprozedere individuell mit den Betreuungspersonen abgestimmt werden muss. Für Kinder stehen als Fertigarzneimittel bukkal anzuwendendes Midazolam (Zulassung bis 18 Jahre, Arzneimittel mit *Paediatric use marketing authorisation* (PUMA) [5, 6] (▸ Kap. 7.5) und Diazepam als Rektallösung im Klistier zur Verfügung. Aus Gründen der praktikableren und, im Vergleich zur rektalen, psychosozial verträglicheren Anwendung, empfiehlt sich oft die **bukkale Verabreichung** von Midazolam mittels oraler Dosierspritze. Hingegen ist in Fällen von starkem Speicheln während eines Krampfanfalls durch die Anwendung von rektalem Diazepam eine bessere Bioverfügbarkeit zu erwarten. Die Anwendung von Lorazepam als Lyophilisat ist ungeeignet, da hier, u. a. aufgrund Resorptionshalbwertszeiten > 10 Minuten und einer t_{max} von ca. 1–2 Stunden, kein rechtzeitiger Wirkeintritt gesichert ist [4].

Da Midazolam sowie Hypnotika auch häufig zur Prämedikation verwendet werden, ist bei der perioperativen Anwendung auf additive Effekte zu achten.

Welche Punkte sind vor Umstellung der peroralen auf die intravenöse Medikation zu überprüfen? Welche Monitoringmaßnahmen würden Sie bei der perioperativen Umstellung der Medikation empfehlen?

Zunächst ist zu überprüfen, ob eine 1:1-Umstellung der angeordneten Dosis von p. o. auf intravenös (i. v.) erfolgen kann oder ob hier unterschiedliche **Bioverfügbarkeiten** zu berücksichtigen sind. Mitunter ist eine perioperative Umstellung der Medikation nicht problemlos möglich, z. B. wenn kein i. v.-Arzneimittel zur Verfügung steht. In diesen Fällen sollten **alternative Applikationswege** gewählt oder der Einsatz weiterer Medikation zur Überbrückung geprüft werden. Ein Beispiel für diesen Sachverhalt ist die Umstellung von Oxcarbazepin p. o. auf eine rektale Verabreichung der p. o.-Dosis, da hier eine Umstellung auf eine parenterale Applikation des verordneten Wirkstoffs nicht möglich ist [7].

Im vorliegenden Fall kann die Medikation dosisgleich auf die i. v.-Medikation umgesetzt werden. Im Fall von **Valproat** empfiehlt sich ein **Therapeutisches-Drug-Monitoring** (TDM). Eine Loading Dose zu Beginn ist hier aufgrund der peroralen Vormedikation in der Regel nicht erforderlich, kann bei gewünschtem Anstieg des Talspiegels, z. B. bei unzureichender Wirksamkeit oder subtherapeutischen Spiegeln, jedoch erwogen werden. Des Weiteren müssen für eine sichere Anwendung das Trägermedium und die Infusionszeiten festgelegt werden (▸ Kap. 8.4).

Im Sinne des TD- und UAW-Monitorings sollten folgende Blutentnahmen empfohlen werden: Vor Umstellung auf die intravenöse Medikation sowie jeweils 4–5 Halbwertszeiten nach Umstellung auf die intravenöse und später auch nach Rückumstellung auf die perorale Medikation sollte die Abnahme des Valproat-Talspiegels erfolgen. Als Maßnahme zur frühzeitigen Erkennung einer Leber- oder Pankreasschädigung sollte vor Operation und 4 Wochen nach Rückumstellung auf die perorale Medikation ein großes Blutbild mit Thrombozyten und den entsprechenden Organfunktionswerten (Transaminasen, gGT, alkalische Phosphatase, Bilirubin, Krea, P-Lipase, α-Amylase im Blut, Blutzucker, Gesamteiweiß) sowie Gerinnungsparametern (INR, PTT, Fibrinogen, Gerinnungsfaktoren) bestimmt werden.

Da es Hinweise auf einen möglichen **Vitamin-D-Mangel** unter der Therapie mit enzyminhibierenden und -induzierenden Antikonvulsiva gibt, ist auch hier eine Spiegelbestimmung in regelmäßigen Abständen empfohlen [8].

Gibt es Arzneimittel in der Hausmedikation, deren Anwendung die Symptomatik des Patienten verschlechtert haben könnten?

Hyperosmolare Lösungen wie die angewendete Valproatlösung sollten vor der Sondengabe unbedingt verdünnt werden, da es sonst zur Reizung des Magens mit Erbrechen kommen kann. Es ist also unbedingt die Art der Anwendung durch die Eltern zu erfragen [9].

Beim hier verwendeten Omeprazolpräparat erscheint auch das Ausbleiben der Wirkung durch **Zerstörung der magensaftresistenten Darreichungsform** aufgrund des Teilen und Mörserns mit dem Ziel der Dosisanpassung und Verabreichung über die Ernährungssonde wahrscheinlich.

Wie beurteilen Sie die postoperativ angesetzte Antibiotika-Verordnung?

Die postoperative Anordnung von **Antibiotika zur Prävention von Wundinfektionen** ist stets **kritisch zu hinterfragen**. Zeigt der Patient keine klinischen Infektzeichen und ergibt sich auch während der Operation kein Anhalt einer Infektion des betroffenen Areals, ist je nach Operationsdauer eine ein- bis zweimalige Gabe eines auf das Erregerspektrum des Operationsgebietes abgestimmtes Antibiotikum in der Regel ausreichend [10]. Im aktuellen Fall liegt keine ersichtliche Indikation für eine antibiotische Therapie vor, die Infektparameter sind unauffällig und der Patient erscheint ebenfalls klinisch unauffällig. Da es Hinweise auf eine mögliche Senkung der Krampfschwelle durch Ampicillin gibt, ist mit Hintergrund der Epilepsieerkrankung im hier vorliegenden Fall unbedingt erneut eine **Risiko-Nutzen-Abwägung der Antibiotikatherapie** mit dem Operateur vorzunehmen [11].

Welche Optimierungsvorschläge zur Medikation würden Sie bei der postoperativen Rückumstellung der intravenösen auf eine perorale Medikation zur Applikation über die Ernährungssonde anbringen?

Zur **Stabilisierung des Valproatspiegels** im therapeutischen Bereich wäre hier entweder eine Umstellung des Dosierintervalls auf eine dreimal tägliche Gabe der Lösung oder, wenn eine ausreichende orale Nahrungsaufnahme durch den Patienten gewährleistet ist, die Anwendung eines Retardpräparats, z. B. Retardpellets zum Aufstreuen auf die Nahrung, empfehlenswert. Bei nicht zufriedenstellendem klinischen Anfallsbild ist ggf. eine weitere vorsichtige Dosiserhöhung (**Cave:** UAW) zu erwägen.

Auf Grundlage der Vitamin-D-Spiegelbestimmung ist eine **Vitamin-D-Substitution**, z. B. nach Vorgaben der Deutschen Gesellschaft für Ernährung, zu erwägen [12]. In Abhängigkeit vom Ausgangsniveau ist ggf. auch eine Aufsättigung notwendig.

Das gemörserte und suspendierte Omeprazol sollte entweder über den **jejunalen Schenkel** der Sonde verabreicht werden, oder es sollte eine Umstellung auf ein **MUPS (Multiple Unit Pellet System)** erfolgen, welches nach vorherigem Suspendieren über den gastralen Schenkel der Sonde verabreicht werden kann.

Welche Anwendungshinweise würden Sie den Betreuungspersonen des Patienten beim Entlassgespräch mitgeben?

Die korrekte und **sichere Anwendung der Dauer- sowie der Notfallmedikation** sollte den ambulant betreuenden Personen unbedingt erläutert werden. Wichtig bei der Gabe über die Ernährungssonde ist ein ausreichendes **Spülen der Sonde vor, zwischen und nach der Applikation** jedes einzelnen Arzneimittels sowie das **Verdünnen der verabreichten Lösungen** für eine bessere Verträglichkeit [9]. Sollte ein Wechsel auf eine neue Darreichungsform stattfinden, sollte die Anwendung unbedingt präzise erläutert werden. Dabei empfiehlt es sich, auf besonders fehleranfällige Schritte oder Eigenschaften des Arzneimittels zu **fokussieren**, z. B. eine feuchtigkeitsgeschützte Lagerung von Retardpellets mit hygroskopischer Galenik oder die exakte Dosisteilung, die durch Fehlverhalten des Anwenders zu einer Gefährdung des Patienten oder einem mangelnden Therapieerfolg führen können [13]. Nicht zu vernachlässigen ist hierbei auch der Schutz des Anwenders, z. B. Mütter mit weiterem Kinderwunsch. Diese sollten sich bei der Zubereitung und Applikation von CMR (Cancerogen/Mutagen/Reproduktionstoxisch)-Arzneimitteln (z. B. Valproat Lösung) durch das Tragen von Handschuhen und Mundschutz beim Mörsern ausreichend vor einer Exposition schützen [14].

Insbesondere das korrekte Handling von **Notfallarzneimitteln** sollte praktisch geschult werden, um ein umgehendes und sicheres Handeln der Betreuungspersonen zu gewährleisten. Hierbei sollte neben potenziellen arzneimittelbezogenen Problemen wie das Vergessen der Entfernung der Schutzkappe oder Wirkstoffverluste bei der Anwendung auch der Zeitpunkt der Applikation, die Möglichkeit einer weiteren Gabe und der Zeitpunkt für einen notwendigen Arztkontakt erläutert werden [15, 16].

20.2.4 Empfehlungen des Apothekers

Um die erfolgreiche Umsetzung der pharmazeutischen Interventionen zu erreichen, sollte eine sinnvolle, bedarfsgerechte und der vorliegenden Situation (Sicherheit des Patienten, Ressourcen Arzt/Pflege) angemessene **Priorisierung** erfolgen. Im vorliegenden Fall ist zunächst die Gewährleistung eines **störungsfreien perioperativen Verlaufs** an erster Stelle zu stellen, d. h. die Medikation des Patienten sollte den perioperativen Bedingungen (hier Nahrungskarenz) angepasst werden, ohne dass die Therapie der Co-Morbiditäten des Patienten negativ beeinflusst wird.

Da dies nicht immer erreicht wird, hat zunächst die Sicherstellung einer medikamentösen **Notfallversorgung** oberste Priorität, gefolgt von der **Optimierung der Arzneimitteltherapie** bei nötigen Veränderungen der Dauermedikation (Umstellung p. o. auf i. v. und umgekehrt). Hierbei ist insbesondere im pädiatrischen Bereich und bei Patienten mit erschwerten physiologischen Bedingungen (z. B. Behinderungen) oder Besonderheiten wie einer Ernährungssonde besonderer Augenmerk auf die **praktische Anwendung** der Fertigarzneimittel zu legen und hier auch eine sichere und korrekte Anwendung durch die ambulant weiter versorgenden Betreuungspersonen zu gewährleisten. Nicht zuletzt sollte zur Vermeidung von Complianceproblemen und Abwehrmaßnahmen durch den pädiatrischen Patienten eine kritische Indikationsprüfung der verabreichten Medikation erfolgen. Eine eindeutige Anordnung der Fertigarzneimittel wäre wünschenswert, ist aber oft im klinischen Alltag nur schwer umsetzbar. Wichtig ist in diesem Fall, dass alle Beteiligten, insbesondere die praktisch anwendenden Personen (Pflege/Eltern) entsprechend informiert und geschult sind.

- Verordnung eines antikonvulsiven Notfallarzneimittels (Arzt)
  - Schulung der Betreuungspersonen in der sicheren Anwendung (Apotheker/Pflege).
- Umstellung der intravenösen **Valproattherapie** auf eine hinsichtlich Darreichungsform/Dosierintervall geeignete orale Therapie (Arzt/Apotheker/Pflege)
  - Laborkontrolle (siehe Laborwerte), Talspiegelkontrolle nach 4–5 Halbwertszeiten, UAW- und Anfallsmonitoring.
- Optimierung der Arzneimittelanwendung (siehe **Omeprazol**) und Schulung der Betreuungspersonen im sicheren praktischen Handling (Apotheker)
  - ambulante Kontrolle des Therapieerfolgs (Talspiegelkontrolle **Valproat**, Beurteilung von UAW und klinischem Anfallsbild, Gewicht, Labor).
- Absetzen des **Antibiotikums** (Arzt)
  - erneute Laborkontrolle (CRP/Leukozyten) und Überwachung des Patienten auf klinische Infektzeichen im Verlauf.

Gut zu wissen

Die **Identifizierung des angewendeten Fertigarzneimittels** ist in der Pädiatrie unabdingbar, um Fehler in der Arzneimittelanwendung zu identifizieren und entsprechend zu intervenieren. Hierbei sollte auch mit Blick auf eine ambulante Weiterführung eine

20

bedarfsgerechte und patientenindividualisierte Betrachtung unter **Berücksichtigung der physiologischen, intellektuellen und sozialen Gegebenheiten** des pädiatrischen Patienten und seiner Betreuungspersonen erfolgen (z. B. keine Auswahl von Fertigarzneimitteln mit zu zahlenden Festbetragsdifferenzen u. a.) [17].
Bei Auswahl von Fertigarzneimitteln sind Besonderheiten der Pharmakokinetik und psychosoziale Faktoren zur Sicherstellung der Wirksamkeit und sicheren Anwendung unabdingbar. Hier ist insbesondere bei einer Veränderung des Applikationswegs auf die entsprechende Bioverfügbarkeit und notwendige Dosisanpassungen zu achten. In der **pädiatrischen Arzneimittelanwendung** kommt es häufig zu **galenischen Manipulationen** [18, 19]. Hierbei sollte stets geprüft werden, ob das verordnete Fertigarzneimittel hierfür geeignet ist, und dass eine vollständige Applikation erfolgt. Das häufig zur Geschmacksverbesserung vorgenommene Einrühren der Arzneimittel in Speisen stellt zudem oft aufgrund ungenügender Kenntnisse zu Inkompatibilitäten ein Problem dar [20]. Da selten ein Vermerk zum möglichen Einrühren der Fertigarzneimittel in Getränke und Speisen in den Fachinformationen zu finden ist, lohnt sich hier mitunter eine Nachfrage beim jeweiligen pharmazeutischen Hersteller.

Literatur

[1] Verordnung über die Verschreibungspflicht von Arzneimitteln § 2. www.gesetze-im-internet.de/amvv/__2.htm, Stand: 08.01.2020

[2] Voigt V, Reinbold T: Was bei Sonden zu beachten ist. Pharm Zgt, Ausg 11, 2009. www.pharmazeutische-zeitung.de/ausgabe-112009/was-bei-sonden-zu-beachten-ist/ (Zugriff 06.06.2020)

[3] www.nutritioncare.org/Guidelines_and_Clinical_Resources/EN_Video_Inventory/ (Zugriff 10.05.2020)

[4] Elger C. E., Berkenfeld R. (geteilte Erstautorenschaft) et al. (S1-Leitlinie) Erster epileptischer Anfall und Epilepsien im Erwachsenenalter, 2017. In: Deutsche Gesellschaft für Neurologie, Hrsg. Leitlinien für Diagnostik und Therapie in der Neurologie. www.dgn.org/leitlinien (Zugriff 08.01.2020)

[5] www.bfarm.de/DE/Arzneimittel/Arzneimittelzulassung/Arzneimittel_fuer_Kinder/PaediatricInvestigationPlan/euverord-art30-puma.html (Zugriff 10.02.2020)

[6] www.ema.europa.eu/en/human-regulatory/marketing-authorisation/paediatric-medicines/paediatric-use-marketing-authorisations, Stand: 18.08.2020

[7] Steinhoff B, Bast T et al.: VADEMECUM ANTIEPILEPTICUM 2019/2020, Pharmakotherapie der Epilepsien. 25. überarbeitete Aufl., Kork/Berlin: Epilepsiezentrum Kork, Dt. Gesellschaft für Epileptologie e. V.; 2019/2020

[8] Sreedharan M et al.: Vitamin D Deficiency in Ambulant Children on Carbamazepine or Sodium Valproate Monotherapy. Indian Pediatrics, 55 (4), 307–310, 2018

[9] Nicolai T. et al. Medikamentengabe über die Ernährungssonde. In: Pädiatrische Notfall- und Intensivmedizin, 5. Auflage, Springer-Verlag Berlin Heidelberg, Kap 15, 389–516 (Zitat S. 514) 2014

[10] Häcker F, Lemmen S, Berner R et al. Perioperative Antibiotikaprophylaxe. In: Berner R, Bialek R, Forster J et al., Hrsg. DGPI Handbuch. 7., vollständig überarbeitete Aufl., Thieme Verlag, Stuttgart 2018

[12] Deutsche Gesellschaft für Ernährung e. V.: Vitamin D (Calciferole). www.dge.de/wissenschaft/referenzwerte/vitamin-d/, Stand: 10.01.2020
[13] van Riet-Nales DA et al. Safe and effective pharmacotherapy in infants and preschool children: importance of formulation aspects. Arch. Dis. Child. 101(7): 662–669, 2016
[14] NIOSH List of Antineoplastic and other hazardous drugs in healthcare settings. www.cdc.gov/niosh/docs/2016-161/pdfs/2016-161.pdf, Stand: 10.01.2020
[15] Kaune A, Schumacher P et al. Administration of anticonvulsive rescue medication in children-discrepancies between parents' self-reports and limited practical performance. Eur J of Pediatrics, 175 (9): 1139–1146, 2016
[16] Schumacher P, Kaune A et al.: Optimizing parents' performance in anticonvulsant rescue medication administration. Epilepsy and Behaviour, 84: 37–43, 2018
[17] Lajoine A et al. Oral Drug Dosage Forms Administered to Hospitalized Children: Analysis of 117,665 Oral Administrations in a French Paediatric Hospital Over a 1-year Period. Int J Pharm, 500 (1–2): 336–344, 2016
[18] Bertsche T et al. Prospective Pilot Intervention Study to Prevent Medication Errors in drugs Administered to Children by Mouth or Gastric Tube: a Programme for Nurses, Physicians and Parents. Qual Saf Health Care, 19 (5): e26, 2010
[19] Niemann D et al. A Prospective Three-Step Intervention Study to Prevent Medication errors in drug Handling in Paediatric Care, 24 (1–2): 101–114, 2015
[20] Arzbach V. Korrekte Einnahme, erfolgreiche Therapie. Pta FORUM 2017, Ausgabe 24. www.ptaforum.pharmazeutische-zeitung.de/ausgabe-242017/korrekte-einnahme-erfolgreiche-therapie/ (Zugriff 06.06.2020)

20.3 Akute Exazerbation eines pädiatrischen Asthmas unter Pneumonie

Almuth Kaune, Dr. med. David Brandt, Nanna Christiansen MSc MBA FFRPS

20.3.1 Fallvorstellung

Die Patientin (8 Jahre, 28 kg, 130 cm) wird durch ihre Eltern in der pädiatrischen Notaufnahme mit Kurzatmigkeit, verlängerter Exspiration, sowie exspiratorischem Giemen, Husten und Tachypnoe vorgestellt. Das Sprechen vollständiger Sätze ist ihr aufgrund ihrer Kurzatmigkeit nicht möglich. Als Hauptdiagnose wird zunächst eine **akute Exazerbation eines Bronchialasthmas** gestellt. Nebendiagnosen sind ein(e) saisonal(e) allergische(s) Rhinitis/Asthma sowie eine Neurodermitis.

Die Eltern geben an, dass bei dem Mädchen vor ca. 2 Jahren ein Asthma diagnostiziert wurde, welches zuletzt gut kontrolliert gewesen sei und daher seit einem Jahr keine regelmäßige Anwendung der zuvor verordneten Corticosteroidinhalatoren mehr erfolge. Dieses wird auf später erfolgte Rückfrage beim ambulant behandelnden Kinderpneumologen auch so bestätigt. Die Patientin hat keine Arzneimittelallergien, nimmt bei Bedarf zu Hause Paracetamol bei Schmerzen und Cetirizin gegen den Heuschnupfen ein. Bei asthmatischen Beschwerden im Rahmen der Allergie wird ein Salbutamol Dosieraerosol angewendet, welches nach Angaben der Eltern im vergangenen Jahr insgesamt ungefähr zweimal benötigt wurde und vor Vorstellung in der Klinik bereits mit zwei Hüben verabreicht wurde.

Nach gestellter Diagnose eines akuten mittelschweren Asthmaanfalls werden Salbutamol zur Inhalation mittels Vernebler sowie Prednisolon peroral (p. o.) angeordnet und verabreicht und das Kind stationär aufgenommen. Nach zwei Stunden besteht noch keine Besserung und es wird mit Ipratropiumbromid inhalativ eskaliert. Auch nach weiteren zwei Stunden des stationären Aufenthalts besteht keine Besserung, sondern es zeigt sich eine progrediente Verschlechterung der Vitalparameter. Aufgrund der dominierenden Hypoxämie wird bei Verdacht auf eine Pneumonie am Abend ein Röntgen-Thorax angeordnet, in dem Infiltrate und eine leichte Überblähung der Lunge zu erkennen sind. Bei der Kurvenvisite am Vormittag des Folgetages bietet sich Ihnen das folgende Bild.

20.3.2 Medikation und Laborwerte

Medikation

Wirkstoff mit Stärke und Darreichungsform	Notaufnahme	Nach 2 Std.	Dosierung bei Kurvenvisite	Kommentar, Indikation
Salbutamol 2,5 mg/2,5 ml Fl	Stündlich 5 mg bis klinische Verbesserung	Alle 20 Minuten 5 mg bis klinische Verbesserung	5 mg alle 4 h	■ Inhalation über Sauerstoffmaske ■ Exazerbation Asthma
Prednisolon 20 mg Tbl	Sofortige Gabe von 40 mg	40 mg/Tag (bereits erhalten)	2-0-0-0	Exazerbation Asthma
Ipratropiumbromid 250 µg/2 ml Fl	–	Stündlich 250 µg bis klinische Besserung	250 µg alle 4h	■ Inhalation über Sauerstoffmaske ■ Exazerbation Asthma
Amoxicillin/Clavulansäure 250/62,5 mg TS	–	–	250 mg alle 8 h	DD Pneumonie

Physiologische Parameter und Laborwerte

Bezeichnung (Referenzbereiche, Einheit)	Notaufnahme	4 Std. nach Aufnahme	Kommentar
Sauerstoffsättigung (> 92 SpO_2 %)	93	90	–
pCO_2 (35–45 mmHg)	36	44	–
pH (7,35–7,45)	7,40	7,35	–
Atemfrequenz (18–22/min)	26	30	–

Bezeichnung (Referenzbereiche, Einheit)	Notaufnahme	4 Std. nach Aufnahme	Kommentar
PEF (> 80 % des persönlichen Bestwertes)	60	–	(Durch die Eltern in der Häuslichkeit gemessen)
Temperatur (< 37,5 °C)	37,5	38,0	–
Blutdruck (89–111/51–70 mmHg)]	105/69	103/65	–
Puls (70–110/min)	120	135	–

Referenzbereiche Quelle [1–5]

20.3.3 Fragen zum Fall

Wie beurteilen Sie die Auswahl der medikamentösen Therapie hinsichtlich Evidenz, Dosierung, Darreichungsform und Applikationsweg?

Inhalatives Salbutamol ist in diesem Fall eines exazerbierten Asthmas das Mittel der ersten Wahl. Gemäß der zuletzt gültigen S2k-Leitlinie zur Diagnostik und Therapie von Patienten mit Asthma wird dieses als **Dauerfeuchtinhalation** mittels Sauerstoffmaske verabreicht [3]. Die **neu verabschiedete Nationale Versorgungsleitlinie (NVL) Asthma** empfiehlt im mittelschweren Asthmaanfall aufgrund einer besseren Deposition und eines geringeren Risikos unerwünschter Arzneimittelwirkungen (UAW) wie Tremor und Tachykardien die Initialtherapie mittels **Dosieraerosol (mit Spacer)** [4]. Zudem geht mit der gezielten Verabreichung mittels Dosieraerosol eine bessere Steuerbarkeit der Dosierung einher; bei einer Verneblung über die Sauerstoffmaske wird in der Regel abhängig von der Klinik des Patienten kontinuierlich über die Regelung der Flussrate und daher nicht standardisiert dosiert. Eine Eskalation mittels Dauerverneblung von Salbutamol unter Kontrolle der Herzfrequenz wird gemäß der NVL erst im Falle eines schwersten Asthmaanfalls empfohlen, u. a. definiert durch Erschöpfung/Konfusion, Atemfrequenzen > 30/min (Kinder > 5 Jahre) oder Brady-/Apnoe, Giemen und Brummen sowie Hypotonie [3, 4]. Die Entscheidung für eine Inhalation mittels **Feuchtverneblung oder Dosieraerosol (mit Spacer)** sollte in jedem Fall auf Basis der klinischen **Symptomatik, Handling- und Koordinationsfähigkeit des Kindes im Anfall und der systemisch erwünschten Wirkung** abgewogen werden. So kann Kleinkindern beispielsweise durch die Feuchtinhalation ausreichender Dosen Salbutamol und unter Erreichen eines therapeutischen Plasmaspiegels eine Infusion mit Anlage eines intravenösen Zugangs erspart bleiben, welcher das Kind zusätzlich stressen und die asthmatische Symptomatik verschlimmern kann [3]. Gemäß Fachinformationen der Inhalationslösungen werden für die Akutbehandlung im Asthmaanfall Einzeldosen zwischen 2,5–5 mg mit 3–4-mal täglicher Inhalation empfohlen, die britische Literatur lässt unter der Prämisse eines engmaschigen Monitorings auch kürzere Dosierintervalle von bis zu alle 20 Minuten zu und empfiehlt eine altersabhängige Auswahl der Einzeldosis (< 5 Jahre: 2,5 mg) [6]. Für die Anwendung eines SABA mittels Dosieraerosol wird gemäß NVL die Gabe von 2–4 Hüben alle 10–20 Minuten empfohlen [4].

Die Applikation **systemischer Glucocorticoide (GC) wird gemäß NVL erst bei einem Nichtansprechen der kurzwirksamen Bronchodilatatoren** nach zweimaliger Folge von 2–4 Hüben SABA empfohlen, weswegen hier die in der Praxis übliche sofortige Gabe zunächst, insbesondere unter dem Verdacht einer Pneumonie als möglicher Ursache der

Exazerbation, kritisch beurteilt und im konkreten Fall der vorgestellten Patientin von der Weiterführung einer täglichen Dosis abgeraten werden sollte [4]. Steht das für eine Asthmaexazerbation eher typische **klinische Bild eines Typ-II-respiratorischen-Versagens mit Tachypnoe und CO_2-Abfall** in der Blutgasanalyse (BGA) im Vordergrund, ist die **orale Gabe von Prednisolon** dann angebracht, insofern dem Kind die Einnahme sicher gelingt. Je nach Einschätzung des Schweregrades wird Prednisolon für 3–5 Tage verschrieben, wobei eine Überprüfung des Zustands 2 Tage nach der Entlassung anzuraten ist [7]. Ein Ausschleichen der Dosis und gastrointestinale Protektion mit Antazida sind durch die Kürze der Anwendung in der Regel nicht nötig. Die gemäß NVL empfohlene Prednisolondosis liegt bei 1–2 mg/kg Körpergewicht (KG), die gängigen Fachinformationen erlauben Tagesdosen bis zu 2–3 mg/kg KG/Tag (max. 40 mg/Tag) [4, 6]. Im Falle einer vor dem akuten Anfall regelmäßig erfolgten Einnahme von Prednisolon sollte diese bei der Dosisfindung mitberücksichtigt werden. **Prednisolonpräparate sind häufig sehr bitter** und es ist ein Schlucken der Tabletten im Ganzen ratsam. Im Falle, dass der Patient die orale Einnahme nicht toleriert, kann Prednisolon im Dosisverhältnis 1:1 auf eine intravenöse Applikation umgestellt werden [4]. Die Anwendung inhalativer Glucocorticoide ist im akuten Asthmaanfall aufgrund ihres negativen Nutzen-Risiko-Verhältnisses nicht empfohlen [3, 4].

Um vorerst invasive Schritte zu vermeiden, wäre vor der Verabreichung von Glucocorticoiden im konkreten Fall die Zugabe von **inhalativem Ipratropium** der nächste Schritt in der Praxis. Eine klinische Verbesserung ist hier jedoch nicht unbedingt zu erwarten, Kleinkinder sprechen mitunter darauf an [3, 4]. Trotz nicht eindeutiger Evidenz hat sich die Neuauflage der NVL dennoch aufgrund der pharmakologisch-synergistischen Ergänzung der inhalativen Sympathomimetika weiterhin für eine Empfehlung der Inhalation von Anticholinergika entschieden, jedoch erst bei Auftreten eines schweren Asthmaanfalls. Aus oben genannten Gründen spricht sie sich auch hier für die Inhalation mittels Dosieraerosol (mit Spacer) aus [4]. Die empfohlene Dosierung für die Feuchtverneblung von Ipratropiumbromid ist eine 6–8 stündliche Inhalation von 250–500 µg, das Dosierintervall kann je nach Schwere der klinischen Symptomatik unter entsprechender Überwachung auf mindestens 2-stündlich verkürzt werden [6]. Da auch für das klinische Bild einer Pneumonie der Einsatz von Inhalationen gemäß der aktuellen Leitlinie als nicht evident bewertet wird, sollte aufgrund einer entsprechenden Nutzen-Risiko-Abwägung die Anwendung von Ipratropiumbromid kritisch hinterfragt werden [8].

Wie bewerten Sie den Einsatz von Amoxicillin/Clavulansäure?

Eine **Penicillinallergie** sollte vor Verabreichung mittels Patientenanamnese weitestgehend ausgeschlossen werden (▸ Kap. 21.2). Weiterhin sollten erfolgte Antibiotikabehandlungen in den vergangenen drei Monaten erfragt werden, um eine wiederholte Verordnung zu vermeiden [9].

Da im Falle einer nicht schweren Pneumonie ein Rückschluss auf die Art des ursächlichen Erregers (viral oder bakteriell) anhand von Entzündungsparametern wie CRP und Leukozyten nicht zuverlässig möglich und die Interpretation von PCT für eine Indikationsstellung in der pädiatrischen Therapie nicht ausreichend evaluiert ist, sollte eine Diagnose maßgeblich anhand der vorliegenden Klinik gestellt werden – v. a. Atemnot mit mangelndem Ansprechen auf die antiasthmatische Therapie, Ergebnisse des Röntgenthorax, Fieber, Pulsoxymetrie; wenn möglich, sollte auch ein Erregernachweis mittels trachealer Sekretaspiration oder bronchoalveolärer Lavage erfolgen. Bei **Verdacht einer**

ambulant erworbenen Pneumonie mit Komplikation durch die Asthmaerkrankung ist Amoxicillin/Clavulansäure Mittel der Wahl, sollte jedoch mit einer Dosierung von 45(–60) mg/kg KG/Tag (bezogen auf den Amoxicillin-Anteil) in drei Einzeldosen verabreicht werden (aktuell mit 27 mg/kg KG/Tag angeordnet) [10].

Wie würden Sie die Therapie bei Vorherrschen einer asthmatischen Symptomatik und Verschlechterung der Klinik eskalieren?

Aufgrund seines bronchodilatatorischen Effekts kann **Magnesium** im schweren Asthmaanfall mit Nichtansprechen auf die ausgeschöpfte Initialtherapie (SABA, LABA, systemische GC) intravenös mit einer initialen Dosis von 25–50 mg/kg/Dosis (= 0,1–0,2 mmol/kg; Range 25–75 mg/kg) bis max. 2 g über 20–30 Minuten und anschließender Reduktion auf 15–25 mg/kg/h verabreicht werden [3, 4, 11].

Mit Hintergrund einer unzureichenden Evidenzlage und einem erhöhten Risiko für das Auftreten von UAW werden **Reproterol** und **Theophyllin** i. v. in der aktuellen NVL nur noch als **Ultima Ratio** zur Vermeidung einer Beatmung und unter entsprechender Überwachung genannt [4]. Reproterol ist in Deutschland zur intravenösen Therapie bei schwerem Asthmaanfall für Kinder ab 3. Lebensmonat als initiale Kurzinfusion mit 10 µg/kg KG über 10 min sowie als Dauerinfusion mit 0,2 µg/kg KG/min über 36–48 Stunden (bis max. 2 µg/kg KG/min) unter Kontrolle der Herzfrequenz zugelassen. Eine womöglich auftretende gleichzeitige Anwendung von inhalativ und intravenös applizierten Sympathomimetika ist hinsichtlich einer möglichen Hypokaliämie und weiterer UAW kritisch zu hinterfragen. Bei möglicher Verschiebung **intravasalen Kaliums** in die Körperzellen unter der Therapie mit Reproterol kann bei normwertigem Serum-Kalium die Substitution mit dem empfohlenen Kalium-Tagesbedarf (≥ 10 kg KG = 20 mmol/l/Tag) erwogen werden [12, 13]. Aufgrund eines erhöhten Risikos für Fehlanwendung und UAW ist hier die perorale der intravenösen Kaliumsubstitution vorzuziehen. Der Einsatz von intravenösem **Theophyllin** sollte aufgrund des hohen Potenzials für unerwünschte Arzneimittelwirkungen (Tachyarrhythmien, Übelkeit und Erbrechen) ebenfalls nur als letzte Option bei Nichtansprechen der einleitenden Therapiemaßnahmen angewendet werden [4]. Hierbei ist auf die Fallstricke der Dosisfindung zu achten, da Kinder im Alter von 6 Monaten bis 9 Jahren aufgrund der im Vergleich zu nicht rauchenden Erwachsenen **erhöhten Eliminationsrate** zu Beginn der Therapie (1.–12. Std.) eine stündliche i. v. oder orale Dosierung von 1 mg/kg KG benötigen. Gemäß Fachinformation müsste zudem, falls die Therapie beibehalten werden soll, nach 12 Stunden die Dosis an eine Erhaltungsdosis von 19 mg/kg KG/Tag angepasst werden. Beim Verschreiben von Theophyllininfusionen ist vorab zu prüfen, ob bereits eine Dauermedikation mit Theophyllin besteht (Spiegelkontrolle bei Verdacht auf Non-Compliance empfohlen). In einem solchen Fall soll bei enger therapeutischer Breite der Substanz auf die Loading Dose verzichtet werden.

Welches Monitoring empfehlen Sie im aktuellen Fall und für den Fall eines Einsatzes weiterer antiasthmatisch wirksamer Medikation? Warum?

Durch die hohe Frequenz der verabreichten SABA und LAMA sowie der Verabreichung von Glucocorticoiden ist das **Risiko für eine Hypokaliämie** erhöht. Neben der regelmäßigen Bestimmung des Serum-Kaliums, deren Frequenz abhängig vom vorangehenden Wert zu wählen ist, sollten Herzfrequenz, Blutdruck und Sauerstoffsättigung erfasst werden. Zudem sollte der Patient aufmerksam hinsichtlich des Auftretens eines Tremors oder von Unruhe sowie bei verkürzten Dosisintervallen von Ipratropiumbromid auf mögliche

anticholinerge UAW beobachtet werden. Sollten Elektrolytverschiebungen und genannte UAW auftreten und/oder der Verdacht von Palpitationen und Arrhythmien bestehen, ist gemäß Fachinformation auch ein **EKG** indiziert.

Sollte die antiasthmatische Therapie weiter leitliniengerecht wie oben beschrieben eskaliert werden, ist in jedem Fall ein EKG-Monitoring bis hin zu einer intermediär-/intensivmedizinischen Überwachung empfohlen [4]. Insbesondere bei intravenöser Applikation von Reproterol und Theophyllin erhöht sich das Risiko einer Hypokaliämie. Bei enger therapeutischer Breite des Theophyllins ist ein **TDM** mittels Bestimmung des Serumspiegels (therapeutischer Bereich 10–20 mg/l) sowie ein UAW-Monitoring (tox. Bereich > 25 mg/l) unabdingbar [3, 4, 14].

Welches Konzept empfehlen Sie für die weitere antiasthmatische Therapie im vorliegenden Fall?

Bei Besserung des Respirationsvermögens und Anschlagen der antibiotischen Therapie empfiehlt sich zur Stabilisierung des allergischen Asthmas zunächst die schrittweise Umstellung der Feuchtinhalation von Salbutamol (und Ipratropiumbromid) auf die in der Praxis übliche Inhalation einer ICS/LABA-Kombination, z. B. Fluticason/Salmeterol, als Dosieraerosol mit Spacer. Im weiteren Verlauf kann die Therapieintensität je nach Asthmakontrolle reduziert werden. Darüber hinaus ist die Option einer Desensibilisierung zur positiven Beeinflussung des Krankheitsverlaufs zu prüfen.

Welche Hinweise zur Art der Anwendung der Inhalationstherapie geben Sie?

Aus oben genannten Gründen der Arzneimitteltherapiesicherheit empfiehlt sich in Abhängigkeit von Konstitution und Kooperation des Kindes alsbald die Umstellung der Inhalationstherapie über die Sauerstoffmaske auf eine Inhalation mittels Dosieraerosol mit Spacer oder mittels Düsenvernebler mit Mundstück. Bei der **Feuchtinhalation** sollte vor allem auf folgende Punkte einer korrekten Anwendung geachtet und Pflegepersonal und in die Applikation involvierte Sorgeberechtigte entsprechend instruiert werden: Vor einer geplanten Vermischung von Inhalationslösungen mit unterschiedlichen Wirkstoffen sollte eine **Kompatibilitätsprüfung** erfolgen – abhängig vom Füllvolumen des Verneblers können Salbutamol und Ipratropium als Fertiginhalat in abgeteilten Einzeldosen in der Reservoirkammer gemischt oder als Rezepturmischung vernebelt werden [15]. Der verwendete **Düsenaufsatz** des Düsenverneblers sollte nach Indikation und Alter des Patienten ausgewählt werden und neben anderen Parametern eine hohe Respirable Fraktion (RF, Anteil Aerosol mit Teilchen < 5 µm) sowie einen geringen medianen Massendurchmesser (MMD) aufweisen [16]. Für die direkte Inhalation ist weiterhin die Beachtung der angeordneten Mindestintervalle zwischen den Inhalationen zur Risikoreduktion von UAW (z. B. Tachykardien unter Salbutamol), das Einnehmen einer aufrechten Körperposition und luftdichte Positionierung von Inhalationsmaske/-mundstück sowie ein ruhiges Ein- und Ausatmen von Nöten [16–20]. Zudem sollten Hygienemaßnahmen wie das Reinigen der Verneblerkammer nach jeder Inhalation und einmal tägliche Desinfektion sowie Beachtung von Pflegehinweisen des Inhalationsdevice, z. B. mögliches Abkochen von Einzelteilen, beachten werden.

In dem Fall, dass bei Umstellung der Therapie auf eine Fixkombination ICS/LABA noch eine überlappende Gabe mit der Feuchtinhalation erfolgt, sollte eine 4-stündliche Gabe der Feuchtinhalation mit Salbutamol nicht mehr unterschritten werden. Um die

Exposition des ICS zu erhöhen, sollte die Anwendung des Dosieraerosols kurze Zeit nach der Feuchtinhalation mit Salbutamol erfolgen.

Für die Anwendung des **Dosieraerosols mit Spacer** sollte, auch im Hinblick auf die ambulante Weiterführung, eine wiederholte **Erläuterung und Demonstration** der folgenden Punkte mit den Sorgeberechtigten erfolgen: Entfernen der Schutzkappe und Überprüfen des Mundstücks und des Spacers auf Fremdkörper, kräftiges Schütteln und Aufstecken des Dosieraerosols auf den Spacer, aufrechte Körperhaltung und leicht nach hinten geneigter Kopf, luftdichtes Umschließen des Spacermundstücks, richtige Abfolge des Inhalationsmanövers – tiefes Ausatmen, luftdichtes Umschließen des Spacermundstücks, Auslösen des Dosieraerosols, tiefes Einatmen, Luftanhalten für ca. 10 s und langsames Ausatmen durch die Nase [18–21]. Von mitunter in der Routine noch üblichem Auslösen von Sprühstößen zur Herabsetzung der elektrostatischen Ladung im Spacer vor Inhalation (bei den Spacern der neueren Generation nicht mehr notwendig) sollte aufgrund des Risikos einer Überdosierung mit entsprechenden UAW abgeraten werden. Sollte mehr als ein Hub verabreicht werden müssen, sind die Hübe einzeln in den Spacer abzugeben und zu inhalieren. Kinder über 18 Monate sollten je Hub 2–4 Atemmanöver oder das sog. „tidal breathing" durchführen und den Spacer in den Pausen zwischen den Atemmanövern zur Vermeidung einer Impaktion des Aerosols im Spacer in Position halten [20, 22].

Bei der Verabreichung von Glucocorticoiden sollte ein Hinweis zum Auswaschen des Mundes (bei Verwendung einer Maske auch des Gesichtes) nach Inhalation erfolgen [19].

Welche Aspekte sollten vor stationärer Entlassung geschult werden? Welche Inhalte sollten die Eltern vor Entlassung erklärt bekommen?

In der Regel können pädiatrische Patienten entlassen werden, sobald sie unter einer 3–4 stündlichen Anwendung von inhalativen Bronchodilatatoren physiologisch stabil sind [23]. Da die Eltern des Kindes im Sinne des Selbstmanagements bereits sehr vorbildlich gehandelt haben, sollte bei der Organisation der Entlassung sowie der Entlassberatung vor allem auf die folgenden Punkte fokussiert werden:

- Bei Neuverordnung eines Dosieraerosols mit Spacer sollte in diesem Zuge eine korrekte Inhalationstechnik erneut überprüft und ggf. auftretende Handlingprobleme erläutert und demonstriert werden.
- Für eine regelmäßige Peak-Flow-Messung im Anschluss an die poststationäre Kontrolle (Spirometrie/Bodyplethysmographie nach 4–6 Wochen) sollte das entsprechende Equipment zur Verfügung gestellt werden.
- Eine Verschriftlichung der Medikation mit Kennzeichnung der unterschiedlichen Zweckbestimmung sollte Bestandteil der Entlassunterlagen sein und dem Patienten erläutert werden. Hier ist auch die zusätzliche Mitgabe bzw. Überprüfung eines bereits vorhandenen Asthma-Aktionsplans sinnvoll [3, 4].
- Zur positiven Beeinflussung des Verlaufs des allergischen Asthmas sollten die Patientin und ihre Eltern über die Möglichkeit und Durchführung einer Desensibilisierung aufgeklärt werden.

20.3.4 Empfehlungen des Apothekers

Aufgrund der Notfallsituation ist eine unmittelbare Beeinflussung der Therapieauswahl für den Apotheker voraussichtlich nicht möglich, daher sollte der Schwerpunkt auf eine Überprüfung der Indikationsstellung, notwendige Therapie- und Dosisanpassungen und die Sicherstellung einer sicheren Anwendung über die Schnittstelle zur ambulanten Versorgung hinaus gesetzt werden.

- Leitliniengerechte Therapieanpassung: (Apotheker)
  - Ärztliche Rücksprache und Empfehlung zum Absetzen der täglichen oralen Glucocorticoidtherapie,
  - Dosisanpassung der Antibiokatherapie,
  - Empfehlung einer leitliniengerechten antiasthmatischen Therapie: Hinterfragen von inhalativem Ipratropiumbromid und Umstellung auf Fixkombination ICS/LABA im weiteren Verlauf.
- Durchführung eines geeigneten Therapiemonitorings: (Arzt/Pflege/Apotheker)
  - Empfehlung der regelmäßigen Bestimmung von Kalium und Herzfrequenz,
  - intensives UAW-Monitoring (Unruhe, Tachykardien, anticholinerge UAW).
- Sicherstellung und Erläuterung einer altersgerechten und sicheren Anwendung der stationären Inhalationstherapie: (Apotheker/Pflege/Eltern)
  - Erläuterung und Demonstration der Anwendung eines Düsenverneblers sowie eines Dosieraerosols mit Spacer,
  - Hinweis zur Beachtung von Mindestabständen und sinnvoller Inhalationsreihenfolge.
- Schnittstellenmanagement zur Sicherstellung einer erfolgreichen und sicheren Arzneimitteltherapie im ambulanten Verlauf: (Arzt/Apotheker/Pflege)
  - Aushändigung eines Medikations- und eines Asthma-Aktionsplans,
  - Erläuterung und Demonstration der Peak-Flow-Messung,
  - Vereinbarung Verlaufskontrolle,
  - Aufklärung über weitere Therapieoptionen (z. B. Desensibilisierung).

Gut zu wissen

Neben dem gut evaluierten Inhalationsvorgehen mittels Dosieraerosol und der Anwendung von Pulverinhalatoren kommen **Sicherheitshinweisen für die Feuchtinhalation und die Inhalation mittels Spacer** in der Pädiatrie eine besondere Bedeutung zu. Hier gibt es trotz des hohen Risikos für UAW und eine unmittelbare Auswirkung auf den Therapieerfolg nur wenig konkrete Untersuchungen zur Anwendung in der Routineversorgung. Im vorliegenden Beispiel kann der Apotheker besondere Hilfestellung für eine sichere Durchführung der Inhalation mittels genannter Inhalationsdevices leisten. Im Falle einer weiteren Eskalation des Asthmas und notwendiger intravenöser Therapie unter intensivmedizinischer Überwachung ist hier ebenfalls pharmazeutische Beratung gefragt, da konkrete Angaben zur intravenösen Applikation, insbesondere bei Kindern, leider nicht standardisiert in den Fachinformationen zu finden sind. So erfordert es häufig umfangreicher Recherche oder Anfrage beim Zulassungsinhaber bezüglich **Osmolarität, Infusionslösung, -rate und -dauer sowie Kompatibilität** mit anderen intravenösen Verabreichungen. Eine weitere pädiatrische Problematik, insbesondere bei sehr kleinen Kindern, ist das **begrenzt applizierbare Volumen**, so dass hier häufig Kompromisse zwischen Verträglichkeit und korrekter pharmazeutischer Zubereitung geschlossen werden müssen. Im vorliegenden Beispiel würde sich zur Eskalation der Therapie eine initiale Kurzinfusion von **Reproterol** in 0,9%iger Kochsalz-Lösung mit anschließender Dauerinfusion empfehlen. Bei Beendigung der Therapie sollte zur Vermeidung eines **Rebound-Effektes** eine schrittweise Ausdosierung in Abhängigkeit der vorab verabreichten Dosis über einen Zeitraum von 6–24 Stunden erfolgen. Lässt sich eine intravenöse Kaliumgabe nicht vermeiden, ist in jedem Fall eine eindeutige Anordnung von Gesamtvolumen und Laufrate obligat. Weiterhin ist bei der periphervenösen Applikation der **Kaliumchloridlösung** zu beachten, dass eine Konzentration von 40 mmol/l nicht überschritten wird, sodass die verabreichte Dosis im entsprechenden Verhältnis mit Kochsalzlösung 0,9 % verdünnt werden muss [24]. Sollte sich im peripheren Stationssetting für eine Verabreichung entschieden werden, darf die Infusion eine Laufrate von 0,2 mmol/kg/h nicht überschreiten. Zur Vermeidung von Arrhythmien sollte die Applikation möglichst mit Standardzubereitungen erfolgen und in jedem Fall engmaschig überwacht werden. Bei höheren Laufraten bis 0,5 mmol/l sollte in jedem Fall ein EKG-Monitoring erfolgen [25] Bei weiterer Therapieeskalation kann eine Theophyllinlösung zeitgleich mit der verdünnten Kaliumlösung mittels Y-Stück infundiert werden [26].

Literatur

[1] Oster O. Pädiatrisch relevante Referenzwerte: klinische Chemie. SpringerMedizin.de. Springer Medizin Verlag GmbH 2020. www.springermedizin.de/emedpedia/paediatrie/paediatrisch-relevante-referenzwerte-klinische-chemie?epediaDoi=10.1007 %2F978-3-642-54671-6_352 (Zugriff 04.09.2020)

[2] Kerbl R, Kurz R, Roos R et al. Checkliste Pädiatrie. 5. Aufl., Georg Thieme Verlag KG, Stuttgart 2015

[3] Diagnostik und Therapie von Patienten mit Asthma (S2k-Leitlinie). AWMF-Register-Nr. 020–009, Stand: 12.09.2017, gültig bis 31.12.2020

[4] Bundesärztekammer (BÄK), Kassenärztliche Bundesvereinigung (KBV), Arbeitsgemeinschaft der Wissenschaftlichen Medizinischen Fachgesellschaften (AWMF), Nationale Versorgungs Leitlinie Asthma – Langfassung, 4. Aufl., Langfassung. Version 1, 2020. www.asthma.versorgungsleitlinien.de (Zugriff 16.10.2020)

[5] Robert-Koch-Institut. Beiträge zur Gesundheitsberichterstattung des Bundes. Referenzperzentile für anthropometrische Maßzahlen und Blutdruck aus der Studie zur Gesundheit von Kindern und Jugendlichen in Deutschland (KiGGS), 2. Aufl., 2013. www.rki.de (Zugriff 25.10.2020)

[6] Guy's and St Thomas' Paediatric Formulary. App. Version 1.2. UBQO Limited (Zugriff 01.09.2020)

[7] Royal College of Physicians. Why asthma still kills: the National Review of Asthma Deaths (NRAD) Confidential Enquiry report. London: RCP, 2014

[8] Management der ambulant erworbenen Pneumonie bei Kindern und Jugendlichen (pädiatrische ambulant erworbene Pneumonie, pCAP) (S2k-Leitlinie) AWMF-Register-Nr. 048/013, Stand: 03.2017 Überprüfung geplant: 03/2022. www.awmf.org/uploads/tx_szleitlinien/048–013l_S2k_pCAP_ambulant_erworbene_Pneumonie__Kinder_Jugendliche_2017–06.pdf (Zugriff 16.10.2020)

[9] Huckels-Baumgart S et al. Implementierungshandbuch „Handlungsempfehlung zu Medication Reconciliation". Institut für Patientensicherheit, Bonn 2015. www.aezq.de/patientensicherheit/h5 s/high-5 s-toolboxen/implementierungshandbuch-medrec.pdf (Zugriff 01.12.2020)

[10] Liese JG, Abele-Horn M, Barker M et al. Pneumonie. In: Berner R, Bialek R, Forster J et al., (Hrsg.) DGPI Handbuch. 7. vollständig überarbeitete Auflage. Georg Thieme Verlag KG, Stuttgart 2018
[11] Scarfone RJ et al. Acute asthma exacerbations in children younger than 12 years: emergency department management. UpToDate 2020. www.uptodate.com (Zugriff 04.09.2020)
[12] Somers MJ et al. Hypokalemia in children. UpToDate 2018. www.uptodate.com (Zugriff 01.09.2020)
[13] National Asthma Education and Prevention Program: Expert panel report III: Guidelines for the diagnosis and management of asthma. (NIH publication no. 08–4051). Bethesda, MD: National Heart, Lung, and Blood Institute, 2007. www.nhlbi.nih.gov/guidelines/asthma/asthgdln.htm (Accessed on September 01, 2007). (Zugriff 16.10.2020)
[14] MJ Group, Royal Pharmaceutical Society of Great Britain, RCPCH Publications Ltd. BNF for Children (BNFC) 2011–2012. [online] London: Paediatric Formulary Committee. www.sbp.com.br/fileadmin/user_upload/pdfs/british_national_formulary_for_children_2011–2012.pdf (Zugriff 02.02.2020)
[15] com/#/content/bnfc/_493357280?hspl=theophyllin (Zugriff 19.09.2020])
[16] Kamin W et al. Inhalations solutions – which ones may be mixed? Physico-chemical compatibility of drug solutions in nebulizers – update 2013. J Cyst Fibros.; 13 (3): 243–250, 2014
[17] Lüddecke A. Einatmen, Ausatmen Verneblersysteme für Kinder – eine Übersicht. Dtsch Apoth Ztg, 39, 2015. www.deutsche-apotheker-zeitung.de/daz-az/2015/daz-39–2015/einatmen-ausatmen (Zugriff 04.09.2020)
[18] www.atemwegsliga.de/vernebler.html (Zugriff 04.09.2020)
[19] Neininger MP et al. How to improve prescription of inhaled salbutamol by providing standardised feedback on administration: a controlled intervention pilot study with follow-up. BMC Health Serv Res. 15:40, 2015
[20] Kircher W. Arzneiformen richtig anwenden. 4. Aufl., Deutscher Apotheker Verlag, Stuttgart 2016
[21] https://www.atemwegsliga.de/dosieraerosol-spacer.html (Zugriff 16.10.2020)
[22] https://www.asthma.org.uk/advice/inhaler-videos/tidal-breathing/ (Zugriff 25.10.2020)
[23] Scottish Intercollegiate Guidelines Network, British Thoracic Society, British guideline on the management of asthma. www.brit-thoracic.org.uk/quality-improvement/guidelines/asthma/ (Zugriff 19.09.2020)
[24] MJ Group, Royal Pharmaceutical Society of Great Britain, RCPCH Publications Ltd. BNF for Children (BNFC). [online] London: Paediatric Formulary Committee. www.medicinescomplete.com (Zugriff 20.10.2020)
[25] Lexicomp, Inc. 1978–2020. Potassium chloride: Drug information. UpToDate 2020. www.uptodate.com (Zugriff 03.09.2020)
[26] Trissel LA, Handbook on Injectable Drugs. [online] London: American Society of Health-System Pharmacists (ASHP). www.medicinescomplete.com (Zugriff 03.09.2020)

21 Infektiologie

Nosokomiale (HAP) und beatmungsassoziierte (VAP) Pneumonie ... 307 |
Endokarditis ... 317 | Perioperatives Medikationsmanagement eines Patienten mit neu diagnostizierter extrapulmonaler Tuberkulose ... 325

21.1 Nosokomiale (HAP) und beatmungsassoziierte (VAP) Pneumonie

Andreas Fischer MSc, Dr. med. Andreas Sommermeier

21.1.1 Fallvorstellung

Herr E. F., 65 Jahre, (175 cm, 86 kg) wird für eine elektive Koronare Bypass-Operation (ACB-OP) bei Koronarer Zwei-Gefäß-Erkrankung aufgenommen. Postoperativ kommt es zu einer Nachblutung. Eine Re-Exploration zur Identifizierung der Blutungsquelle wird erforderlich. Dadurch erhöht sich die postoperative Beatmungszeit und Herr E. F. wird erst am 4. postoperativen Tag extubiert. Zunächst benötigt der Patient für den nächsten Tag noch eine nichtinvasive Beatmung (NIV) und Sauerstoffgabe, welche am Tag 5 beendet wurde.

Am 6. postoperativen Tag steigen die Entzündungsmarker und er präsentiert sich mit Fieber (38,6 °C), einer Atemfrequenz von 24, purulentem Sputum und einer Sauerstoffsättigung von 93 % unter erneuter Sauerstoffgabe (2 l O_2/min). Er ist tachykard, kardiovaskulär stabil mit einem Blutdruck von 123/58 mmHg und einem mittleren Arteriellen Druck (MAP) von 77 mmHg. Seine Nieren- und Leberfunktion sind stabil. Neurologisch zeigt er keine Einschränkungen (GCS von 15).

Im Röntgenbild zeigen sich Infiltrate, aufgrund derer und der klinischen Präsentation die Diagnose einer beatmungs-assoziierten Pneumonie gestellt wird.

Als Nebendiagnosen sind bereits eine Koronare Zwei-Gefäß-Erkrankung mit Implantation eines Drug-Eluting-Stents (DES) vor 4 Monaten, eine Hypercholesterinämie und eine arterielle Hypertonie bekannt. Herr E. F. hat keine Allergien oder Arzneimittelunverträglichkeiten.

21.1.2 Medikation und Laborwerte

Stationäre Medikation am 6. postoperativen Tag

Wirkstoff mit Stärke und Darreichungsform	Dosierung	Kommentar, Indikation
ASS 100 mg Tbl	1-0-0-0	▪ Hausmedikation ▪ Sekundärprophylaxe bei koronarer Zwei-Gefäß-Erkrankung
Clopidogrel 75 mg Ftbl	1-0-0-0	▪ Hausmedikation ▪ DAPT nach DES-Implantation vor 4 Monaten
Ramipril 5 mg Tbl	1-0-0-0	▪ Hausmedikation ▪ Hypertonie
Bisoprolol 5 mg Tbl	1-0-0-0	▪ Hausmedikation ▪ Hypertonie
Atorvastatin 40 mg Ftbl	0-0-1-0	▪ Hausmedikation ▪ Sekundärprophylaxe bei KHK
Pantoprazol 20 mg TMR	1-0-0-0	▪ Hausmedikation ▪ Prophylaxe bei dualer Thrombozytenaggregation
Paracetamol 500 mg Tbl	2-2-2-2	Neu: postoperative Schmerztherapie
Oxycodon 5 mg Tbl	Bei Bedarf	Neu: postoperative Schmerztherapie
Magrogol Btl	1-0-1-0	Obstipation bei Opiatmedikation
Enoxaparin 40 mg FS s. c.	0-0-1-0	▪ Stationär ▪ Thromboseprophylaxe
Vollelektrolytlösung	Infusionsrate 50 ml/h	Volumenmangel
Piperacillin/Tazobactam 4,5 g Amp i. v. Inf	1-1-1-0	▪ Neu: ab 6. Post-OP-Tag ▪ Kalkulierte Therapie der nosokomialen Pneumonie
Vancomycin 1 g Amp i. v. Inf	▪ Loading Dose 1 g ▪ Anschließend kontinuierliche Infusionsrate 80 mg/h	▪ Neu: ab 6. Post-OP-Tag ▪ Kalkulierte Therapie der nosokomialen Pneumonie

Laborwerte, SOFA-Score und Befunde

Bezeichnung (Referenzbereich, Einheit)	Wert Tag 1	Wert Tag 3	Wert Tag 4	Wert Tag 6	Kommentar
Leukozyten (3,8–9,8 GPt/l)	9,64	18,66	17,78	26,52	–
CRP (< 5 mg/l)	34,4	8,5	22,3	222,1	–
PCT (< 0,5 ng/ml)	0,09	–	–	1,16	Entzündungsmarker zur Therapiekontrolle bei schweren bakt. Infektionen (Sepsis, HAP o. ä.)
Laktat (0,63–2,44 mmol/l)	1,2	–	–	1,3	–
Beatmung/ Sauerstoffbedarf	Mech. Beatmung	–	Extubation 2 l O_2/min (NIV)	2 l O_2/min	–
Prozentualer Sauerstoffanteil der Inspirationsluft (FiO_2) (0,21–1,0 %)	0,35	–	0,28	0,28	–
PaO_2 (10,7–14 kPa)	12,7	–	–	8,06	–
PaO_2/FiO_2-Ratio	–	–	–	29	Tag 6: SOFA-Score 2 Punkte (Änderung zu Tag 5)
Thrombozyten (150–400 GPt/l)	225	233	204	279	–
Bilirubin (< 1,2 mg/dl) (< 21 µmol/l)	0,33 5,7	–	–	0,51 8,7	–
MAP (> 70 mmHg)	–	–	–	77	–
SrCr (0,7–1,2 mg/dl) (62–106 µmol/l)	1,4 125	1,6 139	1,3 114	1,3 113	Tag 6: SOFA-Score 1 Punkt
eGFR CKD-EPI (> 70 ml/min)	52	46	58	58	–
GCS	(15)	–	–	15	–
SOFA-Score (0–24)	–	–	–	3	–

Bezeichnung (Referenzbereich, Einheit)	Wert Tag 1	Wert Tag 3	Wert Tag 4	Wert Tag 6	Kommentar
Tracheobronchiales Aspirat	–	–	–	*Pseudomonas* (massenhaft) resistent gegen Ampicillin *Candida spp.*	–

21.1.3 Fragen zum Fall

Welche Form der Pneumonie liegt vor: CAP, HAP oder VAP und welches Erregerspektrum ist zu erwarten?

Herr E. F. entwickelt nach seiner elektiven Operation und prolongierter kontrollierter Beatmung das klinische Bild einer Pneumonie (Fieber, laborchemische Entzündungszeichen, radiologisch pulmonale Infiltrate). Da er zu diesem Zeitpunkt seit über 48 Stunden im Krankenhaus ist, wird eine nosokomiale Pneumonie (engl. **Hospital acquired pneumonia; HAP**) diagnostiziert. Patienten, die innerhalb von 3 Monaten nach Krankenhausentlassung eine Pneumonie entwickeln, werden ebenfalls als nosokomiale Pneumonie gewertet. Weiterhin wurde Herr E. F. bis zum 4. Post-OP-Tag invasiv beatmet. Der Beginn der Pneumonie liegt somit innerhalb von 48 Stunden nach der mechanischen Beatmung. Es ist daher von einer Ventilator-assoziierten bzw. beatmungsassoziierten Pneumonie (engl. **ventilator associated pneumonia; VAP**) auszugehen [1].

Entscheidend für die Therapiewahl ist die Differenzierung zwischen einer ambulanten Pneumonie (engl. **Community acquired Pneumonia; CAP**) und einer HAP, da sich das Erregerspektrum unterscheidet. Bei einer CAP ist insbesondere mit *Streptococcus pneumoniae* zur rechnen. *Mycoplasma pneumoniae*, *Haemophilus influenzae*, respiratorische Viren und *Staphylococcus aureus* treten seltener auf [2].

Bei einer HAP kommen gramnegative Stäbchen wie *Pseudomonas aeruginosa*, Enterobacteriaceae (*Escherichia coli*, *Klebsiella spp.* und *Enterobacter spp.*), *Haemophilus influenzae*, *Acinetobacter baumannii* und *Stenotrophomonas maltophilia* als mögliche Erreger in Frage. Grampositive Bakterien wie *Staphylococcus aureus* (MSSA und MRSA) und *Streptococcus pneumoniae* spielen zunehmend eine Rolle [1, 2].

Die Wahrscheinlichkeit für eine Erkrankung mit einem speziellen Erreger hängt stark von den lokalen Gegebenheiten ab. Die Resistenzen der jeweiligen Erreger können lokal unterschiedlich ausgeprägt sein und die Therapie ist nach lokalen Häufigkeiten und Resistenzen auszuwählen.

Bei zusätzlichen **Risikofaktoren** des Patienten ist mit multiresistenten Erregern zu rechnen und die Therapie dementsprechend zu erweitern (▸ Kasten „Risikofaktoren für nosokomiale Pneumonien mit multiresistenten Erregern“ [2]).

Risikofaktoren für nosokomiale Pneumonien mit multiresistenten Erregern [2]

- Antimikrobielle Therapie in den letzten 90 Tagen
- Hospitalisierung ≥ 5 Tage (late-onset)
- Kolonisation durch multiresistente gramnegative Bakterien (MRGN) oder MRSA
- Medizinische Versorgung in Süd- und Osteuropa, Afrika, Naher Osten, Asien

- Septischer Schock, Sepsis-assoziierte Organdysfunktion
- Zusätzliche Risikofaktoren für *P. aeruginosa*:
  - strukturelle Lungenerkrankung (fortgeschrittene COPD, Bronchiektasien)
  - bekannte Kolonisation durch *P. aeruginosa*

Neben der Diagnose der nosokomialen Pneumonie sollte ein Screening für eine mögliche pneumogene Sepsis erfolgen. Dazu ist bei stationären Patienten initial der quick-SOFA-Score empfohlen. Bei positivem Score sollte die Überwachung intensiviert werden und der SOFA-Score zur Entscheidung hinzugezogen werden [1]. Herr E. F. befindet sich nach seiner Operation mit Komplikationen noch unter intensivmedizinischer Überwachung und die Werte für den SOFA-Score stehen zur Verfügung. Mit einer Änderung des SOFA-Scores von über 2, kardiovaskulär stabilem Zustand mit adäquatem systolischem Blutdruck über 90 mmHg und einem MAP von 77 mmHg sowie einem leicht erhöhten PCT kann man von einer pneumogenen Sepsis ohne septischen Schock ausgehen.

Wie sollte die kalkulierte Antibiotikatherapie einer nosokomialen Pneumonie erfolgen, und wie kann die Therapie nach Erregersicherung angepasst werden?

Basierend auf der Diagnose einer nosokomialen Pneumonie und einem Krankenhausaufenthalt über 5 Tage besteht das Risiko, dass die Pneumonie bei Herrn E. F. durch einen multiresistenten Erreger hervorgerufen ist. Eine Antibiotikatherapie ist indiziert und die initiale Gabe sollte so früh wie möglich nach den diagnostischen Maßnahmen (Blutkultur, tracheobronchiales Aspirat oder bronchoalveoläre Lavage) erfolgen [1]. Die Empfehlungen bei einer Sepsis oder septischem Schock empfiehlt idealerweise eine Gabe innerhalb von 1 Stunde [1, 3].

Die Entscheidung, ob die Initialtherapie als Monotherapie, in diesem Fall mit Piperacillin/Tazobactam, initiiert wird oder zusätzlich das Spektrum erweitert wird, hängt von dem klinischen Status ab. Der SOFA-Score für Herrn E. F. beträgt 3; somit hat er ein erhöhtes Mortalitätsrisiko. Er ist kardiovaskulär stabil, spontan atmend mit zusätzlichem Sauerstoffbedarf und hat keine weitere Organdysfunktion. Erst bei lebensbedrohlichen Infektionen (Sepsis-assoziierte Organdysfunktion oder invasive Beatmung) wird eine Kombinationstherapie mit einem Fluorchinolon oder Aminoglykosid empfohlen. Bei einem konkreten MRSA-Verdacht sollte die Therapie mit einem Glykopeptid oder Oxazolidinon erweitert werden [2]. Die begonnene Kombinationstherapie von Piperacillin/Tazobactam und Vancomycin sollte an der Stelle kritisch hinterfragt werden. Da Herr E. F. keine Kolonisation mit MRSA in seinem prästationären Screening hat, hätte auf Vancomycin initial verzichtet werden können.

Bei stationären Patienten, die eine längere Therapie mit Antibiotika, insbesondere Breitspektrum-Antibiotika, erhalten haben, kommt es zu einer Selektion von *Candida spp.* Dies ist insbesondere bei intubierten Patienten auf Intensivstationen der Fall, so dass hier in Sputum oder bronchoalveolärer Lavage (BAL) *Candida* nachgewiesen werden kann. Dies sollte nicht automatisch zu einer Behandlung der nosokomialen Pneumonie mit Antimykotika führen [1]. Hingegen ist der Verdacht einer *Aspergillus spp.*-Infektion aufgrund der assoziierten hohen Mortalität therapierelevant. Eine Pneumonie mit *Aspergillus spp.* ist selten. Risikopatienten (z. B. Immunsuppression, Patienten mit Atemwegserkrankungen oder einer Influenzapneumonie) sind hier besonders betroffen [1].

Wie sollte Piperacillin/Tazobactam und Vancomycin bei diesem Patienten dosiert werden?

Die Dosierung für Piperacillin/Tazobactam sollte bei einer stabilen Nierenfunktion und einer eGFR > 50 ml/min auf eine 6-stündliche Applikation erhöht werden. Zum einen erhöht sich das Verteilungsvolumen bei Patienten mit septischem Verlauf, zum anderen ist bei Intensivpatienten mit Sepsis eine erhöhte renale Elimination (*Augmented Renal Clearance*, ARC) beschrieben, was bei hydrophilen Antibiotika zu reduzierten Plasmaspiegeln führen kann [4].

Für eine optimale Wirksamkeit von Betalactam-Antibiotika wird ein Pharmakokinetik-/ Pharmakodynamik (PK/PD)-Modell beschrieben, das einen möglichst langen Zeitraum der Plasmakonzentration über der mittleren minimalen Hemmkonzentration (MHK) des Erregers erzielt. Um dies zu erreichen, wird nach einer Loading Dose als Kurzinfusion eine prolongierte Applikation von Betalactam-Antibiotika (insb. Piperacillin/Tazobactam und Carbapeneme) empfohlen [4]. An der Stelle ist darauf hinzuweisen, dass die Gabe der **Loading Dose** häufig nicht erfolgt und gleich mit einer **prolongierten Infusion** begonnen wird. Die Initialdosis ist jedoch wichtig, um bei Vorliegen einer kritischen Erkrankung schnell adäquate Serumkonzentrationen zu erreichen.

In klinischen Studien sind unterschiedliche Infusionsdauern für die prolongierte Infusion beschrieben. Aus Gründen der Praktikabilität wird häufig die 4-stündige Infusionszeit der kontinuierlichen Gabe vorgezogen. Erstere erlaubt, den intravenösen Zugang zwischenzeitlich für andere Arzneimittelapplikationen zu nutzen. Bei einigen Arzneimitteln wie z. B. Meropenem kommt es bei länger Applikationszeit zu Stabilitätsproblemen, was bei einer kontinuierlichen Gabe beachtet werden muss [5].

Ein **TDM** wird mittlerweile auch für **Betalactam-Antibiotika** empfohlen; ist in vielen Kliniken jedoch nicht routinemäßig verfügbar. Klinische Studien haben gezeigt, dass es zu großen Unterschieden in den Serumkonzentrationen und PK/PD-Parametern kommt und bei einem erheblichen Anteil der kritisch kranken Patienten keine adäquaten Spiegel erzielt werden [6]. Der Nachweis, ob ein TDM bei Betalactam-Antibiotikatherapie auch zu einem verbesserten Outcome führt, steht bislang noch aus [7].

Die Gabe von Vancomycin zur Therapie einer möglichen **MRSA-Pneumonie** ist hier kritisch zu hinterfragen, trotzdem sollte bei Fortsetzen der Therapie die Dosierung optimal erfolgen. In diesem Fall fiel die Entscheidung für eine kontinuierliche Gabe von Vancomycin. Sowohl die intermittierende Gabe als auch eine kontinuierliche Infusion sind mögliche Applikationswege für Vancomycin aufgrund des PK/PD-Modells, welches ein großes Verhältnis der Fläche unter der Plasmaspiegelkurve (*area under the curve*, AUC) zur MHK anstrebt. Für Vancomycin wird ein AUC/MHK-Wert zwischen 400 und 600 mg × h/L angestrebt. In der Praxis ist für die Therapieüberwachung meistens eine Spiegelbestimmung als Alternative zur AUC/MHK-Modellierung etabliert [8].

Beide Applikationswege benötigen ein **TDM** zur Therapiesteuerung, da sich die Plasmaspielgel von Patienten deutlich unterscheiden können. Zusätzlich ist die renale Ausscheidung bei Intensivpatienten kritisch, da es im Krankheitsverlauf über einen Therapiezeitraum von 7 bis 14 Tagen zu Unterschieden in der Elimination kommen kann. Hinzukommt, dass die Kombination von Piperacillin/Tazobactam und Vancomycin mit einer höheren Rate von ANV bei Intensivpatienten einhergeht. Da die Spiegelkontrolle bei einer kontinuierlichen Infusion hinsichtlich des Zeitpunktes der Abnahme unkritisch ist, hat sich diese auf vielen Intensivstationen als Standard durchgesetzt.

Bei intermittierender Gabe muss auf die Applikationszeiten geachtet werden. Sowohl bei Applikationszeitpunkt als auch bei der **Talspiegelbestimmung** kommt es manchmal zu Verzögerungen, sodass die Spiegel nicht dem Dosisintervall entsprechen und somit nicht aussagekräftig sind. Trotz der Empfehlung, den Talspiegel zu bestimmen und anschließend sofort die nächste Dosis zu applizieren, kann es zu Verzögerungen oder Auslassen der Dosis kommen, da auf das Ergebnis der Spiegel gewartet wird.

Bei der **kontinuierlichen Gabe** wird bei einer kritischen Erkrankung eine Loading Dose von 15–20 mg/kg KG bis zu einer maximalen Dosis von 3 g, gefolgt von einer kontinuierlichen Infusion von 30–40 mg/kg KG über 24 Stunden empfohlen [8]. Die Infusionsrate hängt von der Nierenfunktion ab und sollte dementsprechend angepasst werden. Verschiedene Protokolle existieren hierfür. Der Plateau-Spiegel sollte initial täglich bestimmt werden und zwischen 20–25 µg/ml liegen [8]. Im Labor sind häufig nur die Referenzbereiche für die Talspiegel bei intermittierender Gabe hinterlegt, was zu Fehleinschätzungen bei der Dosisanpassung führen kann.

Für die **intermittierende Gabe** wird eine höhere Loading Dose von 25–30 mg/kg KG bis zu einer maximalen Dosis von 3 g empfohlen. Eine Dosis von 15 mg/kg KG wird für die weitere Gabe empfohlen; auch hier sollte die Nierenfunktion berücksichtigt werden [8]. Bei schweren Infektionen wird ein Talspiegel von 15–20 µg/ml angestrebt.

Bei der Gabe der Loading Dose ist in jedem Fall eine Infusionsrate von 10–15 mg/min (ca. 1 g über 1 h) einzuhalten, um infusionsassoziierte UAW zu vermeiden. Das Red-Man-Syndrom kann bei zu schneller Infusionsgeschwindigkeit von Vancomyicn auftreten und entsteht durch Freisetzung von Histamin. Dabei kommt es zu einer Hautrötung, Juckreiz oder Brennen. In schweren Verläufen kann es weiterhin zu Blutdruckabfall und Angioödemen führen.

Die initiale Loading Dose von 1 g ist für Herrn E. F. deutlich zu niedrig gewählt, sie sollte auf 2 g erhöht werden. Die kontinuierliche Gabe von 2 g über 24 h (80 mg/h) ist ebenfalls etwas niedriger als empfohlen, entspricht aber in etwa seiner leicht eingeschränkten Nierenfunktion.

Kann die Antibiotikatherapie nach Erregernachweis gemäß den ABS-Prinzipien deeskaliert werden?

Die Therapie sollte nach 48–72 h nach den Strategien der rationalen Antibiotikaeinsatzes evaluiert werden [9]. Dazu gehören folgende Maßnahmen:

- Umstellung auf eine gezielte Antibiotikatherapie nach Erregersicherung
- Umstellung von einer Breitspektrum- auf eine Schmalspektrum-Antibiotikatherapie bei klinischer Besserung
- Umstellung von einer Kombinationstherapie auf eine Monotherapie
- Beenden der empirischen Antibiotikatherapie bei fehlender Indikation

Trotz initialem Einsatz einer Kombinationstherapie bzw. eines Breitspektrum-Antibiotikums kann eine Eskalation bei fehlendem Ansprechen auf die Therapie ebenfalls nötig sein.

Bei Herrn E. F. fand sich als Erreger ein *Pseudomonas* im Bronchialsekret mit guter Sensitivität auf Piperacillin/Tazobactam. Somit kann die Therapie mit Piperacillin/Tazobactam weitergeführt werden. Die Gabe von Vancomycin kann jedoch entfallen, da kein MRSA isoliert wurde.

Die Gabe eines weiteren Antibiotikums gegen *Pseudomonas* (Kombinationstherapie) auf Intensivstationen wird als Therapieoption in Erwägung gezogen, um das klinische Ansprechen zu verbessern und assoziierte Mortalität zu senken. Neuere Daten zeigen, dass eine Monotherapie einer dualen Therapie nicht unterlegen ist [10] weshalb die Leitlinien eine Monotherapie empfehlen [2].

Wie sollte die Antibiotikatherapie überwacht werden, welche Rolle spielt Procalcitonin und welche Therapiedauer wird bei einer nosokomialen Pneumonie empfohlen?

Das **Ansprechen auf die Therapie** wird zum einen durch den klinischen Verlauf und zum anderen mithilfe der Entzündungs- bzw. Infektionsmarker wie Temperatur, Leukozytenzahl und CRP beurteilt. Bei einer Pneumonie ist besonders die Lungenfunktion und die Oxygenierung von Bedeutung. Diese wird durch die Sauerstoffgabe, Sauerstoffsättigung und Blutgasanalyse beurteilt. Für Apotheker reicht der Blick auf die Sauerstoffgabe, Sauerstoffsättigung und Atemfrequenz, um einen Überblick über die klinische Situation zu bekommen. Patienten mit einem schweren klinischen Verlauf (SOFA Score ≥2, ▸Kap. 22.1) haben ein erhöhtes Risiko für weitere Schädigungen von Organfunktionen. **Somit sollten Nieren-und Leberfunktionswerte, kardiovaskuläre Vitalparameter und Gerinnungsparameter** zur Überwachung dazu gehören [1].

Die Dauer der Antibiotikatherapie richtet sich vor allem nach dem klinischen Verlauf und Erregersicherung. Bei einer nosokomialen Pneumonie wird für die meisten Erreger eine Therapiedauer von 7 bis 10 Tagen empfohlen [1, 11]. Bei einer bakteriämisch verlaufenden *S.-aureus*-Pneumonie ist die Antibiokatherapie für wenigstens 14 Tage fortzuführen [1]. Bei einer kalkulierten Therapie ohne nachweisbare Erreger und schneller klinischer Besserung der Symptome sollte die Therapie kritisch hinterfragt werden und die Therapiedauer kann deutlich reduziert werden.

Für Infektionen bei Intensivpatienten, CAP und HAP kann zur Steuerung der Antibiotikatherapie der **Procalcitonin-Wert (PCT)** hinzugezogen werden. Dafür sind validierte Algorithmen verfügbar, die eine Entscheidung zum Beginn oder zum Beenden der Therapie erlauben [1, 12]. Der klinische Nutzen der Bestimmung von Procalcitonin ist nicht für alle klinische Infektionen gleichermaßen nachgewiesen. Zudem steigt PCT bei verschiedenen Erregern unterschiedlich stark an. So führen zum Beispiel *Chlamydia pneumoniae* oder *Mycoplasma pneumoniae* zu keinem positiven Nachweis von PCT. Physiologische Stressoren, Immunerkrankungen, Tumorerkrankungen, Niereninsuffizienz und Arzneimittel (z. B. Rituximab, T-Zell-Antikörper) können dagegen zu einem positiven Serumspiegel führen [13].

Bei einer **Pneumonie** in klinisch stabilen Patienten kann der PCT-Wert zur Entscheidung für oder gegen eine Antibiotikatherapie herangezogen werden. Meistens wird der **PCT als Verlaufsparameter** genutzt. Ggf. kann bei einer Reduktion des PCT unter einen Wert von 0,25 µg/l oder eine ≥80%ige Reduktion vom Spitzenwert die Antibiotikatherapie in Abhängigkeit vom klinischen Verlauf beendet werden [1]. Einige Studien geben auch Empfehlungen zur Eskalation der Antibiotikatherapie, wenn innerhalb von 4 Tagen keine Reduzierung von ≥50 % erreicht wurde.

Nach Diagnose einer **Sepsis oder einem septischen Schock** wird in jedem Fall eine Antibiotikatherapie initiiert. PCT kann hier auch zur Therapiekontrolle eingesetzt werden. Wenn der PCT unter 0,5 µg/l fällt oder ≥80 % vom Spitzenwert erreicht wird, kann in Abhängigkeit vom klinischen Verlauf hier die Antibiotikatherapie beendet werden [14].

Bei Herrn E. F. waren die Entzündungsparameter (Leukozyten, CRP und PCT) erhöht. Dabei lag der PCT-Wert am Tag 6 bei 1,16 µg/l und war somit indikativ für eine bakterielle Infektion.

21.1.4 Empfehlungen des Apothekers

- Rücksprache mit behandelndem Team, ABS-Team oder der Klinischen Infektiologie (je nach Organisation des Krankenhauses) zur Deeskalatation nach Erregersicherung. Insbesondere sollte die Indikation von **Vancomycin** kritisch hinterfragt werden und gemäß den aktuellen Leitlinien beendet werden.
- Bei Weiterführung der **Vancomycin**-Therapie sollte ein TDM zur Therapieüberwachung erfolgen. Häufig besteht Beratungsbedarf zu den Ziel-Plateau-Spiegeln bei kontinuierlicher Gabe und Anpassung der Dosierung an die Nierenfunktion und Spiegel. Die Mitarbeit des Apothekers bei der Erstellung und Etablierung eines Therapieprotokolls für die kontinuierliche Gabe und das TDM ist eine weitere Möglichkeit, die Compliance hierbei zu verbessern.
- Die Anpassung der **Piperacillin/Tazobactam**-Dosierung hängt bei Herrn E. F. stark von der sich ändernden Nierenfunktion ab. Da sich diese in den Tagen seit OP verbesserte, sollte eine Dosiserhöhung auf 4,5 g alle 6 Stunden erwogen werden. Soweit verfügbar, ist ein TDM für **Piperacillin/Tazobactam** gerade bei Intensivpatienten aufgrund der geänderten Pharmakokinetik ebenfalls anzustreben.
- Empfehlung zur Reevaluation der Antibiotikatherapie nach 7 Tagen und Rücksprache mit dem ärztlichen Team bei längerer Therapiedauer, ob eine Weiterführung der Therapie indiziert ist oder ob diese beendet werden kann.

Gut zu wissen

Risiko für Multiresistente Erreger

Der Begriff HCAP (healthcare-associated pneumonia) für eine Pneumonie von Patienten, die in engem Kontakt zu Gesundheitseinrichtungen oder Pflegeeinrichtungen im Vorfeld der Infektion standen, ist mittlerweile überholt. Zum einen fehlte eine einheitliche Definition und zum anderen konnte die Korrelation zu möglichen nosokomialen bzw. multiresistenten Erregern nicht verlässlich nachgewiesen werden, sodass die Klassifikation nicht zur Therapieauswahl beiträgt. Vielmehr sind die in den Leitlinien dargelegten Kriterien für nosokomiale Pneumonie und Risiko für MRE anzuwenden [1].

Patienten mit einer **Immunsuppression** haben ein erhöhtes Risiko für einen schweren klinischen Verlauf. Neben den nosokomialen und multiresistenten Erregern ist auch mit opportunistischen Erregern, unter anderem *Pneumocystis jirovecii*, *Cytomegalovirus*, Schimmelpilzen und Mykobakterien zu rechnen. Als immunsupprimiert gelten Patienten mit folgenden Risikofaktoren:

- Zustand nach Organ- oder Knochenmarktransplantation,
- Chemotherapie solider oder hämatologischer Neoplasien, mit oder ohne Neutropenie,
- HIV (Human Immunodeficiency Virus)-Infektion im Stadium AIDS (Acquired Immunodeficiency Syndrome),
- immunsuppressive oder immunmodulierende Therapie bei Autoimmunerkrankungen,
- Glucocorticoidtherapie über einen Zeitraum von mindestens 4 Wochen mit einer Erhaltungsdosis von mindestens 10 mg Prednison-Äquivalent pro Tag.

Die Antibiotikatherapie richtet sich hier unabhängig von einer ambulant oder nosokomial erworbenen Pneumonie primär nach dem Immunstatus [15].

Literatur

[1] Dalhoff K, Abele-Horn M, Andreas S et al. (S3-Leitlinie) Epidemiologie, Diagnostik und Therapie erwachsener Patienten mit nosokomialer Pneumonie – Update 2017. Pneumologie. 72(01):15–63, 2018. www.awmf.org/uploads/tx_szleitlinien/020-013m_S3_Nosokomiale_Pneumonie_Erwachsener_2017-11.pdf (Zugriff 03/2020)

[2] Kalkulierte parenterale Initialtherapie bakterieller Erkrankungen bei Erwachsenen – Update 2018 (S2k-Leitlinie). AWMF-Register-Nr. 082–006, Stand: 25.07.2019, gültig bis 31.12.2021

[3] Brunkhorst F, Weigand M, Pletz M, et al. (S3-Leitlinie) Sepsis-Prävention, Diagnose, Therapie und Nachsorge. Medizinische Klinik-Intensivmedizin und Notfallmedizin. 115(2):37–109, 2020. www.springermedizin.de/sepsis/sepsis/s3-leitlinie-sepsis-praevention-diagnose-therapie-und-nachsorge/17807230 (Zugriff 02/2020)

[4] Udy AA, Roberts JA, Lipman J. Clinical implications of antibiotic pharmacokinetic principles in the critically ill. Intensive Care Med, 39 (12): 2070–2082, 2013

[5] Fawaz S, Barton S, Whitney L et al. Stability of Meropenem After Reconstitution for Administration by Prolonged Infusion. Hosp Pharm. 54 (3): 190–196, 2019

[6] Roberts JA, Paul SK, Akova M et al. DALI: Defining Antibiotic Levels in Intensive Care Unit Patients: Are Current β-Lactam Antibiotic Doses Sufficient for Critically Ill Patients? Clin Infect Dis. 58 (8): 1072–1083, 2014

[7] Abdulla A, Ewoldt TMJ, Hunfeld NGM et al. The effect of therapeutic drug monitoring of beta-lactam and fluoroquinolones on clinical outcome in critically ill patients: the DOLPHIN trial protocol of a multi-centre randomised controlled trial. BMC Infect Dis. 20 (1): 57, 2020

[8] Rybak MJ, Le J, Lodise TP et al. Therapeutic monitoring of vancomycin for serious methicillin-resistant Staphylococcus aureus infections: A revised consensus guideline and review. Am J Health Syst Pharm, 77 (11): 835–864, 2020

[9] Strategien zur Sicherung rationaler Antibiotika-Anwendung im Krankenhaus (S3-Leitlinie). AWMF-Register-Nr. 092–001, Stand: 31.01.2019, gültig bis 30.01.2024

[10] Tang S, Zhang S, Wu J et al. Comparison of mono- and combination antibiotic therapy for the treatment of Pseudomonas aeruginosa bacteraemia: A cumulative meta-analysis of cohort studies. Exp Ther Med, 15 (3): 2418–2428, 2018

[11] Pugh R, Grant C, Cooke RP, Dempsey G. Short-course versus prolonged-course antibiotic therapy for hospital-acquired pneumonia in critically ill adults. Cochrane Database Syst Rev, (8):C D007577, 2015

[12] Brunkhorst FM, Weigand MA, Pletz M, Gastmeier P et al. S3-Leitlinie Sepsis – Prävention, Diagnose, Therapie und Nachsorge. Medizinische Klinik – Intensivmedizin und Notfallmedizin. 115(S2): 37–109, 2020.

[13] Rhee C, Mansour M. Procalcitonin use in lower respiratory tract infections-The effect of microbiologic and clinical factors on procalcitonin levels: UpToDate, Stand 27.04.2020. www.uptodate.com/.us (Zugriff: 07/2021)

[14] Rhee C. Using Procalcitonin to Guide Antibiotic Therapy. Open Forum Infectious Diseases. 4(1): ofw249, 2017

[15] Oesterlee U, Holt SK, Schneitler S, Randerath W. Nosokomiale Pneumonie. Springer Berlin Heidelberg. 233–242, 2018

21.2 Endokarditis

Andreas Fischer MSc, Dr. med. Andreas Sommermeier

21.2.1 Fallvorstellung

Stationäre notfallmäßige Aufnahme eines 80-jährigen männlichen Patienten (Herr M. F.) in normalem Ernährungszustand (65 kg) und leicht reduziertem Allgemeinzustand. Er präsentierte sich mit subakuten unspezifischen Symptomen wie remittierendem Fieber bis 39,4 °C, Müdigkeit und leichten Wesensveränderungen. Klinisch imponierte ein kreislaufstabiler Patient (RR 176/80 mmHg) mit leichter Tachykardie (HF 104/min) sowie geringen Unterschenkelödemen. Zusätzlich zeigten sich vereinzelte kleine livide Hautveränderungen an den distalen Extremitäten.

In der Anamnese findet sich ein biologischer Aortenklappenersatz bei hochgradiger Aortenklappenstenose und Mitralklappenrekonstruktion mittels Ringanuloplastie nebst der Anlage aortokoronarer Bypässe bei koronarer Zwei-Gefäß-Erkrankung. Vor 2 Jahren erfolgte bereits eine konservative antibiotische Therapie bei Mitralklappenendokarditis mit Nachweis von *Enterococcus faecalis*. Weiterhin ist ein permanentes Vorhofflimmern (VHF), Diabetes mellitus Typ 2 mit renaler Manifestation, arterielle Hypertonie, Asthma bronchiale und eine Penicillinallergie mit unklarer Präsentation bekannt.

Im Hinblick auf die neurologische Symptomatik und die Infektzeichen wurde ein Staging-CT durchgeführt. Hier zeigten sich keine Hinweise für zerebrale Blutungen oder Infarkte, jedoch demaskierten sich kleine Infarkte im Bereich der Milz ohne weitere entzündliche Foci oder Zeichen einer kardiopulmonalen Stauung.

Aufgrund der Befundkonstellation wurde bei Arbeitsdiagnose „Rezidivendokarditis" eine transthorakale Echokardiografie mit Verdacht auf klappenassoziierte Vegetationen durchgeführt. Die transösophageale Echokardiogafie bestätigte eine Mitralklappenendokarditis mit paravalvulärem Abszess.

21.2.2 Medikation und Laborwerte

Stationäre Medikation nach Befundsicherung

Wirkstoff mit Stärke und Darreichungsform	Dosierung	Kommentar, Indikation
Gemäß Aufnahmedokumentation und initialer Therapie in den ersten Tagen des Aufenthalts		
Atorvastatin 40 mg Ftbl	0-0-1-0	▪ Hausmedikation ▪ Sekundärprophylaxe nach Bypass und KHK
Apixaban 5 mg Ftbl	1-0-1-0	▪ Vorhofflimmern ▪ Hausmedikation
Digitoxin 0,07 mg Tbl	1-0-0-0	▪ Vorhofflimmern ▪ Hausmedikation
Metoprolol 47,5 mg Rtbl	1-0-1-0	▪ Vorhofflimmern/ACS ▪ Hausmedikation

Wirkstoff mit Stärke und Darreichungsform	Dosierung	Kommentar, Indikation
Metformin 500 mg Ftbl	2-0-2-0	■ Diabetes mellitus Typ 2 ■ Hausmedikation
Sitagliptin 50 mg Ftbl	1-0-0-0	■ Diabetes mellitus Typ 2 ■ Hausmedikation
Valsartan 160 mg Ftbl	1-0-1-0	■ Arterielle Hypertonie ■ Hausmedikation
Torasemid 10 mg Tbl	1-0-0-0	■ Diuretikum nach Klappenersatz ■ Hausmedikation
Budesonid 200 µg Easyhaler	1-0-1-0 Hübe	■ Asthma bronchiale ■ Hausmedikation
Ampicillin 3 g Amp i. v.	1-1-1-1	■ Infektiöse Endokarditis ■ Ab Tag 2 für 4–6 Wochen
Flucloxacillin 3 g Amp i. v.	1-1-1-1	■ Infektiöse Endokarditis ■ Ab Tag 2 bis Tag 11, beendet nach Erreger- und Resistenzsicherung
Gentamicin 240 mg Amp i. v.	0-0-1-0	■ Infektiöse Endokarditis ■ Ab Tag 2 für 2 Wochen

Laborwerte ab Befundsicherung

Bezeichnung (Referenzbereich, Einheit)	Wert Tag 1	Wert Tag 10	Kommentar
Leukozyten (3,8–9,8 GPt/l)	12,77	–	–
PCT (0,5)	1,08	–	–
CRP (< 5)	153,5	–	–
SrCr (0,7–1,2 mg/dl) (62–106 µmol/l)	1,9 167	2,7 240	–
eGFR (CKD-EPI) (> 70 ml/min)	33	22	–
hsTroponinT (< 14 ng/l)	26	–	–
NT-proBNP (< 87,1 pmol/l)	744,50	–	–
Blutkultur (BK)	Mehrfacher Nachweis Enterococcus faecalis in BKs	Sterile BKs unter Antibiotikatherapie	–

21.2.3 Fragen zum Fall

Welche prädisponierenden Faktoren weist Herr M. F. für eine Endokarditis auf?

Das Endokard (Herzinnenhaut) ist unter physiologischen Bedingungen relativ resistent gegen Kolonisation und Infektion durch Bakterien oder Pilze. Für die Entstehung einer infektiösen Endokarditis (IE), insbesondere im Bereich der Herzklappen, ist eine Veränderung der Endokard-Oberflächenstruktur Voraussetzung. Zudem spielen immunologische Faktoren und die Anwesenheit von Keimen eine Rolle.

Die prädisponierenden Faktoren ermöglichen dann ein Anheften, Vermehrung und ggf. auch Biofilm-Bildung (v. a. Staphylokokken und Streptokokken) auf den Herzklappen mit Ausschwemmung in die Blutbahn (Bakteriämie). Somit sind insbesondere Patienten mit angeborenen Herzfehlern, degenerativ veränderten bzw. prothetischen Herzklappen, Herzschrittmachern bzw. kardialen Implantaten [1] oder Z. n. rheumatischem Fieber betroffen. In Folge der Endokardschädigung kommt es dann zu einer Exposition extrazellulärer Matrixproteine mit Freisetzung von Gewebefaktoren, Aktivierung von Thrombozyten und Auflagerung von Fibrin. Dies begünstigt die Entstehung thromboembolischer Ereignisse.

Häufig werden Endokarditiden durch grampositive Bakterien wie Staphylokokken, Enterokokken oder Streptokokken hervorgerufen [2]. Aus dem gramnegativen Bereich sind Erreger der HACEK-Gruppe am häufigsten. Dazu gehörten *Haemophilus spp.*, *Aggregatibacter actinomycetemcomitans*, *Cardiobacterium hominis*, *Eikenella corrodens* und *Kingella spp.* Seltener sind Infektionen mit *Bartonella spp.*, *Coxiella spp.*, *Mycoplasma spp.*, *Chlamydia spp.*, *Tropheryma whipplei*, die schwer zu kultivieren sind und sich häufig initial als Blutkultur (BK)-negative Endokarditis darstellen [2]. Eine Endokarditis durch Pilzinfektion (*Aspergillus spp.* und *Candida spp.*) kann bei Patienten nach kardiochirurgischen Eingriffen oder bei immunsupprimierten Patienten auftreten. Dabei kann die Immunsuppression sowohl medikamentös als auch durch Vorerkrankungen wie Diabetes oder schwere Niereninsuffizienz bedingt sein.

Eine besondere Risikogruppe stellen Personen mit intravenösem Drogenabusus dar, da es durch häufige Injektionen unter nichtsterilen Bedingungen zur wiederholten Einbringung von Keimen kommt. Auch hier besteht per se eine Immunsuppression. Bei diesem Patientenklientel sind insbesondere die Trikuspidal- und Pulmonalklappe im rechten Herzen betroffen [3].

Wie erfolgt die Diagnosesicherung und wie sollte die Therapie überwacht werden?

Da die initialen Symptome einer IE relativ unspezifisch sind – z. B. Fieber, Nachtschweiß, Gewichtsverlust, Appetitlosigkeit, allgemeine Abgeschlagenheit, Myalgien und Arthralgien – sollte bei Verdacht eine umfassende klinische, bildgebende und mikrobiologische Diagnostik erfolgen. Dabei werden die modifizierten Duke-Kriterien herangezogen, die sich in Haupt- und Nebenkriterien aufteilen (▸ Kasten „Diagnose der infektiösen Endokarditis nach modifizierten Duke-Kriterien"). 2 Hauptkriterien, 1 Hauptkriterium und 3 Nebenkriterien oder 5 Nebenkriterien bestätigen die Diagnose einer IE. Eine mögliche Diagnose liegt bei 1 Haupt- und 1 Nebenkriterium oder 3 Nebenkriterien vor [4].

21

Diagnose der infektiösen Endokarditis nach modifizierten Duke-Kriterien [4, 5]

Hauptkriterien

- **Blutkulturen positiv für eine infektiöse Endokarditis**
  - Nachweis endokarditistypischer Erreger in zwei unabhängigen Blutkulturen ohne Nachweis eines primären Fokus.

Oder

  - Mikroorganismen vereinbar mit einer infektiösen Endokarditis in persistierend positiven Blutkulturen: mindestens 2 positive Blutkulturen aus Blutentnahmen mit mindestens 12 h Abstand oder jede von dreien oder eine Mehrzahl von ≥4 separaten Blutkulturen (erste und letzte Probe mit mindestens 1 h Abstand entnommen).

Oder

  - Eine einzelne positive Blutkultur mit *Coxiella burnetii* oder Phase-I-IgG-Antikörper-Titer > 1:800.
- **Nachweis einer endokardialen Beteiligung**
  - Positive Echokardiographie (TTE/TEE) für eine infektiöse Endokarditis.
  - Neu aufgetretene Klappeninsuffizienz.

Nebenkriterien

- Prädisposition: prädisponierende Herzerkrankung, intravenöser Drogenabusus.
- Fieber: Körpertemperaturen > 38 °C.
- Vaskuläre Phänomene: schwere arterielle Embolien, septische Lungeninfarkte, mykotisches Aneurysma, intrakranielle Blutungen, konjunktivale Einblutungen, Janeway-Läsionen.
- Immunologische Phänomene: Glomerulonephritis, Osler-Knoten, Roth-Spots, Rheumafaktoren.

Mikrobiologischer Nachweis

- Positive Blutkulturen, die nicht einem Hauptkriterium entsprechen, oder serologischer Nachweis einer aktiven Infektion mit einem mit infektiöser Endokarditis zu vereinbarenden Organismus.
- Die richtige sterile Abnahme der Blutkulturen möglichst vor Beginn der Antibiose ist für die Diagnose- und Erregersicherung ein kritischer Aspekt, da davon sowohl die gezielte antiinfektive Therapie, die Therapiedauer als auch die Überlebensrate abhängt.

Wie sollte die initiale Therapie bei Herrn M. F. unter Berücksichtigung der ungeklärten Penicillinallergie erfolgen?

Bei einem kritischen Allgemeinzustand sollte die Therapie nach Abnahme der **Blutkulturen** umgehend begonnen werden. Die Auswahl der (kalkulierten) Therapie richtet sich nach dem wahrscheinlichen Erregerspektrum. Dabei wird unterschieden, ob es sich im Einzelfall um native oder prothetische Klappen handelt. Bei prothetischen Klappen wird zusätzlich die Zeitspanne seit Implantation in Betracht gezogen. Bei Implantationszeitpunkt < 1 Jahr (frühe Endokarditis) ist vor allem mit Methicillin-resistentem *Staphylococcus aureus* (MRSA), Koagulase-negativen Staphylokokken oder gramnegativen Bakterien zu rechnen. Bei Implantationszeitpunkt > 1 Jahr (native oder prothetische Klappen) ist eine Infektion mit Methicillin-sensitiven *Staphylococcus aureus* (MSSA), Streptokokken oder *Enterococcus faecalis* wahrscheinlich.

Die Leitlinie „Kalkulierte parenterale Initialtherapie bakterieller Erkrankungen" gibt einen detaillierten Überblick über die kalkulierte und erregergesicherte Antibiotikatherapie, Dosierung und Therapiedauer [2].

Bei Herrn MF liegt ein biologischer Aortenklappenersatz und eine Mitralklappenrekonstruktion mit Z.n. Mitralklappenendokarditis durch *E. faecalis* vor. Zwar ist dieses Ereignis schon 2 Jahre her, ein Rezidivereignis ist jedoch wahrscheinlich, da eine vollständige Eradikation der Erreger von den Herzklappen nicht immer möglich ist. Eine Prädisposition für eine Endokarditis bleibt meistens weiter bestehen und ein anderer oder weitere Erreger konnten nicht per se ausgeschlossen werden. Daher war eine initiale Kombinationstherapie mit Ampicillin, Flucloxacillin und Gentamicin bis zum Ergebnis der Blutkulturen prinzipiell gerechtfertigt. Aufgrund der deutlich eingeschränkten Nierenfunktion ist jedoch besondere Vorsicht bei Gabe von Gentamicin mit hoher Wahrscheinlichkeit für ein akutes Nierenversagen (ANV) geboten. Unter diesem Gesichtspunkt und der beschriebenen Penicillinallergie wäre eine Monotherapie mit Daptomycin eine mögliche Therapieoption.

Die Entscheidung, ob ein Penicillin oder strukturverwandtes Antibiotikum zum Einsatz kommen kann, hängt von einer Reihe von Faktoren ab. Zum einen ist die Indikation von Bedeutung: Gerade bei schweren oder lebensbedrohlichen Infektionen wie einer IE kann die Nutzen-Risiko-Einschätzung die Anwendung eines Penicillins durchaus rechtfertigen. Die beschriebenen Symptome bzw. Schwere der allergischen Reaktion ist der zweite wichtige Faktor. Hier reichen die Dokumentationen von Symptomen, die auf eine Unverträglichkeit hindeuten, bis hin zu anaphylaktischen Reaktionen. Da Penicilline oft bereits im Kindesalter angewendet werden, kann das Ereignis mitunter schon sehr lange zurückliegen, so dass keine genaueren Informationen zur Reaktion bekannt sind. So auch in diesem Fall: bei Herrn M. F. liegt eine ungesicherte Penicillinallergie vor.

Eine falsch dokumentierte Penicllinallergie hat durchaus negative Konsequenzen für den Patienten und führt zu einer eingeschränkten Therapieauswahl mit suboptimalem Therapieerfolg und einer höheren Selektion an multiresistenten Erregern [6]. Eine mögliche Deeskalation wird damit häufig ausgeschlossen. Somit sollte die Allergie möglichst im Vorfeld oder so bald wie möglich während des stationären Aufenthalts abgeklärt werden.

In diesem Fall erfolgte die pharmazeutische Visite, nachdem die Therapie initiiert wurde. Herr M. F. hat die ersten Gaben beider Penicilline gut vertragen und nach Rücksprache mit der Pflege sind auch keine Exantheme oder respiratorischen Symptome aufgetreten. Es kann davon ausgegangen werden, dass keine schwerwiegende Penicillinallergie oder Anaphylaxie vorliegt und die Therapie kann vorerst unverändert fortgeführt werden. Spätreaktion wie das *Drug Rash with Eosinophilia and Systemic Symptoms* (DRESS) treten erst nach länger Therapiedauer aus und können per se nicht ausgeschlossen werden. Neben der Auswahl der geeigneten Antibiotikatherapie sollte eine Entscheidung durch ein interdisziplinäres Herz-Team getroffen werden, ob Herr M. F. von einer chirurgischen Intervention, d. h. Klappenersatz, profitiert.

Welche ABP sind bei dem sich manifestierenden akuten Nierenversagen zu beachten?

Die Therapie mit Ampicillin, Flucloxacillin und Gentamicin entspricht der empirischen Initialtherapie für eine späte prothetische Klappenendokarditis [2]. In der aktuellen Blutkultur ließ sich wiederum *E. faecalis* nachweisen. Die Deeskalation der Therapie erfolgte nach Erregersicherung auf Ampicillin und Gentamicin. Die Dosierung von Ampicillin und Flucloxacillin der Initialtherapie ist zunächst nicht an die eingeschränkte Nierenfunktion angepasst worden, was bei der Schwere der Erkrankung und der hohen Mortalität einer IE bei prothetischer Herzklappe gerechtfertigt ist. Da sich im Verlauf die Nierenfunktion jedoch weiter verschlechterte, ist die Dosierung für Ampicillin angepasst worden, Flucloxacillin wurde beendet. Für Ampicillin geben verschiedene Quellen unterschiedliche Empfehlungen. In Anbetracht der Schwere der Erkrankung ist eine moderate Dosisreduktion auf 2 g alle 6 Stunden vertretbar.

Die weitere Gabe von Gentamicin ist jedoch kritisch zu sehen bei hoher Wahrscheinlichkeit für ein ANV. Zwar hat Herr M. F. mögliche klinische Ursachen für eine Verschlechterung der Nierenfunktion, eine zusätzliche UAW sollte dennoch möglichst vermieden werden. Neben Gentamicin ist auch unter Flucloxacillin-Gabe ein ANV beschrieben. Bei Fortführung der Gentamicin-Therapie sollte ein Therapeutisches Drug Monitoring durchgeführt werden. Bei ANV ist eine zweimal wöchentliche Bestimmung nicht ausreichend und häufig eine tägliche Kontrolle nötig. Dabei sollte die Gabe von Gentamicin erst erfolgen, wenn der Talspiegel unter 1 mg/l gefallen ist, selbst wenn das Dosisintervall sich dadurch verlängert. Bei Herrn M. F. sollte bei einem Körpergewicht von 65 kg die Dosis auf 200 mg (3 mg/kg) angepasst werden. Die Häufigkeit der Spiegelbestimmung richtet sich in dem Fall nach dem Verlauf der Nierenwerte.

Zusätzlich ist die Rücksprache mit dem behandelnden Team und idealerweise mit dem Antibiotic-Stewardship-Team (ABS-Team) bzw. der klinischen Infektiologie notwendig, um eine alternative Therapie, z. B. mit Daptomycin, zu evaluieren.

Herr M. F. erhält weitere Arzneimittel, die bei ANV eine engmaschige Kontrolle benötigen. Dazu zählen in erster Linie Digitoxin und die oralen Antidiabetika. Bei reduzierter renaler Elimination von Digitoxin erfolgt eine verstärkte Metabolisierung und fäkale Elimination. Sind die renale und hepatische Elimination eingeschränkt, kann es zu einer Akkumulation kommen. EKG und Kalium-Spiegel sollten überwacht werden sowie eine Spiegelkontrolle erfolgen. Bei den oralen Antidiabetika ist Metformin bei ANV und einer eGFR unter 30 ml/min kontraindiziert und sollte auch wegen des kritischen Zustands des Patienten pausiert werden. Sitagliptin kann unter Blutzuckerkontrolle in adaptierter Tagedosis von 25 mg weiter eingenommen werden. Eine engmaschige Blutzuckerkontrolle und ein zusätzliches Insulin-Zuspritz-Schema sind hier indiziert.

Für Apixaban fehlen ausreichende Daten bei schwerer Einschränkung der Nierenfunktion, und eine alternative Antikoagulation mit unfraktioniertem Heparin (UFH) als kontinuierliche Gabe oder niedermolekularem Heparin (NMH) sollte erwogen werden, bis sich die Nierenfunktion stabilisiert hat. Dabei ist die Indikation mitentscheidend, ob UFH oder NMH eingesetzt wird. Bei Patienten mit hohem thromboembolischen Risiko, z. B. bei mechanisch-prothetischer Herzklappe, ist die Gabe von UFH Mittel der Wahl. Bei Patienten mit mittlerem Risiko, z. B. bei VHF, wird sich häufig für eine Überbrückung mit NHM in reduzierter Dosis unter Monitoring des Anti-Xa-Spiegels entschieden. Herr M. F. benötigt die Antikoagulation für sein VHF. Bei seiner sich verschlechternden GFR bei ANV ist die Gabe von UFH als kontinuierliche Infusion vorzuziehen; häufig findet jedoch eine dosisreduzierte Gabe von NMH statt.

Sollte Herr M. F. bei künftigen operativen Eingriffen eine Prophylaxe zur Prävention einer IE erhalten?

Die Notwendigkeit einer Prophylaxe bei Eingriffen ist in den letzten Jahren unterschiedlich bewertet worden. Nach Erfahrungen von Ländern, die gänzlich auf eine Prophylaxe verzichtet haben, ist der Konsens, dass eine Prophylaxe bei Risikoeingriffen an Patienten mit prädisponierenden kardialen Faktoren indiziert ist [1, 2]. Bei zahnärztlichen Risikoeingriffen ist eine Einmalgabe von 2 g Amoxicillin oder Ampicillin und bei Patienten mit Penicillinallergie von 600 mg Clindamycin 30 bis 60 min vor dem Eingriff vorgesehen. Herr M. F. sollte für Risikoeingriffe eine Prophylaxe erhalten, da er mit dem Aortenklappenersatz und der Mitralklappenrekonstruktion in die Risikogruppe fällt. Auch für diesen Fall wäre die Abklärung der Penicillinallergie therapieentscheidend.

21.2.4 Empfehlungen des Apothekers

- Aufgrund des akuten Nierenversagens und ungeklärten Penicillinallergie ist die IE-Therapie mit dem ABS-Team oder der klinischen Infektiologie zu besprechen. Als Alternative ist Daptomycin mit einer Dosierung von 10 mg/kg KG pro Tag möglich. Da Daptomycin renal eliminiert wird, muss auch hier die Dosisanpassung an die Nierenfunktion erfolgen. Nach initialer Therapie sollte das Dosisintervall auf 48 Stunden erhöht werden.
- Bei Fortführung der Therapie mit Ampicillin und Gentamicin sollte die Gentamicin-Dosis auf 3 mg/kg KG angepasst werden. Eine tägliche Spiegelbestimmung etwa 20–24 h nach der letzten Dosis wird empfohlen und eine erneute Gabe, wenn der Talspiegel unter 1 mg/l liegt.
- Anpassung der oralen Antidiabetika: Pausieren von Metformin und Dosisreduktion oder Pausieren von Sitagliptin. Engmaschige Blutzuckerkontrolle und Anordnung eines Insulin-Schemas sollte erwogen werden.
- Klärung der Penicillinallergie bei Aufnahme oder im Verlauf des Aufenthalts, Empfehlung zur Allergietestung und basierend auf Allergietestung Aushändigen eines Allergiepasses für künftige Eingriffe, wenn benötigt.

Gut zu wissen

Die Häufigkeit einer Penicillinallergie ist in der Bevölkerung nicht bekannt. Schätzungen gehen davon aus, dass 2–20 % nach Penicillingabe eine Allergie-Antikörper entwickeln. Dabei wird zwischen einer generellen Penicillinallergie, die sich gegen die Hauptstruktur richtet, und einer spezifischen Penicillinallergie unterschieden, die sich gegen die Seitenketten richtet. Somit kann die Reaktion bei wiederholter Gabe von Penicillinen unterschiedlich ausfallen. Dies trifft auch bei Kreuzreaktionen gegen Cephalosporine, Carbapeneme und Monobactame zu. Aktuell geht man davon aus, dass eine Kreuzreaktion zwischen Penicillinen und Cephalosporinen der 2. und 3. Generation bei 1–2,5 % liegt, je nachdem, ob eine Penicillinallergie nur berichtet oder nachgewiesen wurde. Frühere Angaben, die eine deutlich höhere Rate zeigen, sind auf Verunreinigungen im Herstellungsprozess zurückzuführen und auf die größere strukturelle Verwandtschaft der Seiten ketten zwischen Penicillinen und Cephalosporinen der 1. Generation. Für Carbapeneme ist die Häufigkeit einer Kreuzreaktion unter 1 % angegeben. Trotzdem ist der Einsatz kritisch zu hinterfragen und Cephalosporine bzw. Carbapeneme nicht ohne ein risikoadaptiertes Vorgehen anzuwenden, da anaphylaktische Reaktionen katastrophale Folgen haben können. Eine anaphylaktische Reaktion wird mit 0,015–0,04 % und eine tödliche anaphylaktische Reaktion mit 0,0015–0,002 % für Penicilline angegeben [7]. Damit ist sie eine der häufigsten anaphylaktischen Reaktionen durch Arzneimittel. Durch die relativ häufige Anwendung von Penicillinen, Cephalosporinen und Carbapenemen im Krankenhaus liegt somit ein erhebliches Risiko für Patienten mit einer schweren Penicillinallergie vor. Die S2-Leitlinie gibt einen Überblick über die „Annahmen zur Wahrscheinlichkeit allergologischer Kreuzreaktionen zwischen den verschiedenen Betalactam-Antibiotika" und gibt detaillierte Empfehlungen basierend auf einer bekannten Allergie und geplanten Antibiotikatherapie. [8]

Bei einem **konkreten Verdacht auf eine Betalactam-Allergie** wird ein strukturiertes Vorgehen empfohlen, dass sich zwischen einer Reaktion des Soforttyps oder einem makulopapulösen Exanthem in der in-vitro-Diagnostik unterscheidet. Bei einer Sofortreaktion wird eine **Testung auf Tryptase, spez. IgE** und, wenn möglich, eine zelluläre Allergiediagnostik empfohlen. Anschließend sollte eine **Prick- und Intrakutantestung** auf das mögliche Antibiotikum als auch mögliche Kreuzallergene erfolgen. Wenn es diese Diagnose nicht bestätigen kann, sollte eine Provokationstestung (Challenge-Test) die Arzneimittelüberempfindlichkeit bestätigen oder ausschließen. Bei einer bestätigten Reaktion auf ein Betalactam-Antibiotkum sollte ein Allergiepass ausgestellt werden, der neben dem Wirkstoff und Arzneimittel auch die Reaktion und in Zukunft zu vermeidende Arzneimittel bzw. Wirkstoffe enthält [8].

Literatur

[1] Habib G, Lancellotti P, Antunes MJ et al. 2015 ESC Guidelines for the management of infective endocarditis. European Heart J, 36 (44): 3075–3128, 2015

[2] Bodmann K-F, Grabein B, Kresken M. S2k guideline "Calculated parenteral initial treatment of bacterial infections in adults – update 2018, 2(nd) updated version: Foreword. GMS Infect Dis.8: Doc20-Doc, 2020

[3] Moss R, Munt B. Injection drug use and right sided endocarditis. Heart. 89 (5): 577–581, 2003

[4] Plicht B, Jánosi RA, Buck T, Erbel R. Infektiöse Endokarditis als kardiovaskulärer Notfall. Der Internist, 51 (8): 987–994, 2010

[5] Li JS, Sexton DJ, Mick N et al. Proposed Modifications to the Duke Criteria for the Diagnosis of Infective Endocarditis. Clin Infect Dis, 30 (4): 633–638, 2000

[6] Strategien zur Sicherung rationaler Antibiotika-Anwendung im Krankenhaus (S3-Leitlinie). AWMF-Register-Nr. 092–001 (update 2018). Stand: 31.01.2019, gültig bis 30.01.2024

[7] Sachs B, Grueger T, Pantke E. Penicillinallergie (1): Wenn die Vermutung nicht zutrifft. Dtsch Arztebl Int, 115 (24): 20, 2018

[8] Wurpts G, Aberer W, Dickel H, Brehler R, Jakob T, Kreft B, et al. S2k-Leitlinie: Diagnostik bei Verdacht auf eine Betalaktamantibiotika-Überempfindlichkeit. Allergo Journal. 28(5):19–51, 2019

21.3 Perioperatives Medikationsmanagement eines Patienten mit neu diagnostizierter extrapulmonaler Tuberkulose

Christian Gfrerer, PD Dr. med. Dr. phil. Maik Stiehler

21.3.1 Fallvorstellung

Der Patient M. F. (77 Jahre, 67 kg) wurde bei einer zunehmenden Kniegelenksschwellung nach Beginn der Chemotherapie bei bekannter chronisch lymphatischer Leukämie (CLL) unter Rituximab/Bendamustin in die Uniklinik verlegt.

- **Hauptdiagnosen**: chronisches Knieempyem mit Abszedierungen am Oberschenkel, Unterschenkel und intraossär (Patella) versursacht durch extrapulmonale Tuberkulose (Gelenkinfektion), welche neu diagnostiziert worden ist.
- **Nebendiagnosen**: Hypothyreose, arterielle Hypertonie, chronisch lymphatische Leukämie mit Chemotherapie (pausiert).

21.3.2 Medikation und Laborwerte

Stationäre Medikation nach Befundsicherung gemäß Aufnahmedokumentation Unfallchirurgie und Verordnungsempfehlung klinische Infektiologie

Wirkstoff mit Stärke und Darreichungsform	Dosierung	Kommentar, Indikation
Levothyroxin 75 µg Tbl	1-0-0-0	▪ Hausmedikation ▪ Hypothyreose ▪ 30 Minuten vor dem Frühstück
Bisoprolol 5 mg Tbl	1-0-0-0	▪ Hausmedikation ▪ Arterielle Hypertonie
Hydrochlorothiazid 12,5 mg Tbl	1-0-0-0	▪ Hausmedikation ▪ Arterielle Hypertonie
Candesartan 16 mg Tbl	1-0-1-0	▪ Hausmedikation ▪ Arterielle Hypertonie
Pregabalin 75 mg Kps	1-0-1-0	▪ Neu seit vorherigem Klinikaufenthalt ▪ Co-Analgetikum ▪ Einnahmezeitpunkt 8 + 20 Uhr
Pantoprazol 20 mg TMR	1-0-0-0	▪ Neu seit vorherigem Klinikaufenthalt ▪ Ulkusprophylaxe
Enoxaparin 40 mg FS s. c.	0-0-1-0	Thromboseprophylaxe
Metamizol 500 mg Ftbl	2-2-2-0	Analgesie gemäß Schmerzstandard
Oxycodon 5 mg Rttbl	1-0-1-0	Analgesie gemäß Schmerzstandard
Lactulose 15 ml Sirup	1-0-0-0	Obstipationsprophylaxe gemäß Schmerzstandard

21

Wirkstoff mit Stärke und Darreichungsform	Dosierung	Kommentar, Indikation
Rifampicin 600 mg Ftbl (RMP)	1-0-0-0	■ Dosisbereich (8–12 mg/kg KG) ■ Empfehlung ■ Klinische Infektiologie/Tuberkulose
Ethambutol 400 mg Ftbl (EMB)	3-0-0-0	■ Dosisbereich (15–20 mg/kg KG) ■ Empfehlung ■ Klinische Infektiologie/Tuberkulose
Pyrazinamid 500 mg Tbl (PZA)	3-0-0-0	■ Dosisbereich (20–30 mg/kg KG) ■ Empfehlung ■ Klinische Infektiologie/Tuberkulose
Isoniazid 300 mg Tbl (INH)	1-0-0-0	■ Dosisbereich (4–6 mg/kg KG) ■ Empfehlung ■ Klinische Infektiologie/Tuberkulose
Pyridoxin 60 mg Tbl	1-0-0-0	■ Empfehlung ■ Klinische Infektiologie/Prävention peripherer Neuropathien
Paracetamol 500 mg Tbl	1 g (ED) max. 3 ×/d	■ Stationär beendet ■ Bedarfsmedikation/Hausmedikation ■ Analgesie

Laborwerte ab Befundsicherung

Bezeichnung (Referenzbereich, Einheit)	Wert Aufnahmetag	Wert Tag 2	Wert Tag7	Wert Tag 25	Kommentar
Leukozyten (4,5–12,5 GPt/l)	3,92	–	–	–	CLL
CRP (< 5 mg/l)	17,0	–	–	–	Seit OP sinkend
TSH (0,27–4,2 mU/l)	3,93	–	–	–	Hypothyreose
eGFR CKD-EPI (> 70 ml/min)	87	–	–	–	–
AST (< 0,6 µmol/s*l)	–	0,35	–	–	Unter TB-Therapie bis Fünffaches des oberen Grenzwertes tolerabel
ALT (< 0,6 µmol/s*l)	–	0,61	–	–	Unter TB-Therapie bis Fünffaches des oberen Grenzwertes tolerabel
gGT (< 0,7 µmol/s*l)	–	1,22 =73 U/l	–	–	–

Bezeichnung (Referenzbereich, Einheit)	Wert Aufnahmetag	Wert Tag 2	Wert Tag7	Wert Tag 25	Kommentar
AP (0,58–1,75 µmol/s*l)	–	1,67	–	–	–
Bilirubin ges. (< 21 µmol/l)	–	5,4	–	–	Therapieunterbrechung bei > 2-fach oberer Normwert
Speziesspezifische PCR (IS6110) zum Nachweis von *M. tuberculosis* und *M. bovis*	–	–	Positiv	–	Goldstandard der mykobakteriellen Diagnostik zur Frage einer aktuellen Infektion mit vitalen Erregern ist die mikrobiologische Kultur.
Mikroskopische Untersuchung Biopsie	–	–	Prinzipiell passend zum Bild einer Tuberkulose	–	Schnellste und kostengünstigste Verfahren zum Nachweis von Tuberkulosebakterien
Mikrobiologische Kultur (Goldstandard)	–	–	–	Positiv	Drei Wochen Bebrütungsdauer. Ein zweites Ergebnis stand nach neun Wochen Bebrütungsdauer fest.

Hinweis: Gamma-GT und alkalische Phosphatase gehören nicht zur Definition der Hepatotoxizität durch Tuberkulosemedikamente

21.3.3 Fragen zum Fall

Wie wird Tuberkulose (TB) diagnostiziert und die Standardtherapie der Tuberkulose eingeleitet?

Zunächst muss zwischen **latenter** (LTBI) und **klinisch manifester TB** unterschieden werden. Eine LTBI ist weder infektiös noch ansteckend. Ob man eine LTBI behandelt, hängt vom Risiko des Patienten ab. Eine strenge Empfehlung zur Behandlung besteht z. B. bei Patienten vor Einleitung bzw. unter einer Therapie mit TNF-α-Inhibitoren (Infliximab) [1]. Zur Diagnose der TB wird ein direkter Erregernachweis mittels Mikroskopie, Kultur und Nukleinsäureamplifikationstest (NAT) eingesetzt. Das Anzüchten von sichtbaren Kolonien auf festen Nährböden kann bis zu 8 Wochen dauern, gilt jedoch als **Goldstandard** in der Diagnostik und besitzt eine zentrale Bedeutung für die Resistenztestung. Die NAT-Methode besitzt eine relativ gute Sensitivität sowie hohe Spezifität und zeichnet sich durch ihre Schnelligkeit aus [1]. Als bildgebende Standardmethode stehen Röntgenaufnahmen (z. B. des Thorax) zur Verfügung. Sie werden auch zur Verlaufsbeurteilung der Therapie eingesetzt [1, 2].

Die Standardtherapie der pulmonalen TB für Patienten, die keine Risikofaktoren einer Medikamentenresistenz aufzeigen, erfolgt in der **Initialphase** als Vierfachtherapie mit

Isoniazid (INH), Rifampicin (RMP), Pyrazinamid (PZA) und Ethambutol (EMB) über zwei Monate. In der **Kontinuitätsphase** der Therapie sollen INH und RMP über weitere vier Monate bis zum Abschluss der sechsmonatigen Gesamttherapiedauer ◘ Tab. 21.1 gegeben werden [3, 4]. Neben der pulmonalen TB kann sich die TB auch **extrapulmonal** manifestieren. Eine Anpassung der Standardtherapie, hinsichtlich der Länge der Behandlungsdauer sowie der Indikation zu einer adjuvanten Steroidtherapie muss individuell geprüft werden. Eine Steroidtherapie ist z. B. bei einer TB des Perikards mit ausgedehntem Perikarderguss gerechtfertigt. Hierbei wird initial mit 60 mg Prednisolon pro Tag begonnen, welches schrittweise über 6 Wochen ausdosiert wird [3].

Therapieform bei Knochen- und Gelenktuberkulosen. Entsprechend der WHO wird empfohlen, Patienten mit extrapulmonaler TB im Gelenk für zunächst neun Monate zu behandeln ◘ Tab. 21.1 (2 Monate Initialtherapie, 7 Monate Kontinuitätstherapie) [3, 4]. Die Therapie wurde bei diesem Patienten leitliniengerecht auf Empfehlung der klinikinternen Infektiologie begonnen.

Gibt es Medikamente, die für den Ausbruch der Tuberkulose verantwortlich gewesen sein können?

Bei immunkompetenten Personen entwickelt sich ca. 3–4 Wochen nach Infektion eine T-Zell-Immunität, die zur Abnahme des intrazellulären Wachstums der Bakterien führt. Die Bakterien können, ohne klinische Beschwerden zu verursachen, intrazellulär weiter überleben (LTBI). Das **Reaktivierungsrisiko** steigt mit erniedrigten CD4-positiven T-Zellen [5]. Folgende Patientengruppen haben ein erhöhtes Risiko einer Reaktivierung der TB [1]:

- Personen mit engem Kontakt zu einem kulturell oder molekularbiologisch gesicherten, an Lungentuberkulose erkrankten Indexfall,
- Patienten mit einer HIV-Infektion,
- Patienten mit rheumatoider Arthritis, die TNF-α-Inhibitoren oder Basistherapeutika (wie Leflunomid, Ciclosporin und Methotrexat) einnehmen.

Der Patient wurde nach der Diagnose CLL zuvor mit Rituximab/Bendamustin über drei Zyklen behandelt. Rituximab führt bei 70–80 % der Patienten zu einer B-Zell-Depletion, indem es spezifisch an das transmembranäre CD20-Antigen bindet. Eine verminderte IgG-Konzentration im Serum und verschiedene, auch schwere, Infektionen werden in der Fachinformation von Rituximab aufgeführt. Unter der Behandlung mit Bendamustin kann es zu einer Lymphozytopenie (< 600/µl) und einer verringerten CD4-positiven T-Zell-Anzahl (T-Helferzellen < 200/µl) kommen, was mit einer erhöhten Anfälligkeit für (opportunistische) Infektionen einhergeht. Bei Kombination von Bendamustin mit Rituximab ist die Lymphozytopenie und die CD4-positive T-Zell-Depletion stärker ausgeprägt. Möglicherweise war im vorliegenden Fall nach Behandlung mit der Immunchemotherapie die Immunabwehr eingeschränkt und hat zur Entwicklung der TB beigetragen [5–8]. Es sei jedoch angemerkt, dass die italienische Arbeitsgruppe SAFEBIO lediglich ein niedriges bis nicht vorhandenes Risiko eines Ausbrechens einer TB unter Rituximab-Monotherapie sieht [9].

Welche möglichen Nebenwirkungen und Wechselwirkungen müssen bei der TB-Therapie beachtet werden, und welche präventiven Maßnahmen müssen vor Therapieeinleitung erfolgen?

Gemäß der **S2k-Leitlinie „Tuberkulose im Erwachsenenalter"** muss vor Therapieeinleitung folgendes beachtet werden:

Neben der Erregersicherung und Empfindlichkeitsprüfung (Resistenzprüfung) müssen Interaktionen und potenzielle unerwünschte Arzneimittelwirkungen (UAW) der Tuberkulose-Medikamente geprüft werden. Beachtet werden muss das **CYP-induzierende** Potenzial von Rifampicin. Ein Monitoring von Standardlaborparametern (Blutbild, Nieren- und Leberfunktionswerte) in den ersten 14 Tagen jeden 2. Tag, dann wöchentlich, wird empfohlen. Weiter wird empfohlen, das Gewicht der Patienten vierwöchentlich zu überprüfen und ggf. die medikamentöse Therapie anzupassen. Augenärztliche Kontrollen sollten ebenfalls stattfinden.

Leberfunktion. RMP, PZA, INH können zu einer medikamenteninduzierten Hepatitis führen (s. Grenzwerte unter Kommentar „Laborwerte ab Befundsicherung") [2–4].

Nierenfunktion. Ab einer eGFR < 30 ml/min ist für PZA eine intermittierende Applikation durchzuführen, gemäß Fachinformation kann es unter Rifampicin zum Auftreten eines akuten Nierenversagens, einer interstitiellen Nephritis sowie von Tubulusnekrosen kommen [10, 11].

Gewicht. Alle hier eingesetzten Tuberkulose-Medikamente werden nach Körpergewicht dosiert, wobei die Dosierungen von RMP und INH eine Tageshöchstdosis nicht überschreiten dürfen [3, 4].

Augenärztliche Kontrollen. unter EMB kann eine Optikusneuritits auftreten. Für **Rifampicin** als starken CYP3A4-Induktor ist ein Interaktionscheck obligat. Bei dem Patienten ist die Interaktion mit Bisoprolol und Levothyroxin zu beachten Eine engere Therapieüberwachung ist bei beiden Arzneimitteln ausreichend [12].

Wie sollte mit unerwünschten Arzneimittelwirkungen umgegangen werden?

Übelkeit und Erbrechen sind häufige UAW einer tuberkulostatischen Therapie und beginnen in der Regel wenige Tage nach Therapieeinleitung. Arzneistoffe, die eine Magenreizung hervorrufen (z. B. NSAR) werden nicht empfohlen und sollten vermieden werden. Bei einer Gastritis sind Protonenpumpen-Inhibitoren (PPI) indiziert.

Kommt es innerhalb der ersten 30 Minuten zu Übelkeit/Erbrechen, wird ein Antiemetikum empfohlen. **Juckreiz und Hautausschläge** treten in der frühen Phase häufig auf. Milde Formen können durch Lokaltherapie (steroidhaltige Cremes bzw. Antihistaminika) abgemildert werden. Bei systemischer Ausweitung ist eine Facharztkonsultation empfohlen.

Unter der Therapie von EMB kann eine **Optikusneuritis** auftreten. Im Falle einer Visusminderung, induziert durch einen Optikusprozess, und/oder einer Farbsinnänderung sollte dringend die Therapie überdacht, meist jedoch abgesetzt werden. Monatliche augenfachärztliche Kontrollen der Farbsehdiskriminierung werden empfohlen.

Beim Auftreten einer **Diarrhö** können unterstützend indische Flohsamenschalen eingesetzt werden. Es wird angeraten, ausreichend zu trinken, um einer Exsikkose entgegenzuwirken. Weiter sollten die Elektrolyte und die Nierenfunktion engmaschig kontrolliert werden. Ein Test auf Clostridien wird angeraten, um eine *Clostridioides-difficile*-Infektion ausschließen zu können.

Unter INH kann eine **periphere Neuropathie** auftreten. Dies äußert sich z. B. durch Taubheitsgefühl oder Dysästhesien der Hände oder Füße. Eine prophylaktische Behandlung mit Pyridoxin wird empfohlen. Pyridoxin ist praktischerweise als Kombinationspräparat mit INH verfügbar.

Unter INH und RMP kann es zu einem erhöhten **Vitamin-D-Katabolismus** kommen, welcher sich in einem Vitamin-D-Mangel äußern kann. Eine Vitamin-D-Substitution kann notwendig werden, um einem Mangel vorzubeugen [13].

Umgang mit Anstieg der Leberfunktionswerte

Bei Auftreten einer **medikamenteninduzierten Hepatitis** werden zunächst alle Tuberkulose-Medikamente pausiert. Ist ein Pausieren der Therapie nicht akzeptabel, wird mit einer weniger hepatotoxischen Therapie aus Streptomycin (SM), EMB und einem Fluorchinolon für 18–24 Monate begonnen [3]. Kann eine Unterbrechung der Therapie toleriert werden, wird nach Normalisierung der Leberwerte mit der Therapie wieder begonnen. Hierbei werden die Medikamente zunächst einzeln verabreicht. Es empfiehlt sich, mit RMP zu beginnen, da es der potenteste Arzneistoff mit der geringsten Wahrscheinlichkeit einer Hepatotoxizität ist. 3–7 Tage später wird mit INH begonnen. Toleriert der Patient die Therapie, wird in diesem Fall PZA weggelassen [5]. Bei Antibiotikaresistenz oder bei Unverträglichkeit eines Standardmedikaments können Fluorchinolone eine wesentliche Ergänzung für die Therapie darstellen [2–4].

Was kann der Patient selbst tun

Eine gute Adhärenz ist für den Therapieerfolg obligat, da Unterbrechungen die Resistenzbildung fördern können.

Alle Medikamente der Standardtherapie sollen von Beginn an gleichzeitig nüchtern eingenommen werden. Bei gastrointestinalen Beschwerden kann die Einnahme mit einem leichten, fettarmen Frühstück eingenommen werden.

Unter PZA kann eine Fotosensibilisierung auftreten, Patienten sollten sich keiner starken Sonneneinwirkung aussetzen bzw. Sonnencremes mit hohem Lichtschutzfaktor verwenden.

Aufgrund einer möglichen Interaktion zwischen indischen Flohsamenschalen und Pantoprazol bzw. L-Thyroxin sollte ein zeitlicher Abstand eingehalten werden [1–4].

21.3.4 Empfehlungen des Apothekers

- Da die **additive Hepatotoxizität** [4, 6] der Medikamente INH, RMP und PZA pharmakologisch am bedeutendsten ist, wird empfohlen, **Paracetamol** zu beenden. Es ist eine individuelle Entscheidung, ob und welchen Arzneistoff man gemäß WHO-Stufenschema [14] zur Basisanalgesie einsetzt. Im vorliegenden Fall wurde sich für **Metamizol** trotz bestehender CLL entschieden und gegen Ibuprofen. Unter der Initialtherapie kommt es häufig zu gastrointestinalen Beschwerden. Magenreizende Arzneistoffe und Lebensmittel wie nichtsteroidale Antirheumatika (NSAR), Kaffee, etc. sollen vermieden werden.
- Ein Interaktionscheck mit der vorbestehenden Medikation wurde durchgeführt und folgende Empfehlung ausgesprochen. Unter **RMP** kann es zu einer Verringerung der Serum-**Thyroxin**-Konzentration und zu einem Anstieg des TSH kommen; eine

TSH-Kontrolle wird empfohlen. Der genaue Mechanismus dieser Veränderung ist unklar [15]. Herzfrequenz und Blutdruck sollten kontrolliert werden, da **Bisoprolol** ein CYP3A4-Substrat ist, dessen Konzentration durch eine CYP3A4-Induktion verringert werden kann [16].

Gut zu wissen

Tuberkulose (TB) gehört zu den **häufigsten Infektionskrankheiten weltweit**. Es wird davon ausgegangen, dass rund ein Drittel der Weltbevölkerung mit Tuberkulose-Erregern infiziert ist, wobei ca. 5–15 % der infizierten Erwachsenen im Laufe ihres Lebens – sofern sie immunkompetent sind – eine behandlungsbedürftige Tuberkulose entwickeln. Bei Patienten mit eingeschränktem Immunsystem liegt das Risiko deutlich höher. Nach Angaben der Weltgesundheitsorganisation (WHO) erkranken jährlich 10 Millionen Menschen an einer Tuberkulose, etwa 1,5 Millionen Menschen sterben jedes Jahr an den Folgen dieser Krankheit, oftmals aufgrund einer unzureichenden Behandlung [17]. Damit ist die Tuberkulose weltweit die häufigste zum Tode führende behandelbare bakterielle Infektionskrankheit bei Jugendlichen und Erwachsenen sowie die führende Todesursache bei HIV-Infizierten [18]. In Deutschland lag im Jahr 2018 die Zahl der gemeldeten Neuinfizierten einer aktiven Tuberkulose bei 5.429, was einer Inzidenz von 6,5 pro 100 000 Einwohner entspricht [19].
Ein positiver TB-Befund ist dem Gesundheitsamt gemäß Infektionsschutzgesetz (**§ 7 IfSG, Meldepflichtige Nachweise von Krankheitserregern**) zu melden.

Tab. 21.1 Therapiedauer TBC nach Lokalisation. Nach [3, 4]

Lokalisation	Medikament (in Initialphase)	Dauer der Initialphase (Monate)	Medikamente der Kontinuitätsphase	Dauer der Kontinuitätsphase (Monate)	Gesamtdauer der Therapie (Monate)
Pulmonale Tuberkulose	INH, RMP, PZA, EMB	2	INH, RMP	4	6
Knochen, Gelenke	INH, RMP, PZA, EMB	2	INH, RMP	7	9
Perikard	INH, RMP, PZA, EMB	2	INH, RMP	4	6
Miliare Ausbreitung	INH, RMP, PZA, EMB (SM oder Fluorchinolon, statt EMB bei ZNS-Befall)	2	INH, RMP	4, bei ZNS-Befall 8*	6, bei ZNS-Befall 8*
ZNS	INH, RMP, PZA, SM oder Fluorchonlon	2	INH, RMP	81	81

*Längere Therapiedauern gemäß der S2k-Leitlinie „Tuberkulose im Erwachsenenalter" müssen im Einzelfall geprüft werden.

21

Literatur

[1] Diagnostik, Prävention und Therapie der Tuberkulose im Kindes- und Jugendalter (S2k-Leitlinie). AWMF-Register-Nr. 048–016. Stand: 31.10.2017, gültig bis 06.11.2022

[2] Suárez I, Fünger S, Kröger S et al. The diagnosis and treatment of tuberculosis.
Dtsch Arztebl Int, 116 (43): 729–735, 2019

[3] Tuberkulose im Erwachsenenalter (S2k-Leitlinie). AWMF-Register-Nr. 020–019. Stand: 30.06.2017 (in Überarbeitung), gültig bis 30.06.2021

[4] WHO Treatment of tuberculosis: guidelines – 4th ed. 2010. www.apps.who.int/iris/bitstream/handle/10665/44165/9789241547833_eng.pdf (Zugriff 10.12.2020)

[5] Arzneimittelkommission der deutschen Ärzteschaft „Aus der UAW-Datenbank" Schwere Immundefekte nach Behandlung mit Rituximab. Dtsch Arztebl, 115 (49), 2018

[6] Arzneimitteltherapie, Unabhängige Informationen zur Pharmakotherapie. B-Zell-Therapie bei Autoimmunerkrankungen; 28: 47–49, 2010

[7] Kelesidis T, Daikos G, Boumpas D et al. Does rituximab increase the incidence of infectious complications? A narrative review. Int J Infect Dis. 15 (1): e2–16, 2011

[8] Leung WH, Tsang SFD, Chim CS. Extrapulmonary tuberculous abscess in chronic lymphocytic leukaemia (CCl) treated with fludarabine: case report and review of literature. Am J Hematol. 79 (3): 246–247, 2005

[9] Cantini F, Nannini C, Niccoli L et al. Guidance for the management of patients with latent tuberculosis infection requiring biologic therapy in rheumatology and dermatology clinical practice. Autoimmun Rev; 14 (6): 503–509, 2015

[10] Guideline Treatment of tuberculosis in renal disease Version 3.0. www.health.qld.gov.au/__data/assets/pdf_file/0024/444507/tb-guideline-renal.pdf (Zugriff 12/2020)

[11] www.renaldrugdatabase.com (Zugriff 02/2020)

[12] Geisslinger G, Menzel S, Gudermann T et al. Mutschler Arzneimittelwirkungen. Pharmakologie, Klinische Pharmakologie, Toxikologie. 11. Aufl., Wissenschaftliche Verlagsgesellschaft Stuttgart, Stuttgart 2020

[13] Drezner MK, Agus ZS. Causes of vitamin D deficiency and resistance. UptoDAte, Version 19.3. Stand 07. 2011. https://somepomed.org/articulos/contents/mobipreview.htm?19/36/20032 (Zugriff 12/2020)

[14] Beubler E, Kompendium der Medikamentösen Schmerztherapie. 5. Aufl., Springer-Verlag, Wien 2012

[15] Isley WL. Effect of rifampin therapy on thyroid function tests in a hypothyroid patient on replacement L-thyroxine. Ann Intern Med, 107 (4): 517–518, 1987

[16] Bjornsson TD, Callaghan JT, Einolf HJ et al. The conduct of in vitro and in vivo drug-drug interaction studies: a PhRMA perspective. J Clin Pharmacol, 43 (5):443–469, 2003

[17] www.who.int/health-topics/tuberculosis (Zugriff 12/2020)

[18] RKI Ratgeber Tuberkulose. Stand: 2013. www.rki.de/DE/Content/Infekt/EpidBull/Merkblaetter/Ratgeber_Tuberkulose.html (Zugriff 12/2020)

[19] Robert Koch-Institut (Hrsg), Brodhun B, Altmann D et al. Bericht zur Epidemiologie der Tuberkulose in Deutschland für 2018. www.rki.de/DE/Content/InfAZ/T/Tuberkulose/Download/TB2018.pdf (Zugriff 12/2020)

22 Akutmanagement

Sepsis ... 333 | Polytrauma ... 340 | Delir in der Geriatrie ... 346 |
Delir auf der Intensivstation ... 353 | Status epilepticus ... 360

22.1 Sepsis

Dr. rer. nat. Damaris Meyn, Dr. med. Christian Reyher

22.1.1 Fallvorstellung

Frau G., 40 Jahre alt, Körpergröße 170 cm, Körpergewicht 70 kg, wurde mit Verdacht auf Sepsis unklarer Genese über die zentrale Notaufnahme (ZNA) auf die Intensivstation (ITS) aufgenommen. Die Patientin wurde aufgrund einer Hypermenorrhö vor zwei Wochen extern hysterektomiert (Klinikaufenthalt laut Patientin eine Woche, keine Komplikationen, Antibiotikatherapie unbekannt) und hatte am Vortag zweimalig Diarrhö und Temperaturen bis 39,5 °C. Bei Aufnahme war die Patientin hypoton (45/20 mmHg, tachykard (Herzfrequenz (HF) 145/min) und tachypnoeisch (Atemfrequenz 25/min). In der ZNA erfolgte die Abnahme von einem Blutkulturpärchen. Ein Sono-Abdomen, Echo, EKG und gynäkologisches Konsil waren unauffällig (Vaginalabstrich wurde abgenommen). Ein CT-Thorax/Abdomen/Becken mit Kontrastmittelgabe wurde aufgrund erhöhter Retentionsparameter noch nicht durchgeführt. Ein vor kurzem stattgefundener Auslandsaufenthalt sowie Tierkontakt wurden von der Patientin verneint. Sie habe keine weiteren Vorerkrankungen. Hausmedikation: Paracetamol bei Bedarf, in den vergangenen Tagen 1–2 Tbl. pro Tag. Der Patientin wurden 1000 ml einer kristalloiden Infusionslösung in der ZNA verabreicht und nach Blutabnahme eine antiinfektive Therapie mit Piperacillin/Tazobactam und Teicoplanin eingeleitet. Sie stoßen an Tag 2 (17 h nach Aufnahme) auf der ITS zur Patientin hinzu. Frau G. ist wach, orientiert, kreislaufinstabil mit hohem Katecholaminbedarf (RR-Werte 90/60 mmHg (entspricht mittlerem arteriellen Druck (MAD) = 70 mmHg, HF 100/min), gutem Gasaustausch und eingeschränkter Diurese.

22.1.2 Medikation und Laborwerte

Aktuelle Medikation

Wirkstoff mit Stärke und Darreichungsform	Dosierung	Kommentar, Indikation
Norepinephrin 5 mg/50 ml NaCl 0,9 %	0,42 µg/kg/min	▪ Vasopressor ▪ Bei einem KG von 70 kg
Piperacillin/Tazobactam Inf 4,5 g i. v. über 4h	1-1-1-1	▪ Kalkulierte Antibiotikatherapie ▪ Tag 2 (Bolusgabe von 4,5 g bei Therapiebeginn erfolgt)
Teicoplanin Amp 800 mg i. v.	1-0-1-0	▪ Kalkulierte Antibiotikatherapie ▪ Tag 2
Heparin 500 I. E./ml i. v.	0,8 ml/h	▪ Indikation: Thromboseprophylaxe ▪ Ziel aPTT: 40 s
Ranitidin 50 mg Amp i. v.	1-1-1-0	Stressulkusprophylaxe
Humanalbumin 20 % 100 ml Inf i. v.		Bei Bedarf, Volumentherapie bei Septischem Schock, einmalig bei Aufnahme auf ITS bekommen

Abweichende Laborwerte

Bezeichnung (Referenzbereich, Einheit)	Wert Tag 1	Wert Tag 2	Kommentar
Kreatinin (0,56–0,91 mg/dl) (50–80 µmol/l)	3,2 283	3,0 265	ANV AKIN-Stadium 3
eGFR MDRD (> 70 ml/min)	19	–	–
CRP (< 5 mg/l)	228	338	–
PCT (< 0,26 µg/l)	> 200	> 200	–
Leukozyten (3,5–9,8 × 1000/µl)	18,5	17,5	–
Bilirubin, gesamt (0,3–1,2 mg/dl)	1,3	1,3	–
Laktat (bis 2,0 mmol/l)	2,9	2,9	–

22.1.3 Fragen zum Fall

Woran erkennen Sie, dass sich die Patientin aktuell im septischen Schock befindet?

Die aktuelle Definition vom septischen Schock benötigt folgende Kriterien:

1. Vermutete oder dokumentierte Infektion + SOFA-Score ≥ 2 → Sepsis.

2. Notwendiger Vasopressoreinsatz trotz adäquater Flüssigkeitsgabe um MAD ≥ 65 mmHg zu steigern und Serum-Laktat > 2 mmol/l → septischer Schock.

Die auf den SIRS-Kriterien beruhenden Definitionen der Sepsis mussten aufgrund hoher Sensitivität, jedoch geringer Spezifität überarbeitet werden. Die neue Sepsis-3-Definition von 2016 stellt die Schwere der Organdysfunktion in den Mittelpunkt: „Sepsis ist eine lebensbedrohliche Organdysfunktion aufgrund einer fehlregulierten Körperantwort auf eine Infektion" [1]. Grundlage dieser bildet der **SOFA-Score** („Sequential (Sepsis-Related) Organ Failure Assessment Score") [2], der die Organdysfunktion anhand 6 Kriterien betrachtet (s. u.). Ein Anstieg des SOFA-Scores um ≥ 2 Punkte definiert die Sepsis bei vorliegender oder vermuteter Infektion. Der qSOFA-Score (quick Sepsis related Organ Failure Assessment-Score) [1] dient der Identifizierung von Patienten mit Sepsis außerhalb der ITS, um durch entsprechende Früherkennung und Initiierung von Maßnahmen der hohen Mortalität der Sepsis entgegenzuwirken. Er beinhaltet nur 3 Kriterien (s. u.) und ist positiv, wenn 2 der 3 Merkmale erfüllt werden.

Frau G. zeigte bereits bei ZNA-Aufnahme deutliche Anzeichen einer Infektion (Fieber, PCT- und CRP-Anstieg, Leukozytose). Der **qSOFA-Score** lag aufgrund der vorliegenden Hypotonie und Tachypnoe bei zwei Punkten. Durch das erhöhte Serum-Kreatinin, die hohe Noradrenalinlaufrate und das leicht erhöhte Bilirubin liegt der Anstieg des SOFA-Scores auf der ITS nun bei sieben Punkten. Bei der jungen Patientin ist davon auszugehen, dass der SOFA-Score vor Sepsisbeginn bei null lag. Frau G. hat somit eindeutig eine Sepsis, die nach ausreichender Flüssigkeitsubstitution den Einsatz eines Vasopressors erforderte.

Beim septischen Schock ist die Mortalität durch die verursachte Kreislaufreaktion sowie die zellulären und metabolischen Veränderungen stark erhöht. Klinisch äußert sich diese extreme Antwort in dem notwendigen Vasopressoreinsatz und dem steigenden Serum-Laktat. Auch hier erfüllt Frau G. die Kriterien. Es werden hohe Noradrenalindosen benötigt, um einen MAD ≥ 65 mmHg zu erzielen. Das Serumlaktat liegt bei 2,9 mmol/l.

- **qSOFA-Score** (1–3 Punkte):
  - Atemfrequenz > 22/min
  - Glasgow Coma Scale
  - systolischer Blutdruck < 100 mmHg
- **SOFA-Score** (0–24 Punkte):
  - PaO_2/FiO_2-Verhältnis
  - Glasgow Coma Scale
  - mittlerer arterieller Druck, Vasopressoreinsatz mit Wirkstoff und Dosis
  - Serum-Kreatinin bzw. Urinmenge
  - Serumbilirubin
  - Thrombozytenzahl

Welche Relevanz hat der Anstieg des Laktatspiegels?

Die Laktatkonzentration im Blut liegt normalerweise bei 1–1,5 mmol/l. Im Schock kommt es zu einer Minderperfusion der Organe. Die entstehende Gewebehypoxie erhöht durch die anaerobe Stoffwechsellage die Laktatkonzentration im Blut. Ein Laktatanstieg ist mit einer erhöhten Mortalität assoziiert. Laktatwerte liefern wichtige Informationen über den Progressionsverlauf und die Effizienz der Sepsisbehandlung. Bei erhöhten Werten über **2 mmol/l** sollte die initiale Messung je nach Klinik alle 2–4 h wiederholt werden [3].

Wie beurteilen Sie die Auswahl und Dosierung der Volumentherapie?

Der durch die Pathophysiologie der Sepsis (Vasodilatation + erhöhte Membranpermeabilität) entstehende **hohe Volumenbedarf** und die daraus resultierende hämodynamische Instabilität muss durch eine effektive Volumentherapie rasch behoben werden.

Frau G. wurde eine kristalloide Lösung in der ZNA infundiert. Die verabreichten 1000 ml hätten jedoch zunächst verdoppelt werden können, bevor die einmalige Gabe von 100 ml Humanalbumin 20 % erfolgte. Als Richtwert gilt die Volumensubstitution von mindestens 30 ml/kg KG kristalloider Lösung innerhalb der ersten drei Stunden nach Diagnosestellung [4]. Die Evidenz der kolloidalen Lösungen Humanalbumin und Gelatine ist weiterhin unklar, sodass eine schwache Empfehlung für den Einsatz mit Kristalloiden ausgesprochen wird [5]. Falls kolloidale Lösungen erwogen werden, ist Gelatine im vorliegenden Fall aufgrund des günstigeren Preises und der nicht vorliegenden Hypalbuminämie mit starker Ödembildung der Vorrang zu geben. Aufgrund der uneindeutigen Datenlage des Einsatzes von Humanalbumin bei Patienten mit Sepsis und septischem Schock zur hämodynamischen Stabilisierung spricht auch die Querschnitts-Leitlinie (BÄK) zur Therapie mit Blutkomponenten und Plasmaderivaten für diese Indikation keine Empfehlung aus [6]. Der Einsatz von Humanalbumin bei Sepsis bzw. septischem Schock sollte vor dem Hintergrund des hohen Preises, der Ressourcenknappheit und dem (wenn auch nur geringen) Risiko der Übertragung von Viren und Prionen in jedem Einzelfall streng abgewogen werden. Für HES existieren aktuell klare Kontraindikationen aufgrund erhöhter Nephrotoxizität und Mortalität [7, 8], woraufhin 2018 ein Rote-Hand-Brief veröffentlicht wurde. Durch ein erweitertes hämodynamisches Monitoring sollte der Volumenstatus überprüft und ein vorliegendes Defizit durch weitere Volumengabe (Kristalloide ± Gelatine) ausgeglichen werden.

Ist die Vasopressortherapie optimierbar?

Frau G. erhält leitliniengerecht Noradrenalin (NA) als Vasopressor der 1. Wahl. Nicht selten beobachtet man bei septischen Patienten ein Nachlassen der Katecholaminwirkung oder Weiterfortschreiten des septischen Schocks, sodass eine Dosissteigerung notwendig wird (katecholaminrefraktärer Schock). Um die hohen NA-Dosen und die damit verbundene Toxizität zu senken, kann **Vasopressin** ergänzt werden [5]. Vasopressin – das endogene Hormon der Neurohypophyse – führt über V1a-Rezeptoren ebenfalls zur Vasokonstriktion. Bei Frau G. sollte zunächst abgewartet werden, ob durch eine adäquate Volumensubstitution und die greifende Antibiotikatherapie der NA-Bedarf zügig abnimmt. Sind weiterhin hohe NA-Dosen nötig, kann die Gabe von Vasopressin erwogen werden [5]. Auch **Hydrocortison** kann bei katecholaminrefraktärem Schock ergänzt werden, um einen möglichen vasopressorsparenden Effekt zu erzielen [5–9]. Eine eindeutige Mortalitätssenkung konnte bisher nicht nachgewiesen werden. Die Senkung der Schocksymptomatik und eine relativ gute Verträglichkeit befürworten jedoch den Einsatz von Hydrocortison bei katecholaminrefraktärem Schock [10].

Welche Diagnostik ist noch zu empfehlen?

Eine umfassende **Lokalisationsdiagnostik** mit anschließender Sanierung des Sepsisherdes ist immens wichtig. Es wird die Probenabnahme von allen potenziellen Infektionsherden **vor** Beginn der antibiotischen Therapie empfohlen. In ca. 30 % der Sepsisfälle kann trotz eindeutiger klinischer Anzeichen kein mikrobiologisch gesicherter Infektionsnachweis geführt werden [3].

Die erhöhten Retentionsparameter stellen wegen der akuten Situation keine Kontraindikation für ein CT dar [11]. Dieses sollte schnellstmöglich nachgeholt werden. Frau G. wurde 1 Blutkulturpaar (empfohlen werden 3 Paare! [12]) sowie ein Vaginalabstrich abgenommen. Aufgrund der unklaren Ursache sind Urinsediment und Kultur jedoch ebenfalls wünschenswert und sollten trotz begonnener antiinfektiver Therapie noch abgenommen werden. Von einem Röntgen-Thorax wurde abgesehen, da eine gute Oxygenierungsfunktion in der Blutgasanalyse die Lunge als Fokus ausschließt. Bei wiederholtem Auftreten der Diarrhö sollte eine Stuhldiagnostik erfolgen.

Ist die antiinfektive Therapie leitliniengerecht ausgewählt?

Die schnelle (1 h nach Diagnosestellung) Einleitung einer adäquaten Antiinfektivatherapie ist für den Krankheitsverlauf entscheidend [5]. Die Abnahme der mikrobiologischen Diagnostik darf den Beginn einer antiinfektiven Therapie nicht verzögern. Die zeitgerechte mikrobiologische Probengewinnung stellt jedoch ein Qualitätskriterium dar.

Frau G. erhält leitliniengerecht bei unbekanntem Erreger und Infektionsherd zunächst eine **Kombinationstherapie** [5]. Für das Glykopeptid-Antibiotikum Teicoplanin und die daraus hervorgehende MRSA-Abdeckung besteht aufgrund fehlender Risikofaktoren (hohe MRSA-Rate, MRSA-Besiedelung) jedoch keine Indikation. Hier ist zu hinterfragen, ob Teicoplanin mit dem Glycylcyclin Tigecyclin verwechselt wurde, das bei gynäkologischen Patientinnen im septischen Schock kombiniert werden kann [13]. Grundsätzlich sollte bei schwerer Sepsis unklarer Genese auch immer an eine mögliche **Pilzinfektion** gedacht werden und daher bei vorliegenden Risikofaktoren (vor kurzem stattgefundene größere abdominelle OP, längere Behandlung mit Breitspektrum-Antibiotikum, *Candida*-Kolonisierung etc.) die antiinfektive Therapie mit einem Echinocandin ergänzt werden [5, 13, 14]. Frau G. erfüllt diese Risikofaktoren jedoch nicht.

Welche pharmakokinetischen Besonderheiten septischer Patienten können Sie dem Arzt für die Antibiotikatherapie nennen? Welche Dosierungsempfehlungen leiten Sie daraus ab?

Betalactam-Antibiotika weisen eine **zeitabhängige Bakterizidie** auf, d. h. die Zeit, in der die Blutspiegel des Antibiotikums über der minimalen Hemmkonzentration (MHK) des Bakteriums liegen, ist entscheidend für deren Wirksamkeit. Durch eine prolongierte bzw. kontinuierliche Gabe des Antibiotikums erhöht man die Zeit über der MHK und trägt somit zur Wirkverbesserung bei Patienten mit abweichenden pharmakokinetischen Parametern (u. a. Sepsis, septischer Schock, schwere Infektionen durch Erreger mit verminderter Wirksamkeit) bei. Die prolongierte Gabe eines Betalactam-Antibiotikums ist auch ohne Therapeutisches Drug Monitoring (TDM) sicher durchführbar [13].

Durch das kapilläre Leck und die erhöhte Volumenzufuhr erweitert sich der Extrazellulärraum bei septischen Patienten erheblich. Hydrophile Antibiotika wie die Betalactame sollten daher zunächst in hoher Dosis verabreicht werden. Ist der Körper durch eine entsprechend hohe Loading Dose jedoch aufgesättigt, muss ihm zur Aufrechterhaltung der Wirkspiegel nur noch die Menge an Wirkstoff zugeführt werden, die über die Ausscheidungsorgane eliminiert wird. Zu Beginn der Sepsis kann es zu einer gesteigerten renalen Clearance kommen (*augmented renal clearance*). Da im weiteren Verlauf der Sepsis Organdysfunktionen, so auch Niereninsuffizienz, auftreten, sollte die Dosis primär über die Niere ausgeschiedener Substanzen an die Nierenfunktion angepasst werden, um unnötig hohe Wirkspiegel und damit verbundene Nebenwirkungen zu senken.

Frau G. erhielt zu Beginn der antiinfektiven Therapie einen Bolus und direkt im Anschluss die erste prolongierte Gabe, sodass von einer ausreichenden Aufsättigung auszugehen ist. Die hohe Piperacillindosis von Frau G. (4 × 4,5 g prolongiert über 4 h, Tag 2) sollte nun an die deutlich eingeschränkte Nierenfunktion (eGFR (MDRD): 19 ml/min bzw. eGFR (Cockroft-Gault): 27 ml/min) angepasst und auf 2 × 4,5 g reduziert werden [15]. Die Formeln zur Berechnung der eGFR nach MDRD oder Cockroft Gault sind zwar nur für die chronische Niereninsuffizienz validiert, das hohe Kreatinin und die stark eingeschränkte Diurese (Urinmenge < 0,3 ml/kg/h) zeigen jedoch die akute Niereninsuffizienz klar an, sodass eine Dosisreduktion erfolgen sollte. Ein TDM kann durchgeführt werden, um die Dosisanpassung zu bestätigen. Die Piperacillindosis sollte täglich reevaluiert werden, da bei einer adäquaten Antiinfektivatherapie mit einer schnellen Erholung der Nierenfunktion zu rechnen ist und die Dosis dann wieder angehoben werden sollte. Eine Übersicht von Dosisempfehlungen häufig verabreichter Antiinfektiva auf der ITS bei normaler und eingeschränkter Nierenfunktion sowie unter dem Einsatz von Nierenersatzverfahren unterstützt Ärzte bei der Verordnung. Auch Pflegekräfte profitieren von solchen Übersichten und können ebenfalls intervenieren, wenn zu hohe Dosen bei eingeschränkter Nierenfunktion angeordnet sind.

Können Sie Empfehlungen zur Supportivtherapie geben?

Frau G. kann hochdosiert intravenöses **Vitamin C** verabreicht werden, dem bei septischen Patienten ggf. in Kombination mit Thiamin und Hydrocortison ein Mortalitätsvorteil zugesprochen wird [16, 17]. Größere randomisierte Studien, die aktuell laufen, bestätigen ggf. den noch vagen positiven Einfluss von Vitamin C, dessen Wirkung auf die antioxidativen Eigenschaften sowie auf immunmodulatorische und neuroprotektive Effekte zurückgeführt wird [18]. Möglicherweise hat die Gabe von Hydrocortison und Thiamin synergistische Effekte.

Da Frau G. keinerlei gastrointestinale Risikofaktoren aufweist und oral ernährt wird, sollte die zu hoch dosierte **Stressulkusprophylaxe** mit Ranitidin abgesetzt werden, um Nebenwirkungen (Pneumonie, *Clostridioides-difficile*-Infektionen) zu vermeiden [5].

22.1.4 Empfehlungen des Apothekers

- Umfassende Diagnostik empfehlen: Fokussuche bzw. Fokussanierung ist primäres Ziel der Sepsistherapie!
- Abnahme von 2–3 Blutkulturpärchen sowie Urinsediment und -kultur anregen.
- Katecholaminwirkung verbessern.
  - **Vasopressin** ergänzen, falls trotz optimiertem Volumenstatus weiterhin hohe NA-Dosen (in der Literatur nicht genau definiert) erforderlich sind, um Ziel-MAD zu erreichen (bis 0,03 U/min bzw. 1 µg/kg KG/h [19]).
  - **Hydrocortison** ergänzen (200 mg/d kontinuierlich i. v., ausschleichen sobald NA-Dosis sinkt; Therapiedauer i. d. R. 5–7 Tage), falls trotz optimierter Volumentherapie weiterhin hohe Katecholamindosen notwendig sind.
- Antiinfektive Therapie optimieren.
  - **Piperacillin/Tazobactam**-Dosis reduzieren auf 2 × 4,5 g, Reevaluation nach 24 und 48h; TDM, wenn verfügbar.
  - **Teicoplanin** absetzen und ggf. **Tigecyclin** ergänzen (Start: 200 mg, danach 100 mg 1-0-1 [13]).

- Empfehlungen zur Supportivtherapie aussprechen.
- **Ranitidin** absetzen.

Gut zu wissen

Blutglucosekontrolle

Von einer strengen Blutglucosekontrolle wird wegen der Gefahr von Hypoglykämien mittlerweile abgesehen. Eine Insulingabe ist lediglich notwendig, wenn der **Blutglucosewert ≥ 180 mg/dl (10 mmol/l)** ansteigt [5].

Verdacht einer heparininduzierten Thrombozytopenie (HIT) bei Sepsis

Durch die Pathophysiologie der Sepsis kommt es häufig zu einem Thrombozytenabfall, der auf den Verdacht einer HIT schließen könnte. Bei der Beurteilung des Risikos für eine HIT sollte daher der **4T-Score** unbedingt beachtet werden. Neben Sepsis können auch Nierenersatztherapieverfahren (▶ Kap. 24.1), extrakorporale Membranoxygenierung (ECMO) und UAW von anderen Arzneimitteln zu einer deutlichen Reduzierung der Thrombozytenzahl führen.

Literatur

[1] Singer M, Deutschman CS, Seymour CW et al. The Third International Consensus Definitions for Sepsis and Septic Shock (Sepsis-3). JAMA, 315 (8): 801–810, 2016

[2] Vincent JL, Moreno R, Takala J et al. The SOFA (Sepsis-related Organ Failure Assessment) score to describe organ dysfunction/failure. On behalf of the Working Group on Sepsis-Related Problems of the European Society of Intensive Care Medicine. Intensive Care Med, 22 (7): 707–710, 1996

[3] Braun J, Preuss R, Herausgeber. Klinikleitfaden Intensivmedizin. 10. Aufl., Elsevier-Verlag, 2019

[4] Simon T, Marx G. Volumentherapie. In: Die Intensivmedizin. 11. Aufl., Springer. S. 288–292, 2011

[5] Rhodes A, Evans LE, Alhazzani W et al. Surviving Sepsis Campaign: International Guidelines for Management of Sepsis and Septic Shock: 2016. Intensive Care Med, 43 (3): 304–377, 2017

[6] Bundesärztekammer. Querschnitts-Leitlinien (BÄK) zur Therapie mit Blutkomponenten und Plasmaderivaten. 4. Aufl., 2014

[7] Mutter TC, Ruth CA, Dart AB. Hydroxyethyl starch (HES) versus other fluid therapies: effects on kidney function. Cochrane Database Syst Rev, (7): CD007594, 2013

[8] Haase N, Perner A, Hennings LI et al. Hydroxyethyl starch 130/0.38–0.45 versus crystalloid or albumin in patients with sepsis: systematic review with meta-analysis and trial sequential analysis. BMJ, 346: f 839, 2013

[9] Russell JA. Vasopressor therapy in critically ill patients with shock. Intensive Care Med, 45 (11): 1503–1517, 2019

[10] Ritzel K, Reincke M, Nitschmann S. Corticoids in patients with septic shock : Adjunctive glucocorticoid therapy in patients with septic shock (ADRENAL) trial and Hydrocortisone plus fludrocortisone for adults with septic shock (APROCCHSS). Internist, 59 (8): 868–870, 2018

[11] Goto Y, Koyama K, Katayama S et al. Influence of contrast media on renal function and outcomes in patients with sepsis-associated acute kidney injury: a propensity-matched cohort study. Crit Care Lond Engl, 23 (1): 249, 2019

[12] Podbielski A (Hrsg). MiQ: Qualitätsstandards in der mikrobiologisch-infektiologischen Diagnostik Grundwerk Heft 1–35c zur Fortsetzung. 2. Elsevier-Verlag, 2019
[13] PEG, Herausgeber. S2k-Leitlinie: Kalkulierte parenterale Initialtherapie bakterieller Erkrankungen bei Erwachsenen – Update 2018 AWMF-Register-Nr. 082–006
[14] Pappas PG, Kauffman CA, Andes DR et al. Clinical Practice Guideline for the Management of Candidiasis: 2016 Update by the Infectious Diseases Society of America. Clin Infect Dis Off Publ Infect Dis Soc Am, 62 (4): e1–50, 2016
[15] Caddy: Calculator to Approximate Drug-Dosing in Dialysis [Internet, zitiert 4. November 2019]. www.thecaddy.de/de/caddy/caddy/ (Zugriff 04/2020)
[16] Fowler AA, Truwit JD, Hite RD et al. Effect of Vitamin C Infusion on Organ Failure and Biomarkers of Inflammation and Vascular Injury in Patients With Sepsis and Severe Acute Respiratory Failure: The CITRIS-ALI Randomized Clinical Trial. JAMA, 322 (13): 1261–1270, 2019
[17] Marik PE, Khangoora V, Rivera R et al. Hydrocortisone, Vitamin C, and Thiamine for the Treatment of Severe Sepsis and Septic Shock: A Retrospective Before-After Study. Chest, 151 (6): 1229–1238, 2017
[18] Spoelstra-de Man AME, Oudemans-van Straaten HM, Berger MM. Adjuvant vitamin C for sepsis: mono or triple? Crit Care Lond Engl, 23 (1): 425, 2019
[19] Morelli A, Ertmer C, Rehberg S et al. Continuous terlipressin versus vasopressin infusion in septic shock (TERLIVAP): a randomized, controlled pilot study. Crit Care Lond Engl, 13 (4): R130, 2009

22.2 Polytrauma

Dr. rer. nat. Nora Kessemeier, PD Dr. med univ. Caroline-Barbara Rolfes

22.2.1 Fallvorstellung

Herr D., 65 Jahre alt, Körpergröße 1,85 m, Köpergewicht 90 kg, ist mit dem Motorrad auf der Landstraße bei 50 km/h in einer Kurve verunglückt. Initial ist er wach und verzögert adäquat, im Verlauf kommt es zu einer zunehmenden Bewusstseinseintrübung. Beim Eintreffen des Notarztes hat er einen Glasgow Coma Scale (GCS) von 6 (◘ Tab. 24.2), weshalb sich der Notarzt zu einer Schutzintubation entschließt. Anschließend erfolgt der Transport mit dem Rettungshubschrauber in die Klinik. Im Schockraum wird im Rahmen der FAST-Sonografie freie Flüssigkeit im Abdomen festgestellt. Im cCT können intrakranielle Blutungen ausgeschlossen werden. In der weiteren CT-Diagnostik zeigen sich eine Rippenserienfraktur und Lungenkontusion rechts, sowie eine geschlossene Femurfraktur links. Die intraabdominelle Flüssigkeit stammt von einer Leber- und Milzruptur. Beim Patienten wird notfallmäßig eine Splenektomie und ein Leberpacking durchgeführt. Ebenfalls wird die Femurfraktur operativ versorgt. Da der Zustand des Patienten kritisch ist, wird er postoperativ auf die Intensivstation zur weiteren Behandlung verlegt. Er ist intubiert, beatmet, analgosediert und benötigt einen Vasopressor zur Kreislaufstabilisierung. Er ist mit einem ZVK in der V. jug. int. links, einer Magensonde und einem Blasenkatheter versorgt. Die Blutdruckmessung erfolgt invasiv über einen Katheter in der rechten A. radialis. Intraoperativ wurden zwei Bauchdrainagen gelegt.

Als Vorerkrankungen ist eine Hypothyreose bei Z. n. Hemithyreoidektomie bekannt, die mit L-Thyroxin 75 µg/d behandelt wird. Gegen gelegentliches Sodbrennen wurden Herrn D. Pantoprazol Tabletten 20 mg bei Bedarf von seinem Hausarzt verordnet.

Sie sehen den Patienten an Tag 5 nach seiner Aufnahme auf die Intensivstation.

22.2.2 Medikation und Laborwerte

Aktuelle Medikation

Wirkstoff mit Stärke und Darreichungsform	Dosierung	Kommentar, Indikation
Parenterale Ernährung (Aminosäuren, Glucose, MCT/LCT-Lipidemulsion und Elektrolyte) (1435 kcal/1875 ml) + Vitamine und Spurenelemente	75 ml/h	■ Dauerinfusion ■ 1350 kcal pro Tag
Enterale Ernährungslösung 1 kcal/ml	15 ml/h	■ Aufbau der enteralen Ernährung ■ 360 kcal pro Tag
Vollelektrolytlösung 1000 ml Inf i. v.	42 ml/h	■ Volumentherapie ■ Dauerinfusion
Norepinephrin 5 mg/50 ml NaCl 0,9 % i. v.	0,2 mg/h (2 ml/h)	Kreislaufunterstützung
Sufentanil 0,25 mg/50 ml NaCl 0,9 % i. v.	20 µg/h (4 ml/h)	Analgesie
Propofol 2 % 50 ml (20 mg/ml) Inf i. v.	270 mg/h (3 mg/kg KG/h)	Sedierung
Heparin 25 000 IE/50 ml NaCl Inf i. v.	1000 IE/h (2,0 ml/h)	■ Thromboseprophylaxe ■ Ziel-PTT: 40–60
Insulin 50 IE/50 ml NaCl 0,9 % Inf i. v.	1 IE/h (1 ml/h)	BZ-Einstellung
Furosemid 250 mg/50 ml NaCl 0,9 % Inf i. v.	12,5 mg/h (2,5 ml/h)	Forcierte Diurese
Pantoprazol 20 mg TMR	1-0-0-0	■ Hausmedikation, über Magensonde ■ Sodbrennen
L-Thyroxin 75 µg Tbl	1-0-0-0	■ Hausmedikation, über Magensonde ■ Hemithyreoidektomie
Macrogol Btl	1-0-1-0	■ Über Magensonde ■ Prophylaxe einer opiat-induzierten Obstipation

Abweichende Laborwerte

Bezeichnung (Referenzbereich, Einheit)	Wert Tag 1	Wert Tag 4	Wert Tag 5
Thrombozyten (150 000–400 000/µl)	212 000	114 000	58 000
CK (0–170 U/l)	1004	2989	2579
TSH (0,27–4,2 µIU/ml)	0,97	-	6,7
fT_3 (3,4–7,2 pmol/l)	5,6	-	3,4
fT_4 (9,4–25,1 pmol/l)	12,3	-	3,8

22.2.3 Fragen zum Fall

Wie beurteilen Sie die Auswahl und Dosierung der Antikoagulation?

Zur Antikoagulation wurde **Heparin** gewählt, vor dem Hintergrund, dass bei Polytraumapatienten Re-Operationen erforderlich sein können. Durch die kurze Halbwertszeit des Heparins (bei intravenöser Gabe HWZ = 90–120 min; **Cave**: interindividuell variabel) und der Möglichkeit der Antagonisierung durch Protamin ist es in diesem Fall das Mittel der Wahl [1]. Beachtung sollte jedoch dem Abfall der Thrombozytenzahl geschenkt werden, da es unter der Gabe von Heparin zu einer **heparininduzierten Thrombozytopenie** (HIT) kommen kann. Bei dem Patienten im dargestellten Fall sollte, falls nicht bereits erfolgt, zur Abschätzung des Risikos für eine HIT der 4T-Score zur Anwendung kommen und ggf. die erforderliche Labordiagnostik durchgeführt werden [2, 3]. Bei einer hohen Wahrscheinlichkeit für eine HIT sollte eine Umstellung der Antikoagulation auf Argatroban in Betracht gezogen werden (**Cave**: bei schweren Leberfunktionsstörungen).

Was ist bei Patienten nach Splenektomie zu beachten?

Als größtes lymphatisches Organ des Menschen spielt die Milz unter anderem eine Rolle bei der **Abwehr von kapselbildenden Bakterien**. Ein Verlust der Milz geht daher mit einer erhöhten Neigung zu Infektionen ausgelöst durch Pneumokokken, aber auch Haemophilus influenzae B und Meningokokken einher. Unter den Begriffen „Post-Splenektomie-Sepsis“ (PSS) oder „Overwhelming Post-Splenectomy Infection“ (OPSI) wird dieses Syndrom in der Literatur beschrieben [4, 5].

Das Robert Koch-Institut empfiehlt für asplenische Patienten die **Impfung** gegen Pneumokokken, zuerst mit einem Konjugatimpfstoff aufgrund möglicherweise besserer Immunogenität, gefolgt von einem Polysaccharidimpfstoff mit breiter Abdeckung. Außerdem wird empfohlen, die Impfung gegen Haemophilus influenzae B, Meningokokken (Serotypen ACWY als Konjugatimpfstoff; ggf. nach ärztlicher Abwägung zusätzlich Serotyp B) und falls verfügbar gegen die saisonale Influenza [6]. In der Regel erfolgt die Impfung sobald sich der Zustand der Patienten stabilisiert hat, bzw. nach dem Aufenthalt auf der Intensivstation. Umso wichtiger ist die Aufnahme der Impfindikation in den Verlegungs- bzw. Entlassbericht. Die Indikation für eine dauerhafte Antibiotikaprophylaxe sollte patientenindividuell abgewogen werden. Die Empfehlungen in der Literatur hierzu sind ambivalent [7, 8].

Welche Relevanz hat die erhöhte CK?

Durch das Trauma beim Unfall ist Muskelgewebe durch Quetschung und/oder Prellung beschädigt worden. Das beschädigte Muskelgewebe setzt beim Zelluntergang unter anderem Myoglobin frei, welches zu einem akuten Nierenversagen (ANV) führen kann (sog. **Crush-Niere**). Es wird empfohlen, zur Vorbeugung des ANV eine **forcierte Diurese** durchzuführen (▸ Kap. 13.1). Wenig evident, auf Expertenmeinung basierend, wird auch eine Alkalisierung des Harns diskutiert [9]. Eine Hämodiafiltration mit Super-high-flux-Filtern oder mit bspw. mit einem Cytosorb® Filter scheint ebenfalls effektiv bei der Entfernung des Myoglobins aus dem Blut zu sein und bei der Behandlung der mit einem akuten Nierenversagen einhergehenden Rhabdomyolyse einen positiven Effekt zu haben [1, 10–12].

Wie beurteilen Sie die Weiterführung der Hausmedikation?

Die Weiterführung der Hausmedikation L-Thyroxin ist bei Intensivpatienten angebracht und erforderlich, um einem Entgleisen der Schilddrüsenfunktion entgegenzuwirken. Ein verkomplizierender Faktor ist es, wenn die Schilddrüsenpräparate über die **Magensonde** verabreicht werden, insbesondere, wenn bereits die enterale Ernährung wieder aufgebaut wird. Je nach Stationsstandard kann der Fall eintreten, dass die Patienten über 24 Stunden kontinuierlich Ernährungslösung über die Magensonde zugeführt bekommen und somit zu keinem Zeitpunkt nüchtern sind. Wird nun L-Thyroxin verabreicht, so ist die Wahrscheinlichkeit groß, dass es zu **Resorptionsstörungen** durch die gleichzeitige Applikation der Sondennahrung kommt. Ein **erhöhter TSH-Wert** kann hier einen Hinweis liefern.

Durch den erhöhten Stress, dem Patienten auf der Intensivstation ausgesetzt sind, kann es zur Entwicklung eines **Stressulkus** kommen. Die Risikofaktoren für die Entwicklung eines Stressulkus sind unter anderem eine invasive Beatmung, eine Koagulopathie, Arzneimittel, die die Gerinnung hemmen, Arzneimittel, die die Entstehung von Ulzera fördern, Polytrauma sowie eine unvollständig aufgebaute enterale Ernährung [13, 14]. Zur Vorbeugung des Stressulkus sind derzeit nur ausgewählte H_2-Antihistaminika zugelassen, gängige Praxis ist jedoch auch der Einsatz von PPI [14]. Die Pantoprazoltabletten, die Herr D. bereits von seinem Hausarzt verordnet bekam, können durch die Applikation per Magensonde nicht ihre volle Wirksamkeit zu diesem Zweck erfüllen. Durch das **Mörsern** der Tabletten wird der **magensaftresistente Überzug zerstört** und der Wirkstoff wird bereits im Magen des Patienten durch die Säure aktiviert und kann somit nicht mehr die Protonenpumpen der Magenschleimhaut hemmen.

Wie kann der Stationsapotheker zu einer Optimierung der Betreuung von Patienten mit Splenektomie beitragen?

Prüfen Sie die Möglichkeit der Einführung des **Splenektomieausweises** in Ihrem Haus, damit alle Patienten mit Asplenie die für sie erforderlichen Impfungen erhalten und sich des Risikos des OPSI bewusst sind. Die SPLEEN-OFF-Studie hat gezeigt, dass nur bei 20 % der Splenektomiepatienten eine ausreichende Impfung durchgeführt wurde. Splenektomieausweise können über www.asplenie-net.org/notfallpass/ bestellt werden [5, 15].

22.2.4 Empfehlungen des Apothekers

Die Empfehlungen 1–3 sollten in numerischer Reihenfolge **priorisiert** werden, da bei diesen Interventionen der Handlungsbedarf relativ akut ist. Empfehlung 4 bezieht sich auf die Zeit, sobald sich der Patient stabilisiert hat und kann, wenn nötig, zu einem späteren Zeitpunkt besprochen werden. Empfehlung 5 ist optional, da den meisten Intensivmedizinern das Propofol-Infusions-Syndrom (PRIS) geläufig sein sollte. Bei Assistenzärzten, die neu auf der Intensivstation sind oder bei möglichen Anzeichen für PRIS bekommt diese Empfehlung eine höhere Relevanz.

- **Empfehlung 1**: Heparin + niedrige Thrombozyten
  - Klärung, ob bereits ein **4T-Score** erhoben wurde, bzw. eine HIT-Diagnostik eingeleitet wurde; ggf. Empfehlung der Umstellung der Antikoagulation, sofern eine HIT nicht ausgeschlossen werden kann.
- **Empfehlung 2: Pantoprazoltabletten** bei Applikation über Magensonde austauschen
  - Ggf. ein PPI mit einer **MUPS® Formulierung** vorschlagen (z. B. Esomeprazol) oder den PPI auf eine i. v. Gabe umstellen; wichtig: Indikation der Stressulkusprophylaxe zu überprüfen, PPI absetzen, sofern Indikation nicht mehr gegeben.
- **Empfehlung 3**: L-Thyroxin nach Möglichkeit nüchtern verabreichen
  - Rücksprache mit der Pflege, ob Refluxpause bei der Ernährung eingehalten wird (sofern nicht in der Kurve dokumentiert); ggf. Umsetzbarkeit erfragen, inkl. Risikoabwägung bezüglich möglicher Hypoglykämie bei gleichzeitiger Insulingabe; Rücksprache mit dem Arzt: **L-Thyroxin** 30 min vor Ende der **Ernährungspause** ansetzen, TSH-Werte weiterhin überprüfen; bei weiterem Anstieg des TSH im Verlauf ggf. Rücksprache mit Pflege bezüglich der Applikation, Rücksprache mit Arzt bezüglich einer Resorptionsstörung (bei Vorliegen einer Resorptionsstörung die Möglichkeit der i. v.-Applikation für den Patienten abwägen).
- **Empfehlung 4:** Überprüfung des **Impfstatus** und Empfehlung der Impfung nach RKI, falls bereits möglich auf der Intensivstation; falls nicht möglich, Impfempfehlung in Verlegungs-/Entlassbericht aufnehmen, Patienten mit Splenektomieausweis versorgen.
  - Ggf. Follow-up des Patienten auf der peripheren Station, falls die Impfung nicht auf der Intensivstation durchgeführt werden konnte.
- **Empfehlung 5:** Überwachung des Patienten hinsichtlich eines **Propofol-Infusions-Syndroms** (PRIS), da **CK-Erhöhung** (CK ist indirekter Marker für das PRIS) bereits durch traumatisch bedingten Muskeluntergang erhöht; ggf. Empfehlung der Prüfung des Einsatzes alternativer Substanzen.

Gut zu wissen

Propofol-Infusions-Syndrom

Als eine seltene, schwerwiegende Komplikation kann es bei der Verabreichung von Propofol zum sog. Propofol-Infusions-Syndrom (PRIS) kommen. Am häufigsten tritt es bei Kindern mit Atemwegsinfektionen, Patienten mit schweren Kopfverletzungen und bei Patienten, die höhere, als die im Rahmen der Intensivbehandlung zur Sedierung zugelassenen Dosierungen erhalten haben, auf. Bestandteil des Symptomkomplexes können u. a. sein: metabolische Azidose, Rhabdomyolyse (dadurch CK-Erhöhung), Hyperkaliämie, Triglyceriderhöhung, Nierenversagen, Urinverfärbung, Herzrhythmusstörung und/oder rasch progredientes Herzversagen. Beim Vorliegen eines PRIS ist es dringend erforderlich, das Sedativum unverzüglich zu wechseln. Ein Risikofaktor für das Auftreten eines PRIS sind **Dosen über 4 mg/kg KG/h** über mehr als 48 h. Achtung, Propofol kann bei manchen Patienten zu einer grünen Färbung des Urins führen, dies muss nicht zwingend auf das Vorliegen eines PRIS hindeuten [16].

Low-T_3-Syndrom

Während des Intensivaufenthaltes oder im Rahmen einer schweren Allgemeinerkrankung kann es zum sog. „Low-T_3-Syndrom" kommen. Hierbei wird die Monodejodination von T_3 (biologisch aktive Form) zu rT_3 (biologisch inaktiv) gelenkt. Dadurch zeigt sich im Laborbefund ein erniedrigtes T_3. Es handelt sich hierbei in der Regel um eine nicht behandlungsbedürftige euthyreote Stoffwechsellage, sodass eine Substitution oder Erhöhung der Dosis von L-Thyroxin nicht erforderlich ist [17].

Literatur

[1] Mann V et al. Polytraumaversorgung auf der Intensivstation. Anaesthesist, 59, 739–764, 2010

[2] Warkentin TE. Heparin-induced thrombocytopenia: diagnosis and management. Circulation, 110: e454-e458,2004

[3] Hagemann, O. Laborlexikon.de: das Lexikon der Labormedizin. Dorsten, ISSN: 1860–966X, 1999

[4] Theilacker C, Kern WV. Sepsisprävention nach Splenektomie. Dtsch Med Wochenschr, 138: 1729–1733, 2013

[5] Theilacker C et al. Overwhelming Postsplenectomy Infection: A Prospective Multicenter Cohort Study. Clinical Infectious Diseases, 62 (7): 871–878, 2016

[6] Robert Koch-Institut: Impfungen bei Asplenie (Entfernung der Milz oder Ausfall der Organfunktion). www.rki.de/SharedDocs/FAQ/Impfen/AllgFr_Grunderkrankungen/FAQ01.html (Zugriff 09.11.2019)

[7] Keenan RD et al. Do post-splenectomy patients take prophylactic penicillin? Brit J of Haematology, 105 (2): 509, 1999

[8] Pasternack MS et al. Prevention of infection in patients with impaired splenic function. UpToDate®. www.uptodate.com (Zugriff 15.01.2020)

[9] Wilhelm W. Praxis der Intensivmedizin, 2.Aufl., Springer Verlag, 2013

[10] Zutt R et al. Rhabdomyolysis: Review of the literature. Neuromuscular Disorders, 24 (8): 651–659, 2014

[11] Petejova and Martinek: Acute kidney injury due to rhabdomyolysis and renal replacement therapy: a critical review. Critical Care, 18: 224, 2014

[12] Bosch X et al. Rhabdomyolysis and Acute Kidney Injury. N Engl J Med, 361: 62–72, 2009

[13] Tryba M, Cook D. Current Guidelines on Stress Ulcer Prophylaxis. Drugs, 54 (4): 581–596, 1997

[14] Young PJ, Bagshaw SM et al. Effect of Stress Ulcer Prophylaxis With Proton Pump Inhibitors vs Histamine-2 Receptor Blockers on In-Hospital Mortality Among ICU Patients Receiving Invasive Mechanical Ventilation: The PEPTIC Randomized Clinical Trial. JAMA, online first 2020

[15] Asplenie-Net: Notfallpass, www.asplenie-net.org/notfallpass/ (Zugriff 02.11.2019)

[16] Mirrakhimov AE et al. Propofol Infusion Syndrome in Adults: A Clinical Update. Critical Care Research and Practice, Article ID 260385, 10 pages, 2015

[17] Hagemann O. Laborlexikon.de: das Lexikon der Labormedizin. Dorsten, ISSN: 1860–966X, 1999

22.3 Delir in der Geriatrie

Dr. Yvonne M. Pudritz MSc, Dr. med. Sebastian Martini

22.3.1 Fallvorstellung

Herr K., 82 Jahre alt, wurde durch den Notarzt auf die Intensivstation einer Universitätsklinik aufgenommen. Bei Aufnahme litt der Patient an einer schweren respiratorischen Globalinsuffizienz mit deutlich erhöhten Entzündungsparametern und Bakteriennachweis im Bronchialsekret. Trotz antibiogrammgerechter Therapie besserten sich der Infekt und die respiratorische Situation nur langsam und der Patient entwickelte ein infektgetriggertes hyperaktives Delir. Das Delir wurde sowohl mit nichtmedikamentösen Maßnahmen (s. u.) als auch medikamentös mit Risperidon und Clonidin behandelt.

Als weitere Vorerkrankungen bestehen bei Herrn K. zusätzlich ein Morbus Parkinson, ein chronisches Schmerzsyndrom sowie eine Myasthenia gravis (M. Gravis) mit überwiegend okulärer Beteiligung. Im EKG ist eine auf 500 ms verlängerte QTc-Zeit auffällig. Bei Übernahme auf die Normalstation wird das delirante Syndrom als regredient beschrieben. Das Pflegepersonal zeichnet nach der ersten Nacht auf Normalstation ein etwas anderes Bild: Herr K. hielt die Pflege auf Trab, indem er das Zimmer umräumte und verlangte, die Polizei zu sprechen. Im Verlauf der Nacht wurde er zunehmend unruhiger, desorientierter und agitierter. Die Medikamenteneinnahme (Risperidon) wird von ihm verweigert. Sicherheitsdienst, Dienstarzt und der diensthabende Psychiater werden gerufen. Als der Sicherheitsdienst vom sich zu verbarrikadieren versuchenden Patienten mit einem Rasiermesser angegriffen wird, muss auch die Polizei kommen. Eine Medikamenteneinnahme wird vom Patienten in dieser Situation strikt abgelehnt. Erst nach Abzug der Polizei gelingt es dem Dienstarzt zusammen mit Pflegepersonal und Angehörigen, den Patienten zu beruhigen. Am Folgetag stimmt er der Medikamenteneinnahme zu und wird nach einigen Tagen orientierter und ruhiger. Er arbeitet gut mit der Pflege und den Therapeuten mit; seine Rückenschmerzen können besser therapiert werden. Die antibiotische Therapie kann bei rückläufigen Entzündungsparametern beendet werden.

22.3.2 Medikation und Laborwerte

Aktuelle Medikation bei Übernahme von der Intensivstation

Wirkstoff mit Stärke und Darreichungsform	Dosierung	Kommentar, Indikation
Azathioprin 50 mg Ftbl	1-0-0-0	M. Gravis
Prednisolon 5 mg Tbl	3-0-0-0	M. Gravis
Levo-/Carbidopa 100/25 mg Tbl	1-0-1-2	Morbus Parkinson
Ropinirol 2 mg Ftbl	1-0-0-1	Morbus Parkinson
Mirtazapin 45 mg Ftbl	0-0-0-1	Depression
Pyridostigmin 60 mg Ftbl	1-1-1-3	M. Gravis
Colecalciferol 1000 I. E. Tbl	1-0-0-0	Osteoporoseprophylaxe

Wirkstoff mit Stärke und Darreichungsform	Dosierung	Kommentar, Indikation
Captopril 12,5 mg Tbl	1-0-1-0	Hypertonus
Piperacillin/Tazobactam 4,5 g Inf i.v.	1-1-1-0	Pneumonie

Abweichende Laborwerte

Bezeichnung (Referenzbereich, Einheit)	Wert Tag 1	Wert Tag 17	Wert Tag 26
eGFR CKD-EPI (> 70 ml/min/1,73 m^2)	41	71	91
CRP (≤ 0,5 mg/dl)	32	0,3	0,1
Leukozyten (3,9–11,0 GPt/l)	15,7	23	6,07
Hb (13,9–17,5 g/dl)	13,6	13,8	13,7
Thrombozyten (150–400 GPt/l)	211	398	202

22.3.3 Fragen zum Fall

Der Patient litt unter einem Delir multifaktorieller Genese. Was können Auslöser (medikamentös/nichtmedikamentös) für ein Delir sein?

Es gibt (prädisponierende) **Risikofaktoren** für die Entstehung eines Delirs. Zu diesen zählen: Hohes Alter (> 70 Jahre), männliches Geschlecht, Seh- und Hörminderung, Multimorbidität, Polypharmazie, (bereits bestehende) Demenz (auch z. B. im Rahmen eines Morbus Parkinson) oder andere kognitive Einschränkungen, Suchterkrankungen (z. B. Alkoholabhängigkeit), Mangelernährung, chronische Niereninsuffizienz und Exsikkose.

Zu diesen Risikofaktoren müssen sich dann noch **gewisse Auslöser** hinzu kommen, z. B. Infektionen, Dehydratation und Elektrolytstörungen (**Cave**: Sommerhitze, Diuretika), chirurgische Eingriffe, Schmerzen, Schlaflosigkeit, Stress, Medikamente (u. a. Anticholinergika, Opioide, Benzodiazepine, Gyrasehemmer/Chinolone, Aciclovir), Harnverhalt, zerebrale Erkrankungen wie Schlaganfall oder traumatische Hirnverletzungen, Aufenthalt auf Intensivstation (◘ Tab. 22.3).

Welche möglichen Auslöser können Sie aus der Fallbeschreibung identifizieren?

Bei Herrn K. treffen mehrere Punkte zu:

- Er hat eine schwere Infektion (Pneumonie mit Sepsis),
- er befand sich auf der Intensivstation,
- er erhält bereits mehrere Arzneimittel, die aufgrund ihrer anticholinergen Wirkung ein erhöhtes Delir-Risiko mitbringen (◘ Tab. 22.1).

Ab einem ACB-Score > 2 sollte eine Reduktion angestrebt werden [1]. Ein Absetzen ist jedoch nicht immer möglich, dann sollte alternativ eine Dosisreduktion erwogen werden. Auf jeden Fall sollte der Patient auf anticholinerge Nebenwirkungen (z. B. Mundtrocken-

▫ **Tab. 22.1** Beurteilung der anticholinergen Belastung mithilfe des Anticholinergic Burden (ACB)-Scores nach Kiesel. Nach [1]

Wirkstoff	ACB
Azathioprin	1
Captopril	1
Levodopa	1
Mirtazapin	1
Prednisolon	1
Gesamtscore	5

heit, Miktionsstörung, Tachykardie, Verwirrtheit, Schwindel, Unruhe) hin überwacht werden.

Wie ist die nichtmedikamentöse Behandlung auf der Akutgeriatrie zu bewerten?

Neben dem Ausschalten der auslösenden Faktoren, z. B. durch das Absetzen von Delir-fördernden Medikamenten, adäquater Infekt- und Schmerzbehandlung, ist auch eine **empathische Betreuung des Patienten** durch **Pflege- und Ärztepersonal** unter **Einbeziehung der Angehörigen** wichtig. Patienten im Delir leiden häufig an einer akuten Bewusstseins-, Aufmerksamkeits- und Gedächtnisstörung. Selbst wenn der Eindruck entsteht, dass der Patient zur Situation orientiert ist und Gesprächen folgen kann, kann es vorkommen, dass er/sie sich nicht an das gerade Besprochene erinnern kann (**hypoaktives Delir**). Der delirante Patient erkennt unter Umständen Angehörige, wird ihnen aber trotzdem nicht glauben, wenn sie versuchen, die Situation zu erklären. Es ist wichtig, eine ruhige und sichere Umgebung zu schaffen. Die Orientierung der Patienten kann durch verschiedene Maßnahmen verbessert werden [2–4]:

- Vermeidung von Reizüberflutung
- Behebung sensorischer Beeinträchtigungen (Hörgerät (mit Batterie!), Brille)
- Überschaubare Umgebung (Orientierungshilfe, Beleuchtung, Wanduhr, Kalender)
- Reorientierung im Gespräch
- Regelmäßigkeit und Überschaubarkeit des Tagesablaufs/Regulierung Tag-Nacht-Rhythmus
- Einbinden von Angehörigen und vertrauten Personen
- Bezugsperson auf der Station identifizieren

Wichtig ist bei all dem, dass eine engmaschige Beobachtung bzw. Überwachung des Patienten erfolgt, und dass vorbeugende Maßnahmen ergriffen werden, um eine Eigen- oder Fremdgefährdung (z. B. des Stationspersonals oder anderer Patienten) zu verhindern. Das Delir ist immer ein **medizinischer Notfall** aufgrund erhöhter Mortalität [5] und erfordert eine umgehende Suche nach Auslösern, behebbaren Ursachen und eine zeitnahe Therapie.

Tab. 22.2 Übersicht über einige Medikamente zur pharmakologischen Behandlung des Delirs

Arzneimittel	Dosierung	Bemerkung
Melperon	25–150 mg/Tag	**Cave:** QTc-Verlängerung, extrapyramidalmotorische Symptome, keine Erhöhung der Krampfschwelle, sedierend
Risperidon	0,5–2 mg/Tag	Isbesondere geeignet beim hyperaktiven Delir; **Cave:** QTc-Verlängerung, extrapyramidalmotorische Symptome, NICHT bei M. Parkinson
Haloperidol	0,5–10 mg/Tag	**Cave:** QTc-Verlängerung, extrapyramidalmotorische Symptome, eher seltene Anwendung bei geriatrischen Patienten, i. v. Gaben nur im Ausnahmefall
Quetiapin	12,5–50 mg/Tag	Insbesondere geeignet bei M. Parkinson/Lewy-Body-Demenz **Cave:** QTc-Verlängerung, extrapyramidalmotorische Symptome

Welche pharmakologischen Möglichkeiten der Delirtherapie kennen Sie?

Aus medikamentöser Sicht ist die erste Reaktion in der pharmakologischen Therapie des Delirs die **Reduktion der Delirauslöser**, z. B. durch eine Reduktion der Arzneimittel mit anticholinerger Wirkung. Auslöser des Delirs sollten behandelt werden: Infektbehandlung, adäquate Schmerztherapie, Korrektur möglicher Elektrolytstörungen, Behandlung einer vorhandenen Exsikkose. Nach Ausschöpfung nichtmedikamentöser Maßnahmen der Delirtherapie gibt es die Möglichkeit, die psychotischen Symptome des Delirs und ggfs. die Agitiertheit des Patienten medikamentös zu behandeln (Tab. 22.2).

Warum ist Haloperidol (insbesondere bei intravenöser Gabe) bei diesem Patienten trotz der akuten Delirproblematik keine geeignete Therapieoption?

Zwar weist Haloperidol die größte Evidenz in der Delirbehandlung auf [6], gerade bei akuten psychotischen Symptomen kommt es klassischerweise zum Einsatz. Aufgrund seines **Nebenwirkungsprofils mit Herzrhythmusstörungen und Parkinsonismus** wird es jedoch durch andere Wirkstoffe mit besseren Nebenwirkungsprofilen verdrängt [7]. Es ist unter anderem zur Akutbehandlung des Deliriums zugelassen, wenn nicht-pharmakologische Therapien versagen. Übliche Dosierungen liegen bei 1–10 mg/Tag (als Einzeldosis oder aufgeteilt auf 2–3 Dosen). Bei älteren Patienten werden in der Praxis Einzeldosierungen ab 0,5 mg bei einer maximalen Tagesdosierung von 5 mg verwendet, da bei dieser Patientengruppe die renale Clearance reduziert und die Eliminationshalbwertszeit verlängert ist. Kontraindiziert ist die Anwendung u. a. bei einer gleichzeitigen Behandlung mit Arzneimitteln, die ebenfalls das QTc-Intervall verlängern, oder bei Patienten mit progressiver supranukleärer Blickparese oder Lewy-Body-Demenz. Das Risiko für die kardiovaskuläre Nebenwirkungen steigt mit hohen Dosen, hohen Plasmakonzentrationen, bei prädisponierten Patienten oder parenteraler – insbesondere intravenöser – Anwendung. Prädisponierte Patienten sind u. a. die sogenannten *slow metabolizer* von CYP2D6. Zusätzlich gibt es natürlich ein Problem mit gegensätzlichen Wirkungen von Neuroleptika und Parkinsonmedikamenten (▸ Kap. 15.2).

Wie beurteilen Sie die Therapie für die M. gravis?

Es gibt verschiedene Behandlungsansätze bei M. gravis. Die symptomatische Therapie wird mit **Acetylcholinesterase-Inhibitoren** (z. B. Pyridostigmin) durchgeführt. Herr K. erhält hier mit insgesamt 360 mg/Tag ungefähr die Hälfte der Tagesmaximaldosis von 720 mg. Es gibt keine genauen Angaben zur Dosierung bei Niereninsuffizienz. Da aber Pyridostigmin fast ausschließlich über die Niere eliminiert wird, sollte die Dosis bei Nierenfunktionsstörungen reduziert werden. Zur Immunsuppression sind Glukokortikoide und Azathioprin Mittel der 1. Wahl. Azathioprin ist das einzige zugelassene nicht-steroidale Immunsuppressivum für die Behandlung der Myasthenia gravis. Die Azathioprin Dosis wird titriert: Begonnen wird mit 2–3 mg/kg Körpergewicht (KG), die Erhaltungsdosis sollte zwischen 1,5–2 mg kg KG liegen. Bei Herrn K. sollte also die Erhaltungsdosis zwischen 127–170 mg/Tag liegen. Bei der vorliegenden Dosis von 50 mg/Tag kann man davon ausgehen, dass Herr K. untertherapiert ist. Da aufgrund des Delirs auch eine möglichst niedrige Dosis Prednisolon wünschenswert wäre, empfiehlt sich hier eine Rücksprache mit dem Neurologen, der eine Erhöhung der Azathioprindosis auf 100 mg/Tag (mit einer weiteren Steigerungsmöglichkeit auf 150 mg/Tag) und eine langsame Reduktion der Prednisolondosis vorschlägt. In der Akutgeriatrie erhält Herr K. noch zusätzlich Vitamin D zur Osteoporoseprophylaxe [8] und Pantoprazol zur Prophylaxe gastrointestinaler Blutungen bie Steroidtherapie.

Welche Prozessschritte können im Medikationsprozess verbessert werden?

Es gibt in Deutschland noch keine einheitlichen Leitlinien zur Diagnostik und Behandlung des Delirs. **Hauseigene Leitlinien oder SOP** können dazu beitragen, dass alle Beteiligten sich der Risikofaktoren und der Auslöser eines Delirs bewusst sind, und durch konsequente Prophylaxe, Monitoring und aktiver Reduktion von Risikofaktoren und Auslösern die Entstehung eines Delirs verhindern oder zumindest bei einem entstandenen Delir die Auswirkungen auf den Patienten minimieren können. Als Grundlage können existierende Leitlinien der entsprechenden (deutschen) Fachgesellschaften dienen oder auch die SIGN Guideline 157 [9]. Die Apotheke kann den Leitlinienprozess unterstützen, z. B. durch Kennzeichnung entsprechender Risikomedikamente in der Hausliste, da bei der Risikoreduktion eines Delirs die Optimierung der Medikation eine wichtige Rolle spielt. Bei multimorbiden Patienten mit vielen Medikamenten könnte eine Medikationsanalyse bei Aufnahme oder ein Entlassgespräch zur Medikation durch den (Stations-) Apotheker zur Vermeidung potenziell inadäquater Medikation hilfreich sein.

Im vorliegenden Fall gab es Probleme an der hausinternen Schnittstelle zwischen Intensivstation und Schwerpunktstation. D. h. eine Leitlinie zur Delirdetektion sollte klinikweit entwickelt werden, am besten durch Zusammenarbeit zwischen Geriatern und Intensivmedizinern. Entlassbriefe aus dem stationären Bereich sollten gerade bei der Medikation die Begründungen für Änderungen der Medikation deutlich herausstellen, da aus persönlicher Erfahrung Ärzte im ambulanten Bereich die stationären Entscheidungen sonst nicht nachvollziehen können und so z. B. delirauslösende Medikamente erneut verordnen (▸ Kap. 5)

22.3.4 Empfehlungen des Apothekers

- Screening für Medikamente mit Delirpotenzial
  - Folgende Arzneimittel wurden detektiert: **Azathioprin** und **Prednisolon** (M. Gravis), **Captopril** (Blutdruck), **Levodopa/Carbidopa** (Morbus Parkinson), **Mirtazapin** (Depression), zusätzlich **Risperidon** auf der Intensivstation (Eliminationshalbwertszeit 24 h, vor Verlegung wieder abgesetzt). Captopril als **ACE-Hemmer** ist

empfohlen laut FORTA-Liste, allerdings könnte man mit dem behandelnden Arzt einen Switch auf länger wirksame ACE-Hemmer wie z. B. Ramipril bzw. auf einen **AT_1-Antagonisten** wie Candesartan diskutieren.

- Screening für Medikamente mit Potenzial zur Verlängerung der QTc-Zeit
  - Folgende Arzneimittel wurden detektiert: **Risperidon, Mirtazapin, Piperacillin/Tazobactam**; zudem besteht eine erhöhte Gefahr von Torsade de Pointes durch die Kombination mit Risperidon. Auch wenn Risperidon bereits auf der Intensivstation abgesetzt wurde, wäre eine erneute Messung der QTc-Zeit wichtig für die Entscheidung, ob die Antibiose, wenn möglich, umgestellt werden sollte (abhängig von den Sensitivitäten). Sollte die QTc-Zeit sich dem Normbereich annähern, spricht bei engmaschiger Kontrolle nichts gegen die Antibiose mit Piperacillin/Tazobactam.
- Interaktionscheck
  - Gefahr einer Psychosenentwicklung durch Kombination von **Mirtazapin** und **Levodopa**, welche beim bestehenden hyperaktiven Delir eventuell nicht erkannt wird. Auch hier empfiehlt sich eine Rücksprache mit dem behandelnden Arzt, zumal die Mirtazapindosis bei der bestehenden Nierenfunktion (eGFR < 50 ml/min) eigentlich auf 75 % der Tagesmaximaldosis gesenkt werden sollte.
- Erhöhtes Risiko für eine Myelosuppression bei Kombination aus **Azathioprin** und **Captopril**, insbesondere bei Patienten mit Niereninsuffizienz. Um der Gefahr der Myelosuppression komplett zu entgehen, Vorschlag auf einen AT_1-Antagonisten wie Candesartan zu wechseln.
- Therapieoptimierung M. Gravis
  - Auftitration der Azathioprindosis auf 100 mg/Tag bei gleichzeitiger langsamer Reduktion der Prednisolondosis. Mögliches Reduktionsschema für Prednisolon: 1. Woche 10 mg täglich, 2. Woche 5 mg täglich, 3. Woche 2,5 mg täglich, 4. Woche 1 mg täglich, anschließend (nach ACTH-Test) absetzen.

Gut zu wissen

Ein Delir tritt bei Krankenhauspatienten relativ häufig auf. Ein Drittel aller internistischen Patienten über 70 Jahre entwickeln ein Delir. Bei chirurgischen Patienten ist das Risiko u. a. abhängig von der Größe des Eingriffs und liegt zwischen 5,1 % (kleiner Eingriff) und 52,2 % (größere Eingriffe). Auf Intensivstationen entwickeln zwischen 30–80 % der Patienten ein Delir [10] (▸Kap. 22.4)

Es ist gekennzeichnet durch das z. B. im Gegensatz zur Demenz relativ akute Auftreten von Bewusstseinsstörungen (veränderte oder verminderte Wahrnehmung der Umwelt), körperliche Symptome wie Tachykardie oder gastrointestinale Störungen (Diarrhö, Orientierungsstörungen, Aufmerksamkeitsstörungen und Erbrechen) und (neuro-)psychiatrische und neurologische Symptome wie Angst, Schlafstörungen (gestörter Tag-Nacht-Rhythmus), Halluzinationen und motorische Störungen (Tremor, Myoklonie), Nystagmus (Augenzittern), Parästhesien, Schmerzen [11].

Die Diagnose „Delir" ist auch aufgrund der unterschiedlichen Formen schwierig:

- **Hyperaktives Delir** (inklusive des Delirium tremens; ca. 40 %):
  - Die auffälligste Symptomatik mit Überaktivität, Agitiertheit, Erregung und vegetativen Symptomen wie Schwitzen und Tachykardie. Zusätzlich können auch psychische Symptome wie Angst und Halluzinationen auftreten.

- **Hypoaktives Delir** (ca. 25 %):
  - Wird häufig erst im Nachhinein erkannt, da das Fehlen von vegetativen Symptomen die Diagnose erschwert.
- **Gemischtes Delir** (ca. 35 %):
  - Symptome alleine machen noch kein Delir. Zur Diagnosestellung gehört neben der Bewertung der Symptome mittels validiertem Score (z. B. **4AT-Score**) die weitere Abklärung durch einen erfahrenen Arzt.

Weitere Informationen zum Delir:

- www.delir-netzwerk.de. Das Netzwerk ist ein Informationsportal über das Delir gerichtet an Patienten, Angehörige und Fachpersonal.
- Ein allgemeines Delir-Video auf www.youtube.com/watch?v=BPfZgBmcQB8.
- Learning Geriatric Medicine, R. Roller-Wirnserger et al (eds.), Springer Nature 2018.
- www.the4at.com/
- S3-Leitlinie Analgesie, Sedierung und Delirmanagement in der Intensivmedizin (DAS-Leitlinie 2015) Addendum (Klinische Messinstrumente). AWMF-Register Nr. 001/012.

Literatur

[1] Kiesel EK, Hopf YM, Drey M. An anticholinergic burden score for German prescribers: score development. BMC Geriatrics 18: 239, 2018

[2] Meagher DJ, O'Hanlon D, O'Mahoney E, Casey PR. The use of environmental strategies and psychotropic medication in the management of Delirium. Br J Psychiatr 1996; 168 (4): 512–515

[3] Haupt M. Diagnostik und Therapie des Delirs-nicht durch Alkohol oder durch sonstige psychotrope Substanzen bedingt. Fortschr Neurol Psychiatr; 74 (1): 49–62, 2006

[4] Potter J, George J. The prevention, diagnosis and management of delirium in older people: concise guidelines. Clin Med 6: 303–308, 2006

[5] Tosun TP et al. Delirium is associated with increased mortality in the geriatric population. Int J Psychiatry Clin Pract, 22 (3):200–205, 2018

[6] Lorenzl S, Füsgen I, Noachtar S. Verwirrtheitszustände im Alter: Diagnostik und Therapie. Deutsches Ärzteblatt, 109 (21): 391–399, 2012

[7] Hübscher A, Isenmann S. Delir: Konzept, Ätiologie und klinisches Management. Fortschr Neurol Psychiatr, 84: 233–244, 2016

[8] Bird SJ. Overview of the treatment of myasthenia gravis. 2019. www.uptodate.com (Zugriff 19.12.2019)

[9] NHS Scotland/Healthcare Improvement Scotland. SIGN 157 Risk reduction and management of delirium, March 2019. Scottish Intercollegiate Guidelines Network: Edinburgh, ISBN 978-1-909103-68-9, 2019

[10] Zoremba N, Coburn. Acute Confusional States in Hospitals. Dtsch Arztebl Int. 116: 101–106, 2019

[11] Schäfer C, Liekweg A, Eisert A (Hrsg). Geriatrische Pharmazie. 1. Aufl., Deutscher Apotheker Verlag, Stuttgart 2015

22.4 Delir auf der Intensivstation

Michael Höckel, Prof. Dr. med. Ralf Muellenbach, MHBA

22.4.1 Fallvorstellung

Herr C., 62 Jahre alt, Körpergröße 171 cm, Körpergewicht 69 kg, Einweisung in die Kardiochirurgie bei schwerer 3-Gefäßerkrankung mit anschließender koronarer Bypassoperation mit Zustand nach NSTEMI (Nicht-ST-Hebungsinfarkt) im selben Jahr und Zustand nach PTCA (perkutane transluminale Coronarangioplastie) und Stenting des RCX (Ramus circumflexus) vor 7 Jahren. Als weitere Diagnosen waren eine arterielle Hypertonie, Hyperlipidämie, eine leicht eingeschränkte linksventrikuläre Funktion und eine rheumatoide Arthritis bekannt, zusätzlich Thiaminmangel, Nikotinabusus (45 Packungsjahre) und Verdacht auf Alkoholabusus. Der Patient wurde postoperativ sediert, analgesiert, intubiert und beatmet übernommen. Der Patient war dann im Verlauf ohne Katecholamine hämodynamisch stabil aber hyperton, daher wurde die Laufrate des zeitnah angeordneten Clonidinperfusors noch einmal erhöht und mit Urapidil kombiniert. Nach Extubation entwickelte der Patient am dritten postoperativen Tag über Nacht ein hyperaktives Delir, woraufhin zeitnah Haloperidol und Lorazepam p. o. angesetzt und ein psychiatrisches Konsil angefordert wurde. Der NRS (numerische Rating-Skala)-Schmerzscore war 5. Der Patient war am Tag eher hyperton sowie bei Umlagerung sehr unruhig. Mittags präsentierte sich der Pat. sehr schläfrig, woraufhin die Dosierungen von Lorazepam und Haloperidol angepasst wurden. Nachmittags wurde der Pat. dann zunehmend agitiert und kaum führbar. Im Rahmen des Konsils wurde ein Delir mit unklarer Ursache diagnostiziert und Olanzapin in Kombination mit Lorazepam empfohlen. Die intensivmedizinische Verordnung bestand in der Umstellung von Clonidin- auf Dexmedetomidinperfusor.

22.4.2 Medikation und Laborwerte

Aktuelle Medikation (bei Delir)

Wirkstoff mit Stärke und Darreichungsform	Dosierung	Kommentar, Indikation
Urapidil 250 mg/50 ml Inf i. v.	30 mg/h (6 ml/h)	Hypertonie
Clonidin 750 µg/50 ml (NaCl 0,9 %) Inf i. v.	60 µg/h (4 ml/h)	Hypertonie und Agitation
Metamizol 2,5 g/50 ml NaCl 0,9 % Inf i. v.	165 mg/h (3,3 ml/h)	Schmerztherapie
Piritramid 3 mg Amp i. v.	3 mg (ED)	■ Bei Bedarf ■ Schmerztherapie
Piperacillin/Tazobactam 4,5 g Inf i. v. über 4h	1-1-1-0	Alle 8 h, Tag 1, bei Dyspnoe und Verdacht auf nosokomiale Pneumonie
Heparin 25 000 IE/50 ml NaCl 0,9 % Inf i. v.)	950 IE/h (1,9 ml/h)	■ Thromboseprophylaxe ■ Ziel aPTT: 40 s

22

Wirkstoff mit Stärke und Darreichungsform	Dosierung	Kommentar, Indikation
Pantoprazol 20 mg TMR	1-0-0-0	■ Nüchtern ■ Stressulkusprophylaxe
ASS 100 mg Tbl	1-0-0-0	■ Sekundärprophylaxe KHK ■ Hausmedikation
Ramipril 5 mg Tbl	1-0-1-0	■ Hypertonie/Herzinsuffizienz ■ Hausmedikation
Bisoprolol 2,5 mg Tbl	1-0-0-0	■ Hypertonie/Herzinsuffizienz ■ Hausmedikation
Atorvastatin 20 mg Ftbl	1-0-0-0	■ Sekundärprophylaxe KHK/ Hypercholesterinaemie ■ Hausmedikation
Prednisolon 5 mg Tbl	1-0-0-0	■ Rheumatoide Arthritis ■ Hausmedikation
Thiamin 100 mg Tbl	1-0-0-0	Thiaminmangel
Haloperidol 0,5 mg Tbl	1-1-1-1	Hyperaktives Delir
Lorazepam 1 mg Tbl	1-1-1-2,5	Hyperaktives Delir
Olanzapin 5 mg Ftbl	1-0-1-0	■ Hyperaktives Delir ■ Umstellung von Haloperidol
Macrogol Btl	1-0-1-0	Obstipationsprophylaxe bei Opioidgabe

Abweichende Laborwerte

Bezeichnung (Referenzbereich, Einheit)	Wert Tag 4	Kommentar
Kreatinin (0,72–1,25 mg/dl) (55–95 µmol/l)	1,4 107	–
eGFR MDRD (> 70 ml/min)	55	–
CRP (< 5 mg/l)	224	–
PCT (< 0,26 µg/l)	1,5	–
Leukozyten (3,5–9,8 × 1000/µl)	18,5	–
AST (5–34 U/l)	118	–
MCV (80–96 fl)	102	> 98 fl Delirprädiktor (1)

22.4.3 Fragen zum Fall

Wie wird das Delir als häufigste Form der zerebralen Dysfunktion beschrieben?

Der genaue Pathomechanismus des Delirgeschehens ist bis dato noch nicht abschließend geklärt. Die Entwicklung eines Delirs scheint die Folge einer Kombination von Prädisposition und der gleichzeitigen Exposition mit delirogenen Faktoren zu sein ◘ Tab. 22.3 [4]. Die Leitsymptome beim Delir sind eine **Bewusstseins-, Aufmerksamkeits- und Denkstörung**. Genannte Leitsymptome setzen akut ein und sind durch einen fluktuierenden Verlauf gekennzeichnet [4]. Es sind neben der Identifikation möglicher Ursachen auch die Gefährdungssituation und die Sicherheit des Patienten sowie die Behandlung der Symptome des Delirs zu beachten [2, 3]. (▸ Kap. 22.3)

In diesem Fall wäre aus pharmazeutischer Sicht der Verdacht auf eine **nosokomiale Pneumonie** mit erhöhtem CRP, Leukozytose und PCT sowie die inadäquate Schmerztherapie bei einem NRS-Schmerzscore von 5 als auslösende Ursachen zu bedenken. Allgemein ist zu ergänzen, dass bei kardiochirurgischen Patienten **post OP mit Herz-Lungenmaschine** das Delirrisiko mit einer Inzidenz von 26–52 % besonders hoch ist [1]. Zum Erreichen der festgelegten Therapieziele und zur Umsetzung der Maßnahmen ist optimalerweise ein interprofessionelles Behandlungsteam mit Intensivärzten und -pflege, Apothekern, Physiotherapeuten, Ernährungsspezialisten und Psychiatern beteiligt, um den Anforderungen des Patienten Folge zu leisten und deren Angehörige aktiv mit einzubinden [4, 5].

Wie ist der Umgang mit Delir auf einer Intensivstation geregelt?

Laut der S3-Leitlinie DAS (Delir-Agitation-Schmerz) [1] soll bei Patienten auf einer ITS alle 8 Stunden ein **Screening auf delirante Symptome** erfolgen, z. B. mit der Confusion Assessment Method for the Intensive Care Unit (CAM-ICU) nach erfolgter Ein-

◘ **Tab. 22.3** Delirauslöser. Nach [8]

ZNS	Metabolisch	Kardiovaskulär	Infektiologisch	Itensivmedizin (ICU)	Toxisch (jeweils Intox. und Entzug)	Psychoaktive Substanzen und Internistika
Anfallsgeschehen	Hypo-/Hyperglykämie	Hypo-/Hypertonie	Pneumonie	Postoperativ	Alkohol	Anticholinerge Substanzen (z. B. typische Neuroleptika)
(Meningo) Enzephalitis	Hypercortisolismus	Myokardinfarkt	Harnwegsinfekt	Posttraumatisch	Sedativ	Dopaminerge Substanzen (z. B. Levodopa, Dopaminagonisten)
Tumor	Hepatische Enzephalopathie	Herzrhythmusstörungen	Sepsis	Beatmung	Stimulanzien	Lithium

22

Tab. 22.3 Delirauslöser. Nach [8]

ZNS	Metabolisch	Kardiovaskulär	Infektiologisch	Itensivmedizin (ICU)	Toxisch (jeweils Intox. und Entzug)	Psychoaktive Substanzen und Internistika
Blutung	Urämie	Herzinsuffizienz	Virale Infekte	Narkotika/Sedativa	Halluzinogene	Antikonvulsiva
Autoimmunologische Geschehen	Elektrolytentgleisung (v. a. Hyponaträmie)	Dehydratation	–	Sensorische Deprivation	Opiate	Antibiotika (v. a. Flurchinolone
Demenzen	Hypo-/Hyperthyreose	–	–	–	–	Chemotherapeutika
	Phäochromozytom					Glucocorticoide
	Anämie					Antiarrhythmika (z. B. Digitoxin)
						Immunsupressiva (z. B. Cyclosporin)

schätzung des Bewusstseins mittels Richmond Agitation and Sedation Scale (RASS) ◦ Abb. 22.1) [1, 2, 8].

Die Erfassung mit dem **CAM-ICU** ist gut strukturiert, einfach zu handhaben und auch für den Apotheker ist der CAM-ICU ein guter klinischer Score zur Beurteilung der Wirksamkeit der eingesetzten Wirkstoffe im Verlauf. Abgefragt werden Beginn und Wechselhaftigkeit der Symptomatik, Aufmerksamkeitsstörungen und desorganisiertes Denken. Bei komatösen Patienten (RASS < –2) ist der Score nicht anwendbar. Bei dementen Patienten ist CAM-ICU unter Erhebung des Ausgangswertes allerdings einsetzbar [1, 2]. Alternativ kann die Intensive Care Delirium Screening Checklist (**ICDSC**) eingesetzt werden [1, 2].

Wie beurteilen Sie die Medikation in Bezug auf eine mögliche Delirprävention?

Je nach **Schmerzscore** ist möglichst im Rahmen einer patientenkontrollierten Analgesie (PCA) die Optimierung der Analgesie durch feste Gabe eines Opioids (Piritramid, Oxycodon oder Tapentadol-Lösung bei Sondenpatienten, Hydromorphon, Fentanyl, Sufentanil) zu empfehlen. Die Gabe von Clonidin ist gerade bei kardiochirurgischen Patienten empfehlenswert und mit einem reduzierten Risiko für ein Delir assoziiert [1].

Mit der Anwendung von Clonidin zur vegetativen Dämpfung und Sedierung, Metamizol und Piritramid zur postoperativen Schmerztherapie und Thiamin bei Vit.-B_1-Man-

Merkmal 1: akuter Beginn oder fluktuierender Verlauf
Ist der psychische Status anders als zu baseline, z. B. präoperativ?
Ändert sich das Verhalten oder das Bewusstsein im Tagesverlauf?

positiv wenn:
≥ 1 Ja

Merkmal 2: Aufmerksamkeitsstörung
„Drücken Sie meine Hand, wenn ich den Buchstaben A sage."
„Lesen Sie das Wort ANANASBAUM oder ABRACADABRA vor."
Fehler ist, wenn bei einem A nicht oder bei einem anderen Buchstaben gedrückt wird.

positiv wenn:
> 2 Fehler

Merkmal 3: Bewusstseinsveränderung
aktueller RASS Score (Richmond Agitation Sedation Scale)

+4 sehr streitlustig	−1 schläfrig
+3 sehr agitiert	−2 leichte Sedierung
+2 agitiert	−3 mäßige Sedierung
+1 unruhig	−4 tiefe Sedierung
0 aufmerksam und ruhig	−5 nicht erweckbar

−4/−5 → zu einem späteren Zeitpunkt erneut untersuchen

positiv wenn:
RASS ≠ 0

Merkmal 4: unorganisiertes Denken
Ja/Nein-Fragen:
„Schwimmt ein Stein auf dem Wasser?"
„Gibt es Fische im Meer?"
„Wiegt ein Kilo mehr als zwei Kilo?"
„Kann man mit einem Hammer einen Nagel in die Wand schlagen?"
Anweisung:
„Halten sie so viele Finger hoch."
„Nun machen Sie dasselbe mit der anderen Hand."

positiv wenn:
> 1 Fehler

wenn Merkmal 1, 2 und 3 oder 1, 2 und 4 positiv → Delir

Abb. 22.1 RASS und Confusion Assessment Method für die Intensivstation CAM-ICU. Nach [8]

gel sind neben der antiinfektiven Therapie bereits Wirkstoffe eingesetzt, die das Delir-Risiko in diesem Fall reduzieren. Die Thiamindosis wäre für die ersten Tage auf 100 mg 1-1-1 zu erhöhen.

Die Datenlage zur **medikamentösen Delirprävention** ist unzureichend, daher wird eine medikamentöse Prophylaxe nicht generell empfohlen. Die präventive Gabe von Melatonin (5–10 mg zur Nacht) zur Steuerung des Tag-Nacht-Rhythmus sollte erwogen werden [1, 4]. Für den α_2-Agonisten Dexmedetomidin in niedrigdosierter Gabe mit 0,1 µg/kg KG pro Stunde wurde bei nichtherzchirurgischen Patienten eine signifikante Delirreduktion ohne gravierende Nebenwirkungen gezeigt [4]. 2015 wurde eine randomisierte, plazebo-kontrollierte Studie veröffentlicht, in der eine ausschließlich nächtliche Gabe von ebenfalls niedrigdosiertem Dexmedetomidin mit 0,2–0,7 µg/kg KG pro Stunde das Delirrisiko reduzierte und im Gegensatz zum Einsatz von Propofol und Benzodiazepinen eine bessere Schlafarchitektur aufwies [4].

Tab. 22.4 Delir-Management. Nach [2]

Hyperaktivität überwiegt	Hypoaktivität überwiegt	Kein Delir
Medikamentöse und ggf. nichtmedikamentöse Behandlung	Nichtmedikamentöse Behandlung (Physiotherapie, Lärmreduktion, kognitive Stimulation, Orientierungshilfen ...)	Differenzialdiagnosen erwägen und abklären

Welche Therapiestrategien stehen zur Akuttherapie zur Verfügung und welche Wirkstoffe können eingesetzt werden?

An erster Stelle steht aus medizinischer Sicht die Suche nach den möglichen **Ursachen**. Eine adäquate Schmerztherapie mit systemischer Analgetikagabe, evtl. auch regionalanästhesiologische Schmerzverfahren, können gerade postoperativ zum Einsatz kommen. Nichtmedikamentöse Maßnahmen haben in der Delirtherapie einen hohen Stellenwert (▸ Kap. 22.3). Im vorliegenden Fall ist die rasche nichtmedikamentöse Therapie mit Frühmobilisation, der Förderung der kognitiven Fähigkeiten, der Reorientierung und die Schlafverbesserung zu nennen (◘ Tab. 22.4) [4]. Bei Patienten im hyperaktiven Delir mit Agitation und fluktuierendem Verlauf sollten nur Wirkstoffe mit kurzer Halbwertszeit zum Einsatz kommen, dies gilt auch für Benzodiazepine (z. B. Lorazepam i. v. oder oral) unter Berücksichtigung möglicher paradoxer Wirkung und delirogenem Potenzial und Add-on α_2-Agonisten [1]; Propofol sollte erst als letzte Option bei Eigen- und Fremdgefährdung zum Einsatz kommen.

Bei **produktiv-psychotischen Symptomen** kann niedrig dosiert die Gabe von Haloperidol, Risperidon, Olanzapin oder Quetiapin unter Berücksichtigung des jeweiligen Risikos der QTc-Zeit-Verlängerung erfolgen. Bei Patienten mit Morbus Parkinson kommen nur Quetiapin oder Clozapin in Betracht [1, 3, 4]. Die langwirksamen Benzodiazepine wie Diazepam und Chlordiazepoxid können bei geriatrischen Patienten und Patienten mit Leberstörungen kumulieren, sind aber beim Alkoholentzugsdelir genauso wie Lorazepam mit mittellanger HWZ nach DAS-Leitlinie in Betracht zu ziehen [1, 9].

Im vorliegenden Fall wurde zeitnahe eine Therapie bei **subsyndromalen Delirsymptomen** mit Haloperidol und Lorazepam begonnen. Bei Agitation mit fluktuierendem Verlauf ist aus pharmazeutischer Sicht die Gabe von Dexmedetomidin als α2-Agonist mit bis zu 0,7 µg/kg/h wegen höherer Rezeptoraffinität und kürzerer HWZ zu empfehlen. Dexmedetomidin wirkt auch als Co-Analgetikum, ebenso wie Clonidin. Beide Wirkstoffe werden wegen notwendiger kontinuierlicher Überwachung der Patienten nur auf Intensivstationen eingesetzt. Beide α_2-Agonisten besitzen zusätzlich antihypertensive, negativ-chronotrope und sedierende Wirkung, z. B. in Kombination mit einem Betablocker bei vegetativer Symptomatik. Hier ist jedoch aufgrund der Gefahr einer Bradykardie die Herzfrequenz kontinuierlich zu überwachen, da häufig therapielimitierend. Im Rahmen des psychiatrischen Konsils wurde bereits Olanzapin gegen die psychotischen Symptome angesetzt. Aus pharmazeutischer Sicht und nach Leitlinie wäre eine niedrigere Dosierung ausreichend, z. B. 2,5 mg 0-0-1 oder 1-0-1 [2].

Welche Sonderrolle spielt das Delir bei Patienten mit Alkoholabusus in der Anamnese und welche Empfehlungen können Sie zur Delirtherapie bei Verdacht auf Alkoholabusus geben?

Delir-Prädiktoren bei Alkoholabusus sind laut DAS-Leitlinien bereits ein Alter > 45 Jahre, positiver Blutalkoholtest bei Aufnahme, sowie MCV > 98 fl und eine kontinuierliche Benzodiazepintherapie (Lorazepam, Midazolam). **Als Messinstrument für Entzugssymptome** steht die **CIWA-Ar-Skala** (Clinical Institute Withdrawal Assessment for Alcohol) zur Verfügung. Patienten mit Verdacht auf Alkoholabusus sollten weiterhin primär **lang- oder mittellangwirksame Benzodiazepine** als Mittel der Wahl erhalten, da diese Vorteile bei der Anwendung besitzen und sicher einzusetzen sind, in der Regel in Kombination mit α_2-**Agonisten** [1]. Benzodiazepine sind wegen ihres delirogenen Potenzials zurückhaltend einzusetzen, im Alkohol- oder Benzodiazepinentzugsdelir sind sie allerdings klinisch wichtig [8, 9]. Der Einsatz erfolgt initial unter Symptomkontrolle und wird dann sobald möglich über Tage reduziert. Beim schweren Delir wie beim Alkoholentzugsdelir sind Clonidin oder Dexmedetomidin zur Kontrolle der Hypertonie und Tachykardie geeignet, ohne die Atmung zu stark einzuschränken [4]. Clonidin besitzt ergänzende Wirkung auf die vegetative Entgleisung. Dexmedetomidin lässt sich wegen der kürzeren HWZ (2 h) in Bezug auf die Wirkung besser einstellen, ist anxiolytisch wirksam, besitzt die Zulassung zur Kurz- und Langzeitsedierung und kann gut zum Weaning eingesetzt werden. Die kontinuierliche Gabe von Dexmedetomidin in Kombination mit Lorazepam, Olanzapin und Bisoprolol unter Absetzen von Haloperidol kann empfohlen werden. Zur Reduktion des Risikos einer **Wernicke-Enzephalopathie** ist die tägliche Gabe von Thiamin (300 mg pro Tag verteilt auf 2–3 Einzelgaben) zu empfehlen, bei Besserung der Symptomatik 100 mg pro Tag [2, 6]. Die intravenöse Alkoholsubstitution (z. B. Wirkung auf Immunsystem) und/oder die Gabe von Clomethiazol (z. B. bronchiale Hypersekretion) sind wegen Nebenwirkungen nicht mehr zu empfehlen [6].

22.4.4 Empfehlungen des Apothekers

- Umfassende Verlaufsdokumentation und Scoremessung (DAS) unter Berücksichtigung der Risikofaktoren.
  - Psychiatrisches Konsil beachten mit **Olanzapin** in niedrigerer Dosis, **Haloperidol** absetzen,
  - Follow-up des psychiatrischen Konsils im Verlauf,
  - weitere Verlaufskontrolle mit CAM-ICU und RASS.
- Delirtherapie optimieren
  - **Dexmedetomidin** wegen höherer Rezeptoraffinität (4), **Clonidin** absetzen.
- Antiinfektive Therapie optimieren und reevaluieren mit Kontrolle CRP und Leukozyten
  - **Piperacillin/Tazobactam** 5–7 Tage.
- Empfehlungen zur **Schmerztherapie**
  - Nach Schmerzscore WHO-Stufe 3 Analgetikum fest ansetzen mit zusätzlicher Bedarfsmedikation und Reevaluation des NRS-Scores.

Gut zu wissen

QT-Zeit-Verlängerung kann unter Haloperidol wie auch mit atypischen Neuroleptika wie Olanzapin auftreten. Die Durchführung eines 12-Kanal-EKGs mit QTc-Bestimmung in ms wird deshalb empfohlen [6].

Niedrigpotente Neuroleptika wie Levomepromazin und Promethazin weisen eine ausgeprägte anticholinerge Wirkung auf und können daher ein Delir auslösen oder aufrechterhalten, Ausnahme: Melperon [6, 7].

Literatur

[1] Analgesie, Sedierung und Delirmanagement in der Intensivmedizin (DAS-Leitlinie/S3-Leitlinie 001/012) aktueller Stand: 08/2015. www.awmf.org/leitlinien/detail/ll/001-012.html (Zugriff 02.01.2020)

[2] Hübscher A, Isenmann S. Delir: Konzepte, Ätiologie und klinisches Management. Fortschr Neurol Psychiatr; 84 (04): 233–244, 2016

[3] Maschke M. Ursachen und Therapie des Delirs. Dtsch Med Wochenschr; 144: 101–107, 2019

[4] Zoremba N, Coburn M, Schälte G. Delir beim Intensivpatienten Eine multiprofessionelle Herausforderung. Wien klin Mag; 22: 12–21, 2019

[5] Donovan AL, Aldrich M, Gross AK et al. Interprofessional Care and Teamwork in the ICU. Crit Care Med; 46: 980–990, 2018

[6] Bäumel M, Hergeth K, Bein T, Creutzenberg M. III 9 Delirmanagement in der Intensivmedizin. In: Pharmakotherapie in der Intensivmedizin. 4. Aufl., MWV; 371–376, 2018

[7] Bäumel M, Hergeth K, Bein T, Creutzenberg M. II 12 Delirauslösende Medikamente. In: Pharmakotherapie in der Intensivmedizin. 4. Aufl., MWV; 311–312, 2018

[8] Spies M, Frey R, Friedrich ME, et al. Delir – ein evidenzbasierter Überblick. Wien Klin Wochenschr Educ, 2019

[9] Schuckit MA. Recognition and Management of Withdrawal Delirium (Delirium Tremens). N Engl J Med 371:2109–2113, 2014

22.5 Status epilepticus

PD Dr. rer. nat. Carina Hohmann, Dr. med. Jörg Berthel

22.5.1 Fallvorstellung

Frau E. P., 38 Jahre, 65 kg, 1,62 m, wird in Begleitung des Notarztes am 11. Juni wegen einer Grand-mal-Anfallsserie in der zentralen Notaufnahme vorgestellt.

Die Patientin wurde von der Mutter auf dem Boden liegend krampfend vorgefunden. Bei Eintreffen des Notarztes habe die Patientin ihre Augen auf Ansprache geöffnet. Dann hatte sie erneut einen tonisch-klonischen generalisierten epileptischen Anfall, der unter der Gabe von insgesamt 10 mg Midazolam nasal sistierte. Bei fehlenden Schutzreflexen wurde die Patientin notfallmäßig intubiert.

Die Patientin konnte nach Stabilisierung (Applikation von 2 g Levetiracetam i. v. in 100 ml NaCl 0,9 % über 15 Minuten) nach ca. 4 Stunden in der ZNA extubiert werden.

Laborchemisch zeigten sich erhöhte Entzündungsparameter sowie ein nitrit-positiver Harnwegsinfekt. Die Körpertemperatur lag bei 38,2 Grad Celsius.

- Vorerkrankungen:
  - Schubförmig verlaufende Multiple Sklerose (aktueller EDSS (Expanded Disability Status Scale) 4,0), Erstdiagnose vor 16 Jahren.
  - Strukturelle Epilepsie mit fokal eingeleiteten, sekundär generalisierten Anfällen bei Multipler Sklerose, Erstdiagnose vor 13 Jahren.
- Diagnostik:
  - **cCT** (bei Aufnahme): bekannte Marklagerläsion und Hirnatrophie bei Multipler Sklerose. Kein Anhalt für einen Infarkt, eine Blutung oder eine Fraktur. Keine Raumforderungszeichen.
  - **Röntgen-Thorax** (bei Aufnahme): Endotrachealtubus 4 cm proximal der Carina endend. Kein Pneumothorax, kein konfluierendes Infiltrat, kein Pleuraerguss.
  - **EEG** (am Folgetag): Diskontinuierlicher Theta-Verlangsamungsherd links fronto-temporal als mögliches Zeichen der erhöhten neuronalen Erregbarkeit. Aktuell jedoch keine epilepsietypischen Potenziale, keine pathologische Seitendifferenz.

22.5.2 Medikation und Laborwerte

Aktuelle Medikation an Tag 2 des stationären Aufenthalts

Wirkstoff mit Stärke und Darreichungsform	Dosierung	Kommentar, Indikation
L-Thyroxin 50 µg Tbl	1-0-0-0	■ Hypothyreose ■ 30 min vor der Mahlzeit
Dimethylfumarat 240 mg Kps	1-0-0-1	■ Multiple Sklerose ■ 8:00 und 20:00 Uhr
Levetiracetam 500 mg Ftbl	1-0-0-1	■ Epilepsie ■ Pausiert
Levetiracetam 1000 mg in 100 ml NaCl 0,9 % i. v.	1-0-0-1 (erhöht)	■ 8:00 und 20:00 Uhr ■ Kurzinfusion über 15 min
Lacosamid 100 mg in 100 ml NaCl 0,9 % i. v.	1-0-0-1 (neu)	■ Epilepsie ■ 8:00 und 20:00 Uhr ■ Kurzinfusion über 30 min
Nitroxolin 250 mg Kps	1-1-1-0	■ Harnwegsinfekt ■ Vor der Mahlzeit

Abweichende Laborwerte

Bezeichnung (Referenzbereich, Einheit)	Wert Tag 1
Kreatinin (< 1,2 mg/dl) (< 106,2 µmol/l)	0,7 61,9
eGFR (MDRD) (> 90 ml/min)	94
Prolaktin (< 23 µg/l)	120

Bezeichnung (Referenzbereich, Einheit)	Wert Tag 1
CRP (< 0,5 mg/dl)	6,7
Leukozyten (4,0–10,0 Tsd/µl)	13,2
Urinstatus	Leukozyten +++ Nitrit positiv

22.5.3 Fragen zum Fall

Was ist Mittel der 1. Wahl in der Behandlung des Status epilepticus?

Mittel der 1. Wahl in der Behandlung des Status epilepticus sind **Benzodiazepine** (Initialtherapie) [1, 2].

Sowohl klinische wie tierexperimentelle Daten zeigen, dass eine möglichst frühzeitige Behandlung entscheidend ist, da durch einen zunehmenden Rückgang der GABAergen Inhibition im Status epilepticus das Ansprechen auf die meisten Antikonvulsiva im Verlauf erschwert ist [2].

Parenteral stehen Clonazepam, Diazepam, Lorazepam und Midazolam (Nennung in alphabetischer Reihenfolge) zur Verfügung.

Wodurch unterscheiden sich die einzelnen Benzodiazepine?

- Clonazepam hat eine langanhaltende Wirksamkeit (mittlere Eliminationshalbwertszeit 30–40 Stunden) und damit ähnliche pharmakokinetische Eigenschaften wie Lorazepam. Die Gabe sollte langsam i. v. als Bolus erfolgen.
- Diazepam hat in der zweiten Eliminationsphase, in Abhängigkeit von Alter und Leberfunktion, eine Halbwertszeit von 20–100 Stunden. Die intrazerebrale Halbwertszeit ist allerdings kurz, daher besteht hier die Möglichkeit eines Anfallsrezidivs.
- Lorazepam ist aufgrund der längeren intrazerebralen Halbwertszeit und des damit verbundenen geringeren Risikos des Auftretens erneuter Anfälle klinisch besonders geeignet. Die Eliminationshalbwertszeit liegt zwischen 12–16 Stunden.
- Midazolam hat eine kürzere intrazerebrale Halbwertszeit und damit verbunden die Möglichkeit eines Anfallsrezidivs. Die Eliminationshalbwertszeit beträgt 1,5–2,5 Stunden.

Aufgrund der kurzen intrazerebralen Halbwertszeit sollte vor allem bei Midazolam und Diazepam im Status epilepticus parallel die Schnellaufsättigung mit einem Antikonvulsivum erfolgen.

Wie beurteilen Sie die Gabe von Midazolam nasal?

Midazolam Injektionslösung ist laut Fachinformation zur nasalen Applikation nicht zugelassen. Zahlreiche Studien belegen jedoch die Sicherheit, Wirksamkeit und Verträglichkeit der intranasalen Applikation von Midazolam bei einem epileptischen Anfall oder Status epilepticus [3]. Vorteile sind vor allem die rasche, einfache und schmerzlose Applikation und der rasche Beginn der klinischen Effekte (kein First-Pass Effekt). Für die Applikation von Midazolam (Einsatz von Midazolam 5 mg/ml Ampullen, **Off-Label-Use**) steht ein MAD („mucosal atomization device")-Applikator zur Verfügung.

Wie beurteilen Sie die orale Gabe von Benzodiazepinen im Anfall?

Auf die sublinguale Gabe von Lorazepam-Schmelztabletten und die orale Gabe von anderen Benzodiazepin-Tropfen/-Tabletten sollte im Status epilepticus verzichtet werden, da eine lange Resorptionszeit von ca. 20–30 Minuten vorliegen kann.

Beurteilen Sie die antikonvulsive Medikation!

Im vorliegenden Fall wurde aufgrund der Anfallsserie bei bekannter struktureller Epilepsie mit fokal eingeleiteten, sekundär generalisierten Anfällen eine **Kombinationstherapie** aus Levetiracetam und Lacosamid gewählt. Levetiracetam beeinflusst die intraneuronalen Calciumspiegel. Lacosamid ist eine funktionalisierte Aminosäure, verstärkt selektiv die langsame Inaktivierung der spannungsabhängigen Natriumkanäle und trägt dadurch zur Stabilisierung hypererregbarer Neuronalmembranen bei. Durch den Angriff an unterschiedlichen Ionenkanälen ist die Kombination als sinnvoll zu bewerten.

Alternativ wäre bei guter Verträglichkeit von Levetiracetam auch die Aufdosierung von Levetiracetam bis zu 3000 mg/Tag möglich gewesen.

An Tag 2 ist die Einnahme der oralen Medikation bei der Patientin wieder möglich. Machen Sie einen Vorschlag zur Oralisierung der antikonvulsiven Medikation!

Levetiracetam wird nach oraler Gabe rasch resorbiert. Die orale absolute Bioverfügbarkeit beträgt nahezu 100 %. Lacosamid wird nach oraler Einnahme ebenfalls rasch und vollständig resorbiert. Die orale Bioverfügbarkeit von Lacosamid Filmtabletten liegt ebenfalls bei annähernd 100 %. Daher kann die intravenöse antikonvulsive Medikation bestehend aus Levetiracetam und Lacosamid entsprechend **oralisiert** werden. In Abhängigkeit des EEG-Befundes, ausreichender Wachheit und adäquater Schluckfunktion der Patientin kann die orale Medikation z. B. mit Levetiracetam 1000 mg Ftbl. 1-0-0-1 und Lacosamid 100 mg Ftbl. 1-0-0-1 (jeweils 8:00 Uhr und 20:00 Uhr) fortgeführt werden.

Was kann die Ursache für den epileptischen Anfall sein?

Die Ursache für den Status epilepticus der Patientin ist wahrscheinlich infektgetriggert. Die Patientin hat einen nitrit-positiven Harnwegsinfekt, laborchemisch erhöhte Infektparameter sowie eine erhöhte Körpertemperatur. Der Harnwegsinfekt wird hier leitliniengerecht mit Nitroxolin behandelt [4]. Nitroxolin senkt nicht die Krampfschwelle und kann somit in der Therapie fortgeführt werden.

Als weitere mögliche Ursachen für einen epileptischen Anfall sind zu nennen:

- Elektrolytentgleisungen wie Hyponatriämie, Hypokaliämie, Hypocalcämie,
- Hypoglykämie,
- Schlafentzug,
- Alkohlentzug,
- bestimmte Medikamente wie zum Beispiel Gyrasehemmer, Theophyllin, trizyklische Antidepressiva.

22

Welche Prozessschritte können im Medikationsprozess verbessert werden?

Ein Standard zur Behandlung des Status epilepticus sollte definiert sein für:

- Gabe von Benzodiazepinen (z. B. Lorazepam i. v. und Midazolam nasal),

- rasche Aufsättigung nach einem Status epilepticus mit Dosierung, Applikationsweg, Kontraindikationen, Nebenwirkungen und klinisch-relevanten Interaktionen.

22.5.4 Empfehlungen des Apothekers

Die vordringlichen Probleme des Patienten sind:

- Oralisierung der antikonvulsiven Medikation nach Durchbrechen des Anfalls, ausreichender Wachheit und adäquater Schluckfunktion der Patientin.
- Behandlung des Harnwegsinfektes über 5 Tage,
  - Kontrolle von CRP, Leukozyten, Temperatur und ggf. Urinstatus nach 3–5 Tagen.
- In der Regel sind keine Blutspiegelkontrollen unter der Therapie mit Levetiracetam und Lacosamid erforderlich.
- Überwachung möglicher Nebenwirkungen der antikonvulsiven Medikation,
  - mögliche Nebenwirkungen unter Levetiracetam sind z. B. Nasopharyngitis, Müdigkeit, Schwindel, Kopfschmerzen, Depression, Aggression, psychotische Störungen,
  - mögliche Nebenwirkungen unter Lacosamid sind z. B. Schwindel, Kopfschmerzen, Depression, Verwirrtheitszustand, kognitive Störungen.
- Förderung der Compliance zur Erhöhung der Anfallsfreiheit,
  - Erstellen eines Medikationsplanes mit Einnahmehinweisen.

Eine **ambulante fachneurologische Anbindung** wird empfohlen!

Gut zu wissen

Bei Fortbestehen des **Status epilepticus** bzw. nach Durchbrechen mit Benzodiazepinen sollte zur Prophylaxe von erneut auftretenden Anfällen eine **Schnellaufsättigung** mit Antikonvulsiva erfolgen. Die Leitlinie empfiehlt aktuell noch die Gabe von Phenytoin i. v. Phenytoin-Infusionskonzentrat (750 mg/50 ml) ist seit 2018 nicht mehr auf dem deutschen Markt verfügbar; als denkbare Alternative wird von der Deutschen Gesellschaft für Epileptologie der Einsatz von Fosphenytoin diskutiert. Fosphenytoin muss über die internationale Apotheke importiert werden. Alternativ werden Valproinsäure, Levetiracetam und Phenobarbital in Betracht gezogen werden.

Levetiracetam ist ein Breitspektrum-Antiepileptikum mit geringem Interaktionspotenzial. Die initiale Dosis im Status epilepticus liegt bei 30 mg/kg Körpergewicht unter maximaler Infusionsgeschwindigkeit von 500 mg/min, dies ist bei Bedarf nach 10 Minuten zu wiederholen. Die Gesamtdosis liegt bei maximal 60 mg/kg Körpergewicht [2, 5].

In dem vorliegenden Patientenfall war die Initialdosis mit 2000 mg Levetiracetam i. v. Off-Label-Use, wenn man sich die Dosierungsempfehlungen der Fachinformation anschaut. Gemäß der aktuellen Literatur entspricht es jedoch den Empfehlungen.

Auch Lacosamid wurde bereits intravenös im Status epilepticus in einigen Fällen mit guter Verträglichkeit eingesetzt. Die Dosierungen lagen bei 5 mg/kg Körpergewicht mit einer Applikation von > 15 Minuten. Die Initialdosis beträgt 200–600 mg [2].

Hält der Status bereits 60 Minuten trotz pharmakologischer Interventionen in ausreichender Dosierung (Benzodiazepine und nicht-sedierende Antikonvulsiva) an, spricht man von einem **refraktären Status epilepticus**; dieser stellt eine akut lebensbedrohliche Situation dar und erfordert eine intensivmedizinische Überwachung mit Intubation und

Therapieeskalation um i. v.-Anästhetika. Hier kommen Midazolam, Propofol oder Thiopental zum Einsatz [6].
Studien haben gezeigt, dass 10–20 Minuten nach einem epileptischen Anfall die höchsten Prolaktinkonzentrationen zu erwarten sind. Bei psychogenen Anfällen, die mitunter schwer abzugrenzen sind, ist der Wert nicht oder nur geringfügig erhöht. Prolaktin hat eine Halbwertszeit von ca. 30 Minuten, sodass mit einem raschen Abfall zu rechnen ist. Zudem unterliegt die Ausschüttung zirkadianen Schwankungen. Weiterhin haben Untersuchungen gezeigt, dass Lokalisation und Intensität der epileptischen Entladungen den Prolaktinanstieg beeinflussen. Prolaktin kann sowohl nach tonisch-klonischen als auch komplex-partiellen Anfällen ansteigen. Eine sichere Abgrenzung zu psychogenen Anfällen oder Synkopen lässt die Bestimmung des Prolaktionspiegels jedoch nicht zu [7].

Literatur

[1] Trinka E, Höfler J, Leitinger M, Brigo F. Pharmacotherapy for Status Epilepticus. Drugs, 75 (13): 1499–1521, 2015

[2] Strzelczyk A, Rosenow F. Stufenadaptierte Therapie des Status epilepticus. Neurologie up2date, 1 (01): 67–79, 2018

[3] Mula M. New Non-Intravenous Routes for Benzodiazepines in Epilepsy: A Clinician Perspective. CNS Drugs, 31 (1): 11–17, 2017

[4] Deutsche Gesellschaft für Urologie. Leitlinienprogramm DGU: Interdisziplinäre Leitlinie der Qualität S3 zur Epidemiologie, Diagnostik, Therapie, Prävention und zum Management unkomplizierter, bakterieller, ambulant erworbener Harnwegsinfektionen bei erwachsenen Patienten. AWMF Registernummer: 043–044 Stand: 30.04.2017, gültig bis: 31.12.2021

[5] Brigo F, Kalss G, Trinka E. Phenytoin, Valproat, Levetiracetam und Lacosamid im Status epilepticus. Zeitschrift für Epileptologie, 31 (4): 250–255, 2018

[6] Gollwitzer S, Hamer HM. Die Therapie und Prognose des refraktären und super-refraktären Status epilepticus. Akt Neurol, 44 (09): 662–668, 2017

[7] Flügel D. Prolaktin und Melatonin in der Epileptologie. Epileptologie, 28: 21–29, 2011

23 Chirurgie und perioperative Versorgung

Perioperative Antikoagulation ... 366 | Thrombose und postoperative Komplikationen ... 372 | Unfallchirurgie: Femurfraktur ... 379 | Allgemeinchirurgie: Magenresektion ... 385

23.1 Perioperative Antikoagulation

Julian Brandes, Dr. med Christian Pfrepper

23.1.1 Fallvorstellung

Postoperative Nachblutung bei einem Patienten mit Übergewicht und Vorhofflimmern.

Herr M. (84 Jahre alt, 127 kg) wird zur Exzision und Resektion einer persistierenden Osteomyelitis der proximalen Handwurzelreihe mit chronischer Wundfistel stationär aufgenommen. Der Eingriff findet am Aufnahmetag statt. Aufgrund einer Einblutung im Operationsgebiet wird am siebten postoperativen Tag eine Revisionsoperation zur Hämatomentlastung durchgeführt.

Aufgrund eines Vorhofflimmerns erhält Herr M. ambulant eine therapeutische orale Antikoagulation, die stationär postoperativ auf ein niedermolekulares Heparin (NMH) umgestellt wurde. Er erlitt vor sechs Jahren einen Kleinhirninfarkt ohne Residuen. Weitere Diagnosen: arterielle Hypertonie, rheumatoide Arthritis, chronische Niereninsuffizienz Stadium 3, benigne Prostatahyperplasie (BPH), Glaukom sowie eine nichtmedikamentös therapierte schwere Depression. Weiterhin hat sich Herr M. in den letzten Jahren mehreren Operationen unterzogen (Hüft-TEP, plastischer Eingriff sowie Osteosynthese an der Hand).

Bei Prüfung der papiergestützten Akte fällt auf, dass die stationäre Antikoagulation nicht der Empfehlung des hausinternen Antikoagulanzienleitfadens entspricht.

23.1.2 Medikation und Laborwete

Medikation am ersten postoperativen Tag

Wirkstoff mit Stärke und Darreichungsform	Dosierung	Kommentar, Indikation
Candesartan 8 mg Tbl	1-0-0-0	Art. Hypertonie
Colecalciferol 1000 I. E. Tbl	1-0-0-0	Mangelzustand

Wirkstoff mit Stärke und Darreichungsform	Dosierung	Kommentar, Indikation
Dutasterid/Tamsulosin 0,5 mg/0,4 mg Kps	0-0-1-0	BPH
Folsäure 5 mg Tbl	(1-0-0-0)	Pausiert
Ibuprofen 600 mg Tbl	1-1-1-0	Schmerz
Latanoprost 50 µg/ml AT	0-0-1-0	Je 1 Trpf beidseitig, Glaukom
Metamizol 500 mg Ftbl	1000 mg (ED), max. 4x/d	Bei Bedarf, Schmerz
Pantoprazol 20 mg TMR	1-0-0-0	Ulkusprophylaxe
Prednisolon 5 mg Tbl	1-0-0-0	Rheum. Arthritis
Rivaroxaban 20 mg Ftbl	(1-0-0-0)	Pausiert, VHF
Simvastatin 40 mg Ftbl	0-0-1-0	Hypercholesterinämie
Tinzaparin 12 000 I. E. FS s. c.	0-1-0-0	VHF

Relevante paraklinische Laborparameter bei prästationärer Vorbereitung

Bezeichnung (Referenzbereich, Einheit)	Wert	Kommentar
eGFR CKD-EPI (> 70 ml/min/1,73 m²)	53	CKD 3
Kreatinin (45–84 µmol/l)	110	CKD 3
Quick (> 70 %)	26	Rivaroxaban
Thrombozyten (140–360 GPt/l)	171	–
aPPT (25–37 s)	44	Rivaroxaban
Hb (13,5–17,5 g/dl)	14,1	–

23.1.3 Fragen zum Fall

Ist die perioperative Antikoagulation adäquat?

Im perioperativen Umfeld wird im klinischen Sprachgebrauch zwischen einer Indikation zur **prophylaktischen und therapeutischen Antikoagulation** unterschieden. Hierbei ist die Indikation zur prophylaktischen Antikoagulation gegeben, sofern der Patient außer der perioperativen Situation selbst keine weiteren Risikofaktoren für eine Thromboembolie zeigt. Diese Patienten werden üblicherweise nur für die perioperative Zeit und ggf. eine darauffolgende temporäre Immobilisierung antikoaguliert. Hat der Patient unabhängig vom operativen Eingriff ein erhöhtes thromboembolisches Risiko, das einer Antikoagulation bedarf (z. B. Vorhofflimmern), ist die Indikation zur therapeutischen Antikoagulation gegeben.

Das Risiko eines Patienten mit Vorhofflimmern, ein thromboembolisches Ereignis zu erleiden, wird über den CHA_2DS_2-VASc-Score abgeschätzt. Anhand dieses Scores wird die perioperative Antikoagulation festgelegt (▸ Kap. 9.3).

Herr M. hat mit einem CHA_2DS_2-VASc-Score von 5 Punkten (1 Punkt für art. Hypertonie, je 2 für stattgefundenen Kleinhirninfarkt und Alter über 75 Jahre) eine therapeutische Indikation für eine Antikoagulation und ein mittleres thromboembolisches Risiko. Je nach Klinikstandard kann eine unterschiedliche Herangehensweise etabliert sein, eine allgemeine deutsche Leitlinie existiert nicht. In dem vorliegenden Klinikstandard wird bei einer therapeutischen Indikation eine risikoadaptierte postoperative Antikoagulation für niedriges, mittleres und hohes thrombembolisches Risiko empfohlen. Diese beinhaltet für ein mittleres thrombembolisches Risiko eine halbtherapeutische Dosierung, welche sich auf eine aktuelle deutsche Expertenempfehlung [1] bezieht. Die amerikanische ACC-Leitlinie gibt hierfür keine klare Empfehlung [2].

Nach dieser klinikinternen Empfehlung sollte Herr M. in den ersten postoperativen Tagen eine Tinzaparindosis erhalten, die dem folgenden Schema entspricht: Dabei ist am Operationstag sowie am ersten postoperativen Tag eine körpergewichtsadaptierte **prophylaktische Dosis** von 8000 I. E. Tinzaparin vorgesehen. Die Dosierung von 8000 I. E. Tinzaparin leitet sich aus der in der Fachinformation enthaltenen Empfehlung ab, Patienten mit extremem Körpergewicht mit 50 I. E./kg Körpergewicht zu dosieren. Ab dem zweiten postoperativen Tag kann bei einem mittleren thrombembolischen Risiko eine Tinzaparindosis von 90 I. E. pro kg KG (12 000 I. E.) gegeben werden. Im weiteren Verlauf sollte nach Maßgabe des Operateurs und in Abwägung des Blutungs- und thrombembolischen Risikos entweder die orale Antikoagulation wiederaufgenommen oder eine volltherapeutische Dosis Tinzaparin (175 I. E. pro kg KG) verordnet werden.

Hierbei sollte bei Patienten mit erhöhtem Körpergewicht eine an das Körpergewicht adaptierte Dosierung gewählt werden und insbesondere bei extremem Körpergewicht eine Messung der Anti-Xa-Aktivität 4 Stunden nach der Gabe erfolgen. NMH werden bei **therapeutischer Indikation** nach tatsächlichem Körpergewicht dosiert, Empfehlungen für eine maximale Dosierung sind nicht für jedes NMH verfügbar. Bei stark übergewichtigen Patienten sollte die Dosis sorgfältig geprüft werden.

Weiterhin ist anzumerken, dass NMH nicht für die Behandlung des Vorhofflimmerns zugelassen sind und somit eine tägliche Reevaluation erfolgen sollte, wann eine Rückumstellung auf ein orales Antikoagulans erfolgen kann.

Bei weiterer Verfolgung wird festgestellt, dass Herr M. ab dem zweiten postoperativen Tag eine volltherapeutische Tinzaparindosis erhalten hat. Dies erscheint hinsichtlich der Nutzen-Risiko-Abwägung (Blutung vs. thromboembolisches Ereignis) verfrüht und kann die Nachblutung mit nachfolgender Revisionsoperation mit verursacht haben.

Am Morgen vor der Blutentnahme im Rahmen der prästationären Vorbereitung hat der Patient seine reguläre Rivaroxaban-Dosis eingenommen. Da **Rivaroxaban Gerinnungsparameter** wie den Quick- und aPPT-Wert testabhängig beeinflusst, sind die auffälligen Gerinnungsparameter durch den Spitzenspiegel von Rivaroxaban zu erklären [3]. Eine Normalisierung der Werte nach Pausierung von Rivaroxaban ist in Abhängigkeit von der Eliminationshalbwertszeit von etwa 10 Stunden innerhalb von 24 Stunden zu erwarten. Empfehlungen zur präoperativen Pausierung von DOAK können der Literatur [4] entnommen werden.

Ist die eingeschränkte Nierenfunktion relevant?

NMH werden substanzabhängig in unterschiedlichem Ausmaß renal eliminiert, sodass bei eingeschränkter Nierenfunktion eine potenziell veränderte Pharmakokinetik bedacht werden sollte. Die durchschnittliche Molekülmasse der NMH bewegt sich zwischen 6500 Da (Tinzaparin) und 3800 Da (Certoparin). Diese Unterschiede können in Zusammenhang mit der unterschiedlichen Pharmakokinetik (Eliminationshalbwertszeit, Clearance, Bioverfügbarkeit) der NMH gebracht werden, ebenso wie die Akkumulationstendenz bei Nierenfunktionseinschränkung, die mit steigendem Molekulargewicht sinkt. Zusätzlich unterscheidet sich die Pharmakodynamik der NMH, da sich die Anti-Xa-/Anti-IIa-Aktivitätsquotienten substanzabhängig zwischen 1,5–2,5 (Tinzaparin, Certoparin) und 3,6–6,5 (Reviparin) bewegen. Aktuelle Daten belegen, dass bei einer Kreatininclearance von über 20 ml/min keine Akkumulation von Tinzaparin zu erwarten ist [5].

Trotzdem wird in der Fachinformation eine Gabe bei einer eGFR von < 30 ml/min nicht empfohlen und sollte nur nach Nutzen-Risiko-Abwägung und zum Ausschluss einer Akkumulation unter Kontrolle des Anti-Xa-Spiegels 4–6 h nach Gabe erfolgen. Der zu erwartende **Anti-Xa-Spiegel** liegt hierbei bei 0,5–1,5 I. E. anti-Xa/ml bei therapeutischer Dosierung. Die renalen Kontraindikationen der anderen NMH können sich von denen von Tinzaparin unterscheiden und sind im Detail den jeweiligen Fachinformationen zu entnehmen. Sollte die Verwendung eines NMH aufgrund einer eingeschränkten Nierenfunktion kontraindiziert sein, muss unfraktioniertes Heparin angewendet werden, das durch seine hepatische Elimination auch bei schwerer Einschränkung der Nierenfunktion verwendet werden kann. Hierbei sollte bei einer therapeutischen Dosierung eine kontinuierliche Gabe über einen Perfusor erfolgen und die Dosierung durch regelmäßige Kontrolle der aPTT angepasst werden.

Die eGFR von Herrn M. beträgt 53 ml/min/1,73qm und ist somit für die Dosierung des Tinzaparin unkritisch.

Bietet sich ein therapeutisches Drugmonitoring von niedermolekularen Heparinen an?

NMH führen Antithrombin-abhängig zu einer Inhibition von Faktor Xa und Faktor IIa. Die Wirkung von NMH kann durch die Bestimmung der **Anti-Xa-Aktivität** bestimmt werden, die von vielen Laboren routinemäßig angeboten wird. Niedermolekulare Heparine haben eine verhältnismäßig hohe therapeutische Breite, sodass die Bestimmung der Anti-Xa-Aktivität in der Routine ähnlich wie bei den direkten oralen Antikoagulanzien nicht notwendig ist. Folglich beschränkt sich die Anti-Xa-Bestimmung auf Einzelfälle, wie z. B. stark adipöse Patienten, bei denen eine ausreichende Verfügbarkeit des subkutan applizierten Arzneistoffs unsicher ist, oder bei Patienten mit eingeschränkter Nierenfunktion, um eine Akkumulation auszuschließen. Jedoch ist bei den NMH eine Blutabnahme zum Zeitpunkt der höchsten Plasmakonzentration (Spitzenspiegel, für Tinzaparin 4–6 Stunden nach Applikation) zu gewährleisten, da die therapeutische Breite nur für diesen Zeitpunkt validiert ist. Hinzu kommt die Varianz der Zielspiegel, die in den jeweiligen Fachinformationen für jedes NMH angegeben werden und die die hohe therapeutische Breite reflektieren (anti-Xa Zielspiegel für Tinzaparin im therapeutischen Bereich 0,5–1,5 IU/ml). Ein weiterer einschränkender Aspekt ist der Fakt, dass nur die Hemmung des Gerinnungsfaktors Xa gemessen wird und nicht das hämostastische Potenzial des Patienten.

Was ist hier positiv?

Es wurde Expertenempfehlungen [1] folgend ein hausinterner Leitfaden erstellt, der die komplexe Situation der perioperativen Antikoagulation zusammenfasst und klinikinterne Empfehlungen für die Routinetätigkeit zur Verfügung stellt.

Die orale Antikoagulation wurde präoperativ rechtzeitig erkannt und es wurden diesbezüglich Maßnahmen ergriffen. In diesem Fall wurde sich bei einem hohen Blutungsrisiko des Eingriffs für eine blutungsrisikoadaptierte zweitägige präoperative Pause des DOAK [4] und postoperative Gabe von NMH (Switching) entschieden. Weiterhin wurde dem adipösen Ernährungszustand des Patienten grundsätzlich Rechnung getragen, indem die Tinzaparin-Dosis an das erhöhte Körpergewicht angepasst wurde.

Was kann verbessert werden?

Hier wurde der hausinterne Leitfaden zur perioperativen Antikoagulation insofern nicht beachtet, als dass eine höher dosierte parenterale Antikoagulation verordnet wurde als im Leitfaden empfohlen. Zur verbesserten Wahrnehmung des Leitfadens können **Schulungen** abgehalten werden. Sofern die Medikationsdaten elektronisch verfügbar sind, können Patienten, die präoperativ mit gerinnungshemmender Medikation behandelt werden, gezielt als Risikopatienten identifiziert und durch ein Gerinnungsteam speziell betreut werden.

Weiterhin ist die Verordnung von **Ibuprofen** angesichts des hohen Alters des Patienten und der eingeschränkten Nierenfunktion kritisch. Dabei sollte beachtet werden, dass alle **NSAR** und **Metamizol** [6] über die COX-1 eine thrombozytenaggregationshemmende Wirkung haben und sollten perioperativ mit einer genauen Nutzen/Risiko-Abwägung verordnet werden. Dies kann die erhöhte Blutungsneigung insbesondere zusammen mit der frühzeitigen Wiederaufnahme der therapeutischen Antikoagulation begünstigt haben.

23.1.4 Empfehlungen des Apothekers

Die Beratung des Stationsapothekers sollte zunächst die Optimierung der Antikoagulation beinhalten, da hier die Wahrscheinlichkeit eines kurzfristigen Schadens für den Patienten hoch ist.

- Anpassung der perioperativen Antikoagulation an die patientenindividuelle Risikostratifizierung sowie Nachverfolgung des Patienten zur Sicherung der rechtzeitigen Rückumstellung auf therapeutische orale Antikoagulation bzw. Erhöhung der **NMH-Dosis** auf therapeutisches Niveau.
- Sofern noch indiziert, Wechsel des Analgetikums zur Vermeidung von Nierenschädigung von **Ibuprofen** auf z. B. **Metamizol** mit strenger Indikationsstellung hinsichtlich gesteigerter Blutungsneigung.
- Prüfung, ob die feste Verordnung des **Analgetikums** notwendig ist und nicht bedarfsweise durch den Patienten abgefordert werden kann.
- Prüfung des Fehlens von **antidepressiver Medikation.** Falls die pharmakotherapiefreie Strategie zur Behandlung nicht dem Patientenwunsch entspricht, sollte eine stationäre oder ambulante psychiatrische Konsultation empfohlen werden. Auch in diesem Zusammenhang ist es wichtig zu erwähnen, dass Antidepressiva, insbesondere hochdosierte SSRI, eine verstärkte Blutungsneigung verursachen können.

Gut zu wissen

Die präoperative Pausierung von direkten oralen Antikoagulatien (DOAK) wurde prospektiv in der **PAUSE-Studie** untersucht. Apixaban und Rivaroxaban wurden bei niedrigem Blutungsrisiko präoperativ für 1 Tag und bei hohem Blutungsrisiko für 2 Tage pausiert. Bei Dabigatran wurde die Länge der Pausierung anhand der Nierenfunktion festgelegt. Die Rate an arterieller Embolien lag bei < 0,6 % und die Rate an großen Blutungskomplikationen bei < 3 % bei Eingriffen mit hohem Blutungsrisiko. Die Plasmaspiegel der DOAK lagen nach zweitägiger Pausierung bei 98,8 % der Patienten unter 50 ng/ml, was nach internationaler Empfehlung auch als cut-off für eine Antagonisierung vor Notfalloperationen angesehen wird [7].

Die **Globaltests der Gerinnung Quick und PTT** können substanz- und testspezifisch unter DOAK deutlich verändert sein. Insbesondere führt Rivaroxaban bei den meisten Quickreagenzien im Spitzenspiegel zu einer deutlichen Reduktion des Quickwertes. Die Messung der Medikamentenspiegel der DOAK ist möglich und erfolgt über speziell kalibrierte Anti-Xa-Tests.

In Deutschland wird postoperativ bei mittlerem thrombembolischem Risiko (z. B. VHF) häufig eine halbtherapeutische Dosierung eines NMH empfohlen, um das Risiko für postoperative Nachblutungen zu verringern. Klare Leitlinienempfehlung existieren dazu jedoch nicht.

Bei Patienten mit einem **Körpergewicht > 120 kg** sollte eine Anpassung der Dosierung von niedermolekularem Heparin erfolgen, wobei für die verschiedenen Substanzen unterschiedliche Dosisanpassungen in klinischen Studien untersucht wurden. Für das Tinzaparin wird bei extremem Körpergewicht die therapeutische Dosierung von 175 IE/kg KG und eine prophylaktische Dosierung von 50 IE/kg KG empfohlen.

Die Messung der **Anti-Xa-Aktivität** der niedermolekularen Heparine und der **DOAK-Spiegel** sollte nur bei bestimmten Fragestellungen, wie z. B. schwerer Niereninsuffizienz, Adipositas oder bei unklarem Einnahmezeitpunkt vor dringlichen Operationen erfolgen.

Literatur

[1] Krabbe B, Bauersachs RM. Bridging bei antikoagulierten Patienten – neue Empfehlungen Bridging in patients with long-term oral anticoagulation – new recommendations. Dtsch Med Wochenschr. 141 (3): 157–160, 2016

[2] Doherty JU, Gluckman TJ, Hucker WJ et al. 2017 ACC Expert Consensus Decision Pathway for Periprocedural Management of Anticoagulation in Patients With Nonvalvular Atrial Fibrillation: A Report of the American College of Cardiology Clinical Expert Consensus Document Task Force. J Am Coll Cardiol, 69 (7): 871–879, 2017

[3] Douxfils J, Mullier F, Loosen C et al. Assessment of the impact of rivaroxaban on coagulation assays: laboratory recommendations for the monitoring of rivaroxaban and review of the literature. Thromb Res. 130 (6): 956–966, 2012

[4] Douketis JD, Spyropoulos AC, Duncan J, et al. Perioperative Management of Patients With Atrial Fibrillation Receiving a Direct Oral Anticoagulant. JAMA Intern Med., 2019

[5] Atiq F, van den Bemt PMLA, Leebeek FWG, et al. A systematic review on the accumulation of prophylactic dosages of low-molecular-weight heparins (LMWHs) in patients with renal insufficiency. Eur J Clin Pharmacol. 71 (8): 921–929, 2015

[6] Pfrepper C, Deters S, Metze M, et al. Metamizole inhibits arachidonic acid-induced platelet aggregation after surgery and impairs the effect of aspirin in hospitalized patients. Eur J Clin Pharmacol. 75 (6): 777–784, 2019
[7] Levy JH, Ageno W, Chan NC, et al. When and how to use antidotes for the reversal of direct oral anticoagulants: guidance from the SSC of the ISTH. J Thromb Haemost; 14 (3): 623–627, 2016

23.2 Prothesen und postoperative Komplikationen

Dr. Donald Ranft, Prof. Dr. med. Andreas Roth

23.2.1 Fallvorstellung

Frau S. (Alter 80 Jahre, Körpergewicht 80 kg, Größe 168 cm) stellte sich bei Schmerzen, Rötung und Überwärmung des rechten Knies in der orthopädischen Ambulanz vor. Die Patientin ist bekannt bei Z. n. Implantation einer Knie-Totalendoprothese (KTEP) rechts vor ca. eineinhalb Jahren mit behandeltem Frühinfekt.

Es wird zunächst der Verdacht, dann im Verlauf die Diagnose chronische Spätinfektion des rechten Kniegelenks gestellt und initial analgetisch behandelt. Es erfolgt eine stationäre Einbestellung zur operativen Entfernung der KTEP. Intraoperativ erfolgte nach KTEP-Entfernung die Spülung des Knochens mit Entfernung von Pus, die Implantation eines Spacers sowie die Anlage einer Redondrainage.

Als Vorerkrankungen werden arterieller Hypertonus, Diabetes mellitus Typ 2 und eine beginnende Alzheimerdemenz angegeben.

23.2.2 Medikation und Laborwerte

Aktuelle Medikation an Tag 1 post OP

Wirkstoff mit Stärke und Darreichungsform	Dosierung	Kommentar, Indikation
Amlodipin/Valsartan/HCT 10/160/12,5 mg Ftbl	1-0-0-0	■ Arterielle Hypertonie ■ Hausmedikation
Moxonidin 0,3 mg Ftbl	1-0-1-0	■ Arterielle Hypertonie ■ Hausmedikation
Bisoprolol 5 mg Tbl	1-0-1-0	■ Arterielle Hypertonie ■ Hausmedikation
Spironolacton 50 mg Tbl	0,5-0-0-0	■ Arterielle Hypertonie ■ Hausmedikation
Pravastatin 40 mg Tbl	0-0-1-0	■ Primär Prophylaxe ■ Hausmedikation
Metformin 500 mg Ftbl	1-0-1-0	■ Diabetes mellitus Typ 2 ■ Hausmedikation

Wirkstoff mit Stärke und Darreichungsform	Dosierung	Kommentar, Indikation
Memantin 20 mg Ftbl	1-0-0-0	▪ Alzheimerdemenz ▪ Hausmedikation
Rivastigmin 6 mg Kps	1-0-1-0	▪ Alzheimerdemenz ▪ Hausmedikation
Metamizol 500 mg Ftbl	1-1-1-0	▪ Orth. Ambulanz 4 Wochen prä OP
Cefazolin 2 g Inf i. v.	1-1-1-0	▪ Post OP ▪ Endoprotheseninfektionen
Rifampicin 450 mg Inf i. v.	1-0-1-0	▪ Tag 1 post OP ▪ Endoprotheseninfektion
Hydromorphon 8 mg Rtbl	1-0-1-0	▪ Schmerztherapie ▪ Post OP
Palladon 1,3 mg Kps	Bei Bedarf alle 4 h 1 Kps	▪ Schmerztherapie ▪ Post OP
Colecalciferol 20 000 IE Kps	1-0-0-0	1/Woche, Montag
Calcium 500 mg Tbl	0-1-0-0	–
Tinzaparin 4500 IE FS s. c.	0-0-1-0	▪ Thromboseprophylaxe ▪ Tag 1 post OP

Laborwerte und Befunde

Bezeichnung (Referenzbereich, Einheit)	Wert Tag Prä OP -520	Wert Tag prä OP	Wert Intra OP	Wert Tag 1 post OP	Kommentar
iOP Abstrich KTEP li	MSSA	–	–	–	▪ Benzylpenicillin R ▪ Initialer Abstrich bei Erstmanifestation
CRP (< 5 mg/l)	–	201,7	–	–	–
iOP Abstrich KTEP li	–	–	MSSA	–	Benzylpenicillin R
CRP (< 5 mg/l)	–	–	–	110,5	–
Leukozyten (3,5–9,8 GPt/l)	–	–	–	6,1	–
Kreatinin (0,67–1,17 mg/dl) (59–103 µmol/l)	–	–	–	0,73 64	–
eGFR CKD-EPI (> 70 ml/min/1,73 m²)	–	–	–	76	–

23

23.2.3 Fragen zum Fall

Ist die Antibiotikatherapie adäquat?

Ca. 2/3 aller Endoprotheseninfektionen entwickeln sich innerhalb der ersten 2 Jahre [1]. **Staphylococcus aureus** und **Koagulase-negative Staphylokokken** sind die häufigsten ursächlichen Erreger. Somit liegt bezüglich des Zeitpunktes und gefundenem Erreger eine typische Konstellation vor. Der gefundene Erreger ist ein methicillinsensibler S. aureus (MSSA), somit sind Isoxazolylpenicilline, wie das in Deutschland erhältliche Flucloxacillin oder das Erstgenerationscephalosporin Cefazolin Mittel der Wahl. Wegen der geringen Penetration der Betalactame in Knochen und Gelenke (ca. 10–30 % der entsprechenden Serumspiegel) [2] sind hohe Dosierungen auch zur Therapie von Erregern mit mittleren und hohen – aber noch als sensibel ausgewiesenen – MHK erforderlich. Dies macht eine Zieldosis in Größenordnung der zugelassenen Tageshöchstdosis empfehlenswert (Flucloxacillin wie auch Cefazolin 12 g in 3–6 Einzeldosen). Ausgehend von dieser Zieldosis kann eine anteilige Dosisreduktion, z. B. bei erniedrigter Nierenfunktion, erfolgen. Insbesondere bei Gabe von hohen Dosen sind die typischen Nebenwirkungen der Betalactame wie Erhöhung der Krampfneigung zu berücksichtigen. Für Flucloxacillin ist häufiger als für andere Betalactame ein Anstieg der Leberwerte (ALAT, gGT) beschrieben.

Rifampicin ist wegen seiner **Biofilmaktivität** bei Fremdkörperinfektionen durch empfindliche Erreger eine additive Therapieoption. Im vorliegenden Fall wurde das Fremdmaterial entfernt, und gegen einen passageren Spacer aus Knochenzement ausgetauscht. Insofern ist die Gabe von Rifampicin nicht durch Leitlinien gedeckt, sondern eine individuelle Entscheidung, welche darauf abzielt, unmittelbar postoperativ den Spacer vor einer Besiedlung zu schützen. Auf Grund der sich innerhalb der ersten Therapiewoche ausbildenden Enzyminduktion (CYP450, P-gp) ist immer eine Interaktionsprüfung erforderlich. Im vorliegenden Fall kann die Wirksamkeit von Amlodipin und Statinen beeinträchtigt sein.

Welche antibiotische Therapiedauer ist zu erwarten?

Knocheninfektionen erfordern bei gleichem Erreger eine **längere Therapiedauer** als einfache Weichteilinfektionen. Die intravenöse Gabe erfolgt, um möglichst sicher die erforderliche Wirkstoffkonzentration am Ort der Infektion zu erhalten. Cefazolin ist in oraler Form nicht verfügbar, und Flucloxacillin hat eine interindividuell sehr unterschiedliche Bioverfügbarkeit und ist nicht in ausreichendem Maß bioverfügbar [3, 4].

Für extrem verlängerte Gaben gibt es im Rahmen der Endoprothetik keine Evidenz für eine bessere Wirksamkeit, auch wenn dies teilweise empfohlen wird [5]. Eine längere systemische Antibiotikatherapie beim zweizeitigen septischen Wechsel einer Hüftendoprothese mit grampositiver Infektion ist möglicherweise nicht von wesentlichem Vorteil, vorausgesetzt, dass lokal eine hohe Konzentration von Antibiotika über einen Platzhalter abgegeben wird [6]. Beim zweizeitigen Wechsel konnte mit kurzer intravenöser Antibiose zusätzlich zu den lokalen mit Antibiotikum beladenen Platzhaltern nach mindestens 2 Jahren in 87,7 % der Fälle eine Remission des Infektes erreicht werden, eine Rate, die der von anderen Fällen mit längerer adjuvanter Antibiotikatherapie gleicht [7]. Eine weitere Studie fand bei Patienten mit Frühinfekten nach periprothetischer Infektion, dass nur die orale Antibiotikaauswahl mit der möglichen Gefahr eines Rezidivs des Infektes verbunden war [8]. Die Dauer der Behandlung hatte hingegen keinen signifikanten Einfluss. Nicht zuletzt deshalb sollten Therapiedauer und das Risiko schwerer unerwünschter

Nebenwirkungen unter Antibiose insbesondere bei älteren Patienten sorgfältig gegeneinander abgewogen werden [9].

Wie beurteilen Sie die postoperative Schmerztherapie?

Eine adäquate Schmerztherapie ist nach jedem operativen Eingriff klinisch und ethisch geboten. Ohne diese ist eine frühzeitige Mobilisation zur Vermeidung von Folgeschäden sowie zur Funktionswiedergewinnung erschwert. Die Verantwortlichkeit und damit der Ansprechpartner für die postoperative Schmerztherapie können je nach Struktur der Einheit bei einem Schmerzdienst, den Anästhesisten oder den Chirurgen liegen [10]. Die postoperative Schmerztherapie wird nach den zu erwartenden Schmerzen initiiert und danach individuell angepasst. Zur Einschätzung der Schmerzintensität sei auf die Nutzung von Schmerzskalen verwiesen (**numerische Rating-Skala (NRS) oder visuelle Analogskala (VAS)** und Kombinationen) [11]. Ein NSAR und häufig ein parenterales Opioid (hierzulande oft Piritramid) sind die Bausteine. Hierbei wird angestrebt, die Opioide so gering wie möglich zu dosieren.

Bei KTEP-Wechsel ist mit starken Schmerzen für die ersten drei Tage postoperativ zu rechnen. Eine lokale Infiltrationsanästhesie (LIA), welche den Opioidverbrauch senken helfen könnte, ist bei Infekt allerdings ausgeschlossen.

Die vorliegende Schmerztherapie aus Metamizol in Kombination mit dem niedrigdosierten retardierten Opioid Hydromorphon mit der Möglichkeit nichtretardierter Bedarfsmedikation kann bei möglicher Oralisierung als angemessen angesehen werden. Bei geriatrischen Patienten sollen wegen des Risikos der Nephrotoxizität möglichst keine NSAR gegeben werden. Die orale Opioidgabe ist wirksam und kann innerhalb des festgelegten Verordnungsrahmens durch das Pflegepersonal an den aktuellen Bedarf angepasst werden. Bei Auffälligkeiten im Rahmen einer Aktenvisite (z. B. hohe Bedarfsmedikation, hohe NRS-Werte) kann vor dem Arztkontakt ein Gespräch mit dem zuständigen Pflegepersonal hilfreich sein.

Was ist bei der antidiabetischen Therapie zu beachten?

Eine große Herausforderung stellt die Behandlung von Diabetikern durch den gesamten prä-, peri- und postoperativen Prozess dar. So ist neben der eigentlichen Glucosekontrolle die medikamentöse Behandlung der häufig ebenfalls vorliegenden kardiovaskulären Folgeerkrankungen sicherzustellen.

Präoperativ kann durch Integration von Apothekern in das Patientenmanagement eine hohe Qualität bei Medikationserfassung, -analyse und Umstellungsempfehlungen für einen stationären Folgeaufenthalt erzielt werden. Die anschließende umfassende ärztliche Befunderfassung, ggf. Diagnostik, Festlegung des chirurgischen und anästhesiologischen Vorgehens sowie Aufklärung des Patienten muss das Vorliegen des Diabetes berücksichtigen.

Patienten mit einem **schlecht eingestellten Diabetes mellitus** haben ein **erhöhtes Risiko für postoperative Komplikationen**, vor allem Infektionen. Daher wird zunehmend die präoperative Einstellung von HbA1c als zusätzliche Möglichkeit diskutiert, den Diabetes korrekt einzustellen und damit das Infektionsrisiko zu senken.

Die **intraoperative Kontrolle** des Diabetes erfolgt durch Anästhesisten mit den Schwerpunkten Vermeidung von Hypoglykämie und schwerwiegender Hyperglykämie, Verhinderung einer Ketoazidose und Sicherstellung von Flüssigkeits- und Elektrolytbalance.

Das **postoperative Vorgehen** hängt davon ab, wie schnell der Patient einen stabilen klinischen Zustand erreicht und wie lange Kontraindikationen für orale Medikation, speziell Antidiabetika, vorliegen. Allgemeine Hindernisse für eine Oralisierung sind Schluckstörungen, Magen- und Darmatonie, Erbrechen und Durchfall. Spezifische Kontraindikationen gegen Metformin, wie akute (operationsbedingte) Gewebshypoxie, metabolische Azidose und stark eingeschränkte Nierenfunktion, dürfen nicht vorliegen. Direkt postoperativ muss daher häufig eine Insulintherapie fortgesetzt werden.

In der Klinik können **SOP** erarbeitet sein, die es dem Pflegepersonal ermöglichen, eine Insulintherapie innerhalb definierter Grenzen anzupassen. Sofern Patienten sich ambulant Insulin verabreichen, sollte dies stationär auch rasch wieder ermöglicht werden.

Im vorliegenden Fall ist die Patientin am ersten postoperativen Tag klinisch stabil, die Laborwerte Elektrolyte und Laktat liegen im Normalbereich und leichte Kost wird toleriert, sodass einer Rückumstellung auf die Vormedikation nichts entgegensteht [12, 13, 14]

Welche Prozessschritte können im Medikationsprozess verbessert werden?

Es sollte interdisziplinäre Regelungen zum perioperativen Umgang mit Diabetikern geben. In diesen soll die Häufigkeit der Blutglucosemessungen, Schemata für eine variable Insulintherapie und das Management Hypoglykämien geregelt sein.

Regelmäßige Visiten im Rahmen eines ABS-Programmes sind zur Überwachung der Antibiotikatherapie bei komplizierten Verläufen wie in diesem Fall empfohlen [15].

23.2.4 Empfehlungen des Apothekers

Das primäre Augenmerk liegt bei dieser stationären Patientin auf der wiederholten Infektion der Knietotalendoprothese (KTEP), welche ihre Mobilität dauerhaft beeinträchtigen könnte. Rifampicin kann wegen seiner guten Resorption rasch oralisiert werden, die Leberenzymwerte sind 1 × wöchentlich zu kontrollieren.

Zu diskutieren ist die Therapie der Demenz mit Memantin und Rivastigmin (▸ Kap. 19.2).

Antibiotikatherapie

- Überwachung der Entzündungswerte (CRP, Leukozyten),
- Interaktion Rifampicin:
  - Kontrolle der Bluddruckeinstellung und gegebenfalls Anpassung der Antihypertensiva,
  - Kontrolle der Gerinnungsparameter (Prothrombinzeit …) und Blutungen.
- Empfehlung zur Oralisierung von Rifampicin,
- Patientenberatung: Verfärbung von Körperflüssigkeiten durch Rifampicin, insbesondere des Urins.

Schmerztherapie

- Überwachung der Schmerztherpaie mittels VAS oder NRS und Anpassung der Dosierung.

Perioperatives Diabetesmanagement

- Kontrolle der Blutglucosewerte und Anpassung der Insulintherapie,
- Rückumstellung auf das ambulante Medikationsschema,
- werden mögliche Begleiterkrankungen behandelt?

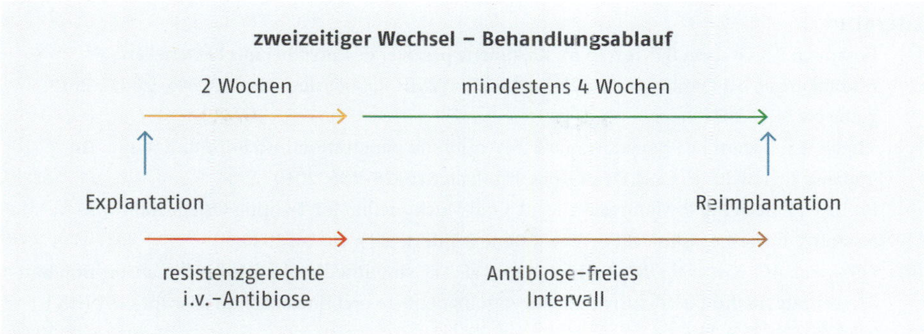

Abb. 23.1 Zweizeitiger Wechsel [18]

Gut zu wissen

Die Infektionsrate von Endoprothesen am Kniegelenk beträgt nach Primärimplantation weniger als 2 % [16]. Infektionen an KTEP äußern sich zunächst in den typischen Entzündungszeichen (*rubor*, *tumor*, *calor*, *dolor*, *functio laesa*). In Einzelfällen kann es zu einer Fistelung nach außen kommen. Es werden **Frühinfektionen** (< 4 Wochen nach Einbau) und **akute** (< 4 Wochen Symptome) sowie **chronische Spätinfektionen** (> 4 Wochen Symptome; immer bei Fistel) unterschieden. Periprothetische Infektionen treten bei ca. 25 % aller Revisionen von Prothesen auf [17].

Neben der Abklärung von Infektionen im Urogenitalsystem und von Pneumonien spielt der Ausschluss sonstiger möglicher Infektionsherde immer häufiger eine Rolle. Dazu gehören die Bestimmung des Zahnstatus, die Echokardiografie zum Ausschluss einer Endokarditis, die Sonografie des Abdomens (Cholezystitis, Pyelonephritis, Appendizitis) und das PET-CT (Erfassung anderer Entzündungsherde, z. B. Spondylodiszitis). Weiterhin ist die Untersuchung der Lunge und ggf. das Rö. Thorax (Pneumonie) und der Urinbefund (Harnwegsinfekt) zur Abklärung notwendig. Klinisch und ggf. radiologisch ist eine Sinusitis auszuschließen. Auch auf Hautschäden, insbesondere an den unteren Extremitäten, ist zu achten. Ein Diabetes mellitus sollte gut eingestellt sein.

Der Frühinfekt und der akute Spätinfekt rechtfertigen prinzipiell den **einzeitigen Wechsel** unter laufender korrekter Antibiose – allerdings sind Versagerraten von im Mittel 30 % bekannt. Diese können möglicherweise durch eine exakte begleitende Umfelddiagnostik und kompromisslose Sanierung externer Infekte bzw. Foci oder Risiken reduziert werden. Der chronische Spätinfekt sollte immer als zweizeitiger Wechsel saniert werden. Bei einem **zweizeitigen Wechsel** (Abb. 23.1) wird ein mechanisch wenig belastbarer Spacer eingebaut, um den entstandenen Hohlraum zu füllen und um Muskelverkürzungen vorzubeugen. Der Spacer kann mit Antibiotika beladen sein, welche dann über einen Zeitraum von einigen Tagen eine ausreichende lokale Freisetzung haben.

Ziel ist eine rasche Mobilisierung des Patienten. Falls die Patienten über längere Zeit pflegebedürftig sein sollten, ist die rechtzeitige Hinzuziehung des Kliniksozialdienstes zur Anbahnung von stationären oder ambulanten Pflegemaßnahmen ratsam.

Literatur

[1] Bodmann KF, Grabein B, Kresken M, Kalkulierte parenterale Initialtherapie bakterieller Erkrankungen bei Erwachsenen (S2k-Leitlinie). AWMF-Registernummer 082–006. Update 2018, gültig bis 31.12.2021

[2] Thabit AK, Fatani DF, Bamakhrama MS, Antibiotic penetration into bone and joints: An updated review Int J Infect Dis. J Bone Jt Infect. 81: 128–136, 2019

[3] Preiss H, Kriechling P, Montrasio G et al. Oral Flucloxacillin for Treating Osteomyelitis: A Narrative Review of Clinical Practice. J Bone Jt Infect. 5(1): 16–24, 2020

[4] Dijkmans AC, Kweekel DM, Balmforth C et al. The simplified oral flucloxacillin absorption test: an accurate method to identify patients with inadequate oral flucloxacillin absorption. Neth J Med; 77 (7): 255–260

[5] Del Pozo JL, Patel R. Clinical practice. Infection associated with prosthetic joints. N Engl J Med; 361(8): 787–794, 2009

[6] Whittaker JP, Warren RE, Jones RS, Gregson PA. Is prolonged systemic antibiotic treatment essential in two-stage revision hip replacement for chronic Gram-positive infection? J Bone Joint Surg Br; 91(1): 44–51, 2009

[7] Stockley I, Mockford BJ, Hoad-Reddick A, Norman P. The use of two-stage exchange arthroplasty with depot antibiotics in the absence of long-term antibiotic therapy in infected total hip replacement. J Bone Joint Surg Br; 90: 145–148, 2008

[8] Tornero E, Morata L, Martínez-Pastor JC et al. Importance of selection and duration of antibiotic regimen in prosthetic joint infections treated with debridement and implant retention. J Antimicrob Chemother; 71: 1395–1401, 2016

[9] Valour F, Karsenty J, Bouaziz A, Ader F, Tod M, Lustig S, Laurent F, Ecochard R, Chidiac C, Ferry T; Lyon BJI Study Group. Antimicrobial-related severe adverse events during treatment of bone and joint infection due to methicillinsusceptible Staphylococcus aureus. Antimicrob Agents Chemother; 58: 746–755, 2014

[10] Vereinbarung zur Organisation der Schmerztherapie chirurgischer Patienten des Berufsverbandes Deutscher Anästhesisten e. V. (BDA) und des Berufsverbandes der Deutschen Chirurgen e. V. (BDC) Anästh Intensivmed; 60: V48–V50, Neufassung 2019

[11] Anhang Klinische Messinstrumente zur S3-Leitlinie 001/012: Analgesie, Sedierung und Delirmanagement in der Intensivmedizin. www.awmf.org/fileadmin/user_upload/Leitlinien/001_Anaesthesiologie_und_Intensivmedizin/001-012a-km_S3_Analgesie_Sedierung_Delirmanagement_Intensivmedizin_2015-08 (Zugriff 21.04.20)

[12] Cheisson G, Jacqueminet S, Cosson E et al. Working party approved by the French Society of Anaesthesia and Intensive Care Medicine (SFAR), the French Society for the study of Diabetes (SFD). Perioperative management of adult diabetic patients. Intraoperative period. Anaesth Crit Care Pain Med. 37 Suppl 1: 21–25, 2018

[13] Cheisson G, Jacqueminet S, Cosson E. Working party approved by the French Society of Anaesthesia and Intensive Care Medicine (SFAR), the French Society for the study of Diabetes (SFD). Perioperative management of adult diabetic patients. Postoperative period. Anaesth Crit Care Pain Med. 37 Suppl 1: 27–30, 2018

[14] Khan NA, Ghali WA, Cagliero E et al. Perioperative management of blood glucose in adults with diabetes mellitus. Up to date, 02.2021

[15] de With K, Wilke K, Kern WV et al. Strategien zur Sicherung rationaler Antibiotika-Anwendung im Krankenhaus (S3-Leitlinie). AWMF-Reg-Nr.: 092/001 –Stand 01.2019

[16] Zimmerli W, Trampuz A, Ochsner PE. Prosthetic-joint infections. N Engl J Med. 14; 351(16): 1645–54, 2004

[17] Kapadia BH, Berg RA, Daley JA, Fritz J, Bhave A, Mont MA. Periprosthetic joint infection. Lancet; 387(10016): 386–394, 2016

[18] @Deutscher Apotheker Verlag. Donald Ranft, Andreas Roth, Stuttgart 2021

Sonstige Literatur

Universitätsklinikum Leipzig, Antiinfektiva: Leitfaden für die empirische Therapie und Prophylaxe, 4. Auflage, Leipzig 2020

Treatment of dementia. www.uptodate.com (Zugriff 12.01.2020)

23.3 Unfallchirurgie: Femurfraktur

Wencke Walter, PD Dr. med. Christian Kleber, Michael Bata

23.3.1 Fallvorstellung

Herr D., 47 Jahre alt, stellt sich nach Sturz in der Straßenbahn aufgrund von Schmerzen sowie Schwellung und Hämatom des rechten Oberschenkels in der chirurgischen Notaufnahme vor. In der Röntgenaufnahme des Hüftgelenks wird die Diagnose einer pathologischen subtrochantären Femurfraktur gestellt, wobei eine chirurgische Versorgung mittels Marknagelosteosynthese nach Embolisation am Folgetag geplant ist. Vorbekannt sind ein klarzelliges Nierenzellkarzinom mit pulmonalen, lymphogenen und zerebralen Metastasen, sowie eine paraneoplastische Lungenarterienembolie vor circa einem Jahr. Der Patient wurde im gleichen Monat bei einem fokal eingeleiteten, bilateral konvulsiven Anfall aufgrund multipler zerebraler Metastasen bereits stationär behandelt. Nach einer für die Diagnostik der Hirnmetastasen notwendigen CT- und MRT-Untersuchung des Kopfes mit Kontrastmittel entwickelte Herr D. einen ausgeprägten Juckreiz. Aktuell wiegt Herr D. 71 kg bei 1,76 m Körpergröße.

23.3.2 Medikation und Laborwerte

Aktuelle Medikation

Wirkstoff mit Stärke und Darreichungsform	Dosierung	Kommentar, Indikation
Dexamethason 8 mg Tbl	½-½-½-0	■ Hausmedikation ■ Hirndrucksenkung
Dimetinden 1 mg Drg	2-2-2-0	■ Hausmedikation ■ Beginn vor ca. 2 Wochen ■ Juckreiz nach Kontrastmittelexposition
Levetiracetam 1000 mg Ftbl	1-0-1-0	■ Hausmedikation ■ Beginn vor ca. 2 Wochen ■ Epilepsie
Folsäure 5 mg Tbl	1-0-0-0	■ Hausmedikation ■ Folsäuresupplementation, Anämie
Metoclopramid 10 mg Tbl	1-0-1-0	■ Hausmedikation ■ Übelkeit/Erbrechen

Wirkstoff mit Stärke und Darreichungsform	Dosierung	Kommentar, Indikation
Pantoprazol 20 mg TMR	1-0-0-0	■ Hausmedikation ■ Ulkusprophylaxe, Indikation/ Therapiedauer unklar
Torasemid 5 mg Tbl	1-0-0-0	■ Hausmedikation ■ Indikation unklar
Morphin 10 mg Rtbl	1-0-1-0	■ Hausmedikation ■ Schmerztherapie
Tinzaparin 20 000 I.E./ml FS s. c.	0-0-14 000 I.E. (0,7 ml)-0	■ Hausmedikation ■ Antikoagulation bei Z. n. Lungenembolie
Oxycodon 10 mg Rtbl	1-0-1-0	■ Neu ■ Schmerztherapie
Oxycodon 10 mg Kps	Bei Bedarf 1 Kps alle 2 h, max. 3 Kps/Tag	■ Neu ■ Schmerztherapie
Metamizol 500 mg Ftbl	2-2-2-0	■ Neu ■ Schmerztherapie
Paracetamol 500 mg Tbl	Bei Bedarf 1–2 Tbl alle 4 h, max. 8 g täglich	■ Neu ■ Schmerztherapie
Lactulose Sirup	15 ml 0-0-0	■ Neu ■ Obstipationsprophylaxe
Certoparin 3 000 I.E. FS s. c.	0-0-0-1	■ Neu ■ Thromboseprophylaxe

Abweichende Laborwerte

Bezeichnung (Referenzbereich, Einheit)	Wert Tag 1	Kommentar
eGFR CKD-EPI (> 70 ml/min/1,73 m²)	86	–
Hb (8,6–12,1 mmol/l)	6,2	Anämie gemäß WHO (Hb < 8,07 mmol/l bei ♂), präoperativer Wert
Erythrozyten (4,6–6,1 TPt/l)	3,44	–
Hkt (0,40–0,54)	0,30	–
MCV (80–96 fl)	88	Im Normbereich

23.3.3 Fragen zum Fall

Gibt es Diskrepanzen zwischen Hausmedikation und verordneter Medikation bei Aufnahme?

Zur Beantwortung dieser Frage wird das in Kapitel 1 erwähnte **MedRec** durchgeführt. Dies beinhaltet den systematischen Abgleich der vorstationären Medikation eines Patienten mit der stationären Arzneimittelverordnung sowie die Klärung und Lösung etwaiger Abweichungen [1].

Im vorgestellten Fall liegt das Alter des Patienten mit 47 Jahren deutlich unter dem empfohlenen Wert der Zielgruppe für ein MedRec. Aufgrund der **Multimorbidität** des Patienten lohnt sich jedoch hier die Einbindung eines klinisch-tätigen Pharmazeuten. Als Medikationsquelle liegt zum einen der Medikamentenplan eines früheren Krankenhausaufenthaltes mit handschriftlichen Ergänzungen des Patienten vor, zum anderen wird das persönliche Gespräch mit dem Patienten gesucht.

Es stellt sich heraus, dass Torasemid, Folsäure, Metoclopramid, Pantoprazol, Tinzaparin und Morphin aus der Hausmedikation bei stationärer Aufnahme nicht weitergeführt wurden. Doppelverordnungen der Hausmedikation mit der neu angeordneten Medikation werden demnach in der Antikoagulation (Certoparin vs. Tinzaparin) und in der Schmerzmedikation (Oxycodon vs. Morphin) identifiziert. Die gefundenen Diskrepanzen werden mit dem Stationsarzt besprochen und gemeinsam eine Lösung erarbeitet.

Ist die Schmerztherapie adäquat?

Die Einstellung der Schmerztherapie sollte gemäß **WHO-Stufenschema** erfolgen [2]. Eine Dosisanpassung wird individuell anhand der Schmerzdokumentation mithilfe der **Numerischen Ratingskala (NRS)**, vorgenommen. Mit dem neu begonnenen Metamizol als Nicht-Opioid sowie einem retardierten Opioid sind formal die Kriterien des Stufenschemas erfüllt. Im Fall von Schmerzspitzen kann Herr D. sich optional schnellwirksames Oxycodon oder Paracetamol abfordern. Als Alternative zu Metamizol können NSAR als Basisanalgesie diskutiert werden. Ibuprofen sollte bei Niereninsuffizenz zurückhaltend verordnet werden. Bei dem Patienten ist ein Nierenkarzinom anamnestisch bekannt, bei stabiler Nierenfunktion könnte im konkreten Fall auch zeitlich begrenzt Ibuprofen eingesetzt werden. Ein Wechsel erfolgte bei stationärer Aufnahme von Morphin mit 20 mg/Tag auf Oxycodon 20 mg/Tag. Oxycodon ist ein um den Faktor 1,5 bis 2 potenteres Opioid. Unter der Berücksichtigung einer 30%igen Dosisreduktion bei **Opioidrotation** aufgrund partieller Opioidresistenz/inkompletter Kreuztoleranz beträgt die neu berechnete Oxycodon-Dosis lediglich 10 mg/Tag. Eine Dosiserhöhung kann im Fall von Herrn D. jedoch aufgrund von Schmerzen durch die Fraktur und die operative Versorgung beabsichtigt sein, wie auch die Rücksprache mit dem Stationsarzt bestätigt. Der Patient gab bei Aufnahme einen NRS von 7 auf einer Skala von 0 bis 10 an. Zur Bewertung einer Dosismodifikation der Schmerztherapie ist mit einzubeziehen, wie oft der Patient eine Bedarfsmedikation benötigte.

Eine **Obstipationsprophylaxe** ist bei laufender Opioidtherapie von Beginn an obligat [3]. Stationär wurde daher mit dem osmotisch wirksamen Laxans Lactulose begonnen. Bei Auftreten von gastrointestinalen Beschwerden wie Blähungen kann auf Macrogol gewechselt werden. Die Einnahme von Macrogol kann stationär mit verringerter Compliance behaftet sein. Wirkeintritt ist bei beiden Substanzen erst nach 24 bis 48 Stunden zu erwarten.

Wie beurteilen Sie die Auswahl und Dosierung der Antikoagulation?

Standardmäßig wurde bei Aufnahme in der chirurgischen Notaufnahme bei einer Femurfraktur eine medikamentöse Thromboseprophylaxe mit dem gelisteten NMH Certoparin begonnen. Das MedRec ergab die Information, dass Herr D. vor ungefähr einem Jahr eine **Lungenarterienembolie** erlitt und vor dem Hintergrund seiner Tumorerkrankung aktuell noch mit Tinzaparin 14 000 I.E. antikoaguliert wird. Gemäß aktueller ESC-Leitlinie zur Diagnose und Therapie akuter Lungenembolien sollte eine verlängerte Erhaltungstherapie über die empfohlenen 6 Monate hinaus bei Patienten mit aktiver Tumorerkrankung in Betracht gezogen werden [4]. Die Leitlinie gibt eine Empfehlung für den Einsatz eines NMH in gewichtsadaptierter Dosis. Tinzaparin wird in diesem Fall mit 175 I.E./kg Körpergewicht dosiert und ist speziell für diesen Einsatz zugelassen. Bei einem Körpergewicht von 71 kg ergibt sich eine Dosis von 12 425 I.E. Tinzaparin, das 0,62 ml der Injektionslösung entspricht. Die prophylaktische Gabe von Certoparin ist im Fall von Herrn D. nicht ausreichend. Die Tinzaparin-Fertigspitze Innohep® erlaubt eine Skalierung in 0,05 ml-Schritten, sodass vom Apotheker empfohlen wird, Tinzaparin auf 13 000 I.E. (0,65 ml) zu reduzieren und Certoparin abzusetzen.

Das perioperative Management blutverdünnender Medikation besonders vor rückenmarksnahen Regionalanästhesieverfahren erfordert individuell eine Risikoabwägung von Blutungen als auch thromboembolischen Ereignissen (▸ Kap. 23.1) [5, 6].

Die **Komplexität** des chirurgischen Eingriffs und der **HAS-BLED-Score** (obwohl für Patienten mit VHF validiert) sind Entscheidungshilfen zur Risikoabschätzung perioperativer Blutungen. Tinzaparin wird mit einer Halbwertszeit von 3,7 Stunden eliminiert. Dies ist bei einer ggf. notwendigen Pausierung der therapeutischen Antikoagulation vor regionalen Narkoseverfahren einzukalkulieren. NMH in therapeutischer Dosis sollten 24 Stunden vor dem Eingriff pausiert werden, in prophylaktischer genügen 12 Stunden. Im speziellen Fall ist Certoparin als Thromboseprophylaxe für den Abend vor dem Eingriff einzusetzen, mit Innohep® in therapeutischer Dosis sollte am Abend nach dem operativen Eingriff begonnen werden.

Ist aktuell noch eine Indikation für das H_1-Antihistaminikum gegeben?

Dimetinden wurde ungefähr vor 2 Wochen aufgrund von Juckreiz nach einer mit **Kontrastmittel** durchgeführten Bildgebung begonnen. Herr D. äußerte im Gespräch, dass die Symptome sich gebessert haben. Aufgrund fehlender Indikation sollte die Behandlung mit Dimetinden beendet werden.

Wie ist die Behandlung der intrakraniellen Metastasen zu bewerten?

Als Supportivtherapie wird **Dexamethason** zur Hirndrucksenkung eingesetzt. Die Dosierung richtet sich nach Symptomkontrolle und sollte nach dem Motto „so viel wie nötig, so wenig wie möglich" eingestellt werden und liegt damit in den Händen des betreuenden Onkologen. Zur Kontrolle symptomatischer epileptischer Anfälle ist Herr D. mit **Levetiracetam** eingestellt, das mittlerweile zu den Antikonvulsiva der ersten Wahl in der Behandlung symptomatischer Epilepsien bei Hirntumorpatienten zählt [7]. Kritisch ist bei Epilepsie der Einsatz von **Metoclopramid (MCP)** zu sehen. MCP kann die Anfallshäufigkeit und -stärke steigern, sodass die Anwendung gemäß Fachinformation kontraindiziert ist. Herr D. gab im Gespräch an, aktuell kaum unter Übelkeit und Erbrechen zu leiden. Ein Auslassversuch von MCP sollte daher angestrebt werden. Alternativen sind der **5-HT_3-Antagonist Granisetron** oder **Dimenhydrinat**.

Welche Relevanz hat der Abfall des Hämoglobins?

Neben einer adäquaten Antikoagulation ist bei Patienten mit geplanter oder stattgehabter Operation auch eine mögliche Anämie relevant, die durch einen Abfall des Hämoglobins oder des Hämatokrits charakterisiert ist. Bei Traumata sollte generell der **Ausschluss einer aktiven Blutung** erfolgen (Transfusionskriterien BÄK-Querschnittsleitlinie) [8]. Um die Ursache einer **chronischen Anämie** näher zu differenzieren, ist die Betrachtung weiterer Laborparameter notwendig. Folsäure- oder Vitamin-B_{12}-Mangel äußern sich häufig in einer makrozytären Anämie mit erhöhtem MCV. Bei Herrn D. wird Folsäure aktuell substituiert, das MCV ist normwertig. Ob eine Folsäuresupplementierung weiterhin notwendig ist, kann die Bestimmung von Folsäure im Serum zeigen. Eine Anämie kann auch eine häufige und mit mehreren Faktoren assoziierte Komplikation bei Tumorpatienten sein, die auch im vorgestellten Fall nicht zu vernachlässigen ist.

23.3.4 Empfehlungen des Apothekers

Die Umstellung der Antikoagulation besitzt höchste Priorität, um weitere thromboembolische Ereignisse zu verhindern. Eine operativ versorgte Femurfraktur zählt dabei als zusätzlicher Risikofaktor. Die vom Apotheker gefundenen Diskrepanzen des MedRec sind gemäß Definition innerhalb von 24 Stunden nach Aufnahme mit dem Stationsarzt bzw. Verordner zu klären. Die Verordnungen durch den Arzt der Notaufnahme sind Teil von klinikinternen Standards, die in der elektronisch geführten Akte oft übernommen werden, ohne diese tiefgründig zu hinterfragen. Dies macht die Rolle des Stationsapothekers umso wichtiger. Die Optimierung der Schmerzmedikation ist in allen chirurgischen Fächern obligat und begleitet den gesamten stationären Aufenthalt als auch die ambulante Weiterbehandlung. Das Absetzen von Medikamenten ohne ersichtliche Indikation kann aufgrund der vorherigen arzneimittelbezogenen Probleme hintenangestellt werden. Spätestens im Entlassbrief sollte eine Empfehlung für den ambulanten Weiterbehandler erfolgen. Die Anwendung von Medikamenten mit Kontraindikation sollte jedoch zeitnah an den Stationsarzt kommuniziert werden.

- **Certoparin** bis zum Abend vor OP fortführen und dann beenden, Beginn **Tinzaparin** 13 000 I.E./Tag s. c. durch den Stationsarzt am Abend nach OP
  - Umstellung der Antikoagulation am Tag der OP nach erfolgtem Eingriff, Monitoring nach Symptomen einer Thrombose oder Lungenembolie, Laborkontrolle der Thrombozyten und ggf. Anti-Xa-Spiegel.
- Klärung der detektierten Diskrepanzen zwischen **Hausmedikation** und verordneter Medikation mit dem Stationsarzt, im Zweifel Kontaktierung des Hausarztes
  - gemeinsame Erarbeitung einer Lösung mit dem Stationsarzt, optimal innerhalb von 24 Stunden nach Aufnahme.
- Kommunikation von Kontraindikationen an Stationsarzt und ambulanten Weiterbehandler: **Metoclopramid** bei Epilepsie
  - Aufzeigen von Lösungsvorschlägen, Information im Entlassbrief und an Patienten.
- Kontrolle des Therapieerfolges der Schmerztherapie nach OP (Stationsarzt, ambulanter Weiterbehandler)
  - Schmerzdokumentation (NRS) und individuelle Anpassung der **Analgetika.**
- Absetzen von Medikamenten ohne ersichtliche Indikation: **Dimetinden**
  - weitere Betreuung durch ambulanten Weiterbehandler, falls noch keine Klärung mit Stationsarzt; Information im Entlassbrief und an Patienten.

Gut zu wissen

Im **MedRec** kristallisieren sich einige Arzneimittelgruppen bzw. Darreichungsformen der Hausmedikation heraus, die besonders gerne bei stationärer Aufnahme vernachlässigt werden. Dazu gehören u. a. Medikamente zur subcutanen Injektion (z. B. Insuline, Denosumab), Inhalativa („Sprays" zur Anwendung bei Asthma oder COPD) oder auch pflanzliche Medikamente. Einem Typ-1-Diabetiker ohne angeordnetes Insulin sollte den Apotheker daher aufhorchen und weitere Nachforschungen anstellen lassen.

Besonders in den **operativen Fächern** liegt der Fokus auf der **blutverdünnenden Medikation.** Um auf der einen Seite Blutungen und auf der anderen Seite thromboembolische Ereignisse zu verhindern, ist die Kenntnis der genauen Antikoagulation und Thrombozytenaggregationshemmung sowie auch anderer Präparate mit blutverdünnenden Eigenschaften (z. B. Ginkgo) in der Hausmedikation unerlässlich. Der Austausch mit dem Stationsarzt gibt weitere Informationen zu möglichen Risiken für Blutungen oder Thrombosen wie Operationen oder das klinische Bild. Direkte orale Antikoagulanzien sind je nach Komplexität des chirurgischen Eingriffs und der Nierenfunktion des Patienten 24 Stunden bis zu mehr als 72 Stunden (bei Dabigatran auch länger) vor dem Eingriff zu pausieren. Die Pause ist so gering wie möglich zu halten, um das Risiko für Thrombosen zu mindern. Präoperatives Bridging im eigentlichen Sinn ist meist nur bei Patienten mit Vitamin-K-Antagonisten notwendig.

Die **Anämiediagnostik und -therapie** ist im beschriebenen Fall nicht weiter ausgeführt, spielt aber eine wichtige Rolle bei unfallchirurgischen und onkologischen Patienten. Primär liegt die Behandlung der Anämieursache im Vordergrund. Die Indikation für die Gabe von Erythrozytenkonzentraten zur symptomatischen Anämiebehandlung hängt u. a. von der klinischen Gesamtsituation ab. Hilfestellung gibt die **Querschnittsleitlinie der BÄK** zur Therapie mit Blutkomponenten [8].

Literatur

[1] Internationales High 5 s-Projekt: SOP Medication Reconcilation (MedRec) bei Aufnahme. www.aezq.de/mdb/edocs/pdf/patientensicherheit/merkblatt-medication-reconciliation.pdf (Zugriff 12.11.2019)

[2] WHO Guidelines for the pharmacological and radiotherapeutic management of cancer pain in adults and adolescents. www.apps.who.int/iris/bitstream/handle/10665/279700/9789241550390-eng.pdf?ua=1 (Zugriff 12.11.2019)

[3] Erweiterte S3-Leitlinie Palliativmedizin für Patienten mit einer nicht-heilbaren Krebserkrankung. 01/20. www.leitlinienprogramm-onkologie.de/fileadmin/user_upload/Downloads/Leitlinien/Palliativmedizin/Version_2/LL_Palliativmedizin_2.1_Langversion.pdf (Zugriff 10.03.2020)

[4] Stavros V et al, ESC Scientific Document Group, 2019 ESC Guidelines for the diagnosis and management of acute pulmonary embolism developed in collaboration with the European Respiratory Society (ERS): The Task Force for the diagnosis and management of acute pulmonary embolism of the European Society of Cardiology (ESC), Eur Heart J, ehz405

[5] Waurick K, Antikoagulatantien und Regionalanästhesie- wie verfahren?, Aktuelles Wissen für Anästhesisten Refresher Course Nr. 41, 2015

[6] Rückenmarksnahe Regionalanästhesien und Thromboembolieprophylaxe/antithrombotische Medikation (S1-Leitlinie). Stand 28.07.2014, aktuell in Überarbeitung. www.awmf.org/leitlinien/detail/ll/001–005.html, (Zugriff 07.01.2020)
[7] Hirnmetastasen und Meningeosis neoplastica der Deutschen Gesellschaft für Neurologie (S2k-Leitlinie). Stand 01.04.2014. www.awmf.org/uploads/tx_szleitlinien/030–060l_S2k_Hirnmetastasen_Meningeosis_neoplastica_2015-06-abgelaufen.pdf (Zugriff 09.03.2020)
[8] Bundesärztekammer: Querschnittsleitlinien (BÄK) zur Therapie mit Blutkomponenten und Plasmaderivaten, 4. überarbeitete und aktualisierte Auflage 2014. www.bundesaerztekammer.de/fileadmin/user_upload/downloads/QLL_Haemotherapie_2014.pdf (Zugriff 16.12.2019)

23.4 Allgemeinchirurgie: Magenresektion

Alina Walter, Dr. med. Felix Berlth, Prof. Dr. med. Peter Grimminger,
Prof. Dr. rer. nat. Irene Krämer

23.4.1 Fallvorstellung

Herr G., ein 70-jähriger Patient (180 cm, 90 kg), wird zur elektiven Operation in die Klinik für Allgemein-, Viszeral- und Transplantationschirurgie aufgenommen. Bei dem Patienten wurde ein Magenfunduskarzinom mit Verdacht auf Lymphknotenmetastasen entlang der Arteria lienalis diagnostiziert, welches bereits neoadjuvant chemotherapiert wurde. Als Co-Morbiditäten sind eine koronare 3-Gefäßerkrankung, eine arterielle Hypertonie, eine Hypercholesterinämie und eine benigne Prostatahyperplasie dokumentiert.

Die geplante Operation umfasst eine totale Gastrektomie mit D2-Lymphadenektomie und, je nach intraoperativem Befund, eine Splenektomie.

Bei der stationären Aufnahme zeigt der Patient folgende Symptome:

- Dysphagie (regredient unter Chemotherapie), Dyspepsie,
- Inappetenz, frühes Sättigungsgefühl, Gewichtsverlust.

Im postoperativen Verlauf treten als neue Symptome Diarrhöen und Fettstühle auf.

23.4.2 Medikation und Laborwerte

Aktuelle Medikation an Tag 4 post OP

Wirkstoff mit Stärke und Darreichungsform	Dosierung	Kommentar, Indikation
Metoprolol 23,75 mg Rtbl	1-0-0-0	Arterielle Hypertonie, KHK
Acetylsalicylsäure 100 mg TMR	0-1-0-0	KHK
Atorvastatin 40 mg Ftbl	[0-0-1-0]	▪ [Pausiert] ▪ Hypercholesterinämie, KHK
Tamsulosin 0,4 mg Rkps	1-0-0-0	Benigne Prostatahyperplasie
Dalteparin 5000 I.E. FS s. c.	0-0-1-0	Thromboseprophylaxe

Wirkstoff mit Stärke und Darreichungsform	Dosierung	Kommentar, Indikation
Metamizol Trpf (500 mg/ml) (ED 750 mg = 30 Trpf)	30-30-30-30	Postoperative Schmerzen
Piritramid 7,5 mg/ml Amp s. c.	7,5 mg (ED), max. alle 4 h	Bei Bedarf, postoperative Schmerzen
Parenterale Ernährung (Aminosäuren, Glucose, MCT/LCT-Lipidemulsion und Elektrolyte) + Vitamine und Spurenelemente	LR 100 ml/h	■ Applikation über ZVK mit Infusionspumpe ■ TPE-Lösung (Dreikammerbeutel) ■ 2000 ml, 2270 kcal/d
Trinknahrung 200 ml, 1,0 kcal/ml, ballaststofffrei	1-1-1-0	■ Ergänzend zur parenteralen Ernährung ■ 600 kcal/d

Laborwerte des Patienten an Tag 4 post OP

Bezeichnung (Referenzbereich, Einheit)	Wert Tag 4 post OP
Kreatinin (0,81–1,51 mg/dl) (61,8–114,9 µmol/l)	1,16 88,4
CRP (< 5 mg/l)	278
Leukozyten (3,5–10 × 10^9/l)	14,8
INR (0,85–1,15)	1,1

23.4.3 Fragen zum Fall

Wie beurteilen Sie die Wahl und Dosierung der Thromboseprophylaxe?

Gemäß der aktuellen AWMF-S3-Leitlinie zur Prophylaxe der venösen Thromboembolie (VTE) sowie den darauf basierenden klinikinternen Empfehlungen [1] werden als **medikamentöse Thromboseprophylaxe** niedermolekulare Heparine (NMH) oder bei Patienten mit einer HIT in der Anamnese Fondaparinux angewendet. Grundsätzlich hat die Thromboseprophylaxe risikokategorisiert zu erfolgen. Die Risikofaktoren dieses Patienten sind ein größerer chirurgischer Eingriff im Bauchraum, eine maligne Erkrankung sowie das Lebensalter. Daraus resultiert ein hohes Risiko für venöse Thromboembolien und somit eine medikamentöse VTE-Prophylaxe mit Dalteparin 5000 I. E. einmal täglich. Gemäß Leitlinie sollte eine Kombination aus Basismaßnahmen (Frühmobilisation, Bewegungsübungen, Anleitung zu Eigenübungen) und medikamentösen sowie physikalischen Maßnahmen erwogen werden, da diese einer alleinigen medikamentösen Therapie tendenziell überlegen ist. Die Prophylaxe erfolgt in der Regel sieben Tage, bei Patienten mit Tumoren vier Wochen. Bei anhaltendem VTE-Risiko durch zum Beispiel prolongierte Immobilisation oder Infektion sollte die VTE-Prophylaxe verlängert werden [1].

Erfolgt die postoperative Ernährungstherapie in der richtigen Art und Weise?

Zur Erfassung des Ernährungsstatus sollte gemäß der S3-Leitlinie Magenkarzinom das **Nutritional Risk Screening (NRS)** angewandt werden [2]. Dieses dient als Ausgangsbefund und soll durch wöchentliche BMI-Erhebungen im Verlauf überwacht werden.

Bei Patienten nach einer Gastrektomie kann die enterale Substratzufuhr innerhalb von 24 Stunden nach Operation, ohne Erhöhung der Morbidität, begonnen werden. Die **frühzeitige enterale Ernährung** ist zudem mit einer signifikant verminderten Rate an Infektionen und einer verkürzten Krankenhausverweildauer verbunden [2]. Sofern eine Ernährungstherapie postoperativ indiziert ist, ist die Kombination aus enteraler und parenteraler Ernährung zu bevorzugen [3].

Da bei großen chirurgischen Eingriffen meist routinemäßig ein zentraler Venenkatheter gelegt wird, kann dieser bei gegebener Indikation zur Ernährungstherapie genutzt werden. Die parenterale Ernährung sollte dabei mittels Dreikammerbeutel (**All-in-One**, leitliniengerechte Zusammensetzung der Makronährstoffe) erfolgen [4]. Der Energiebedarf kann aus dem Ruheenergieumsatz und der körperlichen Aktivität (PAL-Wert; PAL = *physical activity level*; Maß für die körperliche Aktivität) ermittelt werden [3]. Die aktuelle ESPEN-Leitlinie zur parenteralen Ernährung empfiehlt, den täglichen Energiebedarf mit 25 kcal/kg des idealen Körpergewichts des Patienten zu berechnen. Bei hohem Stress und kataboler Stoffwechsellage (z. B. onkologische Patienten) kann die Energiezufuhr auf 30 kcal/kg gesteigert werden. Um Stickstoffverluste zu vermeiden, sollte die tägliche Proteinaufnahme 1,5 g/kg des idealen Körpergewichts (oder ungefähr 20 % des Gesamtenergiebedarfs) betragen [5]. Das ideale Körpergewicht (IBW) lässt sich anhand der Formel von Peterson et al. ermitteln [6].

$\text{IBW (kg)} = 2{,}2 \times \text{BMI} + 3{,}5 \times \text{BMI} \times (\text{Ht} - 1{,}5\,\text{m})$
BMI: kg/m^2 (= 27,78), Ht: Größe (m)

Für den Patienten ergibt sich damit ein täglicher Energiebedarf von 2708,67 kcal:

$\text{IBW (kg)} = 2{,}2 \times 27{,}78 + 3{,}5 \times 27{,}78 \times (1{,}8\,\text{m} - 1{,}5\,\text{m}) = 90{,}29\,\text{kg}$
$90{,}29\,\text{kg} \times 30\,\text{kcal/kg} = 2708{,}67\,\text{kcal}$

Mit der verordneten Kombination von enteraler und parenteraler Ernährung mit Trinknahrung und einer TPE-Lösung erhält der Patient insgesamt 2870 kcal über 24 Stunden und entspricht damit der empfohlenen Therapie.

Für den Fall, dass der verordnete Kaloriengehalt zu hoch gewählt wurde, sollte eine TPE-Lösung mit niedrigerem Gehalt gewählt oder die Infusionsrate reduziert werden. Aus hygienischen Gründen sollte jedoch die Laufzeit bei lipidhaltigen Infusionslösungen maximal 24 Stunden betragen [18]. Dreikammerbeutel zur parenteralen Ernährung stehen mit unterschiedlichen Kalorien/Volumina zur Verfügung (perivenöser Zugang nur für niedrig osmolare (< 850 mOsmol/l) Lösungen) [5].

Welche Operationsverfahren sind bei einem Magentumor möglich und welche Auswirkungen auf die orale Arzneimitteltherapie sind zu erwarten?

Die Absorptionsrate eines oral verabreichten Arzneimittels wird unter anderem durch die physikochemischen Eigenschaften des Arzneistoffes (Löslichkeit, Ionisationsgrad, Molekülgröße) und die Gegebenheiten des Gastrointestinaltrakts (pH-Wert, Transitzeit, Resorptionsoberfläche) beeinflusst [7, 8]. Das gewählte Operationsverfahren bedingt maßgeblich die postoperativ veränderten Resorptionsbedingungen für orale Arzneiformen. Grundsätzlich ist die Teilentfernung des Magens (Magenteilresektion, partielle Gas-

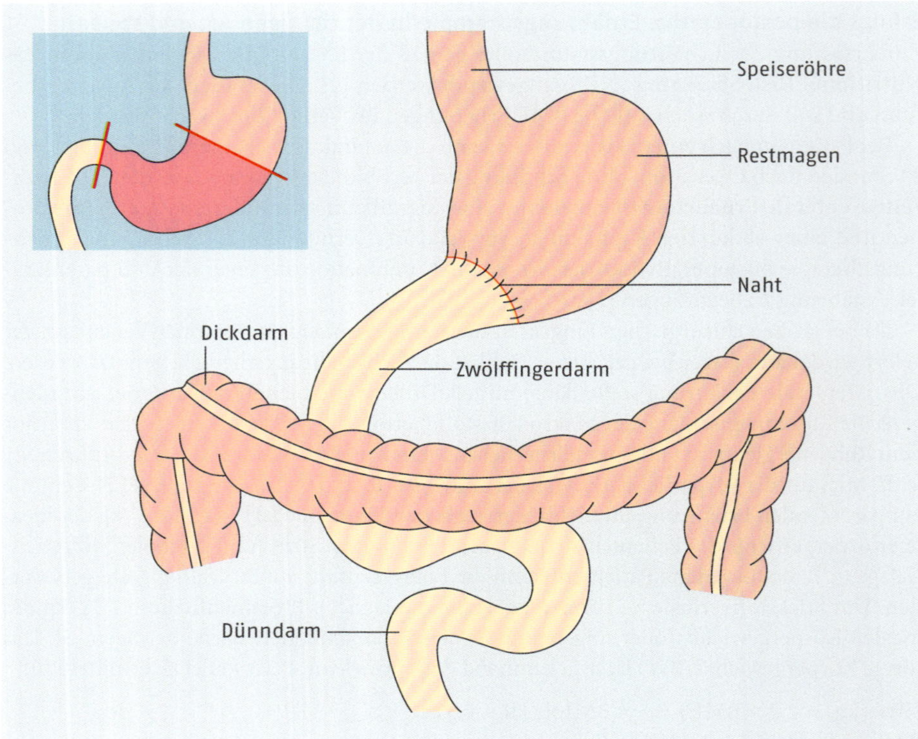

Abb. 23.2 Zustand nach Magenresektion und Billroth-I-Operation. Distale Gastrektomie, der Restmagen wird mit dem Duodenum verbunden. Nach [19]

trektomie (Abb. 23.2 und Abb. 23.3) von der Totalentfernung (totale Gastrektomie Abb. 23.4 bis Abb. 24.6) zu unterscheiden. Die partielle Gastrektomie wird häufig als distale Gastrektomie und seltener als proximale Gastrektomie durchgeführt. Bei der distalen Gastrektomie werden je nach Befund 2/3 bis 4/5 des Magens unter Erhalt des Fundus und des ösophagogastralen Überganges reseziert. In der Ulkuschirurgie, zur Behandlung perforierter Ulzerationen, waren die Rekonstruktionen nach Billroth (Abb. 23.2, Abb. 23.3) übliche Operationsmethoden, jedoch haben diese mit der Einführung der Protonenpumpen-Inhibitoren deutlich an Stellenwert verloren. Heutzutage stellt das Magenkarzinom je nach Größe und Lokalisation eine klassische Indikation für eine partielle Gastrektomie dar. Bei der totalen Gastrektomie gilt die Rekonstruktion nach Roux-Y als Standard. Als übliche Variante kann die Pouchbildung (Ersatzmagen) in Kombination mit einer Roux-Y-Rekonstruktion angesehen werden (Abb. 23.5, Abb. 23.6). Ein funktioneller Vorteil ergibt sich vor allem im ersten postoperativen Jahr durch das größere Reservoir. Ein ösophagoduodenales Dünndarminterponat (Longmire, Abb. 23.4) stellt eine alternative Rekonstruktionsmöglichkeit nach totaler Gastrektomie dar, die sich jedoch nicht als Standard durchgesetzt hat.

Aus den physiologischen Veränderungen ergeben sich verschiedene **Konsequenzen** für die **orale Arzneimitteltherapie**:

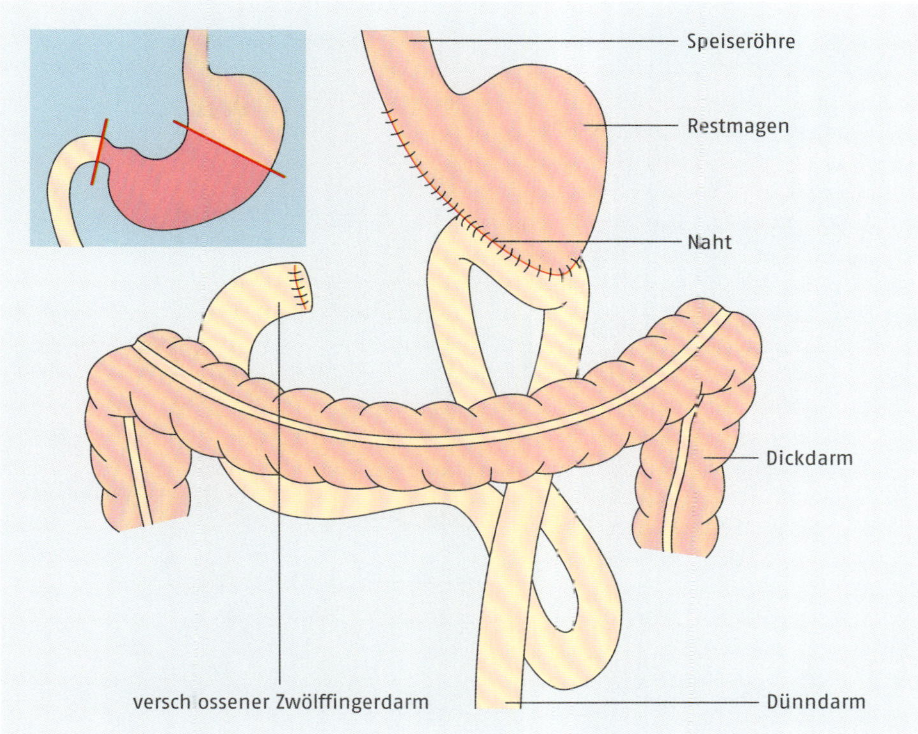

Abb. 23.3 Zustand nach Magenresektion und Billroth-II-Operation. Distale Gastrektomie, der Restmagen wird mit einer Jejunumschlinge vereinigt, das Duodenum wird blind verschlossen. Nach [19]

- Verkürzte Transitzeit im Dünndarm und damit einhergehend eine Beeinflussung der Löslichkeit und Absorption von schwer-wasserlöslichen und der Freisetzung von retardierten Arzneistoffen [7, 9–11].
- Reduzierte Durchmischung von Arzneistoffen und Nahrung mit den Gallensäuren, was eine verringerte Absorption von schwer-wasserlöslichen Arzneistoffen (z. B. Tacrolimus, L-Thyroxin) bedingen kann [12].
- Reduzierte Resorptionsfläche im Dünndarm (abhängig von der gewählten Operationstechnik), was die Aufnahme von Arzneistoffen, die überwiegend im proximalen Gastrointestinaltrakt resorbiert werden, verringert.
- Reduzierte Absorption von Arzneistoffen mit pH-abhängigem Lösungsverhalten (z. B. Eisen, Dabigatran oder Acetylsalicylsäure) [7, 10, 13] kann zu mangelnder Wirksamkeit führen. Neben den Vitamin-B_{12}-Spiegeln sollen die Eisenwerte regelmäßig kontrolliert werden [11, 13].
- Durchfälle und Fettstühle können die Aufnahme verschiedener Arzneimittel beeinflussen.

Da das Ausmaß der **Resorptionsänderung** beim Patienten individuell schwer abzuschätzen ist, wird die Dauermedikation zunächst in unveränderter Dosierung fortgeführt. Dem Hausarzt wird empfohlen, den Patienten zu überwachen und ggf. die Dosierungen anzupassen. Bei den festen Arzneiformen, insbesondere retardierten Kapseln und Tabletten,

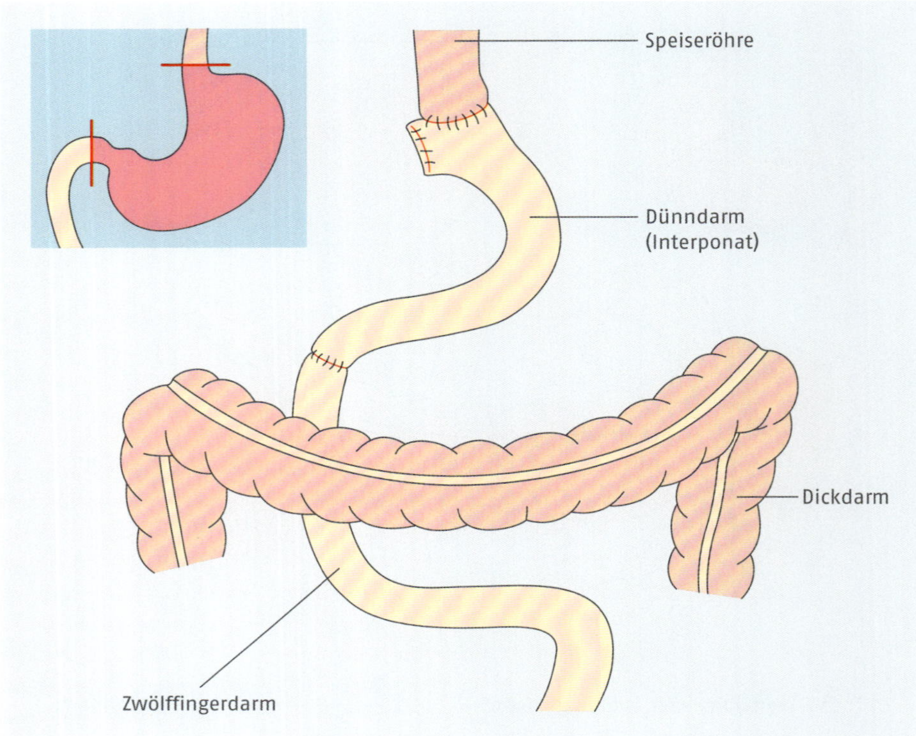

Abb. 23.4 Zustand nach Gastrektomie mit Inerponat ohne Ersatzmagenbildung. Longmire Operation, eine freie Dünndarmschlinge wird als Interponat zwischen Speiseröhre und Duodenum eingesetzt. Nach [19]

kann der Zerfall und die Arzneistofffreisetzung vermindert sein. Eine verkürzte Transitzeit bedingt möglicherweise einen unvollständigen Zerfall und eine reduzierte Resorption des Arzneistoffs. Alternativ können flüssige Arzneiformen wie Tropfen und Säfte (**Cave**: hyperosmolare Lösungen), (Retard-)Granulate oder transdermale therapeutische Systeme angewendet werden [9, 10]. Bei flüssigen Zubereitungen ist auf den pH-Wert und die Osmolarität zu achten, da sowohl stark saure als auch hyperosmolare Lösungen gastrointestinale Reizungen verursachen können. Diese äußern sich in Unwohlsein, Übelkeit, Erbrechen und Durchfällen [14]. Wirkstoffe zur Hemmung der Magensäuresekretion, wie Protonenpumpen-Inhibitoren und H_2-Antihistaminika, haben nach totaler Gastrektomie keinen pharmakologischen Angriffspunkt mehr und sollten daher nicht weiter verordnet werden.

Wie ist das postoperative Auftreten von Diarrhöen und Fettstühlen bei dem Patienten zu bewerten?

Nach einer Gastrektomie kann eine **exokrine Pankreasinsuffizienz** auftreten. Diese ist bedingt durch die nach Magenentfernung fehlende Signalgebung für den Verdauungsprozess, sodass das Pankreas nicht ausreichend stimuliert wird. Weiterhin passiert der Speisebrei, je nach Operationstechnik, das Duodenum gar nicht oder zu schnell, wodurch die vorhandenen Pankreasenzyme nicht adäquat mit der Nahrung vermischt werden können. Es resultiert eine unzureichende Verdauung der Nahrungsfette mit Fettstühlen

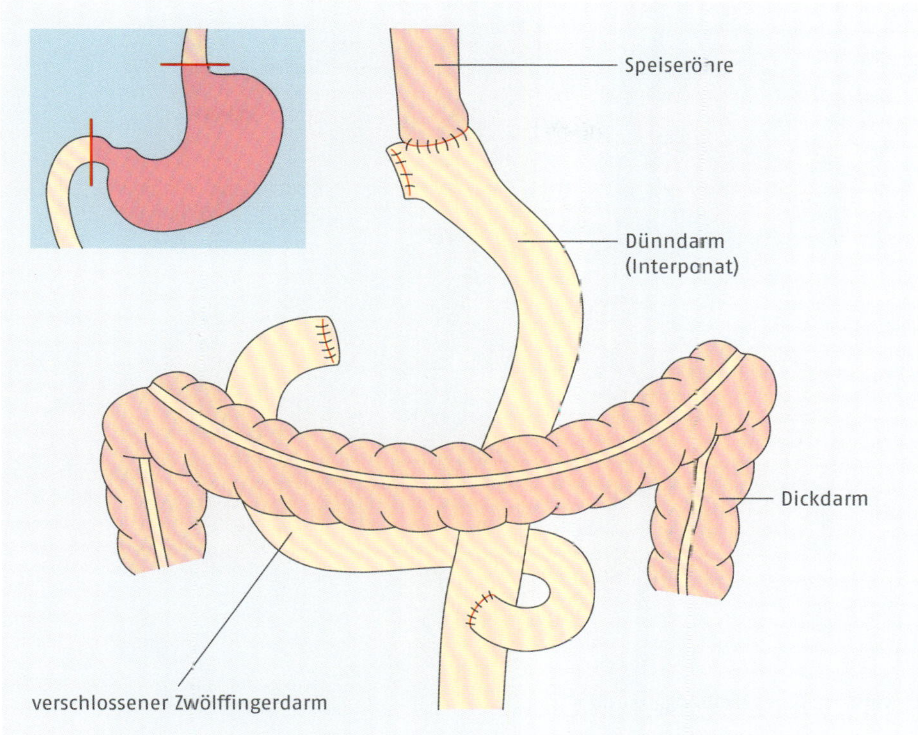

○ Abb. 23.5 Zustand nach Gastrektomie ohne Ersatzmagenbildung, Rekonstruktion nach Roux. Durchtrennung des Jejunums. Die aborale Jejunumschlinge wird mit der Speiseröhre verbunden. Das Duodenum wird blind verschlossen, die orale Jejunumschlinge wird seitlich an die von der Speiseröhre kommende Dünndarmschlinge genäht. Nach [19]

(Steatorrhö) [9, 15]. Die fehlenden Enzyme können mit Pankreaspulver-haltigen Kapseln oder Granulaten **substituiert** werden. Granulate sind als Arzneiform gegenüber Kapseln zu bevorzugen, da bei gastrektomierten Patienten die Passagezeit im Gastrointestinaltrakt stark verkürzt und die Zerfallszeit von Kapseln zu lang ist, um eine ausreichende Freisetzung zu ermöglichen. Pankreasenzym-haltige Kapseln, welche magensaftresistent überzogene Pellets enthalten, sollten geöffnet und der Kapselinhalt eingenommen werden. Die Enzympräparate sollten während des Essens in mehreren kleinen Portionen mit wenig Flüssigkeit eingenommen werden. Es ist davon abzuraten, das enzymhaltige Granulat über das Essen zu streuen oder zu zerkauen, da sonst der säureresistente Überzug pH-abhängig im Mundraum aufgelöst wird und die Enzyme die Mundschleimhaut schädigen können [9].

Gibt es für gastrektomierte Patienten einen Bedarf an Vitaminsubstitution?

In der aktuellen S3-Leitlinie Magenkarzinom wird nach einer Gastrektomie die regelmäßige, lebenslange parenterale Vitamin-B_{12}-Substitution empfohlen, da es sonst über längere Zeit zu einer Vitamin-B_{12}-Mangel-Anämie (perniziöse Anämie) kommen kann [2, 11]. Hintergrund ist, dass Vitamin B_{12} nur als Komplex mit dem Intrinsic-Faktor im Ileum resorbiert werden kann, welcher in den Belegzellen der Magenschleimhaut gebil-

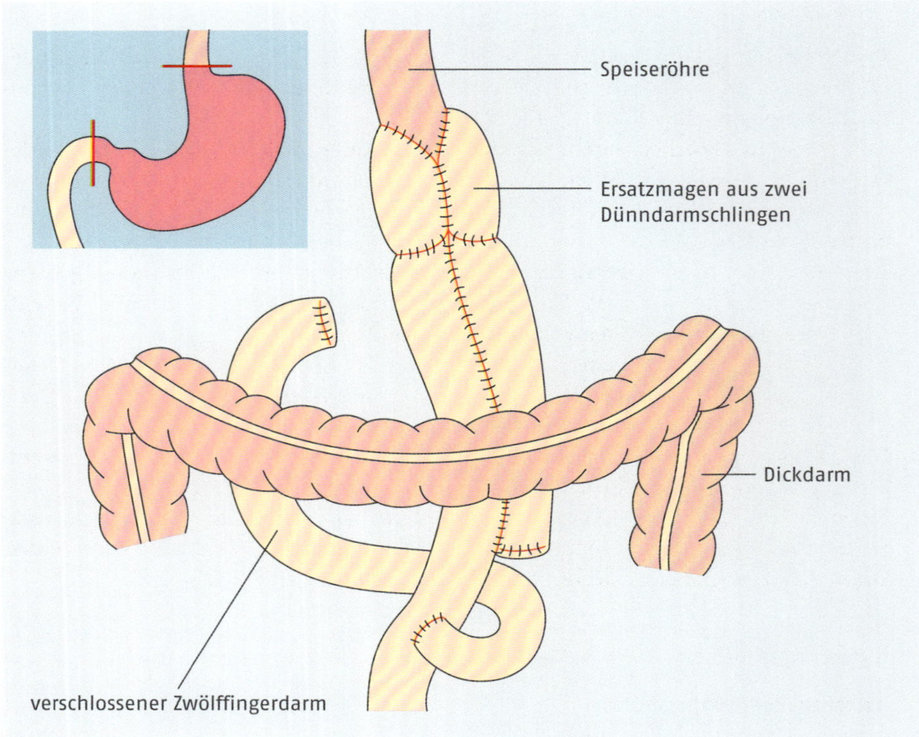

Abb. 23.6 Zustand nach Gastrektomie mit Ersatzmagenbildung, Rekonstruktion nach Roux. Zwei Jejunumschlingen werden seit-zu-seit-anastomosiert und mit der Speiseröhre verbunden. Anastomose: chirurgisch hergestellte Verbindung zwischen Blutgefäßen, Nerven oder Hohlorganen. Nach [19]

det wird. Da der tägliche Bedarf an Vitamin B_{12} für einen Erwachsenen lediglich 2 µg beträgt und ein gesunder Erwachsener ca. 2000–5000 µg Vit. B_{12} in der Leber speichert, tritt eine Unterversorgung erst nach mehreren Jahren auf. Ungefähr 1 % des aufgenommenen Vitamin B_{12} kann per Diffusion im Dünndarm resorbiert werden, sodass grundsätzlich auch eine orale Substitution möglich ist. Die Resorption ist jedoch bei gastrektomierten Patienten durch Fettstühle und Diarrhöen eingeschränkt.

Folgende Dosierungen werden empfohlen [2]:

- Parenterale Applikation: monatliche Vitamin-B_{12}-Substitution in einer Dosierung von 100–500 µg oder dreimonatige Substitution in einer Dosierung von 500–1000 µg pro Injektion.
- Orale Applikation: mindestens 2 mg pro Tag.

Im beschriebenen Fall erhält der Patient am siebten Tag nach der Gastrektomie die erste Injektion von 1000 µg Vitamin B_{12}.

23.4.4 Empfehlungen des Apothekers

- Zur Vermeidung von Essfehlern, welche zu Übelkeit, Erbrechen, Durchfällen oder Schmerzen führen können, soll während des stationären Aufenthaltes eine Ernährungsberatung durchgeführt werden [2, 16].
- Aufgrund der zusätzlich durchgeführten Splenektomie sollten (▸ Kap. 22.2) entweder während des stationären Aufenthaltes oder ambulant durch den Hausarzt, die Impfempfehlungen der STIKO (Ständige Impfkommission des Robert Koch Instituts) beachtet werden.
- Es soll eine lebenslange monatliche oder dreimonatliche parenterale Vitamin-B_{12}-Substitution durchgeführt werden. Da die erste Injektion bereits erfolgt ist, muss eine entsprechende Dokumentation im Arztbrief erfolgen.
  - Monitoring: Ein Routinemonitoring ist bei oraler Applikation erforderlich, da aufgrund der häufig auftretenden Fettstühle und Diarrhöen die Resorption beeinflusst wird [2].
- Die Surrogatparameter der Dauermedikation (RR, LDL-Wert) sollen aufgrund der veränderten Resorptionsgegebenheiten engmaschig überwacht werden und die Dosierung gegebenenfalls angepasst werden. Beispielsweise könnte bei Verschlechterung der Blutdruckwerte das Retardpräparat Metoprolol auf eine unretardierte Arzneiform umgestellt werden. Die Auswahl geeigneter Arzneiformen sollte gemeinsam mit einem Apotheker erfolgen.

Gut zu wissen

Dumping-Syndrom

Patienten nach totaler oder auch partieller Gastrektomie mit Pylorus-Resektion können ein Dumping-Syndrom entwickeln, welches durch spezifische postprandiale Beschwerden charakterisiert ist. Es wird zwischen dem Früh- und dem Spätdumping-Syndrom unterschieden.
Das Frühdumping-Syndrom tritt ca. 15 Minuten nach der Nahrungsaufnahme auf. Durch den hyperosmolaren Speisebrei kommt es zu einem vermehrten Wassereinstrom und einer starken Dehnung des oberen Dünndarms. Dies führt zu einer passageren Hypovolämie, welche sich durch einen Blutdruckabfall mit Schwäche- und Schwindelgefühl, Herzklopfen, Blässe, Schweißausbrüchen und im Extremfall einem Kreislaufkollaps äußert. Weiterhin treten Oberbauchschmerzen, Übelkeit und Erbrechen auf.
Beim Spätdumping-Syndrom kommt es nach circa zwei bis drei Stunden durch die rasche Glucoseresorption im oberen Dünndarm zu einer reflektorischen und ggf. überschießenden Insulinausschüttung. Da im weiteren Verlauf keine oder nur noch wenig Glucose (durch die Nahrung) aufgenommen wird, bedingt der initiale Insulinausstoß eine Hypoglykämie, welche sich durch das charakteristische Symptom „Heißhunger" äußert.
Weitere Symptome entsprechen denen des Frühdumping-Syndroms.
Als First-Line-Therapie wird eine Ernährungsumstellung empfohlen, welche folgende Punkte beinhaltet [17]:

- Mehrere (bis zu sechs) kleine Mahlzeiten über den Tag verteilt,
- Getränke im Abstand von ungefähr einer Stunde zu den Mahlzeiten,
- bevorzugt komplexe Kohlenhydrate, Ballaststoffe sowie eiweiß- und fettreiche Nahrungsmittel verzehren,
- nach dem Essen hinlegen (bedingt eine verzögerte Magenentleerung).

Literatur

[1] Arbeitsgemeinschaft der Wissenschaftlichen Medizinischen Fachgesellschaften. Prophylaxe der venösen Thromboembolie (VTE). 2nd ed. (S3-Leitlinie). AWMF-Register Nr. 003/001 Stand: 15.10.2015

[2] Deutsche Krebsgesellschaft, Deutsche Krebshilfe, AWMF (Leitlinienprogramm Onkologie), (S3-Leitlinie) Magenkarzinom. 2019. www.leitlinienprogramm-onkologie.de/leitlinien/magenkarzinom/ (Zugriff 13.102019)

[3] German Nutrition Society. New Reference Values for Energy Intake. Ann Nutr Metab. 66: 219–223, 2015

[4] Weimann A, Breitenstein S, Breuer J et al. S3-Leitlinie der Deutschen Gesellschaft für Ernährungsmedizin (DGEM) in Zusammenarbeit mit der GESKES, der AKE, der DGCH, der DGAI und der DGAV. Aktuelle Ernährungsmedizin, 38: e155-e197, 2013

[5] Schütz T, Herbst B, Weimann A. ESPEN-Leitlinien Parenterale Ernährung – Zusammenfassung. Aktuelle Ernährungsmedizin, 35: 68–9, 2010

[6] Peterson CM, Thomas DM, Blackburn GL, Heymsfield SB. Universal equation for estimating ideal body weight and body weight at any BMI. Am J Clin Nutr, 103: 1197–1203, 2016

[7] Martin KA, Lee CR, Farrell TM, Moll S. Oral Anticoagulant Use After Bariatric Surgery: A Literature Review and Clinical Guidance. The American Journal of Medicine, 130: 517–524, 2017

[8] Sawaya RA, Jaffe J, Friedenberg L, Friedenberg FK. Vitamin, Mineral, and Drug Absorption Following Bariatric Surgery. Curr Drug Metab, 13: 1345–1355, 2012

[9] Maria Pues. Krebspatienten: Leben ohne Magen. 2014. www.pharmazeutische-zeitung.de/ausgabe-042014/krebspatienten-leben-ohne-magen/ (Zugriff 13.10.2019)

[10] Brocks DR, Ben-Eltriki M, Gabr RQ, Padwal RS. The effects of gastric bypass surgery on drug absorption and pharmacokinetics. Expert Opin Drug Metab Toxicol, 8: 1505–1519, 2012

[11] Biesalski HK (Hrsg.). Ernährungsmedizin. 3rd ed. Georg Thieme Verlag, Stuttgart 2004

[12] Padwal R, Brocks D, Sharma AM. A systematic review of drug absorption following bariatric surgery and its theoretical implications. Obesity Reviews, 11: 41–50, 2010

[13] Stroh C, Benedix F, Meyer F, Manger T. Nutritive Defizite nach bariatrischer Chirurgie – systematische Literaturanalyse und Empfehlungen für Diagnostik und Substitution. Zentralbl Chir, 140: 407–416, 2015

[14] Klang M, McLymont V, Ng N. Osmolality, pH, and compatibility of selected oral liquid medications with an enteral nutrition product. J parent and enteral nutrit, 37: 689–694, 2013

[15] Schreyer AG, Jung M, Riemann JF, Niessen C, Pregler B, Grenacher L, Hoffmeister A. S3 guideline for chronic pancreatitis – diagnosis, classification and therapy for the radiologist. RoFo: Fortschritte auf dem Gebiete der Röntgenstrahlen und der Nuklearmedizin, 186: 1002–8, 2014

[16] Böhme B, Groß S, Jenssen C et al. Magenkrebs Patientenleitlinie. 1st ed., 2013

[17] Berg P, McCallum R. Dumping Syndrome: A Review of the Current Concepts of Pathophysiology, Diagnosis, and Treatment. Dig Dis Sci, 61: 11–18, 2016

[18] Prävention von Infektionen, die von Gefäßkathetern ausgehen Teil 1 – Nichtgetunnelte zentralvenöse Katheter Empfehlung der Kommission für Krankenhaushygiene und Infektionsprävention (KRINKO) beim Robert Koch-Institut Bundesgesundheitsbl, 60: 171–206, 2017

[19] Ulsenheimer K, Bock RW (Hrsg.) Hohenberger W et al. Dokumentierte Patientenaufklärung. Tumoroperationen am Magen (C14), Red. 10/2019v1. Thieme Compliance GmbH, 2019

24 Häufige UAW (unerwünschte Arzneimittelwirkungen)

Heparininduzierte Thrombozytopenie Typ II ... 395 | Thrombozytopenie ... 401 | Rhabdomyolyse ... 406 | Serotonin-Syndrom ... 411 | QT-Zeit-Verlängerung unter Neuroleptikatherapie ... 416

24.1 Heparininduzierte Thrombozytopenie Typ II

Dr. rer. biol. hum. Gesine Picksak, Dr. med. Friederike Hagebölling

24.1.1 Fallvorstellung

Herr K., 33 Jahre, leidet seit 5 Monaten an einer terminalen Herzinsuffizienz mit restriktiver Kardiomyopathie und kardialer Dekompensation. Als Auslöser der Kardiomyopathie wird ein verschleppter viraler Infekt vermutet; Herr K. war bis zu diesem Infekt ein sportbegeisterter junger Mann. Bei einem komplizierten, prolongierten klinischen Verlauf der Kardiomyopathie mit unter anderem einer Herzschrittmacherendokarditis hat der Patient vor wenigen Tagen ein Herzunterstützungssystem (**LVAD** (*left ventricular assist device*), Kunstherz) zur Überbrückung bis zu einer Herztransplantation implantiert bekommen. Nun befindet Herr K. sich endlich auf dem Weg der Besserung, eine Rehabilitationsmaßnahme kann beantragt werden. Doch an Tag 6 nach der Implantation des LVAD fallen seine Thrombozyten stark ab. Zudem ist Herr K. schwer kachektisch (1,89 m, 49 kg Körpergewicht, BMI 14), inzwischen chronisch niereninsuffizient (eGFR 37 ml/min, Stadium G3b nach **KDIGO** 2012 [1]), leidet an einer Herzzirrhose (cirrhose cardiaque) und an paroxysmalem Vorhofflimmern.

24.1.2 Medikation und Laborwerte

Aktuelle Medikation

Wirkstoff mit Stärke und Darreichungsform	Dosierung	Kommentar, Indikation
Candesartan 4 mg Tbl	1-0-1-0	Herzinsuffizienz
Bisoprolol 2,5 mg Tbl	1-0-1-0	Herzinsuffizienz
Eplerenon 25 mg Ftbl	1-0-0-0	Herzinsuffizienz
Torasemid 10 mg Tbl	1-0,5-0-0	Diurese

Wirkstoff mit Stärke und Darreichungsform	Dosierung	Kommentar, Indikation
Amiodaron 200 mg Tbl	1-0-0-0	Vorhofflimmern
Sildenafil 20 mg Ftbl	0,5-0,5-0,5-0	Pulmonale arterielle Hypertonie
ASS 100 mg Tbl	1-0-0-0	TAH für VAD
Heparin 15 000 IE/50 ml NaCl 0,9 % Inf i. v. (300 IE/ml)	Infusionsrate 1.200 I.E./h	▪ Antikoagulation für LVAD ▪ Ziel aPTT: 50–60 Sekunden
Macrogol Btl	1-0-0-0	Obstipation
Pantoprazol 20 mg TMR	1-0-0-0	Präventiver Magenschutz
Levothyroxin 50 µg Tbl	1-0-0-0	Hypothyreose
Aciclovir 400 mg Tbl	1-0-1-0	HSV-Prophylaxe nach stattgehabter Infektion vor 3 Wochen

Abweichende Laborwerte

Bezeichnung (Referenzbereich, Einheit)	Wert Tag 1	Wert Tag 5	Wert Tag 6	Wert Tag 7	Wert Tag 8	Wert Tag 21
Thrombozyten (160–370/nl)	234	161	82	78	48	228
Mittleres Thrombozytenvolumen (8,5–11,5 fl)	11,4	11,3	10,2	10,8	10,9	10,6
Thrombozyten (> 12 fl (%), 15–35)	34,6	32,3	27,2	31,1	30,6	29,7
aPTT (24–36 s)	35	57	55	61	60	34
Hb (11,8–15,8 g/dl)	10,1	9,8	10,3	10,3	10,2	11,8
Kalium (3,5–4,6 mmol/l)	5,1	4,9	4,8	5,0	4,8	4,9
Kreatinin (0,51–0,95 mg/dl) (45–84 µmol/l)	1,28 113	1,52 134	1,54 136	1,38 122	1,23 109	1,23 109

24.1.3 Fragen zum Fall

Zeigt der Patient eine erhöhte Blutungsneigung?

Im Moment zeigt der Patient keine erhöhte Blutungsneigung, er blutet marginal aus der Kabelaustrittsstelle. Das Kabel (= Driveline) verbindet die Pumpe des Kunstherzens mit dem Steuergerät.

Als mögliche Gründe für den starken Thrombozytenabfall auf 48/nL können entweder eine mechanische Schädigung der Thrombozyten durch das komplexe VAD, die Interaktion der Thrombozyten mit dem implantierten Fremdmaterial des VAD und die hohe Schubspannung innerhalb des VAD-Systems oder eine heparininduzierte Thrombozytopenie (**HIT** Typ I und Typ II) in Frage kommen. Letzteres würde bedeuten, dass trotz Heparinapplikation neben einem erhöhten Blutungsrisiko paradoxerweise auch mit einem hohen Risiko für eine thromboembolische venöse oder arterielle Komplikation zu rechnen ist, da die Antikörper zu einer intravasalen Thrombozytenaktivierung führen [2–4].

Wie werden VAD-Patienten antikoaguliert?

Um thromboembolische Komplikationen zu vermeiden, sind Patienten mit VAD zwingend auf eine suffiziente Antikoagulation angewiesen. Direkt postoperativ wird mit unfraktioniertem Heparin (**UFH**, Ziel aPTT 50–60 Sekunden) behandelt und im Verlauf auf eine orale Antikoagulation zumeist mit Phenprocoumon (Ziel-INR 2–3) umgestellt. Zusätzlich erfolgt häufig eine einfache Thrombozytenaggregationshemmung mit 100 mg Acetylsalicylsäure täglich [5, 12].

Der Einsatz von DOAK (direkte orale Antikoagulanzien) bei VAD ist noch nicht ausreichend erprobt, sodass diese Therapieoption zum jetzigen Zeitpunkt die Ausnahme ist.

Wie kann das Vorliegen einer HIT beurteilt werden? (Interpretation der Laborwerte)

Der **Thrombozytenabfall** ist das Leitsymptom der heparininduzierten Thrombozytopenie (HIT), wobei die Thrombozytenzahl in der Regel um mehr als 50 % bezogen auf den Ausgangswert abfällt und dann meistens unter 100 000/µl liegt [2–4, 6, 7].

Typischerweise treten die Symptome einer HIT 5–10 Tage nach Beginn der Heparin-Therapie auf, da das Immunsystem mehrere Tage Zeit benötigt, um IgG-Antikörper zu bilden (◘ Tab. 24.1).

Zur Beurteilung der Wahrscheinlichkeit des Vorliegens einer HIT Typ II muss der **4T-Score** (4 T's = Thrombocytopenia, Timing, Thrombosis and the absence of oTher explanation(s)) berechnet werden. Der 4T-Score hat einen sehr hohen negativen prädiktiven Wert (Vorhersage richtig negativ). Das heißt, Patienten mit einem Score < 4 haben mit großer Wahrscheinlichkeit keine HIT und weitere Diagnostik ist zu diesem Zeitpunkt nicht notwendig [8].

Bei Herrn K. liegt der errechnete Score bei 6, sodass sich die Wahrscheinlichkeit einer HIT von 20 % bis über 80 % beläuft [8].

Eine **HIT-Diagnostik** (Nachweis von Antikörpern gegen einen Komplex aus Heparin und Plättchenfaktor 4 (PF4) oder ein heparininduzierter Plättchenaggregationsassay (HIPAA)) ist zu initiieren. Ein negativer PF4-Heparin-Antikörper-Enzymimmunoassay kann eine HIT vom immunologischen Typ mit sehr hoher Sicherheit (Sensitivität je nach Studie 80–100 %) ausschließen [10, 11].

Die heparininduzierte Thrombozytopenie (HIT) ist bei weitem die häufigste unter den medikamenteninduzierten Immunthrombozytopenien, tritt aber nur selten (0,01–0,1 %) als Nebenwirkung auf [2–4].

Was ist bei dem Verdacht auf eine HIT zu tun?

Die Gabe des UFH oder NMH muss bei dem bloßen Verdacht einer HIT vom Typ II und **T4-Score** über 4 sofort beendet werden. Es darf nicht von einer Heparinunterdosierung als Ursache der möglicherweise aufgetretenen Thrombose ausgegangen und die Heparindosis unkritisch erhöht werden (**fatale Fehldiagnose → „White Clot Syndrome"!**).

Es ist patientenspezifisch eine alternative Antikoagulation auszuwählen, zum Beispiel mit dem **Heparinoid Danaparoid (Orgaran®)** (anderer molekularer Aufbau als Heparin, spezifische Inhibition des Gerinnungsfaktors Xa) oder dem direkten Thrombin-Inhibitor **Argatroban** (Argatra®, cave: Dosierung einschleichen, siehe Fachinformation). Für die

24

Tab. 24.1 Qualitative Schätzung der Vortestwahrscheinlichkeit einer HIT nach dem 4T-Score von Warkentin. Nach [9]

HIT-Kriterium	Bewertungspunkte		
	2	1	0
Thrombozytenabfall	■ > 50 % oder Nadir ■ 20–100/nl	■ 30–50 % oder Nadir ■ 10–20/nl	■ < 30 % oder Nadir ■ < 10/nl
Zeitpunkt des Thrombozytenabfalls	Beginn eindeutig an Tagen 5–10 oder < 1 Tag, wenn bereits Heparin verabreicht vor < 100 Tagen	Verlauf vereinbar mit Immunisierung aber ohne Messwerte oder Abfallbeginn erst nach > 10 Tagen	Abfall zeitlich unpassend
Thrombose oder andere HIT-Folge	Neue Thrombose, Hautnekrosen oder akute systemische Reaktion auf Heparinbolus	Thrombosewachstum oder Rezidiv, Hautrötungen oder Thromboseverdacht (noch nicht bestätigt)	Keine
Thrombozytopenie ohne andere Ursachen als HIT	Keine anderen Ursachen für Thrombozytopenie	Andere mögliche Ursachen vorhanden	Andere Ursachen eindeutig

Vortestwahrscheinlichkeit (nach 4T-Score): 6–8 = hoch, 4–5 = intermediär, 0–3 = niedrig

Applikation von **Fondaparinux** (**Arixtra**®) in der initialen Therapie liegen keine ausreichenden Daten vor (Off-Label-Use).

Liegt der Verdacht auf ein thromboembolisches Ereignis vor, ist eine separate Diagnostik erforderlich. Bei hämodynamisch relevanten und vital bedrohlichen thromboembolischen Ereignissen (zum Beispiel Schlaganfall, Lungenembolie) ist patientenindividuell und je nach Klinikstandard über eine Lyse, ein Katheterverfahren oder bei einer Lungenembolie über eine **ECMO-Therapie** (extrakorporale Membranoxygenierung = extrakorporales Organersatzverfahren) zu entscheiden.

Die Gabe von Thrombozytenkonzentraten ist bei einer HIT Typ II und Thrombozyen unter 150/nl aufgrund der Thrombosegefahr kontraindiziert. Die Blutungsgefahr bei einer HIT Typ II ist gering, jedoch besteht ein Risiko bei nicht sachgerechter Anwendung der Wirkstoffe. Falls gegebenenfalls im Anschluss oder überlappend eine (weitere) Thrombozytopenie anderer Ursache besteht, ist das weitere Vorgehen im Einzelfall zu entscheiden [5, 12].

Stellt ein Vitamin-K-Antagonist ein alternatives Antikoagulans zum Heparin dar?

Vitamin-K-Antagonisten wie zum Beispiel Phenprocoumon und Warfarin sind allein zur Akuttherapie einer HIT nicht geeignet. Sie können die Thromboseneigung bei HIT-Patienten noch verstärken, da zu Beginn der Therapie mit einem Vitamin-K-Antagonisten ein Ungleichgewicht zwischen den von Vitamin-K-abhängigen prokoagulatorischen und den antikoagulatorischen Gerinnungsfaktoren entsteht.

Können DOAK zur therapeutischen Antikoagulation anstatt Heparin bei einer HIT Typ II eingesetzt werden?

Theoretisch ja, aber gemäß ihrer Zulassung wäre der Einsatz ein **Off-Label-Use**. Den praktischen Vorteilen einzelner DOAK wie einer von Beginn an oralen Behandlung, der fehlenden Notwendigkeit einer Gerinnungskontrolle und Dosisanpassung sowie das fehlende Risiko einer HIT vom Typ II stehen die Abhängigkeit ihrer Pharmakokinetik von der Nierenfunktion gegenüber. Zudem ist die eventuelle Antagonisierung mit Idarucizumab (Praxbind®) oder Andexanet (Ondexxya®) aus derzeit ökonomischen Gründen zu bedenken.

Bei Zustand nach HIT kann zur Thromboseprophylaxe ein DOAK (zum Beispiel Rivaroxaban) verwendet oder – wie in diesem Fall – auf die Kombination Phenprocoumon plus Acetylsalicylsäure eingestellt werden.

Sind UFH oder NMH grundsätzlich für Patienten mit einer anamnestischen HIT kontraindiziert?

Die Inzidenz der HIT Typ II hängt sehr stark von der Art des verwendeten Heparins ab. **Unfraktioniertes Heparin** (Inzidenz bis 3 %) ist 30-mal häufiger für die HIT verantwortlich als niedermolekulare Heparine (NMH, Inzidenz ca. 0,1 %). Am häufigsten sind von einer HIT Typ II Patienten nach großen chirurgischen Eingriffen betroffen [2–4].

HIT-Antikörper sind nach dem Absetzen von Heparin in der Regel nach 3 Monaten nicht mehr nachweisbar. Danach ist eine kurzzeitige Reexposition mit Heparin, zum Beispiel während einer Operation an der Herz-Lungen-Maschine, möglich, vorausgesetzt, es sind keine zirkulierenden HIT-Antikörper nachweisbar und Heparin wird prä- und postoperativ strikt gemieden. Sollten noch Antikörper im Blutkreislauf vorhanden sein, kann die HIT direkt nach erneutem Kontakt wieder auftreten [2].

Tritt eine HIT nur stationär auf?

Nein, natürlich nicht. Zunehmend werden Heparine bedingt durch die immer kürzere, stationäre Verweildauer der Patienten in den Kliniken auch im ambulanten Bereich eingesetzt, sodass die HIT-Symptomatik auch bei ambulanten Patienten in der kritischen Phase der Manifestation der HIT berücksichtigt werden muss. Daten zur Inzidenz der HIT bei ambulanten Patienten liegen derzeit nicht vor.

Ein ambulantes Management ist bei einer akuten HIT aufgrund des Thromboserisikos, der komplexen Arzneimitteleinstellung und intensiven Therapieüberwachung nicht zu empfehlen.

24.1.4 Empfehlungen des Apothekers

Eine heparininduzierte Thrombozytopenie vom Typ II ist eine lebensbedrohliche Situation für den Patienten. Folgende Maßnahmen sind einzuleiten:

- **Heparin**-Infusion sofort stoppen und HIT-Diagnostik initiieren,
- bei komplex erkrankten Patienten Empfehlung eines Hämatologie-Konsils,
- Therapieoptionen: bei HIT-Verdacht sofortige Umstellung der Antikoagulation zum Beispiel auf **Argatroban** (Dosierungsempfehlung 0,5 µg/kg KG/h, nur in Ausnahmefällen 2 µg/kg KG/h),
- engmaschige Kontrolle der Thrombozytenzahl, mindestens täglich,
- nach Stabilisierung der klinischen Situation Umstellung der parenteralen Antikoagulation (zum Beispiel Argatroban) auf eine orale Antikoagulation mit zum Beispiel **Phenprocoumon** plus **Acetylsalicylsäure**,

- Allergiepass pflegen,
- Hinweis im Entlassbrief an den weiterbehandelnden Arzt zum Auftreten der HIT vom Typ II und der weiterzuführenden oralen Antikoagulation,
- Sensibilisierung aller medizinisch tätigen Mitarbeiter zu der selten auftretenden unerwünschten Nebenwirkung „heparininduzierte Thrombozytopenie".

- **CAVE Nicht erst das Laborergebnis abwarten; UFH und NMH zukünftig meiden!**

Gut zu wissen

Heparininduzierte Thrombozytopenie [2–4]
Typ I: Die nichtimmunologische Frühform tritt in den ersten fünf Tagen der Behandlung mit UFH bei ca. 5 % der Patienten auf. Der Thrombozytenabfall beträgt maximal 30 % des Ausgangswertes und normalisiert sich bei weiterer Heparingabe spontan, das heißt, die Heparintherapie ist weiterhin möglich.
Typ II: Die immunologisch antikörperbedingte HIT tritt bei nicht sensibilisierten Patienten meistens innerhalb von 5–10 Tagen nach Heparintherapiebeginn, bei vorbestehender Sensibilisierung innerhalb von Stunden auf. Der Thrombozytenabfall beträgt mehr als 50 % des Ausgangswertes, meistens auf < 100 000/µl. Es besteht sofortiger Handlungsbedarf!
Jährlich werden in Deutschland derzeit circa 1000 **Herzunterstützungssysteme (= Kunstherzen)** implantiert [13]. Ein Kunstherz, ventricular assist device (VAD), entspricht einer mechanischen Pumpe, die die Leistung einer oder selten auch beider Herzkammern übernimmt. Am häufigsten werden LVAD (left Ventricular Assist Device) verpflanzt, die die linke Herzkammer unterstützen. Die Pumpe wird in die Herzspitze implantiert und saugt das sauerstoffreiche Blut, das das Herz selbst nicht mehr in den Körper pumpen kann, aus der linken Herzkammer an und pumpt dieses über einen künstlichen Gang (Graft) in die Hauptschlagader. Das Steuergerät und die Batterie befinden sich außerhalb des Körpers (vgl. Insulinpumpe). Die Pumpe und das Steuergerät sind durch ein Verbindungskabel miteinander verbunden.
Ein Kunstherz ist jederzeit verfügbar (= kurzfristig implantierbar) und somit eine echte Alternative zur Herztransplantation: Es kann nicht nur als Überbrückungsmaßnahme bis zur eigentlichen Spenderorgantransplantation genutzt werden, sondern eignet sich auch als permanente Therapieform für Patienten, die zur Transplantation nicht gelistet werden können. Ein Kunstherz kann die Lebensqualität des Patienten erheblich verbessern, zum Beispiel, dass er wieder Fahrrad fahren, einen Beruf ausüben oder verreisen kann.
Unter dem **white clot syndrom** versteht man eine Komplikation der Heparin-Therapie, nämlich das Auftreten von Leukozytenaggregaten (white clots = plättchenreiche Thromben) in den Kapillaren als Folge eines Thrombozytenmangels beziehungsweise einer gestörten Thrombozytenfunktion (zum Beispiel HIT) [14]. Es zeigt sich trotz normaler aPTT bei circa 20 % der Patienten, vor allem bei denjenigen mit einer Thrombozytenzahl < 50 000/µl. Die Folge sind lebensbedrohliche, vor allem arterielle und seltener venöse Embolien beziehungsweise Gefäßverschlüsse (zum Beispiel Lungenembolie).

Literatur

[1] KDIGO-Guidelines. www.kdigo.org (Zugriff 13.12.2019)
[2] Herold G und Mitarbeiter: Innere Medizin 2019, Gerd Herold-Verlag, 2018

[3] Van Aken HK, Reinhart K et al. Intensivmedizin, Thieme-Verlag, 3. Aufl., 2014
[4] Marx G, Muhl E et al. Die Intensivmedizin, Springer-Verlag, 12. Aufl., 2015
[5] Leo A, Winteroll, S. Laboratory Diagnosis of Heparin-Induced Thrombocytopenia and Monitoring of Alternative Anticoagulants. Clin Diagn Lab Immunol. Seo, 10 (5): 731–740, 2003
[6] Hahn JM. Checkliste Innere Medizin. 8. Aufl., Thieme-Verlag, 2018
[7] UpToDate. www.uptodate.com (Zugriff 31.07.2019)
[8] Labor-Rechner HIT-4T-Score. www.labor-limbach.de/laborrechner/labor-rechner/hit-4t-score/ (Zugriff 01.08.2019)
[9] Lo GK et al. Evaluation of pretest clinical score (4 T's) for the diagnosis of heparin-induced thrombocytopenia in two clinical settings. J Thrombosis and Haemostasis, 4: 759–765, 2006
[10] Bakchoul T et al. Prospective evaluation of PF4/heparin immunoassays for the diagnosis of heparin-induced thrombocytopenia. J Thromb Haemost, 7 (8): 1260–1265, 2009
[11] Bundesärztekammer: Querschnitts-Leitlinien (BÄK) zur Therapie mit Blutkomponenten und Plasmaderivaten. 4. überarbeitete und aktualisierte Aufl., 2014. www.bundesaerztekammer.de › fileadmin › QLL_Haemotherapie_2014 (Zugriff 01.08.2019)
[12] Willemsen D et al. Rehabilitationsstandards für die Anschlussheilbehandlung und allgemeine Rehabilitation von Patienten mit einem Herzunterstützungssystem (VAD – ventricular assist device). Clin Res Cardiol Suppl, 11: 2–49, 2016
[13] Herzstiftung. www.herzstiftung.de (Zugriff 30.09.2019)
[14] Möllmann M, Hemping-Bovenkerk A. Anästhesie in der Gefäßchirurgie, Thieme-Verlag, 1. Aufl., 2016

24.2 Thrombozytopenie

Dr. rer. biol. hum. Gesine Picksak, Dr. med. Friederike Hagebölling

24.2.1 Fallvorstellung

Herr E., 55 Jahre, 72 kg Körpergewicht, 1,68 m, ist von einer Nachbarin im Garten klonisch krampfend aufgefunden worden. Als der Rettungsdienst eintrifft, sistierte der Krampfanfall zunächst spontan. Auf dem Weg in die Klinik krampfte der Patient erneut. Dieser Krampfanfall konnte dann mit einer einmaligen Diazepam-Gabe durchbrochen werden. Die Liege- und Krampfdauer sind zum Zeitpunkt der stationären Aufnahme unklar.

Bei Eintreffen in der zentralen Notaufnahme war der als Epileptiker und Hypertoniker bekannte Patient stabil, aber stuporös und reagierte auf Schmerzreize nur mit Grimassieren (**GCS** 6). Das **cCT** (craniale Computertomografie) erbrachte keine relevanten wegweisenden Befunde, eine durchgeführte **EEG** zeigte durchgehende Krampfaktivität im Sinne eines **Status epilepticus.**

Bei therapierefraktärem Status epilepticus wurde als Ultima Ratio zur Durchbrechung des Status eine Intubationsnarkose auf der Intensivstation notwendig. Zur Verwendung kam zunächst die Wirkstoffkombination aus Propofol und Sufentanil.

An Tag 3 der stationären Behandlung fällt auf, dass die Thrombozyten seit Aufnahme von Herrn E. auf die Intensivstation immer weiter abfallen.

24.2.2 Medikation und Laborwerte

Aktuelle Medikation

Wirkstoff mit Stärke und Darreichungsform	Dosierung	Kommentar, Indikation
Ramipril 2,5 mg Tbl	[1-0-1-0]	▪ Hausmedikation, Hypertonie ▪ Aktuell pausiert
Levetiracetam 1500 mg Ftbl	1-0-1-0	▪ Hausmedikation, Epilepsie ▪ Umgestellt auf i. v.-Gabe
Tamsulosin 0,4 mg Rkps	[0-0-1-0]	▪ Hausmedikation, BPH ▪ Aktuell pausiert
Macrogol Btl	1-0-0-0	Hausmedikation, Obstipation
Neue Medikation		
Levetiracetam 1500 mg Inf i. v.	1-0-1-0	Umstellung der oralen Hausmedikation 1:1 auf die parenterale Gabe
Natriumvalproat 800 mg Inf i. v.	1-1-1-0	Antiepileptikum (nach Aufsättigung)
Propofol 2 % 50 ml (20 mg/ml) Inf i. v.	360 mg/h	Analgosedierung
Sufentanil 0,25 mg/50 ml NaCl 0,9 % (0,005 mg/ml) Inf	10 µg/h (2 ml/h)	Analgosedierung
Tinzaparin 4500 I. E. FS s. c.	0-0-1-0	Thromboseprophylaxe
Hochkalorische proteinreiche Sondenkost mit Ballaststoffen (1,5 kcal/ml)	8 × 150 ml	Enterale Ernährung über die Magensonde (nach erfolgreichem Kostaufbau)
Mineralwasser	8 × 100 ml	Applikation jeweils nach der enteralen Sondenkost

Abweichende Laborwerte

Bezeichnung (Referenzbereich, Einheit)	Wert Tag 1 (Aufnahme)	Wert Tag 2	Wert Tag 3	Wert Tag 6*
Thrombozyten (160–370/nl)	159	118	82	176
Mittleres Thrombozytenvolumen (8,5–11,5 fl)	11,9	11,6	11,9	10,9
Thrombozyten (> 12 fl (%), 15–35)	39,9	37,2	40,9	31,9
Hb (11,8–15,8 g/dl)	13	10,7	9,6	11,2
INR (0,9–1,25)	1,07	1,08	0,96	1,04
aPTT (24–36 s)	35	37	31	31

*3 Tage nach Absetzen von Natriumvalproat

24.2.3 Fragen zum Fall

Zeigt der Patient eine erhöhte Blutungsneigung?

Nein, die Thromobozytopenie ist noch als moderat, der isolierte Laborwert als unbedenklich (50–100/nl) für den Patienten einzustufen, da der Patient keine klinischen Symptome zeigt. Zudem deutet der aktuelle klinisch, gebesserte Verlauf darauf hin, dass der Patient keine Blutungskomplikation aufweist [1–4].

Hat die aktuelle Medikation des Patienten Einfluss auf Thrombozyten?

Die Medikationsanalyse ergibt, dass selten (0,01–0,1 %) ein Rückgang der Thrombozytenzahl unter der Behandlung mit Ramipril bekannt ist. Unter einer Therapie mit Levetiracetam sind Thrombozytopenien als gelegentliche (0,1–1 %), unter Therapie mit Natriumvalproat als häufige (1–10 %) unerwünschte Wirkung bekannt. Unter der Anwendung von Tamsulosin und Macrogol sind Thrombozytopenien bisher nicht belegt.

Wie ist mit dem Ergebnis der Medikationsanalyse umzugehen?

Bei drei der aktuell eingesetzten Wirkstoffe (Ramipril, Levetiracetam und Natriumvalproat) ist ein Einfluss auf die Thrombozytenfunktion bekannt. Da Natriumvalproat bei persistierendem Krampfgeschehen neu angeordnet wurde, ist von einem **additiven Effekt** auszugehen. Demnach ist gemäß den Vorgaben der Fachinformation von Ergenyl® vial das Natriumvalproat als potenzieller Auslöser der aktuell aufgetretenen Thrombozytopenie abzusetzen, damit sich die Thrombozytopenie vollständig zurückbilden kann, und gegebenenfalls durch einen anderen Wirkstoff (zum Beispiel Lacosamid) auszutauschen.

Wie ist dauerhaft mit der Medikation des Patienten weiter zu verfahren?

Da der Patient mit der Dauermedikation Ramipril und Levetiracetam bisher ohne Blutbildveränderungen gut eingestellt war, ist statt Natriumvalproat ein anderes zusätzliches Antiepileptikum auszuwählen. Bei dem Wirkstoff Lacosamid ist bisher keine Thrombozytopenie bekannt. Die Wirksamkeit von Valproat und Lacosamid ist vergleichbar, vom Interaktionsprofil ist Lacosamid Valproat vorzuziehen, da es ein deutlich geringeres Interaktionspotenzial aufweist. Es wird nicht klinisch relevant über die Cytochrom-P450-Enzyme metabolisiert und über P-Glykoprotein transportiert. Allerdings ist die Studienlage zu Lacosamid nicht so umfassend wie für Valproat und es ist derzeit vergleichsweise kostenintensiv.

Muss die unter Natriumvalproat bereits bekannte, schwerwiegende UAW erneut den Behörden gemeldet werden?

Auch bereits bekannte, schwerwiegende Nebenwirkungen sollten den pharmazeutischen Unternehmen angezeigt werden, da diese Einfluss auf die fortlaufenden Häufigkeitsstatistiken und damit Aktualisierungen der sicherheitsrelevanten Informationen zu den einzelnen Wirkstoffen (Fachinformationen) haben können (▸ Kap. 6).

24.2.4 Empfehlungen des Apothekers

- **Natriumvalproat** sollte bei Verdacht auf eine arzneimittelinduzierte Thrombozytopenie abgesetzt werden.
- Falls das Absetzen des **Natriumvalproats** nicht den gewünschten Effekt innerhalb der gewünschten Zeit bringt und die Thrombozytenzahl weiter unter 50/nL abfällt, ist ein hämatologisches Konsil zu empfehlen. Je nach Diagnose gibt es verschiedene Thera-

pieoptionen, wie zum Beispiel mit **Glukocorticoiden**, gegebenenfalls als hochdosierte Stoßtherapie (Hypothese der Wirkung: Unterdrückung der Antikörperbildung gegen Thrombozyten und/oder Hemmung der Thrombozyten-Phagozytose).
- Bei lebensbedrohlichen Blutungsereignissen müssen **Thrombozytenkonzentrate** gegeben werden.
- Ein anderes Antiepilektikum ohne Thrombozytopenie als bekannte Nebenwirkung, zum Beispiel **Lacosamid**, sollte gewählt werden.
  - Vorteil von **Lacosamid** ist die unkomplizierte Oralisierung (Dosierung 1:1) nach Stabilisierung der klinischen Situation, außerdem hat es im Vergleich nur ein geringes Interaktionspotenzial.
- Es sollte ein aktueller Medikationsplan mit einem Kommentar zur vermutlich arzneimittelinduzierten Thrombozytopenie ausgestellt werden.
  - Eine Reexposition mit dem Thrombozytopenie-auslösenden Wirkstoff ist im Therapieverlauf nicht komplett ausgeschlossen, sollte allerdings engmaschig laborchemisch kontrolliert werden.
- Im Entlassbrief sollten dem Hausarzt regelmäßige Blutbildkontrollen nach Entlassung des Patienten aus der Klinik empfohlen werden (Intervall liegt im Ermessen des Hausarztes, zum Beispiel 1 Woche nach der Entlassung, danach 1 × pro Quartal).

Gut zu wissen

Der **Glasgow Coma Score (GCS)** ist ein Bewertungsschema für Bewusstseins- und Hirnfunktionsstörungen. Es wird hierbei die Beeinträchtigung der Vigilanz jeweils durch Beobachten der Reaktionen des Patienten beim Augenöffnen, bei der verbalen Kommunikation und seiner motorischen Reaktion bewertet. Im Scoring-Verfahren wird der Patient somit in drei Kategorien (Augenöffnen, verbale Kommunikation und motorische Reaktion) eingestuft und das dementsprechende Verhalten in Punkten für den Score addiert (◘ Tab. 24.2) [2].

Eine **Elektroenzephalografie (EEG)** ist ein neurologisches, diagnostisches Verfahren zur Messung der summierten elektrischen Aktivität des Gehirns durch Aufzeichnung der Spannungsschwankungen an der Kopfoberfläche. Bei einem Muster im EEG von Wellen und Spitzen spricht man von sogenannten Spikes and Waves. Sie treten meistens beidseitig und paroxysmal über allen Abschnitten des Gehirns auf. Bei Auftreten in Serie werden sie **Spike-Wave-Komplexe** genannt [2].

Es gibt unterschiedliche Verlaufs- und Sonderformen der **Thrombozytopenie** wie zum Beispiel die idiopathische **immunthrombozytopenische Purpura (ITP)**, die **thrombotisch-thrombozytopenische Purpura** (TTP), die **medikamenteninduzierte Thrombozytopenie** (MIT) und die **immunologische heparininduzierte Thrombozytopenie** (HIT) [2, 6, 7]. Die Thrombozytopenie ist definiert mit einer Thrombozytenzahl kleiner als 150/nl. Als mild werden Thrombozytenzahlen zwischen 100–150/nl (in der Regel keine erhöhte Blutungsneigung), als moderat Zahlen zwischen 50–99/nl (verlängerte Blutung bei größeren Verletzungen) und als schwere Thrombozytopenie Zahlen kleiner 50/nl (verlängerte Blutung bei kleinen Verletzungen, petechiale Blutung), jeweils immer im Kontext der zugrundeliegenden Erkrankung, eingestuft [2, 6, 7]. Während der schweren Thrombozytopenien sollte in Erwägung gezogen werden, die Thromboseprophylaxe zu pausieren. Die höhergradige **Thrombozytopenie** (weniger als 30 000/µl mit Spontanblutungen, disseminierten Petechien an Häuten und Schleimhäuten) stellt immer einen medizinischen

Notfall dar [5–7]. Es empfiehlt sich, Hämatologen als Experten für die akute Behandlung hinzuzuziehen. Unmittelbar nach Diagnosestellung muss eine Therapiemaßnahme, wie zum Beispiel die Suche nach einer therapierbaren Grunderkrankung (zum Beispiel ein Infekt), erfolgen oder ein als Auslöser im Verdacht stehendes Arzneimittel abgesetzt werden. Als Ultima Ratio, aber als sehr effektive Therapieform, ist immer noch ein Plasmaaustausch, gegebenenfalls unter einer Verlegung des Patienten in eine andere Klinik, möglich, da bei einer MIT Antikörper gebildet werden.
Bei einer nicht immuninduzierten Thrombozytopenie = **medikamenteninduzierten Thrombozytopenie (MIT)** liegt meistens ein verstärkter peripherer Abbau von Thrombozyten vor, der durch Wirkstoff-abhängige Antikörper ausgelöst wird. Meistens wird der Arzneistoff reversibel an ein Glykoprotein auf der Oberfläche von Thrombozyten gebunden. Daraufhin kommt es zu einer Konformationsänderung des Glykoproteins, das dann als Neoepitop die Bildung von Antikörpern auslöst [2, 3].
Alternativ kann der Arzneistoff nach Bindung an die Thrombozyten auch selber als neues antigenes Epitop fungieren. Des Weiteren ist inzwischen bekannt, dass Arzneistoff-abhängige Antikörper nicht nur eine Spezifität für den verabreichten Wirkstoff, sondern auch für dessen Metabolite haben können. Das heißt, die Symptome der Thrombozytopenie können so lange anhalten, bis der gesamte Wirkstoff inklusive seiner Metabolite komplett aus dem menschlichen Organismus eliminiert ist.

Tab. 24.2 GCS-Bewertungsskala. Nach [2]

Punkte	Augenöffnen	Verbale Reaktion	Motorische Reaktion
6	–	–	Befolgt Aufforderungen
5	–	Orientiert und konversationsfähig	Reagiert gezielt auf Schmerzreize
4	Spontan	Desorientiert, aber konversationsfähig	Reagiert ungezielt auf Schmerzreize
3	Bei Aufforderung	Unzusammenhängende Wörter	Reagiert mit Beugesynergismen auf Schmerzreiz
2	Bei Schmerzreiz	Unverständliche Laute	Reagiert mit Strecksynergismen auf Schmerzreiz
1	Keine Reaktion	Keine Reaktion	Keine Reaktion

Literatur

[1] Thrombozytopathien Therapie (S2K-Leitlinie). www.awmf.org/uploads/tx_szleitlinien/086–004l_S2k_Thrombozytopathien_Therapie_2014-04-abgelaufen.pdf (Zugriff 31.07.2019)
[2] Van Aken HK, Reinhart K et al. Intensivmedizin. 3. Aufl., Thieme-Verlag, 2014
[3] Marx G, Muhl E et al. Die Intensivmedizin. 12. Aufl., Springer-Verlag, 2015
[4] Hahn JM: Checkliste Innere Medizin. 8. Aufl., Thieme-Verlag, 2018

[5] Bundesärztekammer: Querschnitts-Leitlinien (BÄK) zur Therapie mit Blutkomponenten und Plasmaderivaten. 4. überarbeitete und aktualisierte Aufl., 2014. www.bundesaerztekammer.de/fileadmin/user_upload/downloads/QLL_Haemotherapie_2014.pdf (Zugriff 19.04.2020)
[6] UpToDate. www.uptodate.com (Zugriff 31.07.2019)
[7] Williamson DR et al. Thrombocytopenia in critically ill patients receiving thromboprophylaxis: frequency, risk factors, and outcomes. Chest, 144 (4): 1207–1215, 2013

24.3 Rhabdomyolyse

Dr. rer. biol. hum. Gesine Picksak, Dr. med. Friederike Hageblling

24.3.1 Fallvorstellung

Herr L., 46 Jahre, 75 kg Körpergewicht, 1,86 m, stellt sich am Samstagabend in der Notfallambulanz vor und klagt über starke **Muskelschmerzen** in beiden Beinen. Das linke Bein scheint stärker betroffen als das rechte. Anamnestisch berichtet er, dass er letzte Woche eine **Bronchitis** gehabt habe und ein Antibiotikum verschrieben bekam. Heute habe er sich den ersten Tag wieder fit gefühlt und sei morgens circa 10 km joggen gewesen. Auf Nachfrage gibt Herr L. an, dass sein letzter Urin spärlich und zudem rötlichbraun gefärbt gewesen sei.

Zudem leidet der Patient an einem arteriellen Hypertonus und an einer therapiebedürftigen Hypercholesterinämie. Die letzte Tablette seines Antibiotikums nahm er am Morgen vor dem Joggen ein.

Das aktuelle Aufnahmelabor unter sowohl der aktuellen Medikation von Herrn L. als auch unter Beachtung der sportlichen Aktivität deutet auf eine Rhabdomyolyse hin.

24.3.2 Medikation und Laborwerte

Medikation bei Aufnahme

Wirkstoff mit Stärke und Darreichungsform	Dosierung	Kommentar, Indikation
Amlodipin 5 mg Tbl	1-0-0-0	Hypertonie
Hydrochlorothiazid 12,5 mg Tbl	1-0-0-0	Hypertonie
Simvastatin/Ezetimib 10 mg/10 mg Tbl	0-0-1-0	Hypercholesterinämie
Clarithromycin 500 mg Ftbl	1-0-1-0	Bronchitis

Laborwerte Aufnahme

Bezeichnung (Referenzbereich, Einheit)	Wert
CRP (< 5 mg/l)	35
Leukozyten (3,9–10,2/nL)	10,1
LDH (< 248 U/l)	728

Bezeichnung (Referenzbereich, Einheit)	Wert
CK (<171 U/l)	17.984
Myoglobin (28–72 µg/ml)	24.791
eGFR CKD-EPI (>70 ml/min/1,73 m²)	27
Kreatinin (0,5–1,2 mg/dl) (45–106 µmol/l)	3,6 318
Harnstoff (2,8–7,2 mmol/l)	20,1
Kalium (3,5–5,0 mmol/l)	5,8
Natrium (135–145 mmol/l)	138
Phosphat (0,81–1,45 mmol/l)	1,50
Calcium (1,15–1,35 mmol/l)	1,13
Bilirubin, gesamt (2–21 µmol/l)	29

24.3.3 Fragen zum Fall

Wie können die aktuellen Laborwerte interpretiert werden?

Die starke Erhöhung der Kreatininkinase und des **Myoglobins** im Serum weisen auf eine **akute Schädigung von Skelettmuskulatur** hin. Der Anstieg der **LDH** ist durch den Zerfall von Muskelzellen bedingt. Das erhöhte Kreatinin und Serumkalium sind Ausdruck eines akuten Muskelschadens und eines akuten Nierenversagens (Stadium 3), die spärliche Menge der letzten Tage und die rotbräunliche Verfärbung des Urins deuten auf ein Nierenversagen im Rahmen einer **Rhabdomyolyse** hin. Ursächlich für die ausgeprägte Nierenschädigung ist eine toxische Wirkung unter anderem des Myoglobins auf die Nierentubuluszellen [1–3].

Kann die aktuelle Medikation des Patienten ursächlich für die Symptomatik sein?

Der Interaktionscheck zeigt auf, dass Simvastatin ein CYP3A4-Substrat und Clarithromycin sowohl ein Substrat an CYP3A4 als auch ein starker CYP3A4-Inhibitor ist. Durch die Clarithromycin-induzierte Inhibition der **CYP3A4-Enzyme kumuliert Simvastatin** und die Ausprägung der Wirkungen und Nebenwirkungen (hier: Rhabdomyolyse) von Simvastatin steigen an. Die Kombination ist kontraindiziert; die Simvastatin-Exposition ist bei Paralleleinnahme von Clarithromycin um das 8–10-Fache erhöht [4].

Es besteht ein signifikant erhöhtes Myopathie-Risiko, einschließlich das einer Rhabdomyolyse. Die Mortalität bei einer Rhabdomyolyse und einem akuten Nierenversagen steigt von 22 auf 59 % [5]. Der Patient sollte intensivmedizinisch überwacht werden.

Wie wird eine Rhabdomyolyse akut therapiert?

Die Therapie besteht in einer **forcierten, bilanzierten Diurese** (Ziel 3–5 ml/kg KG/h) mittels intravenöser Gabe von großen Flüssigkeitsmengen von bis zu 6 Litern isotoner Elektrolytlösung (500–1000 ml/h) in Kombination mit einem Schleifendiuretikum (zum Beispiel Furosemid, Dosis abhängig von dem Ausscheidungsziel = ausgeglichene Bilanz) oder gegebenenfalls mit Mannitol, welches die osmotische Diurese durch Erhöhung des kolloidosmotischen/onkotischen Drucks des Primärharns erhöht und damit die Rückresorption von Wasser und Elektrolyten verhindert. Über die gesteigerte Diurese wird die Myoglobin-Ausscheidung über den Urin gefördert.

Die ausgeschwemmten **Elektrolyte** (vor allem Kalium) müssen entsprechend der nachfolgenden Laborwerte **substituiert** werden. Je nach Volumenstatus des Patienten ist der Elektrolytverlust von Patient zu Patient unterschiedlich stark ausgeprägt. Es empfiehlt sich, gegebenenfalls Kalium über einen zentralvenösen Zugang unter Monitoring zu substituieren.

Bei erhaltener Diurese empfiehlt es sich, den Urin zu alkalisieren, um die Ausbildung von Zylindern und damit das Ausfällen von Myoglobin im sauren Milieu zu verhindern. Bei Verfehlen des Therapieziels, einer **Oligurie/Anurie**, einer **Hyperkaliämie** oder einem zu schnell ansteigenden Serumkalium sowie einer fulminanten **Myoglobinämie** muss der Patienten gegebenenfalls frühzeitig mit einer sogenannten **High Cut-Off (HCO)-Dialyse** mit Myoglobin-permeablem Filter dialysiert werden. Die HCO-Dialyse ist eine spezielle Form der Hämodialyse, bei der Dialysatoren mit einer hohen Durchlässigkeit für Moleküle bis zu einer Größe von etwa 50 kDa verwendet werden. Wenn eine HCO-Dialyse nicht zur Verfügung steht, kann ein konventionelles Nierenersatzverfahren zur Volumenbilanzierung und Kalium-Entfernung angewendet werden [1–3].

Wie ist mit der Medikation aktuell weiter zu verfahren?

Die Therapie mit Clarithromycin ist bereits vor stationärer Aufnahme des Patienten beendet gewesen.

Die **Empfehlungen zur Statin-Therapie** entsprechend der Leitlinie orientieren sich an der klinischen Symptomatik der Ausprägung der Rhabdomyolyse und der CK [6, 7]: In diesem Fall ist das Simvastatin zunächst aufgrund der Rhabdomyolyse für mindestens 4 Wochen zu pausieren. Abhängig vom Verlauf der Rhabdomyolyse kann eine Statin-Reexposition nach 6 Wochen erwogen werden [6].

Grundsätzlich gilt:

- Bei einer CK-Erhöhung unter dem 4-Fachen des Normwertes
  - Bei fehlender Myalgie kann die **Statin-Therapie** fortgeführt werden; die Patienten sind darüber aufzuklären, dass sie bei eintretenden Myopathien das Statin sofort absetzen müssen und sich erneut beim Arzt vorstellen sollen.
  - Bei Auftreten von Myalgien das Statin für 4 Wochen pausieren und die CK engmaschig kontrollieren, zum Beispiel erste CK-Kontrolle nach 24 Stunden, danach je nach Symptomatik alle 2 Tage.
  - Bei persistenter Myalgie nach 4 Wochen Statin-Pause ist das Statin sehr wahrscheinlich nicht die Ursache der CK-Erhöhung; Differenzialdiagnosen prüfen, ein erneutes Ansetzen desselben Statins kann erwogen werden.
- Bei einer CK-Erhöhung über dem 4-Fachen des Normwertes
  - Statin für mindestens 6 Wochen pausieren, CK-Werte engmaschig (in der fulminaten, therapieentscheidenden Phase alle 6 Stunden, danach alle 12–14 Stunden je nach klinischer Ausprägung) kontrollieren, dann Neubewertung der Symptomatik sowie Prüfung der Nierenfunktionsparameter und Abwarten der Normalisierung der CK, gegebenenfalls der Nierenfunktion und der myopathischen Symptome.

- Nach frühestens 6 Wochen kann gegebenenfalls die Verordnung eines potenteren Statins wie zum Beispiel Atorvastatin oder Rosuvastatin in niedriger Dosierung alle 2–3 Tage erwogen werden.
- Bei einer CK-Erhöhung über das 10-Fache des Normwertes hinaus
  - Statin-Therapie sofort abbrechen, die Nierenfunktionsparameter überprüfen und gegebenenfalls die Behandlung eines akuten Nierenversagens einleiten.
  - CK engmaschig (in der fulminanten, therapieentscheidenden Phase alle 6 Stunden, danach alle 12–14 Stunden je nach klinischer Ausprägung), auch bei abfallendem Trend bis zur Normalisierung regelmäßig (ca. alle 2 Wochen) kontrollieren.
  - Myopathie dokumentieren, Statine nicht mehr einsetzen, gegebenenfalls Rückgriff auf Lipidsenker der zweiten Wahl wie zum Beispiel **Ezetimib**.

Wie sollte ärztlicherseits mit der Statin-Therapie bei einem bakteriellen Infekt umgegangen werden?

Obwohl die Verordnung des Makrolids (hier: Clarithromycin) bereits beendet ist, sollte der Hausarzt über das Ereignis (hier: Rhabdomyolyse) informiert werden. Zusätzlich sollte immer jede Verordnung eines Antibiotikums bei einem grippalen Infekt streng überdacht werden, um Fehlverordnungen, beispielsweise bei einem viralen Infekt, möglichst auszuschließen.

Ein **kurzfristiges Auslassen** (Absetzen) des Statins (für 7–10 Tage) hat in der Regel keine relevanten Auswirkungen auf den langfristigen lipidsenkenden Effekt. Sollte eine Statin-Pause für die Zeit der antiinfektiven Therapie aus speziellen Gründen keine Option darstellen, ist gegebenenfalls das Antibiotikum auf ein anderes Makrolid wie zum Beispiel Azithromycin, bei welchem eine Interaktion mit CYP3A4-Modulatoren nicht bekannt ist, zu wechseln [8].

Welche alternativen Behandlungsmöglichkeiten gibt es für Herrn L., wenn eine Simvastatin-Therapie im weiteren Verlauf kontraindiziert ist?

Wegen der pleiotropen Wirkung der Statine auf den Cholesterinspiegel, die Endothelfunktion, die Entzündungsreaktion und die Blutgerinnung zählen diese als Mittel der ersten Wahl.

Alle Statine außer Pravastatin und Rosuvastatin werden über die CYP450-Isoenzyme metabolisiert. Beide Alternativen werden grundsätzlich nicht über das Cytochrom-P450-Enzymsystem metabolisiert und stellen damit eine mögliche Alternative bei CYP3A4-abhängiger Kontraindikation dar. Zu bedenken ist allerdings die unterschiedliche Wirkeffektivität der einzelnen Statine bezüglich ihrer Cholesterinsenkung [9].

Neben den Statinen stehen zur Behandlung der Hyperlipidämie andere Arzneistoffe als Mittel der zweiten Wahl zur Verfügung [6]. Je nach Ursache und der pathologisch vermehrten Lipidfraktion im Plasma sind die Wirkstoffe im Einzelfall mehr oder weniger gut als Alternative geeignet.

Zu den Wirkstoffen, die die Resorption von Cholesterol vermindern, gehören Ezetimib und die nichtresorbierbaren basischen Anionenaustauscherharze, wie zum Beispiel **Colestyramin**.

Zu den Wirkstoffen, die neben einer Senkung des LDL-Spiegels hauptsächlich den HDL-Stoffwechsel beeinflussen, gehören zum Beispiel die **Fibrate**.

Insbesondere zur Behandlung familiärer Hypercholesterinämien stehen inzwischen auch monoklonale IgG-Antikörper gegen das Enzym **PCSK9** (**Evolocumab** und **Alirocumab**) oder der **MTP-Inhibitor Lomitapid** zur Verfügung, die über unterschiedliche Wege die LDL-Konzentration im Plasma senken.

Warum sollten die Statine vorzugsweise am Abend eingenommen werden?
Entscheidend für die Bildung von Cholesterol ist die Aktivität des Enzyms **HMG-CoA**-Reduktase in der Leber. Die Aktivität dieses Enzyms ist am frühen Nachmittag am niedrigsten und steigt dann in den nächsten Stunden um ein Vielfaches an, bis es um Mitternacht seinen Gipfel erreicht. Je höher die Aktivität der HMG-CoA-Reduktase ist, desto höher ist die LDL-Konzentration im Blut.

Chronopharmakologisch sind damit die HMG-CoA-Reduktase-Hemmer am Abend somit stärker wirksam, da die körpereigene Cholesterinsynthese abends und nachts am höchsten ist.

24.3.4 Empfehlungen des Apothekers

- **Simvastatin** sofort absetzen,
- Empfehlung zur intensivmedizinischen Überwachung des Patienten,
- Aufklärung und Sensibilisierung des Patienten zu seiner Hausmedikation und dem Auftreten der Rhabdomyolyse aufgrund einer Medikamentenwechselwirkung in Kombination mit der Überanstrengung (hier: Joggen),
- Hinweis im Entlassbrief an den Hausarzt
  - Zum Auftreten der Rhabdomyolyse als unerwünschte Interaktion zwischen den Wirkstoffen **Simvastatin** und **Clarithromycin**.
  - Therapieempfehlung zur erneuten Verordnung eines Statins (zum Beispiel Prava- oder Rosuvastatin) nach frühestens 6 Wochen unter engmaschiger CK-Kontrolle.

Gut zu wissen

Bei einer **Rhabdomyolyse** kommt es zum Untergang von quergestreifter Skelettmuskulatur, der zu einer Freisetzung von Muskelbestandteilen ins Blut führt. In der operativen Intensivmedizin sind die häufigsten Ursachen für eine Rhabdomyolyse das direkte Gewebetrauma (durch zum Beispiel einen Verkehrsunfall) oder die Ausbildung eines **Kompartmentsyndroms** nach **Ischämie (Minderdurchblutung)** beziehungsweise **Reperfusion** (wiederhergestellte Durchblutung) meistens einer Extremität. Seltener können auch Medikamente wie zum Beispiel die Statine, Risperidon, Ciclosporin, Olanzapin, Quetiapin, Amiodaron [10], Infektionen oder Stoffwechselstörungen ursächlich für eine Rhabdomyolyse sein. Auch eine Überanstrengung (zum Beispiel Marathon-Läufer mit einer häufig zu geringen Trinkmenge) oder ein Liegetrauma (zum Beispiel langes Liegen nach einem Sturzereignis mit Exsikkose) als traumatische Ursachen allein können durch einen Zerfall der Muskelmasse zu einer Rhabdomyolyse führen [1–3].

Die dadurch bedingte akute Niereninsuffizienz infolge des Zerfalls größerer Muskelmasse wird auch als **Crush-Niere** oder als **myorenales Syndrom** bezeichnet. Das myoglobinurische Nierenversagen ist häufig, da die Muskulatur als größtes Organsystem (mit 40–50 % des Körpergewichts) bei nahezu jedem Trauma involviert ist. Dies führt zu dem komplexen Krankheitsbild des **Crush-Syndroms** mit Bildung kardio- und nephrotoxischer Substanzen durch Volumen- und Calciumverschiebung in die zerstörte Muskulatur. Der renale Blutfluss wird im Rahmen der **Hypovolämie** durch die kompensatorische renale Vasokonstriktion vermindert [1–3].

Es wird davon ausgegangen, dass die akute Funktionsstörung der Nierentubuli nicht wie ursprünglich gedacht durch direkte Verstopfung durch Myoglobinmoleküle entsteht, sondern durch ein komplexes Schockgeschehen verursacht wird. Saure Stoffwechselprodukte, ein Sauerstoffmangel des Nierengewebes sowie aus dem Gewebe freigesetztes Kalium, adrenerge Kompensationsmechanismen und bestimmte Proteine (zum Beispiel Hämoprotein) haben einen Anteil an der Funktionsstörung.

Literatur

[1] Marx G, Muhl E et al. Die Intensivmedizin, 12. Aufl., Springer-Verlag, 2015

[2] Van Aken, HK, Reinhart, K et al. Intensivmedizin, 3. Aufl., Thieme-Verlag, 2014

[3] UpToDate, www.uptodate.com (Zugriff 31.07.2019)

[4] Stockleys Drug Interactions, Preston C, 12th Ed. 2019

[5] Bosch X et al. Rhabdomyolysis and acute kidney injury. N Engl J Med, 361 (1): 62–72, 2009

[6] Diagnostik und Therapie in der Neurologie – Diagnostik und Differenzialdiagnose bei Myalgien (S1-Leitlini). www.awmf.org/uploads/tx_szleitlinien/030-051l_S1_Myalgien_Diagnostik_Differenzialdiagnostik_2013_abgelaufen.pdf (Zugriff 01.03.2019)

[7] ESC/EAS Guidelines for the Management of Dyslipidaemias. Eur Heart J, 2016 Oct 14; 37 (39): 2999–3058

[8] Petri H. CYP450-Wechselwirkungen – Das Interaktionspotenzial der Makrolide, Dtsch Arztebl, 112 (23): 27–9, 2015

[9] Lebherz C et al. Stellenwert der Statine: Nach wie vor die erste Wahl. Dtsch Arztebl, 114 (45), 2017

[10] Oshima Y. Characteristics of drug-associated rhabdomyolysis: analysis of 8,610 cases reported to the U. S. Food and Drug Administration. Intern Med. 50 (8): 845–53, 2011

24.4 Serotonin-Syndrom

Dr. rer. biol. hum. Gesine Picksak, Dr. med. Friederike Hagebölling

24.4.1 Fallvorstellung

Frau P., 37 Jahre, wird seit 7 Tagen nach akuter, chirurgischer Versorgung eines offenen, komplizierten Handgelenkbruchs unter Anlage eines Fixateurs externe stationär behandelt.

Die Patientin war beim Inlineskaten ohne Fremdverschulden gestürzt. Des Weiteren ist bekannt, dass sie seit Längerem an einer depressiven Verstimmung leidet, die fachärztlich ambulant behandelt wird.

Am Tag 3 nach Aufnahme trifft der mikrobiologische Befund des Routinewundabstrichs während unfallchirurgischer Operation mit dem Ergebnis **MRSA** positiv ein. Da die Infektwerte der Patientin unter der postoperativ fortgesetzten Antibiotikatherapie (Cefazolin 3 × 2 g i. v.) bei größerem Weichteilschaden am Tag 4 weiter stiegen, wurde die antiinfektive Therapie gemäß Empfehlung der Mikrobiologie auf Linezolid (2 × 600 mg oral) eskaliert.

Am Tag 7 nach der stationären Aufnahme wird die sonst freundlich zugewandte Patientin zunehmend unruhig, zittert, schwitzt stark, hat unkontrollierte Muskelzuckungen, Temperaturen > 38 °C und hat sich bereits zwei Mal erbrochen. Die Patientin ist dauerhaft hyperton. Das klinische Labor/Blutbild gibt kein Anzeichen auf ein weiteres Infektgeschehen. Die vegetative Symptomatik deutet auf ein **Serotonin-Syndrom** hin.

24

24.4.2 Medikation und Laborwerte

Aktuelle Medikation

Wirkstoff mit Stärke und Darreichungsform	Dosierung	Kommentar, Indikation
Venlafaxin 75 mg Rkps	1-0-1-0	■ Depression ■ Fachärztliche Verordnung
Mirtazapin 15 mg Ftbl	0-0-0-1	■ Depression ■ Fachärztliche Verordnung
Cefazolin 2 g Inf i. v.	1-1-1-0	Tag 1 bis Tag 3 post OP verabreicht
Linezolid 600 mg Ftbl	1-0-1-0	Antibiogramm-gerechte antiinfektive Therapie ab Tag 4
Tramadol 100 mg Rtbl	1-0-1-0	Schmerzstandard der Klinik
Metamizol 500 mg Ftbl	2-2-2-2	Schmerzstandard der Klinik
Tinzaparin 3500 I. E. FS s. c.	0-0-1-0	Thromboseprophylaxe

Abweichende Laborwerte

Bezeichnung (Referenzbereich, Einheit)	Wert Tag 5	Wert Tag 6	Wert Tag 7	Kommentar
CRP (< 5 mg/l)	253	157	102	–
PCT (0,005–0,05 µg/l)	2,4	1,8	0,9	–
Leukozyten (3,9–10,2/nl)	15,7	13,2	10,4	–
Temperatur (36,3–37,4 °C)	37,8	38,2	39,8	–
Blutdruck (mmHg)	132/63	170/73	190/98	Zielwert abhängig von Alter und Co-Morbiditäten

24.4.3 Fragen zum Fall

Gibt es Interaktionen, die die Klinik (Serotonin-Syndrom) bedingen können?

Die Kombination eines selektiven Noradrenalin-Reuptake-Inhibitors (hier: Venlafaxin) mit einem reversiblen, nichtselektiven Monoaminooxidase (MAO)-Inhibitor (hier: Linezolid, in antiinfektiver Dosierung nicht antidepressiv wirksam [1]) und/oder einem Wirkstoff aus der Gruppe der noradrenergen und spezifisch serotonergen Antidepressiva (hier: Mirtazapin) und/oder einigen serotonerg wirksamen Opioiden (hier: Tramadol) kann als klinisch **schwerwiegende Interaktion** ein lebensbedrohliches **Serotonin-Syndrom** hervorrufen.

Deshalb ist die Kombination von Venlafaxin und Linezolid gemäß den Fachinformationen kontraindiziert; die Auftretenswahrscheinlichkeit liegt bei ca. 3 % [2].

Welche Differenzialdiagnosen müssen beim Serotonin-Syndrom ebenfalls abgeklärt werden?

Differenzialdiagnostisch müssen eine **Meningoenzephalitis**, eine **maligne Hyperthermie**, ein **anticholinergisches Syndrom** (Obstipation, Mydriasis, Harnverhalt), das maligne **neuroleptische Syndrom** (Kreatininkinase-Erhöhung), ein **sympathomimetisches Syndrom** sowie das Vorliegen einer unerwünschten Arzneimittelwirkung ausgeschlossen werden [3].

Welche Therapieempfehlung kann gegeben werden?

Das **Serotonin-Syndrom** gilt als psychiatrischer und neurologischer **Notfall**! Bei Auftreten der typischen Symptomatik müssen alle Wirkstoffe, die das Serotonin-Syndrom verursachen können, abgesetzt und gegebenenfalls gewechselt werden.

- Tramadol: Umstellung auf Hydromorphon 2 mg Rkps 1-0-1-0
  - Tilidin stellt als ebenfalls schwaches Opioid auch aufgrund seiner Beeinflussung des serotonergen Neurotransmittersystems keine Alternative zu Tramadol dar
- Linezolid: Umstellung auf Daptomycin (gewichtsadaptierte Dosis mit 4 mg/kg Körpergewicht, gegebenenfalls bei ansteigenden/hohen Infektparametern und/oder schweren/komplexen Verläufen auch 10 mg/kg Körpergewicht) 1-0-0-0 [4]

Pausieren von Venlafaxin und Mirtazapin. Bei einem leichten Verlauf kann diese Maßnahme bereits ausreichend sein (in ca. 90 % der Fälle). Halten die Beschwerden weiter an, ist der Patient intensivmedizinisch mit engmaschigem Monitoring der Vitalparameter zu überwachen und zu betreuen. Eventuelle Flüssigkeitsverluste durch das Fieber, das beim Serotonin-Syndrom hauptsächlich aufgrund der erhöhten Muskelspannung entsteht, sind über isotone Elektrolytlösungen auszugleichen [3].

Bei mittelschwer und schwer erkrankten Patienten können **Serotonin-Antagonisten** wie zum Beispiel der nicht selektive 5-HT_{1A}- und 5-HT_{2A}-Antagonist Cyproheptadin als Antidot gegeben werden [5, 6].

Zur symptomatischen Beruhigung und Reduktion der vor allem vegetativen Symptome können Lorazepam (zur Sedierung) und Propranolol (bei Tachykardie) für die Akutphase angesetzt werden [3].

Wie lange hält das Serotonin-Syndrom an?

Wird das Syndrom rechtzeitig erkannt, ist die Prognose für den Patienten gut. Bei den meisten Patienten bessern sich die Symptome nach Absetzen der entsprechenden Arzneimittel innerhalb von 24 Stunden, dennoch sollten die Patienten einige Stunden bis zur Normalisierung der Vitalparameter überwacht werden. Die Dauer des Serotonin-Syndroms ist von der Halbwertszeit der auslösenden Wirkstoffe und der Halbwertszeit seiner aktiven Metabolite abhängig [3, 6]. Wirkstoffe sind nach circa fünf Halbwertszeiten aus dem Körper eliminiert, gegebenenfalls dauert die Eliminationszeit bei aktiven Metaboliten mit veränderter Halbwertszeit länger. Über diesen Zeitraum sollte die Überwachung der Vitalparameter angestrebt werden.

Kann die Wirkstoff-Kombination trotz des Risikos für das Serotonin-Syndrom verordnet werden?

Falls die Kombination zweier serotonerg wirksamer Arzneistoffe parallel aus gutem klinischen Grund durchgeführt werden soll oder muss, ist entweder vom Patienten, seinen pflegenden Angehörigen oder den Pflegekräften engmaschig auf **Hunter-Zeichen** eines **Serotonin-Syndroms** zu achten. Dazu gehören autonome Instabilität wie Hypertonie, **Hyperthermie**, Fieber, Schwitzen, neuromuskuläre Symptome wie Hyperreflexie, Myoklonus, Tremor, Agitation und psychische Veränderungen wie Veränderungen des mentalen Status bis hin zur Desorientierung, Delir und Koma. Sowie diese Symptome auftreten, ist eines der beiden Medikamente sofort abzusetzen [7, 8].

Generell können MAO-Inhibitoren zwei Wochen nach Absetzen von Venlafaxin begonnen werden. Die Anwendung von Linezolid ist bei Patienten mit SNRI-Therapie (Serotonin-Noradrenalin-Wiederaufnahme-Inhibitor) kontraindiziert. Ausnahmen sind Infektionen, bei denen keine akzeptable Alternative verfügbar ist und der Nutzen das mögliche Auftreten eines Seretonin-Syndroms deutlich überwiegt, was in diesem Fall kritisch zu hinterfragen ist.

Was ist die Grundlage für den Einsatz der Antiinfektiva und wie lange sollte therapiert werden?

Da der Routinewundabstrich während der Operation MRSA-positiv war und die Patientin postoperativ erhöhte Infektparameter bot, wurde die antiinfektive Therapie gemäß der Empfehlung der Mikrobiologie bzw. Infektiologie auf Linezolid eskaliert und während des Serotonin-Syndroms auf Daptomycin umgestellt.

Man entschied sich aufgrund des MRSA-Nachweises für Linezolid statt Vancomycin, da eine unkomplizierte, orale Applikation auch ambulant möglich ist. Die Patientin sollte geplant nach der Operation zeitnah entlassen werden. Die Umstellung auf Daptomycin mit der einmal täglichen Dosierung statt Vancomycin mit der Notwendigkeit des täglichen TDM (Thearpeutisches Drug Monitoring) und der täglichen Nierenfunktionskontrolle während des Serotonin-Syndroms erfolgte im Hinblick auf die zeitnahe Rückverlegung auf Normalstation.

Gemäß der Leitlinie „Diagnostik und Therapie Staphylococcus aureus bedingter Infektionen der Haut und Schleimhäute" sind komplizierte Haut- und Weichteilinfektion ohne gleichzeitig vorliegende Staphylococcus-aureus-Bakteriämie über einen Zeitraum von 7 (10 bei Linezolid) –14 Tagen beziehungsweise bis zum Abklingen der Infektion zu therapieren [9].

24.4.4 Empfehlungen des Apothekers

- Serotonerg wirksame Arzneimittel absetzen/pausieren
- **Tramadol**: Wechsel zu **Hydromorphon** 2 mg Retkps 1-0-1-0.
- Gegebenenfalls **Laxans** (zum Beispiel **Macrogol** 3350) anordnen.
- **Linezolid**: bei Verdacht auf Weichteilinfektion, offener Bruch: Wechsel zu **Daptomycin** (gewichtsadaptierte Dosis mit 4 mg/kg Körpergewicht, gegebenenfalls bei ansteigenden/hohen Infektparametern bis zu 10 mg/kg Körpergewicht) 1-0-0-0.
- **Venlafaxin** und **Mirtazapin**: gegebenenfalls nach Abklingen der Symptome Neubeginn der Therapie möglich, weil die Patientin bis dato gut mit der Medikation eingestellt war.

- Engmaschiges Monitoring der Vitalparameter, gegebenenfalls Verlegung auf die Intermediate Care- oder Intensivstation.
- Unter Umständen Behandlung der vegetativen Symptome, wie zum Beispiel die Unruhe (**Lorazepam**), die Tachykardie (**Propranolol**), und allgemein mit dem nicht selektiven **5-HT1A- und 5-HT2A-Antagonist Cyproheptadin** (Peritol®) [3, 5, 10, 11].
- Aufklärung/Sensibilisierung der Patientin für die Symptomatik eines erneuten Serotonin-Syndroms wie zum Beispiel Hypertonie, Hyperthermie, Fieber, Schwitzen, Hyperreflexie, Myoklonus, Tremor, Agitation, Veränderungen des mentalen Status bis hin zur Desorientierung, Delir und Koma.
- Hinweis im Entlassbrief an den Hausarzt zum Auftreten des Serotonin-Syndroms als unerwünschte Wirkung zwischen den interagierenden Wirkstoffen **Tramadol, Linezolid, Mirtazapin** und **Venlafaxin**.
- Empfehlung für ein psychiatrisches Konsil beziehungsweise Rücksprache mit dem ambulant behandelnden Facharzt bezüglich der Verordnung von zwei Antidepressiva der 2. oder 3. Wahl.
  - Abklärung der depressiven Symptomatik (Zeitabstand letzte depressive Episode?),
  - eventuell Ausschleichen der Antidepressiva.

Gut zu wissen

Ist im synaptischen Spalt die Serotoninkonzentration deutlich erhöht, kommt es zu einer regelrechten Impulsüberschwemmung. Speziell im Zentralnervensystem kann ein Überschuss an Serotonin fatale Folgen haben, man bezeichnet dieses Krankheitsbild als **Serotonin-Syndrom.** Die Symptome treten meistens schnell, innerhalb von 24 Stunden **nach** der ersten Gabe, nach einer Dosiserhöhung oder nach der Einnahme eines weiteren serotonerg-wirksamen Arzneimittels auf. Das durch Arzneimittel ausgelöste Serotonin-Syndrom wird auch als **Serotonin-Toxizität** bezeichnet und beschreibt einen klinischen Zustand, der sich aus einer Triade einer veränderten psychischen Verfassung, autonomer Hyperaktivität und neuromuskulären Abnormalitäten zusammensetzt [3].
Zahlreiche **serotonerge Wirkstoffe** können über die Erhöhung der Serotonin-Konzentration im synaptischen Spalt ein Serotonin-Syndrom allein oder in Kombination verabreicht auslösen. Dazu gehören zum Beispiel: Methadon, Amphetamine, Buspiron, Cocain, Dextromethorphan, Fentanyl, Pethidin, Linezolid, Lysergsäurediethylamid (LSD), Monoaminooxidase (MAO)-Inhibitoren, Ecstasy, Methylenblau, Ondansetron, Granisetron, Selektive Serotonin-Reuptake-Inhibitoren (SSRI), Serotonin-Noradrenalin-Reuptake-Inhibitoren (SNRI), Johanniskraut (**Cave**: unterschiedliche Bezüge möglich: verschreibungspflichtig, Selbstmedikation und Supermarkt/Drogerie), Tramadol, trizyklische Antidepressiva und Tryptophan [6, 7, 10].
Cyproheptadin ist ein nicht selektiver 5-HT_{1A}- und 5-HT_{2A}(Hydroxytryptamin)-Antagonist, der eine schwache anticholinerge und sedierende Aktivität aufweist. In Deutschland ist Cyproheptadin für die Behandlung einer primär erworbenen Kälteurtikaria zugelassen. Bei mittelschwer und schwer am Serotonin-Syndrom-erkrankten Patienten kann Cyproheptadin im **Off-Label-Use** als spezifisches Antidot verabreicht werden, es verdrängt die natürlichen Liganden vom Rezeptor. Initial wird eine Dosis von 12 mg oral/enteral appliziert, gefolgt von 2 mg oral alle 2 Stunden bis zum Rückgang der klinischen Symptomatik [3, 5, 10, 11].

24

Literatur

[1] Goepfert C, Haen E. Linezolid – ein Antibiotikum mit Bedeutung für die Psychiatrie? NeuroTransmitter, 15 (9): 68–69, 2004
[2] Drug Safety Mail 2019–39: Linezolid: Komplexe Interaktion mit serotonergen Substanzen mit der Folge eines Serotonin-Syndroms. www.akdae.de/Arzneimittelsicherheit/DSM/Archiv/2019-39.html (Zugriff 08.08.2019)
[3] UpToDate, www.uptodate.com (Zugriff 02.08.2019)
[4] Daptomycin (Cubicin®) – aktuelle Diskussion der Einsatzgebiete und Dosierung, www.akdae.de/Arzneimitteltherapie/AVP/Artikel/201702/063.pdf (Zugriff 08.08.2019)
[5] Maryland Poison Center: Antidote List. www.mdpoison.com/media/SOP/mdpoisoncom/healthcareprofessionals/antidote-facts/MPC%20Antidote%20List%202016.pdf (Zugriff 08.08.2019)
[6] Barlett D. Drug-Induced Serotonin Syndrome. Critical Care Nurse, 37 (1): 49–54, 2017
[7] Foong AL et al. Demystifying serotonin syndrome (or serotonin toxicity). Can Fam Physician, 64, 720–727, 2018
[8] Boyer EW, Shannon M. The serotonin syndrome. N Engl J Med, 352 (11): 1112–1120, 2005
[9] Leitlinie der Deutschen Dermatologischen Gesellschaft – S2k + IDA Leitlinie: Diagnostik und Therapie Staphylococcus aureus bedingter Infektionen der Haut und Schleimhäute, AWMF-Register Nr. 013/038, Stand: 04.2011
[10] Gensthaler BM. Lebensbedrohlicher Überschuss. Pharm. Ztg, 35, 2012
[11] Graudins A et al. Treatment of serotonin syndrome with cyproheptadine. J Emerg Med, 16 (4): 615–619, 1998

24.5 QT-Zeit-Verlängerung unter Neuroleptikatherapie

Dr. med. Bernhard Vieregge, Dr. rer. nat. Michael Willenborg

24.5.1 Fallvorstellung

Frau S. ist eine 85-jährige Seniorin, welche dem Hause rettungsdienstlich zugeführt wurde, nachdem sie im Pflegeheim mehrfach kurzzeitig nicht ansprechbar gewesen sei. Ein ähnliches Ereignis hatte sich bereits vor Kurzem ereignet, wofür damals ein AV-Block zweiten Grades mit konsekutiver Bradykardie verantwortlich war, sodass sich das Pflegepersonal zur Alarmierung des Rettungsdienstes entschlossen hat. Auch dieses Mal fiel eine Bradykardie auf, welche mit einer Herzfrequenz von 36 Schlägen pro Minute imponierte. Der Blutdruck betrug bei Aufnahme 190/81 mmHg, die QTc-Zeit 459 ms. Ein Hypertonus ist vorbekannt, genauso wie eine Demenz mit fremdaggressivem Verhalten, welche mit Risperidon behandelt wird.

Die Patientin wurde aufgrund der symptomatischen Bradykardie, welche nicht im Rahmen eines AV-Blocks, sondern im Rahmen einer Bradyarrhythmia absoluta bei Vorhofflimmern/-flattern (o Abb. 24.1) auftrat, auf die Überwachungsstation übernommen. Ein bei Hypertonus unter anderem etablierter Betablocker (Metoprolol) wurde pausiert, was nachfolgend zu einer Tachyarrhythmia absoluta mit Frequenzen um 130 Schlägen pro Minute führte. Aufgrund dieses Brady-Tachy-Syndroms erfolgte im späteren Verlauf des Aufenthaltes die Anlage eines Herzschrittmachers.

Bereits zu Beginn des stationären Aufenthaltes entwickelte die betagte Patientin ein hyperaktives Delir mit zunehmender Verwirrtheit und Fluchttendenz, sodass mitunter

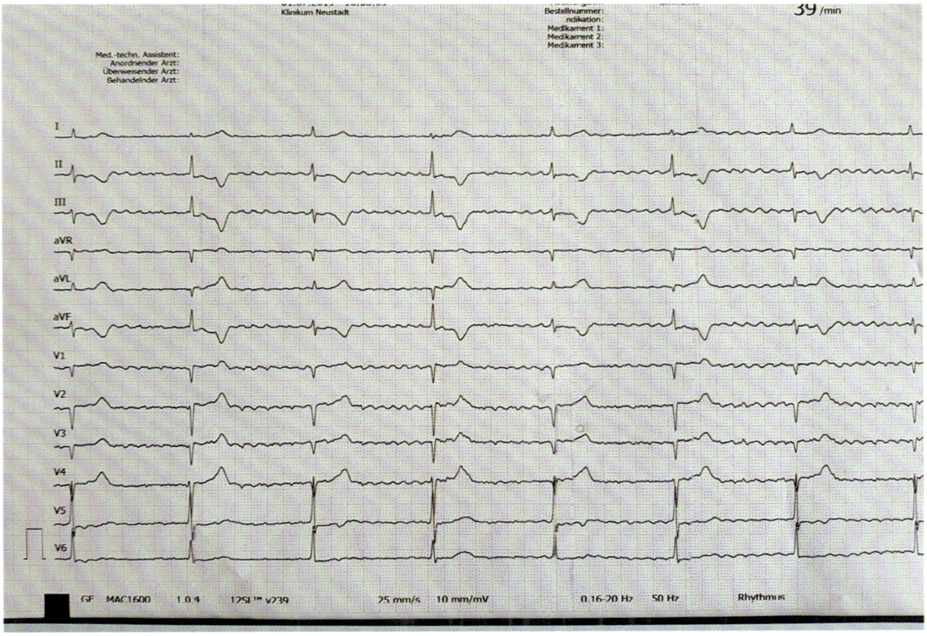

○ Abb. 24.1 Das Ruhe-EKG zeigt eine bradykarde Herzrhythmusstörung mit einer Frequenz von 39 Schlägen pro Minute. Die QTc-Zeit beträgt 485 ms. Auffallend ist ein Vorhofflimmern mit eher hoher Flimmeramplitude der Vorhofaktion [16]

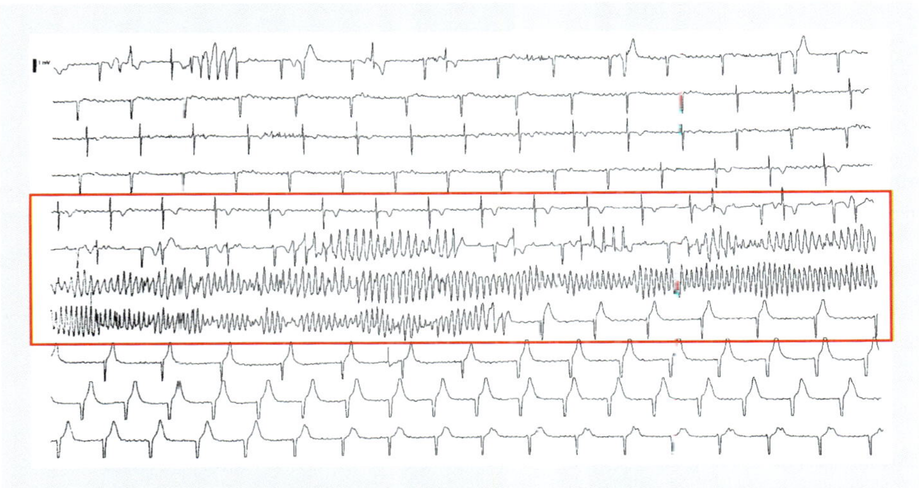

○ Abb. 24.2 Das EKG des Überwachungsmonitors registriert neben vereinzelten ventrikulären Extrasystolen in der bradykarden Phase immer wieder selbstlimitierende Episoden von charakteristischen Torsade-de-Pointes-Tachykardien, welche durch ihr „spindelförmiges" Depolarisationsmuster auffallen [16]

Fixierungsmaßnahmen ergriffen werden mussten. Zusätzlich wurde die ambulante Bedarfsmedikation von Melperon als primär sedierende Begleitmedikation zum Risperidon fest angesetzt. Neben einer deutlichen Überhangreaktion über Tag traten am Tag 3 in den bradykarden Phasen rezidivierende, länger anhaltende Phasen von Torsade-de-Pointes-Tachykardien (o Abb. 24.2) auf, sodass die Patientin zur Überwachung auf die Intensivstation verlegt wurde. Zu diesem Zeitpunkt betrug die QTc-Zeit 494 ms.

24.5.2 Medikation und Laborwerte

Aktuelle Medikation

Wirkstoff mit Stärke und Darreichungsform	Dosierung	Kommentar, Indikation
Metoprolol 47,5 mg Rtbl	[1-0-1-0]	■ Hausmedikation bei Hypertonie ■ aktuell pausiert bei Bradykardie
Valsartan 160 mg Ftbl	1-0-0-0	Hausmedikation bei Hypertonie
Amlodipin 5 mg Tbl	1-0-1-0	Hausmedikation bei Hypertonie
Furosemid 20 mg Amp i. v.	20 mg (ED)	■ Bei Bedarf ■ Pulmonale Stauung
ASS 100 mg Tbl	1-0-0-0	Hausmedikation bei vaskulärer Demenz
Risperidon 0,5 mg Ftbl	1-0-0-0	Hausmedikation bei Demenz mit Fremdaggressivität
Melperon 5 mg/ml Trpf (25 mg= 5 ml)	25–50 mg (ED)	■ Hausmedikation bei Bedarf bei Unruhe ■ Aktuell fest angesetzt

Abweichende Laborwerte

Bezeichnung (Referenzbereich, Einheit)	Wert Tag 1	Wert Tag 3	Wert Tag 5	Wert Tag 10	Kommentar
Kalium (3,4–4,5 mmol/l)	4,1	3,1	2,6	4,3	Hypokaliämie
Natrium (136–145 mmol/l)	138	133	140	137	Hyponatriämie
eGFR CKD-EPI (> 70 ml/min/1,73 m²)	79	–	45	65	ANV 1
Kreatinin (0,51–0,95 mg/dl) (45–84 µmol/l)	0,69 53	–	1,12 85	0,82 63	ANV 1

24.5.3 Fragen zum Fall

Wie beurteilen Sie die antipsychotische/sedierende Medikation?

Bei der Patientin ist eine Demenz vorbeschrieben. Leider ist nicht zu evaluieren, um welche Form der Demenz es sich handelt. In der Leitlinie „**Demenzen**“ wird Risperidon als

Mittel der Wahl bei Patienten mit Aggressivität und Agitiertheit genannt [1]. Neben dieser Substanz finden grade bei agitierten Patienten oder Patienten mit Schlafstörungen die niederpotenten Neuroleptika **Melperon** und Pipamperon ihren Einsatz. In einer repräsentativen Studie aus 2012 bildeten die genannten Antipsychotika die Top 3 der angewendeten Psychopharmaka in deutschen Pflegeeinrichtungen [2]. Therapeutische Alternativen bei Parkinson-assoziierten dementiellen Syndromen wären Quetiapin oder Clozapin [1, 3]. Die zugrundeliegende Literatur lässt also zunächst festhalten, dass die Medikation per se nicht ungewöhnlich ist. Allerdings muss man feststellen, dass die Auswahl von Melperon als sedierende Co-Medikation in diesem Fall als ungünstig zu erachten ist. Melperon ist ein moderater Hemmstoff des **CYP-Isoenzyms CYP2D6**, welches für die Metabolisierung von Metoprolol und Risperidon verantwortlich ist [4]. Daher ist es möglich, dass die Kombination von Melperon und Metoprolol das Auftreten der Bradykardie begünstigt hat. Zum anderen ist sowohl für Risperidon als auch für Melperon ein QT-Zeit-verlängerndes Potenzial bekannt [5]. Risperidon ist mit 0,5 mg zwar niedrig dosiert, wie oben beschrieben kann sein Metabolismus aber durch Melperon verlangsamt sein. Hieraus können sich möglicherweise synergistische Effekte in Bezug auf die kardialen Nebenwirkungen im Sinne der Verlängerung der QTc-Zeit mit konsekutiver Rhythmusstörung sowie die überhängende Sedierung ergeben haben. Aufgrund der akuten vitalen Gefährdung durch das Auftreten kardialer Ereignisse wurde in diesem Fall die komplette antipsychotische Medikation abgesetzt, da auf der Intensivstation weiterführende Maßnahmen zur Sedierung der Patientin hätten ergriffen werden können.

Wie ist die Behandlung des Vorhofflimmerns zu bewerten?

Bei der Patientin lag initial eine symptomatische Bradyarrhythmia absoluta vor, sodass die Therapie mittels Betablocker ausgesetzt wurde. Daraufhin entwickelte die Patientin eine Tachyarrhytmia absoluta, sodass ein **Brady-Tachy-Syndrom** vorlag. Daher war die Entscheidung, der Patientin einen Schrittmacher zu implantieren, sicherlich sinnvoll, da man die **Frequenzkontrolle** mittels Betablocker reetablieren kann, ohne das Risiko erneuter symptomatischer Bradykardien einzugehen [6]. Formal erfüllt die Patientin die **Indikation zur Antikoagulation** bei VHF mit einem CHA_2DS_2-VASc Score von 4 (▸ Kap. 9.3) [7].

Daher wurde bei der Patientin bei Aufnahme eine Antikoagulation mittels einer therapeutischen Dosierung Enoxaparin von 2 × 1 mg/kg Körpergewicht etabliert. Trotz adäquater Pause vor Anlage des Schrittmachers entwickelte die Patientin als Komplikation ein Hämatom in der Schrittmachertasche, welches operativ saniert werden musste, sodass in diesem Kontext zunächst auf eine Fortführung der Antikoagulation verzichtet wurde. Stattdessen wurde eine Thromboseprophylaxe mit Enoxaparin 40 mg etabliert.

Wie sind die Nieren- und Elektrolytwertentgleisungen zu deuten?

Die Patientin zeigte bei Aufnahme eine geringgradige pulmonale Stauung, welche am ehesten durch die kurzfristige Blutdruckkrise zu erklären ist. Daher wurde eine kurzzeitige Gabe von Furosemid etabliert [8]. Da die Patientin an den Folgetagen nicht führbar war und mitunter fixiert werden musste, war eine kontrollierte Flüssigkeitsbilanzierung nicht möglich. Am ehesten ist die kurze Elektrolytentgleisung wie auch das akute Nierenversagen hierauf zurückzuführen. Nach Beendigung der Diuretikatherapie und Flüssigkeitszufuhr normalisierten sich die entsprechenden Parameter wieder.

Wie beurteilen Sie die Auswahl und Dosierung der Antihypertensivatherapie?

Die Patientin erhält aktuell eine Kombinationstherapie bestehend aus einem Betablocker (Metoprolol), einen Calciumantagonisten vom Dihydropyridintyp (Amlodipin) und einen Angiotensinrezeptor-Antagonist (Valsartan). Nach der aktuellen Leitlinie Hypertonie der europäischen Fachgesellschaft für Kardiologie ist diese Kombination für eine Patientin mit Vorhofflimmern leitlinienkonform [8]. Der anzustrebende Blutdruckwert sollte dabei unter 140/90 mmHg liegen. Das Metoprolol befindet sich mit 95 mg/Tag im mittleren Dosisbereich (47,5–190 mg bei Indikation Hypertonie), Amlodipin ist mit 10 mg/Tag ausdosiert und Valsartan befindet sich mit 160 mg ebenfalls im mittleren Dosisbereich (80–320 mg/Tag bei Indikation Hypertonie). Theoretisch können Metoprolol und Amlodipin dabei als Einmalgabe zusammengefasst werden. Metoprololsuccinat-haltige Arzneimittel sollen seitens der Galenik eine Abdeckung über den Tag gewährleisten und Amlodipin ist ein langwirksamer Calciumantagonist mit einer Halbwertszeit von bis zu 50 Stunden und träger Kinetik (die Spitzenkonzentration im Blut wird nach 6–12 Stunden erreicht), welches eine Aufteilung der Tagesdosis auf morgens und abends unnötig erscheinen lässt.

Für die hier beschriebene Patientin ist diese Aufteilung sicherlich nicht ausschlaggebend in Hinblick auf die Therapieadhärenz, da sie ihre Medikation im Pflegeheim gestellt bekommt. Für Patienten im häuslichen Umfeld gibt es jedoch Studien, welche belegen, dass die **Therapietreue** sowohl mit steigender Anzahl an Tabletten als auch mit täglicher Mehrfachgabe negativ korreliert [9, 10]. Daher empfiehlt die aktuelle ESC-Leitlinie zur Hypertonie den Einsatz von Single-Pill-Combinations, sofern dies von der Subtanzauswahl möglich ist [8]. Aufgrund der symptomatischen Bradykardie war es richtig, den Betablocker zu pausieren. Der initial erhöhte Blutdruck kann gegenregulative Folge der Bradykardie sein [11]. Trotzdem sollte in Anbetracht des Pausierens des Betablockers der Dosierungsbereich von Valsartan weiter ausgeschöpft werden, sofern sich die Nierenfunktion normalisiert. Ein Thiazid-Diuretikum als Zusatztherapie wäre ebenfalls denkbar gewesen, wurde aber aufgrund der unter Furosemid eingetretenen Hypokaliämie und einer anamnestisch bekannten, stattgehabten Hyponatriämie verworfen.

Welche Prozessschritte können im Medikationsprozess verbessert werden?

Das vorliegende Fallbeispiel verdeutlicht anschaulich, dass augenscheinlich bewährte Arzneimittelkombinationen folgenschwere Nebenwirkungen verursachen können. Diese unerwünschten Arzneimittelwirkungen lassen sich mitunter durch die Erstellung von klinikinternen Standards vermeiden. In diesem Fall hätte man in einem „**Delirstandard**" zum Beispiel festlegen können, dass als sedierende Co-Medikation bei deliranten Patienten primär Pipamperon statt Melperon zum Einsatz kommt, da es zumindest keinen Einfluss auf das CYP-System hat [4] (▸ Kap. 22.3).

Sicherlich wäre auch das Vorhandensein einer elektronischen Verordnung mit integriertem Checking (CPOE-CDSS) von Vorteil gewesen, da der verordnende Arzt unmittelbar bei der Verordnung auf die möglichen Interaktionen aufmerksam gemacht worden wäre.

24.5.4 Empfehlungen des Apothekers

- Beendigung der aktuellen **Neuroleptikatherapie** unter Hinzuziehen des psychiatrischen Konsiliarius zur Klärung möglicher Alternativen.

- Erhöhung des **Valsartan**, um einen Zielblutdruck von 140 mmHg systolisch zu erreichen.
- Nach Anlage des Schrittmachers Reetablierung der **Betablockertherapie** als Mittel der Wahl zur Frequenzkontrolle mit einer Zielfrequenz von 80–110 bpm.
- Gabe der langwirksamen Präparate als **Einmalgabe** zur Reduktion der Tablettenzahl, ggf. durch die Verordnung von Single-Pill-Combinations.
- Evaluation möglicher Kontraindikationen für eine **orale Antikoagulation** und ggf. Initiierung durch die ambulant betreuenden Ärzte.

Gut zu wissen

Der hier beschriebene Fall stellt die Entwicklung eines lebensbedrohlichen erworbenen Long-QT-Syndroms dar. Hierbei handelt es sich um eine **Repolarisationsstörung** myokardialer Zellen, welche zunächst nur durch eine Verlängerung der QT-Zeit im EKG auffällt. Diese beträgt normalerweise frequenzkorrigiert **400–440 Millisekunden.** Je nach Literatur gelten für **Männer** frequenzkorrigierte QT-Zeiten ab 440–460 Millisekunden als verlängert, bei **Frauen** ab **470–480 Millisekunden** [12, 13]. Als hoch pathologisch gelten für beide Geschlechter frequenzkorrigierte QT Zeiten ab **500 Millisekunden** [13], da diese Repolarisationsstörung das Auftreten charakteristischer ventrikulärer Tachykardien begünstigt, welche durch ihr spindelförmiges Depolarisationsmuster auffallen und daher als **Torsade de Pointes** (Verdrillung der Spitzen, Spitzenumkehrtachykardie) bezeichnet werden. Sie entstehen dadurch, dass durch die verlängerte Repolarisationszeit auch die relative Refraktärzeit der Kardiomyozyten verlängert wird und spontane Nachdepolarisationen in diese „vulnerable Zeit" der Erholung einfallen, welche dann die ventrikuläre Tachykardie triggern [12]. Erkennbar ist dies durch sogenannte R-auf-T-Phänomene, also die Auslösung einer neuen Kammeraktion in der T-Welle des Oberflächen-EKGs (**o** Abb. 24.3). In diesem Zustand besteht für den Patienten akute Lebensgefahr. Der Patient kann zu diesem Zeitpunkt völlig asymptomatisch und hämodynamisch stabil sein oder ggf. Palpitationen (Herzstolpern) bemerken. Allerdings kann er auch synkopieren, da die Rhythmusstörung hämodynamisch relevant sein kann. Im Extremfall kann der Patient durch fehlenden Auswurf der Kammern reanimationspflichtig werden.

Darüber hinaus kann eine Torsade-de-Pointes-Tachykardie auch bei hämodynamisch stabilen Patienten zum Kammerflimmern degenerieren und wiederum zur Reanimationspflichtigkeit führen. In dieser Akutsituation ist die Therapie der Wahl die kardiopulmonale Reanimation und die unverzügliche Defibrillation/Kardioversion. Zudem sollte unter Reanimation die intravenöse Gabe von 2 g **Magnesium** erfolgen, da dieses einen stabilisierenden Effekt auf das Membranpotenzial der Kardiomyozyten hat. Bei Patienten, die hämodynamisch stabil sind, ist die Gabe von intravenösem Magnesium Mittel der ersten Wahl [14].

Die Gründe für die Entwicklung eines Long-QT-Syndroms sind vielfältig. So erhöhen **myokardiale Vorschädigungen** zum Beispiel bei Herzinsuffizienz, Herzmuskelhypertrophie oder eine Ischämie des Herzmuskels (chronische oder akute KHK) das Risiko für die Entstehung einer QT-Zeit-Verlängerung. Ebenso zählen ein **erhöhtes Lebensalter (> 65 Jahre)**, **Bradykardien** und **weibliches Geschlecht** zu den Risikofaktoren. Eine weitere wichtige Rolle in der Genese dieser Rhythmusstörungen spielen **Elektrolytentgleisungen** wie Hypocalcämien, Hypomagnesiämien und Hypokaliämien, da sie das Membranpoten-

24

zial der Kardiomyozyten beeinflussen. Zu guter Letzt spielen Arzneimittel eine zentrale Rolle in der Entstehung eines erworbenen Long-QT-Syndroms. Die Zahl an potenziell QT-Zeit verlängernden Arzneistoffen ist lang, mitunter handelt es sich um Klasseneffekte (Beispiele: Neuroleptika aller Klassen, Antidepressiva nahezu aller Klassen, Antiinfektiva vom Fluorchinolon- oder Makrolidtyp usw.). Dabei können die Arzneistoffe noch klassifiziert werden nach dem Risiko von „bekanntem Risiko für Torsade-de-Pointes-Tachykardien" über „mögliches Risiko" bis zu „unter besonderen Umständen erhöhtes Risiko (z. B. Elektrolytstörung)". Allen gemein ist der zugrundeliegende Pathomechanismus. Diese Substanzen hemmen Kaliumkanäle in den Kardiomyozyten, welche für die Repolarisation zuständig sind (HERG-Kanäle) und verlängern dadurch die Repolarisationszeit des Kardiomyozyten [13]. Eine umfangreiche Liste ist unter **www.crediblemeds.org** kostenfrei zugänglich [5]. Zur Ermittlung des patientenindividuellen Risikos für die Entstehung eines Long-QT-Syndroms sind mittlerweile verschiedene **Scoringsysteme** in der Literatur beschrieben [15]. Diese können den Verordner bei der Substanzauswahl in Bereichen unterstützen, wo häufig mit QT-Zeit verlängernden Arzneimitteln gearbeitet wird (z. B. psychiatrische Facharztpraxen oder Fachkliniken). Auch können sie als Leitfaden zur Festlegung der Kontrollabstände der EKG-Aufzeichnung verwendet werden.

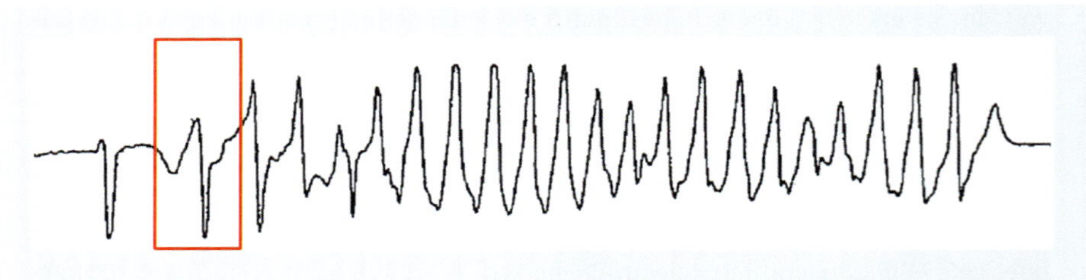

Abb. 24.3 Das EKG des Überwachungsmonitors zeigt eine Kammeraktion, welche direkt in die negative T-Welle der vorherigen Kammeraktion fällt. Durch dieses R-auf-T Phänomen wird die ventrikuläre Tachykardie initiiert [16]

Literatur

[1] Demenzen (S3-Leitlinie). AWMF-Register-Nr.: 038–013, 2016

[2] Huber, M et al. Antipsychotic Drugs Predominate in Pharmacotherapy of Nursing Home Residents with Dementia. Pharmacopsychiatry, 45: 182–188, 2012

[3] Idiopathisches Parkinson-Syndrom (S3-Leitlinie). AWMF-Register-Nr.: 030–010, 2016

[4] mediQ – Einschätzung des Interaktions-Risikos bei Polypharmazie. www.mediq.ch (Zugriff 28.03.2020)

[5] crediblemeds, www.crediblemeds.org (Zugriff 28.03.2020)

[6] Brignole, M. et al. 2013 ESC Guidelines on cardiac pacing and cardiacresynchronization therapy. Eur Heart J 34: 2281–2329, 2013

[7] Kirchhof, P. et al. 2016 ESC Guidelines for the management of atrial fibrillation developed in collaboration with EACTS. Eur Heart J, 37: 2893–2962, 2016

[8] Williams, B. et al. 2018 ESC/ESH Guidelines for the management of arterial hypertension. Eur Heart J, 39: 3021–3104, 2018

[9] Claxton, A. et al. A Systematic Review of the Associations Between Dose Regimens and Medication Compliance. Clinical Therapeutics, 23 (8): 1296–1310, 2001
[10] Richter, A. et al. The impact of reducing dose frequency on health outcomes. Clinical Therapeutics, 25 (8): 2307–2335, 2003
[11] Vaupel P, Schaible H-G, Mutschler E. Anatomie, Physiologie, Pathophysiologie des Menschen, 7. Aufl., Wissenschaftliche Verlagsgesellschaft Stuttgart, Stuttgart 2015
[12] Gupta, A. et al. Current concepts in the mechanisms and management of drug-induced QT prolongation and torsade de pointes. Am Heart J, 153: 891–899, 2007
[13] Berul CI. Acquired long QT syndrome: Clinical manifestations, diagnosis, and management, www.uptodate.com (Zugriff 28.03.2020)
[14] Tzivoni, D. et al. Treatment of torsade de pointes with magnesium sulfate, Circulation 77 (2): 392–397, 1988
[15] Vandael, E. et al. A smart algorithm for the prevention and risk management of QTc prolongation based on the optimized RISQ-PATH model. Brit J of Clinical Pharmacology, 84 (12), 2018
[16] Bernhard Vieregge, Michael Willenborg, 2021

Sachregister

A

Abdomensonografie 377
Abeta-Ratio 277
ABP s. arzneimittelbezogene Probleme
ABS s. Antibiotic Stewardship
ABS-Programm 376
ACB-Score (Anticholinergic Burden Score) 347
ACE-Hemmer 213
– Dosierung 172
– Gicht 207
– Herzinsuffizienz 96
– Triple Whammy 174
– Vorhofflimmern 104
Acetylcholinesterase-Inhibitor
– Alzheimer-Demenz 278
– Deprescribing 270
– Myasthenia gravis 350
Acetylsalicylsäure s. ASS
AChE-Inhibitor s. Acetylcholinesterase-Inhibitor
Aciclovir, Prophylaxe 125, 396
Adalimumab 132
Adhärenz
– Antihypertensiva 420
– Asthma 117
– CED 128
– COPD 111
– Entlassmanagement 48
– GERD 138
– PPI-Einnahme 138
– Probleme 13
– Tyrosinkinase-Inhibitor 249
Adhärenzförderung 134
Adipositas 98, 102, 159
ADP-Antagonist 90
Agitation, Delir 358
α_2-Agonist 357–359
Agranulozytose, Clozapin 220, 240, 277
AKIN s. akutes Nierenversagen
Akinese, Parkinson 217
Blutung, Trauma 383
Akute-Phase-Protein 286
akutes Nierenversagen (AKIN) 169–176
– ABP 322
– AKIN-Definition 173
– Ätiologie 174
– Blutgasanalyse 174
– Crush-Niere 343
– Definition 173
– Dosisanpassung 191
– Gentamicin 321
– Rhabdomyolyse 406
– Triple Whammy 174
Aldosteron-Antagonist 94, 162
Alendronat 39
Alfacalcidol 180
Alirocumab 409
alkalische Phosphatase (AP) 128, 144
Alkalose, metabolische 170–171
Alkoholentzug 363
Alkoholabusus 137, 359
Alkoholentzugsdelir, Therapie 358–359
Alkoholsubstitution, intravenöse 359
Allergie
– Antikörper 119
– -pass 324
Allopurinol 203–204
– akutes Nierenversagen 172
– Interaktion Azathioprin 208
Alpha-Rezeptor-Antagonismus 238
Alpha-Synuclein-Aggregate s. Lewy-Körperchen
ALT (Alanin-Aminotransferase) 124, 128
Alteplase 215
Alzheimer-Demenz (DAT) 273, 277, 372
Amantadin 238
Amaurosis 264
ambulante parenterale Antibiotikatherapie (OPAT) 52
AMG (Arzneimittelgesetz) 63–64, 68
Amilorid 233
Amiodaron 104, 410
– Interaktion 39, 105, 164
– Lungenfibrose 105
– Rhythmuskontrolle 105
Amlodipin 94, 104, 420
Ammoniakspiegel, Blut 126
Amoxicillin, Endokarditisprophylaxe 323
Amoxicillin/Clavulansäure 300
Amphotericin B 108
Ampicillin 318, 321
– Endokarditisprophylaxe 323
– Epilepsie 294
Ampicillin/Sulbactam 155, 286
AMTS (Arzneimitteltherapiesicherheit) 15

AMTS-Kennzahlen 41–43
β-Amyloid1–42 277
Analgosedierung 77
Analoginsulin 144
Anämie 129, 187, 383
– chronische 383
– makrozytäre 124, 383
– perniziöse 391
– renale 181
Anaphylaxie 181
Andexanet alfa 399
Angina pectoris 93
Angioplastie
– perkutane Koronarintervention (PCI) 87
– perkutane transluminale 153
Angiotensinrezeptor-Antagonist 96–97,104
Angststörung 164, 231
Antiarrhythmika 104
Antibiose, kalkulierte 155
Antibiotic Stewardship (ABS) 43, 313, 322
Antibiotika 144, 248, 285
– Dosierung 248
– -therapie 132, 155, 283, 311
– Deeskalation 156, 322
– Therapiedauer 314
Antibiotikaprophylaxe, perioperative (PAP) 144, 293
Anti-CCP-Antikörper 195, 197, 200
anticholinerge Wirkung, Neuroleptika 360
Anticholinergikum
– kurzwirksames (SAMA) 109
– langwirksames (LAMA) 110–112, 117, 301
Anti-Drug-Antikörper 131–132
Anti-Interleukin-1β 205
Anti-Xa-/Anti-IIa-Aktivitätsquotient 369
Anti-Xa
– -Aktivität 368–369, 371
– -Spiegel 369
anticholinerge Nebenwirkung 271, 279, 347
anticholinerge Wirkung 164
Anticholinergic Burden (ABS) Scores 348
Anticholinergika 238, 252, 267
anticholinergisches Syndrom 413
Anti-CD-20-Antikörper 198
Antidementiva 280
Antidepressiva
– Augmentationsbehandlung 230
– serotonerge 412
Antidiabetika 270
antidiabetische Therapie 154, 213, 270, 375
– basal unterstützte orale 150, 154
– konventionelle antidiabetische 150
– orale 143
– supplementäre 150
Antiemetika 253, 263
antiemetische Prophylaxe 244
Antihypertensiva 96, 420
antihypertensive Therapie s. Hypertonie
Antiinfektiva
– Dosierung Pädiatrie 286
– Reserve 39
antiinfektive Therapie 155–156
– Parameter 43
– Endokarditis 317–324
– Sepsis 337
Antikoagulanzien 214, 384
Antikoagulation
– akutes Nierenversagen 322
– Dosierung 95, 342, 382
– Indikation 90, 102, 419
– Koronarintervention 91
– perioperative 366
– prophylaktische 367
– Switching 370
– therapeutische 367
Antikonvulsiva 233, 227, 360–364
– Auswahlkriterien 224
– Blutspiegelbestimmung 225
– Dauermedikation 224
– Interaktionen 224–225
– Kombinationstherapie 363
– Oralisierung 363
– Schnellaufsättigung 364
– Schwangerschaft 225
– TDM 225
Antikörper 205
– Asthma bronchiale 117, 119
– -Therapie 117, 257
antivirale Therapie
– Hepatitis und Leberzirrhose 124
– orale 125
Aortenklappenersatz 321
Aortenklappenstenose 317
Aphasie 150
Apixaban 99, 104, 212, 268, 371
Apoplex s. Schlaganfall
Appendektomie 283
Appendixkarzinom 251
Appendizitis 283
– perforierte 283
– unkomplizierte 286
Aprepitant 242, 244

Argatroban 342, 397, 399
Aripiprazol 234–235, 237
ARNI-Therapie (Angiotensinrezeptor-Antagonist/Neprilysin-Inhibitor) 97, 162
Arrhythmie
– absolute 98
– Asthmatherapie 302
– ventrikuläre 220
arterielle Hypertonie
– Endokarditis 317
– ESC-Leitlinie 420
– Gicht 202
– Herzinsuffizienz 96
– hypertensive Entgleisung 94, 98, 107, 160
– Niereninsuffizienz 176
– Nierentransplantation 187
– Pneumonie 307
– Schlaganfall 211
– Tumortherapie 247
– Vorhofflimmern 100, 103–105
Arzneimittelanamnese 19–25, 274
– bestmögliche 19, 22–23
– Definition 11
– Dokumentation 24
arzneimittelbezogene Probleme (ABP) 3–5
– Anamnese 19
– Definition 16
– Einschätzung 44
Arzneimittelinteraktion
s. Interaktion, Arzneimittel
Aspergillus spp.
– Auslöser Asthma 115
– Endokarditis 319
– Immunsuppression 193
– Pneumonie 311
Aspirat, tracheobronchiales 311
ASS (Acetylsalicylsäure) 145, 266,
– Einnahme 156–157
– Kombination zur Plättchenhemmung 88–91, 155
– PIM 266–268
– Umstellung auf DOAK 214–215
AST 124, 126
Asthma 114, 187, 272, 278, 317
– akute Exazerbation 114, 297, 300
– Dauertherapie 117
– GINA-Leitlinie 119, 121
– Nationale Versorgungsleitlinie 118
– Pädiatrie 297
– SIGN/BTS-Leitlinie 119
– Therapie-Stufenplan 118
Aszites 125
– -therapie 126
– Torasemid 123
AT_1-Antagonisten (Angiotensin-II-Rezeptor-Subtyp-1-Antagonisten)
– Triple Whammy 174
– Switch 351
Ataxie 178
Atorvastatin 88–89, 158, 164–165, 173
Atrial stunning 102
AUC (area under the curve) 312
augmented renal clearance 337
Autoimmunerkrankung 315
Autoimmunthyreoiditis 199
AV-Block 87, 90, 416
Azathioprin 133, 135, 350
– Knochenmarkstoxizität 208
– Kombinationstherapie 132
Benzodiazepine 270
Azidose, metabolische 170, 185, 344
Azithromycin 113, 191, 248
– Exazerbation chronischer Atemwegserkrankungen 113
– Immunmodulation 113
– Langzeitbehandlung 113
Aβ-Ratio 273

B

B-Typ natriuretisches Peptid 166
B-Zell-Depletion 328
Bakteriämie 319
Balanitis 163
Barrett-Ösophagus 290
Bartonella spp. 319
Basalinsulin 149
Basenüberschuss (BE) 174
Basiliximab 192
Basis-Bolus-Prinzip 144
beatmungsassoziierte Pneumonie (VAP) 307, 310
Beclometason 108, 114–115, 117
Beclometason/Formoterol 116
Bedarfsmedikation 28, 37, 48
– Appendizitis, pädiatrisch 289
– Buprenorphin 258, 262
– Diclofenac 156
– Melperon 418
Beers-Liste 181, 266–267
Beinvenenthrombose 202
Bendamustin 328
Benralizumab 119

Benserazid 218
Benzodiazepine 270, 358, 359, 362–363
– Alkoholabusus 359
– Pharmakokinetik 362
Benzodiazepinentzugsdelir 359
Betablocker 90, 94–96, 103–105, 240
– Asthma 119
– Herzinfarkt 90
– Herzinsuffizienz 162
– kardioselektive 119, 213
– KHK 119
– Varizenmanagement 126
– Vorhofflimmern 419
Betalactam-Antibiotika 312
– kontinuierliche Infusion 312
– prolongierte Infusion 312, 337
– TDM 312
BGA s. Blutgasanlyse
Bicarbonat 170–175,
– Analgosedierung 77
– chronische Niereninsuffizienz 185
Bilirubin 125, 126, 128, 142, 144
Biofilmbildung 319
Biofilmaktivität 374
Biologika 135
– leitliniengerechte Anwendung 135
– Talspiegel 133
– TDM 132
Biosimilars 135, 201
Bioverfügbarkeit
– Eisen 134
– Magnesium 134
– Zink 134
bipolare Störung 232
– Phasenprophylaxe 234
– Rezidivprophylaxe 233
Bisoprolol 94, 331
Bisphosphonat 120, 140
BKV (humane Polyomaviren) 193
Blaue-Hand-Brief 226, 249
Blut-Eosinophile 117
Blut-Hirn-Schranke 126
Blut-pH-Wert 152
Blutdruck 92, 96, 103
Blutdruckeinstellung, Schlaganfall 212–214
Blutfettwerte 158
Blutgasanalyse 107, 114, 147, 174, 300, 337
Bluthochdruck s. arterielle Hypertonie
Blutkultur 318–320, 337
Blutprodukte, intravenöse Gabe 76
Blutsenkungsgeschwindigkeit 200
Blutung 212
– Ereignis 368
– gastroduodenale 118, 267
– intrakranielle 212
– Risikofaktoren 118
Blutungsrisiko 90–91, 100, 212, 214
– gastrointestinales 156–158
– operativ 384
– Varizenmanagement 126
Blutzucker 95, 116
– Einstellung 143, 152
– Kontrolle 117, 120, 149, 322, 339
– Wert 147
BMI (Body-Mass-Index) 138, 142, 159
BNP (B-Typ natriuretisches Peptid) 166
Bodyplethysmographie 303
BOT (basal unterstützte orale Therapie) 154
BPMH (bestmögliche Arzneimittel-anamnese) 19, 22
Bradykardie 416
Brady-Tachy-Syndrom 419
Bridging
– Glucocorticoide 198
– präoperativ, Antikoagulanzien 384
Bromocriptin 219
Bronchialkarzinom, nicht-kleinzelliges (NSCLC) 242
Bronchiektasien 311
bronchoalveoläre Lavage (BAL) 311
Bronchodilatatoren 109, 303
Bronchospasmen 138
bundeseinheitlicher Medikationsplan 49
Buprenorphin 230, 259
– Bedarfsmedikation 258, 262
– Interaktion 261
– TTS 259–260
– Wirkungseintritt 263
Butylscopolamin 254
BZ s. Blutzucker
B-Zell-Lymphom, malignes 123

C

C-reaktives Protein 110, 286
Cabergolin 219
Calcidiol 180
Calcineurin-Inhibitoren 192
Calcium 134, 180
– ionisiertes 180
– Mangel 178
– Supplementierung 199
Calcium/Vitamin D_3 120

Calciumantagonisten 120
– Herzinsuffizienz 94, 96
– Vorhofflimmern 103–104
Calciumgluconat 183
Calciumpyrophosphatdihydrat-Kristalle 206
Calprotectin, fäkales 131, 133
CAM-ICU 355, 357
Canakinumab 205
Candesartan 98, 104, 351
Candida spp. 193, 311, 319, 337
Carbamazepin 234–235
Carbapeneme 286, 323
Carbidopa 218
Carvedilol 94
Case-Management 52
cCT (craniale Computertomografie) 210, 216, 361, 401
CD-20-Antikörper 125
CDAI (Clinical Disease Activity Index) 197
CDSS (Clinical Decision Support System) 29
CED (chronisch entzündliche Darmerkrankung) 129, 132
– Komplikationen 132
– Montreal-Klassifikation 132
– Remission 132
– Resorptionsprobleme 134
Cefazolin 286, 374, 411
Cephalosporine 323
Certoparin 369, 381–382
Cetirizin 297
CHA_2DS_2-VASc-Score 99, 268, 368, 419
– Schlaganfallrisiko 100
– thromboembolische Ereignisse 214
Challenge-Test 324
Chemotherapie 242, 251, 257
– antiemetische Prophylaxe 244
– Hydrierung 244
– nicht-hämatologische Toxizität 243
– Prämedikation 244
Child-Pugh-Score 123
Chlamydia spp. 319
Chlorthalidon 103
Cholestase 144
– extrahepatische 144
– intrahepatische 144
Cholestase-Parameter 144
Cholesterin 211
Chondrokalzinose 206
chronisch entzündliche Darmerkrankung s. CED
chronische Herzinsuffizienz 202
chronische Lithiumnephropathie (LIN) 233
chronische Niereninsuffizienz 93, 147, 150, 176, 180, 183, 258
– Cockcroft-Gault-Formel 184
– Ernährung 185
– Einteilung 183
– Ziel-HbA1c 184
– Zielblutdruck 184
Chvostek-Zeichen 178
Ciclosporin
– eingeschränkte Nierenfunktion 208
– Immunsuppression 192
– Rhabdomyolyse 410
– TB (Reaktivierung) 328
– UV-Schutz 135
Cidofovir 189–190
CIRS (Critical Incident Reporting System) 4, 69
Cisatracurium 69
Cisplatin 243
CIWA-Ar-Skala (Clinical Institute Withdrawal Assessment for Alcohol) 359
CK (Kreatininkinase) 89, 413
– CK-MB 87, 92, 239
– Rhabdomyolyse 407
Clarithromycin, Interaktion 190–192, 208, 248, 407
Clindamycin, Endokarditisprophylaxe 323
Clinical Disease Activity Index (CDAI) 197
CLL (chronisch lymphatische Leukämie) 325
Clomethiazol 359
Clonazepam 362
Clonidin 77, 346, 353, 356, 358
Clopidogrel 39, 89, 91, 155
Clostridioides difficile 145, 289, 330, 338
Clozapin 220, 232, 237, 277
– Myokarditis 239
– Nebenwirkung 222, 238–240
CML (chronisch myeloische Leukämie) 247, 248
CMR-Wirkstoffe (cancerogen/mutagen/reproduktionstoxisch)
– Applikation 294
– Eigenschaften 189
– Potenzial 249
cMRT (craniale Magnetresonanztomografie) 210, 216, 223–224
CMV s. Zytomegalievirus
Co-Analgetika 262
Cockcroft-Gault-Formel 184, 338
Colchicin 203–205

Colecalciferol 108, 180
Colestyramin 409
Colitis ulcerosa 132
Compassionate Use Program 64
Compliance 152, 158, 183
– Förderung 189, 192
– subkutane Applikation 197
– Verdacht, Non-Compliance 301
Computertomografie, craniale 210, 216, 340, 361, 401
COMT-Hemmer 238
Confusion Assessment Method for the Intensive Care Unit (CAM-ICU) 355
COPD 107, 115, 278, 311
– ABCD-Schema 110
– Assessment Test (CAT) 108
– Dauertherapie 111
– Dreifach-Kombination 113
– Exazerbation 107, 110
– GOLD-Leitlinie 109–110
Corticosteroid, inhalatives, (ICS) 110–113, 117–118, 121, 302
Corticosteroide 109–110
Cotrimoxazol 124, 127, 130
– Medikationsprozess 288
– PJP-Prophylaxe 193
– Prophylaxe 125
COX-2-Hemmer
– kardiovaskuläres Risiko 156
– Schmerztherapie 132
– Schmerztherapie Pädiatrie 287
Coxiella spp. 319
CPOE (Computerized Physician Order Entry) 15, 29
craniale Computertomografie (cCT) 210, 216, 340, 361, 401
craniale Magnetresonanztomografie (cMRT) 210, 216, 223, 224
Critical Incident Reporting Systeme s. CIRS
CRP (C-reaktives Protein) 133, 248, 300, 314, 335, 355
– Auswahl Antibiotikum 286
– Morbus Crohn 129, 133
– Parameter bei COPD 110
– Rheumatologie 200
– Verlaufskontrolle 287, 314
Crush-Niere 343, 410
CSE-Hemmer s. Statine
CURB-65 Score 248
Curcumin 257
Cyclophosphamid, R-CHOP-Protokoll 123–124
CYP-Enzyme 105, 208, 409
Cyproheptadin 413, 415
Cystatin-C-Clearance 184

D

D4-Rezeptor-Antagonist 220
DAA (direkt antivirale Wirkstoffe) 127, 128
Dabigatran 91, 99, 101, 212
Dalteparin 386
Danaparoid 397
Dapagliflozin 163, 165
Daptomycin 39, 321, 414
Darmkrebsrisiko 132
Darmobstruktion 253
DAS-Leitlinie (Analgesie, Sedierung und Delirmanagement in der Intensivmedizin) 358
Dasatinib 248
DAT (Demenz Alzheimer Typ) 273, 277–279, 372
Decarboxylasehemmer, Einnahmehinweise 218
Deeskalation, Antibiotikatherapie 155
Delir 346–360, 416
– Abgrenzung 280
– Agitation-Schmerz, Leitlinie 355
– Akuttherapie 349, 358
– Auslöser 355
– gemischtes 352
– hyperaktives 351
– hypoaktives 348, 352
– Inzidenz 351
– Management 358
– Merkmale 357
– nichtmedikamentöse Therapie 348
– Prädikator 354
– Prävention 356–357
– Risikofaktoren 271, 347
– Screening 355
– Standard 420
– Symptome 351, 355
Demenz 418
– Alzheimer 273, 277, 372
– anticholinerge Effekte 271
– Ätiologie 274
– Behandlung von Aggressionen 281
– Demenz bei Morbus Parkinson 275
– Diagnosekriterien 273
– frontotemporale 275
– Lewy-Body-Demenz 272–274

- PIM 266–267
- temporale 274
- vaskuläre 275
- Verhaltensstörungen 280

demenzielles Syndrom 264, 272–281

Deprescribing 138–139, 264, 270
- Antidementiva 280
- Handlungsempfehlung 266

Depression 164, 228–231

Dexamethason
- Antiemetikum 244, 251
- Indikation bei Palliativpatienten 254, 256
- Hirndrucksenkung 382

Dexmedetomidin
- Indikation 353, 357
- Interaktion 77

Diabetes insipidus 233

Diabetes mellitus 115
- chronische Niereninsuffizienz (CNI) 176, 182
- Herzinsuffizienz 160–167
- ischämischer Schlaganfall 211
- postoperative Komplikationen 375
- Sacubitril/Valsartan 162
- Therapierichtlinien 94
- Typ 1 142–146
- Typ 2 147, 160, 182, 211, 319
- – Erstdiagnose 147–152, 268
- – basal gestützte orale Therapie 153–160

Dialyse 173, 185, 261, 408

Diarrhö 135, 329, 390

Diazepam 292, 362, 401

Diclofenac 132, 156

Differenzialblutbild 221–222, 239

Digitalispräparate 105

Digitoxin 322

Dihydropyridintyp, Calciumkanalblocker 94

Diltiazem 94

Dimenhydrinat 289, 382

Dimetinden 382

direkte antivirale Wirkstoffe (DAA) 127–128

direkte orale Koagulanzien s. DOAK

Diurese 149, 173, 343, 407

Diuretika 96, 150, 169, 174, 206
- Aszitestherapie 125–126
- osmotische 244
- Vorhofflimmern 103–104

Diuretikaresistenz 150

DIVI-Norm 68–69

DMARD (Disease Modyfying Anti-Rheumatic-drug) 195, 197
- biological originator 198
- biosimilar 198
- conventional synthetic 197
- targeted synthetic 198

DOAK (direkte orale Koagulanzien) 91, 95, 99–102, 212, 397
- Bridging 370
- Interaktion 214
- präoperatives Pausieren 371
- Switching 370
- TDM 371

DokuPIK 40, 42

Domperidon 219, 253, 288

Donepezil 272, 278

Dopamin-Agonisten 219, 238
- Impulskontrollstörungen 219
- Nebenwirkung 219

Dopplersonografie 153

Dosieraerosol 112
- Anwendung 300–304
- Pädiatrie 299

Doxepin, Kontraindikation 164

Doxorubicin, R-CHOP-Protokoll 123–124

DPP-4-Inhibitoren 150, 182, 214

D_4-Rezeptor 220

DRESS (Drug Rash with Eosinophilia and Systemic Symptoms) 321

DRG 62

Dronedaron, Hepatotoxiziät 104

Drug-Eluting-Stent 87, 307

Drug-Monitoring s. Therapeutisches Drug Monitoring (TDM)

Drug Rash with Eosinophilia and Systemic Symptoms (DRESS) 321

DS-CRB-65 Score 248

duale Therapie, Plättchenhemmung 89–91, 157

Duke-Kriterien 319–320

Dulaglutid 163

Dumping-Syndrom 393

Dupilumab 119

Düsenvernebler 302

Dyskinesie 102, 219

Dyspepsie 385

Dysphagie 267, 385

Dyspnoe 98, 160

E

EBV (Epstein-Barr-Virus) 123, 133, 193

Echokardiographie 151
- Ausschlussdiagnose 377

– transthorakale (TTE) 92, 98, 210, 317, 320
ECMO-Therapie (extrakorporale Membranoxygenierung) 339, 398
Edoxaban 99, 212
EEG (Elektroenzephalografie)
– Definition 404
– Epilepsie 223–224
– Status epilepticus 361, 363
eGFR (geschätzte glomuläre Filtrationsrate) 183, 338
Eisen
– -Carboxymaltose 130, 133
– -management 133
– -mangelanämie 133
– -substitution 185
Eisensupplemente, Ösophagitis 140
Ejektionsfraktion 93, 94
EKG (Elektrokardiogramm) 113, 192, 220, 264, 278, 322, 346
– Delir 345
– Herzinfarkt 88
– Herzinsuffizienz 92
– Monitoring Asthmatherapie 302, 305
– Schlaganfall 210
– Vorhofflimmern 99, 103
Elektrokardioversion s. Kardioversion
Elektroenzephalographie s. EEG
Elektrokonvulsionsbehandlung 232
Elektrolyte 171
– Entgleisung 171, 178, 363
– Kontrolle 192
– Störung 191, 238, 349, 421–422
– Substitution 150, 408
– Verlust 149
– Verschiebung 301
Elexacaftor 64
Empagliflozin 163
Enalapril, Hyperkaliämie 207
Endokarditis 52, 317
– Diagnose 319–320
– Duke-Kriterien 319
– Erregerspektrum 319
– intravenöser Drogenabusus 319
– kalkulierte Therapie 320
– prädisponierende Faktoren 319
– Prophylaxe 323
– Symptome 319
Endoprotheseninfektion
– Antibiotikatherapie 374
– Erreger 374
– Infektionsrate 377
– Therapiedauer 374
– Wechsel, einzeitiger 377
– Wechsel, zweizeitiger 377
Endoskopie 129, 136
Energiebedarf 387
Enoxaparin 108, 114, 419
enterale Ernährung 341
Enterobacteriaceae 310
Enterococcus faecalis 321
Entlassbrief 48
Entlassmanagement 45–50
Entlassrezept 47–48
entzündliche Gehirnerkrankungen 133, 277
Entzündungsparameter 300, 346
– Appendizitis 286
– chronisch entzündliche Darmerkrankung 133
– Gicht 203
– Pneumonie 309, 314
Enzephalopathie, hepatische 126
Eosinophile Granulozyten 109
Eosinophilie
– Asthma 115
– COPD 109–109
Epilepsie 187, 223, 290, 292
– Blitz-Nick-Salaam-Epilepsie 292
– genetische 224
– Geriatrie 226
– Notfallmedikation 294
epileptische Anfälle 240
Eplerenon 94
EPMS (extrapyramidal motorische Störungen) 56, 139, 220, 349
Epstein-Barr-Virus (EBV) 123, 133, 193
Eradikationstherapie
– Helicobacter pylori 189
– Quadrupel-Therapie 189–190
– Tripel-Therapie 189–190
ERCP 142, 144
Erkrankungen, seltene 66
Ernährung 130, 139–141, 253, 386
– enterale 387
– Insulin 149
– Leitlinie 387
– parenterale 70, 74–78
– purinarme 207
Ernährungssonde 294
Ernährungstherapie, postoperative 386
Erreger, opportunistische Infektionen 315
Erregerspektrum, Pankreasresektion 144
Erythromycin 283

– Off-Label-Use 288
– Prokinetikum 288
ESA (erythropoesis stimulating agens) 181
ESBL (extended-spectrum bata lactamase) 155
ESC-Leitlinie
– Herzinfarkt 89–91
– Herzinsuffizienz 94
– Hypertonie 104, 420
– Vorhofflimmern 104
Esomeprazol 138, 267
ESPEN-Leitlinie 387
Ethambutol 326, 328
EU(7)-PIM-Liste 266
EULAR-Leitlinie 197, 204
Evolocumab 409
Exazerbation
– Asthma 116
– COPD 107
Expanded Access Program 64
Exsikkose 151, 347
extrakorporale Membranoxygenierung (ECMO) 339, 398
extraösophageale Symptome 139
extrapyramidalmotorische Störungen (EPMS) 56, 139, 220, 349
extrapyramidale Symptome 219, 281
Ezetimib 158, 165

F

Fabelwesen, Halluzinationen 272
fäkales Calprotectin 131, 133
Faktor Xa 212
Fallbesprechung 31–34
Famotidin 254
fCalprotectin s. fäkales Calprotectin
Febuxostat 172, 205
Felodipin 94
Femurfraktur 340, 379
FeNO (fraktioniertes exhaliertes Stickstoffmonoxid) 115, 117
Fentanyl 230, 356
Ferritin 124, 133, 181
Ferritinspiegel 181
Fertiginhalat, Vernebler 302
Fettstühle 390
Feuchtinhalation 302, 304
FEV_1 (Einsekundenkapazität) 107, 109–110, 115
Fibrate 409
Fieberkrämpfe 223
Fistel 146, 377
– arteriovenöse 185
– perianale 129, 132
– Wund- 366
Flecainid 104
Flucloxacillin 318, 321
– ANV 322
– Bioverfügbarkeit 374
– Nebenwirkung 374
Flüssigkeitshomöostase 94
Fluticason/Salmeterol 302
Folsäure 130, 134, 244, 381
Folsäuremangel 181, 383
Fondaparinux 386, 398
forcierte
– Diurese 343, 407
– Einsekundenkapazität (FEV_1) 107
– Vitalkapazität 115
forciertes exspiratorisches Volumen 107
Formoterol 111, 117, 121
FORTA-Liste 164, 266, 351
Foscarnet 189–190
Fosfomycin 39
Fosphenytoin 364
Fournier-Gangrän 163
Frequenzkontrolle 213, 419
frontotemporale Demenz 275
Furosemid 151, 407, 419

G

Gamma-Glutamyltransferase (gGT) 128, 144, 277, 293, 374
G-BA (Gemeinsamer Bundesausschuss) 62
G-CSF (granulozytäre Wachstumsfaktoren) 246
Galantamin 278
Ganciclovir 189–190
Gangrän 153
Gastrektomie 387
gastroduodenale Blutungen 118, 267
gastroösophageale Refluxkrankheit (GERD) 136–140
– Deprescribing 267–268
– Ernährung 139–141
– Pädiatrie 290
– Symptome 139
GCS (Glasgow Coma Scale) 309, 340, 401, 404–405
GDS (Geriatrische Depressions-Skala) 275–276
gelatinebasierte Infusionslösung 336
Gehirnerkrankungen, entzündliche 277, 133

Gentamicin 318, 321
– ANV 322
– Nebenwirkung 322
– TDM 39, 322
Gemeinsamer Bundesausschuss (G-BA) 62
GERD s. gastroösophageale Refluxkrankheit
Geriatric Depression Scale 275
Geriatrie 50, 264, 346
Geriatrische Depressions-Skala (GDS-15) 275–276
geriatrischer Patient 54, 89, 95, 103, 139, 164, 181, 358
– anticholinerge Nebenwirkungen 271
– Blutdruck 184
– chronische Niereninsuffizienz 184
– Clozapin 239
– Co-Morbidität 206
– Delir 347
– Demenz 272–276
– Diabetes 268
– DOAK 100
– Dosierung 270
– Epilepsie 226
– Lithium 233
– Morbus Parkinson 221
– Neuroleptika 234
– Niereneninsuffzienz 270
– NSAR 205
– QT-Zeit-Verlängerung 421
– Sekundärprophylaxe 268
– SiADH 231
– SSRI/SNRI 231
– Vorhofflimmern 268
Gerinnungsparameter 368
Gesamt-Tau 277
Gesamtbilirubin 128
gesetzliche Krankenversicherung (GKV) 62
Gewichtskontrolle
– Aszites 126
– Ödeme 126
Gewichtsreduktion 159
gGT (Gamma-Glutamyltransferase) 128, 144, 277, 293, 374
Gicht 202, 205
GINA (Global Initiative for Asthma) 118
Glasgow Coma Scale (GCS) 309, 340, 401, 404–405
Global Initiative for Chronic Obstructive Lung Disease (GOLD) 109
glomeruläre Filtartionsrate, geschätzt s. eGFR
Glomerulonephritis 320
GLP-1(Glucagon-like Peptide) 159, 162
– -Agonist 150, 158, 163
– -Analoga 94
Glucagon 146
Glucocorticoid 198–199, 244, 315
– Asthma 116, 299
– Bridging 198
– Gichtanfall 204, 206
– Inhalationstherapie 302
Glucosetoleranztest, oraler 268
GOLD-Klassifikation (Global Initiative for Chronic Obstructive Lung Disease) 109
Grand-mal-Anfall 292
Granisetron 244, 251, 256, 382
Granulozyten, eosinophile 107
Grippeimpfung 112, 145, 342

H

H_2-Blocker (H_2-Antihistaminika) 127, 138, 181, 254, 390
HACEK-Gruppe, gramnegative Erreger 319
Haemophilus influenzae 310, 319
– Impfung 342
– Splenektomie 342
Haloperidol 253, 256, 263, 353, 358
– Delir 349
– Demenz 281
– Nebenwirkung 349
– Off-Label-Use 281
Halluzination
– demenzielles Syndrom 273, 280
– Morbus Parkinson 220
– Schizophrenie 237
– Opioide 262
Haltungsinstabilität 217, 222
Hämochromatose 181
Hämoglobin, Abfall 383
HAP (nosokomiale Pneumonie) 307, 310
Harninkontinenz 240
Harnsäurespiegel 172, 205
Harnwegsinfekt 152, 163
Härtefallprogramme 64
HAS-BLED-Score 100, 267–268
– Chirurgie 382
– Definition 101
– Schlaganfall 212
Hashimoto-Thyreoiditis 195
Hausliste 61
Hautkrebsrisiko 135
Hautreaktionen 244, 279, 329
– DRESS 321

– Lamotrigin 224
– Rivastigmin 278
– Stevens-Johnson-Syndrom 224
Hautschutz, Immunsuppression 135
HbA1c (glykosyliertes Hämoglobin) 99, 137, 150, 155, 161, 268
– Herzinsuffizienz 162–163
– Nephrologie 182
HBe-Antigen 123
HBs-Antigen 123
HBV-DNA 124, 126, 128
HBV-Infektion s. Hepatitis-B-Infektion
HCAP (healthcare-associated pneumonia) 315
HCT (Hydrochlorothiazid) 103, 150–151, 325, 406
HDL-Cholesterol (high density lipoprotein) 157–158
healthcare-associated pneumonia (HCAP) 315
Hebungsinfarkt 87
Heilversuch, individueller 64
Helicobacter pylori 188–189
– Antibiotika-Resistenz 190
– Interaktionen Eradikationstherapie 192
Hemiparese 150, 210
Hemmkonzentration, minimale (MHK) 312, 337
Heparin 69, 74, 77, 191
– NMH s. niedermolekulare Heparine
– Plättchenaggregationsassay 397
– Thrombozytopenie 342
– unfraktioniertes 191, 322, 369, 397
heparininduzierte Thrombozytopenie (HIT) 342, 386, 395–401
– immunologisch 404
– Inzidenz 397, 399
– Reexposition 399
– Thromboserisiko 399
Diagnostik 397
– 4T-Score 339, 344
– Typ I 397, 400
– Typ II 397, 400
Heparinoid 397
hepatische Enzephalopathie 126
Hepatitis, medikamenteninduzierte 330
Hepatitis-B-Infektion (HBV) 123–129
– Immunchemotherapie 125
– Leitlinie 125
Hepatitis C 127
Hepatitis-Diagnostik, Rituximab 198
Hepatotoxizität 125, 330, 327
Herpes zoster 195
Herzfrequenz 87, 103
Herzinfarkt 87–92
– Adipositas 102
– Tripeltherapie 90, 91
Herzinsuffizienz 92–97, 150, 169, 207
– akute 166
– chronische 202
– Diabetes mellitus 160–167
– NYHA-Stadium 94
– terminale 395
– Therapie 94
Herzkatheteruntersuchung 92
Herzklappen 319
Herzkranzarterie 92
Herzrhythmusstörungen 178, 344, 349
Herzunterstützungssystem 400
HES, Kontraindikationen 336
HFmrEF (Heart Failure with medium-range Ejection Fraction) 97
HFrEF (Heart Failure with reduced Ejection Fraction) 94, 96, 162
Hib-Impfung 145
Hirndrucksenkung 382
Hirnödem 149
HIT s. heparininduzierte Thrombozytopenie
HIV-Infektion 133, 315, 328
HMG-CoA-Reduktase 410
Hochrisikopatienten 38
Hoehn-und-Yahr-Stadium 217, 222
Holotranscobalamin 273, 277
5-HT_{1A}- und 5-HT_{2A}-Antagonist, Cyproheptadin 413, 415
5-HT_3-Antagonist 244, 253, 382
Humanalbumin 334, 336
humane Polyomaviren (BKV) 193
Hunter-Zeichen 414
Hydrochlorothiazid (HCT) 103, 150–151, 325, 406
Hydrocortison, septischer Schock 336, 338
Hydromorphon 108, 257–258, 356, 375
Hygieneregeln 70
Hypalbuminämie 336
hyperosmolare Lösung 389
Hyperaldosteronismus 171
Hypercholesterinämie 87, 163, 307, 406
Hyperglykämie 149, 375
Hyperkaliämie 162, 185, 408
Hypermenorrhö 333
hyperosmolares Koma 152
Hyperosmolarität 149
Hyperparathyreoidismus 179–180, 185

– primärer 180, 206
– sekundärer 180
Hyperphosphatämie 178
Hypersalivation 240
Hypersensitivitätssyndrom 224
Hyperthermie, maligne 413
Hypertonie
– Alkoholentzug 359
– arterielle 107, 115
– ESC-Leitlinie 420
– Herzinfarkt 87
– Herzinsuffizienz 93, 96, 160
– hypertensive Entgleisung 94
– hypertensive Krise 94
– Kriterien 100
– orthostatische 220–221
– Therapie 103
– Vorhofflimmern 98
Hyperurikämie 202
Hypocalcämie 178, 421
hypochlorämische metabolische Alkalose 169
Hypoglykämie 268, 363, 375
– Blutglucose-Kontrolle 339
– Einstellung Blutzucker 149–150, 152
– neuroendokriner Tumor (NET) 146
Hypokaliämie 171, 421
– Azidosetherapie 152
– Magnesiummangel 181
– Nebenwirkung 151
– Substitution 173
Hypomagnesiämie 138, 178, 181, 421
Hyponatriämie 231
Hypothyreose 98, 176, 272
Hypotonie 240, 335
Hypovolämie 151
Hypoxämie 298

I

Ibuprofen 132, 157, 330, 381
(ICDSC) Intensive Care Delirium Screening Checklist 356
ICS (inhalatives Corticosteroid) 110–113, 117–118, 121, 302
Idarucizumab 399
idiopathisches Parkinson-Syndrom 217, 220
IgE (Immunglobulin E) 108, 115–117, 324
IgG (Immunglobulin G) 328
IL-6 (Interleukin 6) 286
IL-6R-Inhibitor (Interleukin-6-Inhibitor) 196–198
Ileus 258, 261, 283
– Arzneimittelapplikation 256
– paralytischer 252
Immunchemotherapie 124
– CLL 328
– Hepatitis-B-Infektion 125
immunologische heparininduzierte Thrombozytopenie (HIT) 404
Immunsuppression 135, 311, 319
Immunsuppressiva, TDM 192
immunthrombozytopenische Purpura (ITP) 404
Impfstatus 199–200, 344
Import-Arzneimittel 63
Inappetenz 385
Indapamid 103
individueller Heilversuch 64
InEK (Institut für das Entgeltsystem im Krankenhaus) 62
Infarktparameter 87
Infektion 335, 347
– Aspergillus spp. 311
– Clostridioides 289
– CMV 188
– MSSA 154
infektiöse Endokarditis 319
Infiltrationsanästhesie 375
Inflammation, chronische 133
Infliximab 130–131
– Anti-Drug-Antikörper 131
– Dosistitration 132
– Induktionstherapie 131
– Nebenwirkung 327
– TDM 131–132
Influenzaimpfung 112, 145, 342
Informationsquellen
– Arzneimittelanamnese 22
– Kompatibilitätsrecherche 78
– pädiatrische Dosierungen 65
– unerwünschte Arzneimittelwirkungen 57
Infusionslösung
– gelatinebasierte 336
– kolloidale 336
– kristalloide 336
Infusionsdauer 292
Infusionsfilter 246
Infusionskonzepte 73
Infusionsrate 78
Infusionsreaktion 133
Infusionssystem, geschlossenes 246
Infusionstherapie 74
– Pädiatrie 304

– Volumen 304
Inhalationstechnik 111, 120
Inhalierhilfe 117
Inkompatibilität, intravenöse Therapie 67, 72
INR (International Normalized Ratio) 95, 100, 125, 397
Institut für das Entgeltsystem im Krankenhaus (InEK) 62
Institut für Qualität und Wirtschaftlichkeit im Gesundheitswesen (IQWIG) 62
Insulin 69, 77, 137, 143, 145–146, 149
– analoges 144
– Insulinplan 120
– intravenöse Gabe 149
– subkutane Gabe 150
– Zuspritz-Schema 322
Insulintherapie 144, 150
Intensive Care Delirium Screening Checklist (ICDSC) 356
intensivierte Insulintherapie 144, 150
Interaktion
– Amiodaron 164
– Antikonvulsiva 224
– antivirale Medikation 127
– Atorvastatin 208
– Clarithromycin 190, 407
– Colchicin 208
– CYP-Isoenzyme 127, 208
– – Amiodaron 164
– – Clarithromycin 190
– – DOAK 214
– – Enzyminduktion 374
– – Melperon 419
– – Opioide 261
– – Rhabdomyolyse 407
– – Rifampicin 329
– – Tacrolimus 191
– CYP2D6, slow metabolizer 349
– DOAK 214
– Levothyroxin 330
– Makrolide 190, 407
– Nahrungsmittel 248
– P-Glykoprotein-Inhibitoren 208
– Phytopharmaka 248
– Rifampicin 329–330
– Serotonin-Syndrom 412
– Simvastatin 164, 407
– Statine 164, 409
– Tacrolimus 191
– Tyrosinkinase-Inhibitor 248
– Vitamin-K-Antagonisten 214
Interleukine 192, 197, 204
International Normalized Ratio (INR) 95, 100, 125, 397
Intrakutantestung 324
intravenöse Therapien 67
Ipratropium/Fenoterol 115–116
Ipratropiumbromid 108–109, 114, 116, 298, 300
IQWIG (Institut für Qualität und Wirtschaftlichkeit im Gesundheitswesen) 62
ISBAR, Kommunikationstool 14
Ischämieparameter 92
ischämischer Schlaganfall 210
Isoniazid 326, 328, 330
ITP (immunthrombozytopenische Purpura) 404
Ivacaftor 64

J

JAK-Inhibitoren 198
Johanniskraut, Interaktion 39

K

Kachexie 257, 260
Kalium
– periphervenöse Applikation 305
– Spiegel 322
– Substitution 140, 143, 171, 408
kalkulierte Antibiose 155
Kalzifizierung 179
Kammerflimmern 239
Kardiomyopathie 160, 395
kardioselektive Betablocker 119, 213
kardiovaskuläres Risiko 99, 146, 155–157
Kardioversion 98–99, 102, 104, 421
Katecholaminwirkung 336, 338
Katheter
– Arten 71
– dreilumiger 76
Katheterintervention 89
KDIGO (Kidney Disease: Improving Global Outcomes) 93, 173, 183–184
Ketamin 77
Ketoazidose 152, 375
KHK 92, 104, 115, 214
– ASS 269
– Asthma 119
– Diabetes 160, 163
Kidney Disease: Improving Global Outcomes (KDIGO) 93, 173, 183–184
Kinder, Arzneimittelanwendung 64–66

klarzelliges Nierenzellkarzinom 379
klinische Studien 61, 63
Knieempyem, chronisches 325
Knie-Totalendoprothese (KTEP) 372–377
Knochendichtemessung 120, 134, 199
Knochenmarkstoxizität 133, 208
Knochenmarktransplantation 315
Knochenschmerzen 179
Koagulase-negative Staphylokokken 374
kognitive Kurztests 275
– Geriatric Depression Scale 275
– Mini-Mental-Status-Test 275–276
– Montreal Cognitive Assessment 275
kognitive Störung 280
Koloskopie 129
Koma, hyperosmolares 147
Kombinationspräparate, Risiko Medikationsfehler 288
Kommunikation 13, 34
Kommunikationstool ISBAR/SBAR 34–36, 85
Kompartmentsyndrom 410
Kompatibilitätsmatrix 77, 79
Komplementärmedizin 262
– Interaktionen 262
– Nebenwirkungen 262
Kontrazeptiva, Interaktion 225
Kopfschmerzen 229
Koronarangioplastie 155
koronare Herzerkrankung s. KHK
Koronarintervention
– akute 90
– PCI (perkutan) 87
Kostenerstattung 62
Krämpfe
– Muskel- 178
– Fieber- 221
Krampfrisiko 190
Krampfschwelle 363
Krankenpflege, häusliche 53
Kreatininclearance 191, 214
Kreatininkinase s. CK
KTEP (Knie-Totalendoprothese) 372–377
Kristallarthropathien 204
Kurkuma 262
Kurzinfusion 74
Kurzzeitpflege 53

L

L-Dopa s. Levodopa
L-Thyroxin s. Levothyroxin
LABA (langwirksames Sympathomimetikum) 110–112, 117–118, 302
Lactulose 127, 381
Lacosamid 363, 403
Laktatspiegel 335
Laktatazidose 213
Laktatdehydrogenase (LDH) 407
LAMA (langwirksames Anticholinergikum) 110–112, 117, 301
Lamotrigin 224, 234–235
– Hautreaktionen 224
– Kombinationstherapie 226
– Lyell-Syndrom 235
– Monotherapie 224
– TDM 225
Langzeit-EKG 103
latente Tuberkulose 327
Laxans 253, 261
LDH (Laktatdehydrogenase) 407
LDL-Cholesterol (low density lipoprotein) 89–90, 157–158, 211, 214
Leberruptur 340
Leberversagen
– Arzneimittel und Toxine 128
– fulminantes 128
Leberwerte 127
Leberzirrhose 128, 150
– Child-Pugh-Score 123, 127
– Gerinnungsparameter 126
– Hepatitis B 123
– Hepatotoxizität 127
– kontraindizierte Arzneimittel 127
– Pharmakodynamik 125
– Propranolol 123
Leflunomid 197, 328
Legionellen, Antigen-Test 249
Leitline
– DAS 358
– Delir-Agitation-Schmerz 355
– ESC
–– Herzinfarkt 89–91
–– Herzinsuffizienz 94
–– Hypertonie 104, 420
–– Vorhofflimmern 104
– ESPEN 387
– EULAR 197, 204
– Magenkarzinom 391
– Palliativversorgung 259
– Schmerz 287
– Supportivtherapie Onkologie 244
– Tuberkulose 329

– venöse Thromboembolie 386
Lercanidipin 108
Leukämie
– CLL (chronisch lymphatische Leukämie) 325
– CML (chronisch myeloische Leukämie) 247
Leukopenie 124, 189
Leukozyten 145, 156, 286, 314
– Clozapin 222
– Onkologie 248
Leukozytose 116, 335, 355
Levetiracetam 225, 292, 360, 363, 382, 403
– Off-Label-Use 364
– Schnellaufsättigung 364
– Status epilepticus 364
Levodopa (L-Dopa) 39, 218, 238
– Darreichungsformen 218
– Einnahmehinweise 218
– gastrointestinale Beschwerden 219
– On-Off-Phänomen 218
Levomepromazin 253, 256, 263, 360
Levomethadon 261
Levothyroxin 199, 343
Lewy-Body-Demenz 272–273, 349
Lewy-Körperchen 277
Lichtschutz 75, 246
LIN (Lithiumnephropathie) 232–234
Linezolid 411
linksventrikuläre Ejektionsfraktion (LVEF) 93–94, 210
linksventrikuläre Hypertrophie 103
Lipidprofil 99
Liquordiagnostik 277
Liquorpunktion, orale Antikoagulation 279
Liraglutid 153, 159, 163
Lithium 232–233
– Interaktion 234
– Intoxikation 234
– Kombinationstherapie 234
– Phasenprophylaxe 234
– Rezidivprophylaxe 233
– TDM 234
Lithiumnephropathie (LIN) 232–234
Lomitapid 409
Long-QT-Syndrom 421
Loperamid 290
Lorazepam 292, 413
– Delir 353, 358
– Palliativmedizin 256
– Status epilepticus 362–363
Low-T_3-Syndrom 345
LTBI (latent manifeste Tuberkuloseinfektion) s. Tuberkulose
Lungenarterienembolie 379, 382
Lungenemphysem 107
Lungenfibrose 105
Lungenfunktionstest 109, 115
Lungenkontusion 340
Lungenödem 92
Lupus Erythematodes, systemischer (SLE) 200
LVEF (linksventrikuläre Ejektionsfraktion) 93–94, 210
Lyell-Syndrom 235
Lymphknotenmetastasen 385
Lymphozytopenie 328

M

MACE (Major Adverse Cardiovascular Event) 89
Macrogol 112, 130, 253, 262, 381
Magenkarzinom 385–393
Magenresektion 385
– Dumping-Syndrom 393
– orale Arzneimitteltherapie 388
– Resorptionsänderung 389
– Teilresektion 387
Magnesium
– Asthmaanfall 301
– Herzrhythmusstörung 421
– Hypomagnesiämie 138, 176–178, 181
– -spiegel 180
Magnetresonanztomografie, craniale (cMRT) 223–224
– Definition 216
– ischämischer Schlaganfall 210
Mahlzeiteninsulin 149
MAI (Medication-Appropriateness-Index) 266
Major Adverse Cardiovascular Event (MACE) 89
Makrolid, Interaktion 407, 248
maligne Hyperthermie 413
maligne intestinale Obstruktion 251–256
malignes B-Zell-Lymphom 123
malignes neuroleptisches Syndrom 277, 413
Mangelernährung 135
Mannitol 244, 408
MAO-Inhibitoren (Monoaminooxidase-hemmer) 248, 412, 414
MCP s. Metoclopramid
MDRD-Formel (Modification of Diet in Renal Disease) 184, 338

medianer Massendurchmesser (MMD) 302
Medication Reconciliation (MedRec) 19, 381, 384
– Definition 11
– Entlassung 49
Medication-Appropriateness-Index (MAI) 266
Medikamentenanamnese
– BPMH (bestmögliche Arzneimittelanamnese) 19, 22
– Definition 11
medikamenteninduzierte Thrombozytopenie (MIT) 404–405
Medikationsanalyse 19, 21
– Arten 10
– Definition 11, 32
– stationäres Umfeld 26–34
Medikationsfehler 42, 54, 59
– AMTS-Kennzahlen 41–42, 44
– Definition 16
– Umgang 54–60
Medikationsmanagement
– Definition 11, 12
– perioperatives 325
Medikationsplan 48–49, 51
Medikationsprozess 7–11
MedRec s. Medication Reconciliation
meldepflichtige Nachweise von Krankheitserregern 331
Melperon 349, 360, 418–419
Memantin 278, 376
Meningoenzephalitis 413
Meningokokken, Impfung 145, 342
Mepolizumab 119
Meropenem 312
Mesalazin 108
metabolische Alkalose 170–171
metabolische Azidose 170, 185, 344
metabolisches Syndrom 127, 207
Metamizol 330, 375, 381
– CED 132
– Co-Morbiditäten 156–157
– Interaktion ASS 157
– Leberzirrhose 124–125
– Pädiatrie 288
– Palliativmedizin 259
– perioperativ 370
Metastasen, hepatische 144
Metformin 153, 158, 182
– ANV (akutes Nierenversagen) 322
– Empfehlungen Fachgesellschaften 94
– Kontraindikationen 376
– Laktatazidose 213
– Niereninsuffzienz 173, 182, 213
Methadon 260, 415
Methotrexat 39, 135, 196, 328
Methylprednisolon 199, 254
Metoclopramid (MCP) 288, 381
– Antiemese 263
– Kontraindikation 220, 253
– Nebenwirkung 382
Metoprolol 94, 104, 267, 416
Metronidazol 145, 190, 285, 290
MHK (minimale Hemmkonzentration) 337, 374
Midazolam 359–360, 365
– bukkal 292
– Off-Label-Use 362
– Sound-alike 68
Midodrin 240
Mikrobiomveränderung 138
Milnacipran 229–230
Milzruptur 340
Mineralocorticoidrezeptor-Antagonisten 96
minimale Hemmkonzentration (MHK) 312, 337, 374
Mini-Mental-Status-Test (MMST) 275–276
Mirtazapin 230, 412
MIT (medikamenteninduzierte Thrombozytopenie) 404–405
Mitralklappenendokarditis 317, 321
Mitralklappenrekonstruktion 317, 321
Mivacurium 69
MMD (medianer Massendurchmesser) 302
MMST (Mini-Mental-Status-Test) 275–276
Monoaminooxidase-Inhibitor (MAO-Hemmer) 248, 412, 414
Monobactame 323
monoklonale Antikörper, Asthma 117
Montreal Cognitive Assessment (MoCA) 275–276
Morbus Crohn 129, 132
Morbus Parkinson 217–227, 358
– Begleiterkrankungen 221
– Delir 367–349
– Demenz 274
– Hoehn-Yahr-Stadien 222
– Neuroleptika 233
– Schizophrenie 238–239
– Symptome 273–275
Morphin 266, 381
Moxifloxacin 39

MRSA (methicillinresistenter Staphylococcus aureus) 155, 414
- Endokarditis 320–321
- Pneumonie 310–312
- Sepsis 337
MSSA (methicillinsensibler Staphylococcus aureus) 374
- diabetisches Fußsyndrom 156
- Pneumonie 310, 321
Methotrexat (MTX) 197, 198
Mukoviszidose 52, 64
Multiple Sklerose 361
multiresistente Erreger 155, 310, 315
Mundsoor, Nebenwirkung 111
Muskelmasse, Kreatininausscheidung 184
Muskelschmerzen
- Rhabdomyolyse 406
- Statine 208
Muskelkrämpfe, Elektrolytentgleisung 178
Muskelschwäche, Atorvastatin 173
Myalgie 173, 261, 319, 408
Myasthenia gravis 346, 350
Mycophenolatmofetil 189, 192
Mycoplasma pneumoniae 310, 319
Myelosuppression 189–190
Mykobakterien 315
Myoglobin 343, 407–408
Myoglobinämie 408
Myokardinfarkt 48, 89, 147, 182
Myokarditis, arzneimittelinduzierte 237, 239
Myopathie 138, 158
- Kardio- 239
- Rhabdomyolyse 164, 208
myorenales Syndrom 410

N

NALP3-Inflammasom 204
Named-Patient 64
Naproxen 157
NATO-Schema 79–80
Natriumhydrogencarbonat 152
NCCMERP (National Coordinating Council for Medication Error Reporting and Prevention) 42, 44
Nebenwirkung (UAW) 5, 50, 395
- akutes Nierenversagen 312
- anticholinerge 271, 301
- Bradykardien 278
- Clostridioides-difficile-Infektionen 338
- Definition 16, 54
- Diarrhö 329
- Fotosensibilisierung 330
- gastrointestinale Störungen 248
- hämatologische 246
- Hypokaliämie 301
- Infoquellen 57–58
- infusionsassoziierte 313
- Kontrastmittel 382
- Meldepflicht 59
- Myelosuppression 248
- Nephrotoxizität 336
- Obstipation 261, 289
- periphere Neuropathie 330
- PIM 266
- PRIS 344
- schwerwiegende 55
- Synkopen 278
- Tachykardie 299, 301–302
- Tremor 299
- Übelkeit und Erbrechen 329
Nebivolol 94
nekrotisierende Pankreatitis 228
Neostigmin 69, 350
Nephronblockade, sequenzielle 150–151
Nephropathie 232
Nephrotoxizität 185, 189, 233, 244
Neprilysin 166–167
Neprilysin-Inhibitor 96–97, 162
neue Untersuchungs- und Behandlungsmethoden (NUB) 62, 249
neuroendokriner Tumor (NET) 142, 144, 146
Neuroleptika 263, 270, 277, 280
- bipolare affektive Störung 232, 234
- Demenz 418–419
- Delir 353–360
- Depression 230
- Morbus Parkinson 220, 238
- QT-Zeit-Verlängerung 419
- Schizophrenie 237
neuromuskuläre Symptome 230
Neuropathie, periphere 330
neuropathischer Schmerz 262
neuropsychologischer Test 275
Neutropenie 240, 244, 246
neutrophile Granulozyten 243
Nicht-ST-Hebungsinfarkt (NSTEMI) 91, 228, 353
nichtinvasive Beatmung (NIV) 307
niedermolekulare Heparine (NMH) 145, 191, 382
- Akkumulation 369
- Bridging 370, 384

- HIT 399–400
- perioperative Versorgung 368
- Pharmakokinetik 369
- postoperative Dosierung 371
- Switching 370

nichtsteroidale Antirheumatika s. NSAR
Niereninsuffizienz 270, 278, 350
- Allopurinol 205
- chronische 147, 150, 172, 176–186, 258
- Crush-Niere 410
- Delir 347
- Diurese 150–151
- Gentamicin 321
- Leberzirrhose 125
- Lithium 234
- Nierenversagen 343
-- akutes (AKIN) 169–176
-- intrarenales 174
-- postrenales 174
-- prärenales 170, 174
- Palliativversorgung 260
- perioperative Antikoagulation 369
- Pip/Taz (Piperacillin/Tazobactam) 312, 338
- Spironolacton 96
- Stadien 184
- terminale 187
- urikostatische Therapie 206
- Vancomycin 312

Nierentransplantation 187
Nifedipin 213
Nitrate, Nebenwirkung 229
Nitroxolin 363
NIV (nichtinvasive Beatmung) 307
NMDA-Antagonist 278
NMH s. niedermolekulare Heparine
Noradrenalin 334–336, 341
Noradrenalin-Reuptake-Inhibitor 412
Norepinephrin s. Noradrenalin
Normalinsulin 114, 143
nosokomiale Pneumonie (HAP) 307, 310
Notfallmedikation, Epilepsie 292–294
Notfallplan, Asthma 117
NRS (numerische Ratingskala) 259, 375, 381
NSAR (nichtsteroidale Antirheumatika)
- DOAK 101
- kardiovaskuläre Risiken 156
- Gicht 204–206
- Kontraindikation 132
- Nebenwirkung 118, 175
- Leberzirrhose 125
- PIM 140
- Triple Whammy 174
- WHO-Stufenschema 259

NSCLC (nicht-kleinzelliges Bronchialkarzinom) 242
NSTEMI (Nicht-ST-Hebungsinfarkt) 91, 228, 353
NT-proBNP (N-terminales Bruchstück von B-Typ natriuretischem Peptid) 95, 97, 161–162, 166
NUB (neue Untersuchungs- und Behandlungsmethoden) 62, 249
Nukleinsäureamplifikationstest 327
numerische Ratingskala (NRS) 259, 375, 381
Nutritional Risk Screening (NRS) 386
Nutzenbewertung, G-BA 62
NYHA Stadium (New York Heart Association) 94

O

OAK (orale Antikoagulanzien) 91, 93, 212, 214
Obstipation 240, 252, 261, 288
Obstipationsprophylaxe 261, 381
Obstruktion, maligne intestinale 251–256
Octreotid 146, 254
Ödembildung 336
ÖGD (Ösophagogastroduodenoskopie) 123
Off-Label-Use 63, 281
- Cidofovir 189
- Cyproheptadin 415
- DOAK (direkte orale Antikoagulanzien) 399
- Dokumentation 35
- Donepezil 278
- Erythromycin 288
- Fondaparinux 393
- Foscarnet 189
- Ganciclovir 190
- Levetiracetam 364
- Midazolam 362
- Neuroleptika 281
- Olanzapin 245
- Palliativversorgung 50
- PPI (Protonenpumpen-Inhibitor) 118
- Quetiapin 220

Olanzapin
- bipolare affektive Störung 232–236
- Delir 353, 358
- Off-Label-Use 245
- prophylaktische Antiemese 244, 245, 263
- QT-Zeit-Verlängerung 360
- Rhabdomyolyse 410

Omalizumab 118, 119
Omeprazol 138, 254
– Langzeiteinnahme 181
– MUPS 294
On-Off-Phänomen 218
Ondansetron 289
OPAT (ambulante parenterale Antibiotikatherapie) 52
Opicapon 237
Opioide 252, 287
– Äquivalenzdosen 260, 262
– Nebenwirkung 260
– Neurotoxizität 263
– Niereninsuffizienz 260
– Rotation 260–262, 381
– Serotonin-Syndrom 230
– Therapie 381
Opioidrezeptor 259–260
opportunistischer Erreger 315
OPSI (Overwhelming Post-Splenectomy Infection) 342
Optikusneuritis 329
orale Antikoagulanzien (OAK) 91, 93, 212, 214
orale Tumortherapeutika, CMR-Potenzial 249
oraler Glucosetoleranztest 268
Organtransplantation 315
Orphan Drugs 66
orthostatische Hypotonie 220–221
Osler-Knoten 320
Osmolarität 70
osmotische Diuretika 244
Ösophagitis 187, 290
Ösophagogastroduodenoskopie (ÖGD) 123
Ösophagusstenose 264
Ösophagusvarizen 125–126, 128
Osteomyelitis 366
Osteopathie, renale 179
Osteoporose 199
– -ausweis 135
– Prophylaxe 120, 199, 350
– Risikofaktoren 120, 139
Ototoxizität 244–245
Ovarialkarzinom 257–259
Overwhelming Post-Splenectomy Infection (OPSI) 342
Oxcarbazepin 293
Oxycodon 381
– Leberzirrhose 127
– Niereninsuffizienz 260
– Serotonin-Syndrom 230
– Sondenpatienten 356

P

P-Glykoprotein-Inhibitor 208
Pädiatrie 52, 64, 283
– Arzneimittelanwendung 295
– Dosieraerosol 302
Paediatric use marketing authorization (PUMA) 66, 292
PAL-Wert (physical activity level) 387
Palliativmedizin 50, 251
– Leitlinie 259
– Off-Label-Use 13, 50
– perorale Medikamentengabe 256
– Schmerztherapie 257–261
Palpitationen 98, 421
Pankreas
– Enzyme 390
– exokrine Insuffizienz 390
– Linksresektion 142–144
– neuroendokriner Tumor 146
Pankreatitis 230
– nekrotisierende 228
– Prophylaxe 146
Pantoprazol 114, 124, 130, 151, 267
– akute Refluxösophagitis 138
– Hypomagnesiämie 182
– Interaktion 330
– Magensonde 343
– Ulkusprophylaxe 156
PaO_2/FiO_2-Ratio 309, 335
PAP (perioperative Antibiotikaprophylaxe) 144, 293
Paracetamol 297, 330
– Dosierung Kinder 288
– Leberzirrhose 125
– WHO-Stufenschema 259
Parästhesie 178, 351
Parathormon 178, 180–181
Paravasate, Risiko 246
Parecoxib 196
parenterale Ernährung 70, 76, 78, 284
– Dreikammerbeutel 387
– Magenresektion 386
– Palliativmedizin 252–255, 257–259
– periphervenöser Zugang 387
– Polytrauma 341
Parenteralia 67
– Kompatibilitätsaspekte 75
– Konzentration 75
– Lichtschutz 75

– Standardzubereitung 75
– Trägerlösung 75
– Verwendbarkeitsdauer 75
Parkinson-Syndrom
– demenzielles Syndrom 275
– idiopathisches 217, 220
Parkinsonismus 349
Parkinsonmedikamente 349
partielle Gastrektomie 387
Patientenaufklärung 61
pAVK (periphere arterielle Verschlusskrankheit) 153, 155, 157–158
PCA-Pumpe (patientenkontrollierte Schmerztherapie) 258–261
PCI (perkutane Koronarintervention) 87
PCSK9-Inhibitor (Proproteinkonvertase Subtilisin Kexin Typ 9) 185, 409
PCT (Procalcitonin) 145, 300, 335, 355
– Appendizitis 287
– Pneumologie 110, 314
Peak-Flow-Messung 117, 303–304
PEF (peak expiratory flow) 299
PEG-Sonde (perkutane endoskopische Gastrostomie) 261, 290
– Ablauf- 262
– Entlastungs- 257, 261
– Onkologie 248
Pegfilgrastim 124
Pemetrexed 243
Penicillin
– -allergie 300, 320, 323
– anaphylaktische Reaktion 321, 324
– Kreuzreaktionen 323
– Spätreaktion 321
Pentaerythrityltetranitrat 229
Perfusorbaum 75
perianale Fistel 129
perioperative Antibiotikaprophylaxe (PAP) 144, 293
perioperatives Medikationsmanagement 325
periphere Neuropathie 330
periphere Venenverweilkanüle 246
Peritonitis 285
perkutane Koronarintervention (PCI) 87
perkutane transluminale Angioplastie (PTA) 153
perkutane transluminale Coronarangioplastie (PTCA) 353
permanentes Vorhofflimmern 272
perniziöse Anämie 391
PF4-Heparin-Antikörper-Enzymimmunoassay 397
Pflegedienst, ambulanter 53
Pfortaderthrombose 145
pH-Wert 70, 73
Pharmakokinetik-/Pharmakodynamik-Modell (PK/PD) 312
Phasenprophylaxe, bipolare affektive Störung 234–235
Phenprocoumon 397–399
– Schlaganfall 212
– VAD-Patient 397–398
– Vorhofflimmern 93, 99
Phenytoin 261, 364
Phospho-Tau 277
Phosphodiesterase-4-Hemmer 111
physical activity level (PAL) 387
Phytopharmaka 6, 23, 284, 384
Pilzinfektion, Risikofaktoren 337
PIM (potenziell inadäquate Medikation) 181, 266
Pipamperon 419
Piperacillin/Tazobactam 284–285, 311–312, 333
Piritramid 69, 356, 375
PJP (Pneumocystis-jirovecii-Pneumonie) 193, 315
Plaquesklerose 93
Plättchenaggregationsassay 397
Plättchenhemmung s. Thrombozytenaggregationshemmung
Pneumocystis-jirovecii-Pneumonie (PJP) 193, 315
Pneumokokkenimpfung 111–112, 145, 342
Pneumonie 297–300, 307–315
– ambulant erworbene (CAP) 247, 310
– Aspirations- 290
– beatmungsassoziierte (VAP) 310
– Immunsuppression 315
– Impfung, sequenzielle 112
– multiresistente Erreger 310
– nosokomiale (HAP) 307, 310
– Pneumocystis jirovecii 193, 315
– Risiko durch ICS 111
– Therapiedauer 314
Polyneuropathie, diabetische 156
Polyomaviren, humane (BKV) 193
Polypharmazie 139, 221
Polytrauma 340
Portsystem 71
Post-Splenektomie-Sepsis (PSS) 342

postoperatives Management, Oralisierung 376
posturale Instabilität 217, 222
potenziell inadäquate Medikation (PIM) 181, 266
PPI (Protonenpumpen-Inhibitor) 127, 134, 267, 289
– ASS-Therapie 156
– gastroösophageale Refluxkrankheit (GERD) 136, 138, 146, 187
– Hypomagnesiämie 181
– Interaktion 248
– Magenkarzinom 388
– Off-Label-Use 118
– Stressulkusprophylaxe 343
– Therapie 126
Pramipexol 219, 237
Prasugrel 39, 88–89
Pravastatin 158, 164, 409
Präzipitat 72
Prednisolon 108, 328, 350
– Asthma 115–117, 299–300
– COPD 108, 110
– Gicht 204, 354
– Myastenia gravis 354
– Osteoporoseprophylaxe 199
– rheumatoide Arthritis 196
Prednison
– -Äquivalent 315
– R-CHOP-Protokoll 123–124
Pregabalin 108, 262
Pricktestung 324
Priscus-Liste 266–267
Prokinetika 288
Prolaktinserumkonzentration 365
Promethazin 266–267, 360
Propafenon 104
Propofol 69, 77, 365, 401
Propofol-Infusions-Syndrom (PRIS) 344
Propranolol 123–124, 413
Prostaglandin 125, 174
Prostatahyperplasie 151
Protamin 342
Protein Tau 273
Proteinurie 172
prothetische Herzklappen 319
Protonenpumpenhemmer s. PPI
Provokationstest 324
Pseudomonas aeruginosa 155, 248, 285
– Monotherapie/Kombinationstherapie 313–315
– Pneumonie 310, 313
PSS (Post-Splenektomie-Sepsis) 342
Psychose, medikamenteninduzierte 238
PTA (perkutane transluminale Angioplastie) 153
PTCA (perkutane transluminale Coronarangioplastie) 353
pulmonale Infiltrate 310
Pulmonalvenenisolation 105
Pulsoxymetrie 300
PUMA (Paediatric use marketing authorization) 66, 292
Purinstoffwechsel 204
Purpura, immunthrombozytopenische (ITP) 404
Pyrazinamid 326, 328
Pyridostigmin 350
Pyridoxin 326

Q

Q_0-Wert 172
qSOFA-Score (quick SOFA; Sepsis-related Organ Failure Assessment) s. Quick-SOFA-Score
QT-Zeit, Normalwerte/Referenzwerte 421
QT-Zeit-Verlängerung 416–423
– Antidepressiva 422
– Antiinfektiva 422
– Clozapin 239
– Cotrimoxazol 191
– Domperidon 220
– Grenzwerte 239
– Haloperidol 349
– Klasseneffekt 422
– Makrolide 191, 248
– Neuroleptika 349, 358, 360, 416, 422
– PPI 138–139
– Prokinetikum 139
– Risikofaktoren 191, 421
– Risperidon 351
– Tacrolimus 191
– Tyrosinkinase-Inhibitor 248
QTc-Zeit (frequenzkorrigierte QT-Zeit) 113, 123, 220, 239, 346
– Risiko, Medikamente 351
– Verlängerung 349, 360
Qualitätsindikatoren, pharmazeutische Intervention 40, 43
Quantiferon-Test 131, 133
Quetiapin
– Augmentationsbehandlung 230
– bipolare affektive Störung 232, 234

– Delir 349, 358
– demenzielles Syndrom 277, 281
– Morbus Parkinson 220
– Phasenprophylaxe 236
– Rhabdomyolyse 410
– Schizophrenie 237–238
– unipolare Depression 228
Quick-SOFA-Score (qSOFA) 155, 311, 335
Quick-Wert 126, 368, 371

R

R-CHOP-Protokoll 123–124
RA s. Rheumatoide Arthritis
Ramipril 213, 403
– Dosierung 172–173
– Herzinsuffizienz 88, 93, 96
Ranitidin 254, 338
RASS (Richmond-Agitation and Sedation Scale) 171, 356
Transplantatabstoßung 192
Ratingskala, numerische 259
Rauchstopp 111–112, 117, 134
Rechtsherzinsuffizienz 92
Red-Man-Syndrom 313
Reflextachykardie, Nifedipin 213
Refluxösophagitis s. gastroösophageale Refluxkrankheit (GERD)
refraktärer Status epilepticus 364
Regionalanästhesie 382
Rehabilitation 53
Rejektion, Transplantat 192
REM-Schlaf-Verhaltensstörung 273, 275
Remifentanil 77
Remission, zytogenetische 248
Remodeling, myokardiales 90
renale Anämie 181
renale Osteopathie 179
renales Syndrom 125
Renin-Angiotensin-Aldosteron-System (RAAS) 171, 174, 184
Repolarisationsstörung 421
Reproterol 301, 304
Resistenzentwicklung
– Antibiotika 132, 145, 156, 330, 377
– antivirale Therapie 125, 128, 189
– Diuretika 150
– Insulin 144
– H. pylori 190
– Opioide 381
– PAP 145
– Pneumonie 310
– Tuberkulose 327, 329
Reslizumab 119
Resorptionsprobleme, CED 134
Respimat 115
Rezidivprophylaxe, Lithium 234
RF s. Rheumafaktor
Rhabdomyolyse 406–410
– ANV 343–344
– Atorvastatin 173, 208
– Simvastatin 164
– Statine 208, 408
Rheumafaktor (RF) 195, 197, 200, 320
rheumatoide Arthritis (RA) 195–201, 328
– Clinical Disease Activity 197
– Simple Disease Activity Index 197
– treat-to-target 197
– Tuberkulose 329
Rhythmus-erhaltende Therapie, Vorhofflimmern 104
Rhythmusstörung, Herz 87, 90,
– bradykarde 278, 417
– Delirauslöser 355
– Elektrolytverschiebung 151, 178, 191
– Haloperidol 349
– Lithiumintoxikation 236
– Neuroleptika 419, 421
– Propofol-Infusions-Syndrom 344
– QT-Zeit-Verlängerung 416–423
– tachykarde s. Tachykardie
– Vorhofflimmern 103–105
Richmond-Agitation and Sedation Scale (RASS) 171, 356
Rifampicin 326, 328
– Biofilmaktivität 374
– Interaktion 39, 374
Rifaximin 126
Ringeracetatlösung 172
Ringerlaktatlösung 172
Rippenserienfraktur 340
Risdiplam 64
Risikoparameter 39
Risperidon 234, 346, 349, 358, 410, 418
Rituximab 125, 314, 328
– Applikation 200
– DGRH-Merkblätter und Überwachungsbögen 200
– Prämedikation 199
– RA-Therapie 195–196
– R-CHOP-Protokoll 123–124
– Therapiebesonderheiten 198–199
Rivaroxaban 91, 212

– CYP-Metabolisierung 214
– Gerinnungsparameter 368, 371
– kombinierte Antikoagulationstherapie 99, 155–158
– Ulkusprophylaxe 206
– Vorhofflimmern 99
Rivastigmin
– Demenz 376
– demenzielles Syndrom 278–279
– Pflaster 278–280
Rocuronium 69
Roflumilast 111
Röntgen-Thorax 337, 361
Ropinirol 219, 237
Rosuvastatin 89, 409
Rote-Hand-Brief 105
Roth-Spots 320
Rotigotin, transdermales Pflaster 219
Roxithromycin 191
Ruheenergieumsatz 387

S

SABA (kurzwirksames β_2-Sympathomimetikum)
– Asthma 118
– COPD 109
– GINA 121
– Pneumonie 299, 301
Sacubitril/Valsartan 96–97, 162, 165, 167
Salbutamol
– Asthma 114, 116, 297–299
– COPD 108–109
– Feuchtinhalation 302
– GINA 121
– Nebenwirkung 302
SAMA (kurzwirksames Anticholinergikum) 109
SAPV (Spezialisiertes Ambulantes Palliativversorgungs-Team) 50, 254
Sarilumab 196–197
Sartan s. AT_1-Antagonist
Sauerstoffsättigung 114
SBAR/ISBAR Kommunikationstool 14, 34–36, 85
Schizophrenie 237–238
Schlaganfall 176, 211
– Blutdruck 212
– ischämischer 210–216
– Risikofaktoren 99–100, 102, 146, 155
– Sekundärprävention 214
– Sekundärprophylaxe 211, 268
– Umfelddiagnostik 268
Schleifendiuretika 151, 162, 171, 244, 407
– Nephrotoxizität 244
– Otoxizität 244
Schluckstörung, Einnahmehinweise 267
Schmelztabletten 256
Schmerzen 252–253
– chronische 132
– Co-Morbidität 231
Schmerzskala bzw. -score 112, 356
– numerische Rating-Skala (NRS) 375
– visuelle Analogskala (VAS) 375
Schmerzstandard 158
Schmerztherapie 12, 349, 359
– Appendizitis 287
– CED 132
– Co-Morbiditäten 156, 229–231
– Delirmanagement 356, 359
– Leberzirrhose 125
– Leitlinie 287
– palliative 251–263
– postoperative 375
Schmerzsyndrom, chronisches 107, 229, 346
Schock, katecholaminrefraktärer 336
Schwangerschaft, Epilepsie 225–226
Scopolamin, TTS 256
Sedierung, Infusionstherapie 74
Semaglutid 163
Sepsis 314, 333
– assoziierte Organdysfunktion 311
– heparininduzierteThrombozytopenie 339
– Kombinationstherapie 337
– Schock 311, 314
Sequential Organ Failure Assessment Score (SOFA Score) 309, 311, 314, 334–335
Serotonin-Syndrom 411–415, 230
Serotonin-Noradrenalin-Wiederaufnahme-Inhibitor (SNRI) 101, 414
Serotoninrezeptor-Inhibitoren, selektive s. SSRI
Serum-Kreatinin 173, 184
Serum-Laktat 335
Serumkomplementwerte 200
SGLT-2 Hemmer/-Inhibitor (Natrium-Glucose-Cotransporter 2) 158
– kardiovaskuläre Grunderkrankungen 94–96, 163
– Niereninsuffizienz 182, 184
Shaldon-Katheter 71
SiADH (Syndrom der inadäquaten ADH-Sekretion) 231
Simvastatin 89, 158, 164–165, 214

Single-Pill-Combinations, Antihypertensiva 420
Sinusrhythmus 90, 104–105, 217
SLE (systemischer Lupus Erythematodes) 200
SMART-Pump 15
SNRI (Serotonin-Noradrenalin-Wiederaufnahme-Inhibitor) 101, 414
SOAP-Schema 35
SOFA-Score (Sequential Organ Failure Assessment Score) 309, 311, 314, 334–335
Solifenacin 267
Somatostatinanalogon 146, 254
Sondengabe 293–294
– hyperosmolare Lösungen 293
– Levothyroxin 343
– PPI 344
Sozialdienst 52
Spacer 112, 117, 299, 302, 304
Spezialisiertes Ambulantes Palliativversorgungs-Team (SAPV) 50, 254
spinale Muskelatrophie 64
Spirometrie 109, 303
Spironolacton 94, 96, 207
– Aszites 123
– Hyperkaliämie 165
Splenektomie 340, 392
– -Ausweis 145, 343
– Pankreastumor 142–146
– Polytrauma 342–346
– PSS 342
SSRI (selektiver Serotoninrezeptor-Inhibitor) 101, 370
SSRI/SNRI 101, 229, 232
– Interaktion 230, 415
– Nebenwirkung 229, 231
ST-Strecken-Hebungsinfarkt (STEMI) 87, 89–90, 160
Stabilitätsdaten, Infoquelle 78
Staphylokokken, Koagulase-negative 374
Staphylococcus aureus 155, 310, 374
– Leitlinie 414
– methicillinresistenter s. MRSA
– methicillinsensibler s. MSSA
– Pneumonie 314
START/STOPP-Kriterien 266
Statine 89, 157–158, 164, 173
– Interaktion 407
– Pausieren 409
– pleiotrope Effekte 214
– Reexposition 408
– Sekundärprophylaxe 270
Status epilepticus 360, 362, 401
– refraktärer 364
– Ursachen 363
Steatosis hepatis 144
STEMI (ST-Strecken-Hebungsinfarkt) 87, 89–90, 160
Stentimplantation 91
Stentthrombose 89
Steroide, Immunsuppression 192
Stevens-Johnson-Syndrom 224
Stickstoffmonoxid, fraktioniertes exhaliertes 115, 117
STIKO (Ständige Impfkommission) 111–112, 200, 392
Stimmungsstabilisator, Phasenprophylaxe 234
Stomatitis aphthosa 137
Streptococcus pneumoniae 310
Streptomycin 330
Stressulkus 334, 338, 343, 354
Subileus 251–252
Sufentanil 77, 356, 401
Sulfasalazin 135, 197
Supportivtherapie
– Leitlinie 244
– Onkologie 243–245, 382
– Sepsis 338
SSI (Surgical Site Infection) 144
Suxamethonium 69
β_2-Sympathomimetikum, kurzwirksames s. SABA
β_2-Sympathomimetikum, langwirksames (LABA) 110–112, 117–118, 302
Syndrom
– inadäquate ADH-Sekretion 231
– malignes neuroleptisches 277, 413
– metabolisches 127, 207
– myorenales 410
– renales 125
systemischer Lupus Erythematodes (SLE) 200

T

Tachyarrhythmien 301
Tachykardie 317, 413
– Delir 351, 359
– Nebenwirkung 109, 164, 240, 299, 304
– Reflex- 94, 213
– Torsade-de-Pointes- 220, 417–418, 421–422
– ventrikuläre 42, 160, 164, 422
Tachyphylaxie, H_2-Blocker 139
Tachypnoe 335
Tacrolimus 191–192

– Nephrotoxizität 189
– TDM 187, 191, 192
Tapentadol 356
TB s. Tuberkulose
TDM (therapeutisches Drug Monitoring) 39, 41, 225, 293, 302
– Antibiotika 30
– Betalactam-Antibiotika 312, 337
– DOAK 371
– Gentamicin 322
– Immunsuppressiva 192
– Lithium 233–234
– Tacrolimus 191
– Theophyllin 301
– Valproat 293
– Vancomycin 312, 414
Teicoplanin 333, 337
temporale Demenz 274
Tenofovir 123–124
Terbutalin 114, 116
terminale Herzinsuffizienz 395
Tetanie 178
Tetrazepam 59
Tezacaftor 64
Theophyllin 69, 140, 301
– intravenöse 301
– TDM 301–302
therapeutische Breite 292
Therapieadhärenz s. Adhärenz
Therapieüberwachung 38
therapeutisches Drug Monitoring s. TDM
Thiamin 338, 359
Thiazid-Diuretika 150, 420
Thiopental 365
Thiopurin-S-Methyltransferase 133
Thrombektomie, intrakranielle 216
Thromboembolie 368, 384
– Risikofaktoren 367
– systemische 102
– venöse (VTE) 386
Thrombolyse 215–216
Thromboseprophylaxe 31, 134, 145
– Certoparin 382
– HIT 399
– Leitlinie 386
– Prüfung 31
– Thrombozytopenie 404
– Tinzaparin 191
Thrombozyten 125–126, 243
Thrombozytenaggregationshemmer (TAH) 118, 214
– Interaktion 118, 214, 262
Thrombozytenaggregationshemmung 155, 157, 211, 384
– duale 89, 157, 231
– einfache 397
– NSAR 370
Thrombozytenfunktionshemmer 215
Thrombozytenkonzentrat 398
Thrombozytopenie 126, 396, 401, 403
– arzneimittelinduzierte 401
– heparininduzierte s. heparininduzierte Thrombozytopenie (HIT)
– medikamenteninduzierte (MIT) 404–405
– Valproat 403
Thrombozytose 145
Thromobozytopenie 403
Thyreoidea-stimulierendes-Hormon-Wert (TSH-Wert) 199, 277, 330, 343
TIA (transitorische ischämische Attacke) 210, 213
Ticagrelor 39, 89
Tigecyclin 39, 337
Tinzaparin 191, 368, 381–382
Tiotropium 111, 114–116
thrombotisch-thrombozytopenische Purpura (TTP) 404
TNF-α-Inhibitor 131, 135, 197–198, 327–328
Tocilizumab 197
Torasemid 94, 124, 126, 266–267, 381
Torsade de Pointes 239, 351, 421
Torsade-de-Pointes-Arrhythmien 191
Torsade-de-Pointes-Tachykardie 220, 417–418, 421–422
tracheobronchiales Aspirat 311
Trägerlösung 75, 292
Tramadol 230, 412
Transaminasen 87
transdermales therapeutisches System s. TTS
transitorische ischämische Attacke (TIA) 210, 213
Transferrin 133
Transfusionskriterien, Leitlinie 383
Triamteren 150–151
Triglyceride 158, 230, 344
Trimethoprim/Sulfamethoxazol, Medikationsprozess 288
TRIP-Konzept (Timing, Recovery, Independent Evidence, Predictability) 55–56
Tripeltherapie 90–91
Triple Whammy, Definition 174
Tropheryma whipplei 319

Troponin 166, 239
– Herzinfarkt 87, 147
– Herzinsuffizienz 92–93
Troponin T 93, 238
Trospium 267
Trousseau-Zeichen 178
Tryptase 324
4T-Score 398
– Abschätzung Risiko HIT 342, 344, 397
– Definition 397
TSH-Wert (Thyreoidea-stimulierendes-Hormon-Wert) 199, 277, 330, 343
TTE (transthorakale Echokardiografie) 92, 98, 210, 317, 320
TTS (transdermales therapeutisches System) 256, 259–260, 389
– Arzneimittelanamnese 23
– Buprenorphin 258–259
– palliative Anwendung 262
– Rivastigmin 279
– Rotigotin 219
– Schmerzpflaster 256, 262
– Scopolamin 256
Tuberkulose (TB) 325–332
– extrapulmonale 325
– Interaktionen 329
– Leitlinie 329
– LTBI (latent manifeste Tuberkulose-infektion) 327
– Reaktivierungsrisiko 328
– Rituximab 199
– Test 131
– UAW 329
– Vierfachtherapie 327
Tumorschmerzen, Palliativmedizin 259
Tumortherapeutika, orale, CMR-Potenzial 249
Tyrosinkinase-Inhibitor
– Interaktion 248
– QT-Zeit-Verlängerung 248

U

UAW (unerwünschte Arzneimittelwirkung) s. Nebenwirkung
Übergewicht 102, 138, 159
Ulcus duodeni 187, 189
Ulkusprophylaxe 156
– ASS/Clopidogrel 156
– Stressulkus 338, 343, 354
Ultraschalluntersuchung
– transösophageale (TEE) 98
– transthorakale (TTE) 92, 98
unerwünschte Arzneimittelwirkung (UAW) s. Nebenwirkung
unerwünschtes Arzneimittelereignis 5, 16
Unfallchirurgie, Femurfraktur 379–384
unfraktioniertes Heparin 191, 322, 369, 397
unipolare Depression 228–231
Urapidil 353
urikostatische Therapie 204

V

VAD (ventricular assist device) 395, 400
Valganciclovir 188–190
Valproat 226, 235, 292
– Blaue-Hand-Brief 226
– Interaktion 39
– Nebenwirkung 403
– Phasenprophylaxe 234
– Schwangerschaft 226
– TDM 291, 293
– teratogene Wirkung 226
Valsartan 97, 420
Vancomycin 290, 308, 311–312, 414
– AUC/MHK 312
– intermittierende Gabe 313
– kontinuierliche Gabe 313
– Niereninsuffizienz 312
– PK/PD-Modell 312
– Red-Man-Syndrom 313
– TDM 39, 312, 414
VAP (beatmungsassoziierte Pneumonie) 310
Varizen, Ösophagus 125–126, 128
vaskuläre Demenz 275
Vasopressin 336
Vasopressortherapie 335–336
Vedolizumab 135
Venenthrombose 202
Venenverweilkanüle, periphere 246
Venlafaxin 412
ventricular assist device (VAD) 395, 400
Ventrikelhypertrophie 92, 98, 103
ventrikuläre Arrhythmien 220
Verapamil 39, 94
Verhaltensstörungen, Demenz 280
Vernebler, Inhalationstherapie 302
Verordnungskaskade, Diuretika 151
VHF s. Vorhofflimmern
Vincristin, R-CHOP-Protokoll 123–124
visuelle Analogskala (VAS) 375
Vitamin B_{12} 181, 273
– -Mangel 273, 277, 383
– -Mangelanämie 391

– Pemetrexed 244–245
– -Substitution 391–392
Vitamin C 338
Vitamin D
– -Mangel 134, 178, 180, 293, 330
– Osteoporoseprophylaxe 120, 350
– -Substitution 180, 185, 294, 330
– -Supplementierung 127, 134, 199
– 1,25-OH-Vitamin D_3 180
– 25-Hydroxy (OH)-Vitamin D_3 134, 180
Vitamin-K-Antagonisten (VKA) 93
– Bridging 384
– Herzinsuffizienz 95
– HIT 398
– Kontraindikation 212
– Tripletherapie 90
– Vorhofflimmern 99–101
Vollelektrolytlösung 76
Volumentherapie 78, 336
Vorhofflimmern (VHF) 98–106, 164, 202, 322, 419
– Amiodaron 105
– Herzinfarkt 90
– Herzinsuffizienz 93, 95
– paroxysmales 147, 160, 264, 267, 395
– perioperative Versorgung 366–368
– permanentes 176, 272, 317
– Schlaganfall 210–212, 268
– Terminierung 105
VTE s. Thromboembolie, venöse

W

Wachstumsfaktoren, granulozytäre (G-CSF) 246
Warfarin 99, 212, 398
Wernicke-Enzephalopathie 359
White Clot Syndrome 397, 400
WHO-Stufenschema, Schmerztherapie 259, 287, 330, 359, 381
WHO-UMC-System 54–56
Wundfistel, chronische 366
Wundinfektionen, PAP 144
WWSZ-Methode, Kommunikation 14

X

Xipamid 103, 206

Z

Zugänge
– intravenöse 70
– periphere 70–71
– venöse 71
– zentralvenöse 70, 246
Zulassungsverfahren 61–65
Zusatzentgelte (ZE) 62, 249
zentralvenöser Katheter (ZVK) 71, 74, 76–77, 340, 386
Zytomegalievirus (CMV) 133, 193
– Infektion 188, 190
– PCR 189, 192
– Screening 187
– Serostatus 188
– Therapie 188–189, 192
Zytostatika
– antiemetische Prophylaxe 244
– eingeschränkte Nierenfunktion 243
– emetisches Potenzial 244
– nephrotoxisches Potenzial 244
– Neutropenie 246

Die Herausgeber

Insa Gross

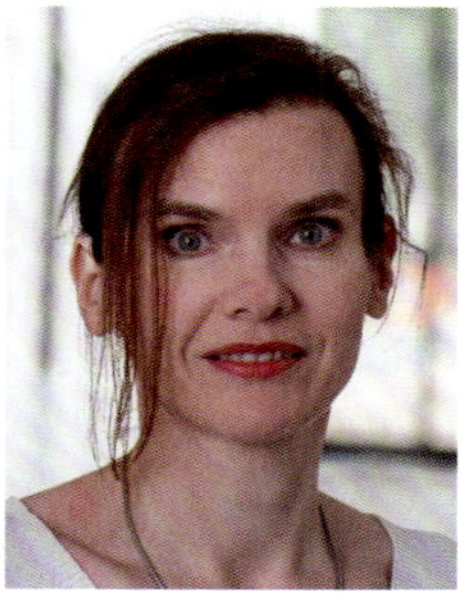

Dr. Insa Gross absolvierte ihr Studium der Pharmazie an der Technischen Universität Carolo-Wilhelmina zu Braunschweig und erhielt 1996 die Approbation als Apothekerin. Nach ihrer Promotion am Institut für Pharmakologie und Toxikologie der TU Braunschweig im Jahr 2000 führte ihr beruflicher Weg sie direkt in die Zentralapotheke des heutigen Klinikums Region Hannover.

Dort absolvierte sie die Weiterbildung Klinische Pharmazie und sammelte u. a. wertvolle Erfahrungen im Qualitäts-, Prozess- und Projektmanagement. 2011 übernahm sie die Leitung der neu gegründeten Abteilung für Arzneimittelinformation und Klinische Pharmazie. Hier konnte sie nach erfolgreicher Leitung eines ersten Projektes zur Stationsapothekertätigkeit maßgeblich zur Etablierung von Stationsapothekern an den Standorten des Klinikums Region Hannover beitragen.

Sie ist eine gefragte Ansprechpartnerin in Fragen der Etablierung der Stationsapothekertätigkeit und Ermächtigte für die Weiterbildung Medikationsmanagement im Krankenhaus. Ihr persönliches Interesse gilt der Geriatrischen Pharmazie, weshalb sie die Fachweiterbildung Geriatrie ebenfalls absolvierte.

Andreas Fischer

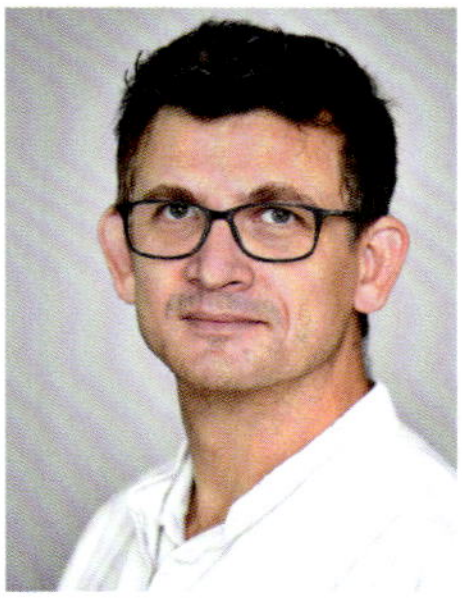

Andreas Fischer studierte an der Friedrich-Schiller-Universität Jena Pharmazie und erhielt 2000 seine Approbation als Apotheker. Nach dem Studium arbeitete er als *Clinical Pharmacist* in London und spezialisierte sich im Bereich Kardiologie und Intensivmedizin am Guy's & St Thomas Hospital. Von 2007 bis 2017 leitete er den pharmazeutischen Service der Intensivstationen im Royal Brompton & Harefield Hospitals und danach St Bartholomew's Hospital. Seit 2017 ist er Leitender Apotheker für die pharmazeutische Stationsarbeit am Universitätsklinikum Carl-Gustav-Carus in Dresden. Sein klinischer Schwerpunkt liegt in der pharmazeutischen Betreuung von intensivpflichtigen Patienten, insbesondere Patienten mit schweren Herz- und Lungenerkrankungen, die eine Therapie mit extrakorporaler Membranoxygenierung (ECMO) benötigen.

Herr Fischer erlangte einen Master of Science in "Quality and Safety in Health Care" am Imperial College, London, ist Coach für Human Factors im Gesundheitswesen und Faculty Member der Royal Pharmaceutical Society. Im Bereich der Arzneimitteltherapiesicherheit gilt sein Interesse dem Design und der Implementierung neuer klinischer Systeme und Softwarelösungen.

Holger Knoth

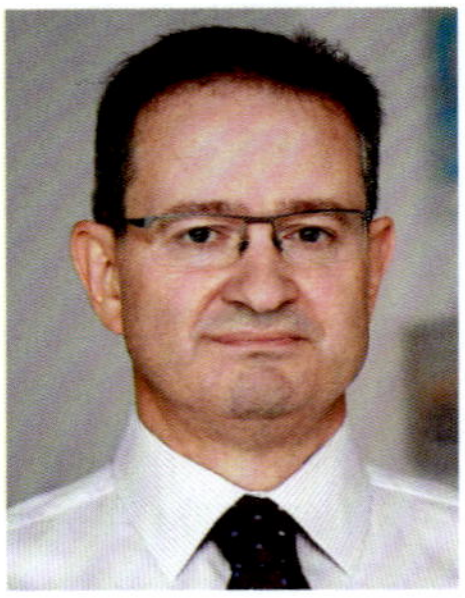

Dr. Holger Knoth studierte Pharmazie an der Martin-Luther-Universität in Halle/Wittenberg und erlangte nach Anfertigung einer Diplomarbeit 1993 die Approbation als Apotheker. Von 1994 bis 1997 promovierte er an der Friedrich-Schiller-Universität Jena, unterbrochen von einem Forschungsaufenthalt an der Tschechischen Akademie der Wissenschaften in Prag. Im Jahr 1997 wechselte er in die Krankenhauspharmazie und wurde stellvertretender Leiter der Klinikapotheke des Universitätsklinikums Jena. Der Wechsel in die Leitungsposition der Krankenhausapotheke des Universitätsklinikums Carl-Gustav-Carus an der TU Dresden (AöR) erfolgte 2004. Das Fach Klinische Pharmazie und insbesondere die Förderung der Arbeit der Apotheker auf Station versucht er bei seiner Lehrtätigkeit an verschiedenen Universitäten aber auch durch verbandspolitische Arbeit, so in seiner Funktion als Leiter der Projektgruppe „Stationsapotheker“ oder als Vorsitzender des Ausschusses für Aus-, Fort- und Weiterbildung der ADKA e. V., voranzubringen.

Die Autoren

Dr. med. Jakob Peter Armann
Facharzt für Pädiatrische Infektiologie
Klinik und Poliklinik für Kinder- und Jugendmedizin des Universitätsklinikums Carl Gustav Carus an der TU Dresden (AöR)
Fetscherstraße 74
01307 Dresden

Michael Bata
UniversitätsCentrum für Orthopädie, Unfall- & Plastische Chirurgie des Universitätsklinikums Carl Gustav Carus an der TU Dresden (AöR)
Fetscherstraße 74
01307 Dresden

Dr. med. Felix Berlth
Klinik für Allgemein-, Viszeral- und Transplantationschirurgie der Universitätsmedizin der Johannes Gutenberg-Universität Mainz
Langebeckstraße 1
55131 Mainz

Dr. med. Jörg Berthel
Facharzt für Neurologie
Klinik für Neurologie der Klinikum Fulda gAG
Pacelliallee 4
36043 Fulda

Julian Brandes
Apotheke des Universitätsklinikums Leipzig (AöR)
Liebigstraße 20
04103 Leipzig

Dr. med. David Brandt
Klinik und Poliklinik für Kinder- und Jugendmedizin des Universitätsklinikums Carl Gustav Carus an der TU Dresden (AöR)
Fetscherstraße 74
01307 Dresden

Dr. med. Moritz Brandt
Klinik und Poliklinik für Neurologie des Universitätsklinikums Carl Gustav Carus an der TU Dresden (AöR)
Fetscherstraße 74
01307 Dresden

Maria Buchelt
Klinik-Apotheke des Universitätsklinikums Carl Gustav Carus an der TU Dresden (AöR)
Fetscherstraße 74
01307 Dresden

Nanna Christiansen MSc MBA FFRPS
Associate Chief Pharmacist – Children's Services
Pharmacy Department
Evelina London Children's Hospital
Guy's and St Thomas' NHS Foundation Trust
Westminster Bridge Road
London SE1 7EH

PD Dr. med. Maximilian Christopeit
Interdisziplinäre Klinik und Poliklinik für Stammzelltransplantation des Universitätsklinikums Hamburg-Eppendorf
Martinistraße 52
20246 Hamburg

Dr. med. Malte Depping
Klinik für Allgemeine Psychiatrie des Universitätsklinikums Heidelberg
Voßstraße 4
69115 Heidelberg

Olga Efimov
Klinik-Apotheke des Universitätsklinikums Carl Gustav Carus an der TU Dresden (AöR)
Fetscherstraße 74
01307 Dresden

Andreas Fischer MSc
Klinik-Apotheke des Universitätsklinikums
Carl Gustav Carus an der TU Dresden (AöR)
Fetscherstraße 74
01307 Dresden

Nadine Frerk
KRH Zentralapotheke
Roesebeckstr 15
30449 Hannover

Christian Gfrerer
Klinik-Apotheke des Universitätsklinikums
Carl Gustav Carus an der TU Dresden (AöR)
Fetscherstraße 74
01307 Dresden

Kim Green
Apotheke des Universitätsklinikums
Heidelberg
Im Neuenheimer Feld 67
69120 Heidelberg

Prof. Dr. med. Peter Grimminger
Klinik für Allgemein-, Viszeral- und
Transplantationschirurgie der
Universitätsmedizin der Johannes
Gutenberg-Universität Mainz
Langebeckstraße 1
55131 Mainz

Dr. rer. nat. Insa Gross
KRH Zentralapotheke
Roesebeckstr 15
30449 Hannover

Dr. med. Friederike Hagebölling
Fachärztin für Intensivmedizin,
Palliativmedizin und Notfallmedizin
Klinik für Anästhesiologie und
Intensivmedizin der Medizinischen
Hochschule Hannover
Carl-Neuberg-Str. 1
30625 Hannover

Dr. rer. nat. Katrin Heinitz
Apotheke des Universitätsklinikums
Leipzig AöR
Liebigstraße 20
04103 Leipzig

Michael Höckel
Zentralbereich Apotheke der Gesundheit
Nordhessen Holding im Klinikum Kassel
Mönchebergstraße 41–43
34125 Kassel

PD Dr. rer. nat. Carina Hohmann
Fachapothekerin für klinische Parmazie,
geriatrische Pharmazie
Apotheke und Patienten-Beratungs-
Zentrum der Klinikum Fulda gAG
Pacelliallee 4
36043 Fulda

Almuth Kaune
Fachapothekerin für Arzneimittel-
information
Klinik-Apotheke des Universitätsklinikums
Carl Gustav Carus an der TU Dresden (AöR)
Fetscherstraße 74
01307 Dresden

Dr. rer. nat. Dirk Keiner
Zentralapotheke des Sophien- und
Hufeland-Klinikums gGmbH
Henry-van-de-Velde-Straße 2
99425 Weimar

Dr. rer. nat. Nora Kessemeier
Zentralbereich Apotheke der Gesundheit
Nordhessen Holding im Klinikum Kassel
Mönchebergstraße 41–43
34125 Kassel

PD Dr. med. Christian Kleber
UniversitätsCentrum für Orthopädie,
Unfall- & Plastische Chirurgie des
Universitätsklinikums Carl Gustav Carus
an der TU Dresden (AöR)
Fetscherstraße 74
01307 Dresden

Dr. rer. nat. Holger Knoth
Klinik-Apotheke des
Universitätsklinikums Carl Gustav Carus
an der TU Dresden (AöR)
Fetscherstraße 74
01307 Dresden

Prof. Dr. rer. nat. Irene Krämer
Apotheke der Universitätsmedizin der
Johannes Gutenberg-Universität Mainz
Langebeckstraße 1
55131 Mainz

PD Dr. rer. medic. Claudia Langebrake
Klinikapotheke des Universitätsklinikums
Hamburg-Eppendorf
Martinistraße 52
20246 Hamburg

Juliane Lorber
Fachapothekerin für Arzneimittel-information, geriatrische Pharmazie und Infektiologie
Klinik-Apotheke des Universitäts-klinikums Carl Gustav Carus an der
TU Dresden (AöR)
Fetscherstraße 74
01307 Dresden

Dr. med. Sebastian Martini
Medizinische Klinik und Poliklinik IV,
Campus Innenstadt
Klinikum der Universität München
Ziemsenstraße 1
80336 München

Assoc. Prof. PD Dr. Eva Katharina Masel MSc
Klinische Abteilung für Palliativmedizin,
Univ. Klinik für Innere Medizin I
Allgemeines Krankenhaus Wien
Medizinische Universität Wien
Währinger Gürtel 18–20
1090 Wien

Dr. rer. nat. Damaris Meyn
Zentralbereich Apotheke der Gesundheit
Nordhessen Holding im Klinikum Kassel
Mönchebergstraße 41–43
34125 Kassel

Prof. Dr. med. Ralf Muellenbach, MHBA
Klinik für Anästhesiologie,
Intensivmedizin, Notfallmedizin und
Schmerztherapie des Klinikums Kassel
Mönchebergstraße 41–43
34125 Kassel

Dr. med. Johannes Münch
Facharzt für Innere Medizin
Klinik und Poliklinik für Endokrinologie,
Nephrologie, Rheumatologie des
Universitätsklinikums Leipzig AöR
Liebigstr. 20
04103 Leipzig

Dr. med. Christian Pfrepper
Medizinische Klinik und Poliklinik I des
Universitätsklinikums Leipzig AöR
Liebigstr. 20
04103 Leipzig

Dr. rer. biol. hum. Gesine Picksak
Fachapothekerin für Arzneimittel-information, Klinische Pharmazie,
Infektiologie und Medikations-management im Krankenhaus
Zentralapotheke der Medizinischen
Hochschule Hannover
Carl-Neuberg-Str. 1
30625 Hannover

Dr. Yvonne M. Pudritz MSc
Fachapothekerin für Klinische Pharmazie
Abteilung Apotheke
Campus Innenstadt
Klinikum der Universität München
Pettenkoferstr. 8a
80336 München

Dr. Donald Ranft
Apotheke des Universitätsklinikums
Leipzig AöR
Liebigstraße 20
04103 Leipzig

Dr. Pamela Reißner
Vitos Hochtaunus gGmbH
Vitos Waldkrankenhaus Köppern
Emil-Sioli-Weg 1–3
61381 Friedrichsdorf

Dr. rer. biol. hum. Constanze Rémi MSc
Klinikapotheke u. Klinik und Poliklinik
für Palliativmedizin
Campus Großhadern
Klinikum der Universität München
Marchioninistr. 15
81377 München

Dr. med. Christian Reyher
Klinik für Anästhesiologie,
Intensivmedizin, Notfallmedizin und
Schmerztherapie des Klinikums Kassel
Mönchebergstr. 41–43
34125 Kassel

PD Dr. med. univ. Caroline-Barbara Rolfes
Klinik für Anästhesiologie
Intensivmedizin, Notfallmedizin und
Schmerztherapie des Klinikums Kassel
Mönchebergstr. 41–43
34125 Kassel

Prof. Dr. med. Andreas Roth
Klinik und Poliklinik für Orthopädie,
Unfallchirurgie und Plastische Chirurgie
des Universitätsklinikums Leipzig AöR
Liebigstr. 20
04103 Leipzig

Dr. med. Jessica Rüddel
Klinik für Innere Medizin II des Sophien-
und Hufeland-Klinikums gGmbH
Henry-van-de-Velde-Straße 2
99425 Weimar

Dorle Scharlemann-Mönks
Fachapothekerin für Klinische Pharmazie,
Antibiotic-Stewardship-Experte
Apotheke des Universitätsklinikums
Leipzig AöR
Liebigstraße 20
04103 Leipzig

Katrin Semmling
Fachärztin für Viszeralchirurgie
Klinik für Viszeral-, Transplantations-,
Thorax- und Gefäßchirurgie des
Universitätsklinikums Leipzig AöR
Liebigstr. 20
04103 Leipzig

Dr. med. Martin Smitka
Klinik und Poliklinik für Kinder- und
Jugendmedizin des Universitätsklinikums
Carl Gustav Carus an der TU Dresden
(AöR)
Fetscherstraße 74
01307 Dresden

Dr. med. Dirk Sommer
Klinik für Gastroenterologie,
interventionelle Endoskopie, Diabetologie
und Akutgeriatrie im KRH Klinikum
Siloah
Stadionbrücke 4
30459 Hannover

Dr. med. Andreas Sommermeier
Allgemeine und Interventionelle
Kardiologie & Rhythmologie des Helios
Klinikums Erfurt
Nordhäuser Straße 74
99089 Erfurt

PD Dr. med. Dr. phil. Maik Stiehler
UniversitätsCentrum für Orthopädie,
Unfall- & Plastische Chirurgie des
Universitätsklinikums Carl Gustav Carus
an der TU Dresden (AöR)
Fetscherstraße 74
01307 Dresden

Dr. med. Bernhard Vieregge
Medizinische Klinik Kardiologie/
Angiologie im KRH Klinikum Neustadt
am Rübenberge
Lindenstr. 75
31535 Neustadt am Rübenberge

Alina Walter
Apotheke der Universitätsmedizin der
Johannes Gutenberg-Universität Mainz
Langebeckstraße 1
55131 Mainz

Wencke Walter
Klinik-Apotheke des
Universitätsklinikums Carl Gustav Carus
an der Technischen Universität Dresden
Fetscherstraße 74
01307 Dresden

Dr. med. Kristin Wiefel
Fachärztin für Innere Medizin
Medizinische Klinik und Poliklinik III des
Universitätsklinikums Carl Gustav Carus
an der Technischen Universität Dresden
Fetscherstraße 74
01307 Dresden

Dr. rer. nat. Michael Willenborg
KRH Zentralapotheke
Roesebeckstr. 15
30449 Hannover

Dr. rer. nat. Jutta Zwicker MSc
Klinik-Apotheke des Universitäts-
klinikums Carl Gustav Carus an der
TU Dresden (AöR)
Fetscherstraße 74
01307 Dresden